中国科学院教材建设专家委员会规划教材

全国高等医药院校规划教材

实用临床普通外科学教程

主　　编　李敬东　王崇树

副 主 编　陈　开　魏寿江　王　城

编　　委　（以姓氏笔画为序）

程　蕾　崔丽君　戴　毅　杜　江　段　迎
冯　超　冯晓芬　高砚春　顾　毅　何　凤
何　江　何文飞　何延政　侯华芳　侯令密
黄　斌　黄　文　蒋岚杉　寇红艳　雷俊阳
李建水　李　勋　梁　云　廖君左　林　帅
刘崇清　刘　勇　刘再毅　时　德　陈　开
魏寿江　王　城　李敬东　马玉奎　彭祥玉
任亦星　陶　涛　王春艳　王　亮　王　攀
武　国　肖江卫　谢　平　幸天勇　徐　威
严德辉　杨　轶　姚辉华　叶维韬　尹乐平
游　川　张　灿　张广军　赵　丹　赵国刚
赵纪春　赵小波　赵　渝　郑江华　周柯均
周　彤　钟　扬

科 学 出 版 社

北　京

内 容 简 介

本书邀请了国内工作在临床一线的多名普通外科专家共同编写而成，包括肝胆胰脾外科疾病，胃肠外科疾病，血管外科疾病，甲状腺、乳腺外科疾病，疝外科疾病，小儿普通外科疾病，器官移植，腹部其他外科疾病普外科常见疾病围手术期护理要点九篇内容。基于培养应用型人才原则及临床实用性原则，在系统阐述了相关基本理论、基本技能的基础上，特别针对临床常见病的诊断思路和治疗原则进行了详细描述，添加了大量临床实际病例及手术图片，将理论知识与临床实践进行了紧密结合，凸显了其临床实用性，以期达到学以致用、服务病人的目的。

本书供临床医学本科生、外科学普外专业方向研究生、规范化培训医师和进修医师使用。

图书在版编目(CIP)数据

实用临床普通外科学教程 / 李敬东，王崇树主编．—北京：科学出版社，2014. 6

中国科学院教材建设专家委员会规划教材・全国高等医药院校规划教材

ISBN 978-7-03-041189-1

Ⅰ. 实… Ⅱ. ①李… ②王… Ⅲ. 外科学-医学院校-教材 Ⅳ. R6

中国版本图书馆 CIP 数据核字(2014)第 126450 号

责任编辑：杨鹏远　胡治国／责任校对：钟　洋　朱光兰
责任印制：徐晓晨／封面设计：范璧合

科学出版社出版
北京东黄城根北街 16 号
邮政编码：100717
http://www.sciencep.com

北京凌奇印刷有限责任公司印刷
科学出版社发行　各地新华书店经销
*
2014 年 6 月第　一　版　开本：787×1092　1/16
2019 年10月第五次印刷　印张：36 1/4
字数：860 000

定价：198.00 元

(如有印装质量问题，我社负责调换)

前　言

回顾20世纪普通外科的发展，特别是最近20年，普通外科学发生了日新月异的变化，新型学科层出不穷，专业日渐细化。在20世纪80年代，中华医学会外科学分会还只有肝脏、胃肠、胆道、胰腺等几个学组，现在外科学会已扩展为16个专业学组。我国大部分三甲医院普通外科已常规包含了肝脏、胆道、胰腺、胃肠、肛肠、血管疾病、甲状腺和乳房等疾病的临床学科。同时，随着现代影像技术、计算机技术、生物医学工程、分子生物学、微创外科及相关学科近年来的快速发展，普外科临床诊疗中应用到的新技术、新方法层出不穷，普通外科疾病的临床诊疗方法也随之发生了部分改变。医学生及临床医师必须不断学习才能跟上时代的步伐。本书正是在这样的背景下，通过总结普通外科学理论的精华，结合普通外科临床工作的实践，阐述了普通外科疾病的基本概念、诊疗方法和各领域的新进展。

本书在编写过程中，尤为注重其临床实用性。为了将理论知识与临床实践紧密结合，本书的编者均来自临床一线，包括来自川北医学院附属医院，四川大学华西医院，重庆医科大学第一附属医院，广东省人民医院，四川省人民医院，泸州医学院附属医院，绵阳市中心医院，成都市第二人民医院等国内8家三甲医院的多名具有深厚理论基础和丰富临床经验的专家、教授及活跃在临床第一线的中青年医师。他们以自己的临床实践经验为基础，结合学科发展，在系统阐述了相关基本理论、基本技能的基础上，重点针对临床常见病的诊断思路和治疗原则进行了详细描述，添加了大量临床实际病例、手术图片以及普外科部分疾病的最新临床指南。本书内容新颖，针对性与实用性强，有助于医学生和临床医师对疾病做出正确诊断和恰当的处理。本书力求为各基层医院的住院医生、主治医生及医学院校本科生、研究生提供参考。

本书出版承蒙科学出版社大力支持，深表感谢。同时，对参与制定普通外科各疾病最新诊疗指南的中华医学会外科分会各专业学组，中华消化外科杂志以及业内专家们致以崇高的敬意和真挚的感谢。限于编者水平以及编著经验的缺乏，疏漏之处在所难免，书中如有不足之处，敬请读者不吝指正。

编　者

2014年5月

目　　录

第一篇　肝胆胰脾外科疾病

第二篇　胃肠外科疾病

第三篇 血管外科疾病

第四篇 甲状腺、乳腺外科疾病

第五篇 疝外科疾病

第六篇 小儿普通外科疾病

第七篇 器官移植

第八篇 腹部其他外科疾病

第九篇 普外科常见疾病围手术期护理要点

第一篇　肝胆胰脾外科疾病

第一章　肝脏的外科应用解剖和外科影像诊断基础

第一节　肝脏的外科应用解剖

外科医生都会面临术后的并发症，有些并发症是很严重的，对患者的生活质量或生命造成巨大的影响，而这些并发症大多数又是可以避免的。那为什么还会出现呢？主要是有以下几个原因：外科医师没有足够的正常解剖的知识；不知道常见的解剖变异；特别是在不确定的情况下，盲目自信而不寻求帮助。所以，精确的掌握实质脏器的结构、血供、淋巴引流和常见的解剖变异在肝胆外科手术中的重要性是不言而喻的。

一、肝的毗邻关系

(一) 肝周韧带

左、右两侧有三角韧带和冠状韧带；前方有镰状韧带；下方有肝胃韧带、肝十二指肠韧带，下腔静脉韧带(图 1-1-1)。

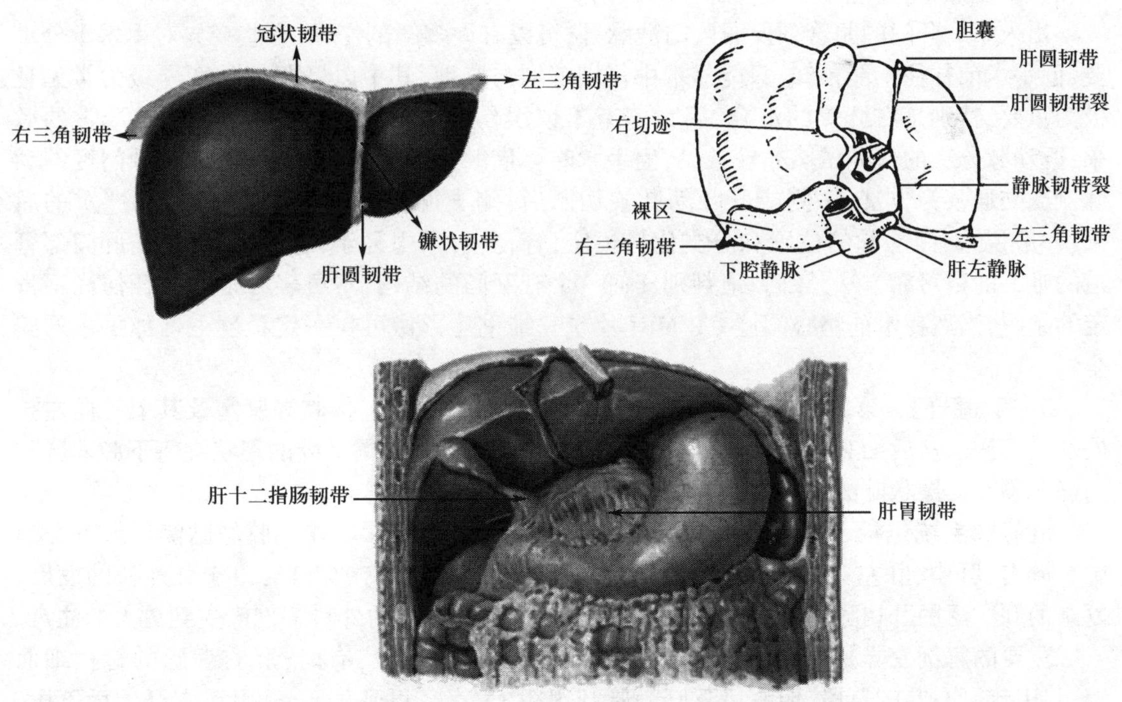

图 1-1-1　肝周韧带

重要性：肝脏手术时，常需切断肝周的韧带，使肝脏能充分游离，这样才能得到最好的暴露,增加手术的安全性;有时,位置比较深的肿瘤或大的肿瘤,还必须切断肝脏与下腔静脉间的结缔组织和肝短静脉,以便于切除肝脏后部,如尾状叶的肿瘤。如要很好显露右肝静脉必须离断腔静脉韧带。而在肝胃韧带中要注意的是有时存在变异的左肝动脉。

(二) 肝脏与周围脏器的关系

右侧有右肾上腺、右肾、结肠肝曲、十二指肠和幽门等;左侧则有胃小弯、贲门部、脾脏等;在小网膜囊内,肝尾状叶与胃小弯后壁、胰腺上缘等的关系密切,因而来自这些脏器的肿瘤,由于解剖部位的靠近,术前可能被误诊,术中可能引起错误的判断,增加手术的难度,但要明确这些情况可通过选择性动脉造影,一般可确定。

二、肝门和肝蒂

(一) 肝门

肝脏处于内脏循环与体循环连接的枢纽位置上,故有接受内脏循环进入的“门”,通常被称为第1肝门;亦有肝静脉血流出的通道,外科临床上称之为第2肝门;还有肝右下静脉和尾状叶静脉(肝背静脉)汇流至下腔静脉的部位,有时亦被称为第3肝门。这些部位均是肝脏外科手术时的重要位置,深入了解其结构与功能,以及毗邻关系具有特殊的重要性。

1. 第1肝门 解剖学上,肝门横沟是肝脏面上的一条沟,并不是平面的,有一定的深度(一般为1~2.6cm)。横沟的深度常因不同个体而异,并特别容易受肝方叶厚度的影响。另外,肝脏的纤维化、肝硬化、胆道慢性炎症时,肝门可向上收缩,位置高而显露困难。因此在涉及肝中央部或肝门处手术时,术前需根据影像检查资料,如胆道造影、CT、MRI的横断层和矢状位照片,才能制定较好的手术规划。

出入第1肝门的胆管、肝动脉、门静脉等,可以有许多解剖变异,有些变异对手术十分重要,但手术前往往不能预知,只能靠术中仔细解剖与鉴别,其中以肝胆管的变异最为常见且极为重要,特别是右肝管的汇合,因为若有不慎误伤主要的胆管,则可发生非常严重的后果;肝动脉分支的变异虽然亦较常见,但手术时可借触及动脉搏动而辨别,并且肝门区的动脉侧支交通甚为丰富,一侧或肝叶动脉被切断后,侧支循环很快建立,一般并无严重的后果;一般说来,门静脉的位置和分支比较恒定,管径粗,术中易于识别。预防误伤肝门部管道的唯一的最可靠方法是细致地判别任何一个有疑问的结构,不可轻易地切断任何尚不肯定的组织,当然在术前精心阅读CT/MRI片或三维重建影像可在一定程度上增加手术的安全性。

2. 第2肝门 第2肝门是肝静脉汇入下腔静脉的区域,包括腔静脉窝及其上端向左扩展的横行沟。从后面观,第2肝门与第1肝门相隔很近,其间尾状叶的尾状突将下腔静脉与门静脉隔开。尾状叶的大小,决定下腔静脉与门静脉间的距离。

肝静脉系统包括3根主要的肝静脉,肝短静脉、尾叶静脉均在下腔静脉窝汇入下腔静脉。肝右、肝中、肝左三根粗大的肝静脉开口邻近下腔静脉窝的上口,由于肝外科的发展,复杂的和广泛的肝切除术的实施及肝移植术等,第2肝门处的外科解剖已受到更大的注意。

重要的解剖变异是:右后下静脉。它引流肝右叶的后段,有时,肝右静脉的管径细而短,只引流肝右叶的背段,但右后下肝静脉却很粗大,直径可到1.8cm,引流右肝的后下段,直接汇入下腔静脉,如在此处结扎肝右静脉并不影响右肝后下段血的回流。肝后下静脉是否存在和其管径的大小可以借助于手术前的CT、MRI或手术中超声检查来确定,常有助于决定手术时肝切除范围。例如,行扩大左半肝切除术,由于右后下叶静脉的存在,可使得肝静脉的回流有较充分的保证。

（二）肝蒂

肝蒂是由出入第1肝门的胆管、肝动脉、门静脉、淋巴管、神经等结构，被肝十二指肠韧带包绕，肝蒂内，胆总管位于前方的右缘；内侧有肝固有动脉和其分支，后方有门静脉及其分支。在肝内，肝动脉支与同名的门静脉支和肝胆管一起被包裹在格利林鞘内。

肝蒂包含着几乎全部的入肝血流，阻断肝蒂即可以阻断入肝血流达到控制出血的作用。肝脏手术时，则常用导尿管套带或无创性血管钳来达到目的。

三、肝的管道系统

（一）门静脉

1. 门静脉主干　在肝门横沟处分成左干及右干，分别走向横沟的两端，在约5%或更多的人右侧的前、后门静脉支直接从分叉部发出，使门静脉分支呈三叉形（即无门静脉右干）。

2. 门静脉左干　从主干分出后，在横沟内向左行，与门静脉右支相比，左肝门静脉肝外距离比较长，大约在3～4cm，并在肝方叶的下面，易于解剖；而至左端时转为向前入脐静脉窝内，位于左外叶肝管的浅面，这给肝道梗阻患者解剖肝内胆道提供一个相对容易的途径。其末端与肝圆韧带相连接。门静脉左支分为横部、角部、矢状部或脐部及囊部。门静脉左支分支分别支配4a、4b、2、3段肝脏（图1-1-2）。

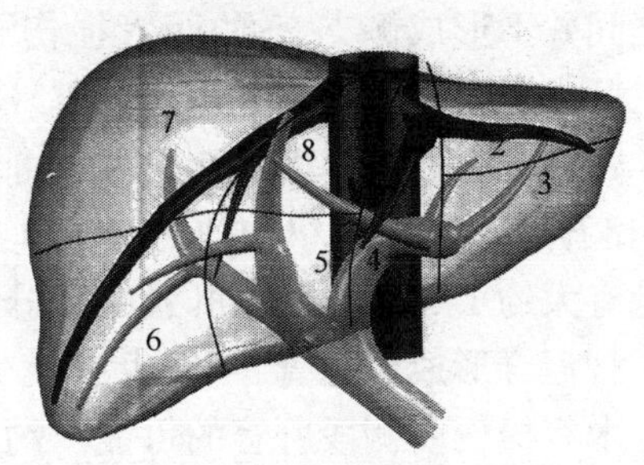

图1-1-2　门静脉

3. 门静脉右干　较左干的横部短，常见的是在肝门横沟的右端分出，肝外距离一般为1～1.5cm左右，此种构型约占75%。门静脉主干在肝门处分支属三叉形者则无门静脉右干。

（二）肝动脉

需要外科医师掌握的是典型的肝动脉的来源，肝动脉在肝外、肝门区、肝被膜下等处有丰富的动脉吻合支，因此，结扎某支肝动脉的作用不能持久，很快会被侧支血管供血所取代。肝动脉与肝内的伴行肝胆管支关系密切，并且分支至胆管壁，成为胆管周围血管丛，在肝硬化、胆道梗阻、肝胆道慢性炎症疾病等情况下，肝动脉支扩张，数目增多，胆管周围血管丛增生，常是造成术中大量出血的原因。

肝动脉的解剖及变异：在肝十二指肠韧带上，肝动脉的解剖学变异是较多的（起源、行程、相互关系）。所谓正常肝动脉的解剖只占60%左右。

1. 肝固有动脉　来源于肠系膜上动脉、腹主动脉、胃左动脉等的异位起始肝固有动脉为4%～5%，而肝固有动脉缺如，分别由不同来源的肝左动脉和肝右动脉入肝者有15%～20%。

2. 肝左动脉　在肝十二指肠韧带内的行程虽比较恒定，但亦有20%以上的例子为来源于胃左动脉的迷走肝左动脉，国内的资料约占18%，此时肝左动脉便在肝胃韧带上而不在肝十二指肠韧带内。

3. 肝右动脉　肝右动脉自肝固有动脉分出后，多是经肝总管后方（约80%）进入胆囊三角走向肝门横沟右端，然亦有10%～20%行经肝总管的前方进入胆囊三角，有时可在其交叉处引起胆管狭窄和并发狭窄部上方胆管内结石。约有25%的人肝右动脉是异位起始，而起源于肝固有动脉或肝总动脉的肝右动脉，在其行程和相互关系上亦可以有多种变异。异位起始的肝右动脉中，以来源于肠系膜上动脉的迷走肝右动脉占多数，为8%~12%，此时的肝右动脉行走于胰头的后方，斜行至门静脉后方，在胆总管的右后侧经胆囊三角进入肝横沟的右端，因而在肝十二指肠韧带左右缘均可以扪到肝动脉搏动。

（三）肝内胆管

肝蒂内胆管的解剖学变异是常见的，有时可增加肝脏手术的困难甚至发生误伤胆管和带来严重并发症。胆囊管的解剖变异、副肝管等在肝脏外科的重要性虽不及肝外胆道手术时那样明显，但手术者亦应时刻加以注意。左右肝管汇合处一般在门静脉右支的前方，右肝管一般短于1cm，而左肝管相对较长，约2~3cm，降低肝门板的方法可较好的显露左肝管的肝外部分。

肝内胆管的解剖变异较为常见，并且各支肝内胆管均承担引流一定区域的胆汁，彼此之间并不形成侧支交通，胆管损伤可发生胆汁性腹膜炎和后期胆管狭窄等严重并发症，故对肝内胆管解剖学的了解对肝脏外科十分重要。

1. 右肝胆管 肝右叶主要由前、后两支段肝管引流，在肝门处汇合成右肝管，这种典型的汇合方式约占3/4，右肝管的平均长度为0.8~0.9cm。但在外科手术中特别值得注意的是有大约1/5的右后段肝管越过肝中裂与左侧肝管汇合，而左肝管却向至肝门右方与前段肝管汇合形成肝总管；当然也有极少数右前段肝管越过肝中裂与左肝管汇合，故左肝叶切除术有损伤右侧段肝管的可能。约1/3的人有胆囊下肝管，行胆囊切除术时有将其损伤和发生术后胆汁漏的危险，所以在LC手术或开腹胆囊切除术，要特别注意胆囊三角内变异情况。

2. 左肝胆管 左肝胆管的位置比较恒定，平均长1.3~1.7cm，无左肝管者少见。规则型的左肝管是由左外叶上、下段胆管与左内叶胆管汇合后而成，约占38.5%，而其他的汇合方式的变异较多；左内叶的段肝管可能汇合至外叶的上段或下段胆管支，此时，肝左外叶切除术可能损伤内叶的胆管，造成术后的胆汁漏及感染，因此做肝左外叶切除时肝脏切缘不能过分紧靠左矢状裂。

3. 尾叶胆管 尾状叶胆管可有1~4支，但最常见的是3支，即尾状突胆管、尾状叶右段胆管、尾状叶左段胆管。尾状突胆管一般开口于右肝管系统，尾状叶左段胆管开口于左肝管系统，而尾状叶右段胆管则可以开口于左肝管或右肝管。

（四）肝静脉

肝静脉是肝脏血液的流出道，包括左、中、右三大支静脉和直接汇入肝段下腔静脉的肝短（背）静脉系统；肝静脉的压力低、管腔大而壁薄。直接汇入下腔静脉的分散的小肝静脉，包括引流尾状叶的静脉，一般总称为肝短静脉，其中包括主要引流Ⅵ、Ⅶ肝段的肝右后下静脉（right posterior inferior vein）和1~3支引流尾状叶的尾状叶静脉（约50%为左侧的1支静脉，但有时可多至20支小静脉）。

1. 肝右静脉 肝右静脉是最长的一支肝静脉，约94%为单支，位于右前和右后的叶（段）间平面内。肝右静脉一般有上后支、下后支、前支和右上缘支。

有时下后支直接开口于下腔静脉，约占17%，并且管腔粗大，直径粗的有时可达到1.8cm，故又称之为肝后静脉或腔旁静脉，这在手术中容易造成误判为肝右静脉主干。肝右静脉的位置深，其肝外的行程短，故为肝外科手术时的难点和危险部位。Nakamura 及 Tsuzuki(1981)对 83 例肝脏的肝静脉系统进行了详细的观察，将肝右静脉的组成分成三类：Ⅰ类为粗大的肝右静脉(RHV)，细小的肝后静脉或肝短静脉，共有 32 例，占 38.6%；Ⅱ类为中等大小的 RHV 和中等管径的肝后或后下静脉，管腔直径 0.5 ~ 1.5cm，共 31 例，占 37.3%；Ⅲ类为 RHV 短而小，引流肝脏后段，而引流肝后下段者为一粗大的肝后或后下静脉，最粗的管径直径可达 1.8cm，共有 20 例，占 24.1%，故结扎肝右静脉并不影响肝脏后下区的静脉血回流。后下静脉主要是引流右前叶和右后叶下段的血液。

肝右静脉多具有一主干，但主干有肝外的行程可能很短(大多在 1cm 左右)，在肝外解剖分离肝右静脉时可能遇到困难，而断端的处理亦不能用一般的血管结扎法，应该用无创性血管钳部分钳夹下腔静脉壁后，以血管针线连续缝合或可用 ENDOGIA 血管缝合器。

2. 肝中静脉　肝中静脉在肝外科极其重要，肝切除手术中的大出血多半来源于肝中静脉，因此精准的认识肝中静脉的走行及其分支是肝胆外科和移植外科医生的基本要求。

肝中静脉位于肝脏的正中界面(裂)内，接受左、右肝来的血液。肝中静脉的位置不深，沿 Cantlie 线分离肝组织时，切断一些细小的管道分支之后，便可达肝中静脉的前面。肝中静脉的属支，可以分为来自左侧及右侧的属支；左支组通常有上、下两支，有时还有中支；右支组通常有上、中、下三支。左下及右下支均较粗大，是肝中静脉的起始，构成肝中静脉的左、右根，另外还有许多细小的静脉支直接汇至肝中静脉(图 1-1-3)。

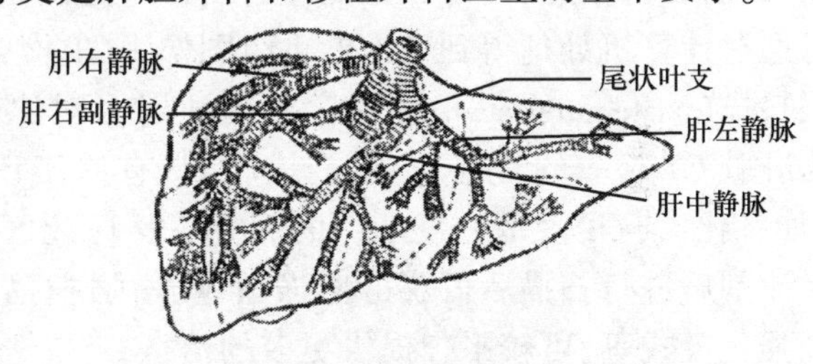

图 1-1-3　肝静脉

肝中静脉在进入下腔静脉之前，常与肝左静脉合干(约占 60%)，合干的长度约为 0.95cm，合干多开口于下腔静脉的左前壁或左侧壁，开口于前壁者少见。

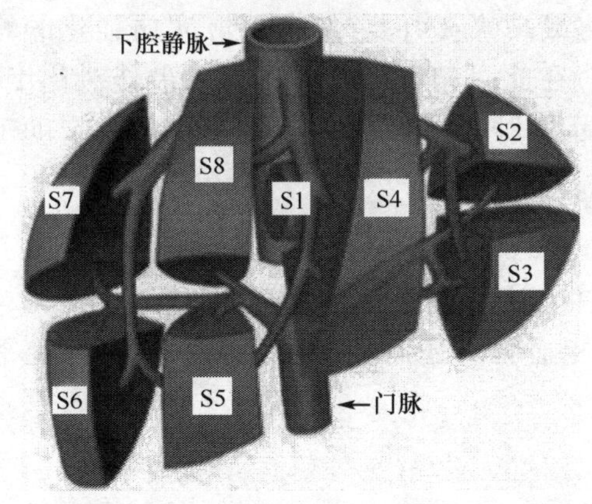

图 1-1-4　Couinaud 肝段划分法

Couinaud 肝段划分法(图 1-1-4)：Couinaud 根据肝门静脉梢系的分布和肝门静脉的走行，将肝分为 2 半、4 叶和 8 段，并将此 8 段自尾叶始用 S1 ~ S8 顺时针命名。(S1：尾叶，S2：左外上段，S3：左外下段，S4：左内叶，S5：右前下段，S6：右后下段，S7：右后上段，S8：右前上段)

四、肝的分叶与分段

根据 Bismuth 的描述，Couinaud 提出的功能肝段的解剖学基础是 3 支主要的肝静脉将肝脏分成 4 个区域(sector)。尾状叶为单独的。每一个区域由一独立的门静脉根(portal pedicle)供应，含门静脉根的裂隙称为肝裂(hepatic fissure)。

肝脏被 Cantlie 线分成左、右两部，即左、右半肝，并再由肝裂各分成 2 个区域(sector)。右肝裂从肝右角至胆囊窝右缘间的中点伸向下腔静脉与肝右静脉汇合部的一个斜面，将右肝分成后侧区域(posterolateral sector)和前内区域(anteromedial sector)；当肝脏处于自然位置时，此斜面差不多呈冠状位，含有肝右静脉。含肝左静脉的肝左裂将左肝分成前区域(anterior sector)和后区域(posterior sector)。因而左肝裂并不等于脐裂。左肝裂将前区域分成内、外 2 个肝段(Ⅲ、Ⅳ段)；而后区域则只有 1 个肝段(Ⅱ段)，这是功能性肝段(Couinaud 分类)与门脉肝段分类的不同之处。尾状叶作为独立的一段,不再细分。因此,据 Couinaud 分类肝脏被分为 9 个功能性肝段,其中Ⅳ段常划分为Ⅳa 段和Ⅳb 段,以方便对肝病变的解剖学定位。

(李敬东)

第二节 肝、胆、胰的 CT 和 MR 成像技术

一、CT 成像技术

(一) 概述

计算机体层(computed tomography,CT)扫描仪利用 X 线对人体某一范围进行逐层的横断扫描,取得信息,经计算机处理后获得重建的图像。获得的图像为人体的横断解剖图,并可通过计算机处理得到三维的重组图像。CT 检查方法可以分为平扫(precontrast scan)和增强扫描(postcontrst scan)。在静脉内注射入对比剂前进行 CT 扫描即为平扫。平扫应该列为肝脏 CT 检查的常规,必须扫描序列,有助于识别器官实质密度差别较明显的高密度灶(如钙化、结石)及低密度灶(如脂肪沉积、坏死区等),并作为增强后强化程度的参考;注射对比剂后进行扫描后可获得增强图像,增强扫描可以通过观察病变是否强化、强化程度以及强化模式等,可较平扫提供更多的信息。

(二) 肝脏 CT 扫描技术介绍

肝脏对比增强多期扫描通常分为动脉早期(20 ~ 25s)、动脉晚期(30 ~ 35s)、门静脉期(60 ~ 70s)、平衡期(90 ~ 120s)和延迟期(3 ~ 6min)。其作用分别是:①增强扫描动脉早期图像主要用于 CT 血管成像,对肝实质评价的作用有限;②动脉晚期有利于显示富血供的原发病变或转移性肝脏病变。由于肝动脉供血仅占正常肝实质总血供的一小部分,故动脉晚期肝实质强化相对轻微,而肝内富血管病变强化达最高峰;③门静脉期是肝实质强化的峰值时期,多数乏血供的肝脏病变(如大部分转移瘤)在此时相可与肝实质形成最佳对比度;④对于某些适应证,延迟期图像(通常>3min)是显示肝肿物内纤维成分的最佳时期,有助于肝局灶结节性增生、胆管细胞癌等与其他疾病的鉴别。

(三) 胰腺 CT 扫描技术介绍

胰腺在增强扫描常采集两个时相,即胰腺实质期(注射对比剂后 40s)和门静脉期(60 ~ 80s)。在检查神经内分泌肿瘤和确定肿瘤是否侵犯血管时还需动脉期(18 ~ 20s),加上平扫(用于检测钙化)构成四期扫描方案。

(四) CT 成像后处理技术介绍

单纯的轴位图像提供的信息相对有限,随着多层螺旋 CT(MSCT)技术的进步,对轴位薄层图像进行立体的三维再现成为可能。CT 血管成像(CTA)即是应用薄层扫描重建图像,结合多种三维重组后处理技术,获取血管图像的无创性评价血管的方法,使血管的空间位置关系及走行方向得以直观、立体显示。借助图像后处理重建软件,临床应用较广泛的图像重组方法有六种。

1. 多平面重组技术(multi planar formation,MPR) 以横断面图像为基础,在后处理中重建矢状位、冠状位、斜位图像或者任意平面图像。MPR 可消除所选择平面外像素的重叠,

且重建快速,可同时获得血管和器官实质及病变的信息,但所选层面以外的结构不能显示,不利于弯曲血管的全程显示(图 1-1-5)。

2. 表面遮盖显示(shaded surface display,SSD)　通过设定阈值产生表面影像,显示血管相互重叠和扭曲区域复杂的解剖关系,立体感强,解剖结构显示清晰,有利于对病变定位。但图像质量人为因素影响大,域值范围内的结构没有层次和对比度,血管壁的钙化可被误认为通畅的血管而低估狭窄程度(图 1-1-6)。

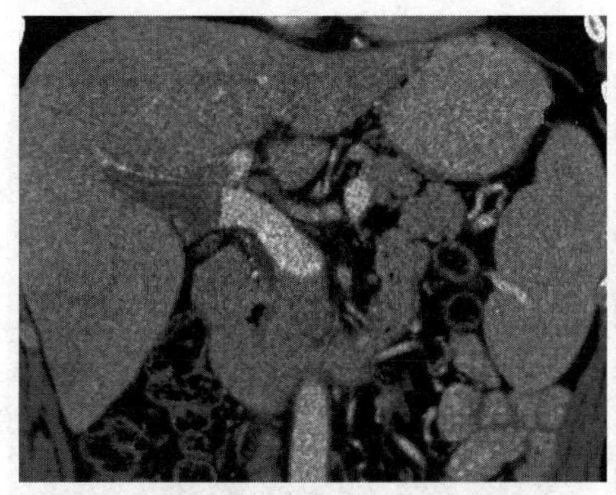

图 1-1-5　门静脉 MPR 重组图像

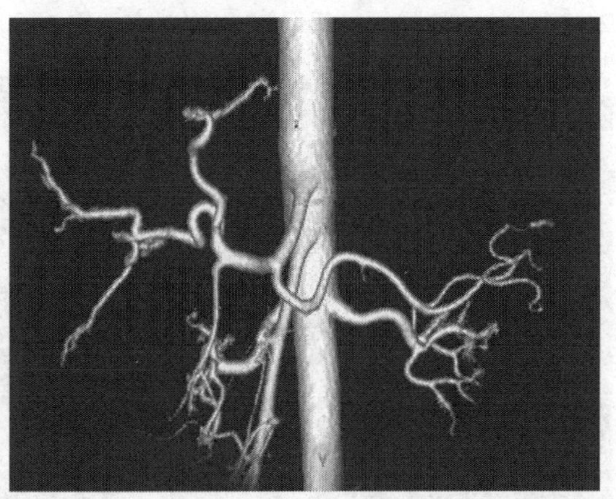

图 1-1-6　SSD 重组图像

3. 最大密度投影(maximum intensity projection,MIP)　依观察角度方向的投射射线通过容积图像,每条射线上最大像素进行投影形成二维投影图。在复杂的解剖部位,目标结构重叠,要利用薄层 MIP 技术,选择适当的厚度,可显示选择厚度容积内的血管结构,但血管分支缺乏连续性,需要连续追踪方可辨认结构的前后关系。它在显示肿瘤侵犯造成血管不规则、狭窄、中断、侧支循环开放时更有效(图 1-1-7)。

4. 曲面重组(curved planar reformation,CPR)　是 MPR 特殊形式,以手绘方式,在多种图像上沿血管路径划一条曲线,重组在不同平面结构的断面图。使感兴趣血管全程可在一个平面上显示,CPR 还可以沿血管中轴线连续旋转,得到具有多个角度的断面图像,有利于全面评价血管的情况(图 1-1-8)。

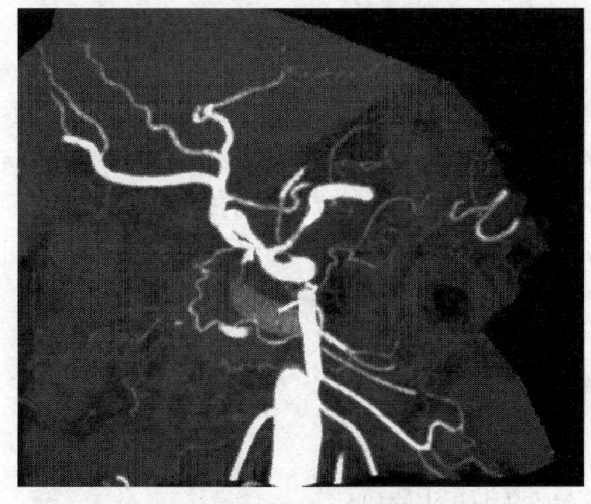

图 1-1-7　肝脏动脉 MIP 重组图像

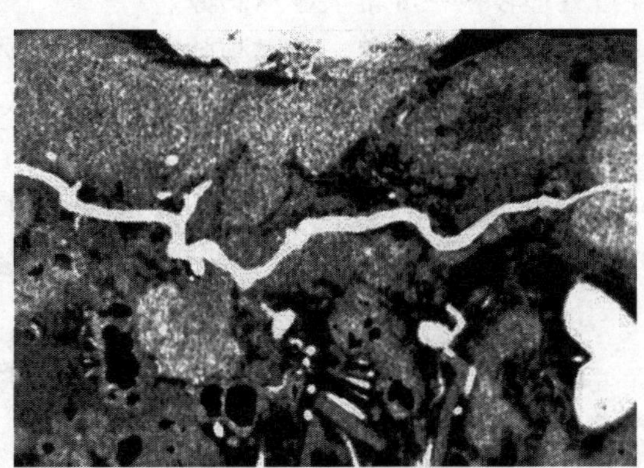

图 1-1-8　血管 CPR 重组图像

5. 容积再现(volume rendering,VR) 类似于 MIP 的原理,VR 将像素投影过程中的所有 CT 值赋以不同的颜色及透明度。将 3D 物体视为部分透明,可同时显示 3D 物体中几个不同的层次。使用颜色和各种透明化技术,可以同时显示血管及软组织结构、血管解剖、钙化(图 1-1-9)。

6. CT 仿真内镜(CT virtual endoscopy,CTVE) CTVE 可显示血管内表面的情况,产生如内窥镜检查的直观感,缺点是阈值的选择可影响内壁及病变的几何形状,可产生穿透伪影(pierced surface artifact)、漂浮伪影(floating shape artifact)(图 1-1-10)。

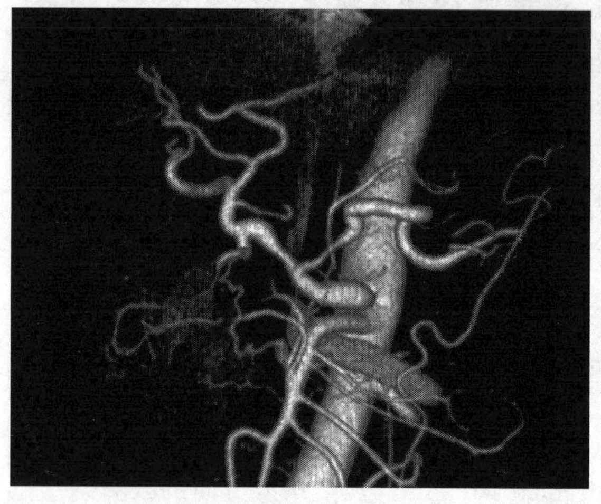

图 1-1-9 动脉 VR 重组图像

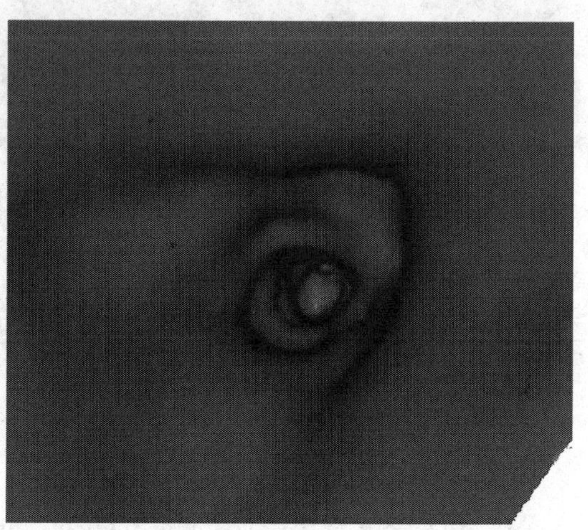

图 1-1-10 CTVE 重组图像

在 CT 的各种重组技术中,应根据临床的实际需要,选择合适的重组方法,更为清楚地显示病变的空间位置、与周围解剖结构的毗邻关系、血管走行等,有利于外科医师全面、准确地把握病变的特点,从而有利于指定合理的手术计划。

二、肝、胆、胰磁共振成像技术

(一) 概述

磁共振成像(magnetic resonance imaging,MRI),是利用原子核自旋运动的特点,在外加磁场内,经射频脉冲激后产生信号,用探测器检测信号进行傅立叶变换,计算机进行重建,经过处理转换在屏幕上显示图像。

MRI 不能依靠单一的射频脉冲成像,必须靠由多个脉冲组成的序列(sequence)成像,不同的序列由不同的脉冲排列组合及时间参数构成,常见的序列有自旋回波脉冲序列(spin echo,SE)、快速自旋回波序列(turbo/fast spin echo,TSE/FSE)、反转恢复序列(inversion recovery,IR)、梯度回波序列(gradient echo,GRE)等,这些序列成像速度及图像对比度各不相同,可根据临床需要选用。

(二) 肝脏及胰腺扫描方法

1. 平扫 常规序列包括:T1 权重成像(T1WI)、同反相位成像(IN-phase,OP-phase),T2 权重成像(T2WI),包括脂肪抑制序列。

2. 增强扫描 通常使用三维扰相梯度回波序列(3D-SPGR)。

MRI 增强可以进一步提供更多的信息,其基本原理是提供对比剂,人为改变组织与病变之间的 T1 或 T2 值对比,即 T1WI 或 T2WI 图像的信号强度对比,以利于病变的检出与诊断。常用的对比剂有四种:①细胞外对比剂,顺磁性金属离子(如钆)与配体(如 DTPA、DOPA)螯合构成一类细胞外分布的小分子量对比剂,静脉内给药后迅速从血管内室弥散到细胞外或组织间隙,从而增强 T1WI 上病变组织与正常组织的对比。②肝胆系对比剂,把顺磁性金属离子与配体螯合(如 EOB-DTPA)制成经肝胆系统排泄的肝胆专用对比剂可用来提高肝脏 MR 成像的效果,可在 T1WI 上使肝实质显著强化。③网状内皮系统类对比剂,这种特殊对比剂通过网状内皮系统(RES)从循环系统中清除,作为以 RES 为靶器官的对比剂用于肝、脾和淋巴结成像。④口服胃肠道对比剂。

(三) 胆系的磁共振胰胆管造影技术

磁共振胰胆管造影(magnetic resonance cholangiopancreatography,MRCP)是利用重 T2 加权脉冲序列来显示具有非常长 T2 弛豫时间组织结构的技术,表现为胰胆管内缓慢流动的液体信号明显增高,与周围组织结构形成鲜明对比。MRC 诊断胆胰系统疾病的优越性已得到人们的认同,可以准确地判断胰胆管梗阻的部位及扩张情况,有助于明确病变性质,为制定治疗方案提供依据。

(叶维韬　刘再毅)

第三节　肝脏疾病的影像诊断

一、肝脏在 CT 和 MR 上的正常表现和影像解剖

肝脏在 CT 或 MRI 上的分叶分段:Couinaud 分段法以肝中静脉为肝左、右叶的划分界限,肝纵裂或肝圆韧带把肝左叶分为内、外侧段,肝右静脉把肝右叶分为前、后段,平第一肝门水平门脉左、右主干把肝右叶和左叶外侧段分为上下段。故肝脏八个分段包括尾叶(Ⅰ段)、左外叶上段(Ⅱ段)、左外叶下段(Ⅲ段)、左内叶(Ⅳ段)、右前叶下段(Ⅴ段)、右后叶下段(Ⅵ段)、右后叶上段(Ⅶ段)和右前叶上段(Ⅷ段)。

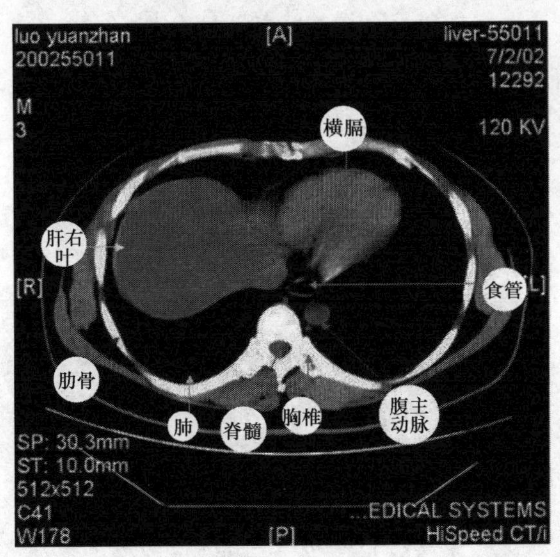

图 1-1-11

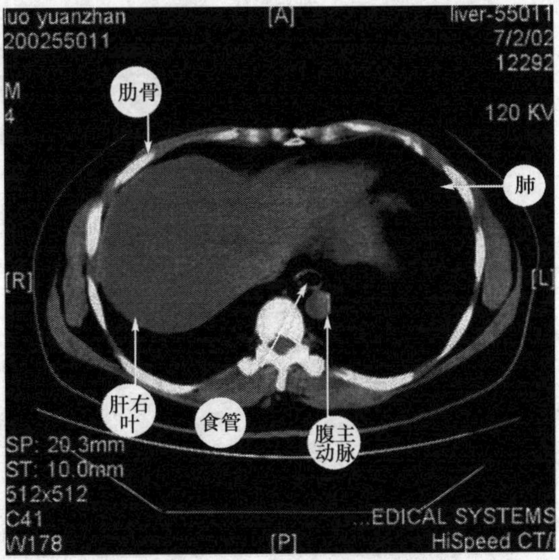

图 1-1-12

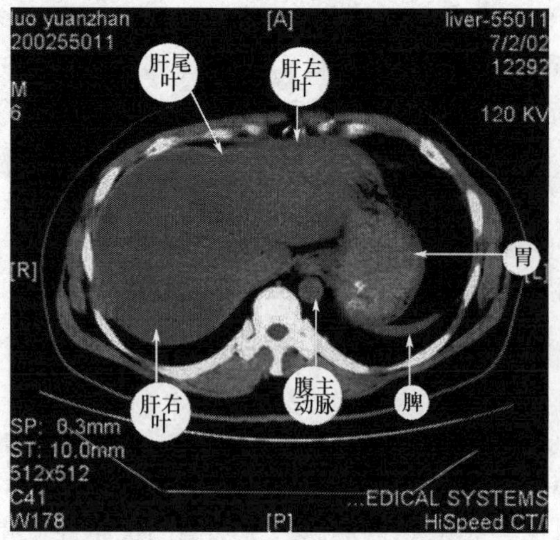

图 1-1-13

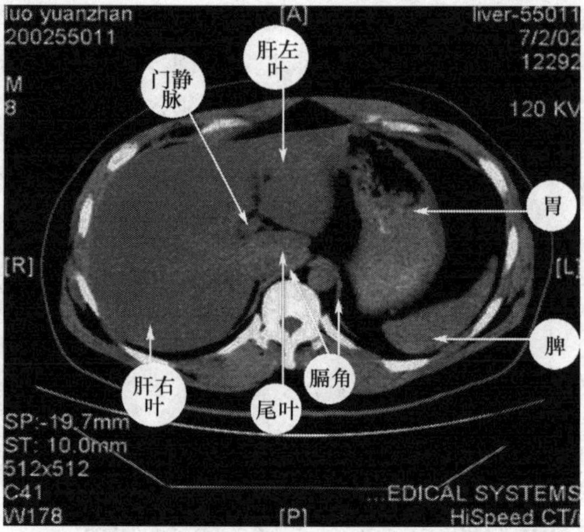

图 1-1-14

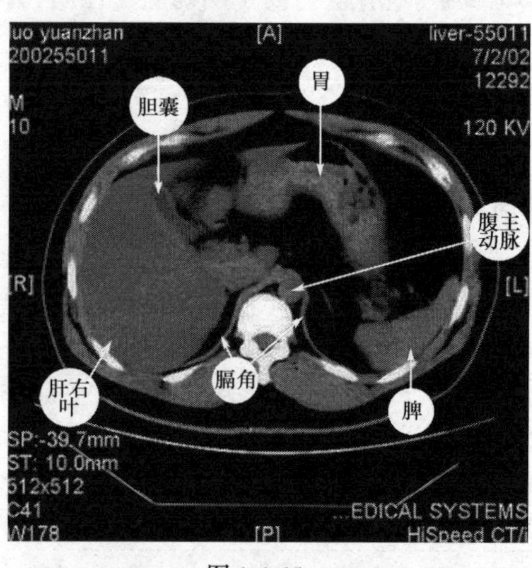

图 1-1-15

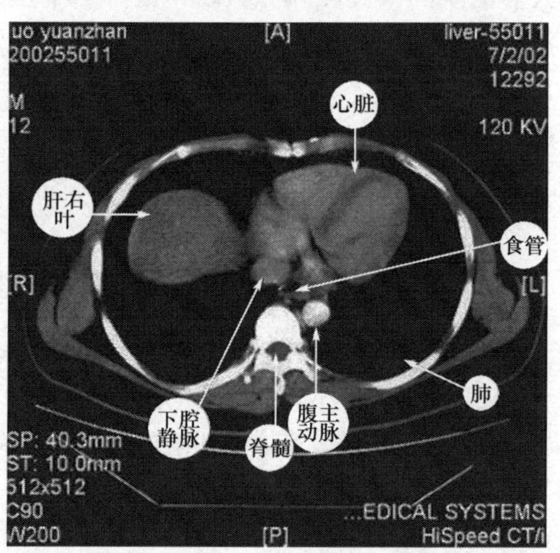

图 1-1-16

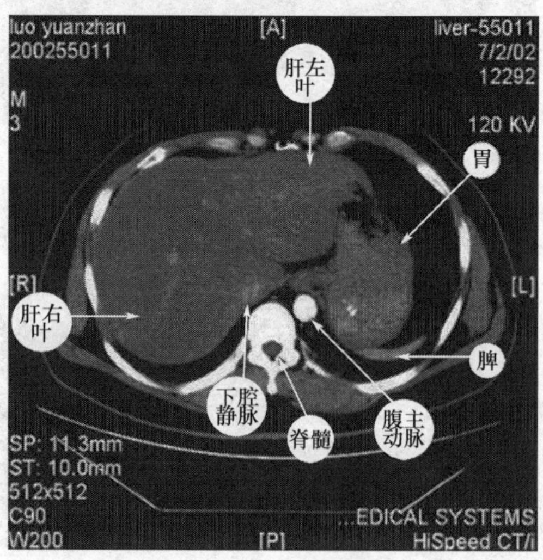

图 1-1-17

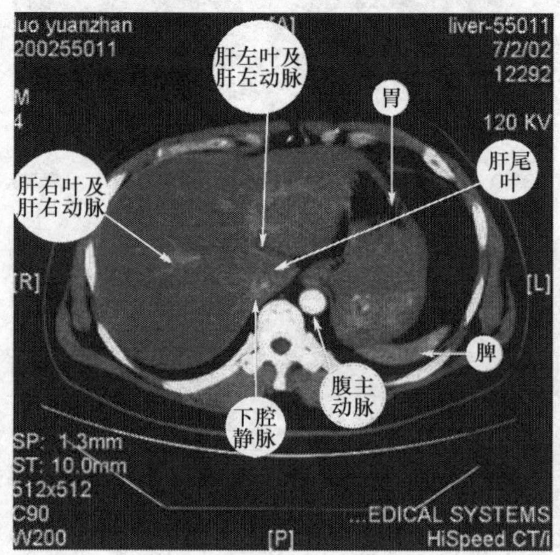

图 1-1-18

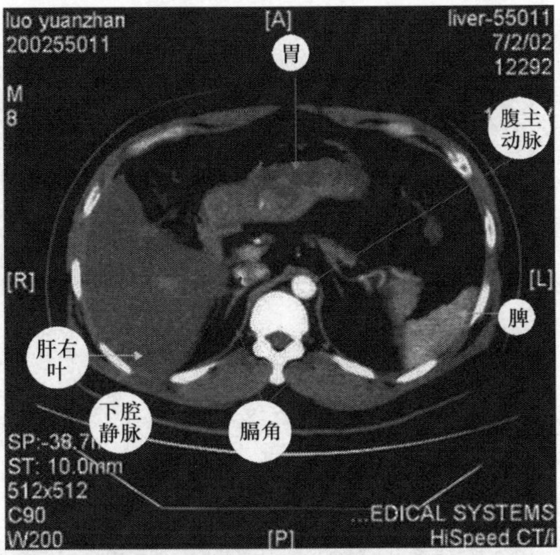

图 1-1-19

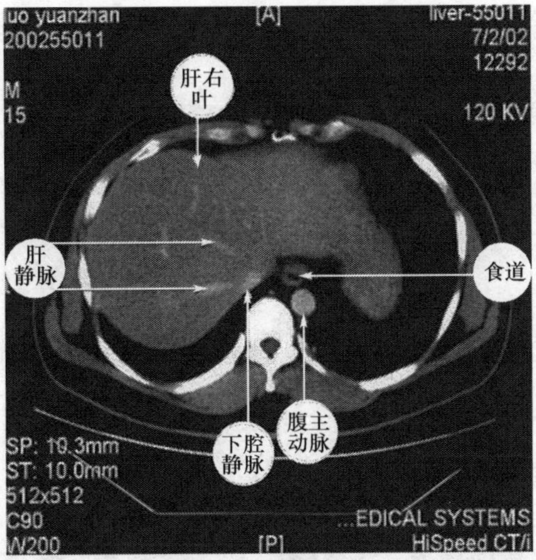

图 1-1-20

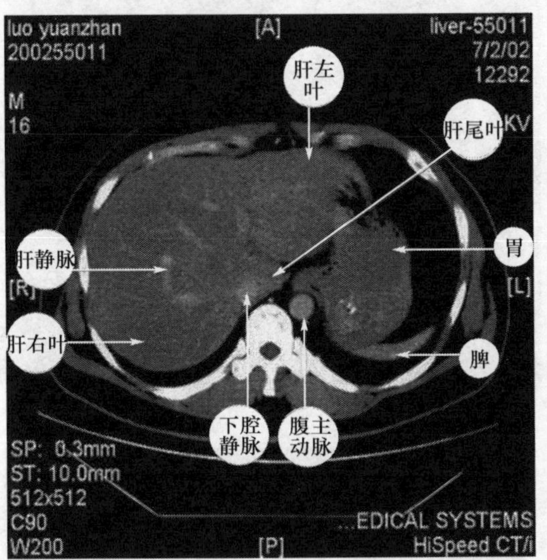

图 1-1-21

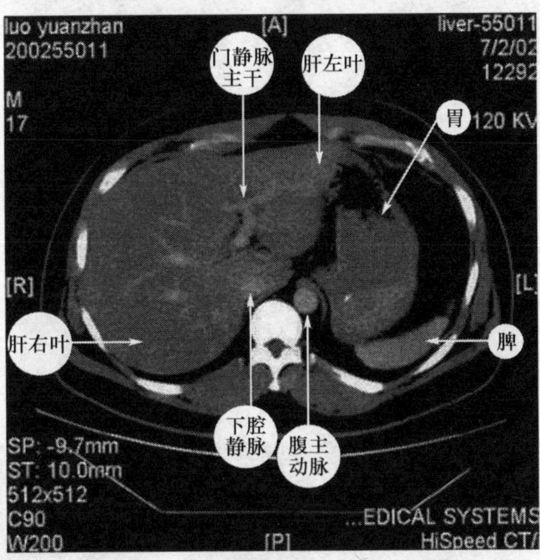

图 1-1-22

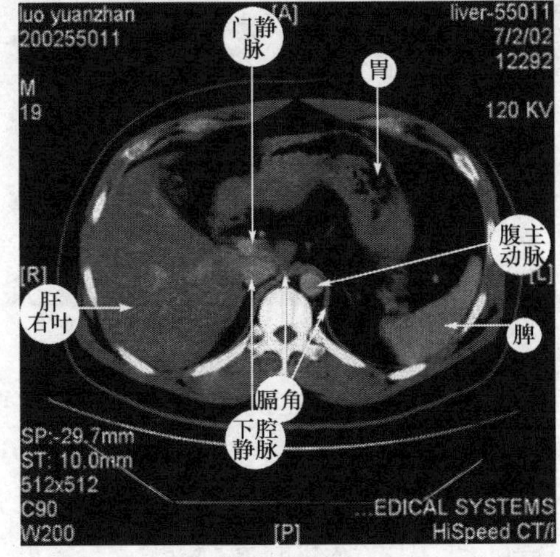

图 1-1-23

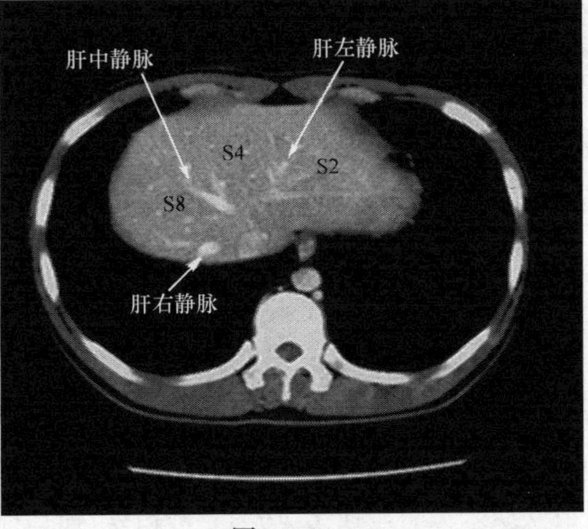

图 1-1-24

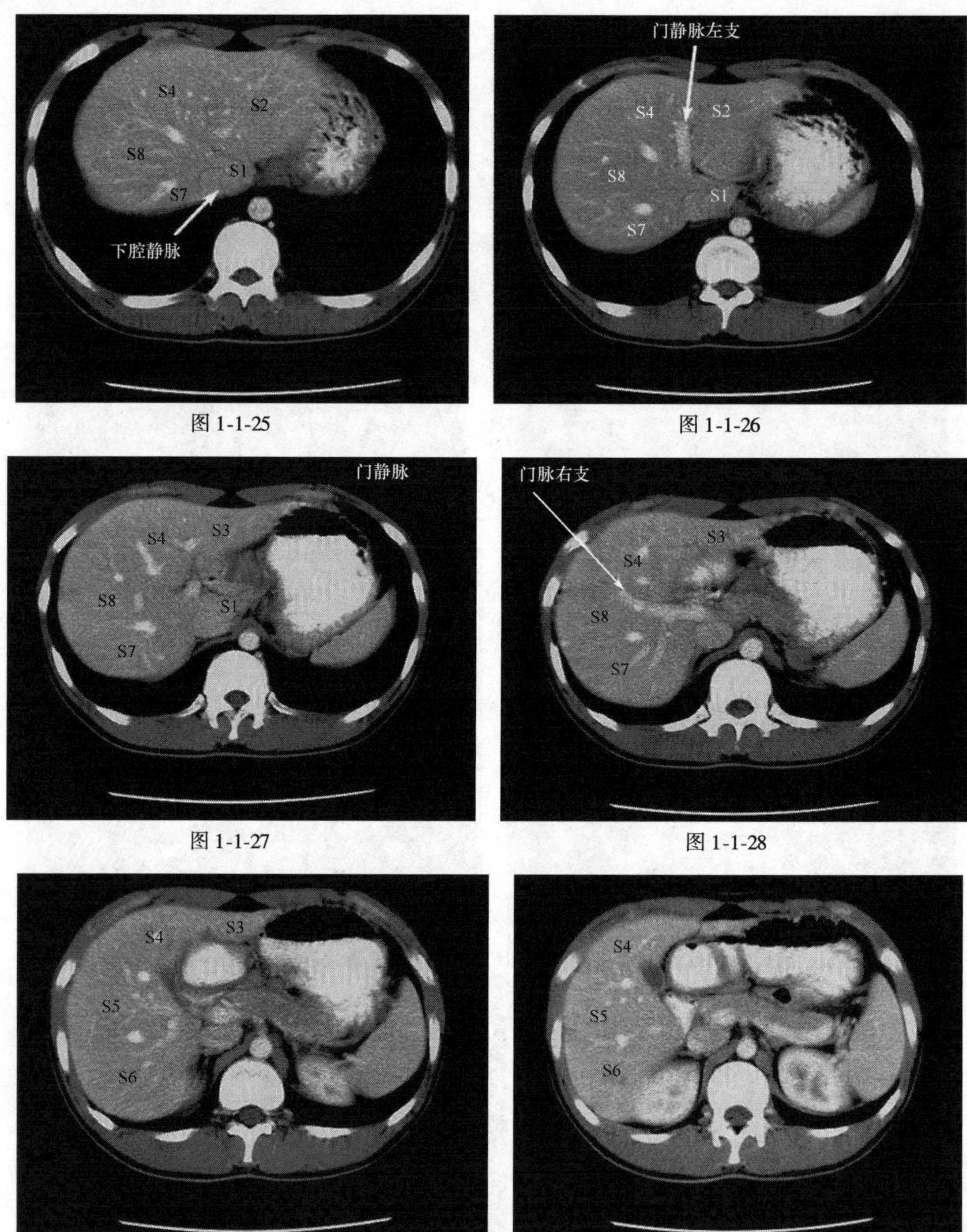

图 1-1-25

图 1-1-26

图 1-1-27

图 1-1-28

图 1-1-29

图 1-1-30

CT 上正常肝脏大小、形态正常，边缘光滑，肝裂不宽，肝脏各叶比例协调。肝实质平扫呈均匀软组织密度，CT 值约 40～70Hu，密度高于同层面的脾脏和胰腺，肝内血管呈圆形或管状低密度影。增强扫描动脉期，肝动脉显示强化，门静脉可呈轻度高密度，肝静脉无强化，肝实质未见明显强化，基本同平扫；增强扫描门静脉期，门静脉和肝静脉均匀强化，肝实质明显强化；增强扫描平衡期：肝实质和肝内静脉仍然明显强化。（图 1-1-11～图 1-1-31）

MR 上肝脏形态学改变及增强扫描后强化模式与 CT 所见基本一致。平扫肝实质在 T1WI 上呈中高信号(灰白),略高于脾脏,T2WI 上呈中低信号(灰黑),略低于脾脏。肝内血管在 T1WI 呈低信号,在 T2WI 上受多种因素影响,可呈高、等、低多种信号。

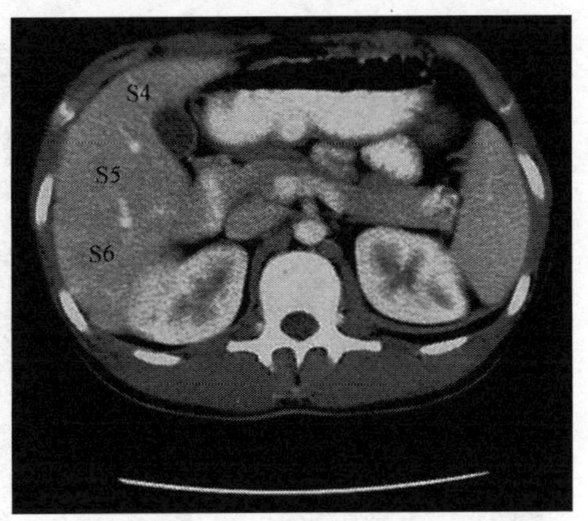

图 1-1-31

二、肝脏占位性病变的 CT 和 MR 诊断

(一) 肝细胞性肝癌

肝细胞性肝癌为我国常见的恶性肿瘤之一,组织学上可分为巨块型(直径大于 5cm)、结节型(直径小于 5cm)、弥漫型三类。小肝癌定义为单个癌结节最大直径小于或等于 3cm,多个癌结节数目不超过 2 个,且最大直径总和小于等于 3cm。

结节型、巨块型肝细胞性肝癌常见 CT 表现:①CT 平扫呈结节状或巨块型低密度病灶,可因坏死、囊变、出血、脂肪变、钙化等呈混杂密度;多呈分叶状改变;有包膜者边缘多清楚,部分区域边界可不清,无包膜者边缘可模糊;肿瘤所在区域肝表面可向肝外突出。②增强扫描典型者呈“快进快出”特征。肝动脉期显示病灶强化程度不一,多数瘤内密度不均,可见更低密度坏死区无强化,瘤内可见不规则肿瘤血管。门静脉期及平衡期肿瘤密度降至低于周围肝脏密度。③少数肿瘤边缘可出现由肿瘤假包膜引起的“晕圈征”,平扫呈低密度;动脉期多数不强化呈低密度,门静脉期可呈环形高密度强化(图 1-1-32)。

除原发灶外,肝细胞性肝癌还可伴随以下表现:①子灶,指主灶以外,肝内其他相同性质的病灶(图 1-1-33)。子灶的 CT 表现与原发灶相似,但部分表现为环形强化,类似转移;②肿瘤周围肝内血管影可被推压移位;肝内血管包埋受侵表现;③动脉-门静脉分流:如发生在大分支或主干可表现为门静脉的早期显影;如在远端可表现为肝实质早期异常增强,呈楔形或不规则形(图 1-1-34);④门静脉癌栓:表现为门静脉内充盈缺损或不充盈,在门静脉期显示最明显;⑤胆管侵犯,多发生在肝门区,胆管内可见癌栓呈低密度结节。被侵犯胆管远端部分或全部胆管扩张,扩张的胆管近肝门端中断呈杯口状或不规则;⑥远处转移:肝细胞性肝癌主要转移途径为血行转移。经过治疗者,可淋巴道转移;⑦肝硬化表现。

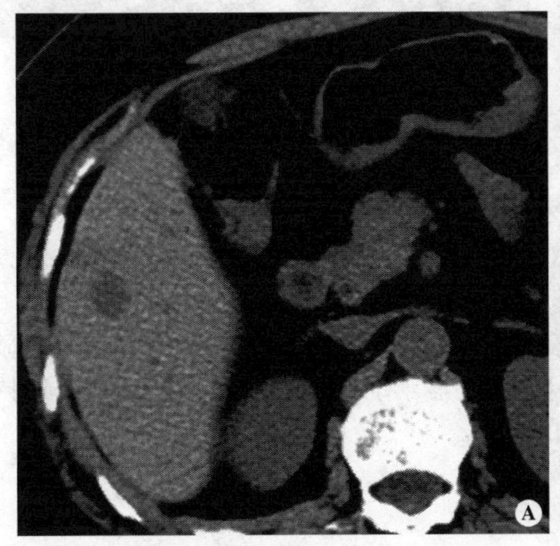

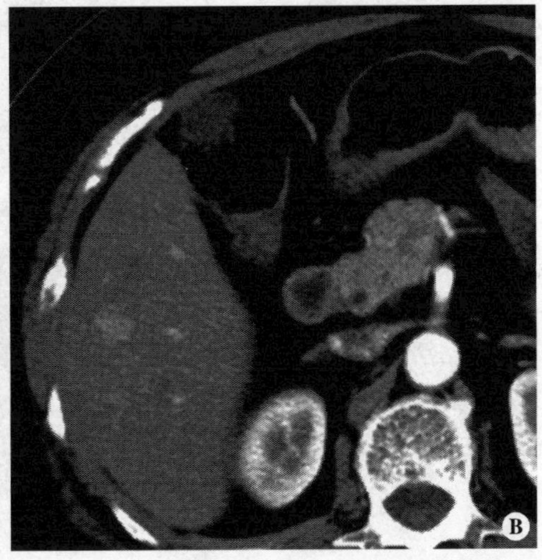

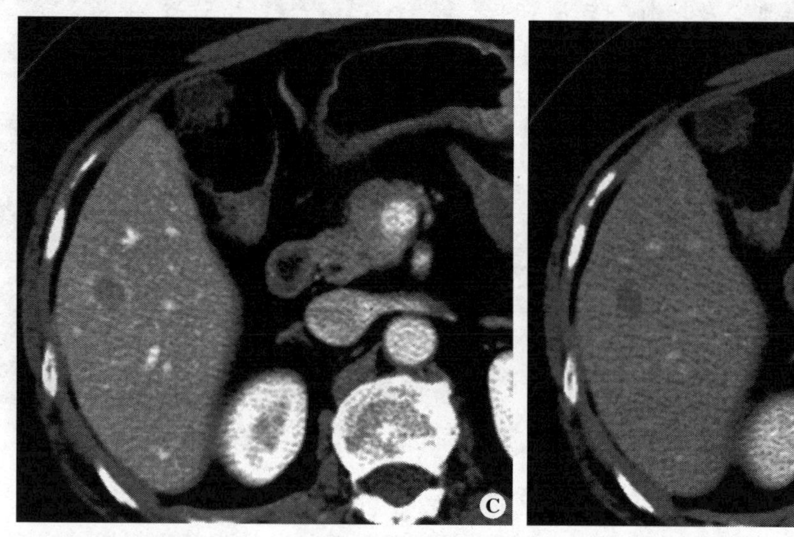
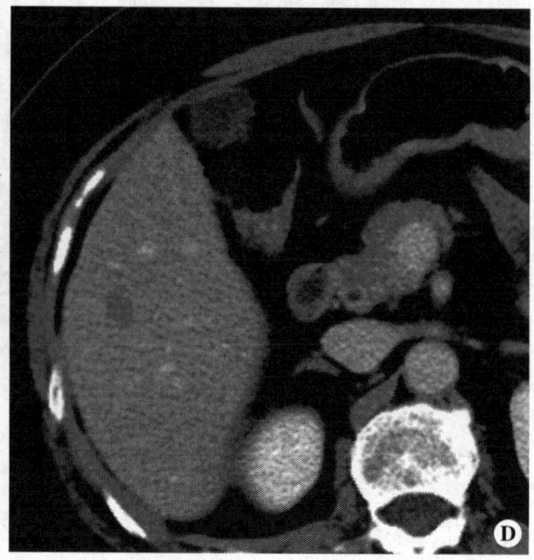

图 1-1-32 小肝癌 CT 三期增强扫描

注:图 A、B、C、D 分别为 CT 平扫、动脉期、门静脉期及延迟期。平扫肝实质内可见一类圆形低密度影,边界清晰,增强扫描动脉期明显均匀强化,门静脉期与延迟期强化减弱

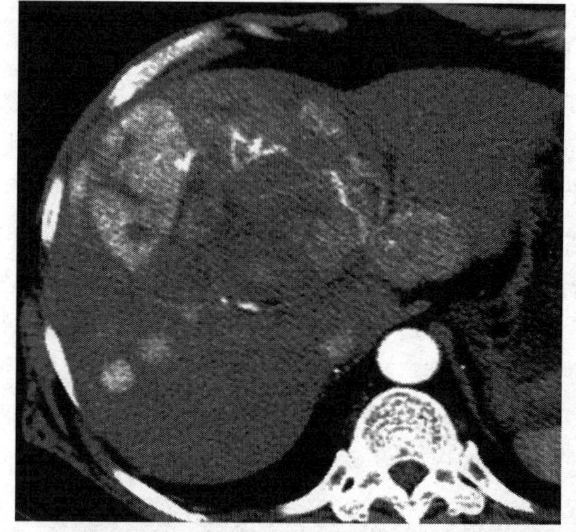

图 1-1-33 巨块型肝癌伴多发子灶形成

注:CT 增强动脉期见肝右叶巨大占位性病变,增强后明显强化,在肿瘤周围可见多个圆形的明显强化的小结节

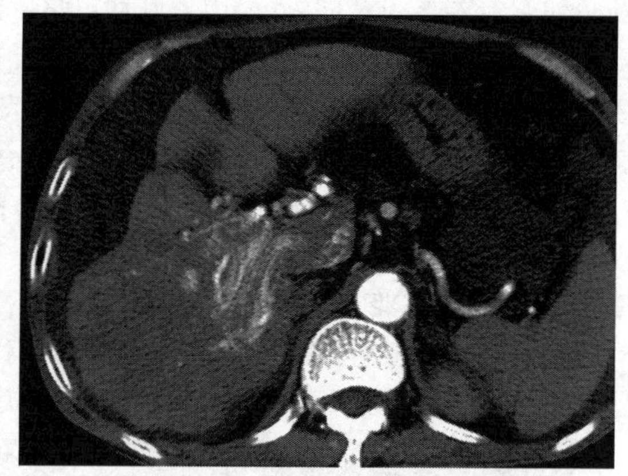

图 1-1-34 肝癌动静脉瘘形成

注:CT 增强扫描动脉期显示门静脉增强强化

弥漫型肝细胞性肝癌大多发生在肝硬化基础上,大多数为癌结节与再生结节共存。CT 表现如下:①CT 平扫显示肝脏密度不均匀,散在小结节状、片状低密度区,密度均匀,边界欠清。部分结节融合成直径达 2cm 的较大结节;②增强扫描肝动脉期显示全肝弥漫分布多发大小不等,密度结节状强化或保持低密度。动脉期强化的结节,在门静脉期和平衡期显示对比剂迅速廓清,密度下降呈相对低密度。门静脉期显示动脉期所见低密度结节仍保持低密度,密度均匀;③部分可见门静脉癌栓(图 1-1-35)。

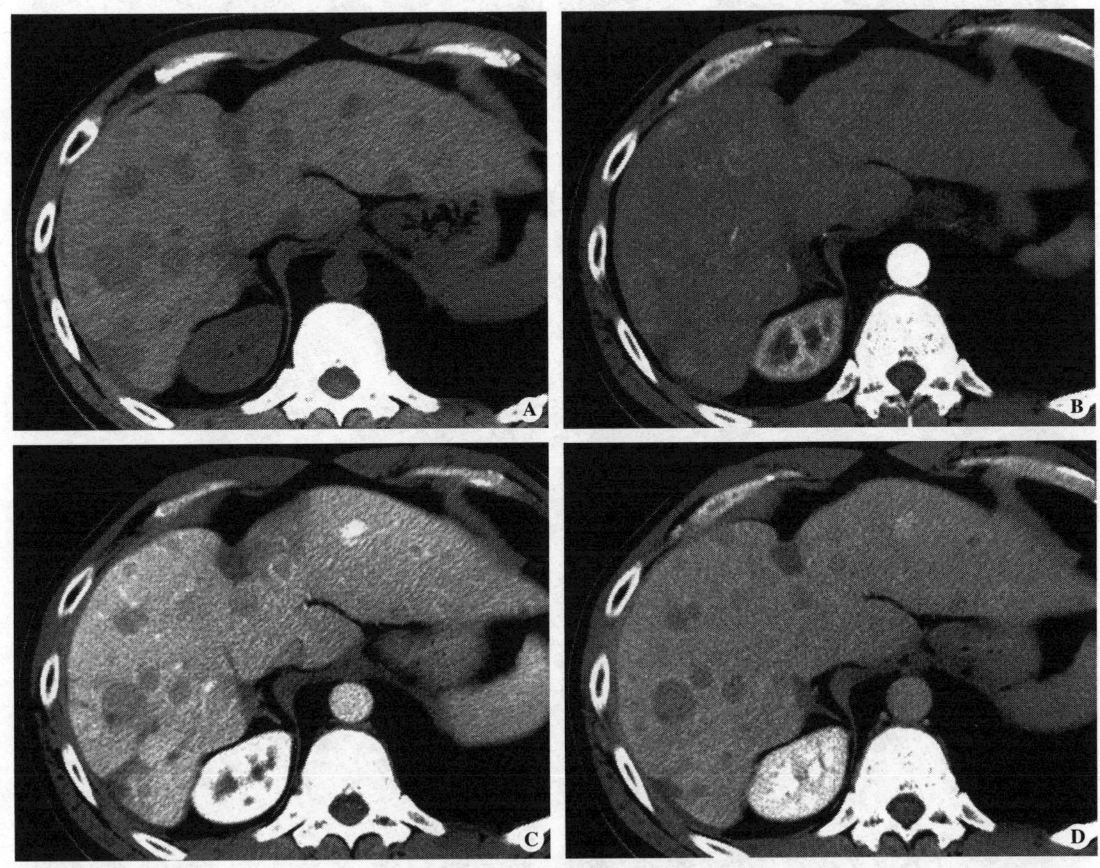

图 1-1-35　弥漫型肝癌 CT 增强扫描

图 A、B、C、D 分别为 CT 平扫、动脉期、门静脉期及延迟期扫描图像。平扫肝实质内可见多发类圆形低密度影，边界清晰，增强扫描动脉期明显不均匀强化，门静脉期与延迟期强化减弱

MR 图像上，肝细胞性肝癌形态学表现及增强扫描强化模式基本同 CT 上所见，肿瘤在 T1WI 上呈低信号，T2WI 上呈高信号，坏死、囊变、出血、脂肪变、钙化等因素可使肿瘤呈混杂信号改变（图 1-1-36）。肿瘤包膜表现为低于肿瘤及正常肝实质的低信号影，T1WI 上显示清楚，肿瘤周围于 T2WI 上呈高信号水肿区。门脉癌栓在 T1WI 上呈稍高信号，在 T2WI 上呈稍低信号。肝硬化不典型增生结节早期出现微小癌灶时，可表现为 T2WI 低信号结节影中见高信号，形成所谓“结中结” 现象。

（二）肝内胆管细胞癌

肝内胆管细胞癌临床表现多无特异性，起病较缓，发现时肿瘤多体积较大，并且可能伴有肝内和/或淋巴结及远处转移。预后较差，大多数患者生存时间较短，一般在发病数月至一年以内死亡。日本肝癌研究组（Liver Cancer Study Group of Japan）根据肿瘤的生长方式将肝内胆管细胞癌分为三型：肿块形成型、胆管周围浸润型和胆管内生长型。CT 平扫提供的诊断信息较少，难以对肿瘤作出定性诊断，也不能判断肿瘤的血液供应状态及肿瘤对周围结构（如肝静脉、肝动脉和门静脉）的侵犯情况。因此 CT 增强扫描，特别是动态增强扫描对肝内胆管细胞癌的诊断尤其重要。

肿块形成型肝内胆管细胞癌在 CT 上主要表现为：①平扫病灶为圆形或卵圆形或不规

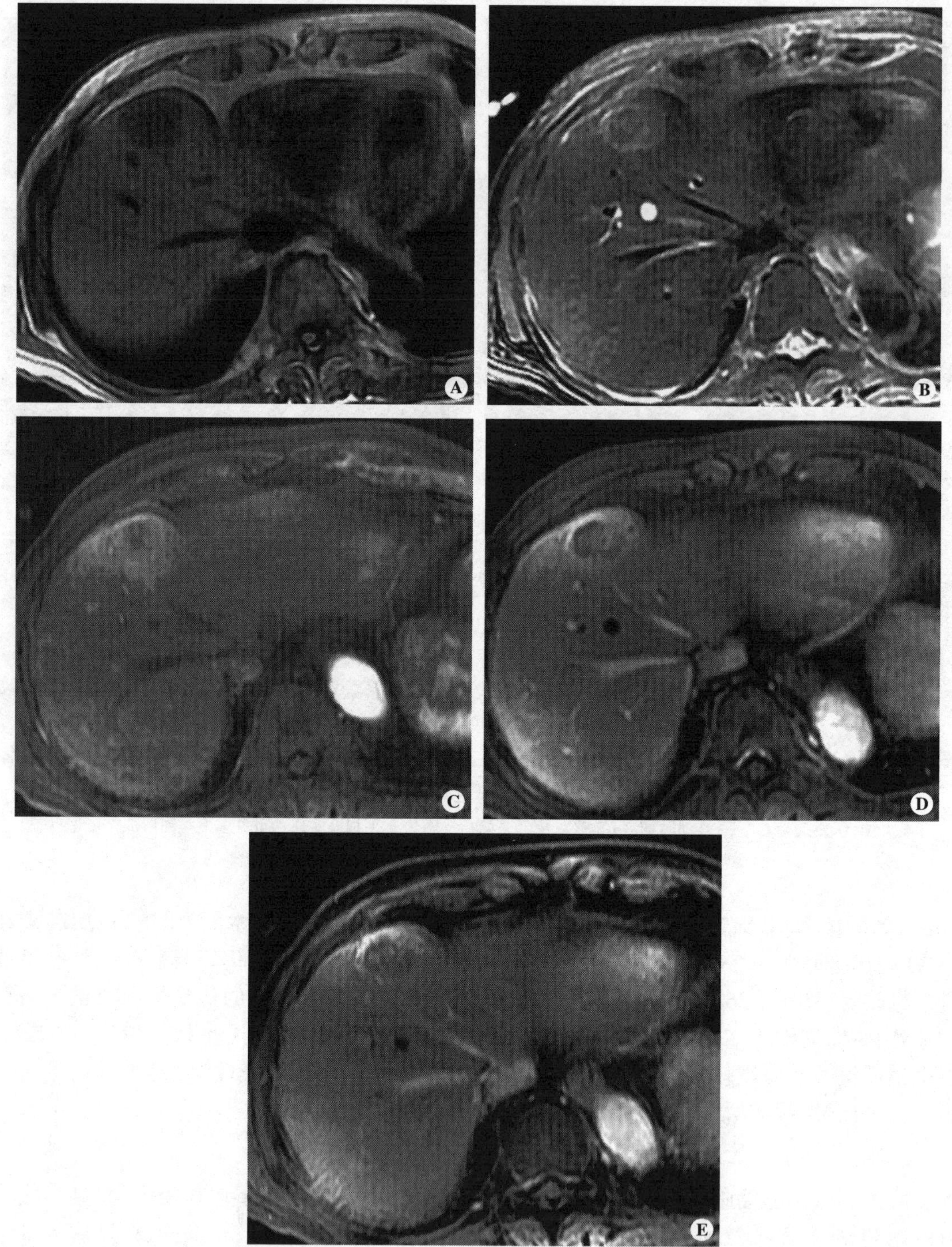

图 1-1-36　结节型肝癌 MR 增强扫描

注：图 A、B、C、D、E 分别示 MR 的 T1WI、T2WI、T1WI 增强动脉期、T1WI 增强门静脉期及 T1WI 增强延迟期。平扫肝实质内可见一类圆形异常信号影，边界清晰，T1WI 低信号，T2WI 稍高信号，增强扫描动脉期明显不均匀强化，门静脉期与延迟期强化减弱，并可见肿瘤包膜强化

则形肿块，亦可呈分叶状，或呈融合的低密度或密度不均区域，边缘不清；②低密度病灶内有时可见条索、分支状更低密度区，可能与肿块内部散在的坏死、囊性变有关；病灶内偶尔

还可有点状或片状高密度区,可能与肿瘤内的黏蛋白、胆管结石、钙化、出血等有关;③增强扫描动脉期和门脉期伴或不伴周边环形强化,延迟期(对比剂注射后4~6min)肿瘤中心明显强化,可持续数小时。这种延迟强化模式具有特征性,与肿瘤内富含纤维组织有关;④肿瘤远端可见胆管扩张或周围大小不等的子灶形成;⑤有时可以观察到肝内胆管结石;⑥肝包膜皱缩是少见但很具特征性的影像学表现,由病灶内纤维牵拉局部肝表面所致。肿瘤侵犯临近胆管、血管,可造成其分布区域肝叶或肝段萎缩,受侵血管狭窄闭塞;⑦肝十二指肠韧带区、腹膜后淋巴结转移及腹膜转移也较常见(图1-1-37)。

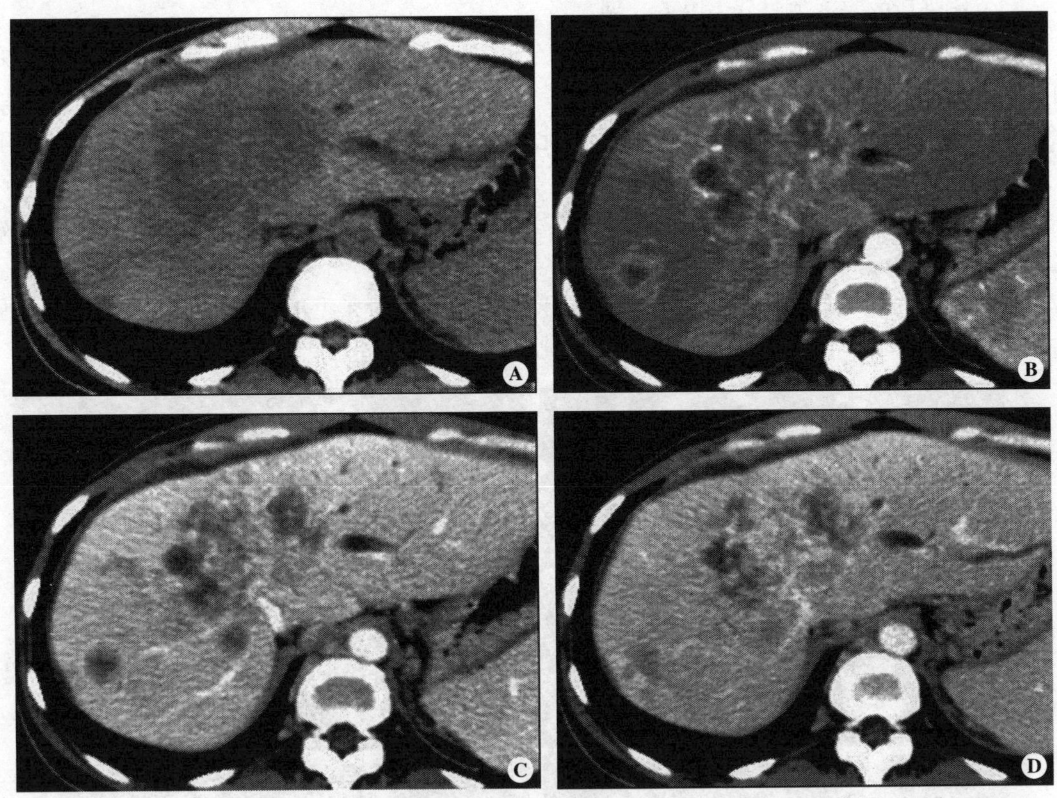

图1-1-37　肝内胆管细胞癌并肝内多发子灶形成

注:图A、B、C、D分别为CT的平扫、动脉期、门脉期及延迟期。肝S4/5/8段见大片状稍低密度影,边界不清,增强扫描动脉期呈中度环形强化,门脉期及延迟期病灶内逐渐强化,其远端胆管轻度扩张。余部肝内见多个类圆形低密度影,增强扫描强化方式同前病灶

胆管周围浸润型肝内胆管细胞癌常沿着胆管浸润生长至受累胆管变窄、梗阻,并不表现为肿块征象,胆管内生长型肝内胆管细胞癌多表现为胆管扩张及胆管内稍高密度软组织影,CT显示较为困难,动态对比增强延迟强化的特点有助诊断。

MR形态学表现及肿瘤强化模式类似CT所见,肿瘤在T1WI上稍低于肝实质信号强度,在T2WI上呈不均匀高信号,扩张的肝内胆管在T2WI上呈高信号。

(三)肝脏转移瘤

肝脏转移性肿瘤为肝脏最常见的恶性肿瘤。肝脏是最常见的肿瘤转移器官,各部位的恶性肿瘤转移到肝脏主要通过门静脉系统、肝动脉及淋巴途径,或直接侵犯肝脏。按照血液供应的丰富与否,可将转移性肝癌大致分为三类:①富血液供应型:如来源于肾癌、绒毛膜上皮癌、恶性胰

岛细胞癌、平滑肌肉瘤、类癌、甲状腺癌及部分肠癌等；②中等血液供应型：如结肠癌、乳腺癌、肾上腺癌、精原细胞癌、黑色素瘤等；③乏血液供应型：如胃癌、胰腺癌、食管癌及肺癌等。

CT 上的表现如下：

(1) 转移灶的大小、数目及表现差别较大，但以多发小病灶为特点。病灶多呈类圆形，少数呈不规则形。

(2) 平扫多为低密度，坏死往往表现为圆形或不规则更低密度区。若伴有脂肪肝时，病灶呈等或高密度。钙化较少见。

(3) 增强后的表现主要分为以下几种：

1）动脉期病灶强化不明显，门静脉期和延迟期病灶实性部分强化，但强化程度低于周围肝实质。多数转移灶为此种强化方式。

2）动脉期病灶部分强化或整个病灶强化，门静脉期表现为低密度，边界清楚，但仍可见周边强化，此类属于富血液供应转移灶。

3）转移灶呈囊样病灶，增强后表现为囊壁厚薄不均，内缘欠规则，见于肿瘤内部坏死液化或囊腺癌转移。

4）转移灶呈“牛眼征”改变。此征象是肝脏转移瘤较为典型的表现，即病灶中心呈未强化低密度区，周围呈环形强化带，最外层为强化不明显低密度带，低于肝实质(图 1-1-38)。

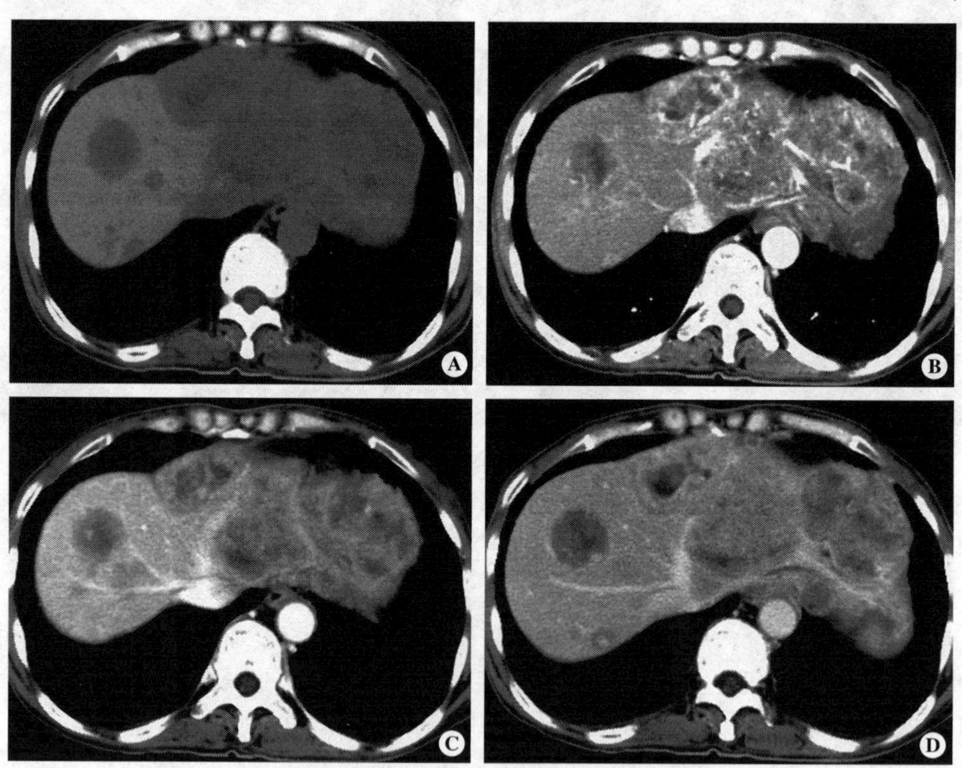

图 1-1-38　结肠癌肝多发转移 CT 增强扫描

注：图 A、B、C、D 分别为 CT 平扫、动脉期、门静脉期及延迟期。平扫见肝内多发类圆形低密度灶，左叶病灶边界欠清，病灶内可见更低密度区；增强后肝动脉期左叶病灶的大部分明显强化；门静脉期和平衡期病灶强化范围进一步扩大，但强化程度明显减低

MR 上转移瘤形态学改变及强化模式类似 CT 所见，多数转移瘤在 T1WI 上表现为低信号，T2WI 上表现为高信号，可因坏死、囊变、脂肪变、钙化等呈不均与信号改变。中心坏死

区在 T1WI 上呈更低信号，T2WI 上呈明显高信号，呈所谓“靶征”改变，若周围出现水肿，在 T2WI 上可表现为环绕肿瘤的“晕征”，呈高信号。

（四）肝海绵状血管瘤

肝海绵状血管瘤是肝脏最常见的良性肿瘤，可发生于任何年龄，成年女性多见。病灶边界清楚，多无包膜；切面呈蜂窝状，形如海绵，镜下为有薄的结缔组织分隔的血管管腔，管腔大小及形态欠规则。部分病灶内可见中央瘢痕组织，偶可见钙化。肝脏海绵状血管瘤主要由肝动脉供血，并且大多数的海绵状血管瘤血管为薄壁型，窦腔较大，对比剂易进入，而腔壁内一般无肌性组织，故入腔内的对比剂停滞较久、逐渐弥散。

CT 上的表现如下：

（1）肝海绵状血管瘤平扫多为圆形或类圆形低密度影，边界清楚，小的海绵状血管瘤内密度均匀，大的海绵状血管瘤偏心区域可见更低密度区，呈不规则形、裂隙状或放射状，为瘢痕组织或血栓形成所致。

（2）增强扫描典型的肝海绵状血管瘤三期呈“早出晚归”模式，表现为肝动脉期病灶边缘呈结节样、云絮状强化，其程度等于或接近于主动脉密度。门静脉期强化逐渐向病灶中央扩散，延迟期病灶呈等密度或略高密度。大的海绵状血管瘤（>3cm）对比剂难以填充整个病灶，小海绵状血管瘤（<3cm）强化模式可不典型，可于肝动脉期整个病灶明显强化或强化区从一侧扩展到整个病灶（图 1-1-39）。

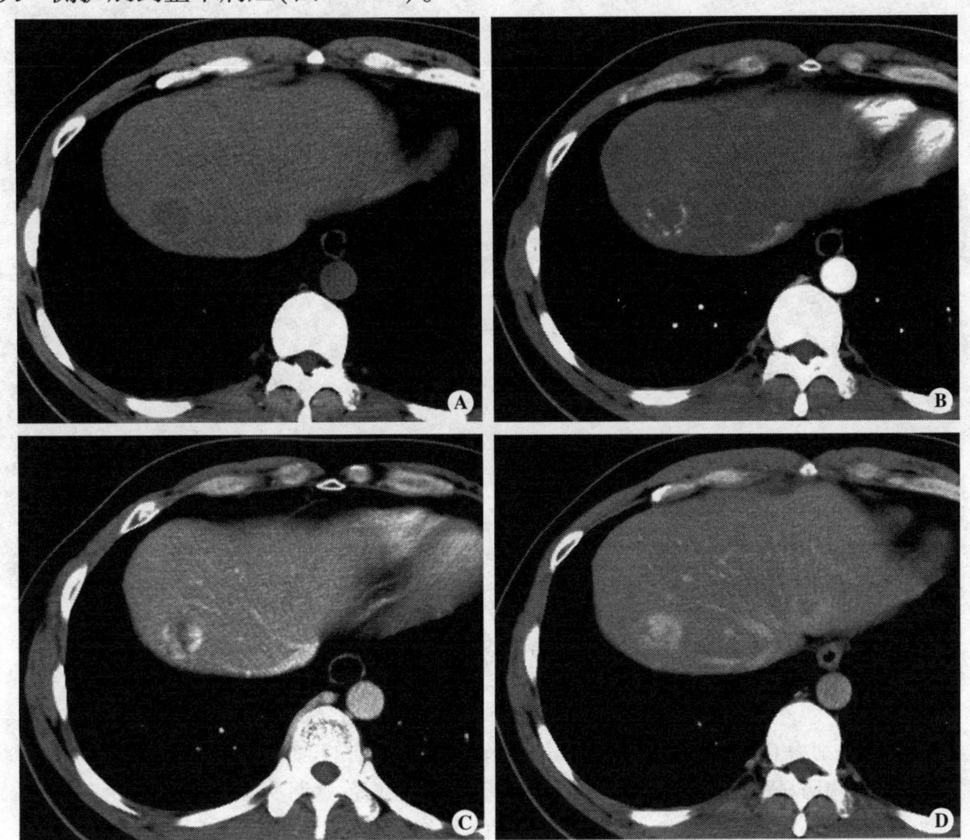

图 1-1-39　肝海绵状血管瘤 CT 增强扫描

注：图 A、B、C、D 分别为 CT 平扫、动脉期、门静脉期及延迟期。肝实质内可见一类圆形不均匀低密度灶，边界清晰，动脉期病灶周边结节状强化，门静脉期及延迟期强化范围向中央扩大

MR 上肝海绵状血管瘤形态学及强化模式基本同 CT 所见，该肿瘤一个特征性表现为 T1WI 上呈均匀或不均匀低信号，T2WI 呈均匀高信号，随着 TE 回波时间的延长，肿瘤信号强度增高，在低信号的肝实质衬托下血管瘤明显的高信号有如灯泡，被称为“灯泡征”。

（五）肝脏局灶结节性增生

肝脏局灶结节性增生（focal nodular hyperplasia，FNH）是先天性或获得性肝脏动脉血供异常导致局部过度灌注而出现的肝实质增生性反应，多见于育龄期妇女，其病理组织学表现为肝内异常结节状结构、病灶中央星芒状纤维瘢痕、血管畸形以及胆管增生。其特征是中央瘢痕形成及瘢痕中有血管穿行，同时这些血管也呈星芒放射状走行。FNH 一般无临床表现，多为偶然发现。典型 FNH 根据其强化模式及中央瘢痕延迟强化一般可以明确诊断，不典型 FNH 往往类似肝内原发或继发富血供恶性肿瘤，需随访或肝组织活检才可确诊。

CT 上典型性局灶性结节性增生病灶往往发生在正常肝脏背景下：①平扫显示病变区表现为稍低或等密度，边界清楚，一般无包膜；中央瘢痕表现为星形或裂隙状更低密度区。钙化发生率低；②动态增强扫描显示动脉期除中央瘢痕外，病变呈快速显著强化；门静脉期及延迟期显示对比剂廓清，病灶呈等密度或略低密度；中央瘢痕在延迟期可强化（图 1-1-40）。

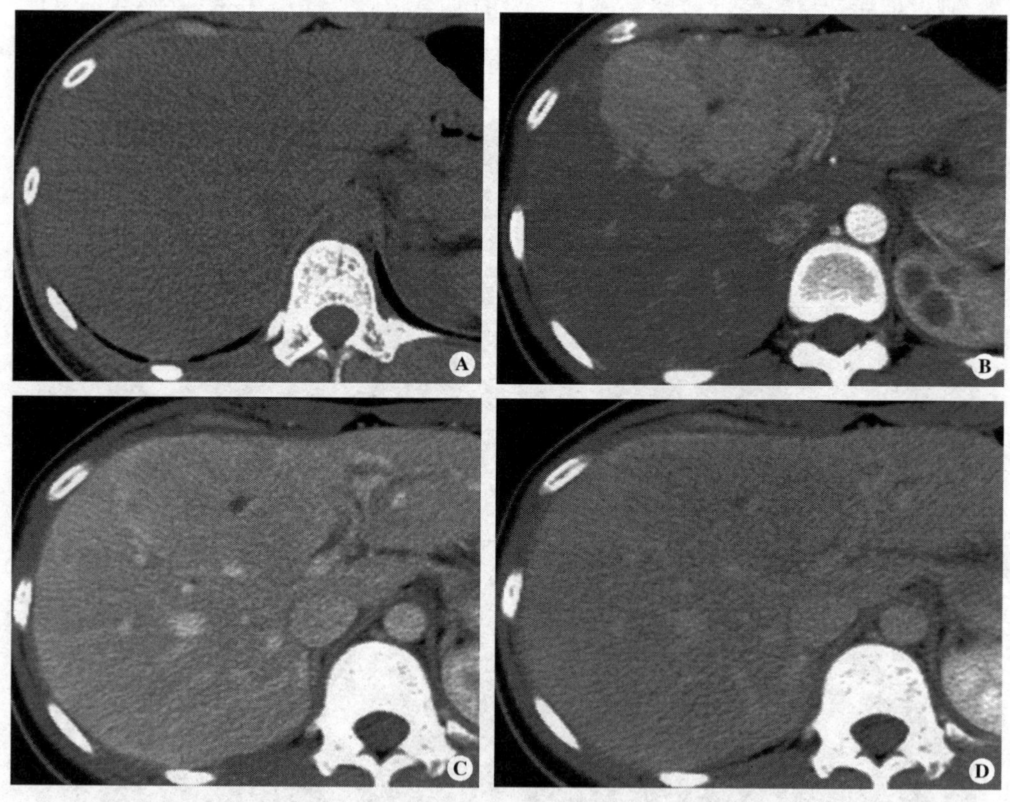

图 1-1-40　肝局灶结节性增生 CT 增强扫描

注：图 A、B、C、D 分别为 CT 平扫、动脉期、门静脉期及延迟期。平扫肝实质内见以类圆形低密度肿块，边界欠清，动脉期肿块明显强化，其内可见星状无强化低密度区，门静脉期及延迟期肿块强度程度下降，中心仍见低密度无强化区

MR 上 FNH 形态学特征及强化模式类似 CT 所见，肿瘤在 T1WI 及 T2WI 上接近等信号，但多能与正常肝实质分辨。中央瘢痕在 T1WI 上低信号，T2WI 上高信号。

（六）肝细胞腺瘤

肝细胞腺瘤是一种典型的好发于育龄期女性的良性病变，尽管发生机制并不清楚，但含雌激素或雄性激素的药物对病变的发生和发展起着重要的作用。目前认为多数腺瘤由单一肝细胞和不同数量Kupffer细胞构成，但排列紊乱，失去正常小叶结构。瘤内富于血窦和薄壁血管，可见大片状出血伴急性炎细胞反应，边缘多有完整或不完整包膜，瘤体周围常见厚壁动脉分支。肝腺瘤有出血及恶变的危险，故诊断明确或高度怀疑的病例以手术治疗为宜。有报道口服避孕药者，停药后腺瘤可自行消退，但出血和恶变率是否降低尚不清楚。

CT上的表现如下：

（1）平扫大多数肿瘤为略低密度或接近正常肝组织，呈类圆形，边界清楚；病灶内的脂肪、陈旧性出血或坏死常为低密度，而新鲜出血则表现为高密度斑块，但通常新旧出血混杂。因此，相当一部分病灶内部密度混杂。

（2）增强扫描动脉期可见明显均匀强化；门静脉期表现和正常肝组织等密度或略高密度；延迟期表现相对肝实质的等密度或略低密度。出血坏死区表现为无强化的低密度。

（3）部分肿瘤周围脂肪变性而形成低密度环，为肝细胞腺瘤极为特征性表现。

MR上肝细胞腺瘤信号变化常多样。缺乏特异性。一般T1WI呈稍低密度，T2WI呈稍高信号。

（七）肝囊肿

肝囊肿一般认为起源于肝内迷走的胆管，或因肝内胆管和淋巴管在胚胎期的发育障碍所致。临床上分为单纯性肝囊肿和多囊肝。前者包括单发、多发性肝囊肿；后者为常染色体显性遗传性病变，常合并多囊肾。

CT上的表现如下：

（1）典型肝囊肿的CT表现为肝内单发或多发圆形、椭圆形水样密度影，大小由数毫米至十几厘米不等，边缘光滑、锐利，境界十分清楚，囊壁极薄（呈无壁样改变），不易显示。平扫CT值在0～20Hu；增强扫描显示内容物及囊壁均无强化。部分囊肿囊壁呈片状或弧形钙化。

（2）合并感染时，囊内密度显示稍高，囊壁增厚；增强扫描囊壁可有强化。

（3）合并出血时，囊内密度不均匀，出现高-低密度影形成的液液平面，CT值为40～80Hu；增强扫描病灶无强化（图1-1-41）。

MR上肝囊肿形态学表现类似CT上所见，信号呈典型的水样信号，即T1WI上低信号，T2WI上高信号，Gd-DTPA增强扫描无强化。合并出血T1WI信号升高，T1WI和T2WI均为高信号（图1-1-42）。

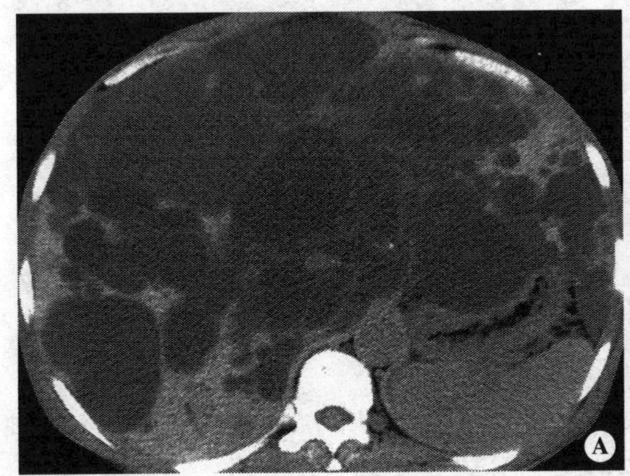

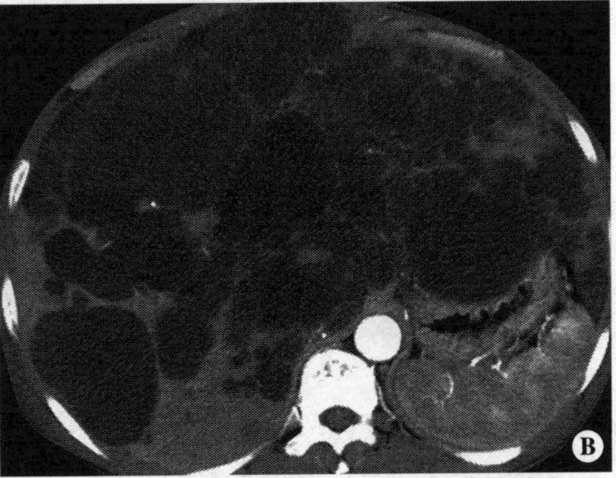

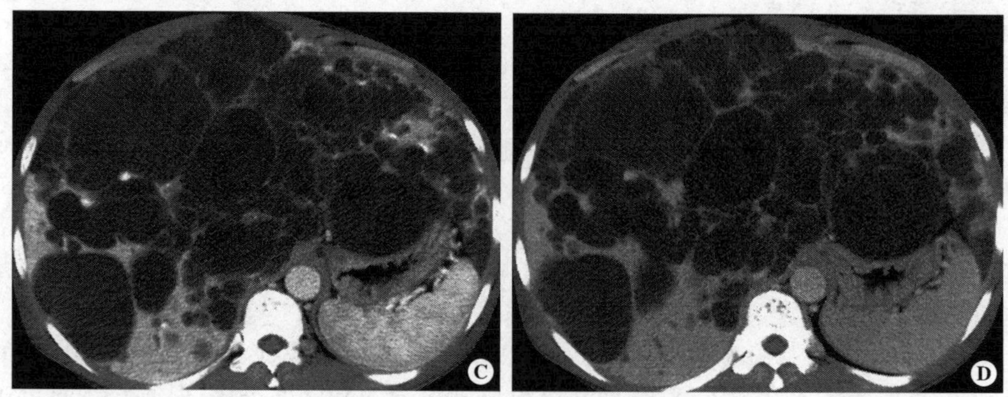

图 1-1-41　多囊肝 CT 增强扫描

注:图 A、B、C、D 分别为 CT 平扫、动脉期、静脉期和延迟期。平扫肝实质分别可见多发类圆形液性密度影,边缘清晰,增强扫描未见明显强化

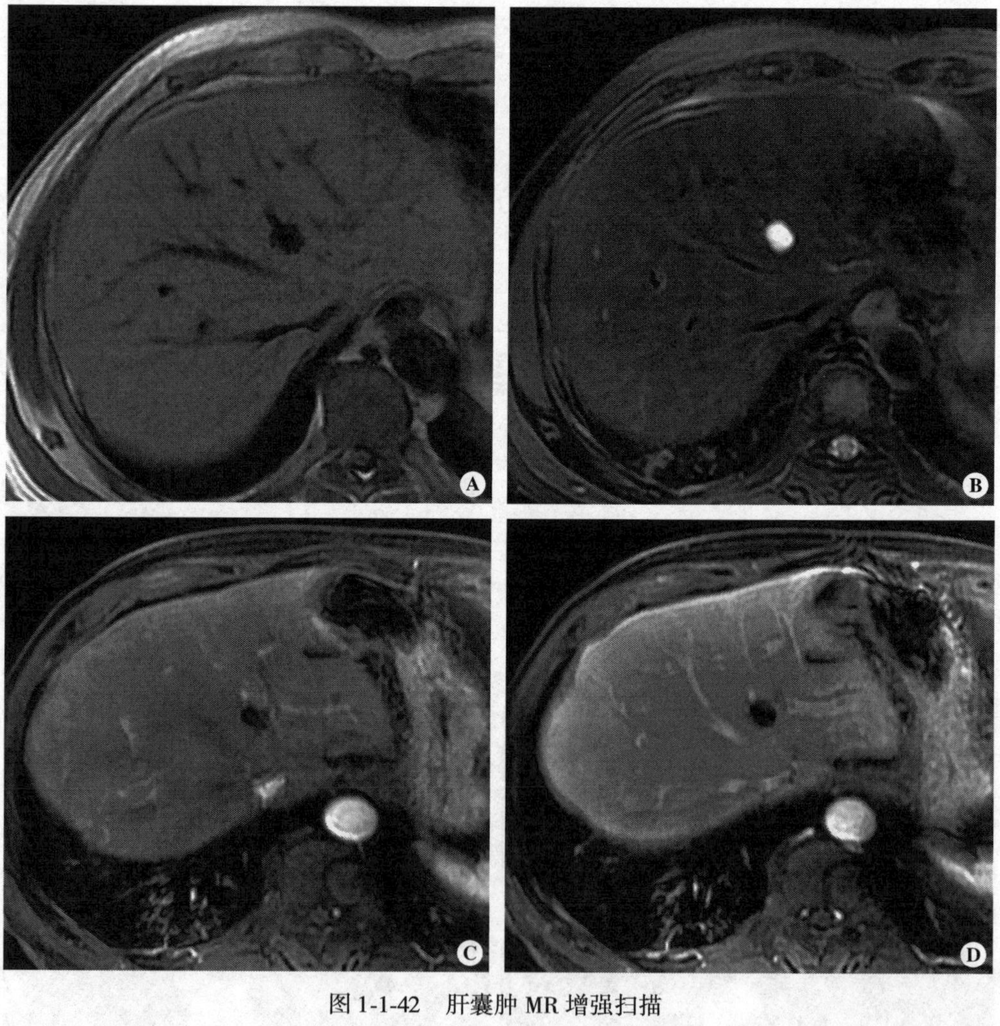

图 1-1-42　肝囊肿 MR 增强扫描

注:图 A、B、C、D 分别为 MR 的 T1WI、T2WI、T1WI 增强动脉期和 T1WI 增强门静脉期。肝实质内可见一类圆形异常信号影,边缘清晰,T1WI 上呈低信号,T2WI 上呈高信号,增强扫描未见强化

（八）肝脓肿

肝脓肿多为细菌性感染导致，真菌、分枝杆菌及阿米巴原虫感染也可导致肝脓肿，感途径包括直接蔓延、胆管、门静脉及肝动脉等。脓肿可为单房，也可以为多房，脓肿壁由纤维肉芽组织构成，周围常有肝实质充血、水肿带，脓腔分隔由残存的肝组织及纤维肉芽组织构成，产气杆菌感染时囊内可见气体。

典型的肝脓肿在 CT 上表现为：①平扫呈圆形或类圆形低密度影，周围合并水肿时边缘模糊。脓肿壁密度高于脓液，低于正常肝实质。腔内见气体影则高度提示肝脓肿。②增强扫描脓肿壁及分隔明显强化，有时强化的脓肿壁及周围的水肿带可构成所谓“双环征”。③继发征象常包括右侧胸腔积液及腹腔积液，有时可发现腹腔内感染源的存在，如阑尾炎、憩室炎或胆管梗阻等（图 1-1-43）。

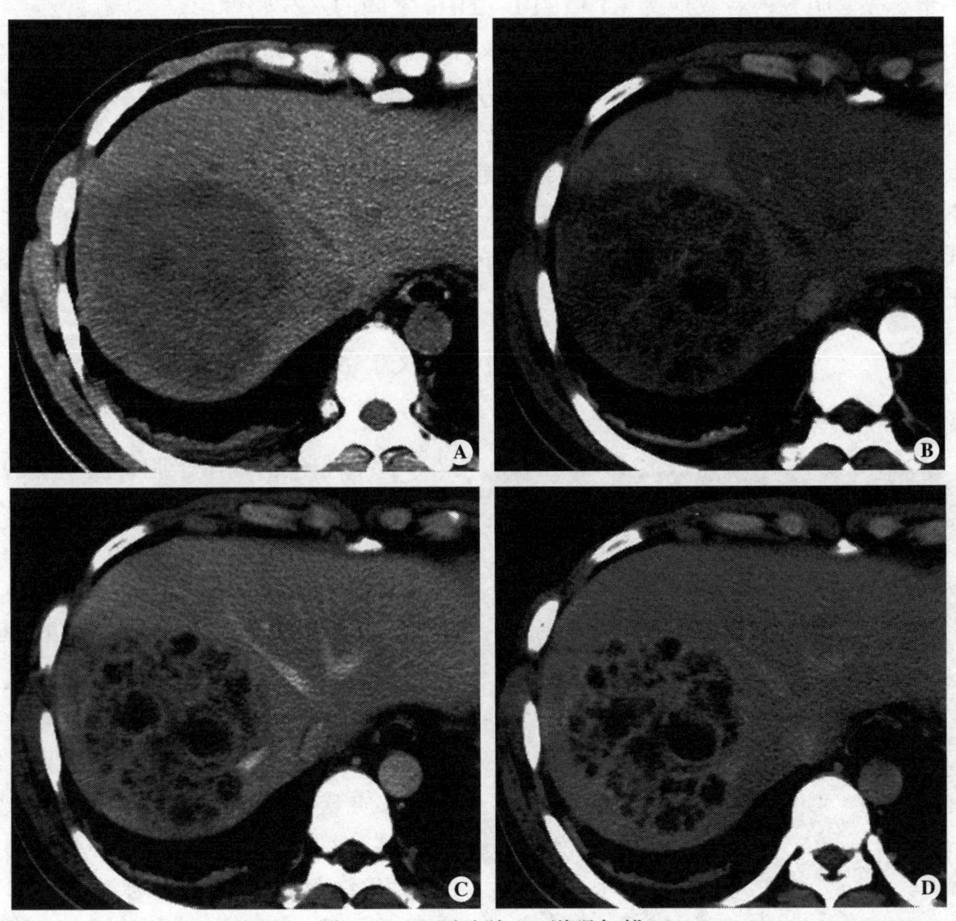

图 1-1-43　肝脓肿 CT 增强扫描

注：图 A、B、C、D 分别示 CT 平扫、动脉期、门静脉期及延迟期。平扫肝实质内可见一不均匀类圆形低密度灶，内可见间隔及多发液性密度影，增强扫描各期可见间隔强化

MR 上肝脓肿形态学改变及强化模式类似 CT 所见，脓液在 T1WI 上呈均匀或不均匀低信号，T2WI 上呈高信号，脓肿壁及脓腔分隔 T1WI 信号介于脓腔和肝实质之间，T2WI 呈中等信号，周围水肿带在 T1WI 上呈低信号，T2WI 上呈高信号。

（叶维韬　刘再毅）

第四节　胆道系统影像诊断

一、胆道系统正常 CT 及 MR 表现

正常情况下，CT 上可见肝内胆管与门静脉伴行，正常情况下不能显示管腔或表现为不连续的较小低密度影。肝总管在肝门部横断面位于门脉主干前外侧，直径<7mm，正常胆总管直径也应<7mm，但在胆囊管较明显且与胆总管紧相贴的患者或有胆囊切除术史的患者中胆总管直径可更大一些。肝总管及胆总管管壁应不显示或厚度<1.5mm。

胆囊大小、形态及位置变异较大，多位于肝左、右叶之间胆囊窝内。正常胆囊边缘清楚，周围脂肪间隙清晰，囊壁菲薄，厚度<3mm，增强扫描其强化程度与肝实质相同，胆囊横径应小于 5cm。胆囊内容物应为 CT 值-10～20Hu 之间的水样密度影。

正常胆道系统在 MRI 上一般显示为 T1WI 低信号，T2WI 高信号，根据胆汁内化学成分的差异，信号强度可受影响。例如，当胆囊内含有浓缩胆汁时，MR 上可表现为 T1WI 上高、低信号分层或 T1WI、T2WI 上均为高信号。

磁共振胰胆管成像（MRCP）利用体内的液体作为天然的对比剂，在重度 T2 加权序列的 MR 图像上，静态或缓慢流动的液体（胆胰液）呈高信号，而实质脏器或快速流动的液体呈低信号或无信号，白色的高信号液体在黑色低信号背景下显示清晰。正常的 MRCP 可以清楚显示正常的胆囊、胆管和主胰管。

二、常见胆道系统疾病的 CT 及 MR 表现

（一）胆石症

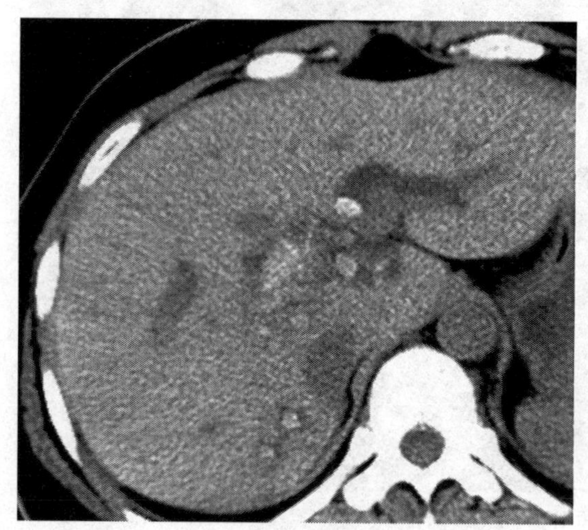

图 1-1-44　肝内胆管结石 CT 平扫

注：CT 平扫于肝内胆管内见多发结节状高密度影，边缘清晰

胆石症包括发生于胆管及胆囊的结石。多见于中青年，与感染及胆汁淤滞等因素有关。胆系结石按成分可分为胆固醇结石、胆色素结石和混合性结石。胆固醇结石西方多见，我国发病率也逐渐升高。胆固醇结石多位于胆囊，CT 值常<0Hu，体积较大，圆形或类圆形，质硬光滑，剖面呈放射条纹状；胆色素结石我国多见，多位于胆管，CT 值常>25Hu，质软易碎，呈颗粒状、长条状或铸管形。混合型结石兼有以上两种结石的性质。

CT 诊断胆石症主要通过两方面进行：①直接征象：高密度的胆管结石在低密度的胆汁衬托下常可表现为靶征（结石位于胆管中心）、环征（结石位于外周）和新月征（结石偏心性分布）；等密度结石常不容易发现；胆囊结石多为低密度结石，在胆囊造影 CT 上表现为随体位变动的充盈缺损（图 1-1-44～图 1-1-46）。②间接征象：包括梗阻部位以上胆管扩张及胆管的突然中断，间接征象没有特异性。

MR 上结石多为 T1WI 与 T2WI 低信号，信号可随结石成分不同而有所改变，胆汁在 T1WI 上呈低信号，T2WI 上呈高信号。MRCP 有助于观察结石部位、数目及大小等，胆囊结

石可表现为高信号的胆囊内低信号的结石影,胆管结石可变现为扩张胆管下端呈倒杯口状充盈缺损(图 1-1-47)。

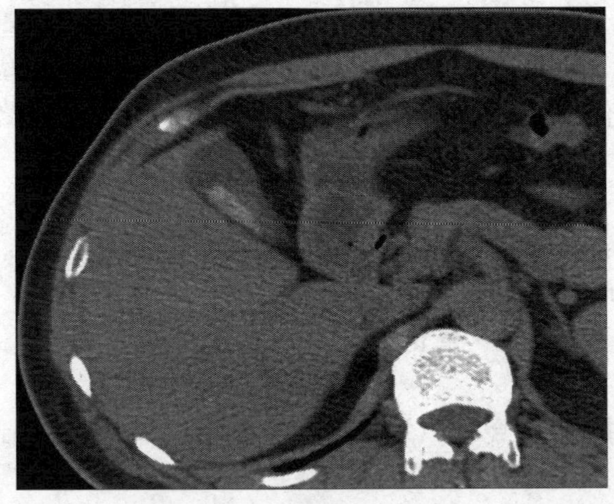

图 1-1-45　胆囊结石 CT 平扫

注:CT 平扫胆囊内见一高密度长条状结石影,边缘清晰

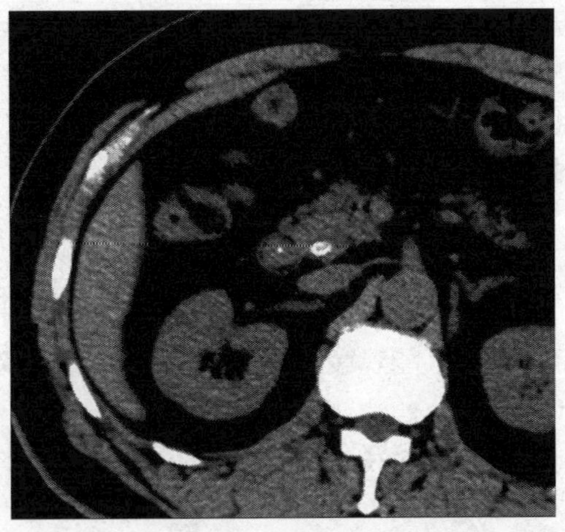

图 1-1-46　胆总管下段腔内结石 CT 平扫

注:CT 平扫示胆总管下段高密度结石影

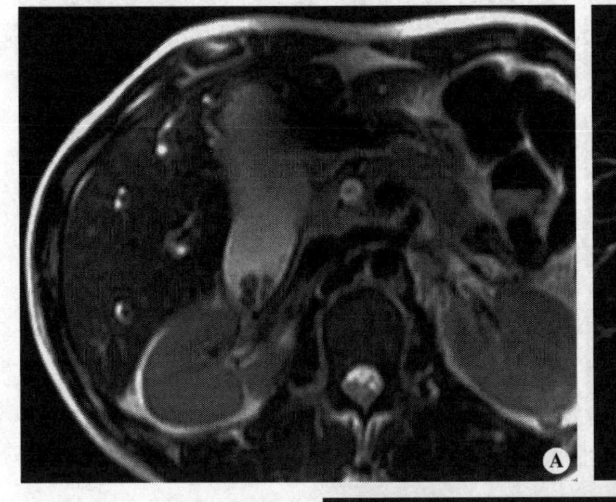

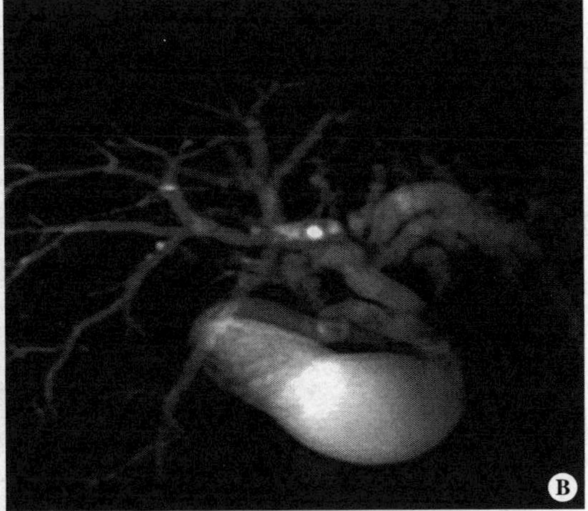

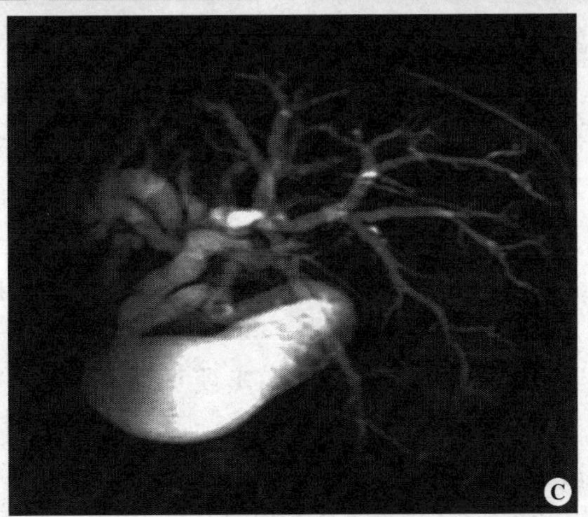

图 1-1-47　胆管结石的 MRCP 表现

（二）胆囊炎性病变

1. 急性胆囊炎 急性胆囊炎是胆囊管梗阻和细菌感染引起的炎症，表现为右上腹痛、发热、右上腹胆囊区压痛及 Murphy 征阳性。约 95% 急性胆囊炎与胆囊结石嵌顿有关。胆囊炎严重程度不等，从轻微炎症的单纯性急性胆囊炎，到广泛蜂窝织炎并脓性渗出的化脓性急性胆囊炎，到出现缺血坏死、穿孔的坏疽性急性胆囊炎均可发生。合并产气杆菌感染时称为气肿性胆囊炎，死亡率较高。

CT 上的表现如下：

（1）平扫可见胆囊体积增大（直径>5cm），胆囊壁增厚（>3mm）。

（2）胆囊周围脂肪间隙密度增高，渗出明显时胆囊周围可见积液。

（3）可能观察到嵌顿于胆囊管或胆囊颈的结石，有时可见胆囊内胆汁密度增高（>20Hu）。

（4）胆囊穿孔时表现为胆囊壁连续性中断，胆囊缩小并周围大量积液；囊内气体影提示气肿性急性胆囊炎。

（5）增强扫描囊壁呈分层状强化，内层强化明显，外层为无强化的水肿层（图 1-1-48）。

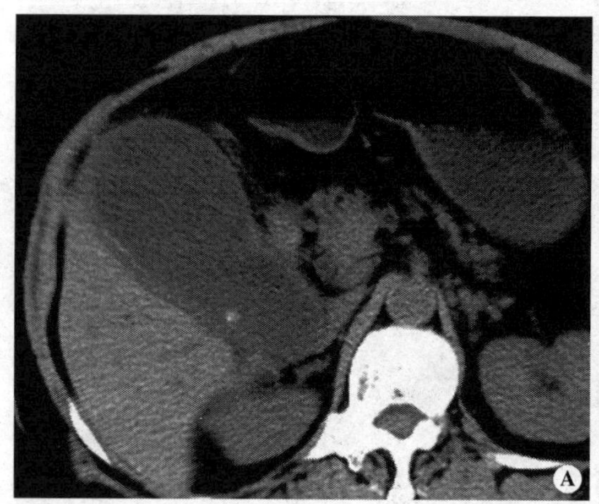

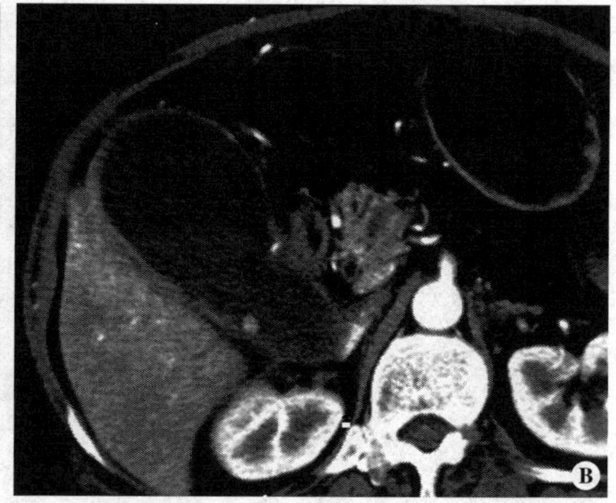

图 1-1-48 急性胆囊炎的 CT 表现

MR 上的表现：胆囊形态学改变与 CT 类似，增厚的胆囊壁因水肿而呈 TIWI 低信号，T2WI 高信号改变。

2. 慢性胆囊炎 慢性胆囊炎是因胆囊结石反复发作短暂性阻塞胆囊而导致的慢性低度炎症及纤维化改变。胆囊黏膜萎缩，胆囊壁纤维组织增生，伴钙化，胆囊功能不良。

CT 上的表现：①平扫可见胆囊体积缩小，也可因积水而增大。②胆囊壁均匀或不均匀增厚，可伴钙化。③胆囊内可见结石。④不同于急性胆囊炎的分层强化，慢性胆囊炎增强扫描胆囊壁均匀强化（图 1-1-49）。

MR 上，胆囊形态学改变及强化模式类似 CT 所见，胆囊壁 T1WI 呈中低信号，T2WI 呈中高信号。

（三）胆系增生性疾病与胆系肿瘤

1. 胆囊腺肌症 胆囊腺肌症为胆囊黏膜上皮过度增生直接突入增厚的固有基层甚至浆膜层而形成的良性增生病病变，肉眼上可见明显的细小憩室（扩张的 Rokitansky-Aschoff

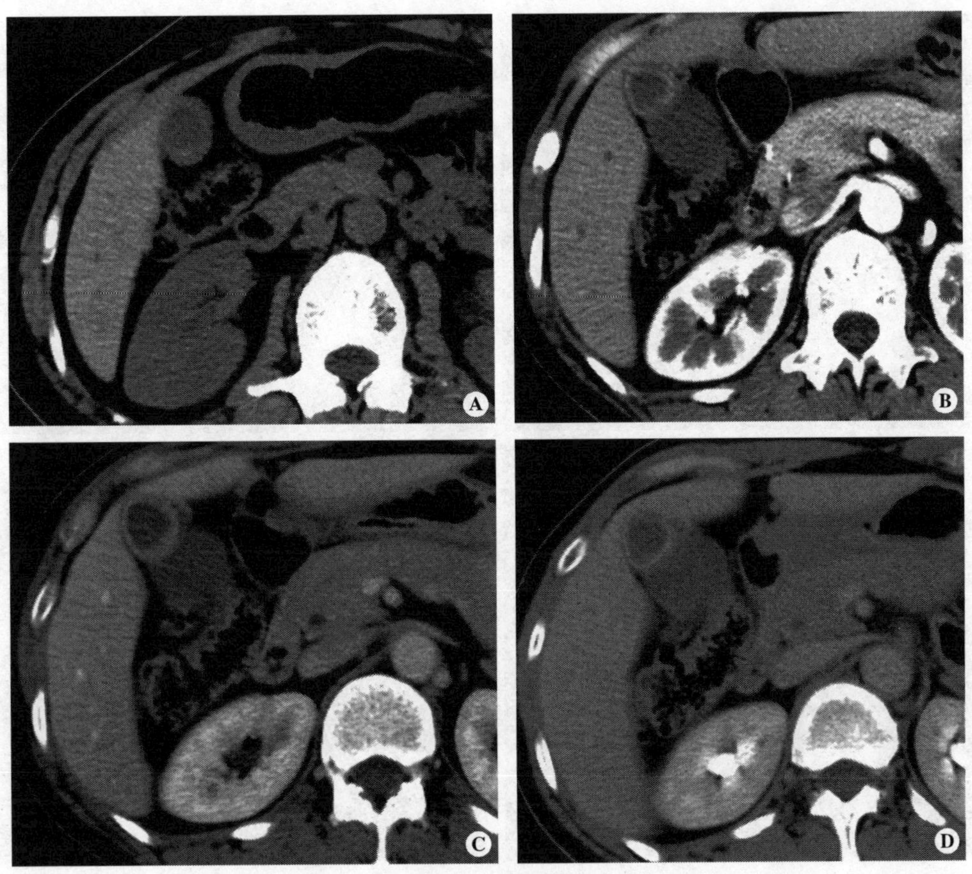

图 1-1-49　慢性胆囊炎的 CT 表现

窦)及胆囊壁增厚(可达 2cm 以上),常合并胆囊结石。胆囊腺肌症可分为弥漫型(广泛型)、节段型(环状型)及局限型(基底型),除非出现症状,否则多为偶然发现。

CT 上的表现:①胆囊体积缩小。②胆囊壁不均匀增厚,多位于胆囊底部,可呈肿块样,伴小于 5mm 的多发囊腔(扩张的 Rokitansky-Aschoff 窦);胆囊底部广泛受累时胆囊呈沙漏样改变;胆囊弥漫受累时胆囊弥漫增厚并强化,壁内见多发小囊腔有助于与恶性病变鉴别。③胆囊造影 CT 检查见对比剂进入扩张的 Rokitansky-Aschoff 窦,表现为增厚的囊壁内多发点状高密度影,脂肪餐后 30min 扫描,胆囊收缩,Rokitansky-Aschoff 窦显示更加清楚,呈所谓花环征。

MR 上胆囊腺肌症形态学表现类似,扩张的 Rokitansky-Aschoff 窦在 T1WI 上为低信号,T2WI 上为高信号。对比增强 T1WI 胆囊强化而其中的 Rokitansky-Aschoff 窦无强化(图 1-1-50)。

2. 胆囊息肉和腺瘤　胆囊息肉及腺瘤均为从胆囊壁向腔内突起的较小软组织病变,可多发,CT 及 MR 上难以将两者鉴别,且对比小于 1cm 的病灶检出率远不如超声检查,有学者认为 CT 及 MR 对这类病变的检查价值不大。胆囊息肉可能出现恶变,当息肉>10mm 时常建议行胆囊切除术;对于 5 ~ 10mm 大小的胆囊息肉建议超声随访。

CT 上的表现:①平扫可见病灶多位于胆囊体部。②形态上多为自胆囊壁向腔内生长的突出影,部分呈低而扁平状,部分呈乳头状,基底较窄,表面不规则。③直径从 0.5 ~ 4cm 不等。④增强扫描病灶轻度强化。⑤以下征象时警惕恶性可能:肿块直径>10mm;肿块位于胆囊颈,邻近胆囊壁增厚;周围组织侵犯,淋巴结肿大及远隔器官转移灶(图 1-1-51)。

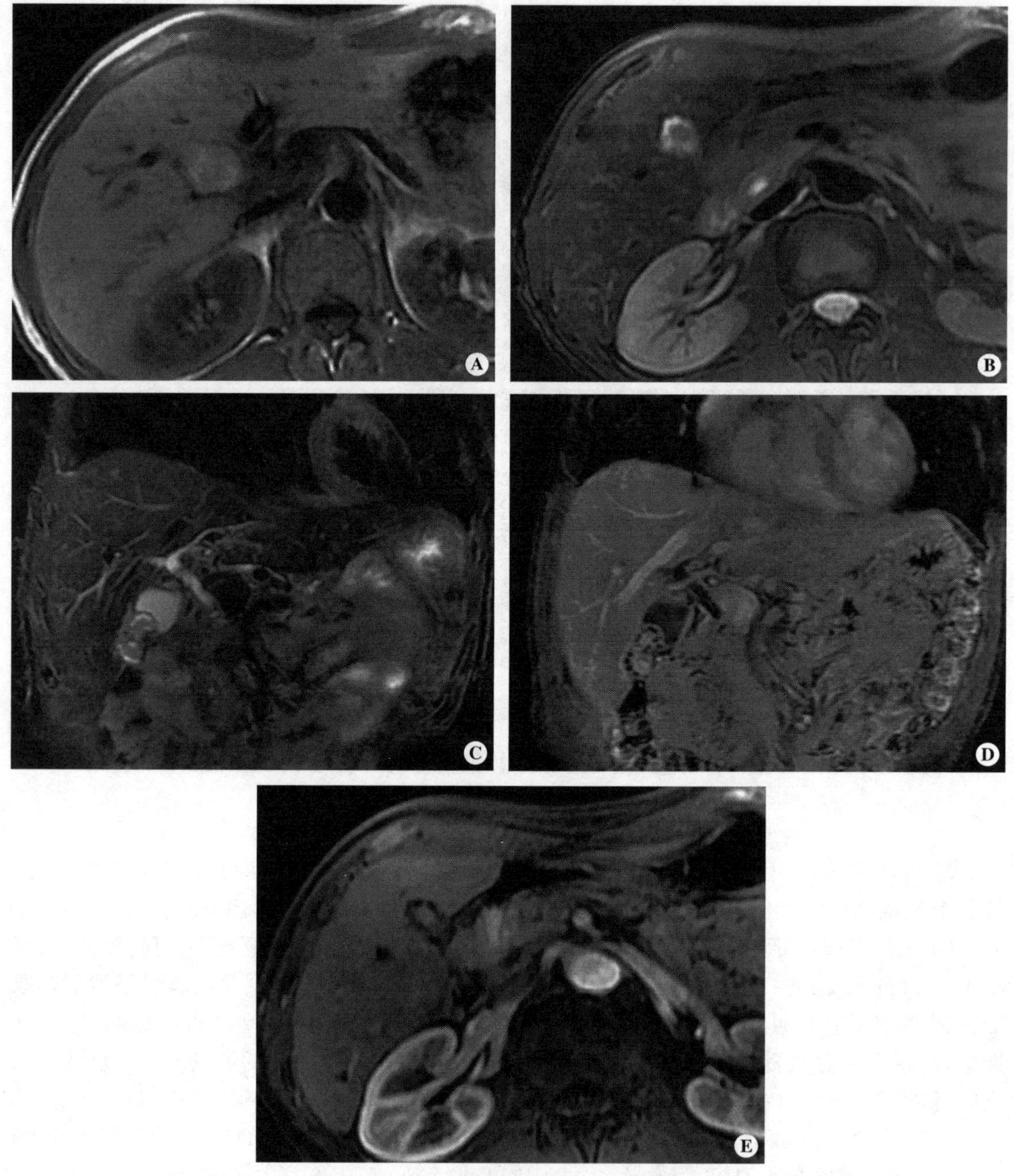

图 1-1-50　胆囊腺肌症的 MR 表现

MR 上病变形态学基本同 CT,T1WI、T2WI 上呈中、低信号。

3. 胆囊癌　胆囊癌是胆系最常见的恶性肿瘤,多见于 50 岁以上的女性,约 65%~90% 合并慢性胆囊炎和胆囊结石,可能与长期刺激有关。进展期常表现为持续性疼痛、黄疸、消瘦、肝大和上腹部包块,合并胆囊炎可有发热、恶心、呕吐等症状。根据肿瘤的 CT 表现,可大致分为肿块型(40%~65%),胆囊增厚型(20%~30%)和腔内型(15%~25%)。

CT 上的表现:①肿块型胆囊癌平扫表现为胆囊窝内实性软组织肿块,内部常可见高密度结石影和低密度坏死区,增强扫描呈不均匀强化。②局灶性或弥漫性胆囊壁增厚型胆囊癌表

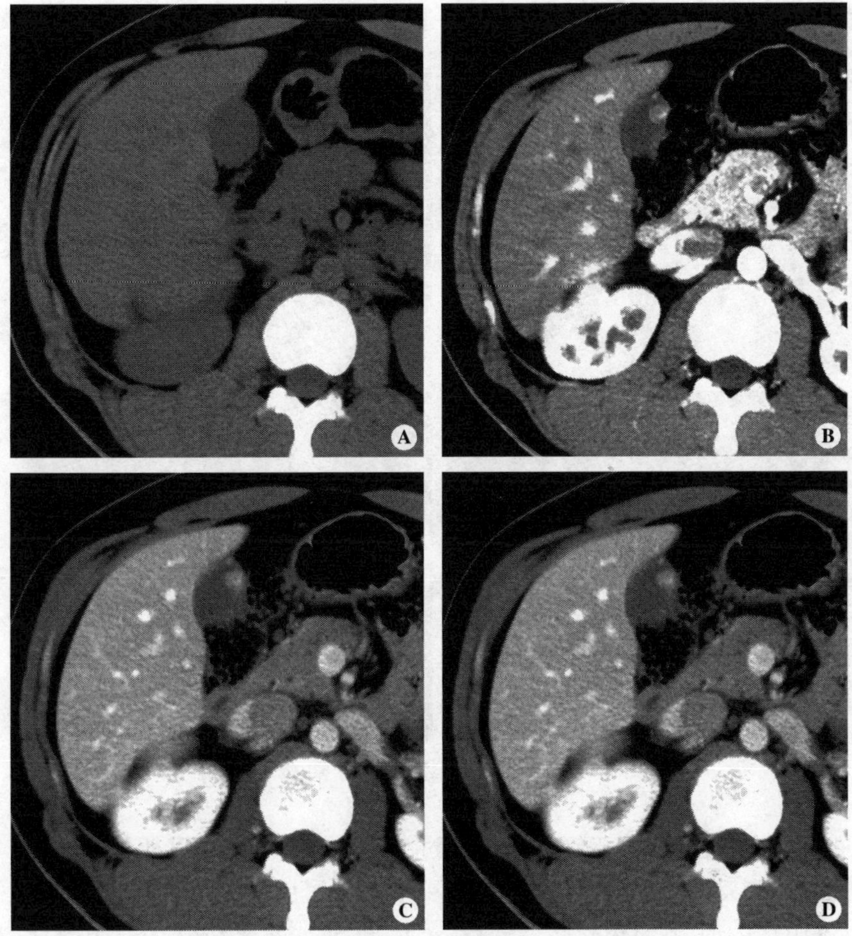

图 1-1-51　胆囊息肉和腺瘤的 CT 表现

现为囊壁呈不规则或结节状增厚，和炎性增厚不同的是，胆囊癌囊壁增厚显著，常>5mm，胆囊变形，壁僵硬。增强扫描胆囊壁明显强化。③腔内型胆囊癌表现为突向腔内的单发或多发乳头状肿块，基底部胆囊壁增厚，增强扫描病灶强化。④可伴胆管受压，不规则狭窄，受压部位以上胆管扩张。⑤周围侵犯和转移征象：病变常可侵犯胆囊周围脂肪间隙、邻近肝组织和肝门部，同时可发生淋巴结转移（表现为淋巴结肿大），远处转移最常见部位是腹膜和肝脏（图 1-1-52）。

MR 形态学所见基本同 CT，肿瘤组织在 T1WI 上信号较肝实质轻度明显减低，在 T2WI 上信号较肝实质轻度或明显增高，信号强度不均匀；合并的胆结石在 T1WI 和 T2WI 上均为低信号；肝实质侵犯及转移灶信号和原发灶类似。

4. 肝外胆管细胞癌　肝外胆管细胞癌按部位可分为肝门部胆管细胞癌（肝总管与胆囊管汇合部以上）及肝外远段胆管细胞癌（肝总管与胆囊管汇合部以下），肝门部胆管细胞癌为胆管癌中最常见的类型。肝外胆管细胞癌按照生长方式可分为结节型、浸润型及乳头型，以浸润型最常见。发病年龄多在 50～70 岁，男性比女性多见。CT 评价肝外胆管细胞癌的重点在于评价肿瘤的可切除性，因切除后切缘镜下无癌残留时患者长期生存的可能性更大。

CT 上肝门部胆管细胞癌主要表现为：①直接征象：平扫可见局灶性胆管壁增厚，管壁僵

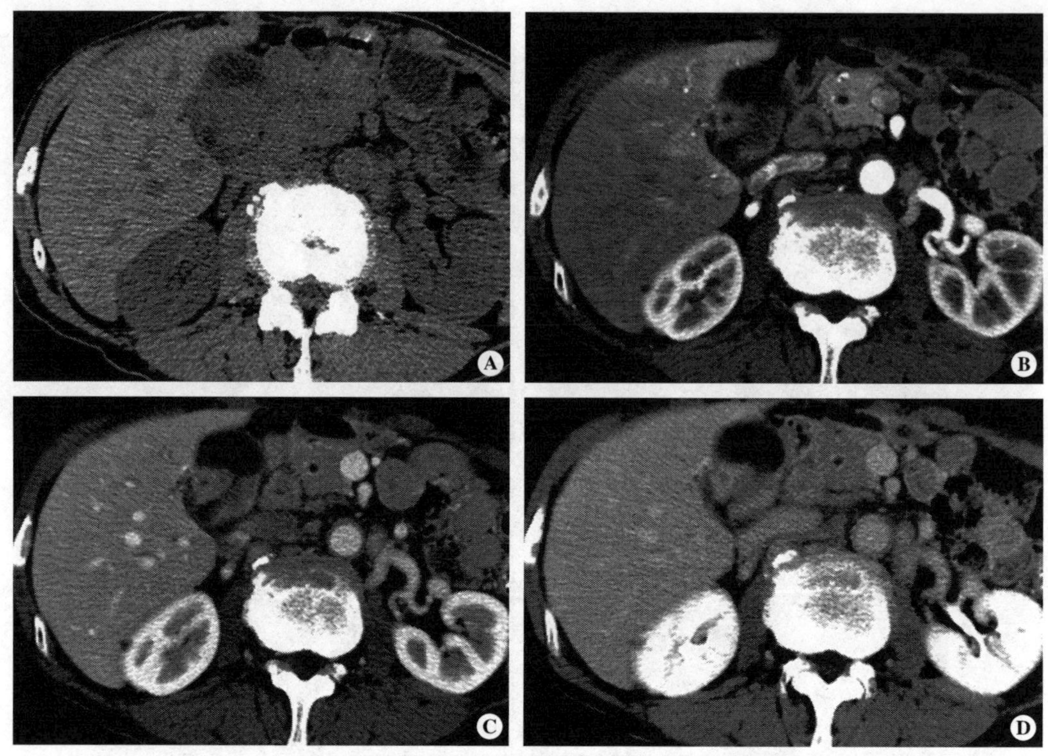

图 1-1-52　胆囊癌的 CT 表现

硬，管腔偏心性或向心性狭窄，胆管壁厚度超过 5mm 时，应高度怀疑胆管癌可能。也可形成软组织肿块，肿块边界不清，体积较大时可出现中心低密度坏死区。②间接征象：受累胆管近端不同程度胆管扩张，多呈树枝状、软藤状扩张，扩张胆管突然变小或中断处为肿瘤所在部位。三维重建冠或矢状面图像上狭窄者呈“双轨征”或“鼠尾征”，闭塞者呈“染色体样”。③肝叶的萎缩常见于严重梗阻时间较长的患者，以左肝多见。部分患者最早出现的征象是一侧胆管不明原因扩张，扩张胆管所在肝叶萎缩而对侧肝脏代偿性肥大，引起肝脏增大-萎缩复合征。④增强扫描增厚管壁或肿块表现为异常强化区，肿块伴坏死区时强化不均匀，动脉期出现明显强化，门静脉期及延迟期仍可见持续强化。⑤侵犯转移征象：病灶与周围组织分界不清表明肿瘤出现胆管外侵犯；血管受侵犯表现为与肿瘤接触的血管周长>50%，血管轮廓变形，管腔狭窄或闭塞；淋巴结转移时可增大（一般认为>1cm 有意义）；肝门区胆管癌可转移至邻近脏器和远处转移并出现相应表现（图 1-1-53）。

肝外远段胆管细胞癌在 CT 上表现类似肝门部胆管细胞癌，主要肿瘤所在部位胆管壁增厚或形成软组织肿块，肿瘤以上水平的近端胆管及肝内胆管呈不同程度扩张改变，增强扫描肿瘤明显强化。侵犯转移时可出现相应征象。

MR 形态学表现及肿瘤强化模式类似 CT 所见，肿瘤在 T1WI 上稍低于肝实质信号强度，在 T2WI 上呈不均匀高信号，扩张的肝内胆管在 T2WI 上呈高信号。MRCP 能很好地显示肝内外胆管扩张（呈软藤样高信号），确定梗阻存在的部位及原因，甚至能显示扩张胆管内的软组织肿块影。

（叶维韬　刘再毅）

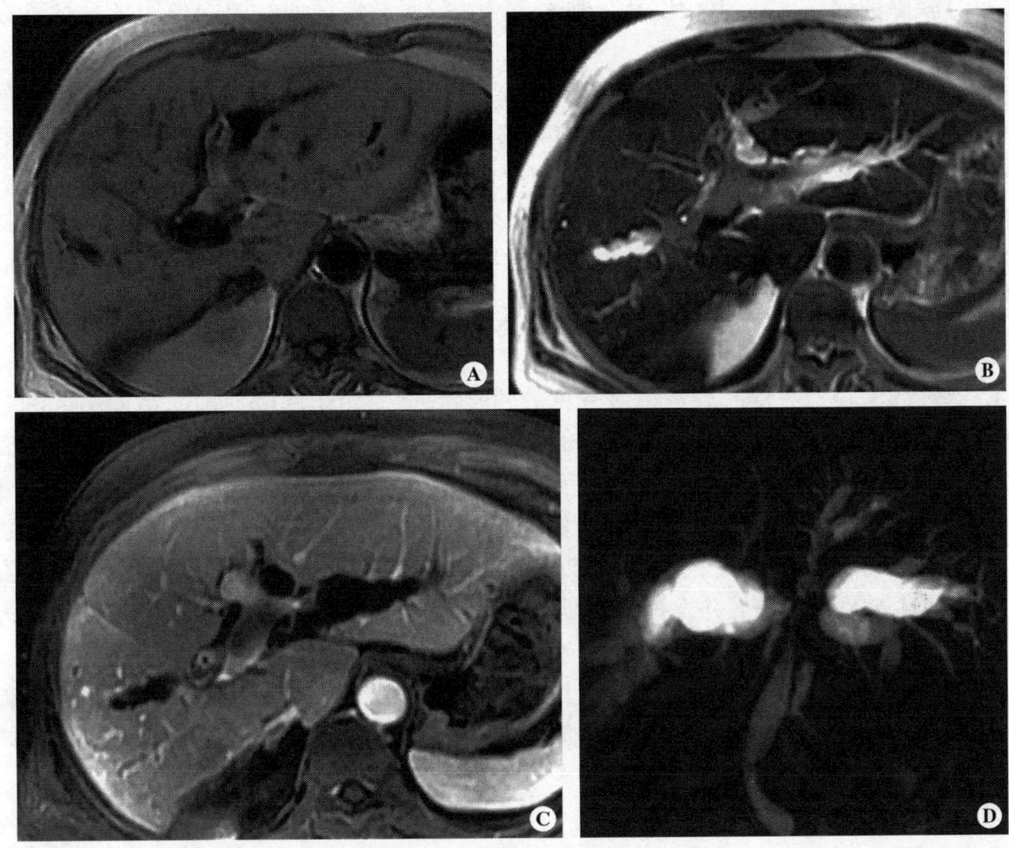

图 1-1-53　肝外胆管细胞癌的 CT 表现

第五节　胰腺疾病的影像诊断

一、胰腺正常 CT 及 MR 表现

正常胰腺位于上腹部，平扫呈弓形条带状软组织密度影，与脾脏密度相近，边缘清晰，可呈锯齿状，周围衬以低密度脂肪间隙。主胰管正常直径<6mm，大多数正常人管径<3mm，早期文献认为 CT 上只要胰管能够显示即为病理性扩张，随着多层 CT（MSCT）等技术的改进及应用，大多数 CT 图像都能显示主胰管。增强扫描动脉期可用于评价胰腺及胰腺周围动脉，正常情况下胰腺实质明显强化，与实质内富血供或乏血供肿块密度形成对比，门脉期可用于评价胰腺周围静脉及腹腔其他脏器（包括肝脏），此期胰腺实质强化幅度降低。

正常胰腺实质 MRI 信号类似肝实质，即 T1WI 上呈中高信号（灰白），略高于脾脏，T2WI 上呈中低信号（灰黑），略低于脾脏。胰腺周围脂肪在 T1WI 上呈高信号，T2WI 上呈中高信号，压脂后胰腺实质在 T1WI 上信号偏高，可略高于或等于肝实质信号。

二、胰腺病变的 CT 及 MR 表现

常见的胰腺病变主要包括炎症性病变及肿瘤性病变，增强扫描有助于病变的诊断。对于炎症性疾病，如急性胰腺炎，可由胰腺实质强化是否均匀而区分其病理类型，急性间质性

(水肿性)胰腺炎胰腺呈均匀强化,无不强化坏死区;而急性坏死性胰腺炎因坏死区存在胰腺实质呈明显不均匀强化。

对于肿瘤性病变,根据其成分及影像学表现可大致分为实性及囊性两大类。常见的实性肿瘤中,胰腺癌为乏血供,而胰腺神经内分泌肿瘤多为富血供。实性肿瘤在 CT 平扫时多呈等密度或与胰腺实质密度相近,尤其在肿瘤较小未引起胰腺形态及轮廓改变时可能引起漏诊,故增强扫描对于提高实性病灶检出率有着十分重要的意义,乏血供肿瘤在增强扫描动脉期密度增加不明显,而富血供肿瘤在动脉期强化明显高于正常胰腺组织,从而与周围明显强化的胰腺实质形成对比。

(一) 炎症性病变

1. 急性胰腺炎 急性胰腺炎是最常见的胰腺疾病,是由于胰酶提前激活而引起的一种以胰腺腺体急性炎症及自身消化为特点的病变过程,常见病因包括胆系疾病、大量饮酒和暴饮暴食。该病临床表现轻重不一,轻者症状轻微,具有自限性,无后遗症;重症者可合并多器官衰竭、胰腺坏死、假性囊肿、脓肿及假性动脉瘤等,预后较差,甚至危及生命。总体上,大多病患属于轻型胰腺炎,重型约占 20% 。影像学可以评估炎症的位置及范围,并发现是否有胰腺坏死及其他局部并发症。文献报道,只要可能即必须使用静脉注射对比剂进行增强扫描,否则许多并发症,如胰腺坏死、血管后遗症等难以发现。

CT 上,少数轻型急性胰腺炎可无阳性表现,胰腺无肿大、水肿及胰周组织炎性渗出,故胰腺影像学表现正常时不能排除急性胰腺炎的可能,需要结合临床表现及实验室检查结果综合分析。

随着炎症加重,多数急性间质性(水肿性)胰腺炎可表现为:①平扫胰腺体积呈不同程度的弥漫性增大,轮廓清楚或模糊,渗出明显者尚可见胰周积液。②胰腺密度可正常,也可表现为均匀或不均匀轻度下降,主要由胰腺水肿引起。③增强扫描胰腺均匀强化,未见坏死引起的不强化区域。胰腺密度均匀但强化程度减低提示胰腺毛细血管网完整,可排除胰腺坏死的存在。

急性坏死性胰腺炎 CT 上主要表现为:①平扫体积常呈弥漫性增大,其程度与临床严重程度一致。②胰腺轮廓模糊不清,胰周常可见明显积液,主要表现为胰周脂肪间隙模糊低密度影,位于肾周间隙或小网膜囊,可通过各种腹膜下韧带(包括肝胃、胃脾和胃结肠韧带)扩散,也可沿着腹膜后筋膜蔓延。左侧前肾旁间隙常先累及,肾周筋膜可因炎症而增厚。③胰腺实质密度欠均匀,胰腺水肿可致 CT 值降低,坏死区 CT 值更低,而出血区胰腺密度明显增高。④增强扫描胰腺实质明显不均匀强化(图 1-1-54)。

急性胰腺炎常见并发症包括急性胰腺/胰周积液(图 1-1-55)、假性囊肿(图 1-1-56)、胰腺脓肿、坏死后胰腺/胰周积液、感染性坏死、胰腺包裹性坏死、血管并发症等。假性囊肿由局限性的胰液积聚被炎症反应构成的假包膜包裹而成,常位于胰周,通常出现于病程第 4 周,CT 上表现为边界清楚的圆形或类圆形低密度影,囊肿壁非常菲薄,也可呈厚壁环形强化。胰腺脓肿表现为增强后胰腺内不规则低密度区,其可靠征象为低密度区内散在小气泡,提示产气杆菌感染。血管并发症包括静脉血栓和假性动脉瘤形成,常可导致严重并发症甚至死亡。静脉血栓(图 1-1-57)最易累及毗邻胰腺的脾静脉,其次是肠系膜上静脉。假性动脉瘤典型受累血管为脾动脉及胰十二指肠动脉弓分支,CT 表现为与邻近动脉相连的类圆形强化灶,常合并新月形附壁血栓形成,破裂时腹腔内可见高密度出血。

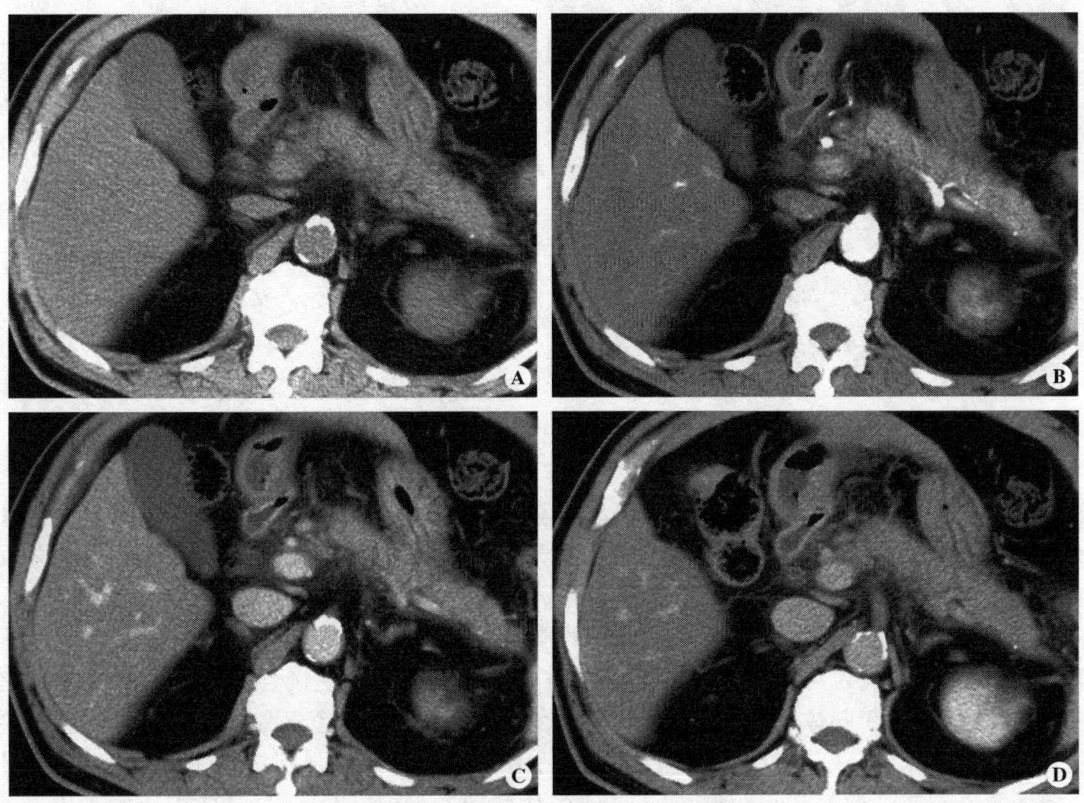

图 1-1-54　急性胰腺炎 CT 扫描

注:图 A、B、C、D 分别为同一病人 CT 平扫、动脉期、门脉期及延迟期。胰腺体积弥漫性增大,实质密度均匀,胰周脂肪间隙模糊、密度增高,增强扫描胰腺实质均匀强化

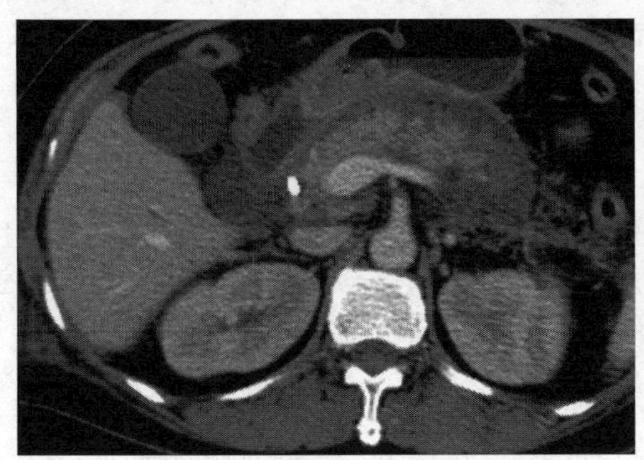

图 1-1-55　急性胰腺炎 CT 扫描

注:CT 增强门静脉期示胰周积液。胰周脂肪间隙模糊,密度增高,可见液性密度影,左肾筋膜增厚

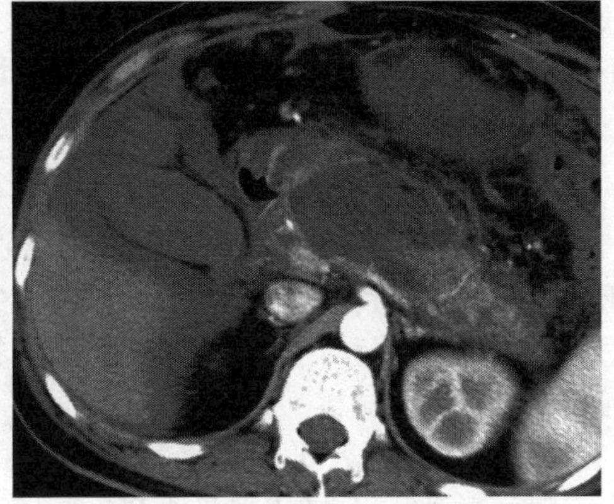

图 1-1-56　急性胰腺炎假性囊肿形成

注:CT 增强动脉期胰体部可见一边界清楚的类圆形低密度影(箭头所示),囊肿壁较薄

MR 表现:病变大小、形态、边缘等基本同 CT 改变,各种病变信号如下:正常时胰腺实质即 T1WI 上呈中高信号(灰白),T2WI 上呈中低信号(灰黑),胰腺实质水肿时 T1WI 信号降低,T2WI 上信号升高。胰腺内、外积液及假性囊肿内容表现为 T1WI 为低信号,T2WI 上为高信号。合并出血时,随着正铁血红蛋白的出现,T1WI 及 T2WI 上均呈高信号。

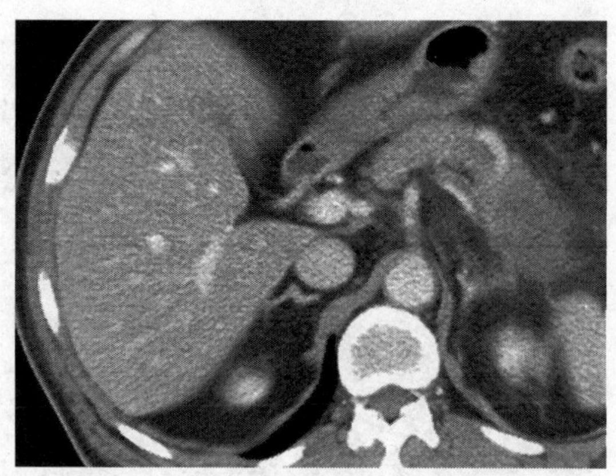

图 1-1-57　急性胰腺炎伴肾周脾静脉血栓形成
注：CT 增强门静脉期脾静脉内见充盈缺损影（箭头所示）

2. 慢性胰腺炎　慢性胰腺炎是各种不同原因所致的以胰腺进行性纤维化为特征的进展性疾病，终末期出现外分泌及内分泌功能不全，典型病例可出现五联征：腹痛、胰腺钙化、胰腺假性囊肿、脂肪泻及糖尿病。较多证据显示，慢性胰腺炎是由于急性坏死性炎症反复发作导致的。我国慢性胰腺炎多见于中年男性，以 30～60 岁为主。西方及亚太大多数国家的慢性胰腺炎与酗酒有关，我国近年酒精因素逐渐上升为主要因素之一，而胆道疾病的长期存在仍为主要危险因素。

慢性胰腺炎病理组织学特点包括腺泡萎缩、胰腺纤维化、扭曲的胰管内含有嗜酸性蛋白栓子和钙沉积。影像学检查可以通过评价胰管解剖的异常程度来估计慢性胰腺炎的严重程度，CT 常常用来评估慢性胰腺炎的并发症，ERCP 或 MRCP 评价胰管较 CT 更有优势。

慢性胰腺炎 CT 表现多样，轻者可无阳性影像学表现，典型病例可表现为：①胰腺体积可弥漫或局部增大，也可表现为正常大小或缩小。弥漫性萎缩是慢性胰腺炎的诊断依据之一，但若萎缩仅限于胰体尾部，尤其伴胰头增大或肿块时应高度警惕胰腺癌的可能。②主胰管串珠样扩张，可伴胰管结石及胰腺实质钙化。胰管内钙化强烈提示慢性胰腺炎，但此征象通常出现在晚期。③假性囊肿，不同于急性胰腺炎，这类假性囊肿通常位于胰腺内。

慢性胰腺炎胰腺实质在 MR 上 T1WI 表现为混杂低信号，T2WI 则为混杂高信号；钙化在 MR 的 T1WI 及 T2WI 上均表现为低信号。磁共振胰胆管成像（MRCP）在显示主胰管病变方面效果与经十二指肠逆行胆管造影（ERCP）相同，且具有无创性，无须造影剂即可显示胰胆系统。MRCP 可显示主胰管口径增大而不规则，可呈串珠状，胰管扭曲变形，可有胰管不规则狭窄或胰管中断，胰管小分支有囊性扩张。

（二）胰腺实性肿瘤

发生于胰腺的实性肿瘤种类较多，现介绍最常见的胰腺癌及胰腺神经内分泌肿瘤。

1. 胰腺癌　90% 的胰腺癌起源于的腺管上皮细胞，少数起源于胰腺腺泡细胞，可发生于胰腺任何部位，以胰头癌多见，约占 60%。胰腺血管、淋巴管丰富，腺泡无包膜，故胰腺癌发展较快，易发生早期转移。胰腺癌一个非常重要的特点是血供相对缺乏，CT 增强扫描时与胰腺实质形成对比。

胰腺癌的 CT 表现：

（1）直接征象：胰腺癌最直接的征象是边界不清的肿块影，增强扫描动脉期强化程度低于周围正常胰腺实质，形成明显对比，但病灶和周围正常实质的密度差在门脉期会减低甚至消失。因平扫胰腺癌肿块为等密度，早期当肿块直径小于 3cm 时，胰腺外形改变不明显，病灶难以发现；当肿块直径大于 3cm 时，表现为胰腺正常光滑连续的外形可因局部隆起而中断，肿块可呈分叶状，内部若发生液化坏死时可见不规则低密度区。

（2）继发征象："双管征"，表现为肿瘤远端的主胰管及胆总管阻塞性扩张，双管征是诊断胰头癌较可靠的征象，因为围管性浸润是胰腺癌的一个重要特征，胰头癌早期即可侵犯胆总管及胰管；其他常见继发征象包括胰头增大而体尾部萎缩；胰腺组织结构改变伴小叶结构消失；当肿瘤位于胰腺钩突部时，钩突本来平直的边缘外凸，肠系膜上动脉及肠系膜上静脉受压向内上方推移。

（3）周围侵犯征象：主要包括侵犯胰周血管及脏器。当观察到软组织密度影与胰腺周围动脉直接接触，可以认为动脉受侵，而胰腺周围静脉中最常受侵的为肠系膜上静脉，可能不伴动脉血管受侵而单独发生。血管受侵表现为胰腺与血管之间的脂肪间隙消失，肿块包绕血管。血管形态不规则、变细，血管内有癌栓形成甚至完全阻塞，并继发侧支循环形成。容易受侵的周围脏器主要有十二指肠、胃窦后壁、结肠及大网膜等，多表现为受累器官与胰腺间脂肪间隙消失，肠管壁僵硬、增厚或肿块形成，甚至引起梗阻而致近端消化道扩张。腹部大网膜受累表现为大网膜混浊、增厚，形成所谓饼状大网膜。

（4）转移征象：包括血行转移、淋巴转移、腹膜种植转移及沿神经鞘转移。肿瘤易经血行转移至肝脏、肺、骨、脑及肾上腺等器官，肝转移灶通常很小（<1.5cm），对肝内小的低密度影做出可疑转移灶的诊断较困难，宜在门脉期图像上进行评估；经淋巴管转移至邻近器官，肠系膜及主动脉周围等处的淋巴结，CT 上评价淋巴结转移方面欠佳，只有当其增大时才能做出诊断；腹膜转移灶通常很细小，腹腔冲洗时才发现；沿神经鞘瘤转移主要和胰腺癌嗜神经生长的特点有关，表现为肿瘤容易向腹膜后交感神经及副交感神经神经丛侵犯（图 1-1-58）。

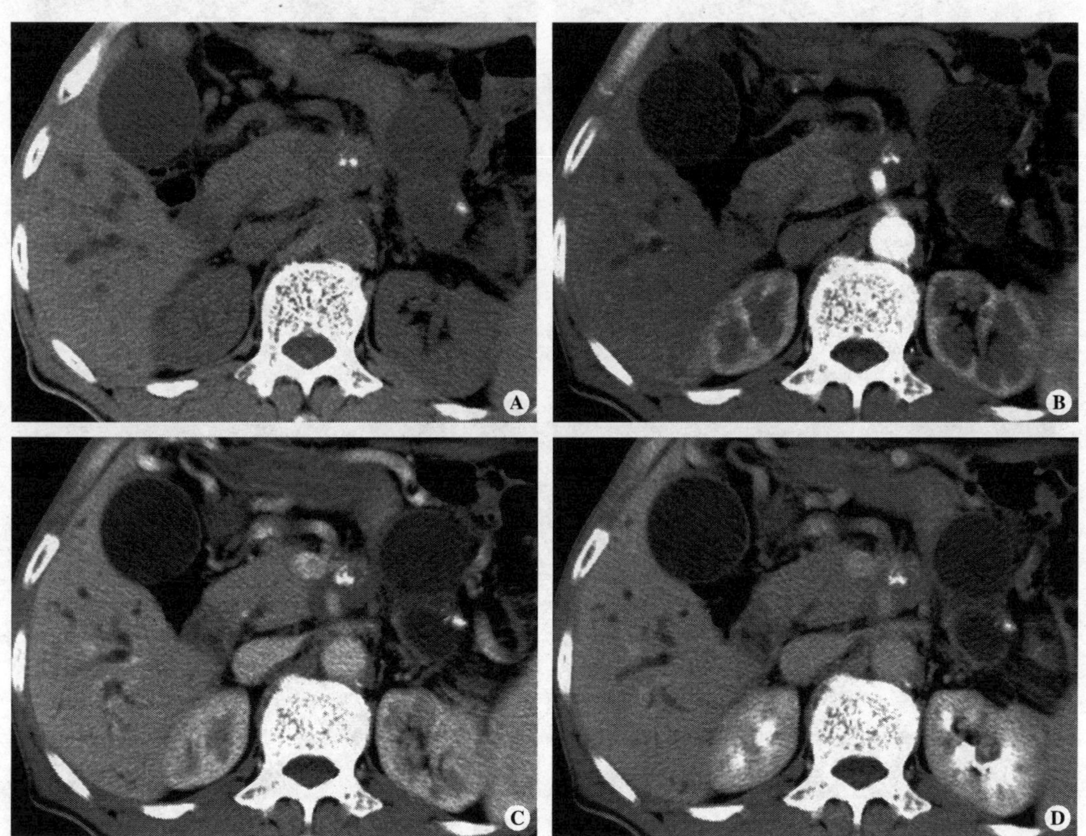

图 1-1-58　胰腺癌 CT 扫描

注：图 A、B、C、D 分别示 CT 平扫、动脉期、门脉期及延迟期。胰体部见一不规则形软组织密度影，边界不清，其内可见小片状低密度及钙化影，周围脂肪间隙模糊，呈软组织肿块包绕肠系膜上动脉（图 B 箭头所示），肿块水平以上胆总管扩张，增强扫描肿块不均匀强化

MR 所见与 CT 类似，肿瘤在 T1WI 呈等或低信号，T2WI 呈稍高信号，若存在液化坏死、出血等则表现为混杂不均信号。液化坏死呈 T1WI 低信号，T2WI 高信号，出血在 T1WI 与 T2WI 通常均表现为高信号。MRCP 可清楚显示扩张的胰管和胆管，梗阻末端呈喙突状。

2. 胰腺神经内分泌肿瘤 胰腺神经内分泌肿瘤（pancreatic neuroendocrine tumor，PNET）可分为非功能性（无分泌功能，无活性）和功能性（有分泌功能，有活性）两个亚型，在每个亚型中都存在良性和恶性肿瘤。功能性 PNET 以胰岛细胞瘤最常见，其次为胃泌素瘤，因明显的内分泌症状就诊，通常较小；非功能性 PNET 发现时多已较大。两种亚型发病高峰在 50～60 岁，男女发病率无显著差别，可发生于肿瘤任何部位。影像学特征相似，最典型表现为 CT 增强扫描动脉期发现富血供局灶性明显强化灶。

CT 上的表现：①平扫肿瘤呈边缘清晰的圆形或类圆形等密度灶。当肿瘤较小，未能引起胰腺形态及轮廓改变时不容易发现；而非功能性 PNET 等神经内分泌肿瘤除了引起胰腺形态轮廓改变外，肿瘤内部尚可出现低密度液化坏死区，肿瘤密度欠均匀。②增强扫描动脉期肿瘤强化明显高于正常胰腺组织，但静脉期肿瘤密度与正常胰腺组织接近。③恶性肿瘤尚可发现肝转移、淋巴结肿大等征象（图 1-1-59）。

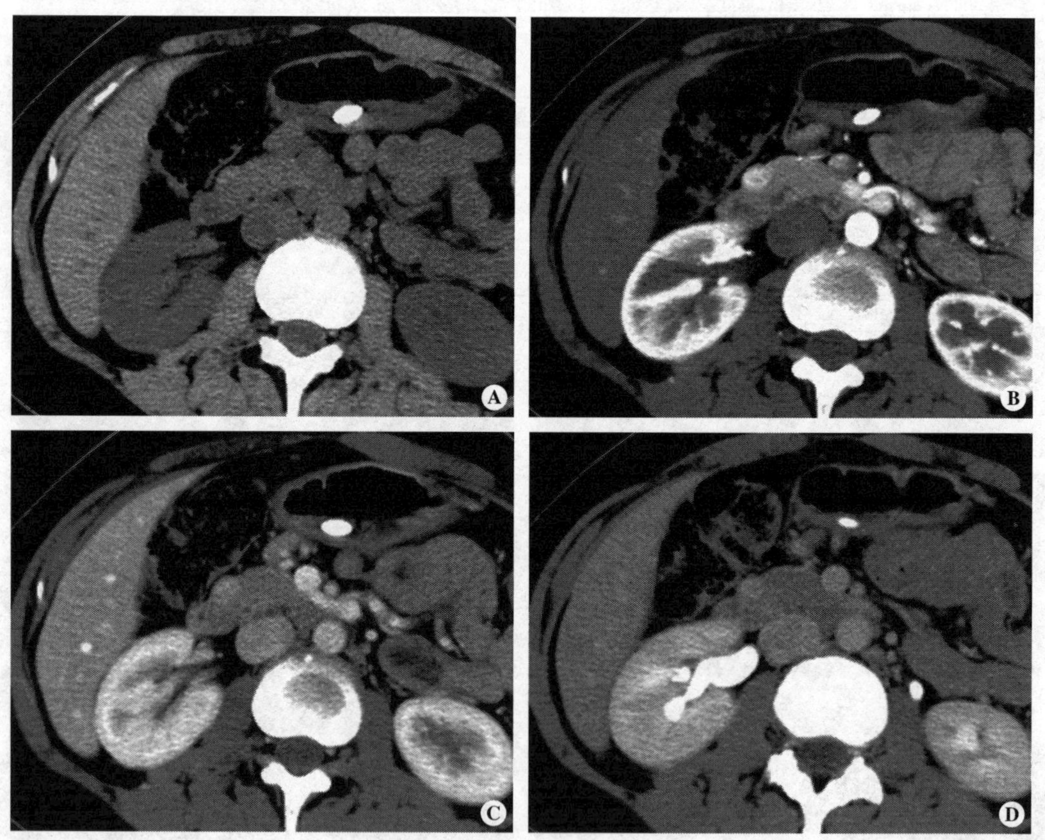

图 1-1-59 胰岛细胞瘤 CT 扫描

注：图 A、B、C、D 分别为 CT 平扫、动脉期、门脉期和延迟期。胰头部可见一类圆形均匀等密度结节影，边缘清晰，增强扫描动脉期明显强化（图 B 箭头所示），门脉期及延迟期仍可见持续强化。胰管未见明显扩张

MR 上肿瘤 T1WI 低信号，T2WI 高信号，出现液化坏死时呈混杂信号，脂肪抑制 T1WI 增强动脉扫描可明显提高肿瘤检查率。

（三）胰腺囊性肿瘤

胰腺囊性包含了从非肿瘤性病变到恶性囊性病变等一系列种类繁多的疾病，Sahani 等于 2005 年提出一个简单但实用的基于影像学的分类系统，把胰腺囊性病变分成四类：①单囊型（假性囊肿、黏液性囊腺瘤、淋巴上皮囊肿、小导管内乳头状黏液瘤和小浆液性肿瘤）；②微囊型（浆液性囊腺瘤和淋巴上皮囊肿）；③巨囊型（黏液性囊腺瘤、少囊型浆液性囊腺瘤和导管内乳头状黏液瘤）；④囊实型（实性表现肿瘤、实性假乳头状肿瘤和囊性胰岛细胞瘤）。影像学检查通常是胰腺囊性病变检测和定性的第一步，然而大多数时候不能对病变的良恶性给出确切的答案，通常说来，体积大、存在壁结节、胆总管扩张、淋巴结肿大等被认为是恶性的特征。此处主要介绍浆液性囊腺瘤、黏液性囊性肿瘤和胰腺实性假乳头状瘤。

1. 浆液性囊腺瘤　浆液性囊腺瘤约占胰腺囊性肿瘤的 25%，属典型的良性肿瘤，常发生于胰腺体尾部，老年女性多见。该肿瘤一般无症状，只有当囊肿较大时才引起腹痛、黄疸等症状，大多为偶然被发现。大的囊腺瘤在系列影像学随访检查中可能逐渐增大。

CT 上的表现：①浆液性囊腺瘤平扫多表现为胰腺实质内分叶状肿块，边缘清晰，内呈囊状或蜂窝状，含液性低密度影，由中央瘢痕及间隔分隔。②中央瘢痕的存在被认为是浆液性囊腺瘤的特异性表现，随着病灶大小的增加，中央瘢痕出现率上升，内可见高密度钙化影，为不规则条状或日光放射状。③增强扫描中央瘢痕及分隔因强化而更易显示（图 1-1-60）。

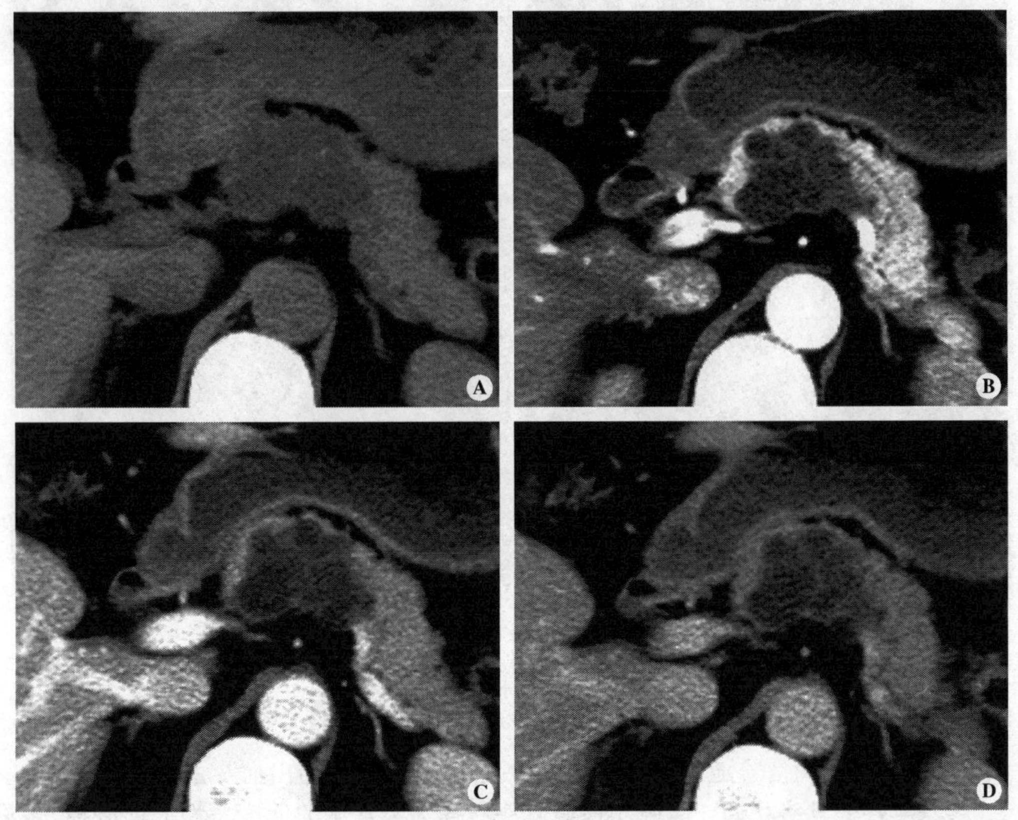

图 1-1-60　胰腺浆液性囊腺瘤

注：图 A、B、C、D 分别为 CT 平扫、动脉期、门脉期及延迟期。胰头部可见一分叶状肿块（图 A 箭头所示），边缘清晰，内呈囊状或蜂窝状，含液性低密度影，由中央瘢痕及间隔分隔，增强扫描中央瘢痕及分隔强化

MR 上浆液性囊腺瘤大小、形态及边缘基本同 CT 所见，囊内液体 T1WI 低信号，T2WI 高信号，中央瘢痕、纤维分隔及钙化在 T1WI 和 T2WI 上均呈低信号。

2. 黏液性囊性肿瘤 黏液性囊性肿瘤可能来源于胰腺内卵巢的残余组织，肿瘤内衬黏蛋白染色阳性的柱状细胞可包含从正常到不同程度发育不良到原位癌或浸润癌一系列病变。由于这类肿瘤的良性、交界性及恶性之间的界限不易区分，故统称为黏液性囊性肿瘤，如果不进行治疗，大多数会发展成为恶性。

CT 上的表现：①黏液性囊性肿瘤平扫表现为具有完整包膜、单房或多房、巨囊状（>2cm）病变，边缘清晰。②囊壁厚薄不均，囊内可见线状菲薄分隔，增强扫描壁和囊内分隔明显强化。③约 10%～25% 黏液性囊性肿瘤表面会出现蛋壳样钙化，为特征性表现，预示着恶性。④其他预示恶性的征象有存在实性成分、厚壁、壁结节和乳头状突起，黏液性囊腺癌可出现局部侵犯及转移征象（图 1-1-61）。

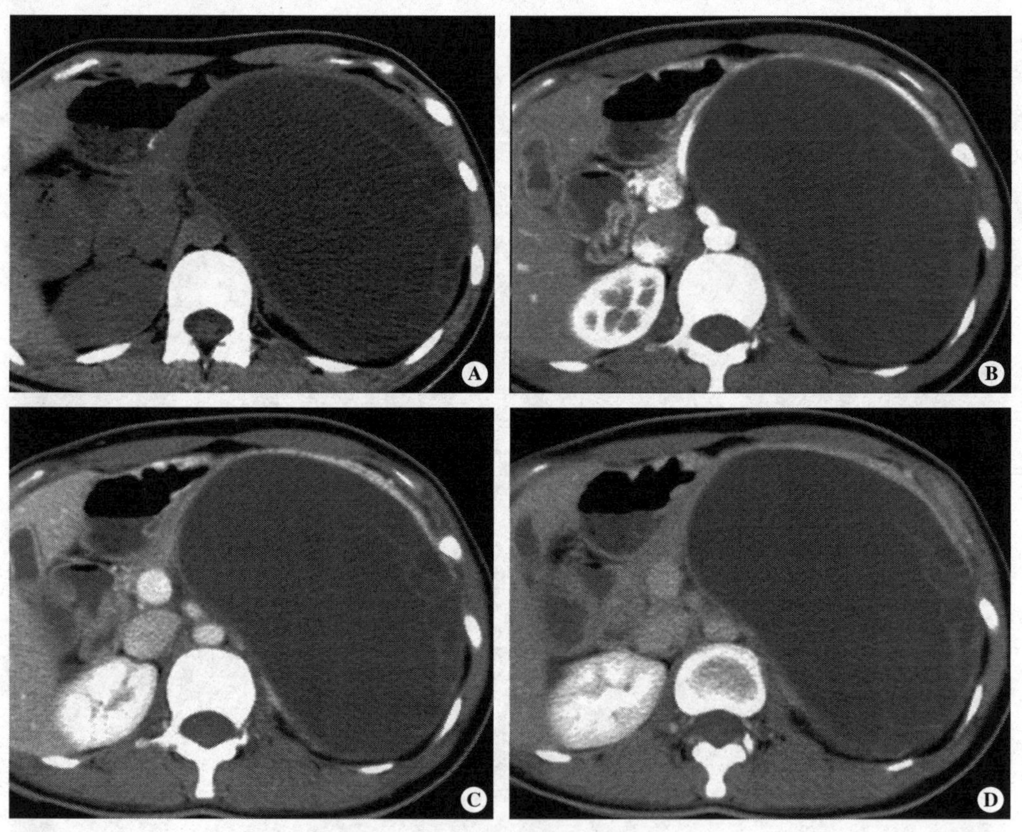

图 1-1-61　胰腺黏液性囊性肿瘤

注：图 A、B、C、D 分别为 CT 平扫、动脉期、门脉期及延迟期。胰腺体尾部可见一多房囊性肿块，囊内可见分隔，增强扫描囊壁及分隔强化

MR 上不同囊腔内信号随成分不同而信号强度不同，可能与出血及蛋白含量有关。

3. 胰腺实性假乳头状瘤 胰腺实性假乳头状瘤为不常见的低度恶性潜能肿瘤，多见于年轻女性。常见症状为腹痛和黄疸，有些患者无症状，在偶然机会下被发现。

CT 上的表现：①胰腺实性假乳头状瘤多位于胰腺边缘，体尾部多见，呈外生性生长的囊实性密度影，包膜完整，边缘清晰。②囊实性成分比例不一，小的肿瘤以实性成分为主，大的肿瘤以囊性成分为主。囊性区域密度通常高于其他囊性肿瘤，其 CT 值从水样密度到富血液区域的软组织密度不等。③部分肿瘤可见片状高密度钙化影，可伴出血或坏死。④增强扫描实性部分呈渐进性强化，其程度略低于正常胰腺组织，包膜强化较明显。

MR 上肿瘤形态、大小、边缘及强化模式等基本同 CT 所见，实性成分 T1WI 稍低信号，T2WI 稍高信号，囊性成分在 T1WI 上呈低信号，T2WI 上呈高信号，根据囊液成分不同信号强度可有变化(图 1-1-62)。

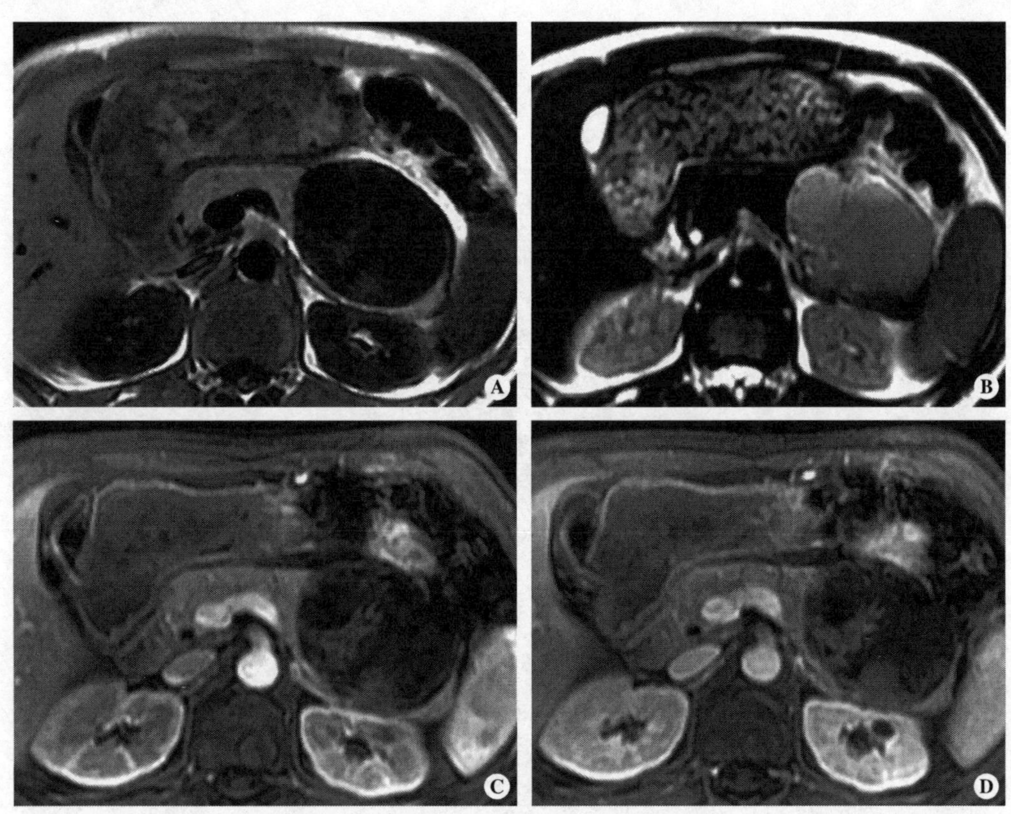

图 1-1-62　胰腺实性假乳头状瘤

注：图 A、B、C、D 分别为 MR 的 T1WI、T2WI、T1WI 动脉期和 T1WI 门脉期。胰尾部见以类椭圆形 T1WI 稍低信号、T2WI 稍高信号影，边界清晰，其内可见不规则壁结节，增强扫描壁结节可见中度强化

4. 胰腺导管内乳头状黏液性肿瘤　导管内乳头状黏液性肿瘤(intraductal papillary mucinous tumor，IPMT)多发于 60～70 岁人群，男性略多于女性，好发部位为胰头部，是一类胰腺导管上皮起源的肿瘤，包含从轻度发育不良到癌变的各个阶段，大都具有潜在恶性。IPMT 根据部位及侵及范围可以分为三种类型：主胰管型、分支胰管型及混合型。IPMT 能分泌黏液，引起受累胰管进行性扩张，肿瘤与胰管相通是鉴别 IPMT 与黏液性囊腺瘤的一个重要特征。

各型导管内乳头状黏液性肿瘤在 CT 上主要表现为：①主胰管型 IPMT 平扫主要表现为部分或弥漫性扩张的主胰管内乳头状突起影，可伴钙化及十二指肠乳头肿大；分支胰管型 IPMT 好发于钩突，主要表现为多囊或融合的单囊状，内可包含多个肿瘤或黏液蛋白栓，主胰管可轻度扩张；混合型 IPMT 可同时兼有上述两种改变。②增强扫描肿瘤实性部分可强化。③恶性征象：分支胰管型多为良性病变，但有文献报道大小>30mm 和出现壁结节是分支胰管型 IPMT 最重要的恶性预测因子;主胰管受累、主胰管显著扩张、弥漫性或多中心累及、存在大的壁结节或实性肿块、肿瘤体积大、胰管内钙化及胆总管阻塞等均为判断 IPMT 是否具有侵袭性的一些特征。

MR 上 IPMT 形态学及强化模式类似 CT 所见,肿瘤实性成分(乳头状突起、囊内分隔)在 T1WI 图像上呈稍低信号,T2WI 图像上呈稍高信号,黏液成分在 T1WI 上呈低信号,T2WI 上呈高信号。

(叶维韬　刘再毅)

第二章　临床最常见肝脏疾病

第一节　肝　肿　瘤

一、原发性肝癌

肝细胞癌（hepatic cell carcinoma）简称原发性肝癌（primary liver cancer）或肝癌，是肝脏原发性恶性肿瘤中最常见的类型。“肝癌”在未特别指出肿瘤细胞类型时，多指肝细胞癌而言。

（一）发病特点

1. 组织学特点　原发于肝脏的恶性肿瘤有三种来源：上皮来源（肝细胞癌、胆管癌）；中胚叶组织来源（血管肉瘤、平滑肌肉瘤、纤维肉瘤、黏液肉瘤、恶性淋巴瘤等）；混合性来源[恶性畸胎瘤、肝多形性腺瘤（混合瘤），产肽激素细胞瘤等]。

2. 年龄特点和发病率　成人肝脏原发性恶性肿瘤以肝细胞癌最为多见，而其他类型的恶性肿瘤则相当少见。儿童期肝脏肿瘤，如间充质错构瘤、胚胎性横纹肌肉瘤、未分化肉瘤等，且只发生于儿童期；儿童期的肝母细胞瘤虽然血清 AFP 试验亦多呈阳性，但其生物学特性与肝细胞癌不同；对有包膜的、无转移的肝母细胞瘤，虽然体积巨大，彻底切除之后，患者可望长期生存，预后优于成人肝细胞癌。肝细胞癌是我国最常见的恶性肿瘤之一，其发病率有增高趋向，这可能与患有病毒性肝炎人群的基数增大有关。据 1993 年报道，全球每年发生的肝癌，44% 在中国。

（二）临床表现

本病早期症状不明显，但病程发展较一般癌肿迅速。当典型症状、体征出现后，诊断并不困难，但病情常已较晚。

1. 症状　早期肝癌常无症状或症状无特异性，中晚期肝癌的症状则较多，常见的临床表现有肝区疼痛、腹胀、纳差、乏力、消瘦，进行性肝大或上腹部肿块等；部分病人有低热、黄疸、腹泻、上消化道出血；肝癌破裂后出现急腹症表现等。也有症状不明显或仅表现为转移灶的症状。

（1）肝区疼痛：是最常见和主要的症状。疼痛多为持续性隐痛、胀痛或刺痛，以夜间或劳累后加重。肝区疼痛部位与病变部位有密切关系，如病变位于右肝，可表现为右上腹和右季肋部疼痛，位于左肝则常表现胃痛，位于膈顶部则疼痛可放射至肩胛或腰背部。如突然发生剧烈腹痛并伴腹膜刺激征和休克，多有肝癌结节破裂可能。

（2）消化道症状：如食欲减退、腹胀、恶心、呕吐、腹泻等，由于这些症状缺乏特异性，易被忽视。当出现持续性消化道症状，同时肝脏进行性肿大，又不能以其他肝病解释时，应警惕肝癌的可能。肝癌病人出现腹泻常被误认为胃肠炎，腹泻一般不伴腹痛，常为食后即腹泻，排出不消化食物残渣，常无脓血，抗炎药物难以控制。轻度腹泻一般为肝硬化引起胃肠道淤血、消化不良所致。如重度腹泻，每日排便 10 次以上，病人疲劳不堪，严重时伴有水、电解质平衡失调，则可能为门静脉主干癌栓栓塞。

（3）乏力、消瘦：早期常不明显，随着病情发展而日益加重，体重也日渐下降。晚期病人则呈恶病质。

(4) 发热:多为 37.5 ~38℃的低热。个别高达 39℃以上,常为巨大肝癌,同时可伴有血白细胞的显著升高。发热呈弛张型,其特点是用抗生素往往无效,而用吲哚美辛口服或肛塞后常可退热。发热原因尚不清楚,可能与癌组织出血、坏死、毒素吸收或癌肿压迫胆管发生胆管炎有关。

(5) 旁癌综合征:肝细胞癌能产生多种多样的旁癌征象,主要表现为内分泌或免疫系统功能异常,病人常在其他疾病的检查时发现肝癌。

(6) 其他症状:如发生肝外转移时,还可出现相应部位的症状,如肺转移,病人可以表现为呼吸困难、咳嗽和咯血;另外,右侧(左侧罕见)膈肌明显抬高和大量的胸水渗出,也可引起呼吸困难和干咳等一系列呼吸系统病变的临床表现。当肝癌侵犯肝静脉引起肝静脉内癌栓,可延伸至下腔静脉,甚至右心房、右心室引起肺栓塞猝死。

2. 体征 早期肝癌常无明显阳性体征或仅类似肝硬化体征。中晚期肝癌的体征如下:

(1) 肝脏肿大:为中、晚期肝癌最常见的体征,约占 94%。肝呈不对称性肿大,表面有明显结节,质硬有压痛,可随呼吸上下移动。如肿块位于右肝顶部,可见右膈抬高,叩诊时肝浊音区也高,有时可使膈肌固定或运动受限,甚至出现胸水。因肝癌常伴肝硬化,故脾肿大者较常见。

(2) 黄疸:常见有以下三种情况,一是肝癌体积虽然不大,但有严重肝硬化基础,肝功能失代偿引起的肝细胞性黄疸;二是肝癌较大,或呈弥漫型,非癌肝实质可伴或不伴有肝硬化,但其质和量已不能有效代偿肝功能,也呈肝细胞性黄疸;三是肿瘤直接压迫或侵犯主要胆管形成癌栓,或肝门处转移淋巴结压迫肝外胆管,引起梗阻性黄疸。有时癌肿破入肝内较大胆管,可引起胆道出血、胆绞痛、发热、黄疸等。

(3) 腹水:呈草黄色或血性。主要为肝硬化或门静脉癌栓引起的门静脉高压症,也可因腹膜浸润,肝静脉或腔静脉癌栓形成,以及肿块压迫门静脉主干等引起。轻者可叩及移动性浊音,重者可见腹部膨隆,脐外翻,腹壁张力增高伴有腹壁静脉曲张等。

此外,合并肝硬化者常有肝掌、蜘蛛痣、男性乳腺增大、下肢水肿等。发生肝外转移时可出现各转移部位相应的体征。

3. 并发症 常见的有上消化道出血、肝癌破裂出血、肝肾衰竭等。

肝癌多合并肝硬化和门脉高压。食管和胃底曲张静脉破裂出血是最常见的上消化道出血原因,如合并门静脉主干癌栓,出血的机会更多。部分病例亦可因肝功能损害、消化功能障碍,以及化疗药物的影响导致胃肠道黏膜糜烂出血。

肝癌破裂的发生率约为 8% ~14.5%。若破裂仅限于肝被膜下出血,可出现肝区剧痛,肝区压痛和局部腹肌紧张。若破裂穿破被膜导致腹腔内出血,可出现右上腹和全腹明显的腹膜炎体征,出血量较多时可出现脉搏增快、血压下降等失血性休克的征象,乃至死亡。

肝肾衰竭是多数肝癌的晚期表现,当肝功能处于失代偿状态,加上营养不良、上消化道出血、感染和水电解质平衡失调等因素,极易出现肝性脑病和肝肾衰竭。

(三) 诊断及鉴别诊断

肝癌的诊断应遵循两个基本原则。第一个原则是早期,早期肝癌常无症状或体征,或临床表现缺乏特异性,故必须加强肝癌的筛查工作,目前将“高危人群”的定期体检作为筛查的手段。定期做 AFP、B 超等检测。肝癌“高危人群”指的是男性,40 岁以上,有肝炎病史或肝硬化者。另一个原则是全面,即诊断中不仅包括定性诊断,还应包括定位诊断,即了解肝癌的位置、大小、有无转移灶，以及与肝内外主要血管和胆管的解剖关系等，前者确立肝癌的诊断，后者对治疗方法的选择有重大指导价值。

1. 肝癌诊断的方法

（1）临床表现：凡是中年以上，特别有肝病史的男性病人，如有原因不明的肝区疼痛、上腹饱胀、食欲减退、乏力、消瘦、不明原因的低热、进行性肝大者，应提高警惕，进行严密观察和深入检查。

（2）肝癌血清标志物的检测

1）甲胎蛋白（AFP）：是当前肝癌诊断方面常用而又最重要的血清标志物，对肝细胞癌有相对的专一性。应用琼脂扩散法和对流免疫电泳法，阳性率分别为67.9%和80%，极少假阳性。如几种方法配合对照并动态观察，诊断正确率可达90%以上。但AFP检测也有一定的缺陷，其一是一些肝炎、肝硬化病人有时也可出现AFP低浓度阳性，临床上对这类病人可通过动态观察AFP水平和肝功能变化进行分析，或通过甲胎蛋白异质体的检测，多能作出可靠判断。其二是尚有30%~40%的肝癌病人AFP为阴性，需辅以血清酶学或其他方法才能得出诊断。

2）甲胎蛋白异质体：主要用于AFP升高病人的鉴别诊断。由于引起AFP升高的除肝癌外，尚有其他一些疾病，如肝炎和肝硬化、胃肠道肿瘤、生殖系统肿瘤等。若同时检测AFP和AFP异质体，则可使肝癌的阳性率提高至92%，从而提高了肝癌的早期诊断率。

（3）肝炎病毒感染指标和肝功能检查：乙型肝炎感染的抗原抗体检测（俗称两对半试验或乙肝五项检测），能提供我国肝癌病人最常见的肝病背景。我国绝大多数肝癌患者HBsAg阳性，HBcAb的阳性率更高，因此HBV阳性可作为肝癌诊断的重要依据。近年来用PCR方法检测HBV-DNA，对了解病人HBV感染的程度有较大帮助。与欧美及日本不同，我国肝癌患者中HCV流行率约7%左右，HCV检测在我国肝癌诊断中的价值较低。

肝功能检测中，血清胆红素、白/球蛋白比例、谷丙转氨酶（ALT）、γ-谷氨酰转肽酶（γ-GT）等指标有一定的诊断价值，不仅提示肝病的背景，对治疗方法的选择和预后的估价也有帮助。各种血清酶对肝癌的诊断都缺乏专一性或特异性，早期病人阳性率极低，临床还有较多的假阳性，因此，酶学检查只能作为肝癌诊断的一种辅助方法。

（4）超声显像：可显示肿瘤的大小、形态、部位以及肝静脉或门静脉有无癌栓等，其诊断符合率可达84.1%。具有无创伤、操作简便和在短期内可以重复检查等优点，是目前肝癌影像学诊断中最常用的诊断方法，也是高危人群筛查的工具，有助于发现早期肝癌，其分辨率低限为1cm。临床上在肝癌手术之前，外科医生如能在超声专科医生的协助下一同进行分析，进一步明确肝癌的部位及与大血管的关系，对手术的顺利实施至关重要。目前，术中超声应用的十分广泛，有助于肝癌切除的根治性，应作为肝癌切除术术中的常规技术。

（5）CT扫描：CT具有较高的分辨率，已成为肝癌定性和定位诊断的常规检测技术，诊断符合率可达90%以上，可检出1.0cm左右的早期肝癌。CT能明确显示肿瘤的位置、数目、大小及周围脏器和重要血管的关系。对判断能否手术切除很有价值。通常肝细胞癌增强后呈“快进快出”表现，即动脉期见瘤内造影剂充盈，门静脉期见瘤内造影剂迅速消退，病灶密度低于或等于同层正常肝实质。近来国内已应用CT加肝动脉造影，即先在肝动脉内注入碘化油后再行CT检查，有时能显示2mm小肝癌，大大提高了小肝癌的检出率。此外，借助计算机技术可行CT图像上血管的三维重建，进一步明确肿瘤与肝内外大血管的关系，利于手术实施。

(6) MRI:MRI 技术为继 CT 后又一常用的影像诊断技术,其优点有:①能获得横断面、冠状面和矢状面三种图像;②对软组织的分辨能力优于 CT;③无放射性损害;④对良、恶性肝内占位,尤其在肝癌与肝血管瘤的鉴别方面优于 CT;⑤无需增强即可显示门静脉和肝静脉的分支,有癌栓时 T_1 加权像呈中等信号而 T_2 加权像呈高信号强度。近年来随着新型 MRI 增强剂如超顺磁氧化铁等的应用,MRI 显示出较 CT 更优越的早期肝癌鉴别诊断能力,可检出直径在 1cm 乃至更小的微小肝癌。

此外,磁共振血管成像(magnetic resonance angiography,MRA)可无创伤性地清晰显示肝内血管状况,利于肝脏手术的安全实施。而磁共振胰胆管成像(magnetic resonance cholangiopancreatography,MRCP)现已成为肝脏、胆道、胰腺等疾病较常规采用的影像诊断技术。

(7) 肝血管造影:肝血管造影是诊断肝癌的重要手段。近年来更多采用肝动脉造影以诊断肝癌,它可确定病变部位、大小、数目和分布范围,从而可估计手术的可能性和选择最合适的治疗方法,对小肝癌的定位诊断是目前各种影像学检查中最敏感者,阳性符合率可达 90% 以上,小肝癌的阳性率也可达 80% 左右。特别是采用超选择性肝动脉造影、滴注法肝血管造影、数学减影肝血管造影(DSA)或肝动脉造影后 CT 扫描(CTA),可进一步提高小肝癌的诊断率,能检出的最小肿瘤仅 0.5cm。临床上对于 AFP 持续升高,排除了肝炎、肝硬化或消化道肿瘤等因素,而又经其他影像学检查未发现肝脏明确病灶者,应考虑行肝动脉造影,一旦造影发现病灶,如病情允许可直接进行化疗栓塞治疗。缺点是为侵入性检查方法,会给病人带来一定的痛苦,还可能出现并发症。肝、肾功能不全,有出血性倾向或碘过敏者均不宜行此检查;对少血供型肝癌或肝动脉解剖变异者,有时可造成漏诊或误诊,尤其是肝左外叶的癌肿出现这种情况的机会更多。

(8) 正电子发射断层显像(positron emission tomography,PET):在疾病发生的早期,往往先有代谢方面的变化,进而再逐渐发展到病理解剖的变化,PET 则可在发病早期,即在病理变化出现之前,根据疾病引起的局部组织代谢的改变发现疾病的存在,因此在肿瘤诊断中的应用逐渐增多,由于葡萄糖高代谢状态是所有恶性肿瘤的生化特征,肿瘤增生加快与葡萄糖分解代谢加速呈正相关。用同位素标记的多种化合物,最常用的是 ^{18}F-脱氧葡萄糖(^{18}FDG),它与天然葡萄糖一样可为细胞利用,但由于 ^{18}FDG 的分子结构与天然葡萄糖有差异,不能和葡萄糖一样被安全代谢而滞留于细胞内,在肿瘤细胞内放射性浓度不断增加,经放射显影扫描、计算机图像重建而获得断层显像。PET 在肝癌的诊断方面有助于良、恶性肝脏占位性病变的鉴别诊断,特别是在判断治疗后肝内有无癌组织残留,有无复发及肝外脏器有无转移等方面具有重要价值,但费用太昂贵。

(9) 放射性核素肝扫描:改进后的技术如动态显像和放射性核素断层扫描(ECT)等,对肝癌的定位诊断符合率可达 90%~95%,也是鉴别肝实质性占位与肝海绵状血管瘤的有效方法。

(10) X 线检查:肝右叶的肿瘤可发现右膈肌抬高,运动受限或局部隆起。肝左外叶或右肝下部巨大肝癌,在行胃肠钡餐检查可见胃或结肠肝曲被推压现象;此外,还可显示食管静脉曲张和肺、骨等转移灶。

(11) 肝穿刺活检:可获得病理诊断,在国外应用较广,也比较安全。国内的经验是对经血清学、影像学检查仍不能作出临床诊断,又高度怀疑为肝脏恶性肿瘤者,可采用 B 超引导下经皮肝穿刺活检。但有时因获得的组织量少,作出病理诊断有一定困难或有假阴性的可能。

2. 肝癌的诊断步骤　应结合个体状况合理使用,原则是敏感、低创和经济,兼顾定性和定位诊断两个方面。应注意以下几点:①对象应包括有临床表现者,肝癌手术史者,以及高危人群,重视后者的筛查可发现早期肝癌;②B超和AFP检测是第一线的筛查工具,部分病人如AFP>400μg/L,B超发现肝脏占位即可确立诊断;③重视肝病背景,慢性肝炎和肝硬化基础之上出现肝脏的微小占位即应警惕肝癌的可能;④重视对常见肝脏良性或恶性肿瘤的鉴别,最常见者为肝脏海绵状血管瘤、肝囊肿、转移性肝癌,以及目前发现逐渐增多的肝脏局部脂肪浸润;⑤AFP持续阳性(可>400μg/L或≤400μg/L),但B超、CT或MRI不能发现肝占位的情况甚为多见,此类病人一般有三种诊断措施,一是在保肝治疗的基础上动态观察AFP和B超的变化;二是行肝动脉造影,如发现有微小占位可直接实施治疗;三是疑肝外源性AFP升高,可做相应检查,部分术后AFP上升的病人行放射性核素扫描或PET检查可发现肝外转移灶;⑥AFP阴性但肝脏存在占位者是鉴别诊断方面的一个难题,尤其是较微小的占位。可先行MRI或CT扫描,尤其是动态增强的MRI检查具有相当高的敏感性,同时检测肝癌的其他标志物,结合肝病背景,部分病人能确诊。不能确诊者可做B超动态观察或肝动脉造影,还不能确诊者可考虑肝穿刺活检或剖腹探查。考虑到微小占位肝穿刺活检的阳性率稍低,也可在细针穿刺后注入无水乙醇,B超显像如见乙醇在局部均匀弥散呈圆月样高回声区,并较长时间潴留,为小肝癌征象;如弥散不均匀呈分支状或迅速消失,多为肝硬化结节、血管瘤或局部脂肪浸润。

(四) 治疗

现代已经确立了以外科为主的肝癌综合治疗的概念,并以此作为目前肝癌临床治疗的主要途径。

1. 肝切除术　肝切除术是我国肝癌治疗的首选方法。肝切除术的适应证为:①病人全身情况良好,无严重的心、肺、肾等重要脏器的器质性病变;②肝功能正常或基本正常,无黄疸、腹水;③肿瘤局限于肝的一叶或半肝,或肿瘤侵犯肝脏三个叶但余肝无明显肝硬化;无远处脏器广泛转移;肿瘤未严重侵犯第一、二、三肝门。

下述情况不宜剖腹探查:①肿癌已有远处广泛转移;②病变为弥漫型,或肝癌已超过肝的两叶以上伴有明显肝硬化,或第一、二、三肝门已受严重侵犯;③合并严重肝硬化或肝功能处于失代偿状态,出现黄疸、腹水或恶病质;④伴有明显的心、肺、肾等器质性疾病,不能耐受手术;⑤伴有严重出血倾向,凝血酶原时间低于50%,经维生素K治疗不能纠正等。

肝癌的肝切除术分为规则性和非规则性肝切除术,规则性肝切除术是按照肝内血管的解剖结构分叶分段施行手术,也指广泛肝切除、肝叶切除和肝段切除。不规则性肝切除术不完全按照肝脏的分叶分段的解剖,在距肿瘤1～2cm处做肿瘤切除,亦称局部根治性切除。

(1) 规则性切除术:基于外科临床和实用的需要,国外与国内所采用的规则性肝切除命名方法有所不同。Couinaud(1957)和Coldsmith、Woodburne(1975)系结合大体解剖及肝内结构命名,我国通常是以分叶分段法命名。

(2) 不规则切除术:常用于伴肝硬化的肝储备功能较差的患者。

2. 其他综合治疗　如介入、射频、微波、冷冻、肝移植、免疫、基因治疗以及中医中药治疗等(详见第二章第五节)。

(李敌东)

二、继发性肝癌

继发性肝癌又称转移性肝癌，是指身体其他部位的恶性肿瘤转移到肝脏而继发于肝脏的癌肿。许多脏器的癌肿均可转移到肝脏，尤以腹部内脏的癌肿如胃癌、结肠癌、胆囊癌、胰腺癌、食管癌、子宫癌和卵巢癌等较为多见。此外，乳腺、肺、肾脏、鼻咽等部位的癌肿也可转移到肝脏，形成继发性肝癌。转移到肝脏有四条途径：①经门静脉系统转移：为主要转移途径。消化道及盆腔部位的恶性肿瘤多经此道转移入肝，占继发性肝癌的35%～50%；②经肝动脉转移：肺癌、乳腺癌、肾癌、恶性黑色素瘤、鼻咽癌等可经此转移入肝；③经淋巴回流转移：胆囊癌可沿胆囊窝淋巴管扩展至肝内；④直接蔓延：如胃癌、胆囊癌等可直接蔓延侵犯肝脏。

继发性肝癌可有单个结节，但多为弥散型。癌结节外观多呈灰白色，质地较硬，与周围肝组织之间有明显分界。结节的中央常因坏死而凹陷，其病理组织结构与肝外原发癌相似。如来自胃腺癌的继发性肝癌，其组织中显示腺状结构；来自眼部黑色素瘤，肝脏的转移性癌结节也呈煤黑色。有的肝外原发性癌灶可以很小而肝脏的转移性癌却生长很快而侵占整个肝脏。继发性肝癌很少合并肝硬化，而肝硬化也较少发生转移癌。

继发性肝癌的临床表现与原发性肝癌很相似，但比原发性肝癌的发展慢，症状也轻。如继发性肝癌与原发器官的癌同时存在，则主要表现为肝外原发癌所引起的症状，而肝脏的症状轻微或不明显，只能在体检或剖腹探查时发现癌瘤已转移到肝。也有部分病人出现了继发性肝癌的症状，而其原发癌灶十分隐匿，不易被查出。继发性肝癌的诊断，关键在于查出原发病灶，如发现肝区疼痛的同时查到其他脏器有原发病灶存在，则诊断多可确立。血清甲胎蛋白测定除睾丸或卵巢的胚胎性肿瘤或个别胃癌肝转移的病人外，多为阴性。

人体其他部位的癌肿如已转移到肝脏，说明原发癌肿已到晚期，一般多不能切除，预后较差。如肝脏仅有孤立的转移癌或癌肿局限于肝的一叶，而原发病灶又可被切除时，则在切除原发癌的同时，再切除肝的转移癌。如果原发癌已切除一定时期后才出现孤立的或局限肝的一叶的转移癌结节，又无其他部位转移的表现，这种继发性肝癌，也适宜手术切除。对不能切除的继发性肝癌可根据病人身体情况及原发癌的病理性质，可做肝动脉插管灌注化学抗癌药物或肝动脉结扎术；应用皮下埋藏式动脉泵行肝动脉持续灌注抗癌药物或用Seldinger法做肝动脉插管注入抗癌药物和栓塞剂，这比全身应用化疗效果好；也有人对病人全身情况比较好，病变比较局限者，做姑息性放疗加中药扶正治疗，对缓解症状、延长生命，有时能起到一定作用。对肿瘤比较小又不宜手术治疗者，也可以在B型超声引导下向肿瘤内注入无水乙醇或抗癌药物，对缩小肿瘤、延长生存期，也能起到一定作用。对不宜手术的继发性肿瘤，可采用中西医结合或化学抗癌药物治疗，有时也能收到一定疗效。

转移性肝癌微创治疗的常用方法有血管介入及局部消融。在血管介入治疗中，TACE的疗效与肿瘤的血供相关，而转移性肝癌以乏血供者多见，因此就整体的选择而言，转移性肝癌单独使用TACE效果不甚理想，选择合适的化疗方案更能使患者获益。在局部消融治疗方法中，因PEI需反复多次治疗，且疗效不确定，不良反应多，很少被采用。RFA、微波固化法、冷冻治疗等多种温度消融的方法能直接杀伤肿瘤细胞，疗效确切，不良反应较少，已在临床广泛应用。总之，目前应主要根据患者的具体情况，采取多种治疗手段，包括联合手术切除的方式，以期获得最佳的疗效，这也是转移性肝癌的发展方向。

（李敬东　任亦星）

三、肝良性肿瘤

根据肝组织的胚胎来源不同,肝脏良性肿瘤可分三大类:①上皮肿瘤组织:肝细胞瘤、胆管细胞腺瘤(包括囊腺瘤)和混合腺瘤;②间叶组织肿瘤:血管瘤(包括肝海绵状血管瘤)、纤维瘤、脂肪瘤和黏液瘤等;③其他:肝畸胎瘤、错构瘤和肝局部结节增生等。

临床上比较多见的为肝海绵状血管瘤和肝腺瘤。

(一) 肝海绵状血管瘤

肝海绵状血管瘤是一种较为常见的肝脏良性肿瘤。它较其他内脏血管瘤多见。由于B型超声广泛应用于临床,大大提高了肝海绵状血管瘤的发现率,尤其发现许多无临床症状的小血管瘤。肝海绵状血管瘤的组织发生多认为起源于肝内的胚胎性血管错构芽,由于某种因素作用,引起肿瘤样增生而形成。肿瘤质地柔软,切面呈蜂窝状,内充满血液,可压缩,状如海绵,故称肝海绵状血管瘤。

本病多见于女性,可发生于任何年龄,但以30~50岁多见。本病可单发,也可多发,左、右肝叶均可发生,但以肝右叶多见。肿瘤大小不一,小者仅在显微镜下才能确诊,大者可达十余公斤。

1. 病理解剖　肿瘤呈紫红色或蓝紫色,境界清楚,表面光滑或呈不规则分叶状,质地柔软,有囊样感,可压缩,但也有纤维增生而质硬者。肿瘤切面呈蜂窝状,内充满血液。如为单发巨大血管瘤,则健侧肝组织可代偿增大。

2. 临床表现　本病发展缓慢,病程可达数年至数十年之多。肿瘤小,可无症状,多于B型超声检查或其他疾病手术时发现。当肿瘤逐渐增大后,主要表现为肝脏肿大或压迫胃、肠等邻近器官,引起上腹部不适、腹胀、腹痛、食欲减退、恶心、嗳气等症状。如肿瘤破裂可出现失血性休克或急腹症症状。也有在肝内形成动静脉瘘,因回心血量增多,引起充血性心力衰竭。上腹部包块是常见的体征,表面光滑,质地中等或柔软,可呈分叶状,有囊性感和不同程度的压缩感。

肝海绵状血管瘤最危险的并发症是血管瘤破裂,婴幼儿自发性破裂较多见,因此,对新生儿肝海绵状血管瘤确诊后,应尽早手术治疗。有些病人还会出现某些凝血因子减少,合并血小板减少性紫癜,引起出血及溶血而死亡。也有因回心血量增多,心脏负担加重导致心力衰竭而死亡。

3. 诊断及鉴别诊断　以往对较小的肝海绵状血管瘤术前诊断比较困难,目前由于影像诊断技术的发展,使其临床诊断符合率大大提高。

临床上本病在诊断过程中应与肝癌相鉴别,由于肝癌是我国常见的恶性肿瘤之一,故将肝海绵状血管瘤误诊为肝癌者为数不少,特别是小血管瘤和小肝癌更易混淆,值得重视。应询问病史,仔细进行检查,并借助AFP检测、超声检查、肝血管造影或CT、MRI、肝动脉造影和放射性核素肝血池扫描等鉴别。

4. 治疗　肝切除术是治疗肝海绵状血管瘤最有效的方法,但必须要严格掌握手术指征,可根据病变范围作肝部分切除或肝叶切除术。如病变范围已超过半肝的巨大单发性肿瘤,无肝硬化,肝功能正常,病人全身情况良好,也可作肝三叶切除。手术方法是阻断肝门血管,肿瘤缩小,沿肿瘤与正常肝组织之间切除肿瘤,出血少,效果好。如肿瘤位置邻近大血管或胆管,患者一般情况较差或有较重的合并症时,也可采用血管瘤捆扎术。方法是在阻断肝十二指肠韧带肿瘤变软缩小后,用长细弯针穿以粗丝线缝合捆扎瘤体,达到治疗目的。此法手术简单,快速,出血少,效果较好。

对多发性肝血管瘤或病变范围大,或已侵犯大部肝组织,或侵犯肝门部,无法手术切除者,也可做肝动脉结扎或肝动脉栓塞,或术后放疗。经肝动脉结扎后,肿瘤可变软缩小,特别对囊状血管瘤效果良好;在肿瘤缩小的基础上进行放疗,可促使肿瘤加速机化,对改善症状,控制肿瘤生长有一定作用。也可先结扎肝动脉,待肿瘤缩小后再进行二期手术切除。

(二) 肝腺瘤

肝腺瘤是比较少见的肝脏良性肿瘤,本病发生的真正原因不明。有人将其分为先天性和后天性两大类。先天性肝腺瘤可能与胚胎期发育异常有关,多见于婴幼儿病例。后天性可能与肝硬化、肝细胞结节增生有密切关系,但国外报告认为本病发生可能与口服避孕药有关。

1. 病理特征 肝腺瘤按肿瘤细胞学可分为肝细胞腺瘤、胆管细胞腺瘤(即胆管腺瘤和胆管囊腺瘤)和胆管肝细胞腺瘤(即混合腺瘤)。肝腺瘤可单发(约占71%),也可多发(约占29%)。肿瘤呈圆形或卵圆形,绝大多数肿瘤有完整包膜,少数无包膜者易恶变。肿瘤大小不一,小者直径在1cm以下,大者直径可达20cm以上,表面血管丰富,呈棕黄色或黄色,与周围组织分界清楚,质地较硬。肿瘤多见于肝右叶。肝细胞腺瘤在显微镜下可见瘤细胞与正常肝细胞相似,胆管瘤多位于肝包膜下,很少有包膜,多呈白色小结节,部分病例管腔扩张成为囊腺瘤,可发生恶性变。混合腺瘤是肝腺瘤和胆管腺瘤两者同时存在于一体的腺瘤,一般多见于儿童。

2. 症状与诊断 肝腺瘤发展慢,病程长。临床表现随肿瘤大小、部位及有无并发症而不同。早期可无任何症状,多在上腹部其他手术时偶被发现。当肿瘤逐渐增大,压迫邻近器官,可有明显症状,如上腹部胀满不适、恶心、食欲减退、或轻微隐痛等症状,肿瘤表面光滑、质硬、多无压痛。本病术前诊断较难,容易与肝癌相混淆,但本病发展慢,病程长,自觉症状轻微,病人全身情况较好,肝功能正常,AFP阴性等,结合B型超声、放射性核素肝扫描、肝动脉造影和CT等检查,不难作出正确诊断。但有些病例还要靠活检才能作出定性诊断。

3. 治疗 本病的治疗主要是手术治疗。肿瘤侵犯肝的一叶或半肝,可作局部、肝叶或半肝切除,预后好。如位于肝浅表的孤立性腺瘤,尤其近第一、二肝门者,不能将肿瘤完整切除时,也可以作包膜内肿瘤剜除术,近期疗效满意。但术后容易复发,且有癌变,又因本病与肝癌肉眼观难以区别,故多数人仍主张尽可能作较广泛切除为宜。

国外报道肝腺瘤的发生与口服避孕药有密切关系,停服避孕药后也可使肿瘤缩小。因此对青壮年育龄妇女,经常口服复方炔诺酮及其同类药物者,应定期检查肝脏,一旦发现肝占位性病变,首先停服避孕药,密切观察肿瘤的变化,如肿瘤继续增大,仍应争取手术治疗。

(李敬东 任亦星)

第二节 细菌性肝脓肿

细菌性肝脓肿(baterial liver abscess,BLA)是一种常见病,它是由化脓性细菌入侵人体肝脏组织繁殖、组织破坏、脓液积聚为主要病变特点的感染性病变。对本病的病因、诊断和治疗措施在目前已有明显的进步,其死亡率已大大下降。由于强有力抗生素的应用,治疗措施的多样化,其并发症明显减少,治愈率明显提高。本病可发生于任何年龄,但多见于中年人,约占20%,男女性别无明显差别。

(一) 病因

全身细菌性感染,特别是腹腔内感染时,细菌侵入肝脏,引起炎症反应,如病人抵抗力弱,不能自愈便形成细菌性肝脓肿,最常见的致病菌是大肠埃希菌,链球菌、金黄色葡萄球菌、厌氧菌等感染亦不少见,可经下列途径侵入肝脏。

1. 胆道系统 这是最主要的侵入途径,也是BLA最常见的病因。常因胆囊炎、胆管炎、胆管结石、胆管狭窄或肿瘤阻塞和蛔虫或华支睾吸虫等疾病所致的胆道梗阻并发急性化脓性胆管炎,细菌可沿胆道上行,感染肝脏,形成脓肿。根据国内资料统计,21.6%~51.5%的BLA由胆道疾病引起,其中肝内胆管结石并发肝脓肿者更为多见,国外较少,约41.9%。胆道疾病引起的肝脓肿常为多发性,以肝左外叶最多见。

2. 肝动脉 人体任何部位的化脓性感染,如急性上呼吸道感染、亚急性细菌性心内膜炎、中耳炎、骨髓炎和体表化脓性感染如:痈等,特别在发生脓毒血症时,细菌由体循环经肝动脉入肝。

3. 经门静脉系统 坏疽性阑尾炎、痔核感染、胰腺脓肿、菌痢、脐部感染及化脓性盆腔炎等可引起门静脉属支的感染血栓性静脉炎,脓毒性栓子脱落沿肝内门静脉进入肝脏,形成脓肿。但自抗生素应用以来以及外科诊疗技术不断进步,这种途径的感染已较少见。

4. 邻近脏器感染直接蔓延 约占7.1%,如化脓性胆囊炎、急性胃、十二指肠溃疡穿孔、膈下脓肿、肾周围脓肿等,细菌可经淋巴系统侵入肝脏。

5. 肝外伤继发感染 开放性肝外伤、肝脏手术,细菌可随创面或伤口直接进入肝脏,引起感染形成脓肿。闭合性肝损伤,特别是肝中央破裂形成血肿,容易继发细菌感染,若肝内小胆管同时断裂,则感染形成的可能性更大,此类肝脓肿约占5.1%。

6. 其他 一些原因不明的肝脓肿,约占20.4%,如隐源性肝脓肿(cryptogenic liver abscess),可能发病前肝内存在隐匿的病变,当机体抵抗力减弱时,菌血症导致了肝脏的炎症和脓肿,隐源性肝脓肿病人中25%合并有糖尿病。

(二) 临床表现

通常继发于某种感染性疾病,起病较急,主要全身症状是寒战、高热,局部为肝区疼痛和肝大。体温常可高达39~40℃,多表现为弛张热,伴有大量出汗、恶心、呕吐、食欲缺乏和周身乏力。肝区钝痛或胀痛多属持续性牵涉痛,有的可伴右肩牵涉痛,右下胸及肝区叩击痛,肿大的肝有压痛;如脓肿在肝前下缘比较表浅部位时,可伴有右上腹肌紧张和明显触痛。巨大的肝脓肿可使右季肋呈现饱满状态,有时甚至可见局限性隆起,局部皮肤可出现凹陷性水肿,但临床上少见。严重时或并发胆道梗阻时,可出现黄疸。

(三) 实验室检测

白细胞计数增高,明显左移;有时出现贫血。X线胸腹部检查:右叶脓肿可使右膈肌升高;肝阴影增大或有局限性隆起;有时出现右侧反应性胸膜炎或胸腔积液。左叶脓肿,X线钡餐检查有时可见胃小弯受压、推移现象。B型超声检查可明确其部位和大小,其阳性诊断率可高达96%以上,为首选的检查方法。必要时可做CT检查。

(四) 临床诊断

1. 病史及体征 根据急性胆道和肠道感染或体内、体表化脓性感染或开放性肝损伤的病史，临床上突然发生寒战、高热，以及肝区压痛、叩击痛和肝大等，应考虑到肝脏内有脓肿形成，有必要做进一步详细检查。

2. 实验室检查 血中白细胞计数显著提高，总数达到（1 万～2 万）/mm^3 以上，中性粒细胞计数常高达 80%～90%，核明显左移或有毒性颗粒出现，有时出现贫血。肝功能检查也可出现异常，谷丙转氨酶、碱性磷酸酶升高，约 10% 的病人血清胆红素升高。

3. X 线检查 可见肝脏阴影增大或有明显隆起。右叶脓肿可使右膈肌升高，运动受限，右侧反应性胸膜炎或胸腔积液，右下肺不张，以及膈下有液气平面。左叶脓肿，X 线钡餐检查有时可见胃小弯受压、推移现象。

4. 超声检查 主要诊断检查方法之一，较大的肝脓肿，可被显示为肝内单个或多个液性平面，但对多发性小脓肿，超声诊断较为困难。可在超声探测引导下施行诊断性穿刺，抽出脓液即可证实诊断，并为手术引流提供进路。此外，超声还可作为非手术治疗和术后的动态观察和跟踪随访。

5. CT 检查或 MRI 检查 CT 对肝脓肿的阳性率可高达 97%，但其图像表现不一，有的表现为边界清楚的脓腔，有的则表现为边界模糊，但密度低于周围组织的不规则肿块，还缺乏较高的特异性。MRI 检查可清晰显示脓腔及脓液聚集状况。

6. 其他 选择性肝动脉造影和细针穿刺术等。选择性肝动脉造影在细菌性肝脓肿中的应用范围有限，主要用于肝脏血管性疾病或肿瘤的区别。B 型超声或 CT 引导下的细针穿刺不但有利于证实诊断和确定部位，并能取得脓液作涂片及需氧和厌氧菌培养。但在肝包囊虫病，由于穿刺可引起疾病扩散和过敏性休克，故属禁忌。穿刺时应避免胸膜腔的污染。

（五）治疗

1. 非手术治疗

（1）抗炎对症支持治疗：对于急性期但尚未局限的脓肿或多发性小脓肿，宜采取非手术治疗，即在治疗原发病灶的同时，使用大剂量有效抗生素和全身支持疗法，以控制炎症，促使脓肿吸收。由于细菌性肝脓肿病人多有严重毒血症，全身状况较差，除使用大剂量对细菌敏感的抗生素控制感染外，还需给予充分的营养支持，纠正水、电解质紊乱，反复多次输入少量新鲜血液和血浆，各种维生素如维生素 B、维生素 C 或维生素 K 等也需适量补充，以纠正低蛋白血症，改善肝功能和增强机体抵抗力。

（2）经皮穿刺引流：对年龄大，一般情况较差或合并症多，脓肿液化较完全者，还可穿刺引流置管，效果良好。适合于单个肝脓肿，在超声或 CT 引导下经皮穿刺引流肝脓肿。用 Chiba 细针作试探性穿刺后记录进针深度并将脓液送涂片、培养和药物敏感试验，然后用套管针穿刺，进入脓腔后留导丝而退出导管，再沿导丝换入 8F 或 9F 带有多数侧孔的导管，置顶端于脓腔底部。有时可沿同一通道插入另一导管，备作连续灌洗置管后应严密观察体温、白细胞等临床实验室指标，若引流后高热不退，白细胞计数不降，则可能为引流不畅或有多个脓肿存在。对此除加强抗生素治疗外，还应考虑有无改行开放引流之必要。

（3）在未获得细菌学检查及药物敏感结果以前，可参照常见的病菌情况选用抗生素。获得培养及抗生素敏感试验结果后，应立即改用敏感药物。

2. 手术治疗

（1）切开引流术：对于较大的肝脓肿、胆源性肝脓肿或慢性肝脓肿，全身中毒症状严重，肝脓肿已穿破或估计有穿破可能，在应用有限抗生素治疗的同时，又经过穿刺引流效果较差者,应行脓肿切开引流术,常用的手术途径有以下几种。

1) 经腹腔切开引流术:是目前广泛采用的手术方法,适用于多数病人。特别是脓肿定位不明确时,经腹腔探查较盲目穿刺安全。此法的主要优点是能显露肝脏各部,明确脓肿的位置和数目,同时还可以探查胆道系统和胃肠道以查明有无原发病灶的存在。一般右肝叶脓肿采用右肋缘下斜切口,左叶肝脓肿可作上腹经腹直肌直切口进入腹腔后,探查肝脏,明确脓肿部位,用盐水纱布妥善保护手术野四周,以免脓液扩散污染腹腔。用针穿刺抽得脓液后,沿针头方向用直血管钳插入脓腔,然后切开排出脓液,再用手指伸进脓腔,轻轻分离腔内间隔组织,用生理盐水和甲硝唑冲洗脓腔,吸净后腔内放入一根双套管进行负压吸引,引流管周围用大网膜覆盖,远端从皮肤另戳孔引出。腹壁切口分层缝合,脓液送细菌培养和药敏试验。腹腔镜探查切开引流是目前值得应用的措施。优点:创伤小,肝脓肿切开引流、冲洗脓腔,置引流管等均能完成,但要求操作技能熟练,病人体位变化,术中 B 超有助操作。

2) 腹膜外脓肿切开引流术:位于右叶的前侧和左外叶的肝脓肿,与前腹膜已发生紧密粘连,也可采用前侧腹膜外进路引流脓液。方法是作右肋缘下斜切口或右腹直肌切口,切开腹壁达腹膜,但不切开腹膜,用手指将壁腹膜自膈肌下面分开,直达脓肿部位,此时可看到水肿的腹膜,穿刺抽到脓液后处理方法同上,脓腔内放一根双套管引流,按层缝合切口。

3) 肝叶切除术:适用于:①病程长的慢性厚壁脓肿,切开引流后脓肿壁不塌陷,长期留有死腔,切口经久不愈;②肝脓肿切开引流后,因有死腔或窦道长期流脓不愈;③肝内胆管结石合并左外叶多发性肝脓肿。

肝脓肿急诊行肝叶切除术,有炎症扩散的危险,应根据术中病变范围、肝功能及病人全身情况而定。对于左外叶肝胆管结石并发肝脓肿者施行左外叶肝切除术可及时去除病灶,使病人免受二次手术的痛苦。

(雷俊阳)

第三节 肝 囊 肿

一、非寄生虫性肝囊肿

(一) 病变特征

1. 分类 临床较常见良性肝脏疾病,分两类:①先天性肝囊肿多见,分为单发性和多发性两种,后者又称多囊肝。②后天性肝囊肿可见创伤性、炎症性和肿瘤性囊肿。

2. 病变特点 单发性肝囊肿以 20 ~ 50 岁多见,男女发生率之比为 1 : 4。囊肿发生于肝右叶居多。囊肿小者直径仅数毫米,大者含液量>500ml,甚至可占整个肝叶。多发性肝囊肿以 40 ~ 60 岁女性多见。囊肿大小不等,多累及全肝,肝大变形受损;但也可局限于一段或一叶。囊壁内层上皮细胞可因肝囊肿大小而不同,呈现为柱状、立方形、扁平状或缺如,外层为胶原样组织;囊液澄清透明,多不含胆汁。

(二) 临床特点及诊断

1. 临床表现 先天性肝囊肿生长缓慢,小的囊肿不引起任何症状,多系超声、CT 等影像检查或其他腹部手术中发现。囊肿增大到一定程度,则可因压迫邻近脏器而出现食后饱胀、恶心、呕吐、右上腹隐痛不适等症状。体格检查可能触及右上腹肿块和肝大。肿块与肝相连，表面光滑，带囊性感，无明显压痛而可随呼吸上下移动。多发性肝囊肿可能在肝表面触及多个囊性大小不等的结节。

2. 诊断检查 超声检查是诊断肝囊肿的首选方法。CT检查可明确囊肿的大小、部位、形态和数目。大的肝囊肿可因其所在部位不同，X线检查可显示膈肌抬高或胃肠受压移位等征象。多发性肝囊肿病人还应检查肾、肺、胰以及其他脏器有无囊肿（多囊病）或先天性畸形。

（三）治疗原则

小的肝囊肿而又无症状者，不需特殊处理；大而又出现症状者，应予适当治疗。常用的方法有：在超声引导下囊肿穿刺抽液术；囊肿"开窗术"或"去顶术"，即在剖腹术下或经腹腔镜切除部分囊壁，吸净囊液后使囊腔向腹腔开放；囊肿切除术则适用于肝边缘部位、带蒂突向腹腔的囊肿。肝左外叶巨大肝囊肿，可作肝叶或肝部分切除术。

对并发感染、囊内出血或囊液染有胆汁者，可在"开窗术"后放置引流或穿刺置管引流，待囊腔缩小和萎瘪后拔除引流。

多发性肝囊肿一般不主张手术治疗，仅限于处理引起明显症状的大囊肿，可行囊肿穿刺抽液或行"开窗术"，以缓解症状。病变局限于肝的一段或一叶，且伴有症状，病人情况允许，则可行病变肝段或肝叶切除术。

病变十分广泛的多发性肝囊肿晚期病人，由于肝组织破坏严重，肝功能受损，可出现腹水、黄疸和引起门静脉高压症。合并多囊肾者，最终影响肾功能，并可因肾衰竭死亡。对这种患者可以行肝肾联合移植。

（雷俊阳）

二、肝棘球蚴病

（一）流行病学特点

包虫病是一种人畜共患的寄生虫病，全世界发病范围很广，牧区更为多见。国内则多见于西北和西南地区，如新疆、青海、西藏、内蒙古、甘肃、四川甘孜、阿坝等地。牧业为主地区的牛羊及其他家畜的发病率可达40%~98%。

（二）病因病原学特征

犬绦虫最主要的终宿主为狗，中间宿主主要为羊、牛、马，人也可作为中间宿主。犬绦虫寄生在狗的小肠内。虫卵随粪便排出，常黏附在狗、羊的毛上。当人吃了被虫卵污染的饮水或食物，即被感染。吞食的虫卵在肠内经消化液的作用，蚴即脱壳而出，穿过肠黏膜进入门静脉系统，大部分蚴被阻而留在肝内（约75%），少数可通过肝随血流而到肺（约15%），甚至散布到全身各处（如脑、眼眶、脾、肾、肌肉等）。蚴在体内便发育为包虫囊。

（三）病理学病变

进入肝内的棘球蚴，先发育为小的空囊，即初期的包虫囊肿，其中不含头节；随着囊体逐渐增大，形成包虫囊肿，亦即内囊。内囊又可分为内、外两层，外层为多层的角皮层，有弹性，如粉皮样，呈白色半透明；内层为生发层，很薄，实际上是包虫的本体，能产生很多头节和生发囊。生发囊脱落后，形成与母囊结构相同的子囊，子囊又可产生孙囊。头节绝大部分附着于囊壁或沉积在囊底形成“包虫囊沙”。在包虫囊肿生长过程中，其周围形成纤维性包膜，称为外囊；其厚度约为3～5mm，可发生钙化。

包虫囊肿多为单发性，约有1/4为多发性。囊肿生长缓慢，小者如葡萄大小、大者囊内容积可逾10 000ml。包虫囊液透明，含有大量头节和子囊。少量囊液渗至囊壁外为人体吸收致敏，如囊肿破入体腔，大量囊液被吸收，可产生过敏性反应或休克，甚至造成死亡。囊内生发层、子囊和头节除因营养不足可变质死亡外，也可由于囊壁发生破隙，胆液内侵或合并细菌感染后而失去生机，使囊液和生发层变成黄色。囊壁也可发生钙化。

（四）临床表现及诊断

1. 临床表现　病人常具有多年病史，初期症状不明显，可因偶尔发现上腹部肿块始引起注意。发展至一定阶段时，可出现上腹部胀满感、轻微疼痛或压迫邻近器官所引起的症状。如肿块压迫胃肠道时，可有上腹不适、食欲减退、恶心、呕吐和腹胀等；压迫胆道，引起阻塞性黄疸；压迫门静脉可有脾肿大、腹水。

腹部检查时，往往可看到右肋缘略鼓出或上腹有局限性隆起。囊肿位于肝上部，可将肝向下推移；囊肿如在肝下缘，则可扪及与肝相连的肿块。肿块呈半球形，表面光滑，边缘清楚，一般无压痛，可随呼吸而上下移动。

肝包虫病主要的并发症是囊肿破裂，其次是继发细菌感染。包虫囊肿如因外伤或误行局部穿刺而破入腹腔，便突然发生腹部剧烈疼痛，腹部肿块骤然缩小或消失，伴有皮肤瘙痒、荨麻疹、胸闷、恶心、腹泻等过敏反应，甚至出现休克。溢入腹腔内的生发层、头节、子囊经数月后，又逐渐发育成多发性包虫囊肿。

囊肿破入肝内胆管，由于破碎囊膜或子囊阻塞胆道，合并感染，可反复出现寒热、黄疸和右上腹绞痛等症状。有时粪便内可找到染黄的囊膜和子囊。

继发性细菌感染时临床表现为细菌性肝脓肿的症状，但因有厚韧的外囊，故中毒症状一般较轻。

囊肿也可以破入胸腔，但较少见；亦可见颅内寄生虫病。

2. 诊断检查

（1）包虫囊液皮内试验（Casoni试验）：其阳性率可达90%～95%。

（2）补体结合试验：其阳性率达70%～90%。此法有助于判断疗效。

如手术一年后补体结合试验仍呈阳性，提示体内仍有包虫囊肿存留。

（3）间接血凝法试验：特异性较高，阳性率可达80%。

（4）X线检查：有时显示圆形、密度均匀、边缘整齐的阴影，或有弧形钙化囊壁影。

（5）超声检查和CT检查：能显示囊肿的大小和所在部位。

需要指出，疑有包虫囊肿的可能时，严禁作诊断性穿刺，以免囊液外漏。肝包虫囊肿诊断确定后，应检查身体其他部位特别是肺部有无包虫囊肿存在。

（五）处理治疗

肝包虫病诊断明确后即应进行治疗。肝包虫病的治疗包括了药物治疗、手术治疗与微创治疗三个主要方面。

1. 药物治疗　近二十余年来有较大的发展，其中报告的药物不下50余种，各有利弊。

（1）甲苯达唑、阿苯达唑及其衍生物，这是苯并咪唑类药物，是广谱驱虫药。此二药对包虫病有显著的治疗作用。

但此二药也有其特定的副作用,常见的有胃肠道反应,如恶心、食欲缺乏、腹痛不适,个别病人可出现呕吐。再则有少数病人尚可出现白细胞减少,极个别还可出现全血细胞减少。还有少数病人可出现肝功异常,但停药后大多可恢复。为此,在用药期的前两周最好能每周查一次血常规与肝功能,以后可每月复查一次。为减轻本药的治疗副作用、最好能在饭后服用并配用适量维生素 B_1 或复合维生素类。阿苯达唑作为甲苯达唑的新一代产品,相对副作用更少见一些。

阿苯达唑用法:成人,(0.4g×3 次)/d。小儿:20mg/(kg·d),分三次服用。作为围手术期或围穿刺期用药,术前3日即应开始服用,手术或穿刺治疗后恢复进食即开始服药。术后服药时间目前尚缺统一标准,目前应用情况是:术前 B 超、CT 检查考虑包虫囊活性仍较强者至少应持续用1年。对术前B超、CT 考虑为趋于死亡的过渡型包虫囊肿,术后囊内容物镜检仍可见到活的包虫原头蚴者,同样应服药1年。若镜检仅见少许包虫原头蚴但多已无活性可服药6个月。对B超、CT均考虑为完全坏死并发症型的包虫囊肿,镜检除见崩解的包虫内囊外余无包虫原头蚴可辨认结构的,术后或穿刺治疗后可不必进一步的药物治疗。泡球蚴患者服药时间至少要持续2年或更长时间。

(2) 吡喹酮与吡喹酮脂质体:吡喹酮作为对包虫病治疗的化疗药物中较有影响的第一代口服药物,由于其副作用较大,不易吸收其作用必然也受到许多的限制。为有利于吡喹酮的吸收并在体内发择更好的作用,用脂质体包裹的吡喹酮脂质体较游离吡喹酮血药浓度明显增高,半衰期延长,肝、脾组织内药物含量明显增高。临床应用也表明吡喹酮脂质体对泡球蚴病具有较明显的治疗作用,且与吡喹酮比具有疗程短、作用快、副作用小等特点。可单独使用,或结合外科手术治疗泡球蚴病。但可能由于它的生产与储存稳定性等多种原因的限制,目前尚未广泛应用。

2. 手术处理 根据囊肿有无并发症而采用不同的手术方法。为了预防万一在手术时囊肿破裂,囊液溢入腹腔引起过敏性休克,可在术前静脉滴注氢化可的松 100mg。

(1) 包虫囊肿内囊摘除术最常用,适用于无继发感染者。显露包虫囊肿后,用厚纱布垫严密保护切口与周围器官,以免囊内容物污染腹腔。用粗针穿刺并尽量吸除内容物后,在无胆瘘的情况下,向囊内注入适量 30% 氯化钠溶液,等待 5 分钟以杀死头节,如此反复 2 ~3 次,再用吸引器将囊内容物吸尽,使内囊塌陷,易与外囊分离。如囊内容物过于黏稠或有大量子囊,可用匙掏尽。然后切开囊壁,摘除内囊,并用浸有 30% 氯化钠溶液或 10% 甲醛溶液的纱布擦抹外囊壁,以破坏可能残留下来的生发层、子囊和头节,再以等渗盐水冲洗干净。最后将外囊壁内翻缝合。如囊残腔较大,不易塌陷,可用带蒂大网膜填塞。

囊液呈黄色者表示存在胆瘘,应将其缝合,并在缝合外囊壁残腔的同时,在腔内置多孔或双套管引流;胆瘘瘘口大或术前有黄疸者,则除腔置引流管外,需作胆总管切开引流术。

(2) 包虫囊肿合并感染后,子囊和头节均死亡,可切开外囊壁,清除所有内容物,摘除内囊后用双套管负压引流,术后配合抗生素治疗。如感染严重,残腔大,引流量多,外囊壁增厚而不能塌陷以消灭残腔时,可在彻底清除内囊及内容物后,行外囊与空肠作侧侧 Y 形吻合建立内引流。

下列情况可考虑作肝部分切除术或肝叶切除术:术后囊腔长期不闭合或残留胆瘘;多个囊肿局限于肝的一叶或巨大囊肿已将该叶肝组织严重破坏;病变局限、囊壁坚厚或钙化而不易塌陷的较大囊肿,或囊肿继发感染形成慢性厚壁肝脓肿等。

当发生包虫囊肿破入腹腔时，应尽量吸除腹腔内的囊液和囊内容物，并放置橡胶管引流盆腔数日。对囊肿破入胆管内伴有胆道梗阻的病人，应切开胆总管，清除包虫囊内容物，并做胆总管引流。手术中应同时探查并处理肝包虫囊肿。对不能外科手术治疗或多次手术后复发不能根治者，可用阿苯达唑或甲苯达唑治疗。也可在手术前应用，以防止和复发。

另一种少见的、由泡状棘球绦虫引起的肝泡坏蚴病，肝明显肿大，表面呈葡萄状凹凸不平，极难与肝癌相鉴别，应予注意。病变局限者，可行肝切除术。

（雷俊阳）

第四节　腹腔镜技术在肝脏外科的应用

自 1991 年 Reich 等实施了世界首例腹腔镜肝切除术以来，随着腹腔镜技术的不断成熟，腹腔镜技术在肝脏疾病中的应用已逐步得到认可和推广。腹腔镜肝切除的范围已由肝缘、浅表病变的肝局部切除扩大到半肝乃至更大范围的规则性切除。目前国内外开展腹腔镜肝脏切除手术的难度、范围已基本处于同一发展水平，但与国外发达国家相比，国内开展腹腔镜肝切除的中心仍较少，手术的总体例数偏少，地域间发展水平亦有较大差别。目前已有的临床研究表明，随着腹腔镜操作技术的不断成熟，学习曲线的缩短，腹腔镜肝脏切除术中、术后并发症发生率已与开腹手术无明显差异并且具有创伤小、术后恢复快、对病人免疫功能影响小等特点。其在操作技术上的可行性、安全性已逐步得到证实。

1. 手术方式

（1）全腹腔镜肝脏切除术：完全通过腹腔镜完成肝脏切除，小切口仅用于取出标本。

（2）手助腹腔镜肝脏切除术：在腹腔镜手术操作过程中，通过腹壁小切口将手伸入腹腔进行辅助操作完成肝脏切除手术。

（3）腹腔镜辅助肝脏切除术：通过腹腔镜或手助腹腔镜完成部分操作，最后通过小切口完成肝脏切除。

2. 腹腔镜肝切除术的解剖学适用范围　局部切除适用于病变位于Ⅱ、Ⅲ、Ⅳb、Ⅴ、Ⅵ段的病灶。解剖性切除适用于左肝外叶、左半肝及右半肝切除。腹腔镜左、右半肝切除已被证明是可行的，但手术难度较大，应由经验丰富的外科医生及手术团队进行。对于位于Ⅰ、Ⅳa、Ⅶ、Ⅷ段的病灶进行的腹腔镜下切除及腹腔镜下左三叶、右三叶切除等，目前国内有些中心已经在做这些工作，但属于临床探索性研究的适用范围。

3. 腹腔镜肝切除手术适应证

（1）肝脏良性病变：肝内胆管结石、症状性血管瘤、有症状局灶性结节增生、腺瘤、多发性肝囊肿，病变局限于半肝内。

（2）肝脏恶性肿瘤：包括原发性肝癌，转移性肝脏肿瘤及其他恶性病变。为保证足够的切缘，建议适用于主要管道未被侵犯且直径<3cm 的病灶。如瘤体向肝外突出且能确保切缘，肿瘤直径适应证范围可扩大到 5cm。

（3）用于肝脏移植的活体供肝切除，包括左外叶、左半肝、右半肝供肝。属临床探索性研究的适用范围。

（4）不能排除恶性肿瘤的不确定病变。

4. 腹腔镜肝切除术禁忌证　任何开腹肝脏切除禁忌证；难以耐受气腹病人；腹腔内致

密粘连;病变过于接近大血管;病变过大,影响第一和第二肝门暴露和分离,无法安全进行腹腔镜下操作;肝门部侵犯以及门静脉癌栓。

5. 手术前准备 对患者全身状况进行全面评估,了解心、肺、肝、肾等重要脏器功能情况,明确有无手术禁忌证。通过影像学(B 超、CT、MRI)检查,了解病变的大小、范围和位置,明确能否行腹腔镜肝切除术以及需要切除的肝脏范围。若怀疑恶性肿瘤,需明确有无远处转移、肝门部侵犯以及门静脉癌栓。纠正贫血、低蛋白血症和水电解质酸碱代谢失衡,改善患者营养状态。所有腹腔镜肝脏切除术前都需做好转开腹准备,术前向患者及家属说明中转开腹的可能性。

6. 手术人员配备 手术者必须具有娴熟的腹腔镜技术和丰富的开腹行肝脏、胆道手术经验。要求腹腔镜肝脏手术主刀与助手(2 名)配合默契,手术组人员应固定,建立一致的学习曲线。麻醉医师相对固定。

7. 麻醉方式 常采用气管内插管全身麻醉,推荐全身麻醉复合硬膜外麻醉更为合适,因为硬膜外麻醉可阻断术中伤害性刺激的传入,降低应激反应的程度,病人术中呼吸、循环波动平稳,术后苏醒时间及苏醒质量优于单纯气管插管全麻。

8. 手术设备与手术器械

(1) 常规设备:高清晰度摄像与显示系统,全自动高流量气腹机,冲洗吸引装置,录像和图像储存设备,超声设备及腹腔镜可调节超声探头。

(2) 腹腔镜常规手术器械:气腹针、5 ~ 12mm 套管穿刺针(trocar)、分离钳、无损伤抓钳、单极电凝、双极电凝、剪刀、持针器、腹腔镜拉钩、一次性施夹钳及钛夹、生物蛋白胶、止血纱布及一次性取物袋。

(3) 分离和断肝器械:可选用包括超声刀(Harmonic scalpel),LPMOD,CUSA,Ligasure,Microwave tissue coagulators,Water jet dissector,TissueLink floating ball,Argon beam coagulator 等及内镜下切割闭合器,各单位可根据自身条件、已有手术经验选择断肝器械。

(4) 常规准备开腹手术器械。

9. 术中患者体位 一般采取仰卧位、头高脚低位,关于病人双下肢是否需要分开、术者站位可根据自身经验、习惯决定。

10. CO_2 气腹压力 CO_2 气腹压力建议维持在 12mmHg(1mmHg = 0. 133kPa)以下,应避免较大幅度的气腹压变化。

11. 操作孔的数量和位置 建议采用四孔法或五孔法切肝,对于部分外周较小病灶可选择性地采取三孔法切肝。操作孔位置根据需要处理的肝脏病变的位置而定,以利于手术操作、互不影响为原则(图 1-2-1)。

12. 术中腹腔镜超声探查 术中常规使用腹腔镜超声探查,优点是可定位肿瘤的位置及边界,避免肿瘤不全切除;特别是可明确肿瘤毗邻肝内血管及胆道的走向和关系,减少出现镜下难以控制大出血的风险;病灶切除后探查有无肿瘤残留及余肝血液供应情况(肝静脉是否通畅)。

13. 肝门血流阻断 目前无成熟、简单易行的腔镜下肝门阻断器械,不推荐进行常规腹腔镜下全入肝血流阻断。但对初开展的单位,建议还是行腹腔镜下全八肝血流阻断。手术及腹腔镜辅助肝脏切除中可选择应用肝门阻断。左、右半肝切除时,建议解剖左、右肝门作选择性阻断,即将左、右肝蒂游离后行单侧入肝血流阻断。可达到出血少且肝功能影响小的目的,见图 1-2-2。

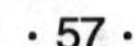

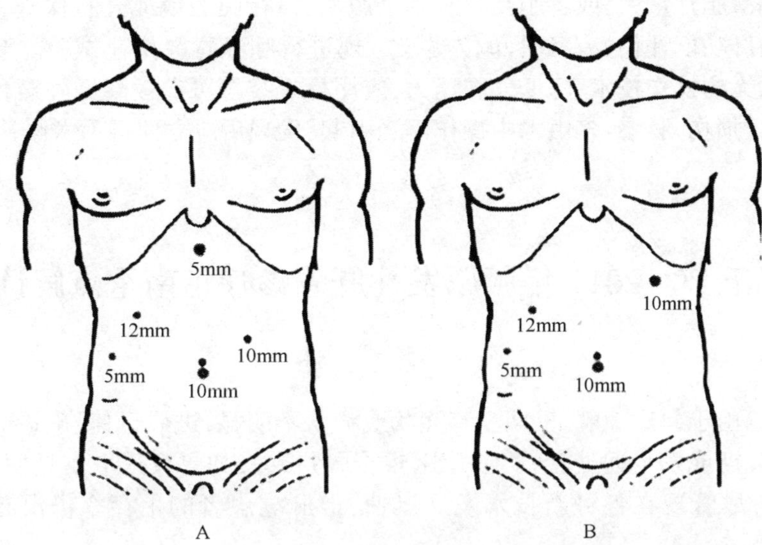

图 1-2-1 操作孔的数量和位置

注:观察孔位于脐上或脐下,主操作孔尽可能接近病变部位,病变在右肝者取右肋缘下,病变在左肝者取左锁骨中线肋缘下,副操作孔须与主操作孔及镜头保持一定距离,一般采用右锁骨中线肋缘下及右腋前线肋缘下附近,并可根据实际情况加做操作孔

14. 关于腹腔镜肝脏切除手术治疗恶性肿瘤 在治疗原则上,腹腔镜肝脏肿瘤手术同样必须遵循传统开腹手术的肿瘤根治原则,包括足够的切缘(距肿瘤边缘 2cm),及肿瘤操作的不接触原则。取出标本后应立即切开标本检查肿瘤是否完整切除,切除范围是否达到根治标准,必要时送术中冰冻检查进一步证实。

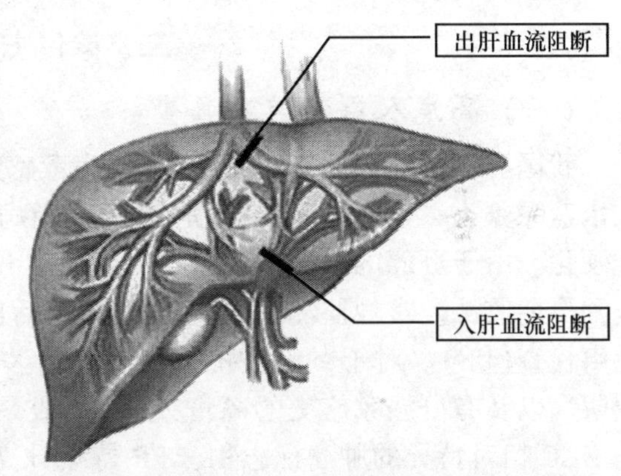

图 1-2-2 肝门血流阻断

注:腹腔镜下解剖第二肝门难度极大,各单位可根据自身条件选择性地进行腹腔镜下第二肝门解剖,肝静脉游离、阻断。如术中损伤肝静脉、下腔静脉可导致患者短时间内死亡

15. 肝实质的分离 各断肝工具均可用于分离肝实质,对于肝硬化肝脏,建议联合使用多种器械断肝。可根据肝内管道粗细的不同做相应处理。使用内镜下切割闭合器切肝必须保证切割组织内的大血管完整离断。

16. 肝创面的处理 主要为止血、防止胆漏。细小血管、胆管用电凝即可封闭,双极电凝具有很好的效果;经过反复电凝止血后出血仍未停止,应仔细观察创面,寻找出血点,用钛夹钳夹止血;如管道直径>2mm,需用钛夹处理。创面处理完后须再冲洗创面,确认无出血和胆漏。

17. 中转开腹 全腹腔镜或手助腔镜肝脏切除术时,如出血难以控制、出血量>800ml 或出现患者难以耐受气腹情况;或行全腹腔镜肝脏切除术时,因暴露不佳、病灶较大等情况,切除困难应立即中转开腹或扩大切口进行手术。

18. 常见的并发症 ①气栓:罕见但致命,术中应尽量避免损伤肝静脉。②出血:术后出现腹腔或肝创面出血应尽早行腹腔镜下探查、止血。③胆漏:漏胆汁量少且局限,则保持引流管通畅;如漏胆汁量大,或者胆汁弥漫到全腹腔,需行腹腔镜或开腹探查。④肝功能衰竭:应做好术前肝功能评估,有条件单位建议常规进行吲哚青绿排泄试验。⑤肿瘤腹腔及腹壁种植:注意无瘤操作技术、降低气腹压力,应用标本袋等可有效降低肿瘤种植和转移的发生率。⑥肠管损伤、肠瘘:多由术中操作不当引起,发现后应立即行手术修补。

(李敬东)

第五节 2011 年版原发性肝癌诊疗指南重点解读

一、概　　述

原发性肝癌由于起病隐匿,早期没有症状或症状不明显,进展迅速,确诊时大多数患者已经达到局部晚期或发生远处转移,治疗困难,预后很差,如果仅采取支持对症治疗,自然生存时间很短,尽管现在各种新技术发展迅速,但肝癌患者的生存率仍没有得到明显的提高。

原发性肝癌主要包括肝细胞癌(HCC)、肝内胆管细胞癌(ICC)和肝细胞癌-肝内胆管细胞癌混合型等不同病理类型,在其发病机制、生物学行为、组织学形态、临床表现、治疗方法以及预后等方面均有明显的不同;由于其中 HCC 占到 90% 以上,故本文所指的"肝癌"主要是指 HCC。

二、诊断技术和应用

(一) 高危人群的监测筛查

我国肝癌的病因因素,主要有肝炎病毒感染、食物黄曲霉毒素污染、长期酗酒以及农村饮水蓝绿藻类毒素污染等,其他肝脏代谢疾病、自身免疫性疾病以及隐源性肝病或隐源性肝硬化。由于肝癌的早期诊断对于有效治疗和长期生存至关重要,十分强调肝癌的早期筛查和早期监测。常规监测筛查指标主要包括血清甲胎蛋白(alpha-fetoprotein,AFP)和肝脏超声检查(US)。对于≥40 岁的男性或≥50 岁女性,具有 HBV 和/或 HCV 感染,嗜酒、合并糖尿病以及有肝癌家族史的高危人群,一般是每隔 6 个月进行一次检查。一般认为,AFP 是 HCC 相对特异的肿瘤标志物,AFP 持续升高是发生 HCC 的危险因素。

(二) 临床表现

1. 症状　肝癌的亚临床前期是指从病变开始至诊断亚临床肝癌之前,患者没有临床症状与体征,临床上难以发现,通常大约 10 个月时间。在肝癌亚临床期(早期),瘤体约 3 ~ 5cm,大多数患者仍无典型症状,诊断仍较困难,多为血清 AFP 普查发现,平均 8 个月左右,期间少数患者可以有上腹闷胀、腹痛、乏力和食欲不振等慢性基础肝病的相关症状。因此,对于具备高危因素,发生上述情况者,应该警惕肝癌的可能性。一旦出现典型症状,往往已达中、晚期肝癌,此时,病情发展迅速,共约 3 ~ 6 个月,其主要表现是:右上腹疼痛最常见,为本病的重要症状。食欲减退、消瘦等症状均无特征性。发热比较常见,多为持续性低热,37.5 ~ 38℃左右,也可呈不规则或间歇性、持续性或者弛张型高热,表现类似肝脓肿,但是发热前无寒战,抗生素治疗无效。如有肺部转移可以引起咳嗽、咯血;胸膜转移可以引起胸痛和血性胸腔积液;骨转移可以引起骨痛或病理性骨折等。如果患者出现黄疸、出血倾向(牙龈、鼻出血及皮下淤斑等)、上消化道出血、肝性脑病以及肝肾衰竭等,一般表明患者已经处于疾病晚期。

2. 体征 在肝癌早期,多数患者没有明显的相关阳性体征,仅少数患者体检可以发现轻度的肝大、黄疸和皮肤瘙痒,应是基础肝病的非特异性表现。中晚期肝癌,常见黄疸、肝脏肿大(质地硬,表面不平,伴有或不伴结节,血管杂音)和腹腔积液等。如果原有肝炎、肝硬化的背景,可以发现肝掌、蜘蛛痣、腹壁静脉曲张及脾脏肿大等。

3. 浸润和转移

(1) 肝内转移:肝癌最初多为肝内播散转移,易侵犯门静脉及分支并形成瘤栓,脱落后在肝内引起多发性转移灶。如果门静脉干支瘤栓阻塞,往往会引起或加重原有的门静脉高压。

(2) 肝外转移:血行转移,以肺转移最为多见,还可转移至胸膜、肾上腺、肾脏及骨骼等部位。淋巴转移,以肝门淋巴结转移最常见,也可转移至胰、脾和主动脉旁淋巴结,偶尔累及锁骨上淋巴结。种植转移,比较少见,偶可种植在腹膜、横膈及胸腔等处,引起血性的腹腔、胸腔积液;女性可发生卵巢转移,形成较大的肿块。

4. 常见并发症

(1) 上消化道出血:肝癌常有肝炎、肝硬化背景伴有门静脉高压,而门静脉和肝静脉癌栓可以进一步加重门脉高压,故常引起食管中下段或胃底静脉曲张裂破出血。若癌细胞侵犯胆管可致胆道出血、呕血和黑便。有的患者可因胃肠黏膜糜烂、溃疡和凝血功能障碍而广泛出血,大出血可以导致休克和肝性脑病。

(2) 肝病性肾病和肝性脑病(肝昏迷):往往是肝癌终末期的表现,常由消化道出血、大量利尿剂、电解质紊乱以及继发感染等诱发。

(3) 肝癌结节破裂出血:为肝癌最紧急而严重的并发症。癌灶晚期坏死液化可以发生自发破裂,也可因外力而破裂,故临床体检触诊时宜手法轻柔,切不可用力触压。癌结节破裂可以局限于肝包膜下,引起急骤疼痛,肝脏迅速增大,局部可触及软包块,若破溃入腹腔则引起急性腹痛和腹膜刺激征。少量出血可表现为血性腹腔积液,大量出血则可导致休克甚至迅速死亡。

(4) 继发感染:肝癌患者因长期消耗及卧床,抵抗力减弱,尤其在化疗或放疗之后白细胞降低时容易并发多种感染,如肺炎、肠道感染、真菌感染和败血症等。

(三) 辅助检查

1. 血液生化检查 肝癌可以出现门冬氨酸氨基转移酶(谷草转氨酶、AST 或 GOT)和谷氨酸氨基转移酶(谷丙转氨酶、ALT 或 GPT)、血清碱性磷酸酶(AKP)、乳酸脱氢酶(LDH)或胆红素的升高,白蛋白降低等肝功能异常,以及淋巴细胞亚群等免疫指标的改变。乙肝表面抗原(HBsAg)阳性或“二对半”五项定量检查(包括 HBsAg、HBeAg、HBeAb 和抗-HBc)阳性和/或丙肝抗体阳性(抗 HCVIgG、抗 HCVst、抗 HCVns 和抗 HCVIgM)都是肝炎病毒感染的重要标志;而 HBV DNA 和 HCV mRNA 可以反映肝炎病毒载量。

2. 肿瘤标志物检查 血清 AFP 及其异质体是诊断肝癌的重要指标和特异性最强的肿瘤标记物,国内常用于肝癌的普查、早期诊断、术后监测和随访。对于 AFP ≥400μg/L 超过 1 个月,或≥200μg/L 持续 2 个月,排除妊娠、生殖腺胚胎癌和活动性肝病,应该高度怀疑肝癌;关键是同期进行影像学检查(CT/MRI)是否具有肝癌特征性占位。尚有 30%~40% 的肝癌病人 AFP 检测呈阴性,包括 ICC、高分化和低分化 HCC,或 HCC 已坏死液化者,AFP 均可不增高。因此,仅靠 AFP 不能诊断所有的肝癌,AFP 对肝癌诊断的阳性率一般为 60%~

70%，有时差异较大，强调需要定期检测和动态观察，并且要借助于影像学检查甚至 B 超导引下的穿刺活检等手段来明确诊断。

3. 影像学检查

（1）腹部超声（US）检查：因操作简便、直观、无创性和价廉，US 检查已成为肝脏检查最常用的重要方法。该方法可以确定肝内有无占位性病变，提示其性质，鉴别是液性或实质性占位，明确癌灶在肝内的具体位置及其与肝内重要血管的关系，以用于指导治疗方法的选择及手术的进行；有助于了解肝癌在肝内以及邻近组织器官的播散与浸润。对于肝癌与肝囊肿、肝血管瘤等疾病的鉴别诊断具有较大参考价值。实时 US 造影（超声造影 CEUS）可以动态观察病灶的血流动力学情况，有助于提高定性诊断，但是应该注意对于 ICC 患者可呈假阳性；而术中 US 直接从开腹后的肝脏表面探查，能够避免超声衰减和腹壁、肋骨的干扰，可发现术前影像学检查未能发现的肝内小病灶。

（2）CT：目前是肝癌诊断和鉴别诊断最重要的影像检查方法，用来观察肝癌形态及血供状况，肝癌的检出、定性、分期以及肝癌治疗后复查。能够进行多期动态增强扫描，最小扫描层厚为 0.5mm，显著提高了肝癌小病灶的检出率和定性准确性。

（3）MRI：无放射性辐射，组织分辨率高，可以多方位、多序列成像，对肝癌病灶内部的组织结构变化如出血坏死、脂肪变性以及包膜的显示和分辨率均优于 CT 和 US。对良、恶性肝内占位，尤其与血管瘤的鉴别，可能优于 CT；同时，无需增强即能显示门静脉和肝静脉的分支；对于小肝癌 MRI 优于 CT，目前证据较多。

上述三种重要的影像学检查技术，各有特点，优势互补，应该强调综合检查，全面评估。

（4）选择性肝动脉造影（DSA）：目前多采用数字减影血管造影，可以明确显示肝脏小病灶及其血供情况，同时可进行化疗和碘油栓塞等治疗。肝癌在 DSA 的主要表现为：①肿瘤血管，出现于早期动脉相；②肿瘤染色，出现于实质相；③较大肿瘤可见肝内动脉移位、拉直、扭曲等；④肝内动脉受肝瘤侵犯可呈锯齿状、串珠状或僵硬状态；⑤动静脉瘘；“池状”或“湖状”造影剂充盈区等。

DSA 检查意义不仅在于诊断和鉴别诊断，在术前或治疗前可用于估计病变范围，特别是了解肝内播散的子结节情况；也可为血管解剖变异和重要血管的解剖关系以及门静脉浸润提供正确客观的信息，对于判断手术切除的可能性和彻底性以及决定合理的治疗方案有重要价值。DSA 是一种侵入性创伤性检查，可用于其他检查后仍未能确诊的患者。此外，对于可切除的肝癌，即使影像学上表现为局限性可切除肝癌，也有学者提倡进行术前 DSA，可能发现其他影像学手段无法发现的病灶和明确有无血管侵犯。

（5）正电子发射计算机断层成像（PET-CT）：PET-CT 是将 PET 与 CT 融为一体而成的功能分子影像成像系统，既可由 PET 功能显像反映肝脏占位的生化代谢信息，又可通过 CT 形态显像进行病灶的精确解剖定位，并且同时全身扫描可以了解整体状况和评估转移情况，达到早期发现病灶的目的，同时可了解肿瘤治疗前后的大小和代谢变化。但是，PET-CT 肝癌临床诊断的敏感性和特异性还需进一步提高，且在我国大多数医院尚未普及应用，不推荐其作为肝癌诊断的常规检查方法。

（6）发射单光子计算机断层扫描仪（ECT）：ECT 全身骨显像有助于肝癌骨转移的诊断，可较 X 线和 CT 检查提前 3 ~ 6 个月发现骨转移癌。

（7）肝穿刺活检：在超声引导下经皮肝穿刺空芯针活检（core biopsy）或细针穿刺（Fine needle aspiration，FNA），进行组织学或细胞学检查，可以获得肝癌的病理学诊断依据以及了解分子标志物等情况，对于明确诊断病理类型、判断病情、指导治疗以及评估预后都非常重要，近年来越来越多地被采用，但是此检查也有一定的局限性和危险性。肝穿刺活检时，应注意防止肝脏出血和针道癌细胞种植；禁忌证是有明显出血倾向，患有严重心、肺、脑、肾疾患和全身衰竭的患者。

三、肝癌的诊断标准

1. 病理学诊断标准　肝脏占位病灶或者肝外转移灶活检或手术切除组织标本，经病理组织学和/或细胞学检查诊断为 HCC，此为金标准。

2. 临床诊断标准　在所有的实体瘤中，唯有 HCC 可采用临床诊断标准，国内、外都认可，非侵袭性、简易方便和可操作强，一般认为主要取决于三大因素，即慢性肝病背景、影像学检查结果以及血清 AFP 水平；宜从严掌握和联合分析，要求在同时满足以下条件中的(1)+(2)a 两项或者(1)+(2)b+(3)三项时，可以确立 HCC 的临床诊断。

(1) 具有肝硬化以及 HBV 和/或 HCV 感染(HBV 和/或 HCV 抗原阳性)的证据。

(2) 典型的 HCC 影像学特征：同期多排 CT 扫描和/或动态对比增强 MRI 检查显示肝脏占位在动脉期快速不均质血管强化(arterial hypervascularity)，而静脉期或延迟期快速洗脱(venous or delayed phase washout)。

a. 如果肝脏占位直径≥2cm，CT 和 MRI 两项影像学检查中有一项显示肝脏占位具有上述肝癌的特征，即可诊断 HCC。

b. 如果肝脏占位直径为 1～2cm，则需要 CT 和 MRI 两项影像学检查都显示肝脏占位具有上述肝癌的特征，方可诊断 HCC，以加强诊断的特异性。

(3) 血清 AFP≥400μg/L 持续 1 个月或≥200μg/L 持续 2 个月，并能排除其他原因引起的 AFP 升高，包括妊娠、生殖系胚胎源性肿瘤、活动性肝病及继发性肝癌等。

四、注意事项和说明

(1) 目前强调对于肝脏占位进行多排 CT 扫描和/或动态对比增强 MRI 检查，并且应该在富有经验的影像学中心进行；同时，认为确切的 HCC 影像学诊断，需要进行平扫期、动脉期、静脉期和延迟期的四期扫描检查，病灶局部应 5mm 薄扫，并且高度重视影像学检查动脉期强化的重要作用。HCC 的特点是动脉早期病灶即可明显强化，密度高于正常肝组织，静脉期强化迅速消失，密度低于周围正常肝组织。如果肝脏占位影像学特征不典型，或 CT 和 MRI 两项检查显像不一致，应进行肝穿刺活检，但即使阴性结果并不能完全排除，仍然需要随访观察。

(2) 国内外临床观察和研究结果均提示，血清 AFP 在部分 ICC 和胃肠癌肝转移患者中也可升高，并且 ICC 也多伴有肝硬化。尽管 ICC 的发病率远低于 HCC，但两者均常见于肝硬化患者，因此，肝占位性病变伴 AFP 升高并不一定就是 HCC，需要仔细地加以鉴别。在我国和亚太区大部分国家，AFP 明显升高患者多为 HCC，与 ICC 相比仍有鉴别价值，故在此沿用作为 HCC 的诊断指标。

(3) 对于血清 AFP≥400μg/L，而 B 超检查未发现肝脏占位者，应注意排除妊娠、生殖系胚胎源性肿瘤、活动性肝病及胃肠道肝样腺癌等；如果能够排除，必须及时进行多排 CT 和/或动态对比增强 MRI 扫描。如呈现典型的 HCC 影像学特征(动脉期血管丰富，而在门静脉期或延迟期消退)，则即可诊断 HCC。如检查结果或血管影像并不典型，应采用其他的影像模式进行对比增强检查,或对病灶进行肝活检。单纯的动脉期强化而无静脉期的消退对于诊断 HCC 证据不充分。如果 AFP 升高,但未达到诊断水平,除了应该排除上述可能引起 AFP 增高的情况外,还必须严密观察和追踪 AFP 的变化,将 B 超检查间隔缩短至 1 ~ 2 个月,需要时进行 CT 和/或 MRI 动态观察。如果高度怀疑肝癌,建议进一步做选择性肝动脉造影(DSA)检查,必要时可酌情进行肝穿刺活检。

(4) 对于有肝脏占位性病变,但是血清 AFP 无升高,且影像学检查无肝癌影像学特征者,如果直径<1cm,可以严密观察。如果肝脏占位在动态显像中未见血管增强,则恶性的可能性不大。如果占位逐渐增大,或达到直径≥2cm,应进行 B 超引导下肝穿刺活检等进一步检查。即使肝活检结果阴性,也不宜轻易否定,要追踪随访;应每间隔 6 个月进行影像学随访,直至该病灶消失、增大或呈现 HCC 诊断特征;如病灶增大,但仍无典型的 HCC 改变,可以考虑重复进行肝活检。

(5) 我国的 HCC 中,5% ~ 20% 的患者并没有肝硬化背景,约 10% 的患者无 HBV/HCV 感染的证据,约 30% 的患者血清 AFP 始终<200μg/L;同时,影像学上 HCC 大多数具有富血管性特征,但是确有少数表现为乏血管性。另外,在欧美国家,非酒精性脂肪性肝炎(NASH)患者可发展为肝硬化,进而发生 HCC(NASH 相关 HCC),已有较多报道,而我国尚缺乏有关数据。

五、鉴别诊断

1. 血清 AFP 阳性时,HCC 应该与下列疾病进行鉴别

(1) 慢性肝病:如肝炎、肝硬化,应对患者的血清 AFP 水平进行动态观察。肝病活动时 AFP 多与 ALT 同向活动,且多为一过性升高或呈反复波动性,一般不超过 400μg/L,时间也较短暂。应结合肝功能检查,作全面观察分析,如果 AFP 与 ALT 两者的曲线分离,AFP 上升而 SGPT 下降,即 AFP 与 ALT 异向活动和(或)AFP 持续高浓度,则应警惕 HCC 的可能。

(2) 妊娠、生殖腺或胚胎型等肿瘤:鉴别主要通过病史、体检、腹盆腔 B 超和 CT 检查。

(3) 消化系统肿瘤:某些发生于胃肠以及胰腺的腺癌也可引起血清 AFP 升高,称为肝样腺癌(hepatoid adenocarcinoma)。鉴别诊断时,除了详细了解病史、体检和影像学检查外,测定血清 AFP 异质体有助于鉴别肿瘤的来源。如胃肝样腺癌时,AFP 以扁豆凝集素非结合型为主。

2. 血清 AFP 阴性时,HCC 应该与下列疾病进行鉴别

(1) 继发性肝癌:多见于消化道肿瘤转移,还常见于肺癌和乳腺癌。患者可以无肝病背景,了解病史可能有便血、饱胀不适、贫血及体重下降等消化道肿瘤表现,血清 AFP 正常,而 CEA、CA19-9、CA50、CA724 以及 CA242 等消化道肿瘤标志物可能升高。影像学检查特点如下:

1) 常为多发性占位,而 HCC 多为单发。

2) 典型的转移瘤影像,可见“牛眼征”(肿物周边有晕环,中央缺乏血供而呈低回声或低密度)。

3) 增强 CT 或 DSA 造影可见肿瘤血管较少,血供没有 HCC 丰富。

4) 消化道内窥镜或 X 线造影检查可能发现胃肠道的原发癌灶病变。

(2) 肝内胆管细胞癌(ICC):是原发性肝癌的少见病理类型,好发年龄为 30 ~ 50 岁,临床症状无特异性,患者多无肝病背景,多数 AFP 不高,而 CEA 和 CA19-9 等肿瘤标志物也可能升高。影像学检查 CT 平扫表现常为大小不一的分叶状或类圆形低密度区，密度不均匀，边缘一般模糊或不清楚，但是最有意义的是 CT 增强扫描可见肝脏占位的血供不如 HCC 丰富，且纤维成分较多，有延迟强化现象，呈“快进慢出”特点，周边有时可见肝内胆管不规则扩张；还可有局部肝叶萎缩，肝包膜呈内陷改变，有时肝肿瘤实质内有线状高密度影（线状征）。影像学检查确诊率不高，主要依赖手术后病理检查证实。

（3）肝肉瘤：常无肝病背景，影像学检查显示为血供丰富的均质实性占位，不易与 AFP 阴性的 HCC 相鉴别。

（4）肝脏良性病变

1）肝腺瘤：常无肝病背景，女性多，常有口服避孕药史，与高分化的 HCC 不易鉴别，对鉴别较有意义的检查是 ^{99m}Tc 核素扫描，肝腺瘤能摄取核素，且延迟相表现为强阳性显像。

2）肝血管瘤：常无肝病背景，女性多，CT 增强扫描可见自占位周边开始强化充填，呈“快进慢出”，与 HCC 的“快进快出”区别，MRI 可见典型的“灯泡征”。

3）肝脓肿：常有痢疾或化脓性疾病史而无肝病史，有或曾经有感染表现，有发热、外周血白细胞和中性粒细胞增多等，脓肿相应部位的胸壁常有局限性水肿、压痛及右上腹肌紧张等改变。B 超检查在未液化或脓稠时常与肝癌混淆，在液化后则呈液性暗区，应与肝癌的中央坏死鉴别；DSA 造影无肿瘤血管与染色。必要时可在压痛点作细针穿刺。

4）肝包虫：肝脏进行性肿大，质地坚硬和结节感，晚期肝脏大部分被破坏，临床表现极似肝癌，但本病一般病程较长，常具有多年病史，进展较缓慢，叩诊有震颤即“包虫囊震颤”是特征性表现，往往有流行牧区居住及与狗、羊接触史，包虫皮内试验（Casoni 试验）为特异性试验，阳性率达 90%～95%，B 超检查在囊性占位腔内可发现漂浮子囊的强回声，CT 有时可见囊壁钙化的头结。由于可诱发严重的过敏反应，不宜行穿刺活检。

六、病理学诊断

病理组织学和/或细胞学检查是肝癌的诊断金标准的依据，但是在进行病理学诊断时仍然必须重视与临床证据相结合，全面了解患者的 HBV/HCV 感染情况、血清 AFP 和其他肿瘤标志物的检测结果以及肝占位的影像学特征等情况。目前，基于基因组学、蛋白组学和代谢酶学等现代分子生物学新技术的检查手段正在建立和应用，将具有更高的特异性和准确性，并可能有助于预测肿瘤对治疗反应、转移复发倾向以及预后。在病理诊断时，应明确以下三种主要病理类型以及注意到其他少见类型癌。

1. 肝细胞癌（HCC）　占原发性肝癌的 90% 以上，是最常见的病理类型。

（1）大体分型：可分为结节型、巨块型和弥漫型；也可以参考中国肝癌病理研究协作组 1977 年制定的“五大型六亚型”分类。瘤体直径<1cm 称为微小癌，1～3cm 称为小肝癌，3～5cm 称为中肝癌，5～10cm 称为大肝癌，>10cm 称为巨块型肝癌，而全肝散在分布小癌灶（类似肝硬化结节）称为弥漫型肝癌。目前，我国的小肝癌标准是：单个癌结节最大直径≤3cm；多个癌结节数目不超过 2 个，其最大直径总和≤3cm。小肝癌除了体积小，多以单结节性、膨胀性生长为主，与周围肝组织的分界清楚或有包膜形成，具有生长较慢、恶性程度较低、发生转移的可能性小以及预后较好等特点。

（2）癌细胞的分化程度，可以采用经典的 Edmondson-Steiner 肝癌四级分级法，或分为好、中、差三级。

（3）代表性免疫组化标志物：肝细胞抗原（Hep Par1）示细胞质阳性，多克隆性癌胚抗原

(pCEA)示细胞膜毛细胆管阳性,CD34 示肝窦微血管弥漫性分布,磷脂酰肌醇蛋白-3(GPC-3)通常在 HCC 癌细胞的细胞质内表达。对于小病灶的肝活检组织病理学检查,应由经验丰富的病理学家实施和评估;可以进行 GPC-3、热休克蛋白 70(HSP)和谷氨酰胺合成酶(GS)染色,如 3 项中有 2 项阳性可以诊断为 HCC。

2. 肝内胆管癌(ICC)　较少见,起源于胆管二级分支以及远肝内胆管上皮细胞,一般仅占原发性肝癌的≤5%。

(1) 大体分型:分为结节型、管周浸润型、结节浸润型和管内生长型。

(2) 组织学特点:以腺癌结构为主,癌细胞排列成类似胆管的腺腔状,但腺腔内无胆汁却分泌黏液。癌细胞呈立方形或低柱状,癌细胞周围含有较多的纤维组织。也可出现多种细胞学和组织学上的特殊类型,若出现梁索状排列可类似肝细胞癌,需要注意鉴别。癌细胞分化程度可分为好、中、差三级。

(3) 代表性的标志物:免疫组化检查细胞角蛋白 19(CK19)和黏糖蛋白-1(MUC-1),可显示细胞质阳性。

3. 混合型肝癌　即 HCC-ICC 混合型肝癌,比较少见,在一个肝肿瘤结节内,同时存在 HCC 和 ICC 两种成分,二者混杂分布,界限不清,分别表达各自的免疫组化标志物。

4. 其他类型　原发性肝癌中还有些少见类型肝癌,如透明细胞型、巨细胞型、硬化型和肝纤维板层癌(fibrolamellar carcinoma of liver,FLC)等。其中,FLC 为 HCC 的一种特殊和少见的组织学亚型,其特点是多见于 35 岁以下的年轻患者,通常没有乙型肝炎病毒感染及肝硬化背景,恶性程度较 HCC 低,且肿瘤常较局限,因此本病通常可有手术切除的机会,预后较好。

5. 病理报告的主要内容　肝癌的病理报告强调规范化和标准化,内容应包括肿瘤大小和数目、生长方式、病理分型、血管癌栓、组织学类型、分化程度、包膜侵犯、卫星灶、手术切缘、癌旁肝组织(慢性肝炎的病理分级与分期以及肝硬化的类型)、免疫组化以及分子病理学指标等。此外,还可附有与肝癌药物靶向治疗、生物学行为以及判断预后等相关的分子标志物的检测结果,提供临床参考。

6. 肝癌的分期

(1) TNM 分期(UICC/AJCC,2010 年)

T——原发病灶

Tx:原发肿瘤不能测定

T0:无原发肿瘤的证据

T1:孤立肿瘤没有血管受侵

T2:孤立肿瘤,有血管受侵或多发肿瘤直径≤5cm

T3a:多发肿瘤直径>5cm

T3b:孤立肿瘤或多发肿瘤侵及门静脉或肝静脉主要分支

T4:肿瘤直接侵及周围组织,或致胆囊或脏器穿孔

N——区域淋巴结

Nx:区域内淋巴结不能测定

N0:无淋巴结转移

N1:区域淋巴结转移

M——远处转移

Mx:远处转移不能测定

M0:无远处转移

M1:有远处转移

分期:

Ⅰ期: T1N0M0

Ⅱ期:T2N0M0

ⅢA期:T3aN0M0

ⅢB期:T3bN0M0

ⅢC期:T4,N0M0

ⅣA期:任何T,N1M0

ⅣB期:任何T,任何N,M1

TNM分期主要根据肿瘤的大小、数目、血管侵犯、淋巴结侵犯和有无远处转移而分为Ⅰ期~Ⅳ期,由低到高反映了肿瘤的严重程度;其优点是对肝癌的发展情况做了详细的描述,最为规范,然而TNM分期在国际上被认可程度却较低,原因在于:

1) 多数肝癌患者合并有严重的肝硬化,该分期没有对肝功能进行描述,而治疗HCC时非常强调肝功能代偿,肝功能显著地影响治疗方法的选择和预后的判断。

2) 对于HCC的治疗和预后至关重要的血管侵犯,在治疗前(特别是手术前)一般难以准确判断。

3) 各版TNM分期的变化较大,难以比较和评价。

(2) BCLC分期(巴塞罗那临床肝癌分期,2010)(表1-2-1)

表1-2-1　HCC的BCLC分期

期别	PS评分	肿瘤状态		肝功能状态
		肿瘤数目	肿瘤大小	
0期:极早期	0	单个	<2cm	没有门脉高压
A期:早期	0	单个	任何	Child-Pugh A-B
		3个以内	<3cm	Child-Pugh A-B
B期:中期	0	多结节肿瘤	任何	Child-Pugh A-B
C期:进展期	1~2	门脉侵犯或N1、M1	任何	Child-Pugh A-B
D期:终末期	3~4	任何	任何	Child-Pugh C

BCLC分期与治疗策略,比较全面地考虑了肿瘤、肝功能和全身情况,与治疗原则联系起来,并且具有循证医学高级别证据的支持,目前已在全球范围被广泛采用。但是,亚洲(不包括日本和印尼)与西方国家的HCC具有高度异质性,在病因学、分期、生物学恶性行为、诊治(治疗观念和临床实践指南)以及预后等方面都存在明显差异。同时,我国有许多外科医师认为BCLC分期与治疗策略对于手术指征控制过严,不太适合中国的国情和临床实际,仅作为重要参考。

(3) 肝脏储备功能评估:通常采用Child-Pugh分级(表1-2-2)和吲哚氰绿(ICG)清除试验等综合评价肝实质功能。肝脏体积可作为反映肝脏储备功能的一项重要指标,能够客观反映肝脏的大小和肝实质的容量,间接反映肝脏的血流灌注和代谢能力,客观评估患者肝脏对手术的承受能力,有助于指导选择合适的手术方式。对于肿瘤直径>3cm的肝癌,可以采用 CT 和/或 MRI 扫描，计算预期切除后剩余肝脏的体积。标准残肝体积则是评估肝切除术患者肝脏储备功能的有效且简便的方法，对预测患者术后发生肝功能损害的程度及避免患者术后发生肝功能衰竭有重要的临床指导作用。采用 CT 扫描测定国人的标准残肝体积（standard remnant liver volume，SRLV）<416ml/m^2 者，肝癌切除术后中、重度肝功能代偿不全发生率比较高。

ICG 清除试验主要是反映肝细胞摄取能力（有功能的肝细胞量）及肝血流量，重复性较好。一次静脉注射 0.5mg/kg 体重，测定 15 分钟时 ICG 在血中的潴留率（ICG-R15），正常值<12%，或通过清除曲线测定肝血流量。

表 1-2-2　Child-Pugh 分级（1972 年）

项目	1 分	2 分	3 分
血清胆红素（mg%）	<2.0	2.0～3.0	>3.0
胆汁性肝硬化	<4.0	4.0～10.0	>10.0
血浆白蛋白（g%）	>3.5	2.8～3.5	<2.8
凝血酶原时间延长（s）	1～4	4～6	>6
腹水	无	轻	重
脑病	无	1～2 度	3～4 度

注：A 级 5～6 分，B 级 7～9 分，C 级 10～15 分

7. 外科治疗　肝癌的手术治疗主要包括肝切除术和肝移植术。

（1）肝切除术：肝切除术的基本原则：彻底性，最大限度地完整切除肿瘤，使切缘无残留肿瘤；安全性，最大限度地保留正常肝组织，降低手术死亡率及手术并发症。术前的选择和评估、手术细节的改进及术后复发转移的防治等是中晚期肝癌手术治疗的关键点。在术前应对肝功能储备进行全面评价，通常采用 Child-Pugh 分级和 ICG 清除试验等综合评价肝实质功能，采用 CT 和/或 MRI 去计算余肝的体积。

中晚期 HCC 多为直径>10cm 的单发肿瘤、多发肿瘤、伴门静脉或肝静脉癌栓或伴胆管癌栓。因为仅在患者一般情况好，且肝储备功能满意时才考虑肝切除手术，故无论采用何种分期，只有小部分中晚期 HCC 适于手术。肝功能（Child-Pugh）评分和吲哚氰绿 15 分钟潴留率（ICG15）是常用的肝储备功能评估方法。BCLC 学组还提倡使用肝静脉压力梯度（HVPG）评估门静脉高压程度。对于中晚期 HCC，一般 Child-Pugh 为 A 级、HVPG<12mmHg 且 ICG15<20% 代表肝储备功能良好且门静脉高压在可接受范围。在此基础上，再利用影像学技术估算预期切除后的余肝体积，余肝体积须占标准肝体积的 40% 以上，才可保证手术安全。可手术切除的中晚期 HCC 患者术后长期生存率显著高于非手术或姑息治疗者。

（2）肝切除术方法分类：肝切除术包括根治性切除和姑息性切除。一般认为，根据手术完善程度，可将肝癌根治切除标准分为 3 级。其中，Ⅰ级标准：完整切除肉眼所见肿瘤，切缘无残癌。Ⅱ级标准：在Ⅰ级标准基础上增加 4 项条件：肿瘤数目≤2 个；无门脉主干及一级分支、总肝管及一级分支、肝静脉主干及下腔静脉癌栓；无肝门淋巴结转移；无肝外转移。Ⅲ级标准：在Ⅱ级标准基础上，增加术后随访结果的阴性条件，即术前血清 AFP 增高者，术后 2 个月内 AFP 应降至正常和影像学检查未见肿瘤残存。

（3）肝切除术的适应证

1）患者的基本条件：主要是全身状况可以耐受手术；肝脏病灶可以切除；预留肝脏功能

可以充分代偿。具体包括：一般情况良好，无明显心、肺、肾等重要脏器器质性病变；肝功能正常，或仅有轻度损害（Child-Pugh A 级），或肝功能分级属 B 级，经短期护肝治疗后恢复到 A 级；肝储备功能（如 ICGR15）基本在正常范围以内；无不可切除的肝外转移性肿瘤。一般认为 ICG15<14%，可作为安全进行肝大块切除术而肝功衰竭发生概率低的界限。

2）根治性肝切除的局部病变，必须满足下列条件：

A. 单发肝癌，表面较光滑，周围界限较清楚或有假包膜形成，受肿瘤破坏的肝组织<30%；或受肿瘤破坏的肝组织>30%，但是无瘤侧肝脏明显代偿性增大，达到标准肝体积的 50% 以上。

B. 多发性肿瘤，结节<3 个，且局限在肝脏的一段或一叶内。对于多发性肝癌，相关研究均显示，在满足手术条件下，肿瘤数目<3 个的多发性肝癌患者可从手术显著获益；若肿瘤数目>3 个，即使已手术切除，其疗效也并不优于肝动脉介入栓塞等非手术治疗。

3）姑息性肝切除的局部病变，必须符合下列条件：

A. 3～5 个多发性肿瘤，超越半肝范围者，行多处局限性切除。

B. 肿瘤局限于相邻的 2～3 个肝段或半肝内，无瘤肝组织明显代偿性增大，达到标准肝体积的 50% 以上。

C. 肝中央区（中叶或Ⅳ、Ⅴ、Ⅷ段）肝癌，无瘤肝组织明显代偿性增大，达到标准肝体积的 50% 以上。

D. 肝门部有淋巴结转移者，切除肿瘤同时行淋巴结清扫或术后治疗。

E. 周围脏器受侵犯者一并切除。

姑息性肝切除还涉及以下几种情况：肝癌合并门静脉癌栓（PVTT）和（或）腔静脉癌栓、肝癌合并胆管癌栓、肝癌合并肝硬化门脉高压、难切性肝癌的切除。每种情况均有其对应手术治疗适应证（表 1-2-3）。肝癌伴门静脉癌栓是中晚期 HCC 的常见表现。在这部分患者中，若肿瘤局限于半肝，且预期术中癌栓可取净，可考虑手术切除肿瘤并经门静脉取栓，术后再结合介入栓塞及门静脉化疗。肝癌侵犯胆管形成胆管癌栓也较常见，致使患者黄疸明显。须注意鉴别黄疸性质，对于癌栓形成的梗阻性黄疸，如能手术切除肿瘤并取净癌栓，可很快解除黄疸，故黄疸不是手术的明显禁忌证。此外，对于不适宜姑息性切除的肝癌，应考虑姑息性非切除外科治疗，如术中肝动脉结扎和（或）肝动脉、门静脉插管化疗等。对于肝内微小病灶的治疗值得关注。部分微小病灶经影像学检查或术中探查都不能发现，致使肝切除后的复发率升高。如果怀疑切除不彻底，那么术后采用 TACE 是理想的选择，除了治疗的意义外，还有检查残留癌灶的意义。如有残留癌灶，应及时采取补救措施。术后病例应作肝炎病毒载量（HBV DNA 和/或 HCV RNA）检查；如有指征，应积极进行抗病毒治疗，以减少肝癌再发的可能。

（4）改进手术技术：原则上肝脏储备功能足够，没有肝外转移、大血管侵犯和门静脉癌栓的单发肿瘤应考虑肝切除术；技术上可行、符合上述条件的多发肿瘤，也应考虑肝切除术。但是中晚期肝癌、尤其是巨大或多发肿瘤的手术复杂且根治性切除率仍然比较低。

提高肝肿瘤可切除性的手段有：术前经肝动脉化疗栓塞可使部分患者的肿瘤缩小后再切除；经门静脉栓塞主瘤所在肝叶，使余肝代偿性增大后再切除，临床报告其毒副反应不多，较为安全有效。对于巨大肿瘤，可采用不游离肝周韧带的前径路肝切除法，直接离断肝实质及肝内管道，最后再游离韧带并移除肿瘤。对于多发性肿瘤，可采用手术切除结合术中消融（如术中射频等）方式治疗，切除肝脏边缘肿瘤，射频处理深部肿瘤。对于门静脉或肝静脉癌栓者，行门静脉取栓术时须阻断健侧门静脉血流，防止癌栓播散。对于肝静脉癌栓者，可行全肝血流阻断，尽可能整块去除癌栓。对于肝癌伴胆管癌栓者，在去除癌栓的同时，若肿瘤已部分侵犯胆管壁，则应同时切除受累胆管并重建胆道，以降低局部复发率。

表 1-2-3 原发性肝癌姑息性肝切除适应证

肝癌病变情况	姑息性肝切除适应证
肝癌合并门静脉癌栓（PVTT）和（或）腔静脉癌栓	门静脉主干切开取癌栓术，同时作姑息性肝切除 按原发性肝癌肝切除手术适应证的标准判断，肿瘤是可切除的 癌栓充满门静脉主支或/和主干，进一步发展，很快将危及患者生命 估计癌栓形成的时间较短，尚未发生机化 如作半肝切除，可开放门静脉残端取癌栓 如癌栓位于肝段以上小的门静脉分支内，可在切除肝肿瘤的同时连同该段门静脉分支一并切除 如术中发现肿瘤不可切除，可在门静脉主干切开取癌栓术后，术中作选择性肝动脉插管栓塞化疗或门静脉插管化疗、冷冻或射频治疗等 合并腔静脉癌栓时，可在全肝血流阻断下，切开腔静脉取癌栓，并同时切除肝肿瘤
原发性肝癌合并胆管癌栓	患者一般情况： 基本要求同肝切除术 这种患者有阻塞性黄疸，不能完全按 Child-Pugh 分级判断肝功能，应强调患者全身情况、A/G 比值和凝血酶原时间等 局部病变情况： 胆总管切开取癌栓术，同时作姑息性肝切除 按原发性肝癌肝切除手术适应证的标准判断，肿瘤是可切除的 癌栓位于左肝管或右肝管、肝总管、胆总管 癌栓未侵及健侧二级以上胆管分支 估计癌栓形成的时间较短，尚未发生机化 如癌栓位于肝段以上小的肝管分支内，可在切除肝肿瘤的同时连同该段肝管分支一并切除 如术中发现肿瘤不可切除，可在切开胆总管取癌栓术后，术中作选择性肝动脉插管栓塞化疗、冷冻治疗或射频治疗等
原发性肝癌合并肝硬化门静脉高压症	可切除的肝癌： 有明显脾肿大、脾功能亢进表现者，可同时作脾切除术 有明显食道胃底静脉曲张，特别是发生过食道胃底曲张静脉破裂大出血者，可考虑同时作贲门周围血管离断术 有严重胃黏膜病变者，可考虑作脾肾分流术或其他类型的选择性门腔分流术 不可切除的肝癌： 有明显脾肿大、脾功能亢进表现，无明显食道胃底静脉曲张者，作脾切除的同时，在术中作选择性肝动脉栓塞化疗、冷冻治疗或射频治疗等 有明显食道胃底静脉曲张，特别是发生过食道胃底静脉破裂大出血，无严重胃黏膜病变，可作脾切除，或脾动脉结扎加冠状静脉缝扎术；是否作断流术，根据患者术中所见决定。肝癌可术中作射频或冷冻治疗，不宜作肝动脉插管栓塞化疗

(5) 防止术后转移复发：中晚期肝癌手术切除后复发转移率很高，这与术前可能已存在微小播散灶或者多中心发生有关。一旦复发，往往再难有切除机会，可以采取局部非手术治疗和系统治疗等控制肿瘤发展，延长患者生存期。对于高危复发者，临床研究证实术后预防性介入栓塞治疗有一定的效果，能发现并控制术后肝内微小残癌。尽管有临床随机研究提示，α 干扰素可预防复发，但是其对远期复发率及不同类型肝炎患者的影响仍有争议，目前还不是公认的预防复发的标准治疗方法。

(6) 手术禁忌证：心肺功能差或合并其他重要器官系统严重疾病，不能耐受手术者；肝硬化严重，肝功能差，Child-Pugh C 级；已经存在肝外转移。

8. 肝移植术

(1) 肝移植术的选择标准：目前，在我国对于肝癌进行肝移植手术多是作为补充治疗，用于无法手术切除、不能进行或微波消融和 TACE 治疗以及肝功能不能耐受的患者。选择合适的适应证是提高肝癌肝移植疗效，保证极为宝贵的供肝资源得到公平有效利用的关键。关于肝移植适应证，国际上主要采用米兰(Milan)标准，还有美国加州大学旧金山分校(UCSF)标准和匹兹堡(Pittsburgh)改良 TNM 标准。

米兰(Milan)标准：1996 年，由意大利 Mazzaferro 等提出。具体标准：单个肿瘤直径不超过 5cm；多发肿瘤数目≤3 个、最大直径≤3cm；不伴有血管及淋巴结的侵犯。1998 年，美国器官分配网(UNOS)开始采用 Milan 标准(加 MELD/PELD 评分，又称 UNOS 标准)作为筛选肝癌肝移植受体的主要依据，Milan 标准逐渐成为世界上应用最广泛的肝癌肝移植筛选标准。其优点是疗效肯定，5 年生存率≥75%，复发率<10%，仅需考虑肿瘤的大小和数量，便于临床操作。但是，Milan 标准过于严格，使许多有可能通过肝移植得到良好疗效的肝癌患者被拒之门外。由于供体的紧缺，原来符合 Milan 标准的肝癌患者很容易在等待供肝的过程中由于肿瘤生长超出标准而被剔除。其次，符合 Milan 标准的小肝癌行肝移植与肝切除相比，总体生存率无明显差异，只是前者的无瘤生存率明显高于后者，考虑到供体的缺乏和高昂的费用等因素，对于符合该标准的可耐受肝切除的肝癌是否直接行肝移植治疗广受争议，特别是在一些发展中国家受到质疑。此外，Milan 标准很难适用于活体供肝肝移植以及中晚期肝癌降期后进行肝移植受体的筛选。

国内标准：现在我国尚无统一标准，现有杭州标准、上海复旦标准华西标准和三亚共识等。各家标准对于无大血管侵犯、淋巴结转移及肝外转移的要求都比较一致，但是对于肿瘤的大小和数目的要求不尽相同。上述国内的标准扩大了肝癌肝移植的适应证范围，可使更多的肝癌患者因肝移植手术受益，并未明显降低术后累积生存率和无瘤生存率，可能更为符合我国国情和患者的实际情况。但有待于规范的多中心协作研究以支持和证明，从而获得高级别的循证医学证据达到公认和统一。

(2) 肝移植和肝切除的选择：外科治疗手段主要是肝切除和肝移植手术，应该如何选择，目前尚无统一的标准。一般认为，对于局限性肝癌，如果患者不伴有肝硬化，则应首选肝切除术；如果合并肝硬化，肝功能失代偿(Child-Pugh C 级)，且符合移植条件，应该首选肝移植术。

9. 局部治疗　尽管外科手术是肝癌的首选治疗方法，但是在确诊时大部分患者已达中晚期，往往失去了手术机会，据统计仅约 20% 的患者适合手术。

(1) 局部消融治疗：局部消融治疗是借助医学影像技术的引导对肿瘤靶向定位，局部采用物理或化学的方法直接杀灭肿瘤组织的治疗手段。主要包括射频消融(RFA)、微波消融(MWA)、冷冻治疗(Cryoablation)、高功率超声聚焦消融(HIFU)以及无水乙醇注射治疗(PEI);具有微创、安全、简便和易于多次施行的特点。而影像引导技术包括 US、CT 和 MRI,而治疗途径有经皮、经腹腔镜手术和经开腹手术三种。

1) 适应证:通常适用于单发肿瘤,最大径≤5cm;或肿瘤数目≤3 个,且最大直径≤3cm。无血管、胆管和邻近器官侵犯以及远处转移。肝功能分级为 Child-Pugh A 或 B 级,或经内科护肝治疗达到该标准。有时,对于不能手术切除的直径>5cm 的单发肿瘤,或最大直径>3cm 的多发肿瘤,局部消融可以作为姑息性综合治疗的一部分,但是需要严格掌握。

2) 禁忌证:

①肿瘤巨大或弥漫型肝癌;②合并门脉主干至二级分支癌栓或肝静脉癌栓、邻近器官侵犯或远处转移;③位于肝脏脏面,其中 1/3 以上外裸的肿瘤;④肝功能分级为 Child-Pugh C 级,经护肝治疗无法改善者;⑤治疗前 1 个月内有食管胃底静脉曲张破裂出血;⑥不可纠正的凝血功能障碍和明显的血象异常,具有明显出血倾向者;⑦顽固性大量腹水,恶病质;⑧合并活动性感染,尤其是胆管系统炎症等;⑨肝、肾、心、肺和脑等重要脏器功能衰竭;⑩意识障碍或不能配合治疗的患者。

同时,第一肝门区肿瘤应为相对禁忌证;肿瘤紧贴胆囊、胃肠、膈肌或突出于肝包膜为经皮穿刺路径的相对禁忌证;伴有肝外转移的肝内病灶不应视为绝对禁忌,有时仍可考虑采用局部消融治疗控制局部病灶发展。

(2) 常见消融手段的选择和应用

1) 射频消融(radio frequency ablation,RFA):是肝癌微创治疗的代表性治疗方式,也是应用最广泛的热消融手段;其优点是操作方便,可以避免开腹手术,住院时间短,疗效确切,花费相对较低。对于小肝癌患者,RFA 的远期疗效与肝移植和肝切除相似,且优于单纯的 TAE/TACE 治疗。与无水乙醇注射相比,RFA 对 3 ~ 5cm 的肿瘤具有根治率高、所需治疗次数少和远期生存率高的显著优势。

RFA 治疗的精髓是对肿瘤整体进行精准灭活并尽量减少正常肝组织损伤,其前提是对肿瘤浸润范围和卫星灶的确认。因此,十分强调治疗前精确的影像学检查,超声是引导 RFA 治疗的首选方法。近年来,超声造影技术(CEUS)发挥了重要作用,CEUS 有助于确认肿瘤的实际大小和形态,界定肿瘤浸润范围,检出微小肝癌、卫星灶,为制定消融方案灭活肿瘤提供了可靠的参考依据。RFA 治疗中晚期 HCC 主要有三大难题:大的肿瘤不易整体灭活;邻近心膈面、胃肠、胆囊和肝门等外周区域的肿瘤安全范围不足,易发生并发症;侵犯邻近大血管或肿瘤富血供致热量损失(即"热沉效应"),造成肿瘤易残留复发。对于>5cm 肿瘤,RFA 治疗难以获得根治性疗效;易遗漏小卫星灶,而造成复发率高;RFA 难以控制转移射频消融存在导致针道转移、穿刺所致周围脏器损伤及诱发肝癌破裂等问题,此外,也不适用于位于影像盲区的肝癌。

2) 微波消融(microwave ablation,MWA):我国常用的热消融方法,在局部疗效、并发症发生率以及远期生存方面与 RFA 相比都无显著差异。现在的 MWA 技术也能一次性灭活肿瘤。血供丰富的肿瘤,可先凝固阻断肿瘤主要滋养血管,再灭活肿瘤,可以提高疗效。建立温度监控系统可以调控有效热场范围,保证凝固效果。

3) 无水乙醇注射(percutaneous ethanol injection,PEI):适用于直径≤3cm 以内的小肝癌及复发小肝癌的治疗。对>3cm 以上不适合手术的肝癌或复发灶,也可起到姑息治疗的作用。临床上,有的癌灶贴近肝门、胆囊及胃肠道组织,热消融治疗(RFA 和 MWA)可能容易造成损伤;此时,可以考虑采用 PEI 或 PEI 与热消融并用,以防止并发症发生。

RFA 与 MWA 都是通过热效应使得局部肿瘤组织细胞坏死。MWA 导入的能量可能较大,消融的范围相对更大,不过两者之间无论是在局部疗效和并发症,还是生存率方面都无显著差异。消融治疗后应定期观察病灶坏死的情况,如有病灶残留,应积极治疗,提高消融治疗的疗效。

(3) 基本技术要求:特别强调操作医师必须经过严格培训和细致负责,治疗前制定完整的治疗方案和策略,保证足够的安全范围,尽可能获得一次性、适形的完全消融治疗。

强调选择在适合的影像技术引导下进行操作,并监控治疗过程,以保证治疗的安全性、准确性和有效性。

肿瘤距肝门部肝总管、左右肝管的距离应至少为 5mm。不推荐对>5cm 的病灶单纯施行消融治疗。对于多个病灶或更大的肿瘤,根据患者肝功能状况,采取治疗前肝动脉化疗栓塞(TACE 或 TAE)+射频联合治疗效果明显优于单纯的射频治疗。

消融范围应力求包括 5mm 的癌旁组织,以获得“安全边缘”,彻底杀灭肿瘤。对于边界不清晰、形状不规则的浸润型癌或转移癌灶,在邻近肝组织及结构条件许可的情况下,建议适当扩大消融范围。对于血供丰富的肿瘤,可以考虑先凝固阻断主要滋养血供再消融肿瘤以提高灭活效果。

(4) 评估局部疗效的规范方法是在消融后 1 个月左右,治疗后 1 个月,复查肝脏三期 CT/MRI 扫描,或者超声造影,以评价消融疗效。疗效可分为:①完全消融(complete response,CR):经肝脏三期 CT/MRI 扫描或者超声造影随访,肿瘤所在区域为低密度(超声表现为高回声),动脉期未见强化;②不完全消融(incomplete response,ICR):经肝脏三期 CT/MRI 扫描或者超声造影随访,肿瘤病灶内局部动脉期有强化,提示有肿瘤残留。对治疗后有肿瘤残留者,可以进行再次消融治疗;若 2 次消融后仍有肿瘤残留,视为消融治疗失败,应放弃消融疗法,改用其他疗法。

(5) 要有适宜的综合治疗方案和科学合理的随访计划。

(6) 消融治疗与外科手术治疗≤5cm 肝癌的选择:目前,对于≤5cm 的肝癌是首选外科手术还是经皮消融治疗,临床上存在着争议。通常认为,如果患者能够耐受解剖性肝切除,应首选外科切除,可以同时清除相应肝段或肝叶的微小转移灶,有效地防止术后复发。因此,外科治疗仍是≤5cm 的肝癌治疗首选,对于同时满足局部手术治疗和消融治疗指征的≤5cm 肝癌,在有条件时还是进行手术治疗,而局部消融可作为手术切除之外的另一种治疗选择。对于 2~3 个癌灶位于不同区域、肝功能差不能进行手术切除者,包括肝功能 Child-Pugh B 级或经保肝治疗后可达 B 级者,可以考虑局部消融治疗。对于肝脏深部或中央型≤3cm 的肝癌,局部消融可以达到手术切除疗效,获得微创下根治性消融,可以优先选择;对于 3~5cm 的肝癌,通过选择适宜的仪器针具、掌握合理的消融技术和积累一定的治疗经验等,可以提高治疗效果。一般认为,局部消融后多数患者还需要采用综合性辅助治疗。

对于体积较大的肝癌(>5cm),是否可以多位点或分次消融或开腹或腹腔镜下消融,也缺乏充分的循证医学证据可供参考,不作推荐。

10. 肝动脉介入治疗

(1) 适用人群

1) 不能手术切除的中晚期原发性肝癌患者。

2）可以手术切除，但由于其他原因（如高龄、严重肝硬化等）不能或不愿接受手术的患者。对于上述患者，介入治疗可以作为非手术治疗中的首选方法。国内的临床经验表明，肝动脉介入治疗对于包膜比较完整的巨块型肝癌和大肝癌具有一定的效果，但是对于可以手术切除的肝癌，优先选择外科切除。介入治疗的主要影响因素有：①血清 AFP 水平；②肿瘤病灶是否包膜完整、边界清楚；③门静脉有无癌栓。

（2）适应证

1）TACE 的主要适应证为不能手术切除的中晚期 HCC，无肝肾功能严重障碍，包括：①巨块型肝癌：肿瘤占整个肝脏的比例<70%；②多发结节型肝癌；③门静脉主干未完全阻塞，或虽完全阻塞但肝动脉与门静脉间代偿性侧支血管形成；④外科手术失败或术后复发者；⑤肝功能分级（Child-Pugh）A 或 B 级，ECOG 评分 0～2 分；⑥肝肿瘤破裂出血及肝动脉-门脉静分流造成门静脉高压出血。

2）肝肿瘤切除术前应用，可使肿瘤缩小，有利于二期切除，同时能明确病灶数目。

3）小肝癌，不适合或者不愿进行手术、局部射频或微波消融治疗者。

4）控制局部疼痛、出血以及栓堵动静脉瘘。

5）肝癌切除术后，预防复发。

（3）禁忌证

1）肝功能严重障碍（Child-Pugh C 级）。

2）凝血功能严重减退，且无法纠正。

3）门静脉主干完全被癌栓栓塞，且侧支血管形成少。

4）合并活动性感染且不能同时治疗者。

5）肿瘤远处广泛转移，估计生存期<3 个月者。

6）恶病质或多器官功能衰竭者。

7）肿瘤占全肝比例≥70% 癌灶；如果肝功能基本正常，可考虑采用少量碘油乳剂分次栓塞。

8）外周血白细胞和血小板显著减少，白细胞<3.0×10^9/L（非绝对禁忌，如脾功能亢进者，与化疗性白细胞减少有所不同），血小板<60×10^9/L。

（4）随访和治疗间隔：一般建议第一次肝动脉介入治疗后 4～6 周时复查 CT 和（或）MRI 等；至于后续复查则视患者的具体情况，可间隔 1～3 个月。介入治疗的频率应依随访结果而定，若介入术后 4～6 周时，影像学检查显示肝脏的瘤灶内的碘油沉积浓密、瘤组织坏死并且无增大和无新病灶，暂时不再做介入治疗。最初 2～3 次介入治疗间隔可以较短，此后，在肿瘤无进展的情况下应延长治疗间隔，以保证肝功能的恢复。在治疗间隔期，可利用 CT 和/或 MRI 动态增强扫描评价肝脏肿瘤的存活情况，以决定是否需要再次进行介入治疗。如经过数次介入治疗后，肿瘤仍继续进展，应考虑换用或联合其他治疗方法，如外科手术、局部消融和系统治疗等。

11. 放射治疗 放疗是恶性肿瘤的基本治疗手段之一，但在 20 世纪 90 年代以前，由于放疗的效果较差，且对肝脏损伤较大，因此对 HCC 患者较少进行放疗。90 年代中期之后，现代精确放疗技术发展迅速，包括三维适形放疗（3-dimensional conformal radiation therapy，3DCRT）、调强适形放疗（intensity modulated radiation therapy，IMRT）和立体定向放疗（stereotactic radiotherapy，SBRT）等日益成熟和广泛应用，为采用放疗手段治疗肝癌提供了新的机会。国内外学者已经陆续报告采用现代精确放疗技术治疗不能手术切除的 HCC 的临床实践和研究，对于经过选择的HCC患者，放疗后3年生存率可达25%～30%。一般认为对于下述肝癌患者可考虑放疗：肿瘤局限，因肝功能不佳不能进行手术切除；或肿瘤位于重要解剖结构，在技术上无法切除；或患者拒绝手术。另外，对已发生远处转移的患者有时可行姑息治疗，以控制疼痛或缓解压迫等。

肝癌的放疗指征：

1）主要适用于：①一般情况好，如KPS≥70分，肝功能Child-Pugh A级，单个病灶；②手术后有残留病灶者；③需要肝脏局部肿瘤处理，否则会产生严重的并发症，如肝门的梗阻，门静脉和肝静脉的瘤栓；④远处转移灶的姑息治疗，如淋巴结转移、肾上腺转移以及骨转移时，可以减轻患者的症状，改善生活质量。

2）作为肝癌的综合治疗的重要手段，放疗的适应证：①局限于肝内HCC：放疗联合肝动脉介入治疗，可以显著提高有效率和生存率；②HCC伴癌栓：放疗可针对外科或介入治疗后出现的癌栓以及原发灶的癌栓（包括下腔静脉癌栓），可以延长患者生存期C级；③HCC伴淋巴结转移：放疗可显著改善淋巴结转移的HCC患者的生存期；④HCC肾上腺转移：放疗可缓解肾上腺转移灶出现的症状，但尚无证据说明放疗可以延长生存期；⑤HCC骨转移：放射治疗的目标为缓解症状从而提高患者生存质量，但无证据说明能够延长患者生命。

（李敬东）

第三章 门静脉高压症

一、概　　述

门静脉的血流受阻、血液淤滞时，则引起门静脉系统压力的增高。临床上表现有脾肿大和脾功能亢进、食管胃底静脉曲张和呕血、腹水等。具有这些症状的疾病称为门静脉高压症(portal hypertension)。门静脉正常压力为1.27～2.35kPa(13～24cmH_2O)，平均值为1.76kPa(18cmH_2O)，比肝静脉压高0.49～0.88kPa(5～9cmH_2O)。门静脉高压症时，压力大都增至2.9～4.9kPa(30～50cmH_2O)。肝静脉压力梯度(HVPG)不超过12mmHg时，食管胃底曲张静脉很少破裂出血。

在我国肝硬化门脉高压症中，病毒性肝炎占主要地位，占全部的60%～80%。70%肝硬化病人乙型肝炎病毒表面抗原阳性，82%的病人以前有过乙型肝炎病毒感染，仅约5%与酒精性肝炎有关。已知的病毒性肝炎中，乙型肝炎、丙型肝炎和丁型肝炎与肝硬化的发生密切相关，我国人口HBV携带率约为10%，约10%～20%可发展为慢性肝炎，其中慢性迁延性肝炎一般不发展为肝硬化，约10%慢性活动性乙型肝炎可在5～10年内发展成为肝硬化。输血者有10%发生输血后肝炎，其中90%以上为丙型肝炎。丙型肝炎发生肝硬化的比率高于乙型肝炎，约20%的病人可在HCV感染后平均20年内发生肝硬化。丁型肝炎病毒为一种RNA缺陷病毒，只有在存在HBV的情况下才能感染宿主，其传播途径与HBV相同。国外报道HBV/HDV重叠感染时，70%～80%最终可发展为肝硬化。HDV感染广泛分布于我国各地。近年来，新发现的HCV、HDV感染呈增加的趋势，这也可能与检测方法的进步有关。

在我国，血吸虫病在肝硬化门脉高压症的发病中居于第二位，在南方地区占10%～36.3%，北方地区较少，约占0.2%。寄生于人体的血吸虫主要有日本血吸虫、曼氏血吸虫和埃及血吸虫，其中日本血吸虫和曼氏血吸虫可引起肝硬化和门脉高压症。流行于我国的主要是日本血吸虫病。

二、门静脉系统的构成特点

门静脉主干是由肠系膜上、下静脉和脾静脉汇合而成，其中约20%的血液来自脾。门静脉系位于两个毛细血管网之间，一端是胃、肠、脾、胰的毛细血管网，另一端是肝小叶内的肝窦。

门静脉和肝动脉的小分支血流不但汇合于肝小叶内的肝窦，还在肝小叶间汇管区借着无数的动静脉间的小交通支相互沟通。这种动静脉交通支一般仅在肝内血流量增加时才开放而被利用。

正常人全肝血流量每分钟约为1500ml，其中门静脉血占有60%～80%，平均为75%；门静脉血流量每分钟约为1100ml。肝动脉血流量每分钟约为350ml。由于肝动脉的压力大，血的含氧量高，故门静脉和肝动脉对肝的供氧比例几乎相等。

门静脉系与腔静脉系之间存在有四个交通支：

(1) 胃底、食管下段交通支：门静脉血流经胃冠状静脉、胃短静脉，通过食管胃底静脉与奇静脉、半奇静脉的分支吻合，流入上腔静脉。

(2) 直肠下端、肛管交通支：门静脉血流经肠系膜下静脉、直肠上静脉与直肠下静脉、肛管静脉吻合，流入下腔静脉。

(3) 前腹壁交通支：门静脉（左支）的血流经脐旁静脉与下腔静脉分支相互吻合。

(4) 腹膜后交通支：在腹膜后，有许多肠系膜上、下静脉分支与下腔静脉分支相互吻合。

在这四个交通支中，是主要的是胃底、食管下段交通支。这些交通支在正常情况下都很细小，血流量都很少。

三、病理生理学特点

门静脉无瓣膜，其压力通过流入的血量和流出阻力形成并维持。门静脉血流阻力增加，常是门静脉高压症的始动因素。按阻力增加的部位，可将门静脉高压症分为肝前、肝内和肝后三型。

肝内型门静脉高压症又可分为窦前、窦后和窦型。在我国，肝炎后肝硬化是引起肝窦和窦后阻塞性门静脉高压症的常见病因。常见的肝内窦前阻塞病因是血吸虫病。

肝前型门静脉高压症的常见病因是肝外门静脉血栓形成（脐炎、腹腔内感染如急性阑尾炎和胰腺炎、创伤等）、先天性畸形（闭锁、狭窄或海绵样变等）和外在压迫（转移癌、胰腺炎等）。这种肝外门静脉阻塞的病人，肝功能多正常或轻度损害，预后较肝内型好。

肝后型门静脉高压症的常见病因包括 Budd-Chiari 综合征、缩窄性心包炎、严重右心衰竭等。

门静脉高压形成后，可以发生下列病理变化：

(1) 脾肿大（splenomegaly）、脾功能亢进（hypersplenism）。

(2) 交通支扩张：正常的肝内门静脉通路受阻，门静脉又无静脉瓣，上述的四个交通支大量开放，并扩张、扭曲形成静脉曲张。在扩张的交通支中最有临床意义的是在食管下段、胃底形成的曲张静脉。它离门静脉主干和腔静脉最近，压力差最大，因而经受门静脉高压的影响也最早、最显著。肝硬化病人常有胃酸反流，腐蚀食管下段黏膜引起反流性食管炎，或因坚硬粗糙食物的机械性损伤，以及咳嗽、呕吐、用力排便、重负等使腹腔内压突然升高，可引起曲张静脉的破裂，导致致命性的大出血。其他交通支也可以发生扩张，如直肠上、下静脉丛扩张可以引起继发性痔；脐旁静脉与腹上、下深静脉交通支扩张，可以引起前腹壁静脉曲张；腹膜后的小静脉也明显扩张、充血。

(3) 腹水：门静脉压力升高，使门静脉系统毛细血管床的滤过压增加，同时肝硬化引起的低蛋白血症、血浆胶体渗透压下降及淋巴液生成增加，促使液体从肝表面、肠浆膜面漏入腹腔而形成腹水。门静脉高压症时虽然静脉内血流量增加，但中心血流量却是降低的，继发刺激醛固酮分泌过多，导致钠、水潴留而加剧腹水形成。

约 20% 的门静脉高压症病人并发门静脉高压性胃病，并且占门静脉高压症上消化道出血的 5%～20%。在门静脉高压时，胃壁淤血、水肿，胃黏膜下层的动-静脉交通支广泛开放，胃黏膜微循环发生障碍，导致胃黏膜防御屏障的破坏，形成门静脉高压性胃病。门静脉高压症时由于自身门体血流短路或手术分流，造成大量门静脉血流绕过肝细胞或因肝实质细胞功能严重受损，致使有毒物质（如氨、硫醇和 γ-氨基丁酸）不能代谢与解毒而直接进入人体循环，从而对脑产生毒性作用并出现精神神经综合征，称为肝性脑病（hepaticencephalopathy）或门体性脑病（portosystemicencephalopathy）。门静脉高压症病人自然发展成为肝性脑病的不到10%，常因胃肠道出血、感染、过量摄入蛋白质、镇静药、利尿剂而诱发。

四、临床表现及诊断

1. 门静脉高压性表现 胃底食管静脉曲张及破裂出血、呕血、黑便。肝硬化门静脉高压病形成过程中，门体循环间侧支循环开放，其中临床意义最大的是胃底食管（中下段甚至全程食管）黏膜下静脉高度扩张，血流量增大，曲张静脉凸向腔内。曲张静脉上被覆的胃底或食管黏膜萎缩，黏膜下支持组织退化，这种静脉壁极易遭受粗硬、尖利食物的损伤，甚至胃酸的反流或咳嗽、屏气等腹压瞬间升高的生理变化均可造成静脉破裂，引起大出血，所以许多病人的出血实质上并不能查到明确的诱因。

肝硬化门静脉高压症病人由于侧支循环的形成，内脏淤血，因此虽然食管、胃底静脉曲张、血流量增加，但是，胃黏膜血流量却明显减少，黏膜水肿、缺氧、黏膜屏障遭到破坏，称为门静脉高压症胃黏膜病变，因而极易遭到胃酸的腐蚀引起出血，这种出血的量也可以达到很大的程度，有人估计大约1/3的肝硬化门静脉高压症病人的上消化道出血其实并非来自曲张静脉的破裂，而是来自这种胃黏膜病变。在胃镜下，出血面比较大，如应激性溃疡，其实也就是这种特殊情况下的急性胃黏膜糜烂，很显然这种出血对三腔管压迫的反应不会很好。

有统计表明，从病人出现食管胃底曲张静脉到发生首次出血多在6个月到2年之间。另一个问题是究竟多少肝硬化门静脉高压症具有食管胃底曲张静脉的病人会发生破裂出血？一般认为是30%～50%。至于首次出血的死亡率，显然与出血量大小、出血速度、病人全身状况、凝血及代偿功能密切相关，但也显然与抢救是否及时、复苏措施是否得力有关。

2. 腹水 门静脉高压症病人病程中绝大多数均伴有腹水，从未有腹水形成者是很罕见的。也有一些病人以顽固腹水为主要临床表现，没有或只有轻度食管静脉曲张，并且没有出血史，这些病人通常被诊断为肝功能失代偿。

大多数学者都认为肝硬化门静脉高压症病人的腹水与其说是与门静脉压力过高有关，不如说是与肝功能损害关系更大，这可以从以下情况中得到证实：肝前性门静脉高压症病人，如门静脉海绵样变性，即使门静脉压力非常高，以致频繁发生上消化道出血，但几乎从不出现腹水，其理由在于患者的肝功能基本上是正常的，更不存在肝硬化。动物实验证实，人体观察也支持肝硬化门静脉高压症时腹水大部分来自肝脏本身，犹如肝脏在出汗，并没有直接证据表明腹水来自静脉属支引流的内脏器官。

门静脉高压症病人行门体分流术之后确实有利于消除腹水，而具有顽固或大量腹水者，一度被作为应该施行门体分流术而非断流术的指征。不过目前已有临床经验证明某些肝硬化门静脉高压症病人尤其是Child C级者行门腔静脉分流之后，腹水长期不能消退，有些甚至较术前更为严重，尽管用各种手段如B型超声及血管造影均证实吻合口通畅，门静脉压力也有显著的下降，这是一个令人感到十分困惑的现象，但也充分说明腹水形成的机制中肝功能的好坏始终处于中心地位。极有可能的是因为肝脏功能的损害破坏了肾脏的排尿功能。因此，内环境的平衡始终应是医生关注的焦点，而不应以机械的眼光来看待和处理腹水。如在做腹水颈内静脉转流手术来治疗肝硬化严重腹水的病人之前就必须对病人的肝肾功能进行仔细评估和试验治疗，否则转流之后，腹水虽然有所消退，张力不那么大了，但病人却会发生严重的肢体和颜面水肿。

3. 脾肿大、脾功能亢进　肝硬化门静脉高压症病人几乎100%伴有脾肿大，只是肿大的程度不同，既往有许多观察证明脾肿大的严重程度与门静脉压力并不成正比，其机制不明了，有些未经证实的线索表明脾肿大的程度与病程有关。使人感到不解的是，尽管这些病人多少都会伴有一定程度的脾功能亢进，病人每有鼻出血、牙龈出血及皮肤淤斑等，但却与血小板减少性紫癜那种出血倾向有本质差别，也就是说这种病人的血小板计数低下本身不至于产生什么严重后果，其机制虽不清楚，但医生在选择脾切除手术时应慎重。

关于门静脉高压症脾大脾功能亢进的传统解释是由于脾脏淤血引起脾髓细胞增生，因此脾脏破坏、吞噬血中有形成分的功能增强。病人的白细胞可低至1000/mm^3，血小板低至(1.5～2.0)万/mm^3，红细胞计数也可下降，不过绝大多数脾亢者以白细胞和血小板计数下降为主要表现。

必须指出肝硬化门静脉高压症的脾亢很少严重到本身引起难以控制的出血倾向这种程度，因此，临床上外科医生不应以单纯治疗脾亢为目的来行脾切除术。另一方面也应当看到，在绝大多数肝硬化门静脉高压症脾亢患者，其血细胞计数下降绝对有肝功能不良、造血材料合成障碍的背景，因此，脾切除之后也不能指望白细胞及血小板恢复正常，甚至在有些病人只有一过性上升又降到很低水平，虽然一般来说会较术前有所改善。至于那些切脾之后白细胞尤其是血小板计数不升反降的病人往往提示发生了严重的合并症，如感染、凝血机制障碍及严重肝功能损害等，预后多不乐观。

4. 肝硬化门静脉高压症的特征性表现　如腹壁静脉曲张以脐为中心，脐上曲张静脉血流方向向上，脐以下者血流方向向下，此与肝上下腔静脉阻塞者如布加综合征时，其腹壁曲张静脉血流一律向上有明显不同。再者肝硬化门静脉高压症病人其腹壁曲张静脉多集中在前腹壁，尤以剑突下脐周为甚，严重者形成海蛇头样怒张，并可闻及血流杂音。

有些肝硬化门静脉高压症病人内脏曲张静脉不仅限于食管及胃底，还可能散布到整个消化道，尤其以十二指肠及上段空肠多见，称为异位曲张静脉，据文献报道，可占门静脉高压症病人5%～10%，易被忽略，这些异位曲张静脉由于位置比较隐蔽，一旦出血很难诊断，处理困难。

5. 肝功能判断　Child肝功能分级(见第二章第五节)。

6. 诊断检查　上消化道钡餐检查最为通用，一般均可见到食管及胃底曲张静脉影，通常将曲张静脉分为三度，如蚯蚓状、串珠状、虫蚀状等，根据曲张静脉范围又可分为食管下段、中下段，少数病人有食管全程曲张静脉等。上消化道钡餐造影还可以同时观察病人是否伴有胃十二指肠溃疡及肿瘤等，因此兼具鉴别诊断作用。

纤维胃镜检查近年来获得广泛应用，可以说该项检查可以完全取代钡餐检查，所获得的资料较钡餐检查更准确和全面，而且又有治疗作用，急性出血期间也可以应用。急性出血时的胃镜检查，可以判断曲张静脉出血情况，鉴别上消化道出血是否还有其他原因，如伴随的门静脉高压性胃炎，甚至溃疡病及肿瘤等。对正在出血的曲张静脉可在胃镜下做硬化剂治疗及行套扎治疗等，这种纤维胃镜治疗在不少欧洲国家甚至完全取代了外科手术，成为门静脉高压症食管曲张静脉破裂出血的标准治疗方法。近些年来纤维胃镜下的曲张静脉硬化剂注射及套扎术也推广应用到预防治疗的领域，即对那些存在曲张静脉但尚未发生过出血的病人进行预防性处理。因其安全、可靠性高已被学者接受，认为是一种标准的预防性治疗手段。

不过纤维胃镜对胃底部曲张静脉观察处理能力受到一定限制。另外这种检查毕竟给病人带来不适，反复检查也有一定风险，如误吸、诱发出血甚至穿孔等。因此，纤维胃镜的出现并不能将上消化道钡餐排挤掉。两者结合应用可提高诊断准确性,最大限度地保证病人安全。

近年来 CT 及磁共振(MR)检查也广泛用于肝硬化门静脉高压症病人。CT 及 MR 可以获得更直观的图像,如肝脏硬化萎缩情况,门静脉及属支口径,是否有血栓形成,侧支循环形成的位置等情况,高速 CT 检查尚能对肝脏体积进行准确测量,肝脏体积能相当准确地预测肝脏代偿功能,判断手术预后。MR 进行肝血流量测定,不仅有利于估计肝脏承受手术打击的能力,更可连续观察手术后动态变化,是很有价值的临床资料,不过目前尚不能依据血流情况或肝脏体积对肝功能进行分级,或者说学术界对此还没有共同语言,也缺少大量临床资料来印证其准确的价值。CT 增强扫描尚能在术前对脾周围侧支循环情况进行观察,可以在术前就相当准确地判断脾脏切除手术的难易程度及脾切除术后门静脉压力变化趋势(图 1-3-1)。

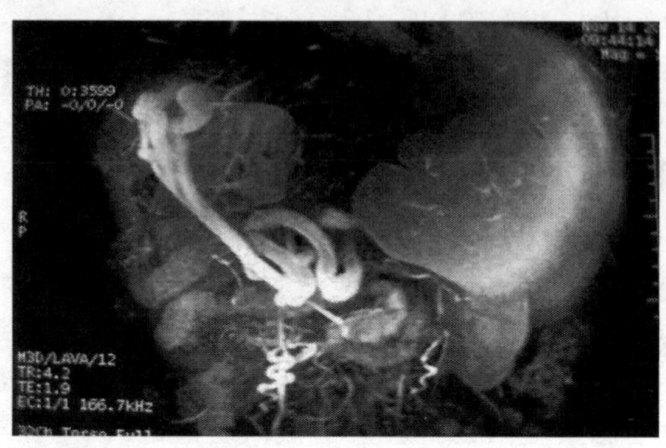

图 1-3-1　脾切除术后门静脉压力变化 CT 图

经皮经颈内静脉或下腔静脉行肝静脉测压、造影及肝静脉楔入压力(WHVP)测定等,可以在术前估计门静脉压力,通常以 WHVP 与自由肝静脉的压力差代表门静脉压力,称为肝静脉压力梯度(HVPG)。当然只有在窦后型如肝炎后肝硬化或窦旁型如血吸虫性肝硬化病人此项数据才与门静脉压力实际测量结果相符,而在窦前型门静脉高压症如门静脉海绵样变性者此项检查价值不大。

慢性肝炎活动者,转氨酶每有上升,在肝功能诸项检查中,人血白蛋白浓度及胆红素水平最受关注,还有血清尿素氮及血肌酐水平等。凝血功能检查中以纤维蛋白原水平及凝血酶原活动度水平最重要。

五、治　　疗

外科治疗门静脉高压症主要是预防和控制食管胃底曲张静脉破裂出血。应根据病人的具体情况,采用药物、内镜、介入放射学和外科手术的综合治疗措施。其中手术治疗应强调有效性、合理性和安全性,并应正常掌握手术适应证和手术时机。在抢救治疗中又必须分别对待下列两类不同的大出血病人。

1. 大出血病人的治疗　对于有黄疸、大量腹水、肝功能严重受损的病人(Child C 级)发生大出血,如果行外科手术,死亡率可高达 60%～70%。对这类病人应尽量采用非手术疗法,重点是输血、注射垂体加压素以及应用三腔管压迫止血。

(1) 建立有效的静脉通道,扩充血容量,采取措施监测病人生命体征。

(2) 药物止血:主要用内脏血管收缩剂,常用药物有垂体后叶素、三甘氨酰赖氨酸加压素和生长抑素、奥曲肽类药物。急性出血控制率可达 80%,若与三腔管压迫合用可达 95%。血管加压素一般剂量为 20U 溶于 5% 葡萄糖 200ml 内,20 分钟内静脉滴注完毕。合用酚妥拉明或硝酸酯类药物可提高疗效,还可预防缩血管药物的不良反应。生长抑素类(如施他宁)目前认为是首选药物。首次剂量 250μg,静脉冲击注射,以后每小时 250μg 静脉滴注维持,连续 3～5 天。

三腔管压迫止血：通常用于对血管加压素或内镜治疗食管胃底曲张静脉出血无效的病人。该管有三腔，一通圆形气囊，充气后压迫胃底；一通椭圆形气囊，充气后压迫食管下段；一通胃腔，经此腔可行吸引、冲洗和注入止血药。用法：先向两个气囊各充气约150ml，气囊充盈后，应是膨胀均匀，弹性良好。将气囊置于水下，证实无漏气后，即抽空气囊，涂上石蜡油。从病人鼻腔缓慢地把管送入胃内；边插边让病人做吞咽动作，直至管插入50～60cm，抽得胃内容物为止。先向胃气囊充气150～200ml后，将管向外拉提，感到管子不能再被拉出并有轻度弹力时予以固定，或利用滑车装置，在管端悬以重量约0.25～0.5kg的物品，作牵引压迫。接着观察止血效果，如仍有出血，再向食管气囊注气100～150ml（压力10～40mmHg）。

放置三腔管后，应抽除胃内容物，并用生理盐水反复灌洗，观察胃内有无鲜血吸出。如无鲜血，同时脉搏、血压渐趋稳定，说明出血已基本控制。

三腔管压迫可使80%食管胃底曲张静脉出血得到控制，但约一半的病人排空气囊后又立即再次出血。再者，即使技术熟练的医师使用气囊压迫装置，其并发症的发生率也有10%～20%，并发症包括吸入性肺炎、食管破裂及窒息。故应用三腔管压迫止血的病人，应放在监护室里进行监护，要注意下列事项：病人应侧卧或头侧转，便于吐出唾液，吸尽病人咽喉部分泌物，以防发生吸入性肺炎；要严密观察，慎防气囊上滑堵塞咽喉引起窒息；三腔管一般放置24小时，如出血停止，可先排空食管气囊，后排空胃气囊，再观察12～24小时，如确已止血，才将管慢慢拉出。放置三腔管的时间不宜持续超过3～5天，否则，可使食管或胃底黏膜因受压迫太久而发生溃烂、坏死、食管破裂。因此，每隔12小时，应将气囊放空10～20分钟，如有出血即再充气压迫。

2. 内镜治疗　经内镜将硬化剂（国内多选用鱼肝油酸钠）直接注射到曲张静脉腔内（EVS），使曲张静脉闭塞，其黏膜下组织硬化，以治疗食管静脉曲张出血和预防再出血。对于急性出血的疗效与药物治疗相似，长期疗效优于血管加压素和生长抑素。主要并发症是食管溃疡、狭窄或穿孔。食管穿孔是最严重的并发症，虽然发生率仅1%，但死亡率却高达50%。比硬化注射疗法（EVS）操作相对简单和安全的是经内镜食管曲张静脉套扎术（EVL）。方法是经内镜将要结扎的曲张静脉吸入到结扎器中，用橡皮圈套扎在曲张静脉基底部。急性出血期间，在掌握经内镜治疗的时机方面尚有不同意见，但目前公认这是控制急性出血的首选方法，成功率可达80%～100%。硬化剂注射疗法和套扎对胃底曲张静脉破裂出血无效。

3. 经颈静脉肝内门体分流术（transjugular intrahepatic portosystemic shunt，TIPS）　是采用介入放射方法，经颈静脉途径在肝内肝静脉与门静脉主要分支间建立通道，置入支架以实现门体分流，TIPS的内支撑管的直径为8～12mm。TIPS可明显降低门静脉压力，一般可降到原来压力的一半，能治疗急性出血和预防复发出血。其主要问题是支撑管可进行性狭窄和并发肝功能衰竭（5%～10%）、肝性脑病（20%～40%）。目前TIPS的主要适应证是药物和内镜治疗无效、肝功能差的静脉破裂出血病人和用于等待行肝移植的病人。

4. 没有黄疸、没有明显腹水的病人（ChildA、B级）　此类病人发生大出血，应争取即时或经短时间准备后即行手术。应该认识到，食管胃底曲张静脉一旦破裂引起出血，就会有很大可能反复出血，而每次出血必将给肝脏带来损害。积极采取手术止血，不但可以防止再出血，而且是预防发生肝性脑病的有效措施。手术治疗主要分为两类：一类是通过各种不同的分流手术，来降低门静脉压力；另一类是阻断门奇静脉间的反常血液，达到止血的目的。

手术治疗急诊手术的适应证：①病人以往有大出血的病史，或本次出血来势凶猛，出血量大，或经短期积极止血治疗，仍有反复出血者，应考虑急诊手术止血。②经过严格的内科治疗48小时内仍不能控制出血,或短暂止血又复发出血,应积极行急诊手术止血。手术不但可防止再出血,而且是预防发生肝性脑病的有效措施。但因病情严重、多合并休克,所以急诊手术病死率高,应尽量避免。Child C级病人不宜行急诊手术。

急诊手术术式应以贲门周围血管离断术为首选,该术式对病人打击较小,能达到即刻止血,又能维持入肝血液,对肝功能影响较小,手术死亡率及并发症发生率低,生存质量高,而且操作简单,易于在基层医院推广。

门体分流术分为非选择性分流、选择性分流(包括限制性分流)两类:

(1) 非选择性门体分流术:是将入肝的门静脉血完全转流入体循环,代表术式是门静脉与下腔静脉端侧分流术,将门静脉肝端结扎,防止发生离肝门静脉血流,门静脉与下腔静脉侧侧分流术:离肝门静脉血流一并转注入下腔静脉,减低肝窦压力,有利于控制腹水形成。非选择性门体分流术治疗食管胃底曲张静脉破裂出血效果好,但肝性脑病发生率高达30%~50%,易引起肝衰竭。由于破坏了第一肝门的结构,为日后肝移植造成了困难。非选择性门体分流术还包括肠系膜上静脉与下腔静脉“桥式”(H形)分流术和中心性脾肾静脉分流术(切除脾,将脾静脉近端与左肾静脉端侧吻合)。术后血栓形成发生率较高。

(2) 选择性门体分流术:旨在保存门静脉的入肝血流,同时降低食管胃底曲张静脉的压力。代表式是远端脾-肾静脉分流术,即将脾静脉远端与左肾静脉进行端侧吻合,同时离断门-奇静脉侧支,包括胃冠状静脉和胃网膜静脉。该术式的优点是肝性脑病发生率低。但有大量腹水及脾静脉口径较小的病人,一般不选择这一术式。

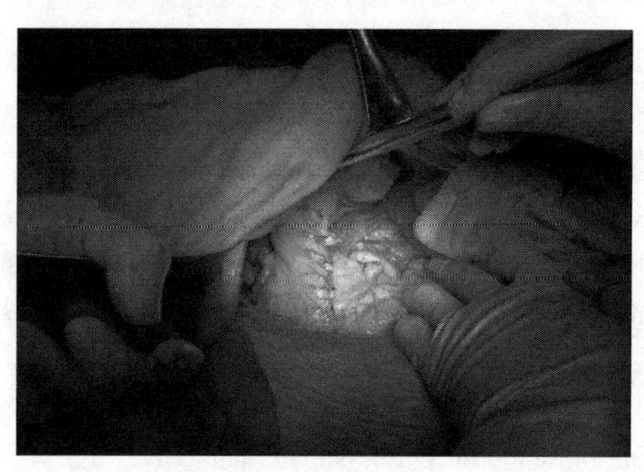

图1-3-2 门-奇断+分流术

限制性门体分流的目的是充分降低门静脉压力,制止食管胃底曲张静脉出血,同时保证部分入肝血流。代表术式是限制性门-腔静脉分流(侧侧吻合口控制在10mm)和门-腔静脉“桥式”(H形)分流(桥式人造血管口径为8~10mm)。前者随着时间的延长,吻合口径可扩大,如同非选择性门体分流术;后者,近期可能形成血栓,需要取出血栓或溶栓治疗。

近年来不少学者主张门-奇断流+分流术治疗(图1-3-2)。

5. 严重脾大,合并明显的脾功能亢进 最多见于晚期血吸虫病,也见于脾静脉栓塞引起的左侧门静脉高压症。对于这类病人单纯行脾切除术效果良好。

6. 肝硬化引起的顽固性腹水 有效的治疗方法是肝移植,其他疗法包括TIPS和腹腔-上腔静脉转流术。

肝移植已经成为外科治疗肝病的有效方法,存活率已超过70%。肝移植是治疗终末期肝病并发门静脉高压食管胃底曲张静脉出血病人的理想方法,既替换了病肝,又使门静脉系统血流动力学恢复到正常。但供肝短缺、终身服用免疫抑制剂的危险、手术风险以及费用昂贵,限制了肝移植的临床推广。

(雷俊阳)

第四章　胆道疾病

第一节　胆道外科解剖

一、胆道外科解剖

肝、胆囊和胆管共同构成胆汁产生、储存和运输的器官和结构。临床应用解剖则将输出、输入胆汁的结构称胆道系统。它分为肝内、外胆道。肝内胆道包括左右肝管、肝叶肝管和肝段肝管。肝段肝管尚包括一些结构及行程比较紊乱的肝区或肝管，肝外胆道包括肝总管、胆总管和胆囊、胆囊管。

（一）肝内胆道

肝内胆道始于胆小管，后汇入肝小叶之间的小叶间胆管，再汇成肝段肝管，肝叶肝管，后者在肝门深部延续为左、右肝管（为左、右半肝之肝管）。出肝门左、右肝管合成肝总管。形态学上观察从胆总管至肝内各级肝管犹如树之分支，故文献常冠以 billiary tree 之名。肝左、右管，肝叶肝管和肝段管被分别称为肝内一、二、三级肝管（图 1-4-1）。

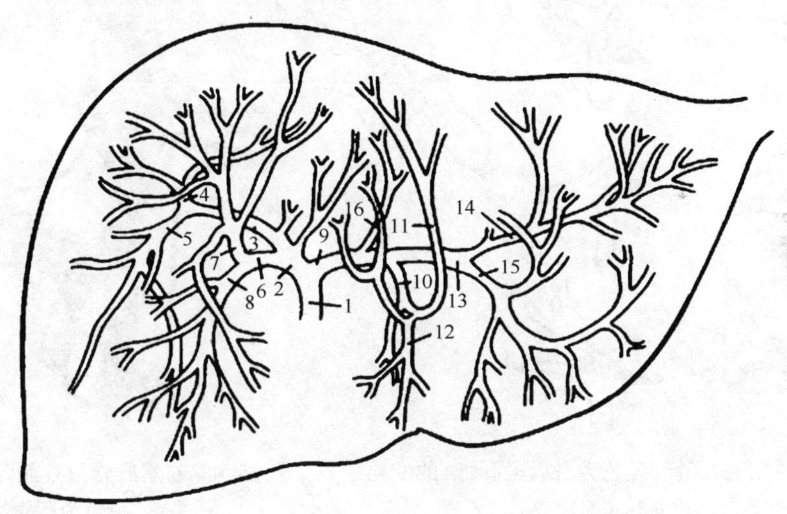

图 1-4-1　肝管

注：1. 肝总管；2. 肝右管；3. 右后叶肝管；4. 右后叶上段肝管；5. 右后叶下段肝管；6. 右前叶肝管；7. 右前叶上段肝管；8. 右前叶下段肝管；9. 肝左管；10. 左内叶肝管；11. 左内叶上部肝管；12. 左内叶下部肝管；13. 左外叶肝管；14. 左外叶上段肝管；15. 左外叶下段肝管；16. 尾叶尾状突肝管

肝管与肝内肝动脉分支、门静脉分支共同包被以肝纤维囊（Glisson 囊，临床习惯称肝包膜），形成肝门三要件（图 1-4-2）。纤维膜随他们的分支伸入肝内达肝小叶间、包被各级肝管、血管的分支。在肝段及肝叶内，肝管居后，肝固有动脉分支在前，肝门静脉分支居中。

1. 肝右管　肝右管一般由右前及右后段肝管在肝门处合成，但变异多，且各家报道不同（图 1-4-3，图 1-4-4）。

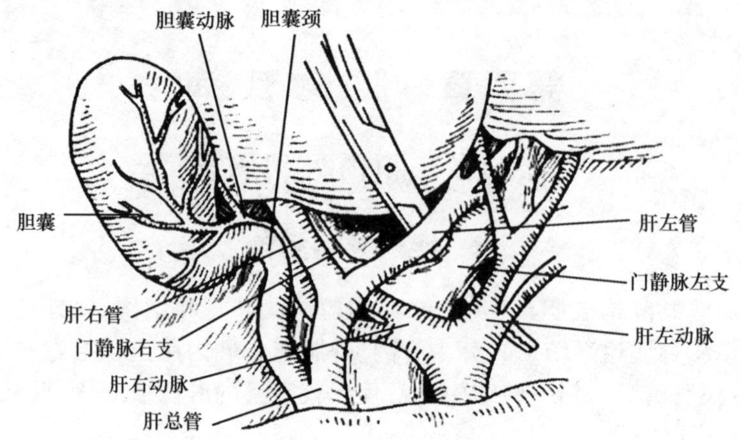

图 1-4-2　肝门处三要件位置关系

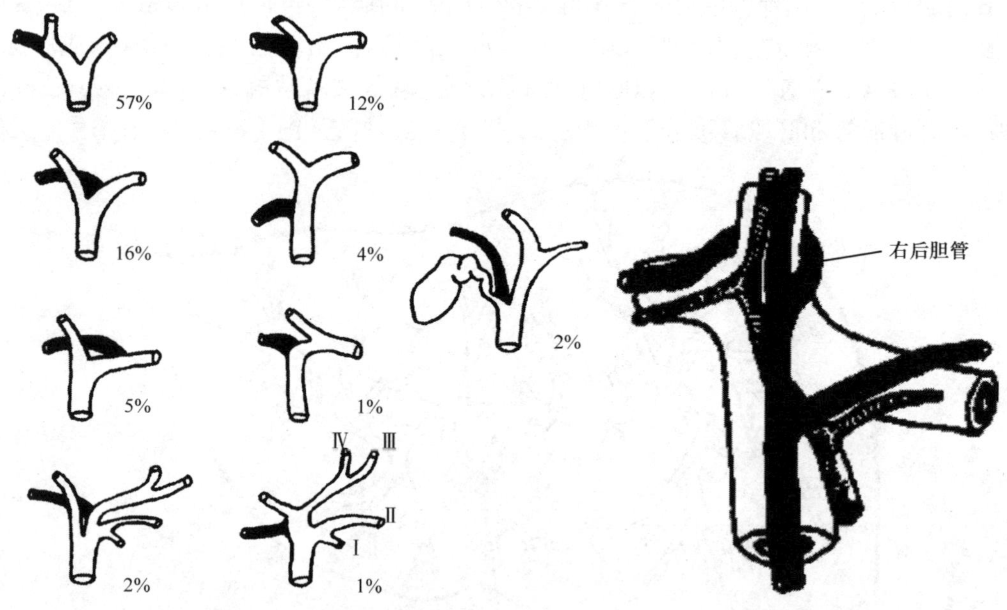

图 1-4-3　右肝管(黑色为右后段肝管)的变异(Couinaud,1957)

图 1-4-4　右后肝管与右前门静脉支的关系(黑色为胆管)

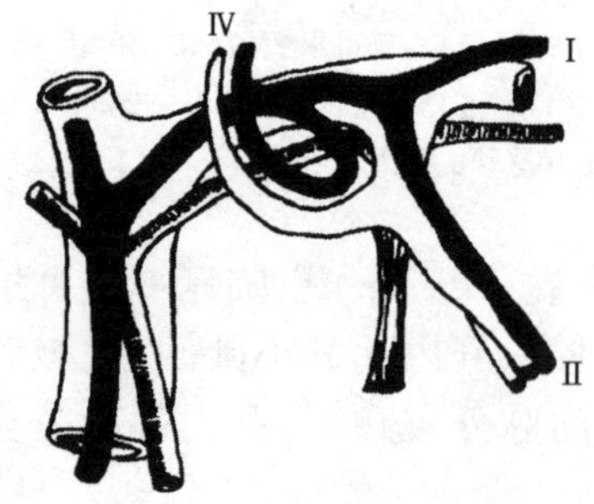

图 1-4-5　左肝管组成及与门静脉的关系

2. 肝左管　肝左管长于肝右管。长约 1 ~ 6cm,100 例国人内镜横径造影横径平均 0.5cm。肝左管于肝门左侧部约左叶间裂至肝门稍下方肝总管合成处,位于肝门静脉左支的右前上方,门静脉左支的左前下方为肝固有动脉左支。肝左外叶上、下段肝管(Ⅱ、Ⅲ段肝管)合成肝左管外侧支,又称左外叶肝管;肝左内叶上、下二部肝管合成肝左管内侧支,又称左内叶肝管(即Ⅳ段肝管)。肝左管的合成以肝左外叶上、下段肝管为主干(Ⅱ+Ⅲ段肝管)(图 1-4-5)(图 1-4-6)。

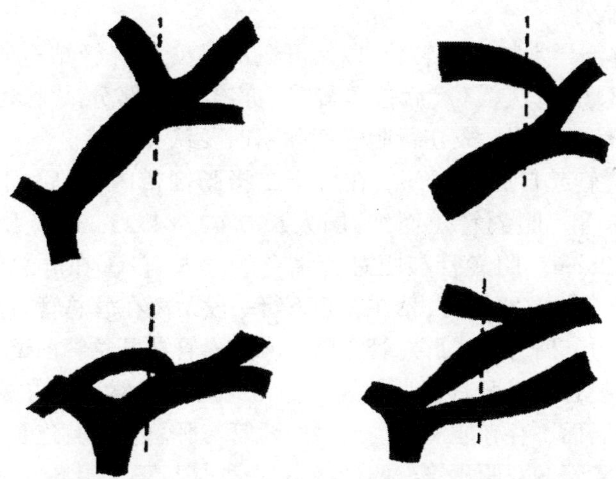

图 1-4-6 左肝管构成变异及肝左叶切除术时可能的损伤(虚线为肝切除线)

3. 尾状叶胆管 肝尾状叶由尾状叶左段、右端和尾状突组成,故常有 2~3 支胆管汇入肝左、肝右管。

4. 副胆管 肝门处常见异常肝管,有人称副胆管,本质是一肝段或肝叶段胆管在肝门外汇入肝左或肝右或肝总管。胆囊切除术应该注意该管存在的可能性。

(二) 肝外胆道

1. 胆囊 胆囊(gall bladder)是储存、浓缩胆汁的器官,位于肝脏面胆囊窝内,借血管较多的疏松结缔组织与肝连接,下面与两侧面由腹膜覆盖。胆囊梨形。国人长 5.30~9.73cm,宽 2.0~5.51cm,容量 40~60ml,显著扩张时达 200~300ml。可分为底、体、漏斗部和颈四部(图 1-4-7)。

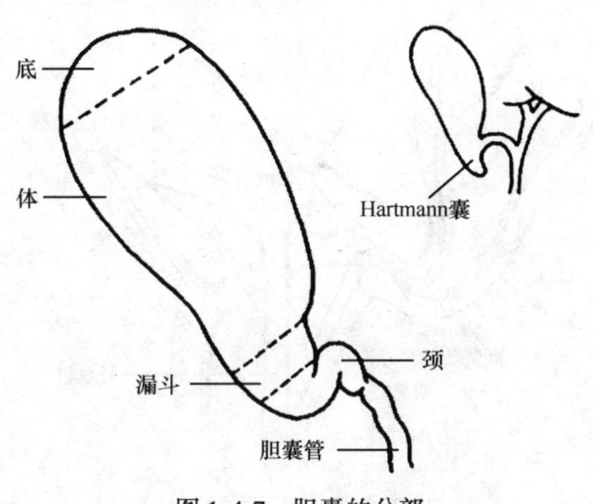

图 1-4-7 胆囊的分部

胆囊壁外膜在胆囊底、胆囊的下面及两侧为脏腹膜,是浆膜。其他部分是较厚的纤维结缔组织。中层为纤维肌层。内层为黏膜层,可突入囊腔形成许多小皱襞。在胆囊颈,黏膜形成斜行的嵴,称为螺旋襞(spiral fold)。

肝固有动脉右支(肝右动脉)在肝十二指肠韧带上部内经胆总管后方至胆囊三角内,分出胆囊动脉,向下达左侧缘,少数在颈右缘或后方,分浅、深二支,浅支在胆囊下面浆膜下,深支在胆囊上面与肝胆囊窝之间。胆囊肝面的静脉血由一些小静脉支引流,经胆囊窝向上穿入肝内,不形成单一的胆囊静脉。

胆囊底和体的淋巴丛由两条沿着胆囊两侧缘行走的长集合淋巴管引流,两长管间有一斜行的管连接。左侧的长管注入胆囊三角的胆囊淋巴结(cystic lymph nodes),右侧的长集合管不注入胆囊淋巴结,随胆囊管及胆囊淋巴结的输出淋巴管一起注入网膜孔淋巴结(lymph node of omental foramen of the hiatus)和胰十二指肠上淋巴结(superior pancreatodenal lymph nodes)。网膜孔淋巴结位于网膜孔前缘小网膜缘,胰十二指肠上淋巴结则沿胰十二指肠上动脉排列。

由于先天性的解剖异常如内脏转位，以及肝脏的病变如肝管结石所引起的萎缩、增生，可导致胆囊的位置出现左位、横位、后位等异常，亦有胆囊部分或完全埋入肝实质内的变异；胆囊的形态也具有多样性。故在行胆囊切除术时要认真对待。

2. 胆囊管 胆囊管起自胆囊颈部。在肝十二指肠韧带内，向后、下、左，通常以锐角与肝总管汇合形成胆总管。胆囊管短而细，国人长 0.62～4.23cm，国人内镜胆道造影（100例）胆囊管横经约 0.28cm。胆囊管与胆总管结合的形式有：①在肝总管右侧以直角结合。②胆囊管与肝总管结合前双双平行，粘在一起下行一段距离在肝总管右壁汇入。③胆囊管斜跨过肝总管前方或跨过其后方汇入肝总管左壁。④胆囊管在肝总管前壁汇入。⑤胆囊管在肝总管后壁汇入。⑥胆囊管汇入肝右管为少数。⑦无或极短胆囊管亦占很少数。⑧胆囊管、肝总管分别伸入十二指肠而不存在胆总管。此型胆囊管与肝总管常有连合管存在。⑨重复胆囊管一个胆囊有两个胆囊管。双胆囊管有两种状态，一种是与正常胆囊管完全一样，彼此并行甚至不仔细看就难于分辨；另一种则是其中一胆囊管连于肝右管或肝总管。在胆囊外科时务必熟知上述结合形式，以防肝总管、胆总管的损伤或胆囊管残余综合征。

3. 肝总管 肝总管由肝左、右管在肝门下方、肝十二指肠韧带内汇合构成。肝总管、胆囊管之间与上界的肝脏面共同围成三角区称胆囊三角，亦称 Calot 三角（图 1-4-8，图 1-4-9）。

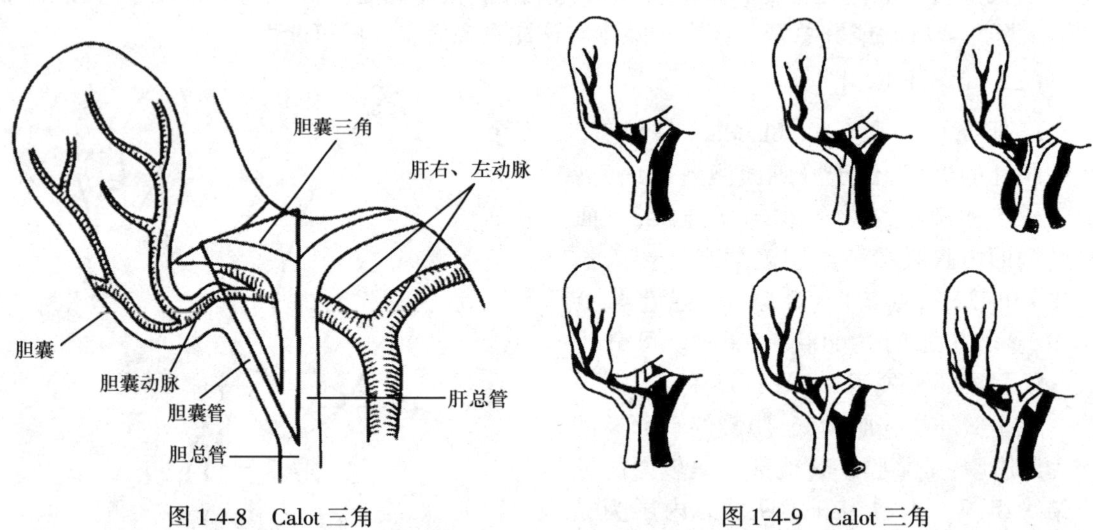

图 1-4-8 Calot 三角　　图 1-4-9 Calot 三角

4. 胆总管 胆总管为肝总管、胆囊管在肝十二指肠韧带内会合而成，从该韧带内向下，相继经十二指肠上部后方、胰头后方，斜穿十二指肠降部后内侧壁，汇合胰管，在十二指肠大乳头开于十二指肠肠腔。国人胆总管成人长 3.0～6.0cm。胆总管自上而下分为四段：①十二指肠上段：为胆总管最长的一段（2～5cm）。②十二指肠后段：为胆总管从十二指肠上部上缘到胰头上缘之间的一段，长约 1.0～2.0cm。③胰腺段：从胰头上缘至十二指肠降部的后内侧壁之间的一段，长约 3cm。④壁内段：此段是最短的一段。自胆总管斜穿十二指肠降部后内侧壁，终于十二指肠大乳头顶端，长约 1.5cm。

（赵国刚）

第二节 胆 石 病

结石在胆道内的分布:结石可分布于胆囊、肝外胆管(包括胆总管和肝总管)和肝内胆管等胆道的任何部位。20 世纪 70 年代末以来,由于人民生活水平提高,食物中蛋白质和脂肪含量增加,致使胆囊结石的发病率有所上升;当然也与 B 型超声检查在我国广泛应用于临床,发现了更多的胆囊胆固醇结石病人,以及腹腔镜胆囊切除术在我国迅速普及,使各医院收治的胆囊病人例数大幅度增加。

结石分为:所有的结石都含有胆固醇、胆红素、糖蛋白、脂肪酸、胆汁酸、磷脂等有机物,碳酸盐、磷酸盐等负离子以及钙、镁、铜、铁等十余种元素。根据结石的主要成分的含量将其分为:胆固醇结石、胆色素结石及混合性结石。胆囊结石中 70% 的结石以胆固醇结晶为主要成分,可降入胆总管成为继发性胆总管结石;肝内胆管结石中,胆色素结石占主导地位,虽然也有胆固醇结石,但极罕见。

胆固醇结石形成的机制:胆固醇结石形成有两个必要条件,成石胆汁和胆囊的存在,二者缺一不可。

(1) 成石胆汁:生成过饱和胆汁的原因有①胆固醇合成过多或向胆汁内分泌过多。如高蛋白、高脂肪饮食的人群胆囊胆固醇结石发病率高。②胆汁酸合成或分泌过少。如回肠疾病或回肠切除后胆汁酸回收减少,胆固醇结石发病率高。

(2) 雌激素的影响:胆固醇结石的患者以女性居多,口服避孕药及多次妊娠的女性发病率增高,绝经期后的发病率降低,说明胆固醇结石患者的发病与雌激素有关。

(3) 胆囊的影响:胆固醇结石的患者与胆囊黏膜的浓缩、分泌及运动功能有关。但因为形成成石胆汁的主要原因在肝脏,故对胆囊胆固醇结石病人的治疗是否一定要切除胆囊,尚有争议。

1) 胆色素结石形成的机制:从“胆红素钙”沉淀生成的机制和成石诱因两方面说明。

2) “胆红素钙” 沉淀生成的机制——“胆红素钙”沉淀-溶解平衡学说:胆色素结石的主要成分是非结合胆红素(UCB)与钙等金属离子共同形成的螯合型高分子聚合物,简称为“胆红素钙”。它的沉淀过程和溶解过程为一动态平衡。胆汁成分中胆汁酸、糖蛋白以及胆汁中自由基活性均对这个平衡有影响,一旦平衡受到破坏就会生成“胆红素钙”沉淀;反之沉淀复溶。

3) 成石诱因:①胆道感染:是棕色胆红素结石的主要诱因之一。②胆道梗阻及异物:二者应与胆汁成分改变以及合并了感染有关。③代谢因素:溶血性贫血病人和肝硬化病人的红细胞破坏增多,胆囊内黑色胆色素结石发病率容易高。饮食和药物对结石形成也有影响。如:低蛋白、低脂肪、高碳水化合物饮食的人群或实验动物,胆汁中葡萄糖二酸-1,4-内酯和胆汁酸含量低,β-G 活性不能得到有效地抑制,易患胆色素结石;口服中药“排石汤”、甘草浸膏和保肝药葡醛内酯都能抑制胆汁中的 β-G 活性,有利于预防胆色素结石。

一、胆 囊 结 石

(一) 临床表现

胆囊结石生成后尚未阻塞胆道时,可无任何临床症状,或仅有所谓的“慢性胃病症状”,即消化不良,饱胀嗳气、上腹隐痛等不适,不影响正常的生活和工作。一旦结石造成胆道的梗阻,就会引起急性或慢性的并发症,促使病人就诊。

1. 急性并发症

(1) 胆绞痛:突然出现心窝部或右肋缘下阵发性剧痛,重者大汗淋漓、辗转不安。疼痛多在夜间或进油腻食物后发生,持续十几分钟至数小时后自然缓解或用解痉药后缓解。不伴发热,可有恶心、呕吐。胆囊区可有压痛但无肌紧张。绞痛由胆囊结石嵌顿于胆囊颈部时引起,B 超可见到位于胆囊颈部的结石和胀大的胆囊;绞痛由胆囊结石降入胆总管引时起,B 超除见到胆囊结石外,可见到胆总管轻度扩张。胆总管内如能见到结石回声可肯定诊断,但未见结石回声不能排除躲在胆总管的十二指肠后段结石。单纯的胆绞痛不伴发热、黄疸或血、尿淀粉酶增高。

(2) 急性胆囊炎:由胆囊结石阻塞胆囊管口再加感染引起。起病与胆绞痛相似,但伴有发热、脉快、白细胞增高等全身炎症表现,以及右上腹压痛、肌紧张等胆囊区的腹膜刺激征。常不伴黄疸或血、尿淀粉酶增高。

(3) 急性化脓性胆管炎。由降入胆总管的胆囊结石(继发性胆囊结石)阻塞胆总管出口,再加感染引起,整个胆道树,包括胆囊在内都有急性化脓性炎症。起病与急性胆囊炎相似但全身炎症表现更重,并有黄疸。表现为夏科三联征:上腹痛、寒战、黄疸。容易发生休克。血清 ALT、AST 增高。如同时有血、尿淀粉酶增高,表明合并急性胰腺炎。B 超检查可见胆囊内有小结石,胆总管增宽。如果见到胆总管内结石回声可肯定诊断,但未见结石回声不能排除胆总管十二指肠后段藏有结石的可能。

(4) 胆源性急性胰腺炎。有时,降入胆总管的胆囊结石在通过或停留在胆总管出口处时可诱发胰腺炎而不一定合并急性化脓性胆管炎,称胆源性胰腺炎。起病与胆绞痛相似,但脐上、剑突下的压痛范围较广,同时血或尿淀粉酶升高。黄疸可有可无。B 超检查除见胆囊结石、胆总管扩张之外,还可见到胰腺肿胀,胰周有渗出液等,但胆总管内不一定能见到结石。

2. 慢性梗阻性并发症

(1) 梗阻性黄疸:胆总管被继发性胆结石阻塞但未继发感染,也未引起胆绞痛,因出现黄疸而就诊。

(2) 胆囊积水:因触到右上腹肿物或 B 超检查发现肿大的胆囊就诊,是胆囊结石阻塞胆囊管口但并未引起感染、胆绞痛的结果。胆囊管口长期阻塞后,胆囊胆汁中的胆汁色素被吸收,剩下无色透明的液体称为“白胆汁”。

结石造成胆道梗阻后,引起梗阻上游的胆囊或胆管扩张,结石可因此松动、向上漂浮使梗阻缓解,造成梗阻的结石不大,也可能被驱过胆囊管或 Oddi 括约肌而使梗阻解除。随后,炎症消退、症状消失。经过一段平静的间歇期后,一般都会再次发作。处于间歇期的病人,又像出现梗阻前一样,或无任何临床症状、或仅有所谓的“慢性胃病症状”。

(二) 诊断与鉴别诊断

对胆囊结石的诊断有两个层次要求:一是有无胆囊结石,二是病人的症状与胆囊结石的关系。判定有无胆囊结石较易。B 超检查的正确率在 95% 以上,个别情况以口服胆囊造影或 CT 一样都能下结论。

判断症状与胆囊结石的关系有时比较困难。当急性梗阻性并发症发作时,要与各种急腹症鉴别。此时,症状、体征、化验室检查等临床表现充分,B 超检查还能提供结石大小、位置、胆囊的大小、胆总管的粗细、胰腺的状况等资料;疑有继发胆总管结石而 B 超检查不能证实时,还可行 ERCP 或 MRCP。鉴别诊断一般不难。较困难的是胆绞痛和心绞痛之间的鉴别。因为,胆囊颈部结石嵌顿引起胆绞痛发作时,没有黄疸,又缺乏胆道感染的全身症状或局部体征,却常有冠状动脉缺血的心电图改变,按心绞痛给予硝酸甘油对二者都能使绞痛缓解。因此,不少病人长期按冠心病治疗,在B超检查发现了胆囊结石而考虑到胆绞痛,试将胆囊切除后,"心绞痛"不再复发,引起绞痛的原因才得以明确。慢性梗阻性并发症中,胆囊积水可借助B超检查与其他右上腹肿物鉴别。梗阻性黄疸主要与肿瘤引起的胆道梗阻和病毒性肝炎鉴别。

关于就诊时"无任何症状"的病人有两种情况:一种是在例行的B超检查、或胆囊造影检查、或因其他疾病行开腹手术时发现胆囊内有结石,但从来没有过任何症状。这种情况称为"无症状胆囊结石"。另一种是处于两次梗阻性并发症发作间期的病人,就诊的当时虽无任何症状,但有明确的梗阻性并发症发作的病史。这种情况不能称为无症状胆囊结石病人。由于二者的处理方针截然不同,切勿将这两种情况混淆。

关于所谓的"慢性胃病症状",既可能是病人处于两次梗阻性并发症发作间隙的症状,也可能是病人唯一的症状而从无梗阻性并发症发作的历史。这类症状除了胆囊结石可以引起外,其他如胃、肠、肝、胰等许多器官的疾病也可引起这类症状。因此,它们不是胆囊结石的特异性症状。胆囊切除术后,梗阻性并发症的反复发作将会消失,但这类症状不一定能消失。如果决定手术,必须事前认真除外胃肠、肝脏、胰腺等可以引起这种症状的疾病。

(三)治疗

1. 胆囊切除术 胆囊结石对病人的危害主要在两个方面:一是引起各种梗阻性并发症,轻者带来痛苦,重者危及生命;另一危害是诱发胆囊癌。将含有结石的胆囊切除后,可彻底消除这两方面的危害。因而,胆囊结石的治疗原则是行胆囊切除术。

无论传统的开腹胆囊切除术(OC)或近年广泛采用的腹腔镜胆囊切除术(LC)都能得到满意的效果。LC腹壁创伤小,病人术后痛苦小、恢复快,因有这些优点,深受病人欢迎。但胆囊与周围粘连重者,胆总管内有继发结石者,或手术中遇到出血、胆管损伤等意外情况者,LC处理有困难时,要及时转为OC以保证病人安全和手术质量。

无症状的胆囊结石病人中的大部分可以预期终身无症状,可以采取等待和追踪观察的方针,只要继续无症状,不必急于切除胆囊,一旦出现了并发症,再作胆囊切除不迟。但是,无症状胆囊结石病人因其他原因实行开腹手术后,胆囊结石的梗阻性并发症常被诱发。因此,有人建议,行开腹手术时,最好同时切除伴随的无症状胆囊结石。

从结石诱发胆囊癌的角度考虑,综合国外资料,长期随访胆囊结石病人,胆囊癌的发病率为0.3%(13例/4379例)。无症状胆囊结石病人,建议每半年到1年用B超复查一次,一旦结石的最大径达到或超过2cm,应当切除胆囊以预防胆囊癌。此外B超、X线等影像学检查发现胆囊壁有局限性的增厚、合并胆囊息肉样变、或瓷胆囊(porcelain gallbladder)也应当切除胆囊以预防胆囊癌。

对于伴有糖尿病的胆囊结石病人,包括无症状和有症状者,在出现糖尿病的并发症之前将胆囊切除比出现心血管、肾脏的并发症之后手术更为安全。对于合并冠心病的病人,在切除了含有胆结石的胆囊后,其冠心病常有明显改善,包括心律不齐、冠状动脉缺血的心电图改变等客观指标的改善或消失。因此冠心病不是胆囊切除的禁忌证。在另一方面,胆囊结石病是一老年病,所以病人常伴有同一种或多种老年病,其中糖尿病合并胆囊结石比较常见,而在急性发作的结石性胆囊炎在糖尿病患者的死亡率可高达15%,因而在糖尿病病人合并胆囊结石时,虽然无腹痛症状,亦应做胆囊切除术。

根据我国当前的具体条件,对60岁以上的老年病人,胆囊结石已有轻度症状,但医疗卫生保障条件欠理想而病人的一般健康情况较好者,可行预防性胆囊切除术,以降低随后急性发作时的高病死率。然而若病人合并有重要器官疾病,胆囊手术便要放在次要地位,例如合并肝硬化时胆囊结石手术是很危险的手术,故完全没有必要做。

至于已经发生症状的胆囊结石病,若只属于较轻的胆痛症,则约2/3的病人以后仍然会发生胆痛或出现胆道并发症。粗略计算约50%的有症状的胆囊结石病人会发生胆道并发症,且常出现在5年之内,故对有症状的胆囊结石病人在进入老年期时,应施行胆囊切除术不论其是否急性发作。

对有症状的胆囊结石病人随访,大约有1%发生胆囊癌。

当前,对以下情况的无症状胆囊结石,多半采取预防性胆囊切除术:①糖尿病病人的胆囊结石;②胆囊无功能;③大的胆囊结石;④瓷性胆囊;⑤上腹部手术时发现的胆囊结石;⑥上腹部脏器的疾病伴发胆囊结石者,择期性手术时,可以同时施行胆囊切除术。

胆囊切除术中遇有下列指征应当探查胆总管:①有黄疸或黄疸病史者;②术前症状和影像学检查疑有胆总管结石或其他异物,或手术时触到胆总管内结石或异物感者;③术前影像学检查或术中见胆总管扩张,直径达1cm以上,或术中见胆总管壁明显增厚者;④胆囊结石为多发小结石有可能通过胆囊管进入胆总管者;或胆囊结石为棕色胆色素结石者(引起胆囊棕色胆色素结石的病因常同时引起肝内、外胆管结石,此为我国特点);⑤胆总管胆汁呈脓性或肝脏肿胀、充血,表面有脓性纤维素渗出物附着者;⑥有胆源性胰腺炎病史者。如果发现胆总管或肝内胆管有结石或狭窄等病变,分别按肝外或肝内胆管结石、狭窄作进一步处理。

2. 保留胆囊的治疗方法

(1)口服鹅去氧胆酸(CDCA)或熊去氧胆酸(UDCA)溶石。服药时间长,停药后的结石复发率较高,5年后可达75%。此外,用复方辛酸甘油单脂(GMOC)、甲基叔丁基醚(MTBE)等药物经皮经肝穿刺胆囊置管直接灌注溶石,经皮胆镜碎石取石术,体外震波碎石排石术等保留胆囊的治疗方法,它们的共同问题都是在胆汁的成石特性没有改变的基础上保留了胆囊,因而结石复发难免。

(2)中药"排石汤"和总攻排石疗法。主要用于排除胆管结石,对胆囊结石不起作用。

(3)保胆取石。特别是通过腹腔镜下的保胆取石,以较小的创伤取出结石,保留胆囊,应有其广泛的应用前景,但目前也未完全解决其结石复发的问题。

(赵国刚)

二、胆管结石

(一)肝外胆管结石

1. 原发性胆管结石与继发性胆管结石 位于胆总管和肝总管的结石统称为肝外胆管结石。由胆囊结石经胆囊降入胆总管者,称继发性胆管结石。在胆管内生成的、不是来自胆囊的胆管结石,称原发性胆管结石。肝内胆管结石都是原发性胆管结石,继发性胆管结石既然是来源于胆囊,其化学成分应与胆囊结石相同,或同为胆固醇结石,或同为黑色胆色素结石。但是,胆道感染诱发的棕色胆色素结石、胆管内的结石也被看做是原发性胆管结石。但应注意,有时胆管结石的表里不一:来自胆囊的继发性胆管胆固醇结石一起感染后,被沉积到它表面的棕色胆色素结石成分包裹,可能被误认为是棕色胆色素结石。

(1) 临床表现:最常见的表现为急性化脓性胆管炎,其次为胆源性胰腺炎、胆绞痛,有时也表现为无痛性黄疸。梗阻自行解除或经治疗而解除后,症状可能全部消失,也可能遗留“慢性胃病症状”。急性化脓性胆管炎一般会反复发作,呈现急性发作期与间隙期反复交替的特点。

(2) 诊断与鉴别诊断:据临床表现考虑到肝外胆管结石的可能性。B 超发现胆管内结石回声可证实诊断,但未发现胆总管内结石回声不能否定诊断。因为,如果结石位于十二指肠后方的胆总管内,因超声波受到肠内气体的干扰而难于发现结石。内镜逆行胰胆管造影(ERCP)或磁共振胰胆管成像(MRCP)可确定诊断。部分病人是在胆囊切除术术中行胆总管探查时才发现并确诊肝外胆管结石。

为了合理的治疗,还需要进一步明确是继发性胆管结石还是原发性胆管结石?是单纯性的肝外胆管结石还是肝内胆管结石并存?CT、ERCP、MRCP 可以回答这个问题。

(3) 治疗:肝外胆管结石的基本治疗措施是胆总管切开探查、取石和引流术。取出结石后,还要仔细探查胆总管全程和整个肝脏,必要时手术胆道造影。根据探查结果做不同的处理:①无肝内胆管结石,且胆总管下端通畅,则切除胆囊,置 T 形管引流结束手术。术后 10 ~ 14 天经 T 形管行胆道造影,造影确认胆总管和肝内胆管均无结石或胆管狭窄残留即可拔管。如发现肝内、外胆管有残留结石,可于手术 6 周以后经 T 形管瘘道用纤维胆道镜取石,或根据手术适应证再次手术治疗。②结石嵌顿于胆总管下端无法经胆总管取出,再次确认无肝内胆管狭窄和结石者,可经十二指肠切开 Oddi 括约肌取出结石,继以括约肌成形术,术后 6 周再经 T 形管瘘道用胆道镜碎石、取石。③由瘢痕狭窄引起胆总管出口梗阻者,或局限于十二指肠乳头的瘢痕狭窄可行胆总管-空肠 Y 形吻合术。④伴有肝内胆管结石或狭窄者,按肝内胆管结石处理。

有人主张在胆总管切开探查取石后,将胆总管一期缝合而不留置 T 形管。对于继发性胆管结石的病人是可行的。肝内胆管结石是原发性胆管结石的一部分。对于这部分病人,术中造影的可靠性不如术后经 T 形管行胆道造影;一旦发现结石,T 形管瘘道又是纤维胆道镜取石的方便通道。胆总管一期缝合后,病人便失去了这个通道。因此,对于原发性胆管结石的病人,仍以留置 T 形管为妥。

经十二指肠镜乳头切开术(endoscopic papillotomy,EPT)后,胆总管结石多能经乳头排入十二指肠,还可经十二指肠镜通过切开的乳头伸入取石网将结石取出。不能通过乳头部的较大结石,可用与内镜配套的碎石仪(等离子体冲击波碎石仪、液电冲击波碎石仪或激光碎石仪)在内镜监视下,或用体外震波碎石仪(ESWL)在荧光屏监视下,将结石击碎后取出或排除。因此,对于胆囊已切除或计划用 LC 切除的继发性肝外胆管结石病例,EPT 不失为一个可供选择的好方法,特别是预计开腹手术的风险较大的病人。但是,对于伴有肝内胆管结石或狭窄的病人,括约肌功能丧失后,肠内容物逆流将使得胆管炎的反复发作更频繁、更严重。因此,肝内胆管结石是 EPT 的禁忌证。对于含有结石而未切除的胆囊亦如此。

口服中药“排石散”(由金钱草、茵陈、郁金、木香、川楝子、黄芩、黄连、大黄等组成的方剂)主要用于排出胆总管的结石,对于肝内胆管结石的效果差,对胆囊结石基本无效。

我们已行腹腔镜下胆总管切开探查取石约 2000 余例。对于继发性胆管结石行腹腔镜下胆总管切开探查取石既保留了十二指肠乳头,又能一次性处理胆囊结石与胆总管结石,使两次手术变为一次手术,既减少了病人的痛苦又节省了住院时间及费用,对于继发性胆管结石应是首选。

2. 肝内胆管结石 左、右肝管汇合部以上的胆管结石称为肝内胆管结石。并存的肝外胆管或胆囊结石对肝内胆管结石的临床表现、诊断和处理，特别是手术中的诊断和处理有重要影响。肝内胆管结石的临床表现可概括为“胆管炎的急性发作期与间隙期反复交替”。

(1) 急性发作期的临床表现：因结石阻塞胆管的位置不同，急性化脓性胆管炎有三种不同的类型。

1) 胆总管梗阻型急性化脓性胆管炎：结石阻塞胆总管出口或胆总管的病理狭窄部，引起肝外梗阻型急性化脓性胆管炎。其典型表现为 Charcot 三联征：上腹痛、寒热、黄疸。右上腹和剑突下压痛、肌紧张。白细胞增高，血清胆红素、ALT 和 AST 升高。严重者出现休克、神志改变即 Charcot 五联征。

2) 肝内梗阻型急性化脓性胆管炎：结石阻塞肝内胆管的病理性狭窄环引起，多为一侧阻塞。临床表现为上腹痛、高热、白细胞增高、ALT 和 AST 升高，甚至休克等，这些表现与肝外梗阻型急性化脓性胆管炎相似。不同之处在于多为一侧肝内胆管梗阻，故常无黄疸（约80%）或黄疸甚轻微（约 20%），血清胆红素<34 μmol/L（2mg/dl），与严重的全身症状不相称。当炎症尚局限于肝脏及其周围时，梗阻位于左侧肝内胆管者，腹痛位于左肝区（剑突下或左上腹），并可向左肩放射；梗阻位于右侧肝内胆管者压痛、肌紧张、叩击痛均在右肝区，与急性胆囊炎类似。

3) 肝内、外联合梗阻型急性化脓性胆管炎：在肝内胆管和胆总管两个水平同时阻塞所引起。手术前的临床表现与胆总管梗阻型急性化脓性胆管炎相同，需要在手术中明确诊断。

还有个别临床表现为单纯的急性胆囊炎的病例，最后查明胆囊和肝内胆管都有结石。这种病例的胆囊结石几乎全是棕色胆色素结石。

(2) 间隙期的临床表现：病人可无任何症状，或仅有肝区钝痛、“慢性胃病症状”等非特异的不适感。个别病人可出现梗阻性黄疸而无急性化脓性胆管炎的表现。晚期病例可有肝硬化、门脉高压的表现。

(3) 诊断与鉴别诊断：急性发作间隙期就诊的病人，肝内梗阻型急性化脓性胆管炎的历史直接提示可能有肝内胆管胆结石存在，如为胆总管梗阻型急性化脓性胆管炎的历史，则需与单纯的胆总管结石（包括原发性和继发性胆总管结石）和其他原因（如胆道蛔虫）引起的化脓性胆管炎作鉴别。确定诊断需要借助于各种影像学检查。ERCP、PTC、既往的 T 形管胆道造影等胆道直接造影或 MRCP，不仅能发现结石以确定诊断，还可以明确有无胆管狭窄以及狭窄和结石在胆道内的位置，作为制定治疗方案的依据。B 超和 CT 如果发现肝内胆管结石有助于诊断，但未发现肝内胆管结石不能诊断否定诊断；B 超和 CT 对胆管狭窄的检出率更差。B 超疑为“肝内结石”的强回声应与肝内血管钙化、胆管内气体或肝内海绵状血管瘤的回声鉴别。因急性化脓性胆管炎反复发作而致肝组织纤维化者，肝核素扫描可出现放射性缺损区，需与肿瘤引起的占位性放射性缺损鉴别。有黄疸而无急性胆管炎表现者，应与病毒性肝炎和胆道肿瘤鉴别。

急性发作期就诊的病人，根据其临床表现不难做出急性化脓性胆管炎的诊断并考虑到胆管结石的可能，但胆管结石是继发性还是原发性？除了肝外胆管结石之外是否还有肝内胆管结石？肝内胆管结石及胆管狭窄在肝内的分布如何？这些制定治疗方案必须了解的问题还需要依靠间隙期的影像学检查结果或手术探查所见才能确定。有时急性化脓性胆管炎的病情需要紧急手术引流,不允许等待影像学检查结果,只能在手术中尽可能查明上述问题。

(4) 治疗:肝内胆管结石病人的死亡原因都与急性化脓性胆管炎的反复发作有直接或间接的关系。如:①急性化脓性胆管炎的并发症,是最多见的死亡原因;②择期手术后手术并发症是第二位的死亡原因;③胆管源性肝硬化导致的死亡,是急性化脓性胆管炎长期反复发作的结果。因此,治疗肝内胆管结石的最终目标应是消除急性胆管炎的反复发作。相应地,评定不同治疗方法远期疗效的临床指标是急性胆管炎的复发率,复发率越低越好。

1) 手术治疗方法与特点:手术治疗肝内胆管结石的手术方法可以归纳为三大类。即:胆总管切开探查取石引流术,肝部分切除术,肝胆狭窄切开整形术。

A. 胆总管切开探查取石引流术:胆总管切开探查取石引流术是肝内胆管结石的基本手术。肝内胆管结石病人行胆总管取石引流术后随访 1 ~ 13 年的胆管炎复发率在 57% ~ 71% 之间,术后无胆管炎复发的间隙期,短的只有数月,长的可有 5 ~ 7 年。因胆管炎复发率高,现在已很少将本手术作为最终的手术方式,常用作急性化脓性胆管炎发作时的急救手术,待急性炎症恢复后再施行最终手术。

B. 肝部分切除术:肝部分切除术,局限于半肝、一叶、或一段的肝内胆管结石,估计能将狭窄胆管和结石连同病肝切净,达到"去除病灶"的目的,是肝部分切除术的适应证,应首选此手术。遗留病灶者常附加胆管肠吻合术;病灶去净者,勿须再行胆肠吻合术等附加手术。已有慢性炎症的胆囊应同时切除。广布左右两肝的结石,因不宜用肝部分切除术来"去除病灶",便需要广泛切开肝门部胆管以清除广泛的肝内胆管结石。由于绝大多数病人的左肝胆管经过门静脉矢状部的深面走向左外叶,需要切开左外叶肝管的狭窄环时,不如将左外叶切除,更为安全和节省手术时间。为了改善肝门部胆管的显露而切除部分肝方叶,肝方叶属于左肝。这两种情况下的肝部分切除术,都仅是"减少病灶"的肝部分切除术,而不是"去除病灶"的肝部分切除术。"减少病灶"肝部分切除术的治疗效果比"去除病灶"肝部分切除术要差,且主要取决于残留的病肝中肝胆管狭窄和结石的处理是否正确。

C. 肝胆管狭窄切开整形术:肝胆管狭窄切开整形术,我国目前实际接受肝部分切除术治疗的肝内胆管结石病人在 17% ~ 55% 。目前应用最广的是肝门部胆管广泛切开、整形、大口径胆肠吻合术。

a. 肝门部胆管广泛切开、整形、大口径胆肠吻合术:黄志强于 20 世纪 60 年代初期指出:"第一级肝胆管狭窄是影响肝内胆管结石外科治疗效果的重要原因。"针对此问题,黄志强将胆总管的切口向上延长,经肝总管和狭窄环直到狭窄环上游的左、右肝胆管扩张部。取净结石后,缝合肝胆管瓣形成胆管的后壁,再用 Y 形空肠袢修复其前壁。当肝内病变不能切除时,将胆管狭窄部切开整形后也能降低胆管炎复发率。奠定了肝胆管狭窄切开、整形、大口径胆肠吻合术的理论和实践基础。

在此基础上,黄志强、吴金术等将肝胆管狭窄切开、整形、大口径胆肠吻合术的原则推广到第二级及其以上肝胆管狭窄和结石的处理。其要点是:①从胆总管开始,向上沿各级胆管的纵轴连续切开胆管的多重狭窄环,上端达到第二级或第三级肝胆管。最终的切口呈 Y 形,Y 的两臂是联结右前下支肝管-右肝管-左肝管-左内叶肝管的大开口,通过此 5 ~ 8cm 长的宽大切口,可以直接探查 2 ~ 3 级的肝内胆管分支开口,使广泛的肝内胆管结石得到清除。亦可结合肝方叶部分切除术以增加对肝门部胆管的显露,有时还能切开第三级胆管开口的狭窄环。②取净结石后,拉拢缝合瓣状的胆管切缘,形成一个盆状的胆管后壁,称为"肝胆管盆"。③用 Y 形空肠袢与肝胆管盆吻合以修复其前壁,称为肝胆管盆空肠吻合术。为防肠内容返流入胆道。有人在 Y 形空肠的输胆袢上附加人工抗反流装置。也有人用肝胆管盆-十二指肠间置空肠袢来代替 Y 形空肠袢。重庆西南医院对 1983 ~ 1994 年治疗的病例长期随访结果,这种手术后的"优良率"占 80% 以上,但手术后能达到完全无症状者约只有半数(108/220 = 49.1%)。湖南省人民医院 1990 年报告这种手术后胆管炎复发率为 35% (58/165)。

b. 皮下通道型空肠肝门胆管成形术:黄志强反复强调,肝门部胆管广泛切开、整形手术中,用 Y 形空肠与肝胆管盆作吻合的目的在于修复肝胆管狭窄环切开后肝胆管前壁形成的管壁缺损,但又破坏了胆总管下端的括约肌机制,导致肠内容反流、肝内感染等。对于广泛分布于肝胆管盆空肠吻合口上游的肝内胆管狭窄和结石等病变目前还无法将其切除干净,或继续向上切开所有狭窄的肝内胆管,使之纳入肝胆管盆。采用人工抗反流装置来防止肠内容反流的结果并不成功,经 2 ~ 3 年后多发生退行性变和纤维化。另一方面,1980 年冉瑞图提出了在对狭窄胆管整形之后,恢复胆汁流经 Oddi 括约肌入肠的正常通道以保留括约肌功能的设想,并初步报告了成功的病例。其后,不少单位沿着这个思路用带蒂的空肠壁、胃窦浆肌层、胆囊壁、或圆韧带等组织瓣来修复肝胆管狭窄段切开后胆管前壁的缺损,相继获得成功。在此基础上,演进出皮下通道型空肠肝门胆管成形术,即保留 Oddi 插约肌功能肝胆管狭窄整形术。

手术方法:选择 Oddi 括约肌功能正常的病人,按上节方法切开狭窄的肝门部胆管,形成肝胆管盆。取一段长 12 ~ 15cm 带系膜的游离空肠段,肛侧端与肝胆管盆吻合,口侧端缝闭后留置皮下并在皮肤上作标志。这样做的目的:首先是用游离空肠段修复肝胆管盆前壁的缺损;第二,恢复胆汁入肠的正常途径以保留括约肌的结构和功能,从而避免用胆管空肠吻合术修复胆管前壁后的肠内容反流;第三,预留一个经皮至胆管的随时可以打开的通道,以备术后残留或再发的结石阻塞胆道,引起急性胆管炎复发时,用作引流和胆道镜取石的通路。

这种手术是在三级及其以上肝胆管的狭窄和结石目前还无法处理的前提下设计的,只是把"有肝内病变,也有肠内容物反流"的状况改变为"有肝内病变,没有肠内容物反流"的状况。因此,术后胆管炎复发率虽比已有的手术进一步降低,但毕竟没有消除。希望将来还能有更好的疗法问世。

成都军区总医院用胆囊代替游离空肠段来修复胆管壁缺损和建立皮下通道,取得与皮下通道型空肠肝门胆管成形术类似的结果。

c. 胆总管肠吻合术治疗肝内胆管结石的教训:胆总管肠吻合术不属于肝胆管狭窄整形术的范畴。胆总管肠吻合术,包括胆总管十二指肠吻合术和胆总管-空肠 Y 形吻合术,是 20 世纪 50、60 年代处理肝内胆管结石的标准手术。反流对胆管炎复发确有作用,但它只是胆管炎复发的诱因,吻合口上游存在肝内胆管狭窄和结石等病变才是根本原因。胆总管肠吻合术没有去除肝内病变,却又添加了反流这个诱因,因此达不到降低胆管炎复发率的目的,反使胆管炎复发更频、更重。在肝内胆管结石的治疗中,在没有病灶和肝内狭窄的情况下行的胆总管肠吻合术应当废止。

d. 胆管炎急性发作期手术治疗的特点:重症急性胆管炎紧急手术的主要目的在于引流梗阻上游的胆管或肝内、肝周的脓肿,以挽救生命。不要强求针对肝内胆管结石施行上述各种决定性手术,可将决定性手术留待急性期过后再行之。

胆总管梗阻型急性化脓性胆管炎的急救手术是胆总管切开,T形管引流术。胆囊造瘘术不可靠。因为胆囊管管径细,一旦被阻塞,胆总管便不能经胆囊造口得到有效的引流。切开胆总管时有脓性胆汁涌出,并在胆总管下端发现结石、蛔虫、瘢痕狭窄等引起梗阻的原因,是胆总管出口部梗阻的证据。但是,术者绝不能因见到了胆总管梗阻的证据便以为梗阻已解除而满足。因为,由胆总管结石梗阻引起胆管炎的病人中,有一部分(约10%)还同时存在肝内胆管的梗阻,即肝内外联合梗阻型急性化脓性胆管炎,需要在胆总管引流之外再引流肝内梗阻上游的胆管。再者,胆总管梗阻型或肝内外联合梗阻型急性化脓性胆管炎都可以发展成为胆管源性肝脓肿或肝周围脓肿。对这两类病人,如果仅仅引流胆总管,而未能解除同时存在的肝内胆管梗阻,或没有同时引流肝内或肝周脓肿,则T形管引流后,其休克等重症胆管炎的病情可能根本不缓解,或经3~5天的缓解期后又复加重,最终死亡。因此,必须继续对整个肝胆系统行全面的探查。

肝内、外联合梗阻型急性化脓性胆管炎的病例,仅根据临床表现在术前难与胆总管梗阻型急性化脓性胆管炎区分,如果不能在手术解除胆总管梗阻的同时发现同时存在的肝内胆管梗阻并在梗阻之上建立引流,则术后死亡率甚高。引流梗阻上游的肝内胆管的方法之一:将T形管的一臂或一根直管经胆总管切开插过狭窄环,使管端达到狭窄的上游。方法之二:用钝头的金属探针如上插到狭窄环上游的胆管内,再经肝组织强行穿出肝脏表面,用钝头金属探针逆行引入一根直管,管端置于胆总管内,狭窄环的上下均剪侧孔作引流。如为左肝管的梗阻,可用方法之三:切除部分左外叶,经肝断面上的肝胆管开口逆行插管引流左肝管。如为右肝管开口的梗阻,可用方法之四:切开胆囊,在胆囊附着于肝床处用细针试穿右前叶胆管,抽到脓性胆汁后,沿穿刺针切开胆管置管引流。引流管经胆囊腔造口引出,同时另作胆囊造口术引流胆囊,腹腔另置引流。

处理并存的肝脓肿或肝周围脓肿:对肝内或肝周围的大脓肿,只要能发现,向脓腔内置管引流不难,且多有效。对肝实质内多发的粟粒状小脓肿(肝痈),无法置管引流。在病人休克无法扭转的情况下,将肝痈切除,再充分引流肝脏断面。

华西医科大学1992年以前因重症急性胆管炎死亡行尸体解剖的61例中发现肝脓肿52例(52/61=85.2%),其中只有7例在手术探查时发现了肝脓肿(7/52=13.5%)。可见,如何在术前或术中发现肝脓肿或肝痈,是一个尚未完全解决的问题。

2)非手术治疗

A. 胆道镜取石术:胆道镜取石是处理术后肝内、外胆管残留结石的有效方法,与开腹手术配合,大大减低了胆管炎复发率。因此,开腹手术时应为胆道镜预留入路。胆道引流管的瘘道是常用的胆道镜入路,但为时短暂,皮下通道型肝门胆管成形术、Y形胆管空肠吻合术预留的皮下盲袢都能随时提供入路。肝内胆管狭窄时,胆道镜取石有困难,处理狭窄更困难。因此,开腹手术时应对胆管狭窄尽可能切开整形,如果结石在胆管内嵌顿致取石网不能送入,或结石过大不能通过腹壁瘘道,可将结石粉碎后取出。粉碎结石的方法很多,定向等离子体冲击波碎石器、激光碎石器、液电冲击波碎石器、或炸药微爆破碎石器都是在胆道镜直视监控下碎石;体外震波碎石只能通过胆道造影在荧光屏监视下进行。在胆道镜直视监控下碎石远较在荧光屏监视下碎石方便有效。

B. 中药排石:肝外胆管结石病人口服中药“排石汤”确有排石作用,因此也有人将其用来治疗肝内胆管结石。但是,肝内胆管结石的病肝常有纤维化,所有排石经常失效;排石的障碍主要在肝内胆管的狭窄环而不在 Oddi 括约肌，所以不但不能促其排出，反而可能推其向上。因此，对于肝内胆管结石，仍以手术治疗为宜。

C. 术后预防结石复发：基于对胆色素结石形成机制的了解选择药物，用胆管狭窄诱发胆色素结石的动物模型进行了药物防石的实验，手术造成胆总管狭窄后，同时口服复方胆酸钠片（降低胆汁中钙离子和胆红素负离子的离子浓度积）、Aspirin（抑制胆道上皮合成糖蛋白）和葡醛内酯（抑制胆汁中 β-葡萄糖醛酸苷酶的活性），或腹腔内同时注射维生素 E 和维生素 C（抗氧剂，对抗自由基活性），都能在造成胆管狭窄后第一周末使成石率由未用药组的 90% 多下降到用药组的 50% 多。但是，到造成胆管狭窄后的第三周末成石率全都达到 95% 左右。

胆管狭窄后一周内药物确有防石效果，表明对成石机制的认识经受住了实践的检验。但是，在胆管狭窄存在的条件下，3 周末防石作用丧失，表明胆管狭窄的致石作用胜过上述药物的防石作用。今后应努力开发新的防石药物和不遗留肝胆管狭窄的手术方法。

三、胆道镜的临床应用

胆道镜可进入肝内胆管，到达病理扩张的Ⅲ ~ Ⅳ级胆管，甚至可窥见Ⅴ级胆管，胆道镜向下可达胆总管全程，还可经 Oddi 括约肌开口处进入十二指肠肠腔。如此，胆道镜已成为胆道外科重要的诊断和治疗工具。

（一）适应证

①胆道残余结石；②胆道狭窄和胆道畸形；③胆道肿瘤；④胆道出血；⑤胆道内异物或胆道蛔虫；⑥可用纤维胆道镜行超选择胆管造影。

（二）禁忌证

①有明显出凝血异常者慎用；②有明显心功能不全者慎用；③胆道以外原因所致高热，暂缓检查。

（三）并发症

胆道镜检查和治疗十分安全和易行。一般无明显严重合并症，至今国内未见因胆道镜致死病例报道。常见合并症如下。

1. 发热 由于胆道镜反复插入胆道，将窦道细菌带入胆管发生较轻感染，一般为一过性发热，热度在 38℃以下，只要开放胆管引流，不用抗生素，多能自行消退。若结石梗阻再次引起发热，则应及时行胆道镜取石解除梗阻。

2. 窦道穿孔 常因操作粗暴引起。术后窦道取石不宜过早施行，因窦道壁尚薄，操作时易引起穿孔。另外，操作镜时，原则上为视野见洞就进，无洞则不进，切忌盲目硬捅，以免造成窦道穿孔。

3. 胆管出血和胆管撕裂 胆管常因胆石压迫而致黏膜糜烂，甚至发生溃疡，此时在套取结石时，均有不同程度的肝内胆管出血，以及碎石时等离子/激光等对胆管壁的损伤，但大多不需特殊处理。

4. 腹泻 多因纤维胆道镜检查和治疗时，滴注生理盐水过多所致。

5. 恶心、呕吐 多因操作强烈刺激或灌注生理盐水压力过高所致。

6. 其他 取石网篮断于胆道内。

（四）使用方法

操作全程应在无菌环境中进行。

1. 术前准备　①胆道镜、光源、取石网篮及其附件；②静脉用生理盐水3000ml，每500ml含庆大霉素8万U；③18～22Fr“T”引流管数根；④消毒铺巾用大孔巾一份。

2. 胆道镜消毒方法　为达到灭菌目前多采用消毒灭菌机。

3. 操作步骤　术者及助手需按无菌操作要求穿戴无菌手术衣帽、手套；手术野在拔除“T”管后常规消毒铺巾。一般操作需两人，助手站于手术者对面；也可一人进行操作。术者将胆道镜连接生理盐水挂瓶，边注水边检查，视野方能清晰。

检查顺序应先肝内后肝外胆管，判定结石具体位置后再行取石，以便每次进镜后有的放矢，准确找到结石。

操作过程中，滴注生理盐水，每次不宜超过3000 ml，过多可引起腹泻。当胆道镜检查或取石暂告一段落时，可再行放置一“T”管至胆道内，以保持胆道引流通畅，防止术后感染发热，同时可供再次取石或“T”管造影之用。

4. 术后处理　胆道检查或取石术后应将“T”管开放6小时；如患者无腹胀或发热，则关闭“T”管引流；如出现发热则持续开放直至退热为止。如为胆道镜取石，第一次取石与再次取石的时间间隔以4～7天为宜。

5. 纤维胆道镜取石的手技　在取石时可遇到的常见困难有以下几个方面：

（1）胆管内巨大结石或嵌顿结石：胆管内结石直径大于2cm或结石嵌顿于胆管是胆道镜取石中的常见困难。前者即使用网篮套住结石也难于从瘘道中拉出体外，致使取石失败。此时可用活检钳行开窗碎石术，结石横切挖沟碎石法、或用等离子碎石器、液电碎石器、胆镜碎石钻、激光碎石、微波碎石等方法将结石破碎，解除嵌顿，分别取出结石，可获得满意效果。

（2）胆管狭窄或胆管过度弯曲：此种情况也是胆道镜取石的常见困难，个别病例处理起来十分棘手。有时候狭窄为管状，开口窄如针孔，胆道镜无法进入该支胆管取石。幸好肝内胆管狭窄多为膜状，用活检钳及纤维胆道镜镜端直接扩张后即可解除狭窄，便于取石；如为管状狭窄，可行胆道镜内瘘扩张术治疗，常可成功。对过度弯曲的肝内胆管，胆道镜的可弯曲度受限，难以达到该支胆管取石。此时可先用导丝导入该支胆管，然后将胆道镜沿导丝滑入该支胆管再行直视下取石，大都可以成功。

（3）肝内胆管盲端小结石：若结石较小，且位于胆管盲端，一则易于漏网，二则不易进网，无法套住结石。此时可张开半网，通过取石网边冲洗至小结石浮起时再套住结石，常可成功。

（4）窦道十二指肠瘘：有时因“T”管压迫十二指肠而致窦道十二指肠瘘。此时纤维胆道镜经瘘口易进入十二指肠肠腔，而难以进入胆道。此时应将纤维胆道镜徐徐退出十二指肠肠腔，在近肠腔瘘口外侧仔细寻找，如有胆汁外溢，定能找到通向肠腔的窦道进入胆管进行胆道镜取石。

胆道镜在诊断和治疗胆道疾病方面具有很多优点，特别是在治疗肝内结石方面尤为突出。但是目前它还不能完全代替手术治疗，只有手术为术后胆道镜取石建立取石通道，而胆道镜发挥其可弯曲和直视的优点，手术与内镜两者相配合，方能更好地提高胆道疾病的诊断和治疗水平。

（赵国刚）

四、腹腔镜胆囊切除术及胆总管探查术

腹腔镜胆囊切除术(laparoscopic cholecystectomy,LC)在我国开展已有二十多年历史,是目前治疗胆囊病变的最有效的办法,也是治疗该病过程中的重要环节。

虽然胆囊结石病人多为择期手术,但病人的全身情况各异,病情有轻重缓急之分,手术有难易差别。多数行 LC 的病人,健康情况较好,能够很好地耐受手术的创伤和干扰,只需作一般性的手术准备。但对于身体素质差且主要器官患器质性病变,濒于或已经处于失代偿状态者,则属于特殊情况应区别对待。因此手术前准备可分为一般性和特殊性(高危病人)二类。在 LC 术前必须对病人的全身情况作出较正确的评估,能否耐受手术,对曾有过腹部手术史的病人,应了解过去手术的种类和术后是否有腹腔内严重感染,以判断对完成 LC 是否有影响。根据病史和术前 B 超、MRCP 等分析是否适应行 LC,全面综合考虑后才能确定哪些需一般性准备,哪些需特殊性准备。

(一) 术前检查

对行 LC 的病人除了了解胆囊疾病本身外,还应全面了解病人的全身情况,有无影响手术的潜在危险因素。这些因素包括:①心血管系统功能状况;②肺功能;③肾功能;④营养代谢状态;⑤肝功能;⑥内分泌功能等;⑦血液系统等。LC 常规术前辅助检查及实验室检查包括的项目有:

(1) 血常规、尿常规和大、小便常规。

(2) 肝功能、蛋白及胆红素测定、HBsAg 定性。

(3) 血生化,包括血清电解质、二氧化碳结合力、尿素氮和肌酐、血糖等。

(4) 胸透,了解双肺及心脏情况,必要时可拍片。

(5) 心电图检查,曾有过心脏疾病以及 50 岁以上者,应行心、肺功能测定。

(6) 肝胆胰彩超检查或加 MRCP。MRCP 可根据病史来决定。如彩超检查提示胆总管结石或扩张者,病史中有过黄疸者,在有条件的医院应行 MRCP 或逆行胰胆管造影(ERCP)检查,了解肝内外胆管及胆囊情况,以确定能否行 LC 术和腹腔镜下胆总管探查结石。

(二) 术前准备

LC 术前准备主要包括心理准备、生理准备、手术常规准备及预防并发症准备。除使病人了解 LC 手术的特点及优越性外,还应使病人家属了解手术中可能出现的各种并发症,尽可能使病人处于最佳的心理和生理状态。

1. 心理准备 医务人员必须就病人的诊断、手术适应证、手术方法、可能发生的各种并发症、预防措施等方面的问题进行充分的讨论,对 LC 的可行性充分评估,在取得一致性意见的基础上,对病人及家属,就施行手术的必要性、可能取得的效果、手术的危险性、可能发生的并发症以及术后恢复过程、注意事项都需交代清楚,以便取得病人及家属的信任,使他们对将施行的手术具备充分的信心。在讲述 LC 手术方法时应强调 LC 的优越性,与传统手术的区别,同时应使病人要有剖腹手术的思想准备。由于病情的不同以及 LC 技术所限,约有 2%~3% 的病例在腹腔镜下不能完成,如胆囊肿大、胆囊周围严重致密粘连。Calot 三角区粘连、解剖不清、分离困难等将中转剖腹手术。

2. 生理准备

(1) 辅助检查方面:发现心电图异常或有明显心脏病史者,应请内科医师协助诊断、治

疗,使心脏功能可承受 LC 手术过程。

(2) 胸部透视如发现双肺异常,应拍片和行肺功能测定,进一步了解双肺情况,有炎症变化时,术前应给予抗感染治疗,预防术后肺感染。如发现肺上器质性病变应明确性质。彩超检查可较为准确的提示胆囊结石的情况、肝内外胆管有无扩张情况。如彩超提示胆总管扩张,可疑结石时,结合胆系造影结果分析。明确胆总管结石者,可先行纤维内镜的乳头切开取石(EST)或 ERCP,如不能取出结石,也可明确诊断,在 LC 中行胆总管切开取石。

(3) 实验室检查有:对电解质失衡、肝功能异常、肝硬化表现、血糖高、凝血功能障碍的病人,术前均应给予治疗、调整,在此手术前并不需要达到完全矫正,但尽可能矫正接近正常范围,提醒医师在术中、术后的警惕,提高 LC 的安全性。

3. 预防感染 临床实践的经验说明术前适当的应用抗生素,对预防 LC 术后感染仍有一定价值。在 LC 术时难免分离胆囊时刺破胆囊,胆囊内胆汁或脓性胆汁流出,虽然能将此液吸出,或通过冲洗后放引流管,但仍是一潜在感染因素。术前应用抗生素,就能在手术过程中,使血液和手术野内都会有一定抑菌浓度的抗生素,达到预防感染的目的。

4. 胃肠道准备 手术多在全麻下进行,术前 6 小时开始禁食水,以防麻醉过程中或术后发生呕吐而并发吸入性肺炎。一般 LC 术前不考虑留置胃管,麻醉后如术中胃液及胃内气体过多,胃充胀明显,影响 LC 术中对胆囊及 Calot 三角区的显露,可放入胃管随时吸出胃内容物,保持胃在术中处于非充盈状态,使手术顺利进行,术后不留置胃管。

由于 LC 术时间短,一般在 30 ~ 40 分钟左右完成,手术对肠道干扰很小,多数病人在术后 24 小时内恢复胃肠道功能,很少出现术后腹胀,故 LC 术前一般勿须灌肠。

5. 膀胱准备 病人在进入手术室前,应解小便排空膀胱,LC 术前勿须留置尿管。若在开展 LC 手术的初期或术前疑有胆总管结石者,准备 LC 术中行胆总管探查或取结石,由于手术时间长,应置尿管以排空膀胱。

(三) LC 的适应证与禁忌证

1. 手术适应证发展的三个阶段

(1) 第一阶段:掌握手术适应证较严,大多选择单纯性胆囊结石、无结石性胆囊炎和胆囊息肉作为 LC 的对象,因手术经验少,中转手术率一般在 3% ~ 5% ,甚至高达 10% 以上,术中、术后并发症较多,特别是穿刺损伤腹膜后大血管、术中损伤肝外胆管和术后出血较多,因这些并发症造成死亡的报道也屡见不鲜。

(2) 第二阶段:扩大了手术适应证的范围,可完成具有合并症的复杂性胆囊切除术。如萎缩性胆囊炎,胆囊充满型结石,胆囊结石嵌顿伴胆囊积脓、积液,上腹部手术后,以及某些类型的急性胆囊炎等。虽然这一阶段为复杂的 LC,但中转手术率已降至 2% ~ 3% ,术中、术后并发症已显著下降,技术上已较为成熟。

(3) 第三阶段:在完成 LC 较多的单位,积极探索 LC 术中胆总管探查取石术。一般经两种途径:国外常采用经胆囊管的胆总管探查取石术,成功率在 75% ~ 90% 之间;国内多采用 LC 术中切开胆总管探查取石,置 T 管引流术。

2. 适应证

(1) 各种类型有症状的胆囊结石,包括单纯性胆囊结石,急、慢性胆囊结石嵌顿,胆囊萎缩并结石,充满型胆囊结石,中、上腹部手术后的胆囊结石等。

(2) 已被确诊为非结石性胆囊炎引起严重临床表现者。对非结石性胆囊炎完成 LC 需持慎重态度,除非病人的胆囊壁明显增厚,高排空胆囊,低张力胆囊并排空不良,一般不宜将非结石胆囊炎作为手术的指征。

（3）胆囊良性隆起样病变，怀疑或证实为胆囊恶性隆起样病变者应是 OC 手术的指征。

（四）LC 各种手术适应证患者如何筛选

1. 胆囊结石患者手术前适应证的筛选 术者必须根据自己的实际操作水平，选择相应的适应证。对胆囊结石患者，先可选单纯性结石性胆囊炎，待积累一定的手术经验后再选比较复杂的胆囊结石病人，如胆囊颈部结石嵌顿、急性结石性胆囊炎、充满型萎缩性结石性胆囊炎。

2. 胆囊隆起样病变患者手术前适应证的筛选 胆囊隆起样病变又称胆囊息肉样病变，是胆囊黏膜向腔内突出生长的所有病变的总称。随着 B 超技术的进步，这种病变的发现率不断上升，有关胆囊隆起样病变的病理改变与临床意义的关系简述如下：

（1）胆囊真性肿瘤

1）胆囊上皮性肿瘤：胆囊上皮性肿瘤临床上并不多见。张兆祥等统计国内 1949 ~ 1992 年的文献，共有 88 例（部分病例资料不全，未统计在内），其中恶变 17 例（19.3%）。组织学类型分布如下：乳头状腺瘤 50 例，管状腺瘤 37 例，混合性腺瘤 1 例。

胆囊腺瘤被公认为是癌前病变。其癌变过程可能为腺瘤性增生-腺瘤细胞中、重度异型增生-癌变。张兆祥等统计 88 例中有 17 例癌变，癌变可能与下列因素有关：①肿瘤部位：胆囊颈部腺瘤恶变率较高；②肿瘤大小：≥1.0cm 者癌变可能性更大，而<1.0cm 者也有可能恶变；③肿瘤数目：60 例单发性腺瘤中，5 例癌变（8.3%），28 例多发性腺瘤中，12 例癌变（42.9%）；④有蒂与无蒂：45 例有蒂腺瘤中，发生癌变 5 例（11.1%），43 例无蒂腺瘤癌变 12 例（27.9%），其癌变率显著高于有蒂者；⑤组织学类型：50 例乳头状腺瘤中，癌变 6 例（12.0%），37 例管状腺瘤中，癌变 11 例（29.7%），其癌变率显著高于乳头状腺瘤；⑥有无结石：伴有胆囊结石的腺瘤癌变可能性更大。其机制可能为伴有胆囊结石的腺瘤大多为无蒂息肉所致。

2）胆囊的良性非上皮性肿瘤很少见。Morizumi 复习 35 年来英文和日文文献，肉芽细胞肿瘤 4 例，平滑肌瘤、脂肪瘤、毛细血管瘤、嗜铬细胞瘤各 1 例，神经纤维瘤 5 例。其形态结构与体内其他部位的相应肿瘤一致。术前很难作出正确诊断。

上述胆囊真性肿瘤，如不伴有结石或无癌变，胆囊周围一般无粘连，胆囊床下纤维结缔组织间隙存在，LC 手术一般无大困难。

（2）胆囊假性肿瘤：占胆囊隆起样病变的大多数，主要包括胆固醇黏膜沉积症，炎性息肉和腺肌增生症。

1）胆固醇黏膜沉积症是全身脂质代谢紊乱和胆囊局部炎症反应的结果。分叶或乳头状，色黄，其直径一般在 1.0cm 以下，并呈多发，常有很细的蒂与胆囊壁相连。此病约占胆囊隆起样病变的 50.0% 左右。

2）胆囊炎性隆起样病变是由炎症直接刺激所形成的肉芽肿，分为无上皮性成分和有上皮成分两种，其隆起物由毛细血管，成纤维细胞和慢性炎症细胞所构成。

3）胆囊腺肌增生症又称胆囊腺肌瘤病，是一种腺体增生性胆囊疾病，约占同期胆囊炎胆石症的 1.96%。占同期胆囊切除术的 4.1%。本症常为炎症与结石并存。

一般来讲，体积越大，恶变的机会也越多。直径在 10 ~ 15mm，恶性率为 24.1%；16 ~ 20mm，恶性率为 62.3%。目前对胆囊隆起样病变，LC 手术的指征规定为 10mm 左右，一旦怀疑有恶变，应即刻中转开腹行根治性手术。

(五) 关于一些有争议的适应证的讨论

在开展 LC 手术的初期,不应将下述有争议的禁忌证作为 LC 手术的适应证。

1. 无症状性结石性胆囊炎　胆囊结石的临床表现可以分为三期:无症状期,有症状期,结石伴并发症期(急性胆囊炎、胆囊结石继发胆总管结石、急性胆管炎、胆源性胰腺炎、胆肠内瘘、胆石性肠梗阻、胆囊癌等)。凡胆囊结石伴并发症者均需及时处理。

无症状单纯性胆囊结石的处理还包括糖尿病病人并发胆囊结石,镰形红细胞增多症的胆囊结石,肝硬化并门脉高压症的胆囊结石。对这些病人的胆囊结石如何处理,目前在外科界尚未取得一致意见。

大多数胆囊结石病人终生无症状。每年大约 1%~4% 的无症状胆囊结石病人发生症状和胆石症并发症,胆囊结石一经诊断,大约 10% 的病人头五年出现症状的发生率为 10% ,至 20 年大约为 20% 。胆囊结石合并胆囊癌的发生率也是很低的,大约为每年 0. 1% 。因此对无症状性胆囊结石患者行预防性胆囊切除术根据是不充分的。

糖尿病病人并发胆囊结石,因年龄较大,易出现并发症,死亡率较高,因此,一旦出现症状应及时处理。

下列无症状性胆囊结石的病人应积极推行胆囊切除术:①陶瓷胆囊(即是无胆囊结石)发生胆囊癌的概率为 25% ;②胆囊结石大于 3. 0cm,胆囊癌的发生率明显高于结石小于 3. 0cm;③胆囊结石合并胆囊息肉,其息肉的直径大于 1. 0cm 者。

2. 有症状的结石性胆囊炎　胆囊结石病人一旦出现症状,绝大多数病人症状必将继续发展,甚至出现严重并发症,因此,对有症状的胆囊结石患者应积极手术治疗。

3. 有手术史、腹膜炎胆囊结石　有中、上腹部手术史和腹膜炎史的病人,腹腔内常有不同程度的粘连,在开展 LC 手术的初期,大都把它列入手术禁忌证的范围。有经皮胆囊取石术史的病人,胆囊壁常明显增厚,胆囊周围及 Calot 三角区常有大量粘连,手术较为困难。有腹膜炎史,特别是结核性腹膜炎史,部分病人伴有肠曲间或肠曲与腹壁间形成致密粘连,建立气腹时,注气困难应是 LC 手术的禁忌证。中、上腹部手术史,如胃穿孔修补、胃大部切除、脾切除、跨中线的剖腹探查、右半结肠切除、阑尾切除等,如无术后腹腔内或切口严重感染,腹腔内一般无致密粘连,但上腹腔内常有大量的疏松片状粘连。如为胃大部切除术的病人,胆囊体积一般较大,弛张,这些病人如能安全完成第一戳孔,LC 手术一般不困难。下腹部手术史并不构成 LC 的禁忌证。

4. 肥胖病人　肥胖病人胆囊结石,LC 手术困难在于:①肝镰状韧带有大量脂肪堆积;②腹腔内操作间隙变小;③Calot 三角脂肪堆积,胆囊管、肝外胆管显露困难;④腹腔镜长度不够,Calot 三角区照度不够;⑤从大量脂肪堆积中寻找胆囊动脉困难;⑥该类病人常伴脂肪肝,肝脏体积大,显露 Calot 三角区困难。国外还有文献记载,因病人过度肥胖而中转开腹和肝外胆管损伤的报道。

5. 肝硬化门静脉高压症伴出血倾向　肝硬化并发胆囊结石的发生率比正常人群高出 4~5 倍。轻、中度肝硬化病人不是 LC 手术的禁忌证,但属于困难的 LC。

重度肝硬化(酒精肝、肝炎后、血吸虫等)患者手术困难性在于:①门脉高压症胆囊周围及 Calot 三角区血管增多,增粗,并常有粘连。术中出血多,视野不清;②胆囊与肝脏间有较多致密粘连,无明确的胆囊床下间隙;③肝脏明显变硬,显露 Calot 三角区困难;④有时腹壁血管也明显增多增粗,止血困难;⑤肝功能障碍时凝血因子减少,出、凝血时间延长;⑥AFP 阴性的小肝癌术前查出困难,腹腔镜操作有利于肿瘤的扩散。由上述诸多因素构成了重度肝硬化是 LC 手术的禁忌证。

有血吸虫性肝硬化史的病人,除胆囊壁有大量纤维结缔组织增生,明显变厚外,胆囊床内也常有致密粘连,因常伴有门脉高压表现,血管增多、增粗易出血,手术困难。有肝炎后或血吸虫性轻、中度肝硬化、肝功能 Child 分级 A 级的病人完成 LC 手术,术中均在肝下间隙置乳胶管引流,术后恢复顺利,无任何并发症发生。

6. 急性胆囊炎 慢性结石性胆囊炎急性发作就其病程来讲有两种类型:一种是急性胆绞痛发作后,经用解痉、止痛、输液、抗炎等综合治疗后,症状体征能迅速缓解,这类病人抓住手术时机(第 1 ~2 天),手术一般不困难。另一种是胆绞痛发作后,因发生胆囊结石嵌顿,症状和体征用药不易得到控制,胆囊壁甚至在短时间内发生坏死,甚至穿孔形成胆汁性腹膜炎,如不能在发病 24 小时内行 LC 手术,那么,此后在急性期内手术将是非常困难的。凡属第一种类型和第二种类型在 24 小时内行手术者,一般可顺利完成手术。第二种类型,病程超过 3 天易行中转开腹手术。

还有一种结石性胆囊炎(亚急性胆囊炎)经药物治疗后,症状体征得到缓解,在 1 个月左右安排择期手术,虽然大多能完成手术,但胆囊本身及其周围和 Calot 三角区仍有明显的急性炎症,属困难的 LC 手术。对这类病人,正如 OC 手术一样,最好待 3 ~6 月后再行 LC 手术方才安全。

慢性胆囊结石嵌顿的病人,他们或许有急性胆绞痛史,或许没有明确的胆绞痛史,静脉胆道造影不显影,彩超提示胆囊体积增大,胆囊壁明显增厚,胆囊内有明确多发亮点,提示慢性胆囊积脓,切下胆囊病理检查为急慢性炎症并存。这类病人大多可顺利完成 LC 手术,但也属困难的 LC。

一般认为,急性胆囊炎如能在 24 ~48 小时内手术,那么 LC 手术仍是一种安全有效的手术,超过 72 小时以上的病人,手术的难度会明显增加。

7. 胆石性胰腺炎 胆石性胰腺炎能否采用 LC 手术取决于以下几个因素:①胰腺炎的严重程度,这可用 Ranson 的标准来判断。积分 3 分以及 3 分以下者可行 LC 手术,积分在 4 分以上者表示有严重的胰腺炎,是 LC 手术的禁忌证(表 1-4-1)。②胆总管内有无结石存在。如有胆总管内结石,是否伴有明确的胆管炎症状、体征,急性胆囊炎肝外胆管彩超,胆总管直径在正常范围者并不能排除胆总管结石。③手术时间的选择,在急性期手术,还是待所有急性期症状、体征消失后手术。据统计,在胆石性胰腺炎发作后,在 6 ~8 周内将有 20% ~60% 左右病人再发急性胰腺炎(图 1-4-10)。

表 1-4-1 Ranson 标准

	非结石性胰腺炎	结石性胰腺炎
入院时		
年龄(岁)	>55	>70
WBC/L	>16 000/mm^3	>18000/mm^3
血糖(mmol/L)	>10mmol	>12.21
LDH(iu/L)	>350	>400
GOT(iu/L)	>250	>250
最初 48 小时内		
血球比积下降	>10%	
血尿素氮(mmol/L)	>1.785	>0.7
血清钙(mmol/L)	<2.0	<2
动脉氧分压(kPa)	<8	—
碱缺失(mmol/L)	>4	>5
液体丧失(L)	>6	>4

Ranson 对 450 例急性胰腺炎病人的分析提示:6 例死于有上述指证数中 7 ~8 项阳性;5 ~6 项阳性中(30 例),近 40% 死亡;3 ~4 项阳性 167 例约 15% 死亡;0 ~2 项阳性中(347 例)虽有死亡,但为数极少。

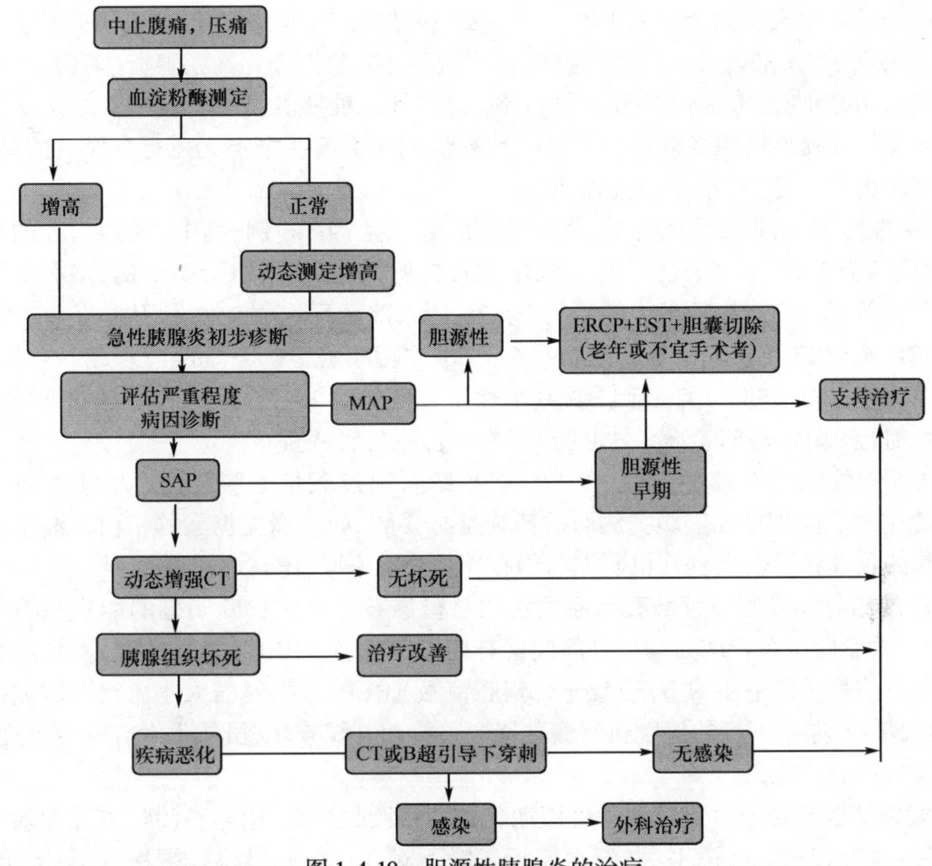

图 1-4-10 胆源性胰腺炎的治疗

通过上述观察该学者认为：在 48 小时内，用 9 个指标（入院时：年龄、GOT、血糖、以前发作史、血清 LDH；最初 48 小时：血球压积下降，最低血钙值，最低氧化分压，估计液隔离量）估计急性胰腺炎的严重程度，准确率可达 95.7%。

Spoer 提出腹腔镜时代胆石性胰腺炎治疗法的选择。

(1) 胆石性胰腺炎时胆总管结石的发生率：Taylor 报告 34 例中，LC 术 20 例、OC 术 14 例中，胆管造影发现胆总管结石 4 例（11.8%）；Soper 报告术前 ERCP 检查 23 例中，发现结石 6 例（26%）；Graham 报告 LC 术中胆管造影 22 例，显示胆管异常 4 例，其中 3 例为胆总管结石（13.5%）。大多数学者认为对胆结石的病人。术前发现的胆总管结石可行 ERCP+EST 治疗，术中发现胆总管结石行经腹腔镜的胆总管探查取石术或中转开腹手术。

(2) 胆石性胰腺炎的手术时机：Taylor 报告 37 例胆石性胰腺炎，待症状、体征消失，淀粉酶水平恢复正常后，准备 1～10 天再手术，其中 8 例直接行 OC（技术原因），另 29 例中，因胆囊周围粘连水肿，解剖不清，中转 5 例；胆囊管周围出血中转 1 例；胆总管增粗，术中造影致中转 1 例；总中转手术率为 24%；发生并发症 6 例，其中 1 例术中出血，强迫性开腹，ARDS，失血 1200ml1 例，术后肠梗阻 2 例，胆总管残留结石 1 例，LC 术中造影失败，术后 ERCP 和经肝胆管造影不成功 1 例，全组无死亡。

Graham 报告 29 例胆石性胰腺炎的 LC 手术处理。胰腺炎的严重性由 Ranson 标准评估，2 例病人为 6 分，1 例 5 分，1 例 4 分，5 例 3 分，9 例 2 分，9 例 1 分，2 例 0 分。入院后 1～19 天行 LC 手术。均行术中胆管造影，发现胆总管结石 3 例，均在 LC 术中行经胆囊管或胆总管的探查术取得成功。全组无中转。术后发生并发症 7 例。其中肺部感染或肺功能不全 3 例,肝周脓肿、左上肢静脉炎、胆总管残留结石各 1 例,急性坏死性胰腺炎(术前 CT 已经证实胰腺炎已明显水肿,Ranson 评分 6 分)1 例,此例坏死性胰腺炎患者,在 LC 术后 7 天因放射学检查支持坏死性胰腺炎而再次手术行胰腺清创和引流。全组无死亡。作者的结论是:胆石性胰腺炎并不是 LC 手术的禁忌证。

Soper 报告 57 例胆石性胰腺炎,将其分为两组:第一组 46 例,其中 8 例为 LC 的禁忌证(坏死性胰腺炎 3 例,术前未能经 EST 取出结石 2 例,剖腹排出胆管癌 1 例,多次上腹部手术史和上腹部切口疝需修补各 1 例)。其余 38 例入院后平均 5.8±0.6 天内行 LC 手术,术前行 ERCP 检查 23 例。乳头括约肌切开 6 例,术中行胆囊造影发现胆总管结石 4 例,均在术中行内窥镜取石成功。第二组 11 例在急性正装控制后 2 ~ 9 周行 LC 手术获得成功。其中 3 例术前行 ERCP+EST 治疗,另 1 例 LC 术中行胆总管探查术。

由于胆石性胰腺炎患者,胆总管内常有小结石通过乏特壶腹排出(大约为 85% 的病人),因此手术后应用松弛壶腹括约肌的药物是必要的,如胰高血糖素等。由于酒精和其他因素引起的急性胰腺炎在发病机制上与胆石性胰腺炎不同,不在此讨论。

8. 胆囊结石继发胆总管结石和原发性胆总管结石 术前诊断明确的胆囊结石合并胆总管结石,原发性胆总管结石均可经腹腔镜行胆总管探查(LCBE)。LC 术后发现胆总管结石的病人目前采用以下手术方法:经十二指肠镜做 ERCP,根据结石大小可行套取或行乳头切开术(EST)。亦有不少的医院再行腹腔镜胆总管切开探查术,虽然手术有一定难度,但没有破坏括约肌的功能。

9. 妊娠期胆囊结石 应该说为妊娠期急性结石性胆囊炎,用内科治疗方法无效的患者行 LC 手术是在妇科腹腔镜手术(妊娠期行气腹下附件包块和异位妊娠检查、阑尾切除术、卵巢囊肿切除术等手术)基础上的发展。妊娠期无症状胆囊结石和用药可控制症状、体征的急性胆囊炎患者应择期手术。

为妊娠期患者行 LC 手术,关注的焦点为:①气腹和手术造成胎儿流产;②各种药物对胎儿的影响;③腹内压增加导致入子宫血流减少,并导致胎儿机体呼吸性酸中毒;④盲目穿刺可损伤子宫及胎儿;⑤腹腔内手术操作空间变小;⑥有许多类似急性胆囊炎的其他疾病存在,术前必须明确诊断。因此开展 LC 手术的初期,把妊娠期急性胆囊炎列为 LC 手术的禁忌证。

妊娠早期 OC 手术导致的流产率为 12% 左右。一般认为妊娠期妇女行急性胆囊炎胆囊切除术,最好安排在妊娠的中期。因为在妊娠的头三个月,胎儿的器官尚处在发育阶段,此时手术,母亲和胎儿的死亡率均很高,而在妊娠的后三个月,手术易造成胎儿早产。在中期妊娠(4 ~ 6 个月),胎儿器官已经发育完全,自发性流产的可能性已经过去。

为妊娠患者行 LC 手术比 OC 手术,母亲和胎儿可得到更多的好处,主要为:①腹部创伤小,疼痛轻,下床活动早,因此可减少止痛药物的使用,间接有利于胎儿的发育;②减少了因子宫增大,腹内压力增加而形成切口疝及切口哆开的可能性;③减少了下肢深静脉血栓形成的可能性,特别是对已有血栓形成趋向的患者更有益。

为妊娠期妇女行 LC 手术,最好采用硬膜外麻醉,以减少麻醉药物对胎儿的不利影响。术中必须检测胎儿心律,这可用超声多普勒经腹或经阴道检测。

10. 高危病人的胆囊结石 所谓高危病人在此为心功能不全、高血压、心律失常、慢性肺部阻塞性病变、肾功能不全等病人。对这些病人实施 LC 手术需持慎重态度。这些病人的 LC 手术能否比 OC 手术并发症少,须请相应疾病的专科医师处理原发疾病,待功能基本正常后,请麻醉医师一起讨论是否采用LC,这样可大大提高手术成功率,有效减少并发症及死亡率。

11. Mirizzi综合征 Mirizzi综合征是指胆囊管或胆囊壶腹结石嵌顿引起的胆管炎症、胆总管狭窄或梗阻。其特征有:①胆囊管与肝总管交汇的解剖异常;②胆囊管或胆囊壶腹结石嵌顿;③结石压迫或合并炎症引起肝总管狭窄;④结石长期压迫可导致胆囊胆管内瘘;⑤出现反复黄疸或反复发作的胆管炎,最终发生胆汁性肝硬化,其发生率大约在0.7%~1.0%。

1983年Lubbers和1989年Csenders,认为这一综合征和胆囊胆管瘘是一复杂病理过程中的不同阶段,共同提出以下分类:Ⅰ型:胆囊管或胆囊壶腹结石嵌顿压迫肝总管(又称Mirizzi综合征原型);Ⅱ型:胆囊胆管瘘形成:瘘管口径小于肝总管周径的1/3;Ⅲ型:瘘管口径超过肝总管周径的2/3;Ⅳ型:胆囊胆管瘘完全破坏了肝总管壁。

Mirizzi综合征的临床表现主要是梗阻性黄疸和反复发作的胆管炎。诊断方法主要是影像学检查。该征B超声像图的特征为:①胆囊结石位于胆囊管或胆囊壶腹,胆囊管可呈扩张或萎缩;②胆囊管开口上方的肝总管扩张,肝内胆管扩张或不扩张;胆囊管直径大小正常。如发现胆囊管、肝总管和门静脉呈现所谓"三管征"应考虑Mirizzi综合征。CT检查可见邻近胆囊有不规则的内腔,腔内有结石阴影,胆囊壁增厚,肝内胆管扩张,也可发现胆囊萎缩,其内包裹结石,肝总管也可有结石。

术前确诊最好的方法为胆道直接造影,PTC和ERCP除可见上述影像学表现外,在肝总管的分叉道胆囊管汇入肝总管处可见圆形充盈缺损,边缘光滑,有时可见肝总管移位或完全梗阻,充盈缺损或梗阻部位以上的肝总管和肝内胆管则明显扩张。PTC难以发现胆囊管的平行走形及其开口低的情况,并难以显示肝总管梗阻。ERCP主要有内镜死角及不能显示梗阻以上的胆管等缺点。但PTC和ERCP可相互补充各自不足。

最近有人报告对Mirizzi综合征行LC手术,即先行经ERCP的胆管内置支撑管,然后再行LC手术。从前述的病理来看,为Mirizzi综合征行LC手术是不可取的。

12. 小儿腹腔镜胆囊切除术 婴幼儿和学龄前儿童的胆囊结石比较少见,进来似有增多趋势。

儿童期胆囊结石就其成因大致可以分为两大类型:第Ⅰ型:具有明确病因的胆囊结石,包括镰形红细胞性贫血、地中海贫血和遗传性球形红细胞症,还包括长期因母乳喂养、肠疾病或肠切除、严重感染或容量消耗(volume depletion),常合并囊状纤维化和肝外胆道异常。第Ⅱ型:即成年型,常为女性肥胖患儿,具有家族倾向。

腹腔镜外科同样适用于小儿外科已毫无质疑。LC用于小儿已有很多报告。LC技术熟练的医师完成这种手术是非常容易的。

小儿LC的手术与成人LC手术有以下不同:①病程短,胆囊及Calot三角区粘连较轻;②因气腹对小儿心肺功能干扰较大和小儿腹壁组织弹性较好,气腹压一般维持在1.0kPa即可;③建立气腹常用开放法完成,这主要是因小儿腹壁薄,气腹针易损伤内脏和较为固定的腹膜后大血管,小儿常伴有先天性脐疝需行修补手术;④因小儿肝脏相对体积较大,剑突下、锁骨中线和腋前线戳孔一般较低,否则易损伤肝脏;⑤腹腔内操作空间较小,解剖Calot三角和切除胆囊一般用钝性分离法,切断胆囊管和胆囊动脉一般用剪刀剪断,不用电刀,胆囊床血管一般上夹止血;⑥第Ⅰ型胆囊结石患儿常有肝外胆管异常,术中胆管造影的比例明显高于成人。

(彭祥玉)

五、内镜下十二指肠乳头切开取石术

内镜下乳头括约肌切开及取石术(endoscopic sphinctero papilotomy,ESPT),又称内镜下括约肌切开术(EST),是在ERCP基础上发展起来的胰胆疾病治疗的新手段。始于70年代初期,目前国内外已普遍开展。它不仅可治疗缩窄性乳头炎、化脓性胆管炎等,还可通过切开插入器械,取出结石,导入激光碎石等,因此是胆石症,尤其是胆总管下端结石的重要治疗方法。

(一) EST的适应证、禁忌证

1. 适应证 ①胆囊切除术后胆囊管残余结石。②良性胆总管末端狭窄,乳头旁憩室引起的狭窄。③重症胆管感染,如急性化脓性梗阻性胆囊管炎,急症需行引流者。④乳头旁胆总管十二指肠瘘。⑤需作激光碎石或插管溶石。⑥乏特氏壶腹周围癌引起胰胆管梗阻,已不能手术者。⑦胆总管恶性肿瘤引起梗阻性黄疸,需作内引流者。⑧慢性硬化性胆管炎引起的梗阻性黄疸,需作内引流者。⑨腹腔镜胆囊切除术后胆瘘(如胆囊管残端瘘等)。

2. 禁忌证 普通内镜检查禁忌者;出凝血机制障碍者;全身情况衰竭,心肺功能不全,不合作者。

(二) 器械

1. 内镜 能用于EST的十二指肠镜必须绝缘性能佳,最好钳孔较大视角宽者。有纤维和电子十二指肠镜两类,目前常使用电子十二指肠镜。

2. 高频电源 用于镜下切开组织和组织止血。

3. 切开刀 可分为拉开式切开刀(Pull型)、推式(Push型)、鱼鳍式、针式、改良式等几型。拉开式又称Classen刀,推式又称相马刀,将推式与拉式结合在一起的称改良Classen刀。常用的拉氏切开刀如KD-16Q,推式切开刀如KD-2Q,改良Classen刀如KD-28Q。

4. 碎石及取石工具 取石篮、气囊导管等。新近推出的机械式碎石篮,可在套住结石后,通过加压将结石碎成数块,大大提高了取石的适应证范围,如BML-2Q。

5. 其他 如光源、吸引器等。

(三) 病人准备

(1) 常规做心电图,检查肝功能、肾功能、出凝血机制等。

(2) 预防用抗生素:庆大霉素16万单位,连用三日。

(3) 手术当日禁食,术前用适当镇静剂、肠蠕动抑制剂、祛泡剂等。

(四) 操作方法

(1) 按常规胃镜操作法将内镜送至十二指肠降部。

(2) 逆行胰胆管造影。

(3) 行乳头括约肌切开术:在完成ERCP后按内镜下胆道造影的要求插入高频电刀,使之准确地进入乳头、壶腹、胆总管下端。为证实插管位置是否正确,可再次注射造影剂,确认电刀位于胆总管末端。

1) 切开方法

A. 退刀切开法:最常使用的方法。具体操作是先将导管插至适当深度(约3~4cm),然后后退1~1.5cm,即4~5格位置,沿乳头11~12点方向切开。

B. 进刀切开法:即插管后遇有阻力时,将导管推进一段,切开一段,直到理想长度。

C. 瘘道切开法：当遇到乳头闭塞或狭窄无法插入导管时，用针型切开刀造瘘，再行切开。

D. Billorth-Ⅱ式手术后切开法：要用改良式相马刀从远侧向近侧切开乳头，切开刀必须在近侧方向从导管深处张开，抵于壶腹前壁，而后切开。

2）切开长度：以切开长度分为大切开、中切开、小切开。大切开长度在2.5cm左右，中切开为2cm，小切开约1cm。有学者认为以达第一胆总管皱襞为度；也有人主张胆总管肠壁隆起的一半，以充分切断括约肌，方能达到理想的引流排石目的。大切开的主要问题是易致穿孔；切断括约肌的主要问题是易致术后远期并发症，如反流性胆管炎等。目前多主张做中切开术，以切断帽状皱襞为度。

3）关于电凝电切强度：目前多主张使用混合电流的高频供能仪，强度指数3.0～3.5。若用电凝电切分开的供能仪，电凝指数控制在3.5～4.0，电切指数控制在3.0～3.5即可。

4）切开位置：以11点到1点范围为佳，否则，易致胰管损伤。

5）取石术：切开后即放入取石篮或气囊导管等工具，使之越过结石或达结石部位，充气后将气囊推出，或将取石篮打开，套住结石后退出取石篮，结石遂被取出。一般需要在X线协助下进行，也可等待自然排石。

取石术的结石一般应在2cm以内，过大易发生嵌顿，若此时强行取出，势必造成出血、穿孔等并发症、如用机械式碎石篮一般可避免之。碎石式取石篮由2～4根金属丝组成，并有加力设备。当捕捉到结石以后，即摇动加力柄，从而使结石粉碎，再取出，或等待自然排石。

取石时机：主张不一。一是在乳头切开后立即进行。其主要问题是乳头切开后明显水肿，电凝电切后组织发脆，易发生并发症。二是待乳头切开后3～5天组织修复后，再行取出。目前多主张用后一种方法。

（五）术后处理

卧床休息24小时，禁食一日。使用抗生素以抗感染或预防感染。适当用止血药物。密切观察有无腹痛、发热、出血等迹象，并作相应处理。

（六）并发症及防治

乳头切开是一项侵入性治疗方法，有一定的危险性，也时常发生某些并发症，甚至导致死亡。并发症发生率约在10%左右，死亡率约在0.3%～1.8%。早期并发症主要是出血、穿孔、胆管炎、胰腺炎等。后期并发症主要是反流性胆道炎、逆行性胰腺炎、胆总管末端狭窄等。减少并发症最主要的是操作者必须由有经验丰富的内镜医生担任手术，须与外科密切合作，操作必须正规，术后须严密观察并做好相应处理。

（彭祥玉）

六、《肝胆管结石最新诊治指南》解读

（一）简介《肝胆管结石病诊断治疗指南》

1. 定义、病因与病理

（1）概念与定义：肝胆管结石病（hepatolithiasis）即原发性肝胆管结石（primary intrahepatic stone）特指始发于肝内胆管系统的结石，不包括胆囊内排降并上移至肝内胆管的结石，也不包括继发于损伤性胆管狭窄、胆管囊肿、胆管解剖变异等其他胆道疾病所致胆

汁淤滞和胆道炎症后形成的肝胆管结石。由于其病变复杂、复发率高且常引起严重的并发症，此病成为我国良性胆道疾病死亡的重要原因。本指南是针对色素性肝胆管结石的诊断和治疗问题。

（2）肝胆管结石病的病因和基本病理改变：肝内结石的形成与胆道慢性炎症、细菌感染、胆道蛔虫、胆汁淤滞、营养不良等因素有关。胆管内慢性炎症是导致结石形成的重要因素，胆汁淤滞是结石形成的必要条件。胆流滞缓并有胆道慢性炎症最易形成肝内胆管结石。

肝胆管结石病的基本病理改变是胆道梗阻、胆道感染和肝实质破坏。受累区域的肝胆管扩张、胆管呈环状或节段性狭窄管壁增厚、胆管壁及周围纤维组织增生并慢性炎症细胞浸润；汇管区大量炎性细胞浸润和纤维细胞增生，伴有肝实质损害，严重者形成肝段或肝叶的纤维化萎缩和功能丧失。合并胆道感染时可造成胆源性脓毒症、肝脓肿、膈下脓肿、胆管支气管瘘及胆道出血等一系列严重并发症。约 2.0%～9. 0% 的肝胆管结石病例在病程后期可并发肝胆管癌。

肝胆管结石病的重要临床病理特点是：

1）结石沿肝内病变胆管树呈区段性分布。

2）结石多并存不同程度的肝胆管狭窄，胆管狭窄是引起结石形成和复发的重要因素。肝胆管结石合并一级分支以上肝管的狭窄时易导致受累肝段或亚肝段萎缩；合并双侧肝门部肝管狭窄者，晚期常发生胆汁性肝硬化及胆源性门静脉高压症。

3）由于长期反复发作的胆道梗阻和/或感染可导致肝胆管结石病变区域内胆管树、伴行血管及肝实质弥漫而不可逆性损害。包括胆管壁结构破坏、多发性胆管狭窄和不规则性胆管扩张、胆管积脓、门静脉及肝动脉小分支狭窄、肝实质纤维化和萎缩、慢性肝脓肿、继发性肝内胆管癌等毁损性病变，这类病变是只有手术切除才能得到有效治疗的病灶。

4）在肝胆管结石病的病变范围内肝组织发生萎缩，而正常肝组织增生肥大，形成肝脏萎缩-增生性改变即萎缩-增生复合征。这一病理特征对于正确判断肝胆管结石的病变部位和选择合理治疗方法具有重要意义。

2. 肝胆管结石病的临床表现与诊断 肝胆管结石病的病程长而复杂，可出现多种严重并发症，故其临床表现是复杂多样的，其复杂程度主要取决于主要肝管和肝外胆管结石梗阻是否完全、合并胆道感染的严重程度、肝脏的病变范围、肝功能损害程度以及并发症类型等。

（1）肝胆管结石病的基本临床表现可分为 3 大类型

1）静止型：患者无明显症状或症状轻微，仅有上腹隐痛不适，常在体检时才被发现。

2）梗阻型：表现为间歇性黄疸、肝区和胸腹部持续性疼痛不适、消化功能减退等胆道梗阻症状。双侧肝胆管结石伴有肝胆管狭窄时可呈持续性黄疸。

3）胆管炎型：表现为反复发作的急性化脓性胆管炎。当发生各种严重并发症时可出现肝脓肿、胆道出血、胆汁性肝硬化、门静脉高压症以及肝胆管癌等相应临床表现。

（2）肝胆管结石病的诊断和评估：肝胆管结石病诊断和术前评估的内容应包括：肝脏和胆道系统的病变、肝脏功能代偿状态、全身状况以及对手术的耐受能力，主要依据病史、临床表现、影像学及实验室检查结果。

1）肝胆系统病变的诊断：主要依靠临床表现和各种影像学检查。从外科治疗的要求出发，通过系统的影像检查，详细地了解结石在肝内的分布，胆管系统及肝脏的病变是选择和确定治疗方法所必需的。

对肝胆管结石的诊断有实用价值的影像技术主要有 B 超、CT、MRI、ERCP、PTC、术后胆道引流管造影、胆道镜等。单一的检查常不能获得全面的诊断,往往需要一种以上的影像学检查相互印证才能达到正确诊断的目的。因此应熟悉各项检查方法的性能和局限性,并结合患者具体的病变状况及当地所具有的设备条件,合理选择并联合应用最有效的检查方法。由于肝胆管结石病变复杂,手术前很难做到全面准确的诊断,特别是对结石所引起的继发性病变的判断,故常需在手术中依据全面系统的探查,必要时结合术中 B 超、胆道镜和胆道造影等检查而核准术前诊断或重新评估。这是手术决策的重要步骤。

B 超一般作为首选检查。它能为临床诊断提供线索,但不能作为外科手术的全部依据。在决定行外科手术治疗前需要做其他影像学检查。在手术中作 B 超检查,对于明确结石部位、引导取石和判断有无结石残留具有重要价值。B 超在引导 PTC 方面也有重要作用,但 B 超不能提供胆管树的整体影像,且难以显示胆管狭窄部位和合并的肝外胆管下端结石。

CT 可全面显示肝内胆管结石分布、胆管系统扩张和肝实质的病变,对肝胆管结石具有重要的诊断价值。系统地观察各层面 CT 照片,可获取肝内胆管系统的立体构象及肝内结石的立体分布情况。CT 与 B 超联合应用,一般能为手术方案的制定提供可靠的依据。但 CT 一般难以直接显示胆道狭窄部位,也不能发现不伴有明显胆管扩张的细小结石以及密度与肝实质相似的结石。

MRI 结合 MRCP 可以多方位显示肝内胆管树,可准确判断肝内结石分布、胆管系统狭窄与扩张的部位和范围以及肝实质病变。MRI 为无创性胆道影像诊断方法,并兼具断层扫描及胆道成像的优点,对肝胆管结石的诊断价值优于 CT 和胆道直接造影方法。但 MRI 对结石图像显示不如 CT 和 B 超清晰,而对狭细胆管的显示不如胆管直接造影清晰准确。

ERCP、PTC、手术中或经手术后胆道引流管造影是诊断肝胆管结石的经典方法。它们能清晰显示结石在肝内外胆管的分布、胆管狭窄和扩张以及胆管的变异等。一个完整清晰的“胆管树”影像可作为制订外科手术方案的重要依据。对 CT 和 B 超易误诊的软组织密度结石、泥沙样结石以及胆总管十二指肠段和胰腺段的结石,采用上述胆道直接显像方法可获准确诊断。但胆道直接显像仅能显示肝管内病变,而不能直接显示肝管壁及肝实质病变,需结合 CT 或 B 超检查才能全面评估病变范围和性质。ERCP 只能显示阻塞部位下游的胆管,而 PTC 只能显示阻塞部位上游的胆管,特别是二级肝管分支不显示易被忽视而造成漏诊,需联合 PTC 和 ERCP 或作多点选择性 PTC 方可获得完整的胆管树图像。这些胆道直接造影方法均属侵入性诊断方法,有诱发急性胆管炎等并发症的可能性,因此应在临近手术之前或术中进行,而对于近期有胆管炎发作的病例,术前不应做此造影检查。

在当前 B 超、CT、MRCP 等非侵入性诊断技术日臻完善的条件下,肝胆管结石的术前诊断应以联合应用 B 超、CT 和/或 MRI 为主;ERCP 和/或 PTC 等侵入性直接胆道显像检查已非必须。

2）肝功能的评估:除常规肝功能和凝血功能检查外,要注意黄疸程度、出血倾向、腹水、双下肢水肿、腹壁静脉曲张等表现,必要时行胃镜检查以明确有无食管胃底静脉曲张,以判断肝功能代偿状态以及是否合并肝硬化和门静脉高压症。

3）全身状况的评估:包括重要器官功能以及营养状况的系统检查和评估。

3. 肝胆管结石病的分型　根据结石在肝内的分布、相应肝管和肝脏的病变程度以及合并肝外胆管结石的情况分为 2 个主要类型和 1 个附加型。

Ⅰ型：区域型，结石沿肝内胆管树局限性分布于一个或几个肝段内，常合并病变区段肝管的狭窄及受累肝段的萎缩。临床表现可为静止型、梗阻型或胆管炎型。

Ⅱ型：弥漫型，结石遍布双侧肝叶胆管内，根据肝实质病变情况，又分为 3 种亚型。

Ⅱa 型：弥漫型不伴有明显的肝实质纤维化和萎缩。

Ⅱb 型：弥漫型伴有区域性肝实质纤维化和萎缩，通常合并萎缩肝脏区段主肝管的狭窄。

Ⅱc 型：弥漫型伴有肝实质广泛性纤维化而形成继发性胆汁性肝硬化和门静脉高压症，通常伴有左右肝管或汇合部以下胆管的严重狭窄。

E 型：附加型，指合并肝外胆管结石。根据 Oddi 括约肌功能状态，又分为 3 个亚型。

Ea：Oddi 括约肌正常。

Eb：Oddi 括约肌松弛。

Ec：Oddi 括约肌狭窄。

4. 肝胆管结石病的治疗

（1）肝胆管结石病的治疗原则：有明显临床症状的肝胆管结石需要治疗。对于症状不明显的静止型结石是否需要治疗，目前的意见尚未统一。鉴于随病程演进和病变发展，多数病例将出现明显症状且有受累肝管恶变的可能，对于静止型结石也多主张积极手术治疗或经皮经肝胆道镜取石治疗。

肝胆管结石的治疗主要靠外科手术，原则是去除病灶，取尽结石，矫正狭窄，通畅引流，防止复发。针对肝胆管结石病复杂的肝内外胆道及肝脏病变有多种手术和非手术治疗方法，应根据肝内胆管结石数量及分布范围、肝管狭窄的部位和程度、肝脏的病理改变、肝脏功能状态及患者的全身状况，制定针对具体病例的个体化治疗方案并选择合适的手术方法。

（2）肝胆管结石的手术方法：手术方法主要有 4 种：①胆管切开取石术；②肝部分切除术；③肝门部胆管狭窄修复重建术；④肝移植术。

1）胆管切开取石术：胆管切开取石是治疗肝胆管结石系统手术中的基本手段。单纯胆道取石引流手术多用于急症和重症病例旨在暂时通畅胆流、控制胆道感染、改善肝功能以挽救患者生命或为二期确定性手术做准备。只有对少数结石数量较少且受累的肝管及肝脏病变轻微、取尽结石后肝内外无残留病灶、胆管无狭窄的病例，单独肝胆管切开取石有可能作为确定性手术方式，且术后需要采取积极措施预防结石复发。

通过联合切开肝门部胆管和肝胆管以及经肝实质切开肝内胆管，直视下探查结合术中胆道造影、B 超、胆道镜检查可全面了解胆道结石的部位、数量、胆管狭窄梗阻及胆管下端的通畅情况。

经肝外胆管途径盲目的器械取石是肝胆管结石手术后高残留结石率的重要原因。充分切开肝门部胆管狭窄，必要时切开二级肝管可在直视下去除主要肝管的结石，结合胆道镜明视下取石，能有效地清除肝管内结石，显著降低结石残留率。

2）肝部分切除术：切除病变肝段以最大限度地清除含有结石、狭窄及扩张胆管的病灶，是治疗肝内胆管结石的最有效手段。

手术适应证包括Ⅰ型及Ⅱb 型肝胆管结石。对于区域型结石，切除含结石的肝段或肝叶；对于弥漫型结石，切除局限于肝段或肝叶的区域性毁损病灶，需切除的区域性毁损病变主要包括：肝叶或肝段萎缩；难以取净的多发性结石；难以纠治的肝管狭窄或囊性扩张；合并慢性肝脓肿;合并肝内胆管癌。

肝胆管结石的肝切除范围主要取决于结石分布及毁损性病变范围。肝胆管结石的病变范围是沿病变胆管树呈节段性分布的,因此其肝叶切除要求以肝段、肝叶为单位作规则性切除,以完整切除病变胆管树及所引流的肝脏区域。这是取得优良疗效的基本条件和关键。无论是针对区域型肝内胆管结石时病变肝段或弥漫型肝内胆管结石时毁损性病灶,肝脏切除范围不够,遗留病变常是术后并发症及症状复发的根源。

对于左肝管系统的广泛结石,应选择规则性左半肝切除,不应将只切除肝左外叶而联合胆管空肠吻合术作为首选术式。如果只施行肝左外叶切除,必然遗留了左内叶肝管结石、病变肝组织和左肝管狭窄,而通过肝外胆管及肝断面上左肝管残端途径取石几乎不可能全部清除散布于左内叶第二和三级肝管内的结石,术后症状复发则难以避免。对于局限于左外叶且合并左肝管主干内的结石,在切除病变肝段、取除其下游肝管内结石后即可达到有效治疗目的,勿需作左半肝切除。

针对右肝内胆管结石的规则性右肝切除常有较大的技术困难。肝右叶结石时,右肝萎缩,而左肝代偿增大,使第一肝门以及肝段或叶间裂以下腔静脉为中轴向右后上方旋转移位;肝右叶与膈肌、腹后壁、邻近组织及肝后下腔静脉之间常形成紧密粘连,给游离肝右叶特别是分离右后叶与下腔静脉之间的粘连、显露肝门区以及正确判断肝段切除平面造成困难。手术时需借助影像学诊断方法准确判断肝胆管和肝脏病变区域以及病肝切除范围,且需对肝内胆管结石和狭窄所致胆系及肝脏的复杂病变有深入的认识及较丰富的肝胆道外科手术经验。

对于分布在双侧肝叶的区域性结石伴引流肝段萎缩的病例,在预留残肝功能体积足够的条件下,可同时作规则性双侧病变肝段切除。

3) 肝门部胆管狭窄修复重建术:处理肝门部胆管狭窄的手术方法主要有以下3类。由于肝门部胆管狭窄病变类型比较复杂,常需结合多种手术方法进行治疗。

A. 胆管狭窄成形、空肠 Roux-en-Y 吻合术:适用于肝内病灶和上游肝管狭窄已去除的肝门部胆管狭窄病例。在充分切开肝门部狭窄胆管并进行原位整形的基础上,以 Roux-en-Y 空肠襻与胆管切口侧侧吻合修复胆管缺损。对有结石残留或复发可能的病例,可将空肠襻残端顺位埋置于皮下作为术后取石的通路。但胆肠吻合术废除了 Oddi 括约肌对胆系的控制功能,在上游肝管狭窄未纠正和肝内结石未取净的情况下行不恰当的胆肠内引流可引发或加重胆道感染等严重并发症。目前尚无确实的证据表明各种在胆管空肠吻合口或空肠襻上附加抗反流措施能有效防止肠液向胆管的反流,因此不建议做此类附加手术。

B. 胆管狭窄成形、游离空肠段吻合术:适用于肝内病灶和上游肝管狭窄已去除,尚有结石残留或有结石复发可能而胆管下端通畅的病例。充分切开肝门部胆管狭窄并进行原位整形,截取长度适当的游离空肠段,用其输出端与胆管切口进行端侧吻合,修复胆管壁的缺损,将其输入端关闭并顺位埋置于皮下,作为日后用胆道镜清除残留或复发结石的通路。尚可用胆囊代替空肠段来完成本手术。

C. 胆管狭窄成形、组织补片修复术:适用于肝内病灶及上游肝管狭窄已去除,结石已取尽且无复发可能,而只存在肝门部胆管轻度狭窄的病例。充分切开狭窄段及其两端的胆管,切除瘢痕化的胆管组织,缝合肝胆管瓣形成胆管的后壁,胆管前壁的缺损用带血运的肝圆韧带瓣、胆囊瓣、胃瓣、空肠瓣或其他自体组织补片修复。

4) 肝移植术:适合于肝脏和胆管系统均已发生弥漫性不可逆损害和功能衰竭的Ⅱc型

肝胆管结石。

(3) 合并肝外病变的处理

1) 肝外胆管结石:术中同时去除结石,应注意清除容易残留的胆管下端结石。经十二指肠镜 Oddi 括约肌切开后取石只适用于单纯肝外胆管结石;对于肝胆管结石及狭窄,Oddi 括约肌切开后易发生反流性胆管炎,应视为禁忌。

2) Oddi 括约肌松弛:合并肝外胆管结石和扩张者多伴有胆管下端 Oddi 括约肌松弛。若 Oddi 括约肌重度松弛、曾做 Oddi 括约肌成形术或胆管十二指肠吻合术,造成反流性胆管炎,可考虑胆总管横断和胆管空肠吻合术,由此可减少经胆管下端途径的反流性胆管炎。

3) Oddi 括约肌狭窄:此种情况少见,应采用胆道镜检查排除胆管下端结石梗阻。确认为胆管下端狭窄者可行胆管空肠 Roux-en-Y 吻合术。

(4) 术中辅助措施的应用价值:术中 B 超、胆道造影、胆道镜和各种物理碎石术的应用,对提高肝胆管结石的手术效果有重要作用。

1) 术中 B 超:能清晰判断结石在肝内的分布,引导取石,明显降低残石率。同时还能显示出入肝脏的重要血管与病灶的关系,确定病灶范围,从而引导肝切除。

2) 术中胆道造影:对了解胆道系统有无变异、避免发生胆管损伤和防治胆管内结石残留有重要作用。

3) 术中胆道镜:能明视胆管内病理状况,辨别胆管结石、肿瘤和异物,观察胆管黏膜病变,对可疑病变可取活体组织或脱落细胞做病检。在镜下用取石网篮、碎石器械和气囊导管取石克服了常规器械取石的盲区,可提高取石效率,降低结石残留率。

4) 物理碎石术:对于难以直接取出的大结石或嵌顿结石,可采用液电或激光碎石术将其击碎后取出。

(5) 术后残留病变处理及复发病变的防治:对于术中结石残留的病例,可在手术后经 T 管窦道、胆道瘘道或胆管空肠吻合的皮下埋置盲襻进入胆管清除肝胆管内残余结石。对于复发结石可通过皮下盲襻用胆道镜取石。经皮肝穿刺进行内镜取石,也是治疗复发结石的有效方法。术后定期复查、服用利胆药物、早期发现和处理复发结石能明显改善远期疗效。

术后残留病变或复发病变包括肝管结石和主要肝管狭窄伴明显症状而用非手术方法难以奏效者,需要再次手术处理。胆道手术后再次手术往往牵涉到许多复杂的问题,无论其技术难度、手术范围、手术后并发症发生率和患者的全身状况等,均属于复杂和高危的手术。因此,再次手术必须掌握好手术时机和适应证,手术方案应积极而稳妥。

(6) 选择手术方法应遵循的原则

1) 肝胆管结石病的外科治疗应以根治性清除病灶为主要目标。

2) 对于Ⅰ型肝胆管结石,应首选病变肝段规则性切除以达到治愈的目的。对于肝脏和胆道病变广泛的Ⅱa 和Ⅱb 型结石常需联合多种术式和辅助方法进行治疗,对于其中Ⅱb 型结石充分切除区段性病灶是保证联合手术治疗效果的前提条件。对于合并胆汁性肝硬化但肝功能仍处于代偿状态的Ⅱc 型结石应根据胆道病变的复杂性、肝硬化及门脉高压症严重程度等选择同期或分期胆道手术与门脉减压手术来处理合并存在的胆道、肝脏和门静脉系统病变。对于肝功能陷于失代偿的Ⅱc 型结石,肝移植术是唯一有效的治疗方法。

3) 主要肝胆管的狭窄必须修复矫正,但胆管空肠 Roux-en-Y 吻合术和胆管-游离空肠段吻合术的适应证应严格掌握。对于肝内病变已经去除,其下游胆管内结石已清除,肝门部肝管无狭窄,结石无复发危险的病例,应避免采用此类术式。

4）对于结石残留或有复发可能的病例，可在术中设置连通胆道的空肠皮下盲襻，作为术后胆道镜取石的通路。

（7）肝胆管结石常见并发症的诊断及治疗

1）重症急性胆管炎：诊断依据是确认肝胆管结石合并胆道感染并伴有全身脓毒症表现。初期治疗应予禁食、补液、应用抗生素等非手术治疗措施。经过短期的非手术治疗，若症状和体征未能缓解，原则上宜早期手术。急症手术的主要目的是胆管引流和减压，待病情稳定后再二次手术处理肝内胆管结石。

2）胆源性肝脓肿：是肝内胆管结石继发急性化脓性胆管炎的后期表现。脓肿发生在病变肝管引流范围内。根据病史、急性胆管炎、脓毒症症候群及上腹部疼痛等典型临床表现，结合 B 超和 CT 检查不难做出正确诊断。治疗措施包括全身支持治疗，选择针对多种肠源菌感染的抗生素、超声或 CT 引导下脓肿穿刺置管引流或手术切开引流。对于局限于肝叶或肝段的多发性小脓肿，宜尽早手术切除肝内病灶。

3）胆道出血：由于结石梗阻继发胆道化脓性感染，受累区域胆管黏膜多发性溃疡侵蚀伴行肝动脉或门静脉支可导致胆道大出血；胆源性肝脓肿也可溃入胆道及邻近的肝内血管分支而发生胆道大出血。胆道出血典型的临床表现为突然发作的胆绞痛，继之出现呕血或便血、黄疸或黄疸加深，呈周期性发作，间歇期为 5～14 天。其诊断依靠病史、典型临床表现，并结合影像学检查。B 超和 CT 有助于出血的原发病灶的定位和定性诊断；经皮肝动脉选择性造影是胆道出血最有价值的诊断和定位方法。首选的治疗措施是经皮选择性肝动脉栓塞术，一般可达到止血的效果。手术治疗是针对非手术治疗未能有效控制胆道出血或原发病灶及合并的急性胆道感染需要急症手术处理的病例。

4）肝胆管癌：病变胆管上皮及管壁腺体的异型增生是胆管癌的癌前病变。患者常有长期反复发作的肝内胆管结石病史及多次胆道手术史，近期内肝胆管梗阻迅速加重，可表现为频繁发作的重症胆管炎或胆瘘。诊断依据临床表现、影像学征象、升高的 CEA 或 CA19-9 以及病理学检查。治疗应早期手术，切除含病变肝胆管的肝叶。不能切除时，可采用消融和选择性动脉栓塞化疗等姑息性疗法。

5）胆汁性肝硬化及门静脉高压症：由于胆管结石引起胆管长期梗阻和感染，造成肝实质弥漫性损害和纤维化，导致继发性胆汁性肝硬化和门静脉高压症。①较长时间的胆道病史，表现为持续性的梗阻性黄疸或频繁发作胆管炎。②肝脾肿大、食管胃底静脉曲张。③肝功能损害、低蛋白血症、贫血。

外科治疗方案的选择：①胆管狭窄及肝内病变比较简单、门静脉高压明显而肝脏代偿功能尚好者，可在一期手术同时处理胆道及门静脉高压的问题。②如果胆道及肝脏的病变复杂、门静脉高压症明显、肝功能损害严重，则以分期手术为宜。胆管梗阻严重及肝功能损害者，特别是合并感染时，应先行胆管引流，待肝功能改善后择期进行确定性胆道手术。若门静脉高压显著，肝十二指肠韧带曲张血管阻碍胆道手术，则先作门腔静脉分流术，待门静脉高压缓解后择期进行确定性胆道手术。③肝内广泛性结石伴终末期肝硬化而肝功能陷入失代偿状态时，可行原位肝移植手术。

（二）对《肝胆管结石病诊断治疗指南》的解读

1. 关于概念与定义 本"指南"特点之一是正式提出"肝胆管结石病"的概念，摒弃了"肝内胆管结石"这一说法，意味着对这种病症从诊断到治疗以及流行病学调查都有了相对系统的了解，有了比较确定的认识和定义。

2. 关于肝胆管结石病的基本病理改变及意义 基本病理改变可以归纳为三方面:胆道梗阻,胆道感染,肝实质破坏。其临床病理特点可简记为四点:区段性分布、肝胆管狭窄、多重性损害、萎缩增生复合征。

(1) 区段性分布:是指肝内胆管结石具有沿肝内病变胆管树呈区段性分布的特点,特别是在疾病的早期阶段。

(2) 肝胆管狭窄:是肝胆管结石并发胆管炎的必然结局,是引起结石形成和复发的重要因素,是导致受累肝段萎缩乃至晚期常发生胆汁性肝硬化及胆源性门静脉高压症的原因,也是80%外科治疗失败的原因。

(3) 多重性损害:是指长期反复发作的胆道梗阻和/或感染导致肝胆管结石病变区域内胆管树、伴行血管及肝实质发生弥漫性不可逆性损害。这包括胆管壁结构破坏、多发性胆管狭窄和不规则性胆管扩张、胆管积脓、门静脉及肝动脉小分支狭窄、肝实质纤维化和萎缩、慢性肝脓肿、继发性肝内胆管癌等毁损性病变。约2.0%~9.0%的肝胆管结石患者在病程后期可并发肝胆管癌。

(4) 萎缩增生复合征:是指在肝胆管结石病病变范围内的肝组织发生萎缩,而正常肝组织增生肥大。这一病理特征对于正确判断肝胆管结石的病变部位和选择合理治疗方法具有重要意义。

"指南"归纳出对肝胆管结石病基本病理改变的认识,它的意义在于治疗模式从既往的"对症性处理"向"根治性治疗"观念的转变。首次治疗时就应确定"去除病灶"的根治性治疗思想,尽量避免多次对症性处理导致病情发展。

3. 关于肝胆管结石病的临床表现分型和疾病类型分型的意义

(1) 临床表现分型:静止型、梗阻型、胆管炎型。如发生严重并发症时则同时出现相应并发症的临床表现。

(2) 疾病类型分型:与临床表现分型不同,根据结石在肝内的分布、相应肝管和肝脏的病理改变程度以及是否合并肝外胆管结石、Oddi括约肌的功能状况将疾病类型分为Ⅰ型、Ⅱ型、附加型。根据各类型的相应治疗方案进行规范化诊治,并可将前瞻性和回顾性临床研究结果根据统一化标准进行归纳分析,从而使结论比较真实、客观。

4. 关于肝胆管结石病的诊断和评估

(1) 单一的检查常不能获得全面的诊断,几种影像学检查相互印证才能达到正确诊断的目的。

(2) 术前很难做到全面准确的诊断。常需在术中依据全面系统的探查,必要时结合术中B超、胆道镜和胆道造影等检查而核准术前诊断或重新评估。这是手术决策的重要步骤。

(3) 常用检查方法的优劣:①首选B超检查,但不能显示胆管树的整体影像,且难以显示胆管狭窄部位和合并的肝外胆管下端结石。②CT检查可全面显示肝内胆管结石分布、胆管系统扩张和肝实质的病变。但难以直接显示胆道狭窄部位,不能发现不伴有明显胆管扩张的小结石以及密度与肝实质相似的结石。③MRI结合MRCP检查,无创,可多方位显示肝内胆管树,准确判断肝内病灶的部位和范围以及肝实质病变。但对结石图像显示不如CT和B超检查清晰,对狭细胆管的显示不如胆管直接造影清晰、准确。④ERCP、PTC、术中和术后胆道引流管造影,能清晰显示胆管树的影像,可作为制定外科手术方案的重要依据。但这些方法仅能显示肝内病变,不能显示胆管壁和肝实质病变;为侵入性诊断方法,有诱发胆管炎等并发症的可能。

"指南"特别提出术前诊断应以联合应用 B 超、CT、MRCP 检查为主，侵入性检查已非必须。

5. 关于肝胆管结石病的治疗理念和认识上的进步

（1）治疗原则："指南"提出二十字方针：去除病灶、取尽结石、矫正狭窄、通畅引流、防止复发。更加强调了要"取尽结石、矫正狭窄、防止复发"。总结既往肝胆管结石病术后复发率高的主要原因，一是首次手术时因种种原因未能彻底清除肝内结石；二是肝内狭窄的胆管未行处理，致使术后狭窄段远端胆管继发结石，病情延续发展，80% 的手术失败归于此因。随着现代影像诊断技术的迅速发展和普及，术前明确定位结石和狭窄胆管部位已成为可能。手术治疗应彻底，最大限度地减少因病情反复发作迁延至晚期，多次再手术给患者带来的巨大身心损害和经济负担。"指南"制定的这一治疗原则正是当前肝胆管结石病治疗理念的体现。

（2）手术方法选择中应注意的问题："指南"明确了根据临床表现分型和主要疾病类型分型而相应采取的手术治疗方法，主要为 4 种：①肝胆管切开取石术。②肝部分切除术。③肝门部胆管狭窄修复重建术。④肝移植术。并提出了对同时有附加型的各亚型病变的治疗方案，以及对辅助治疗、残留病变、复发病变的处理意见。

1）肝胆管切开取石术：这是基本手段，但其适应证应注意选择。应警惕的是，随着内镜、腹腔镜技术的普及开展，个别单位和同仁过分强调"微创"，对肝内结石同时并有胆囊结石、肝外胆管结石的患者首次手术并不认真处理肝内结石和狭窄胆管，而是仅行腹腔镜或开腹胆囊切除+胆总管切开取石术，术后再经 T 管窦道用胆道镜重复取石。实际上不但因高位残留结石难以取尽达不到治愈的目的，而且造成肝外胆管反复遭受机械损伤以致瘢痕狭窄变形，同时患者还要承受多次手术的沉重经济负担，是不可取的。此外，在术中取石时，尾叶胆管结石因其位置隐蔽、容易遗漏，也应引起高度重视。

2）肝部分切除术：肝胆管结石沿病变胆管树呈节段性分布。因此，肝叶切除要求以肝段、肝叶为单位作规则性切除，以完整切除病变胆管树及所引流的肝脏区域。这是取得优良疗效的基本条件和关键。对于双侧肝内多发性复杂性肝胆管结石如何合理处治，如何结合腹腔镜技术处治病变程度较轻的胆固醇性肝内胆管结石等，是当前一项重要的任务。

3）肝门部胆管狭窄修复重建术：肝门部胆管狭窄修复重建术的类型很多。值得重视的是，最近几年关于胆肠吻合术的重新评价和 Oddi 括约肌的功能引起了胆道外科学者们的密切关注，"指南"中也予以了重点描述。许多临床研究证实，胆肠吻合改变了胆道和肠道的解剖和生理功能，使胆汁排出减慢，胆肠袢的逆蠕动可导致肠内容物蓄积潴留，细菌繁殖或菌群失调，逆行性胆道感染已证实各种防反流措施并不能发挥实际作用。研究还发现，由于胆肠吻合术引起的反流性胆管炎可发展为慢性增生性胆管炎，而胆管黏膜上皮细胞的慢性增生最终可发生癌变。由于胆肠吻合术去掉了 Oddi 括约肌对胆道系统的控制，在肝胆管狭窄未矫正和肝内结石未取尽的情况下行不恰当的胆肠吻合术，必然是"引而不流"，可引发或加重术后胆道感染。因此胆肠吻合是一把双刃剑，其适应证要严格选择。

4）肝移植术：对于病变广泛，合并肝硬化门静脉高压症、肝功能失代偿的肝胆管结石病患者，肝移植是唯一有效的治疗手段。

（李敬东　任亦星）

第三节　胆道感染

一、急性胆囊炎

急性胆囊炎(acute cholecystitis)是胆囊管梗阻和细菌感染引起的一种胆囊的化学或细菌性炎症,约95%以上胆囊炎病人胆囊内有结石(结石性胆囊炎),无石性胆囊炎占5%左右(非结石性胆囊炎)。

(一) 急性结石性胆囊炎

1. 病因

(1) 胆囊结石嵌顿。

(2) 细菌入侵:胆囊结石病人的胆囊胆汁、胆囊壁及胆囊淋巴结中,常可以培养出细菌,多为肠道菌属,以大肠埃希菌最为常见,其次如链球菌、梭状芽孢杆菌、产气杆菌、沙门菌、肺炎球菌、葡萄球菌、厌氧细菌等。

2. 症状及体征　女性多见,常于夜间突然发作。上腹部疼痛是急性胆囊炎的主要症状,饱食、进油腻食物常诱发发作,开始时可为剧烈的绞痛(胆绞痛),位于上腹中部,可伴有恶心、呕吐;在绞痛发作过后,便转为右上腹部持续性疼痛,疼痛可放射至右肩或右腰背部。随着腹痛的持续加重,常可出现畏寒、发热,若发展至急性化脓性胆囊炎或合并有胆道感染时,则可出现寒战高热,甚至严重全身感染的症状,此情况在老年病人更为突出。

大多数病人右上腹部有压痛、肌紧张,Murphy 征阳性,常可以触到肿大、触痛的胆囊。有时由于病程较长,肿大的胆囊被大网膜包裹,右上腹部可触及一边界不清的炎性肿块。部分病人可出现黄疸,其中部分病人同时伴有胆总管内结石,但另一些病人则主要由于急性炎症、水肿,波及肝外胆管而致发生黄疸。

3. 实验室检查　血象检查常表现为白细胞计数及中性多核白细胞增高,白细胞计数一般为$(10\sim15)\times10^9/L$,胆囊坏疽等严重情况时,白细胞计数可上升至$20\times10^9/L$以上,但有时抗感染治疗后或老年人可不升高。约10%的急性胆囊炎病人可发生黄疸,原有轻度的高胆红素血症者则要更高些,黄疸一般为轻度至中度,若血清胆红素超过85μmol/L时,常提示胆总管结石或胆管炎并肝脏功能损害。血清淀粉酶常呈不同程度升高,部分病人是由于小结石从胆囊排出过程引起的急性胰腺炎,而 Oddi 括约肌的痉挛、炎症、水肿,亦可能是导致血清淀粉酶升高的原因。较多的病人表现有 ALT 和 AST 升高。血清碱性磷酸酶亦可升高。

4. 影像学检查　B 超检查可发现胆囊肿大、囊壁增厚(>4mm)、胆石光团及声影、胆汁内沉淀物、胆囊收缩不良等,明显水肿时可见“双环征”。实时超声显像因操作简便、能及时得到结果,故是优先选择的辅助诊断技术。

5. 并发症　最常见的是胆囊十二指肠瘘(cholecystoduodenal fistula)。巨大的胆囊结石经十二指肠瘘口排出后,可以发生十二指肠梗阻,或向下运行的过程中,在小肠下端引起机械性梗阻,称为胆石性肠梗阻(ga11 stone intestinal obstruction)。胆石性肠梗阻的临床特点常为:年老病人,急性胆囊炎的临床症状突然自行缓解,随而出现小肠梗阻的症状,X 线腹部平片可能见到胆囊或胆管内有气体充盈,有时可以见到小肠内的胆石阴影。

6. 治疗　结石性急性胆囊炎在一般的非手术治疗下,60%~80%的病人病情缓解,可择期施行手术,择期性胆囊切除术比急性期时手术的并发症率和死亡率均要低得多,因而需要掌握最有利的手术时机。

(1) 非手术治疗:包括对病人的全身支持,纠正水、电解质和酸碱平衡紊乱,禁食、解痉止痛、抗感染等治疗。对伴发病如老年人的心血管系统疾病、糖尿病等给予相应的治疗,治疗期间密切关注病情变化,随时调整治疗方案。

(2) 手术治疗

1) 手术时机:临床症状较轻的病人,在非手术治疗下,病情稳定并有缓解者,宜待急性期过后,择期手术。此项处理适用于大多数病人。

起病急,病情重,局部体征明显,老年病人,应在纠正急性生理紊乱后,早期施行手术处理。

病程已较晚,发病3天以上,局部有肿块并已局限,非手术治疗下情况尚稳定者,宜继续采用非手术治疗,待后期择期手术。

2) 急症手术指征:在非手术治疗过程中,有以下情况者,应急症手术或尽早手术:发病在48~72h以内;寒战、高热,白细胞计数在20×10^9/L以上;黄疸加重;胆囊肿大,张力很高;并发胆囊穿孔、弥漫性腹膜炎、急性化脓性胆管炎、重症急性胰腺炎等;60岁以上的老年病人,容易发生严重并发症,应多采取早期手术处理。

3) 手术方式:

A. 胆囊切除术:LC术是治疗胆囊良性疾患的"金标准",相对于传统开腹手术,具有创伤轻、恢复快、痛苦少、住院时间短等优点,但急性期应注意防止胆道损伤等并发症,必要时可改开腹胆囊切除。

B. 部分胆囊切除术:估计分离胆囊床困难或可能出血者,可选择保留部分胆囊壁,用物理或化学的方法破坏剩余胆囊黏膜。

C. 胆囊造口术:对一些高危病人或局部解剖不清者,可先行胆囊造口减压引流,3个月后再行胆囊切除。

D. 超声或CT引导下经皮肝胆囊穿刺引流术(PTGD):手术方法简单有效,可在局麻下施行,以达到减压和引流,待急性期过后再择期手术治疗。

(二) 急性非结石性胆囊炎

急性非结石性胆囊炎(AAC)是临床十分凶险的急腹症,占急性胆囊炎的5%~10%,近年来有增多的趋势。

1. 病因 急性非结石性胆囊炎的病因与发病机制仍不清楚,现考虑多与胆汁滞留、胆囊壁血运障碍、细菌繁殖和感染有关。

2. 临床表现 多见于男性、老年病人。因无胆囊结石,故很少有绞痛,病变发展快,可迅速发展成胆囊坏死和穿孔。如出现右上腹胀痛、畏寒、发热、黄疸及白细胞升高者尤其合并有心脑血管病、腹部手术、创伤史患者,应考虑本病的可能。

3. 检查 超声为首选检查,可见胆囊增大,壁增厚,胆囊壁内气体影,黏膜不平整等。也可用CT检查。实验室检查无特异性,可有白细胞升高,血转氨酶、淀粉酶、胆红素升高。

4. 治疗 鉴于AAC上述临床特点,早期手术是最有效的治疗方法,对诊断明确的病例,应争取在症状出现48h内手术。病程超过48h以上手术者,胆囊坏疽与穿孔的发生率明显增加,术后并发症与死亡数亦明显增多。争取尽早手术治疗是有效地减少AAC术后并发症、降低病死率的关键。

治疗方法主要为胆囊切除、胆囊造口术、PTCD治疗,同时,应加强对原有并存病与并发症进行有效的监护、治疗，加强支持与抗感染治疗。

二、慢性胆囊炎

慢性胆囊炎（chronic cholecystitis）是胆囊持续的、反复发作的炎症过程，常合并有胆囊结石。

1. 临床表现 常不典型，多数病人有胆绞痛病史。病人常在饱餐、进食油腻食物后出现腹胀、腹痛。腹痛程度不同，多在上腹部，牵涉到右肩背部，较少出现畏寒、高热和黄疸，可伴有恶心、呕吐，腹部检查可无体征，或仅有右上腹轻压痛，Murphy 征可呈阳性。

2. 诊断 有腹痛发作并有胆囊结石证据提示慢性胆囊炎的诊断。首选 B 超检查，可显示胆囊壁增厚，胆囊排空障碍或胆囊内结石。胃肠道钡餐、纤维胃镜、腹部 CT、泌尿系静脉造影等检查有助于鉴别胃食管反流性疾病、消化性溃疡、胃炎、急性胰腺炎、消化道肿瘤、右肾及输尿管疾病。

3. 治疗 对伴有结石、或确诊为本病的无结石者应行胆囊切除，首选 LC 术。对无症状者或腹痛可能由其他并存疾病如消化性溃疡、胃炎等引起者，手术应慎重。

三、急性梗阻性化脓性胆管炎

急性梗阻性化脓性胆管炎（acute obstructive suppurative cholangitis，AOSC），是急性化脓性胆管炎的严重阶段，此症多发生于有较完全的胆管梗阻和有较重的胆道感染，特别是当同时有厌氧菌的混合感染时；亦常发生于全身抵抗力降低的病人，如老年、肿瘤晚期的病人。恶性胆道梗阻的内引流及经皮插管引流术，因导致胆道感染，若引流不畅，常发生急性化脓性胆管炎。急性梗阻性化脓性胆管炎也可发生于主要肝胆管的梗阻及感染，此时常称之为急性梗阻性化脓性胆管炎（acute obstructive suppurative hepatic cholangifts. AOSHC）。

（一）病因

1. 胆管结石及胆道感染 引起急性梗阻性化脓性胆管炎的原发性疾病多为胆管结石及胆道感染，少数胆管癌病人晚期时可合并急性梗阻性化脓性胆管炎，此病在原发性胆管结石及胆道蛔虫病较多的地区亦较常见。

2. 肝内、外胆管的炎症性狭窄 除胆管结石外，肝内、外胆管的炎症性狭窄也是导致急性梗阻性化脓性胆管炎的重要因素。炎症性的胆总管及肝胆管狭窄常合并原发性胆管结石，狭窄有时是多发性的，因而有时肝外胆管梗阻虽经过引流，感染的症状仍未能缓解，其原因是在肝内胆管可能仍有狭窄。在此种情况下，胆管系统有分级狭窄并引起症状的现象。

3. 胆道感染 引起急性梗阻性化脓性胆管炎的细菌种类与一般胆道感染相同，主要为革兰阴性细菌，如大肠埃希菌、变形杆菌、铜绿假单胞菌等，其中以大肠埃希菌最多见。胆汁细菌培养的阳性率为 95%～100%。厌氧性细菌感染较多见，胆汁的厌氧菌培养阳性率可达 80% 以上。

（二）病理

急性梗阻性化脓性胆管炎的基本病理改变是胆道的梗阻及感染。胆总管常呈显著扩大、壁厚、黏膜充血、水肿，黏膜面常有多发性溃疡；胆管内压升高，内为脓性胆汁。肝脏呈充血、肿大，较晚期者有大片的肝细胞坏死以及多发性肝脓肿。病人临床上一些表现和大片的肝细胞坏死有关。当梗阻发生于一侧的肝胆管时，则往往肝脏的一侧呈较严重的改变，而对侧的改变比较轻。

晚期病人，可形成胆管-肝静脉或门静脉分支瘘和肺局灶性梗死。

严重的急性梗阻性化脓性胆管炎的死亡原因，多与大量的细菌及细菌毒素从胆汁进入血循环有关。

（三）临床表现

1. 症状 本病男女发病比例接近，青壮年多见，多数病人有较长的胆道感染病史和急诊或择期胆道手术史。本病除有急性胆管炎的 Charcot 三联征（上腹痛，寒战高热，黄疸）外，还有休克、神经系统受抑制表现，称为 Reynolds 五联征。表现有上腹痛、寒战、高热、黄疸、低血压，甚至可以有发绀、昏迷乃至死亡。

2. 体征 高热亦常是此症的特点，体温一般在 39℃以上，不少病人达到 40～41℃，有时每天可能有不止一次的寒战和弛张高热。低血压是此症的一个重要表现，多发生于病程的晚期，在腹痛、寒战高热以后出现，但病情严重者亦可在发病早期数小时后出现。出现低血压之前，病人常有烦躁不安、脉搏增快、呼吸急促，有时血压可一度略呈升高，随后很快地下降，严重者出现中毒性休克，脉搏弱而快，神志恍惚，烦躁不安，继之可发生发绀、昏迷，严重者可在数小时内死亡。病人多有程度不同的黄疸，约 20% 的病人亦可未有明显的黄疸。

（四）腹部检查

主要为右上腹及剑突下区有明显压痛、肌肉紧张、肝脏肿大、肝脏压痛及叩击痛等。位于肝总管及胆总管的梗阻，肝脏多呈一致性的肿大并有压痛，有时胆囊亦呈肿大，若梗阻位于一侧的肝管，则肝脏常呈不均匀的肿大，以病侧肿大显著，并有明显的触痛，常难与肝脓肿区分。

（五）检查

1. 实验室检查 白细胞计数常高于 $20\times10^9/L$，其上升程度常与胆道感染的严重程度成比例，部分病人血培养有细菌生长。肝功能常有损害，尿中常有蛋白及颗粒管型。代谢性酸中毒及低钾血症均较常见。

2. 影像学检查 B 超为最简单、实用、方便的检查方法，可在床旁进行，能及时了解胆道梗阻部位、肝内外胆管扩张情况及病变性质。如病情稳定时，可选择行 MRCP 或 CT 检查，对需要同时行 PTCD 或 ENBD 减压引流者，可行 PTC 或 ERCP 检查。

（六）治疗

解除胆道梗阻是救治急性梗阻性化脓性胆管炎病人，促使病情向好的方面转化的基本措施，临床上应依具体病情，因势利导，积极抢救，勿误治疗时机。对发生中毒性休克病人，治疗应包括：

1. 抗休克措施 如输液、输血补充血容量，必要时应用升血压药物；纠正代谢性酸中毒；预防急性肾功能不全的发生及使用肾上腺皮质激素。

2. 抗感染措施 宜应用含广谱抗生素及对厌氧菌（特别是类杆菌属）有效的抗生素。

3. 全身支持 如止痛，解痉，纠正脱水，静脉内给予维生素 K、维生素 C。

全身治疗目的是改善病人的情况并为手术治疗作准备。部分病人经上述紧急处理后，若病情在数小时内趋于稳定，血压保持平稳，腹痛减轻，体温下降，病人安静，全身情况好转者,一般可于度过急性期之后,再择期手术。若经过紧急处理,在数小时内病情未能稳定,血压仍不能维持,腹痛症状不减或再有发冷发热、白细胞计数升高者,则应行急症手术。因为当有胆管梗阻、胆管内积脓等情况下,一般性处理多不能达到预期的效果,过分延长非手术治疗的时间,反而加重肝实质的损害,加重感染及休克,增加发生急性肾功能不全的机会。掌握手术治疗的时机对降低手术死亡率有很重要的关系。在发病24小时内手术者,死亡率最低,若在发病后72小时以上因出现严重并发症被迫手术者,则死亡率剧增。致死的原因常是休克不可逆转、全身感染、肾功能不全、多发性肝脓肿、肝衰竭、多器官衰竭。急性梗阻性化脓性胆管炎是导致良性胆道疾患病人死亡的最重要的原因。

4. 手术治疗 目的是紧急解除梗阻和引流胆道,手术最简单有效,常用的手术方法是切开胆总管探查并放置T形管引流。手术时必须注意解除引流口以上的胆管梗阻或狭窄,故手术当时引流口上方胆管应有胆汁流出。若病变属于肝胆管及胆总管下端的双重梗阻,则胆道引流管的一臂必须放置于肝管梗阻处的上方,手术才能达到目的。手术后需维持全身治疗,待病情平稳后,再做逆行胆道造影,根据发现做进一步处理的准备。

有胆总管下端梗阻、重度阻塞性黄疸、由肿瘤所引起的急性梗阻性化脓性胆管炎病人,可经皮肝穿刺胆管置管引流(PTCD)、经纤维十二指肠镜胆管插管引流,或当有胆囊肿大时,亦可做胆囊穿刺置管,但其效果不如胆管引流。由嵌顿于胆总管下端开口处结石所引起的急性梗阻性化脓性胆管炎,可以经纤维十二指肠镜切开Oddi括约肌以解除梗阻。

急性梗阻性化脓性胆管炎是导致良性胆道疾患病人死亡的最主要原因,死亡率一般在25%左右,早期诊断和采取必要的手术处理的情况下,死亡率有所降低。引起死亡的最常见原因是由于胆道感染所致的多系统器官衰竭(MSOF),器官衰竭发生频率的顺序常为:肝、肾、肺、胃肠道、心血管、凝血系统、中枢神经系统,而死亡率高低与受累器官数成正比。最重要的预防措施是及时掌握手术引流胆道的时机,避免过多地依赖抗生素或过分的延误。

第四节 胆道肿瘤

一、胆 囊 癌

(一)发病特点

胆道系统常见的恶性肿瘤之一,占所有癌总数的0.8%~1.2%,占胆道系统的恶性肿瘤的64.7%。女性较男性多2~4倍。在我国西北地区发病率较高。多见于50~70岁,50岁以上者占90%。男女之比为1:2,平均60%以上的病人合并有胆囊结石。胆囊癌的确切病因尚不清楚,一般认为与慢性胆囊炎、胆囊结石密切相关,可能由于结石长期慢性刺激,致使胆囊黏膜增生、变性、进而癌变。胆囊癌多发生在胆囊底部,浸润型腺癌最为多见。恶性程度甚高,生长快,转移早且广泛,可直接浸润到邻近的肝脏、十二指肠、横结肠等组织,也可转移到胆囊管及肝门周围淋巴结,还可通过血循环转移到肺、骨等处。胆囊癌少见,但并不罕见,预后较差,5年生存率低于5%。文献报道胆囊癌误诊率高达79.5%。因此临床上如有下列因素应高度怀疑胆囊癌:①50岁以上的女性胆囊结石患者;②胆结石病程>5年或直径>2cm;③B超提示胆囊壁有局限性增厚或萎缩;④胆囊颈部嵌顿结石;⑤瓷器样胆囊;⑥合并有胆囊息肉样病变或异常胰胆管连接;⑦继往曾行胆囊造瘘术者。

（二）病理

胆囊癌发生在底部多见，颈部次之，体部较少。晚期较难辨别癌肿的原发部位。胆囊癌可来自腺瘤癌变，腺肌瘤亦偶可发生癌变，但为数尚少。胆囊癌多发生于胆囊体或胆囊底部，偶亦见于胆囊颈；多为腺癌，可分为浸润型和乳头状型两类。浸润癌时胆囊壁呈弥漫性增厚，有的在胆囊腔内充满黏液；乳头状癌分局部型和弥漫型，常见于胆囊底部，肿瘤呈绒毛状或菜花样包块，可阻塞胆囊的出口，肿瘤可发生出血及坏死，胆囊腔扩大，临床上可误诊为胆囊积液。

1. 大体分型

（1）浸润型：最多见，占75%～80%。早期癌只限于壁内，以后广泛浸润，胆囊壁呈弥漫型增厚、变硬，并常侵犯周围组织与脏器。

（2）肿块型：约占15%，为乳头状物，瘤质较软，向胆囊腔内生长，影响胆囊排空，肿瘤表面常发生坏死、溃疡及出血，并引起感染。此型较少发生转移，预后也较好。

（3）胶质型：占5%～8%，肿瘤细胞黏液性变明显，呈胶冻样，肿瘤较松软，容易破溃。胆囊壁常有广泛侵润。

（4）混合型：较少见。

2. 组织学分型 腺癌占85%，未分化癌占10%，鳞癌占2%～3%，混合癌占3%。

（三）临床分期

1. Nevin分期 胆囊癌的预后与病期的关系密切，Nevin（1976）将胆囊癌的发展分成五期。Ⅰ期：黏膜层内原位癌；Ⅱ期：侵及黏膜和肌层；Ⅲ期：侵及胆囊壁全层；Ⅳ期：侵及胆囊壁全层合并周围淋巴结转移；Ⅴ期：直接侵及肝脏或转移至其他脏器或远处转移。

2. TNM分期 国际抗癌协会（UICC）采用TNM分期对胆囊癌的分期作了以下规范（表1-4-2）。

表1-4-2 胆囊癌的TNM分期

TNM分期			
0期	Tis	N_0	M_0
Ⅰ期	T_1	N_0	M_0
Ⅱ期	T_2	N_0	M_0
	T_1	N_1	M_0
Ⅲ期	T_2	N_1	M_0
	T_3	$N_{0\sim1}$	M_0
ⅣA期	T_4	$N_{0\sim1}$	M_0
ⅣB期	$T_{1\sim4}$	$N_{0\sim2}$	M_1

注：Tis原位癌，T_1瘤浸润黏膜或肌层，T_2肿瘤浸润肌肉周围邻近组织，T_3肿瘤穿透浆膜层和/或直接浸润一个邻近器官，T_4肿瘤扩散进肝脏超过2cm和或侵犯更多的邻近器官。

N_0无局部淋巴结转移，N_1转移到胆囊管、胆管周围和或肝门淋巴结，N_2转移到胰腺周围、十二指肠周围、肝门周围、腹腔和或肠系膜淋巴结，M_0无远隔转移，M_1远隔转移。

（四）临床表现

胆囊癌早期没有典型的、特异性的临床症状和体征，因而早期诊断常不可能，或只在因胆囊结石施行胆囊切除术时偶然发现。癌肿发展后可出现下述临床症状和体征：

1. 右上腹疼痛 此症状占80%，开始为右上腹不适，继之出现持续性隐痛或钝痛，有时伴阵发性剧痛并向右肩放射。

2. 右上腹肿块 当胆囊管阻塞或癌肿转移至肝脏或邻近器官时，可在右上腹部扪及坚硬凹凸不平肿块，胆囊癌已属晚期

3. 黄疸、皮肤瘙痒 由于癌肿的扩散，有1/3～1/2患者出现皮肤黏膜黄染。主要发生于有肝十二指肠韧带处淋巴结转移及肝外胆管受阻塞的病人，说明肿瘤已达晚期或无法手术根治。

4. 体重下降、消瘦、腹水等 胆囊癌的转移早而广泛，晚期可出现体重下降、消瘦、腹水等恶病质表现，如癌肿侵犯胃幽门部或十二指肠，可出现幽门梗阻症状。

（五）诊断及鉴别诊断

胆囊癌发病隐匿，早期症状极不典型，多数病人临床表现与慢性胆囊炎、胆石症相似，诊断比较困难。近年来诊断水平提高主要依靠现代影像学的进展和对本病认识的加深。对临床怀疑胆囊癌者，最常用的辅助检查如下：

1. B型超声 对胆囊癌诊断准确率可达90%，为首选检查方法。EUS（内镜超声）用高频率探头仅隔胃或十二指肠壁对胆囊进行扫描，极大提高了胆囊癌的检出率，并且能进一步判定胆囊壁各层结构受肿瘤浸润的程度，可为手术方案的制定提供依据。

2. CT扫描 CT扫描对胆囊癌的敏感性为50%，清晰显示胆囊原发病变和肝脏侵犯深度，有无淋巴结转移，但对早期胆囊癌的诊断不如US及EUS，增强扫描可提高诊断准确率。

3. MRI（MRCP）增强扫描 特别适用于胆囊癌对肝十二指肠韧带和门静脉的侵犯以及淋巴结转移的判断，尤其对胆管和门静脉受侵犯的敏感度为100%。

4. 肿瘤标记物 目前尚无胆囊癌的特异性标记物。CA19-9和CEA在胆囊癌病例中有一定的阳性率，升高程度与病期相关；胆囊癌肿瘤标本的CEA阳性率为100%；进展期胆囊癌患者血清CEA阳性率可达50%，CA19-9为80%，但在早期诊断无价值。

（六）治疗

胆囊癌的治疗方法取决于肿瘤的分期，手术治疗是胆囊癌目前治疗的首选。

1. 单纯胆囊切除术 适用早期胆囊患者，即指Nevin Ⅰ、Ⅱ期。因良性病变行胆囊切除术后病理检查意外发现胆囊癌者，一般不必再次手术，但如癌肿位于胆囊颈，特别是胆囊管者应当再次手术清扫肝十二指肠韧带区域淋巴结并楔形切除部分肝脏。

2. 胆囊癌的根治手术 适用于Ⅲ期、Ⅳ期患者，指完整的胆囊切除，楔形切除胆囊床2cm的肝组织，以及清扫肝门部、肝十二指肠韧带、肝动脉旁、胰十二指肠后淋巴结。必要时还应清扫腹腔动脉周围及腹主动脉下腔静脉间淋巴结。

3. 胆囊癌扩大根治性术 适用于Nevin Ⅴ期患者，即在胆囊癌的根治术基础上加肝外胆管切除重建术、扩大的右半肝切除、胰头十二指肠切除、右半结肠切除、腹主动脉旁淋巴结清扫术、门静脉和肝动脉切除加重建术等。但扩大根治术后仅一少部分病人能长期生存，而且扩大根治术的并发症和死亡率是高的，应谨慎选择。

4. 晚期胆囊癌的姑息性手术 不能延长生命，但可改善生存期的生活质量。姑息性手术的目的是解除癌肿侵犯胆道系统所导致的阻塞性黄胆；手术应尽量考虑作胆管空肠吻合内引流；全身情况极差的病例可行胆管外引流术或通过经皮肝穿刺胆管置管引流（PTCD）而不必做剖腹手术。

5. 放射治疗 胆囊癌对放疗有一定敏感性，手术加放疗可延长生命，改善生活质量；术中内照射，对于Nevein Ⅴ期，姑息手术中行术中内照射治疗，有报道放射治疗后能解除疼痛减轻黄疸。术后行体外照射，适用于胆囊癌根治术后或姑息切除术后，以及手术不能切除者。

6. 化学药物治疗 副作用大，效果差，如5-FU肝动脉栓塞灌注化疗，顺铂腹腔内灌注化疗。

二、胆 管 癌

胆管癌(cholangiocarcinoma)是指原发于肝外胆管(包括左右胆管、肝总管、胆总管)的癌,不包括肝内的胆管细胞癌、胆囊癌和壶腹部癌。

(一) 发病特点

胆管癌起病隐匿,就诊晚,自然生存期3个月至半年左右。男性略多于女性,男女性别比为(1.3~1.4):1;其发病高峰年龄为50~70岁,约2/3的胆管癌病人在这一年龄段。胆管癌对化疗相对敏感,单用5-FU部分有效率为10%~20%,新药如吉西他滨,部分有效率为20%~30%,吉西他滨和顺铂联用的有效率30%~50%;外照射、术中放疗、腔内近距离放疗有一定疗效。在大的医疗中心手术切除率50%左右,手术死亡率降至5%以下。长期疗效欠佳,术后复发率高,5年存活率低下。

胆管癌的病因至今尚不十分清楚,长期的慢性炎症刺激是胆管癌发生的基础。胆管结石、溃疡性结肠炎、原发性硬化性胆管炎、先天性胆管囊肿、华支睾吸虫感染以及胰液反流、胆汁淤滞均可造成对胆管黏膜的慢性炎症刺激,进而诱发胆管癌。近年来分子生物学研究表明,胆管癌 *K-ras* 基因突变在胆管癌的发生中可能起比较重要的作用。

胆管癌可发生在肝外胆管的各个部位,根据肿瘤生长的位置,胆管癌又可以分为上(近)段胆管癌、中段胆管癌、下段胆管癌。其中以上段胆管(肝门部胆管)最多见,约占58%,中下段胆管分别占13%和18%。三者在临床诊断、治疗和预后上均有一定的差别。

(二) 肝门部胆管癌

肝门部胆管癌(hilar cholangiocarcinoma)是指发生于胆囊管开口近端的肝外胆管癌,又称近(上)段胆管癌(proximal bile duct carcinoma),其范围包括肝总管、左右肝管汇合部和左右肝管。占全部胆管癌的23.5%~58.0%,近年来似乎有增加的趋向。因Klatskin最早于1965年报道了13例发生于左右肝管汇合部的胆管癌,并对其临床病理特征作了详细描述,故肝门部胆管癌又常被称为Klatskin瘤(Klatskin tumor)。肝门部胆管癌的病理生物学特点所带来的高度侵袭性,及特殊的解剖部位决定了其难以获得根治性切除。

1. 临床最常用的分型——Bismuth-Corlette分型(图1-4-11) Ⅰ型:肿瘤位于肝总管,未累及汇合部;Ⅱ型:肿瘤侵及左右肝管汇合部,未累及左右肝管;Ⅲ型:肿瘤位于右肝管(Ⅲa)或左肝管(Ⅲb)及其左右肝管汇合部;Ⅳ:肿瘤累及肝总管、左右肝管汇合部和左右肝管。

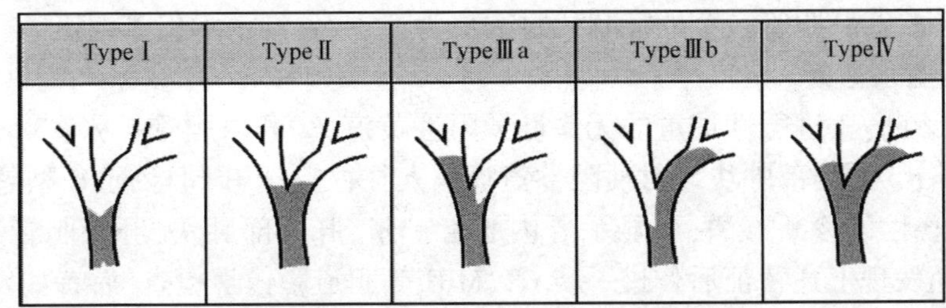

图1-4-11 Bismuth-Corlette分型

Bismuth-Corlette分型反映了癌肿在胆管系统的解剖定位,对手术方式的选择具有重要价值,其缺点是没有考虑到癌肿对周围结构(血管及肝组织)浸润情况,在术前判断肿瘤可切除性方面作用有限,也与患者的预后无相关性;Ⅰ型因较早出现阻塞性黄疸而得以较早诊断,手术切除率较高,因而预后较好;而Ⅳ型由于侵犯的范围广,大多数不能切除,即使能够切除者也以姑息性切除为主,因而预后差;Ⅲ型首先引起一侧肝管阻塞,早期可不出现阻塞性黄疸,当肿瘤发展逐渐阻塞对侧肝管或左右肝管汇合部、肝总管时方出现黄疸,此时已非病理早期,故手术切除率亦不高。

2. 病理

(1) 组织学上分型:95% 为腺癌,其他有鳞状上皮癌、腺鳞癌等。

(2) 大体形态分型:硬化型、乳头状、结节状和弥漫型。最常见的是硬化型占 56.8%,沿胆管壁浸润,壁厚、腔窄。有向胆管外侵犯神经周围淋巴间隙、血管和肝实质浸润的倾向,故手术切除后容易局部复发;而预后最差的是弥漫型,约占 7%,癌组织向肝内外胆管广泛浸润,扩展快,一般无法手术切除。乳头状和结节状若能早期手术切除,效果良好,但临床上均较少见。

3. 肝门部胆管癌肿瘤生物学特性

(1) 肝门部胆管癌的扩散模式:胆管的透壁性浸润和向胆管周围组织及邻近组织的放射状扩散。主要沿胆管壁向上、下直接纵向浸润扩散,在黏膜下层多见(与黏膜层比较),且肝侧大于十二指肠侧。

(2) 淋巴结转移:肝门部胆管癌也常经淋巴转移,在手术切除患者中有 30%~50% 发现淋巴转移。日本学者研究表明肝门部胆管癌胆管周围、门静脉周围、腹主动脉周围淋巴结、胰十二指肠后方淋巴结。转移率分别为 42.7%、30.9%、27.3%、14.5%。

(3) 神经浸润:肿瘤细胞在神经纤维内部以"跳跃"性方式生长并发生远处转移。不是经过血管、淋巴管途径,而是肿瘤侵犯胆管壁全层后直接蔓延的结果。文献报道 90% 切除标本中存在神经浸润。

4. 临床表现 肝门部胆管癌病人最常见的临床症状是进行性加重的无痛性梗阻性黄疸(占 95% 以上),伴尿色深和大便色淡,黄疸较深时尿呈茶色而大便呈陶土样,并逐步出现皮肤瘙痒,部分病人还可见皮肤抓痕。但是,梗阻性黄疸并其不是早期症状,在黄疸出现之前一段时间内可有上腹隐痛不适、厌油、纳差、乏力、低热、体重减轻等症状,伴随黄疸的出现这些症状变得更加明显。10%~20% 的病人可有上腹部疼痛,有时伴畏寒、发热和黄疸等胆管炎表现,易被误诊为胆管结石,少数病人也的确原患有肝胆管结石或以往有多次胆道手术的病史。肝胆管结石合并肝胆管癌的病例,临床上多具有一些共同的特点:①胆道结石症状或反复的胆道手术病史;②左或右肝管狭窄,狭窄处上方有大量的肝内胆管结石,甚至有肝实质萎缩;③肝胆管狭窄的症状比过去更为严重,虽经手术仍难纠正。

5. 诊断及鉴别诊断

(1) 临床诊断:①进行性加重的无痛性梗阻性黄疸;②肝内胆管扩张;③肝外胆管不扩张;④胆囊萎陷;⑤肝门部肿块。对梗阻性黄疸病人往往首选 B 超检查,B 型超声显像是一有价值的非创伤性的诊断方法,可显示肝内胆管扩张、肝门部肿块,肝外胆管不扩张,胆囊不肿大,在 B 超发现上述特征后作进一步 CT、MRI 等胆道影像学检查,后者如发现肝门部胆管局限性梗阻,在排除了肝管结石后,约 80%~90% 为肝门部胆管癌,另外 10%~20% 为其他疾病。CA19-9 升高尤其是显著升高,有助于肝门部胆管癌的诊断,如在胆道引流减压后仍无明显下降,则更具有定性诊断价值。

诊断标准:①病人有进行性加重的梗阻性黄疸或中上腹隐痛不适的病史;②影像学检

查中有两项或两项以上提示肝门部胆管局限性梗阻病变；③排除了肝管结石及以往胆道手术可能导致的胆道狭窄。值得注意的是当肿瘤来源于一侧的肝管，早期时尚未引起梗阻性黄疸时，在 B 超及 CT、MRI 检查下，可以发现一侧的肝内胆管扩张，应给予高度的注意。

（2）鉴别诊断：由于肝门解剖结构的复杂性和梗阻病变的多样性，给肝门部胆管癌的诊断带来困难，虽有较多的鉴别诊断方法，但仍有较高的误诊率。临床上容易引起误诊、需与肝门部胆管癌相鉴别的疾病主要有：病毒性肝炎、胆囊癌、Mirizzi 综合征、肝细胞癌伴胆管癌栓、肝门部胆管良性狭窄和原发性硬化性胆管炎等。

6. 治疗　胆道梗阻引起的肝功能衰竭是病人的最早致死原因，手术切除肿瘤是该病最理想的治疗方法，可以明显地延长胆管上段癌病人的生存时间和提高病人的生活质量；当肿瘤无法切除时，单纯的胆道引流也是一种积极的治疗方法，它虽不能根治肿瘤，但可延长病人的生存期；传统的放疗和化疗仅作为手术切除后的辅助治疗。该病早期诊断困难，且肿瘤的生物学特性使得其易于向壁外浸润、侵犯周围的淋巴、神经、血管和邻近的肝组织，故手术切除率一般较低，切除率平均约占此类病人手术探查数的 10% 。近年来由于影像诊断技术和外科技术的提高，肝门部胆管癌的手术切除率已有明显提高，手术切除率一般在 50% 以上，手术死亡率亦已明显降低。但是能真正达到根治性切除者只占少数，术后复发率较高。

（1）肝门部胆管癌治疗原则：手术切除是胆管癌的首选治疗，可分为根治性切除和姑息性切除。根治性切除是治愈胆管癌的唯一方法，病人可获得长期生存的机会；姑息性切除也可显著延长病人的生存期，其生存率也明显高于单纯胆道引流。因此，如无手术禁忌力争手术切除，其治疗原则是肝外胆道切除，肝十二指肠韧带脂肪结缔组织切除，血管彻底“骨骼化”，系统的淋巴结清扫，胆管与空肠吻合。目前限制肝门部胆管癌根治开展的“瓶颈”是余肝的储备状况及增生能力，血管侵犯已不再是肝门部胆管癌根治手术的禁忌。

（2）肝门部胆管癌外科治疗方式

1）肝门部胆管癌根治性切除：目前手术基本方式亦趋于规范化成型，包括：整块肝外胆道切除及肝十二指肠韧带脂肪结缔组织切除、肝门部血管（肝动脉和门静脉）彻底“骨骼化”；附加各种类型的肝叶切除，肝叶切除（包括肝尾叶切除）是提高手术切除率和根治性的重要步骤；系统的区域淋巴结清扫（5、7、8、9、12、13 组）；近端肝管与空肠作 Roux-Y 吻合。

据 Bismuth 分型，目前国内外推荐的术式除上述共同的规范外，应为：

Ⅰ型：肿瘤局部切除；

Ⅱ型：肿瘤局部切除+肝尾状叶切除；

Ⅲ型：肿瘤局部切除+肝尾状叶切除+右半肝（Ⅲa）或左半肝（Ⅲb）切除；

Ⅳ型：肿瘤局部切除 +肝尾状叶切除+中肝叶（左内叶和右前叶）切除。

2）受侵犯血管的分离切除与重建：因肝门部胆管癌常侵犯肝动脉和门静脉。肝动脉受侵犯多为肿瘤所包裹，如为一侧可予切除而无需修复或移植，原则上必须保留另一侧（右或左半肝的肝动脉血供；若左右肝动脉都被切断或肝总动脉被切断则需修复重建，以确保保留的一侧半肝有肝动脉血供；门静脉干受累，可节段切除受累血管壁再行端端吻合重建，如切除长度>2cm，一般需行自体静脉或人造血管移植。若门静脉左右支同时受侵犯，一般只能作姑息性切除。

3）肝门部胆管癌扩大根治性切除：主要是指联合胰十二指肠切除，当肝门部胆管癌侵犯十二指肠和（或）胰头、或有胰头前后淋巴结转移时，可联合胰十二指肠切除以提高手术切除的根治性。但手术创伤和风险极大,应严格掌握适应证。此术式是否能提高生存期及生存质量尚有争议。

4) 姑息性切除和单纯胆道引流:当开腹发现肿瘤无法切除时或肿瘤已腹腔内转移,单纯的胆道减压外引流也是一种积极的治疗方法,它虽不能根治肿瘤,但可延长病人的生存期;术中胆管内放置胆管支架也是一种选择(内引流)。姑息性切除也可显著延长病人的生存期,其生存率明显也高于单纯胆道引流。

5) 肝移植:对不可手术切除或不能作 R_0 切除的肝门部胆管癌可行肝移植,国内外均有报道,一般选择Ⅳ型病人。但因供肝短缺或长期疗效不满意,应用较少。

(三) 中下段胆管癌

发生在胆囊管开口以远至进入十二指肠壁之前的胆管癌称为中下段胆管癌,实际上为胆总管癌。

1. 临床表现 阻塞性黄疸是中远段胆管癌的主要症状,但不是早期症状,在黄疸出现前多数患者就有症状,黄疸一旦出现便呈进行性加深,伴随的症状包括皮肤瘙痒、尿黄及陶土样大便等。体格检查除巩膜、皮肤黄染外,多可扪及肿大之胆囊。

2. 诊断及鉴别诊断

(1) 诊断:根据进行性加重的梗阻性黄疸和胆管中远段梗阻的影像学特点,一般可作出中远段胆管癌的诊断。中下段胆管癌的定性诊断也是一个值得研究的问题,因为术前、术中均不易获得病理组织学诊断。目前多数学者认为,根据影像学检查资料和术中探查结果无法排除远段胆管癌者,虽无病理诊断仍有指征行胰十二指肠切除术,因在胰十二指肠切除已是一种较为安全手术的今天,遗留下段胆管癌的后果更为严重。

(2) 鉴别诊断:除须与肝门部胆管癌相鉴别的疾病作鉴别外,还须注意与下列疾病鉴别:胰头癌、十二指肠乳头癌和胆管远段结石嵌顿。

3. 治疗 中下段胆管癌一经诊断,如无手术禁忌均应手术探查。与近段的肝门部胆管癌相比,中远段胆管癌由于黄疸出现较早因而发现较早,故手术切除率较高,如无广泛转移,90% 以上可获得手术切除。在手术术式上,除少数比较局限的中段胆管癌在确保远近端胆管切缘阴性的前提下可作肝外胆管局部切除外,大多数中远段胆管癌需行胰十二指肠切除加肝外胆管脉络化切除,同时清扫胰十二指肠前后和胃大小弯区域淋巴结。对不能切除的病例可行梗阻近端的胆管空肠端侧或侧侧 Roux-Y 吻合,一般不宜行胆囊空肠 Roux-Y 吻合。对不能手术探查的病例,可经 ERCP 或 PTC 放置金属支架作胆道内引流。

三、胆囊良性疾病治疗决策的专家共识(2011 版)

胆囊良性疾病主要包括胆囊结石、胆囊息肉样病变、结石性胆囊炎与非结石性胆囊炎等。在胆囊良性疾病治疗方法的选择、手术适应证和手术时机等方面颇多争议。为此,中华医学会外科学分会胆道外科学组组织相关领域的专家拟此共识,希望对临床医师制订治疗决策有所帮助。

(一) 制订胆囊良性疾病治疗决策的基本原则

1. 有无症状 大多数胆囊良性疾病在其自然病程中并无恶变倾向,因此,是否出现影响日常工作生活的临床症状是决定患者是否需要手术治疗的主要因素。对于无症状的胆囊结石或息肉等,不应不加选择地随意切除胆囊。对表现为非特异性消化道症状者,则应仔细排除或明确有无伴随肝、胰、胃、肠等其他脏器疾病，然后再决定是否需要手术治疗。

2. 有无功能 胆囊具有储存、浓缩、排泌胆汁以及调节胆道压力等生理功能，对食物的消化和吸收具有重要作用。胆囊黏膜尚可分泌黏液及IgA抗体，参与构建胆道的免疫防御系统。在决定是否手术治疗，是否保留胆囊时，应将胆囊是否具有正常功能作为重要参考依据。

3. 有无炎症 有无炎症及炎症的严重程度是决定胆囊良性疾病转归和结局的重要因素。

4. 有无并发症 胆囊良性疾病可继发胆总管结石、急性胆管炎、急性胰腺炎、Mirizzi综合征、胆肠内瘘、结石性肠梗阻等并发症，对这些患者应依据并发症的类型和严重程度给予相应处理。

5. 有无恶变 部分胆囊良性疾病在其长期的病程中可继发胆囊癌。对于具有罹患胆囊癌高风险的患者，应采取积极的外科干预治疗。对于怀疑恶变的患者，应仔细鉴别诊断或限期手术切除病变的胆囊。

（二）胆囊良性疾病的治疗方法

1. 胆囊切除术 胆囊切除术是目前治疗胆囊良性疾病疗效最为确切的方法，可通过腹腔镜、开腹或小切口等多种途径实施，其围手术期病死率为0%~0.3%。

2. 胆囊引流术 多用于因病情危重而不适合手术的急性胆囊炎患者，但随机对照试验研究结果并未能证实它比保守治疗能显著降低患者的病死率。

3. 胆囊取石术 胆囊取石术联合置管引流是急性结石性胆囊炎的急诊处理措施之一，可用于术中发现胆囊不能切除或切除困难的患者。而在迄今为止的国内外大多数临床研究报道中，胆囊取石术后结石复发率5年内可达20%~40%。

4. 药物溶石治疗 胆酸类药物如熊去氧胆酸、鹅去氧胆酸可能具有预防胆囊结石发生的作用。但溶石治疗被认为只适合于5%~15%的胆囊结石患者，影响结石溶解和复发的因素可能包括非胆固醇结石、结石合并钙化、多发结石等。药物溶石治疗胆囊结石的最大限制在于结石复发。

5. 排石疗法 中国传统医药如中草药、针灸等具有利胆排石的功效，曾用于胆囊结石的治疗。但排石过程可造成继发性胆总管结石、急性胆管炎、胆源性胰腺炎等并发症；反复排石还可造成胆管括约肌的损伤和狭窄等严重后果。

6. 体外震波碎石治疗 体外震波碎石曾经作为一种胆囊结石的微创治疗手段应用于临床，但约50%的患者在结石清除后5年内出现结石复发。与结石复发的有关因素包括结石大小、胆囊排空功能等。

建议：胆囊切除术是胆囊良性疾病的标准治疗术式，LC应作为首选。胆囊引流术是针对危重急性胆囊炎患者的有效治疗手段，药物溶石治疗、排石治疗、体外震波碎石治疗的治愈率低，且具有导致严重并发症的副作用，目前不建议临床应用。

（三）胆囊结石的治疗决策

无症状和症状轻微的胆囊结石患者不需要常规行预防性胆囊切除。对于期待治疗可能显著增加手术风险的老年患者可选择预防性胆囊切除。胆囊结石症状明显影响工作、生活或既往曾有胆绞痛、急性胆囊炎、胆源性胰腺炎等发作的患者应择期实施胆囊切除术。对于有胆囊癌高危因素或怀疑胆囊癌的胆囊结石患者，无论是否存在症状，均应手术。

(四) 急性胆囊炎的治疗决策

急性胆囊炎的治疗应依据胆囊炎症的严重程度、胆囊壁厚度、有无局限性腹膜炎或全身炎症反应、患者的全身状况等决定患者是否必须急诊手术、是否适合早期手术、采取腹腔镜或是开腹手术等。

建议:因胆囊炎急诊入院的患者,应结合患者的全身状况,尽可能在初次住院期间实施胆囊切除术。轻度急性胆囊炎应尽早实施手术治疗,无腹腔镜手术禁忌证的患者,首选 LC。对于发病时间>72h、伴有胆囊坏疽或穿孔、继发局限性或弥漫性腹膜炎、脓毒症等并发症的中、重度急性胆囊炎,应选择急诊胆囊切除术。

(五) 胆囊息肉样病变的治疗决策

胆囊息肉样病变指胆囊壁向腔内突起的一类病变,也称之为胆囊隆起性病变。将所有经 B 超检查发现的胆囊息肉样病变分为胆固醇性息肉、良性非胆固醇性息肉和息肉型早期胆囊癌。

1. 胆固醇性息肉的治疗决策 胆固醇性息肉实质是肝脏对胆固醇脂质代谢失调导致胆固醇大量沉积在胆囊壁固有层,隆起突入胆囊腔且上覆于正常黏膜上皮形成的息肉样突起。在超声检查发现的胆囊息肉样病变中可占到 60% 以上。B 超影像学特征为多发,直径多<10mm,80% 以上的胆固醇性息肉患者无临床症状且胆囊功能良好,只需定期随访观察。仅在有明显消化道症状或继发急性胆囊炎、急性胰腺炎时可考虑手术治疗。

2. 良性非胆固醇性息肉样病变的治疗决策 良性非胆固醇性息肉样病变主要包括腺瘤、腺肌瘤、炎性息肉,其他少见的有纤维瘤、脂肪瘤、血管瘤、异位胰腺等。约占胆囊息肉样病变总数的 1/3。良性非胆固醇性息肉样病变如腺瘤和腺肌瘤等均具有癌变可能,其中腺瘤的癌变率约为 10% 。准确评估病变的癌变潜能是制订个体化治疗方案的关键。

3. 息肉型早期胆囊癌的治疗决策 息肉型早期胆囊癌约占胆囊息肉样病变的 1% ~ 10% ,可分为乳头型和结节型,以腺癌多见,约占 85% 。此类患者已归属胆囊恶性肿瘤范畴,应限期行胆囊癌根治性切除术。

建议:胆囊息肉样病变应依据病变的超声影像学表现,结合患者年龄,病变大小、部位和有无伴发胆囊结石等临床病理学特征,仔细辨别病变的性质。胆固醇性息肉患者如无明显症状,可间隔 6 ~ 12 个月定期随访观察。如存在明显影响患者日常工作、生活的症状或继发急性胆囊炎等并发症时,可选胆囊切除术。良性非胆固醇性息肉样病变的患者,如有明显影响患者日常工作、生活的症状或单发病变直径>10mm,可选择胆囊切除术。怀疑息肉型早期胆囊癌或病变快速增大的患者应限期行胆囊切除术。

(六) 非结石和非息肉型胆囊良性疾病的治疗决策

非结石和非息肉型胆囊良性疾病包括急性非结石性胆囊炎、慢性非结石性胆囊炎、胆囊功能紊乱等。大多数病因不明,可能系先天性胆道解剖异常或胆囊肌肉神经发育异常,或来源于全身疾病在胆囊的局部反应,也可能为未能及时诊断的胆囊结石在结石排除后遗留的慢性改变。

(1) 急性非结石性胆囊炎的患者应结合患者的全身条件立即实施经皮胆囊引流或胆囊切除术。

(2) 慢性非结石性胆囊炎可能与胰胆管合流异常、胰液反流及其他多种因素有关。常表现为间歇性的、不典型的上腹部或右上腹疼痛,临床难以与腹内其他脏器的慢性炎性疾病鉴别。因此,对于诊断不明确或症状不严重的患者,不应贸然手术。对于症状频繁发作、有明确的病理改变如胆囊管梗阻、胆囊排空障碍者,可采取胆囊切除术。故慢性非结石性胆囊炎如症状不明显,可采取密切观察下的保守治疗。对于症状明显、有明确病理改变的患者,可择期手术治疗。

(3) 胆囊功能紊乱应谨慎诊断,如诊断明确且症状明显者可择期手术切除胆囊。胆囊功能紊乱是指由于代谢或原发胆囊动力异常,无胆汁成分改变所引起的胆源性腹痛。临床拟诊为胆囊功能紊乱的患者应采用以下诊断和治疗策略:胆源性腹痛患者首先应进行肝功能、胰酶等实验室检查及腹部 B 超检查除外胆囊及胆道器质性疾病,上述检查正常时进行上消化道内镜检查;上述检查发现任何异常,可除外胆囊功能紊乱,进行相应的诊断和治疗;上述检查均正常时应进行胆囊收缩素胆囊排空检查,如胆囊排空指数<40%,且无其他原因可查时,可诊断为胆囊功能紊乱。

(陶　涛)

第五节　胆道先天性畸形

胆道先天性畸形是指前肠发育形成胆道系统过程中的任何异常,导致胆道畸形病变,包括肝内外胆道各部分的闭锁、狭窄、扩张及汇合异常等。

一、先天性胆道闭锁

胆道闭锁(biliary atresia)是一种表现为肝外胆管管腔不同程度闭塞和进行性肝内胆管细胞炎性变的胆管破坏性疾病,是新生儿持续性黄疸最常见病因。

(一) 病因

1. 先天性胆管发育异常　约 10% 的患儿合并其他先天性畸形如多脾症、无脾症、内脏反位、先天性房(室)间隔缺损、下腔静脉缺如等(即 biliary atresia splenic malformation,胆道闭锁脾畸形综合征)。

2. 先天性胰胆管汇合异常　胰管和胆管在十二指肠壁外汇合,胰液返流入胆管,胰酶为胆汁激活后损伤胆管、引起炎症,最终发展为胆道闭锁;本病虽已有家族及孪生发病报道,但基因病变和遗传背景并非主要因素。

3. 非先天性发育畸形　围胎儿期的某个时间点因病毒性感染,引起胆管上皮细胞毁损、胆管周围炎症及纤维性变等,导致胆道部分或完全闭锁。如 3 型呼肠孤病毒、巨细胞病毒、呼吸道合胞病毒、Epstein-Barr 病毒、人乳头瘤状病毒和 A 型轮状病毒等。其中轮状病毒和呼肠孤病毒致感染动物模型可以复制出胆道闭锁的一些病理特征。

(二) 病理

肝外胆管大体表现为胆管炎性变、增生、闭塞,或仅残余萎缩的胆管残迹。肝脏可表现为门管周围炎、小细胞浸润、胆管胆栓形成。病程进展,可出现肝脏桥接坏死和肝硬化,并可出现恶性变如肝细胞肝癌、肝母细胞瘤和胆管癌等。

(三) 分型

日本小儿外科医师学会(Japanese Association of Pediatric Surgeons,JAPS)将胆道闭锁分为三型(图 1-4-12):Ⅰ型为胆总管闭锁;Ⅱ型为肝总管闭锁;Ⅲ型最常见,为肝门部肝管闭锁(85%~90%)。据肝管和远端胆总管形态分出亚型:肝管扩张型;微小胆管型;胆汁湖状肝管型:肝门部表现为含胆泥沙样的小囊,并与肝内胆管有肉眼可见连接;索状肝管型:肝门部肝管为结缔组织所取代;块状结缔组织肝管型:块状结缔组织与肝总管相连,肝管分支不清楚;肝管缺如型。

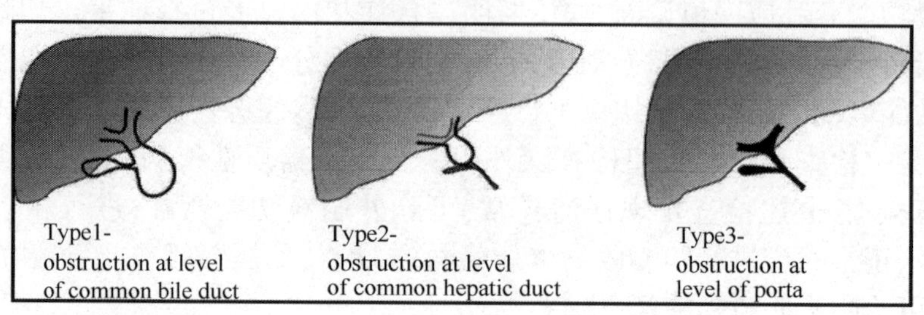

图 1-4-12　胆道闭锁分型

临床分型:胚胎型(或症状型)占 10%~20%,表现为生后持续黄疸、肝十二指肠韧带内无胆管残留,并合并胆道闭锁脾畸形综合征;围生型(或获得型):占 80%~90%,表现为较迟出现黄疸、曾有黄疸消退期、肝十二指肠韧带内有胆管残留,但并不合并其他畸形。

约 5% 的胆道闭锁合并肝外胆管部分囊性变,内含黏液或胆汁,胆管壁不同程度增厚,无上皮细胞内衬,与肝内胆管极少相通,较少合并其他先天性畸形。此种情况以 I 型胆道闭锁居多,应注意与先天性胆总管囊状扩张症相鉴别。

(四) 临床表现

黄疸是本病首发症状及突出表现。患儿生后数天内多无异常,但生后 1~2 周,本该逐步消退的新生儿生理性黄疸反而更加明显,呈进行性加深。少数病例在第一周内或直到第三、四周出现黄疸。巩膜和皮肤由金黄色变为绿褐色或暗绿色,粪便色泽渐趋于浅黄色至陶土白色。尿色深如浓茶样。可发生出血倾向及凝血功能障碍,如皮肤瘀斑、鼻出血、贫血等,及出现眼干燥症(维生素 A 缺乏)和佝偻病(维生素 D 缺乏)等。若发展为胆汁性肝硬化及门静脉高压症,患儿可出现腹水、脐疝、腹壁静脉曲张等,多因感染、出血、肝衰竭、肝性脑病等死亡。体检可发现肝、脾增大。

(五) 辅助检查

实验室检查:血清总胆红素(主要是结合胆红素)、谷丙转氨酶、谷草转氨酶及碱性磷酸酶等多升高,血白蛋白/球蛋白比例倒置。但肝功能指标仅反映肝实质损伤程度,而非病程,动态观察持续升高者有诊断意义。粪便尿胆素及粪胆素反应阴性,尿中亦不含尿胆红素及粪胆素。

B 型超声检查:胆道闭锁患儿的肝外胆道多不能探及,胆囊多不明显或明显瘪小。若测定胆囊收缩率达 50% 以上或发现肝内胆管扩张,则可排除胆道闭锁。

内镜逆行性胰胆管造影(ERCP)和磁共振胰胆管造影(MRCP):能对胆道闭锁、胆道发育不良及新生儿肝炎做出诊断(即胆道未显影者应考虑胆道闭锁),亦可显示有无胰胆管合流异常。

腹腔镜检查:镜下可直接观察肝脏、肝外胆管、胆囊及行肝组织活检。若胆囊瘪小及胆囊内无胆汁,多可确诊胆道闭锁,亦可行术中胆道造影明确胆道情况。

（六）诊断及鉴别诊断

凡出生后1～2个月出现持续性黄疸，陶土色大便者均应怀疑本病。诊断可结合：生后黄疸进行性加重，血清胆红素持续升高，利胆药物、苯巴比妥和激素治疗试验无反应；肝脾肿大，肝下缘可超过脐平线达右髂窝；B超检查显示胆囊及肝外胆道发育不良或缺如；^{99m}Tc核素扫描肠内无核素显示；十二指肠液中无胆红素；诊断困难者可行ERCP和腹腔镜探查，有助于诊断。

本病应与新生儿肝炎、新生儿溶血症、哺乳性黄疸、先天性胆总管扩张症、感染性黄疸、酶代谢异常、先天性十二指肠闭锁、环状胰腺、先天性肥厚性幽门狭窄等所致黄疸相鉴别。

（七）治疗

手术治疗是唯一有效方法。胆道闭锁Ⅰ型或Ⅱ型患儿，尚有部分肝外胆管通畅，胆囊大小正常者，可用胆囊或肝外胆管与空肠行Roux-en-Y吻合。1959年Morio Kasai提出肝门胆管空肠吻合术（Kasai术）治疗Ⅲ型肝外胆管完全闭锁患儿，是胆道闭锁治疗的重大突破。手术应于生后6～10周内进行，不宜超过生后90天。本病是肝脏进行性、不可逆性疾病，病程并不随术后胆汁排出而停止，术后继续服用如糖皮质激素、熊去氧胆酸、中药等药物治疗，并未证明有效及改善预后。对Kasai术后胆汁引流不畅，或进行性肝硬化、保守治疗无效者，或早期有条件者，可行肝移植术。

二、先天性胆总管囊状扩张

先天性胆道扩张症可发生于肝内外胆管的任何部分，因好发于胆总管，曾称之为先天性胆总管囊肿（congenital choledochal cyst），是临床上最常见的胆道扩张类型，表现为胆总管呈囊状或葫芦状扩张，肝总管呈继发性扩张，但肝内胆管通常正常。

（一）病因

1. 先天性胰胆管汇合异常 胰管和胆管在十二指肠Vater壶腹部之外形成异常汇合，胰液向胆管反流、胰酶被胆汁激活，导致胆管壁炎症和破坏，发生纤维性变和胆管扩张。但仅约50%～80%本病患者存在异常胰胆管汇合，此学说有待完善。

2. 先天性胆道发育不良 1936年，Yotsuyanagi提出胎儿期胆道细胞增殖不均衡，胆管近端的细胞增殖较远端迅速，因而在胆管的管道化期，近端便形成囊状扩张，但近来研究认为胆管的发生并无实性期阶段。

有提出本病发生类似于Hirschprung's病（先天性巨结肠），即患者远段胆管中神经元和神经节较少，导致远段胆管梗阻而近端胆管扩张。

（二）分型

先天性胆总管囊状扩张是Alonso-LEJ分型（1959年）的Ⅰ型。Todani分型（1977年）中，先天性胆总管囊状扩张仍为Ⅰ型，且最常见（超过90%），并细分为Ⅰa型：胆总管扩张，并部分或整个肝外胆管显著扩张；Ⅰb型：大部分胆总管远段节段性扩张；Ⅰc型：胆总管及肝总管圆柱形扩张。2011年，Michaelides等提出Ⅰd型，即除了胆总管和肝总管扩张，胆囊管的中央部分亦扩张。

（三）临床表现

腹痛、腹部包块和黄疸是本病典型的临床三联征。腹痛常位于右上腹部，可为持续性钝痛;黄疸呈间歇性;80% 以上病人右上腹部可扪及表面光滑的囊性肿块。但仅 20% ~ 30% 病人出现典型三联征。晚期可出现胆汁性肝硬化和门静脉高压症的临床表现。

(四) 诊断及鉴别诊断

B 超显示肝门部囊性肿块及肝内外胆管。MRCP 等检查有助于确诊。

本病须与如胆管憩室、Caroli 病、环状胰腺、先天性十二指肠狭窄、不伴胆管扩张的胰管-胆管汇合异常者、胆道闭锁、大网膜或肠系膜囊肿、十二指肠或胆囊重复畸形、肾囊肿、内脏反位等相鉴别。

本病常见并发症为形成结石、恶性变和囊肿自发性破裂穿孔。癌变率与年龄直接相关,可发生于囊肿以外的胆道系统、肝脏、胰腺等处,以及囊肿切除术后的残留囊壁。

(五) 治疗

本病一经确诊,应尽早手术。囊肿切除、重建胆汁流出通道、Roux-Y 肝管空肠吻合是最常用术式。即便幼儿期已行囊肿内引流的患者,也应考虑切除囊肿,重新行 Roux-en-Y 肝管空肠吻合。通过切除囊肿去除胆汁淤滞和恶性变的好发部位,胆汁和胰液的流出通道分开,阻断活化的胰酶继续损伤胆管黏膜,降低胰液反流导致胆管癌发生的可能。

因残留在胰腺实质内的部分囊肿,可因胰液引流不畅,导致胰管结石或残留囊肿癌变,因此胰内囊肿亦应完全切除。若囊肿周围分离困难,可仅将囊肿黏膜完整剥离,而无需切除囊肿壁。或采用 Lilly's 法即大部致密粘连的囊肿壁保留在肝十二指肠韧带,而仅仅切除较少粘连的部分,保留部分囊肿壁并破坏黏膜层。

合并局限性肝内胆管扩张者,可同时行病变肝段切除术。如肝内胆管扩张病变累及全肝或已并发肝硬化,可考虑施行肝移植手术。

三、Caroli 病

Caroli 病即先天性肝内胆管扩张症,肝内各级胆管呈圆形或梭形囊状扩张,囊肿与肝内胆管相通。

(一) 分型

1. Caroli 病分型 Ⅰ型(或单纯型):表现为肝内胆管扩张,但无肝纤维化和门静脉高压,常伴有胆囊炎、胆结石。Ⅰa 型,即囊肿位于肝脏的周围,局限于一叶或一侧;Ⅰb 型,囊肿位于肝脏的中央,与肝门处主要肝管相通。Ⅱ型(或汇管区周围纤维化型):肝内胆管扩张,合并肝纤维化、肝硬化和门静脉高压症,并发肝内胆管结石较多。

2. Caroli's 综合征 即是指由于胆汁淤滞反复发作胆管炎、肝胆管结石、胆囊结石,并最终导致肝纤维化并门静脉高压症、肝功能衰竭,与常染色体隐性多囊肾疾病相关。

(二) 临床表现

Caroli 病进展缓慢,可长期无明显症状。临床症状的出现与肝内胆管结石引起梗阻和囊肿感染有关。Caroli 病时,肝内胆管呈单发或多发性节段性扩张,形成相对狭窄,胆汁淤积和胆管结石形成。频繁发作的胆管炎进一步加重胆管增厚狭窄和胆汁淤滞,形成恶性循环。此时可表现出腹痛、发热等胆管炎症状,可引起肝脓肿甚至败血症,最终导致胆汁性肝硬化和门静脉高压症。Caroli 病恶变率约为 7% 。

(三) 诊断及鉴别诊断

B 超可显示扩张胆管的部位和形态,肝内可见囊状或串珠状境界清楚的回声区。CT 主要表现为肝内多发胆管呈现“串珠状”增粗扩张，肝门区中心胆管反而不扩张，有别于胆管梗阻造成的肝内胆管扩张。MRCP 能全面显示肝内外胆管、胆管与囊肿的关系、囊肿累及部位、大小等，可作为主要诊断方法。

本病应注意与多发性单纯性肝囊肿、继发性肝内胆管扩张、肝内胆管囊腺瘤、寄生虫性囊肿、肿瘤囊性变等相鉴别。

（四）治疗

本病治疗困难。无明显临床症状或存在严重手术禁忌者，可予抗感染、保肝利胆、口服去氧胆酸等治疗。

局限的Ⅰa 型病变可采用肝段、肝叶或半肝切除。Ⅰb 型，由于囊肿与肝门主要肝管相通，毗邻重要结构，完全切除囊肿困难，可取尽结石后，尽量切除囊肿前壁及部分肝组织至肝门处，最低位行大口径囊肿空肠吻合术。弥漫型 Caroli 病应首先考虑肝移植，避免做无效手术，以免增加后期处理困难。

无条件行肝移植的Ⅱ型或病变侵犯双侧半肝，肝功能尚好，特别是双侧一、二级胆管囊状扩张伴结石者，可行肝门囊状扩张胆管切开整形、胆道镜取石、肝管空肠吻合。单纯胆管切开取石和胆管空肠吻合术，不能去除病灶，亦难解决多节段性胆管狭窄，并易引起逆行性感染，无法达到彻底治愈的目的。

（徐　威）

第六节　原发性硬化性胆管炎

原发性硬化性胆管炎（primary sclerosing cholangitis，PSC）是一种慢性的进展性胆管的炎症性狭窄，引起胆道梗阻和继发性的胆道系统硬化，病人一般不伴有胆管结石，亦无胆道外伤史。此病多发于成年人，男性居多，亦偶见于儿童。病人常有一些其他的全身性疾病，如甲状腺炎、腹膜后纤维化、溃疡性结肠炎、局限性肠炎，一些病人血清中有自身免疫抗体。

一、病　　因

原发性硬化性胆管炎的原因尚不清楚，可能不属于单一的因素。

1. 溃疡性结肠炎　有相当数量的原发性硬化性胆管炎病人，伴有慢性溃疡性结肠炎，而病程长、发作频繁的慢性溃疡性结肠炎病人，也可发生硬化性胆管炎，说明两者间有一定的联系。

2. 细菌感染　门静脉菌血症可引起胆总管周围淋巴结肿大、胆管纤维性增厚、黏膜下炎性细胞浸润但黏膜完整，因此，慢性溃疡性结肠炎和慢性局限性肠炎可能是通过门静脉菌血症而引起硬化性胆管炎。

3. 自身免疫　病人可有血清免疫球蛋白升高，可伴有 Riedel 甲状腺肿、腹膜后纤维化等自身免疫性疾病。

二、症状和诊断

原发性硬化性胆管炎的症状可以是多样化的；但其主要表现为慢性进行性的胆管梗阻及胆管炎，有时起病之初亦可表现有急性腹痛，伴有间歇性的不规则的发热等胆管炎的症状。病人常表现有慢性的、持续性的梗阻性黄疸,黄疸可以在一定范围内波动、起伏,伴有皮肤瘙痒、消瘦、精神欠佳。检查主要发现为肝、脾大,有时因脾大伴有慢性溶血性贫血;晚期病人,常有重度黄疸、严重肝功能损害、胆汁性肝硬化、门静脉高压症的表现。实验室检查,主要发现为高胆红素血症、血清碱性磷酸酶异常增高、程度不同的肝功能损害。

胆管癌多发生于胆管上端和肝门部胆管,临床诊断并不困难。发生于肝管分叉部的节段性原发性硬化性胆管炎,在临床表现和影像学诊断上,简直是无法与胆管癌鉴别,甚至在切除下肝管分叉部狭窄的标本时,胆管癌的诊断似乎仍然无可置疑,直至经病理切片检查才能否定胆管癌的诊断。从另一方面来看,原发性硬化性胆管炎发生胆管癌的机会远高出于常人,所以对临床上诊断为硬化性胆管炎的病人,要求有较长时间的随访观察(一般定为2年),以除外胆管癌的可能。

目前PSC的诊断标准:①影像学检查显示胆管树的异常,ERCP是诊断PSC的金标准影像检查技术,典型征象是胆管多发性狭窄和串珠样改变,交替出现纤维化和扩张;MRCP是一种可替代ERCP的非创伤性检查,对诊断PSC有积极作用,敏感性略低于ERCP。腹部超声和CT对确定胆道扩张和PSC的并发症比较有价值;②临床和生化检查一致:胆汁淤积伴有碱性磷酸酶升高,时间超过6个月;③排除继发性硬化性胆管炎。

手术探查时原发性硬化性胆管炎与硬化型胆管癌的鉴别特别重要,因为在硬化型胆管癌时处在大量的纤维组织中的少数癌细胞有可能被病理检查所忽视,故有少数病人在手术时原诊断为硬化性胆管炎,但最后由于肿瘤的发展,才被证实为胆管癌。

三、治　　疗

PSC的外科治疗,主要是根据病变的类型及病变的范围。

弥漫型硬化性胆管炎:胆管的病变遍及整个肝外胆管及主要的肝胆管,由于病变范围广泛及肝脏的进行性损害,在一般治疗下,效果很差,预后不良,宜行肝移植术治疗,避免无效的手术处理。晚期的原发性硬化性胆管炎病人,常合并有胆汁性肝硬化,有的同时有门静脉高压和消化道出血,肝功能均呈明显的损害。对于此种病人,治疗上常比较困难,肝移植成为唯一有效的方法。

节段型硬化性胆管炎:胆管的硬化性节段可能发生在肝外胆管,如肝总管及胆总管狭窄,或发生在左、右肝管与肝总管的汇合处的狭窄,此种情况下肝内胆管可能呈扩张,应早期行肝门部胆管引流或扩展部胆管与空肠Roux-Y吻合,以减少胆管梗阻对肝脏的损害。

近来的临床观察提示,硬化性胆管炎,特别是没有肝硬化的,胆管病变范围虽然广泛,但其在左、右肝管汇合处的狭窄一般更为显著,可以将胆管的分叉部切除,逐步扩张左、右肝管,行肝管Roux-Y空肠吻合,左、右肝管内放置硅橡胶U形引流管,术后辅以药物治疗,亦能得到较好的效果。小剂量的皮质激素和环孢素A联合治疗,可以使病情得到稳定。

(李敬东　任亦星)

第七节　胆道蛔虫病

胆道蛔虫症是指蛔虫窜入胆道后所引起的一系列临床症状。蛔虫是极常见的肠道寄生虫,正常寄生在小肠的中段,当有某种原因使内在环境改变时,如消化道功能紊乱、高热、驱虫不当、饮食不节、胃酸过低、Oddi括约肌功能失调及其他的刺激,肠道内蛔虫可上行,错入胆道内。蛔虫两端尖细，有钻孔的习性，亦是易发生胆道蛔虫症的原因。

一、症　　状

胆道蛔虫症多见于儿童及青少年，病人在发病之前可以毫无症状，随即突然发生强烈的上腹部绞痛，疼痛位于剑突下方，持续不停，可以为强烈的“钻顶”痛，疼痛难忍，以致病人坐卧不安，捧腹屈膝，但始终未能找到一舒适的体位。疼痛开始时可伴有恶心、呕吐。起病初期，一般无发冷、发热等胆道感染症状。病人可呕吐蛔虫，常有呕吐蛔虫或粪便排出蛔虫的病史。上腹部持续绞痛，经过一段时间或经过抗痉挛药物治疗后，绞痛可能突然停止，经过片刻，绞痛又发作。在疼痛停止的间歇，可以无任何自觉症状，儿童病人又可恢复玩耍。病程早期，一般均无黄疸。

在发病早期，疼痛间歇时，腹部检查常未能发现阳性的体征，故查体的发现与病人所表现的严重症状不符合；疾病晚期，临床上则为一些并发症的表现。

二、诊　　断

胆道蛔虫症早期的典型持续性绞痛和不相称的缺乏明显体征的腹部检查发现，可作为临床诊断依据，符合率一般较高。腹部超声检查可发现胆总管内蛔虫的典型的平行双边形条状影，可以除外胆道结石，对临床诊断帮助较大。

三、治　　疗

1. 非手术治疗　①解痉止痛，针刺鸠尾、上腕、足三里、太冲、肝俞、内关等穴位；可用阿托品、654-2、颠茄、溴丙胺太林等胆碱能阻滞剂，必要时予哌替啶。②药物驱虫，如枸橼酸哌嗪（驱蛔灵）。③中药利胆排虫。

2. 内镜治疗　在胆道蛔虫症急性发作时，可做纤维十二指肠镜检查，若发现蛔虫尚未全部进入胆道内，可将其钳夹取出；当蛔虫已全部进入胆道内时，可将 Oddi 括约肌切开并将异物钳伸入至胆总管内将蛔虫钳夹取出。如果已经并发急性胆管炎，则可在取虫之后，置鼻胆管引流导管，引流胆道中控制胆道感染。

3. 手术治疗　在非手术下症状不能缓解或出现并发症者，应及时手术治疗。手术时切开胆总管后，尽量将肝内、外胆管中的蛔虫取尽，按摩肝脏，有助于肝内胆管蛔虫排出，反复用吸引器对着肝内胆管开口处吸出蛔虫。手术毕，应放置一管径较粗的 T 形管，以便于手术后胆道内蛔虫排出。手术后应定期驱蛔治疗。有时，肠道内蛔虫可以在手术后期再次进入胆道内。

（李敬东）

第八节　胆道手术常见并发症

随着胆道手术的增加以及已成为治疗胆石症金标准的腹腔镜胆囊切除术（laparoscopic cholecystectomy，LC）和小切口胆囊切除术（mini-cholecystectomy，MC）的迅速推广应用，手术并发症常有发生，其中尤以胆道出血、胆道损伤和胆道狭窄等较为常见且严重，处理困难。

一、胆道出血

胆道出血(hemobilia)是基于肝内或肝外血管与胆管病理性的沟通,血液经胆道流入十二指肠而发生的消化道出血,是上消化道出血常见的来源之一,其发病率仅次于消化性溃疡、门静脉高压、急性胃黏膜糜烂引起的消化道出血。胆道出血多数发生在肝脏及胆道系统手术中与手术后,是胆道手术的严重并发症。由于出血部位及解剖结构的特殊性,临床处置较为棘手,若处理不当,会给患者带来严重的后果,甚至危及生命。

(一) 发病原因

胆道手术当前仍是肝胆外科最为常见的手术。但由于胆道系统解剖位置深、变异多,手术显露困难,且易于遇到曾有多次胆道手术史的病例,术中及术后容易发生的各种并发症,尤以并发胆道大出血最为紧急、严重。有文献报道,70% 的胆道大出血发生在胆道术后,通常以外伤性与感染性原因较为多见。

术中胆道出血常与胆道的基础疾病和术中不恰当操作等因素有关。胆管结石长期压迫胆管壁或胆管壁反复炎症形成溃疡或侵蚀,使胆管壁与相邻的门静脉壁变得十分脆弱,在术中取石或探查胆道时,很容易发生胆管和门静脉的穿透性损伤,导致术中胆道出血。另外,在切开胆总管前壁时,尖刀刺入过深,可将胆总管后壁和门静脉一同切开;或者在用力扩张狭窄的胆管时可引起胆管壁的撕裂和伴行门静脉支的损伤,这些均可导致术中胆道大出血。

术后发生胆道出血原因有:①胆管结石压迫致使胆管黏膜受损或 T 管压迫胆管壁,容易在胆管壁上形成溃疡引发出血。②胆道手术中对胆道狭窄部位实施强行扩张,或钳夹时伤及胆管壁的滋养动脉,使得胆管、血管被穿破,术后形成假性动脉瘤,穿破胆道引发出血。③胆道术后可引发胆道感染,造成黏膜糜烂、胆管壁水肿,感染化脓形成溃疡导致出血。④肝外伤手术时只对肝撕裂伤进行单纯或填塞式的缝合,未进行彻底的清创、止血、引流等措施,肝实质残腔内的血液由破裂处经胆管流入十二指肠。⑤术中处理胆总管止血不彻底,胆肠吻合时缝线脱落或止血不妥等,也可引发术后出血。

(二) 临床表现

术中胆道出血易于发现,但因肝内胆管位于肝实质内,显露困难,明确出血的来源较为困难,应用术中纤维胆道镜检查可以明确出血来自哪一侧胆管,了解出血的具体部位,并可以直接观察胆管腔内的情况以及发现特殊病变,从而有助于治疗方式的选择。

胆道术后的胆道出血由于发病机制及其病理特点,具有突发性、周期性、反复性的特点。临床表现上常表现为三联征:呕血、便血等消化道出血或引流管中流出鲜血、黄疸、右上腹绞痛。据文献报道,约 40% 患者临床上具有典型三联征。由于肝静脉和门静脉与胆道系统的压力差较小,而动脉与胆道的压力差很大,这就使得动脉-胆瘘表现出急剧大量的出血,常可危及生命。多数出血发生在术后 1 ~2 周,破损的血管在保守治疗后可早期被血凝块阻塞而止血,当血压发生波动和血凝块机化脱落时很容易造成再次出血,周期为 1 ~2 周,病程迁延,多次出血可致贫血、低蛋白血症、水电解质紊乱、全身衰竭,直至死亡。相关研究表明,大部分出血的诱因是由于胆道感染造成的,同时还有发热、黄疸和感染等临床表现。

(三) 诊断及鉴别诊断

术中胆道出血在术中易于发现,但定位诊断较为困难,术中纤维胆道镜检查有助于明确诊断。而术后胆道出血主要依据近期胆道损伤或手术史、突发上消化道出血、T管大量鲜血涌出或典型三联征。目前,多种辅助检查有助于胆道出血的定性及定位诊断:①超声多普勒:可用于诊断肝胆系血块、血肿、动脉瘤,但难以发现出血部位。②CT和MRI:对于胆道出血原发病的定性和定位诊断有价值。③内镜:主要用于排除其他出血来源,约30%可见出血来自十二指肠乳头,即可定性,但不能定位。④胆系造影:经皮肝穿刺胆道造影或经内镜逆行胆道造影显示胆道内充盈缺损,提示为结石或凝血块;若显示肝内腔隙与胆道相通,更有助于诊断。已手术放置T管者,可经T管胆道造影。⑤选择性血管造影:选择性腹腔动脉和(或)肝动脉造影是目前唯一精确有效的手段,阳性率可达94.6%。血管造影的直接征象,在急性出血时,动脉期和动脉晚期显示造影剂外溢。当出血量大于0.5 ml/min时,就可以确定病变的血管,其诊断准确率可达88%~100%,可显示动脉-胆管瘘。⑥经皮脾穿刺门静脉造影:动脉造影正常时,应做此检查。虽然胆道出血多数病例是小动脉出血,有少部分病人则是小静脉出血。对这类病人,此方法有助于定位诊断。

(四)治疗

1. 术中胆道出血止血方法的选择 术中胆道出血的特点是,出血的胆管组织大多深埋于肝实质内,管腔小,出血面大,显露困难,处理非常棘手,应该根据出血的原因和部位采取相应的处理。具体方法有:①病灶切除:适用于出血源自肝的某叶或段的病灶,可以防止发生再次胆道出血,效果最好。②肝动脉或其分支结扎止血:当出血来源于肝内胆管,且病灶不明确时;或术中采用胆道镜检查明确出血部位,而不便于作病灶切除时,可行肝动脉或其分支结扎止血。③压迫止血:术中直接采用纱条(或加1%去甲肾上腺素)填塞胆管压迫止血。通过完全堵塞胆管,待近端胆管内压力增高或充满凝血块后出血会自动停止。亦可首先分别堵塞左、右肝管以确定出血的胆管属支,再用细的胆道探条引导细纱条抵达出血点进行直接压迫。如术中当时已止血,可术中拔纱条;也可以术后通过ERCP拔纱条。

2. 术后胆道出血的治疗选择 由于多数患者手术后胆道系统存在不同程度的病理改变,使得早期的胆道内出血诊断上存在着一定困难。在T管引流情况下很容易发现早期出血,但对采取胆肠吻合的患者,由于胆道内的血流经小肠流入肠管而容易掩饰消化系统的相关症状。当黑便及呕血持续出现时,机体均存在不同程度的低血容量改变。应根据出血量的多少及出血的速度选择治疗方案。

(1)非手术治疗的适应证:①出血量不大,且逐渐减少者;②经保守治疗后,出血量减少者;③患者全身情况较差,对手术治疗不能耐受者。非手术治疗方法包括补充血容量以防止休克,积极控制感染,适当选用止血药物止血。同时由于部分患者既往存在不同程度的肝功能损害,需给予维生素K_1等药物治疗。留置T管的患者应保持管道通畅,及时清除管腔内的血凝块。可通过T管进行局部止血药物的应用,同时可给予适量的去甲肾上腺素生理盐水冲洗。如果产生出血的血管较小,通常可以通过积极的保守治疗治愈。

(2)手术治疗的适应证:①经非手术保守治疗两周后仍反复出血者;②出血灶明确,伴有出血性休克者;③经非手术治疗仍继续出血者。手术治疗应把握好时机,明确出血部位与性质。胆道手术后发生出血的出血点多数较为隐匿,在手术前明确出血的部位是手术成功的关键。手术前应对肝脏、胆道及其邻近脏器进行全面检查。通过超声进行胆道系统的全面检查,可能筛查出大体范围。选择性肝动脉造影多可发现相关出血点,对胆道出血的定位、定性诊断准确率较高,同时还能够显示相关血管的改变。留置T管的病例还可通过T管进行逆行性胆道造影,可对出血的具体部位起到相应的帮助。术中也可通过胆道镜对肝内胆道出血进行排查。

肝外胆管出血，多数是由于切开探查胆总管时管壁的止血不彻底或是肝右动脉的损伤而引起。肝右动脉出血的原因可能为胆管后壁的溃疡、穿破，由于局部压迫，出血点容易被早期的血凝块暂时堵塞，但当血压波动及血凝块脱落时则会再次发生出血。在处理肝外胆管出血时，应根据不同的出血部位、肝动脉的解剖关系、既往实施的手术等因素进行具体判定。发生在胆管空肠吻合后的胆道出血多是发生在胆管壁与肠管吻合处的动脉分支；胆总管切口的下端出血，多来自于胰十二指肠前动脉横跨过胆总管下端的前壁处；胆总管切口的中段出血多是来自门静脉后动脉。手术探查时要完全切断结扎胆总管通向出血处的动脉，才达到有效的治疗目的。

治疗肝内胆管出血的手术方式有肝叶段切除和肝动脉结扎术，但在肝动脉结扎时准确的定位可提高手术的有效率和安全性，在结扎后还应仔细检查相邻动脉的血供与出血点的关系，以免漏扎影响手术效果。肝动脉结扎术分为肝总动脉结扎、肝固有动脉结扎、肝左或肝右动脉结扎及联合结扎 4 种方式。相比较：①结扎肝总动脉，手术操作相对容易，但结扎处远离病灶，加之胃十二指肠动脉形成的侧支循环较多，故容易复发出血。②结扎肝固有动脉，靠近病灶，既可避免胃十二指肠动脉形成的侧支循环，又比结扎肝左或肝右动脉操作简单，且一般不致漏扎副肝动脉，也不易引起肝坏死、昏迷，是一种安全有效的术式。③结扎肝左和（或）肝右动脉，手术难度大，时间长。④联合结扎法，止血快且彻底，但有导致肝脏梗死以致肝衰死亡的危险。故目前多采用肝固有动脉结扎法作为肝内胆管出血的止血方法。肝叶或肝部分切除术既能止血，又能去除病灶，是最合理的治疗方法，适用于病变局限于一叶或一侧，尤其是左外叶，而其余肝脏又正常者。缺点在于手术创伤大，危重病人及休克病人难以耐受手术，尤其是病变范围较大者。另外术后病人都有不同程度的肝功能损害和凝血功能障碍，出血和肝衰竭是死亡的主要原因。因此，术中及术后均应给予高度重视。

（3）介入治疗：介入栓塞在胆道大出血的治疗中占据着十分重要的地位，其简单、安全，对病人创伤小，效果迅速、可靠，可起到挽救生命的作用。与肝动脉结扎术相比较，此方法优点在于：①肝动脉栓塞之前，可同时进行肝动脉造影，利于判定出血部位及明确解剖情况。②无需进行全身麻醉及剖腹手术，可减轻病人痛苦。③腹腔内有炎症者，其粘连往往增加手术难度，采用此法可避免这些困难。④肝动脉栓塞后，门静脉内的压力也随之降低，对来源于门静脉系统的胆道出血，此方法也能产生效果。此外，介入法肝动脉栓塞术也可为因一般情况差而不能耐受剖腹手术的病人所接受，并可反复多次进行。但介入治疗也有潜在的危险性：①经肝动脉栓塞后，栓塞区肝细胞可发生溶解性坏死。有报道坏死出现数周后，由于门静脉或肝动脉侧支循环可代偿局部血供，肝坏死区逐渐缩小，直至消失而恢复肝功能。但如栓塞整个肝动脉，仍有肝坏死的危险。②未处理原发病灶，术后血凝块仍存留于胆道内，常引起腹痛、发热，严重者仍需手术解除胆道梗阻和引流。③介入治疗后侧支循环建立仍可能使出血复发。④胆道出血如发生在胆道恶性梗阻行 PTCD 之后，肝动脉栓塞后更易引发肝功能衰竭；肝脏有化脓性病灶或门静脉高压者，肝动脉栓塞的并发症和病死率倍增。

介入栓塞治疗胆道出血为避免插管过程中因导管损伤而加重出血，在明确假性动脉瘤诊断后，应尽量使用柔性导丝和微导管行超选择性插管至出血靶血管近端，随即进行栓塞，随后再行造影，如造影剂不外溢，表明出血停止。也有学者运用超选择性双重栓塞的方法，即用明胶海绵颗粒或微弹簧圈栓塞出血动脉的远端，再用弹簧圈栓塞出血动脉近端，效果理想。在明确的肝动脉造影诊断下，肝动脉栓塞是处理胆道出血的重要治疗方式，对治疗胆道出血具有80%～90% 的成功率。

二、胆道损伤

近年来随着胆道手术在基层医院的普及，尤其是开腹胆囊切除（OC）及腹腔镜胆囊切除（LC）的广泛开展，胆道手术并发胆道损伤的发生率有增加趋势，其中90%发生于胆囊切除术。国外报道OC、LC损伤胆管的发生率为0.2%～0.86%，死亡率为1.6%～7.2%；国内报道胆道损伤发生率为0.12%～1.4%，而LC术后的胆道损伤的发生率是开腹手术的2～3倍，因而被公认为是导致胆道损伤增加的重要原因。故胆管损伤是胆道外科常见且最为严重的手术并发症。如果处理不及时或方法不合理，就会出现严重后果，给病人造成严重的健康影响，甚至危及生命。

（一）胆道损伤的原因

1. 解剖变异 胆囊三角区解剖变异众多，常造成手术难度与并发症发生率的增加。

（1）胆囊及胆囊管解剖变异：胆囊及胆囊管解剖变异较大，且常难以预测，增加了手术处理的难度。胆囊可以发生如下变异：①数目变异：先天性无胆囊或多胆囊；②形态变异：胆囊分隔、胆囊憩室等；③体积变异：巨大胆囊或小胆囊；④位置变异：肝内胆囊、横位胆囊等。胆囊管在数目上可有1～3条；汇入形式上可直接汇入胆总管右壁（正常型），仅占59.6%；或与其并行下降一段距离（最长达2.3cm）再汇入（这是一种高危解剖学变异），占19.1%；还可出现斜过其前方或后方汇入，也有汇入其左壁、汇入右肝管等情况。这些变异经常是构成胆道损伤的解剖基础。

（2）胆囊动脉和肝动脉变异：胆囊动脉和肝动脉在起源和走行上可存在许多变异。胆囊动脉可以有1～3支，走行在肝总管、胆总管、胆囊管的附近。肝动脉的起源也具有很大的随机性。可以以多种不同的组合方式发源于胃左动脉、肠系膜上动脉、肝总动脉等主干。

（3）左、右肝管变异：左右肝管与血管相比变异较少，但也可以出现右肝管接受胆囊管、无右肝管、右肝管汇入胆囊管等少见情况，尤其是后者，在腹腔镜手术中较易发生胆道损伤。

（4）副肝管：副肝管是肝门部的一个重要解剖学异常，出现率10%～20%。它的开口越低，越接近于胆囊管开口，就越易受到损伤；而开口于胆囊者，肯定会被切断。

2. 病理因素 许多病理因素都会造成肝门部解剖的严重异常，增加手术的难度。①肝脏疾病导致的肝脏肥大-萎缩综合征，致胆囊向后向右移位。②由于胆囊的急慢性炎症致Calot三角区组织水肿与粘连，导致局部解剖关系不清，肝外胆管牵拉移位致胆管损伤。③嵌顿于胆囊颈部的结石，与肝总管粘连，出现Mirizzi综合征，切除胆囊时将肝（胆）总管误认为胆囊管切断。④胆总管探查术时有可能损伤胆总管下段。⑤此外，肥胖、肝硬化门静脉高压症、既往腹腔手术史等无疑会增加胆管损伤的机会。

3. 医源性因素 许多医源性因素也可导致胆道损伤的发生。①手术指征、手术时机及方法选择不当。②由于术者的胆道相关基础知识不足及临床手术操作水平低，对胆囊切除术的潜在危险性认识不足、胆道探查技术使用不当、解剖平面远离胆囊壁平面进入肝床、胆囊管过度牵拉成角或过于自信、操作粗暴、切口过小、追求速度，都可导致胆道损伤。③术者缺乏严格的专业培训，因电凝、电钩使用不当致使热能传导而导致胆道损伤。④腹腔镜手术中转开腹指征把握不当。⑤术中麻醉欠佳，腹肌较紧，手术野显露困难增加了损伤机会。

（二）胆道损伤的诊断与分型

1. 胆道损伤的诊断 胆道损伤在术中主要表现为胆瘘、胆管裂口或双管征。而在术后早期，胆道损伤主要表现为：①术后24h 出现梗阻性黄疸，进行性加重；②腹腔引流出大量胆汁或出现胆汁性腹膜炎；③胆管炎表现；④肝下大量积液。后期则为胆道梗阻、狭窄、反复发作性胆管炎的临床表现，病情严重者可出现胆汁性肝硬化、门静脉高压症、肝肾综合征致多器官功能障碍等。结合腹腔穿刺、经 T 管胆道造影及腹部 BUS、CT、PTC、ERCP、MRCP 等影像学检查可明确诊断。

2. 胆道损伤的分型 胆管损伤的国内外分型较多，如 Bismuth、Strasberg、Steward-Way 等，意见也不一致，各种分类都有自己的优缺点。事实上，所有这些分型都取决于胆道损伤的位置、损伤程度和损伤有无合并肝血管损伤，以期指导治疗方案的选择。2005 年香港中文大学刘允怡等提出了一个简单实用的分类可供借鉴：①胆囊床处的小胆管损伤或胆囊管残端胆漏；②胆总管或肝总管部分损伤，包括有或没有胆管组织损失；③胆总管或肝总管切断，包括有或没有胆管组织损失；④右/左肝管或肝区管损伤，部分损伤或切断，包括有或没有胆管组织损失；⑤胆道损伤合并肝血管损伤。

3. 胆道损伤的预防与处理

（1）胆道损伤的预防：胆道损伤是胆道手术最为严重的并发症，可能导致严重的不良后果，因此预防胆道损伤意义重大。为此，需要注意以下几方面：①提高手术医师责任心，正确认识胆道手术的复杂性、潜在的风险及医源性损伤后果的严重性。②应熟悉胆道的各种解剖变异，重视外科基本功的训练以及腹腔镜操作的规范化培训。③术中正确辨认肝外胆管结构及 Calot 三角区，特别是胆囊管、肝总管及胆总管三管之间的关系，动作轻柔，避免过度牵拉胆囊管。小切口胆囊切除、腹腔镜胆囊切除术中遇炎症水肿重、出血、解剖不清时应果断延长切口、中转开腹手术，将患者的手术安全放在第一位，尽可能预防胆管损伤。④尽量防止出血，如术中发生大出血时，可行 Pringle 手法控制出血后直视下止血，以免盲目钳夹损伤胆道。⑤如术中怀疑解剖异常或胆道损伤，可行术中胆道造影、术中超声（IOUS）或胆道镜检查。⑥熟练掌握胆总管探查方法，确保操作在直视下进行，防止损伤 oddi 括约肌和十二指肠乳头。⑦手术结束前将干纱布垫置于术野区数分钟，检查纱布有无黄染。⑧可置引流管，有助于早期发现胆道损伤并及时处理。

（2）胆道损伤的治疗：胆道损伤一经确诊，应根据胆道损伤的不同类型、不同程度、循证地选择补救措施，尽早恢复胆肠通路恒久的完整性和通畅性。经由有丰富肝胆外科手术经验的医师进行处理，成功率可达84%～93%。

1）术中损伤的处理：实践证明术中能否及时发现并处理胆管损伤对预后极为重要。此时周围炎症反应不重，组织条件良好时可考虑 I 期修补，常能取得良好效果。修补方法取决于损伤部位及类型：①对于误缝误扎应即时拆除缝线，必要时留置 T 管支撑引流，防止胆管狭窄。②对于胆管壁损伤局限，边缘整齐，如为内径>0.5cm 的胆道的小裂伤（<0.5cm），仅行缝合修补，可不置 T 管引流，但须引流 Winslow 孔；超过此限度的撕裂，需行端端吻合，内置 T 管引流 6～12 个月。③对于胆管壁部分缺失也可行带蒂脐静脉瓣、带胆囊动脉的胆囊瓣、带血管蒂空肠瓣或胃瓣修补+ T 管支撑引流；如缺失较多则按横断伤处理，行端端吻合。④对于肝外胆管横断伤，可行胆管端端吻合加 T 管支撑引流术。一般端端吻合只限于术中及时发现的病例，应符合如下条件：胆管下端通畅；血运良好；直径>8mm；损伤部位在左右肝管汇合部以下。对于断端距离较大，难以保证吻合无张力的，可做 Kocher 切口松解周围组织，向上推移胰头和十二指肠降部，最大远离 4cm 的胆道缺损仍有望端端吻合。如果实在无法靠拢胆道断端，可施行稳妥的胆肠 Roux-en-Y 吻合术；如果局部条件很差，则只充分引流，留待Ⅱ期处理。

2）术后早期发现的胆道损伤的处理：术后早期发现的胆道损伤的处理多指于术后 1 周内发现的胆管损伤处理。①术后出现胆瘘、无胆汁性腹膜炎表现，腹腔引流管通畅，可密切观察病情变化，瘘口可能在 2 ~4 周内自行闭合，如不能闭合则 3 ~6 个月后按后期胆管狭窄处理。②术后出现胆瘘、胆汁性腹膜炎，未置腹腔引流管，则应急诊再次手术行胆道重建术；如果病人情况差不能耐受手术或局部粘连、炎症水肿较重、未能找到胆管损伤部位则行近端胆管、腹腔有效引流，待病情稳定后按后期胆管狭窄处理。最近国外有报道用内镜治疗胆漏，即内镜下乳头括约肌切开、鼻胆管引流和内支架放置，病人情况稳定时可予考虑，漏口有望在 2 ~4 周内愈合。③术后发现胆管缝扎伤，如果在 24 ~72h 内诊断可再次手术探查，超过 72h 无腹膜炎表现的完全性胆道梗阻胆道重建的手术时机也存在争议，过早，梗阻以上胆道径细，壁薄，重建后易发生狭窄；过晚，严重损害肝功能，影响愈合。一般认为损伤 4 周后，待 B 超或 CT 提示胆管扩张 1. 5cm 时，再行重建比较合适，可以保证吻合口足够大，避免吻合口狭窄的发生。不完全性胆道梗阻常合并严重的胆道感染，应在胆管炎发作间期选择适宜的手术时机。熟悉肝门部胆管解剖结构和高水平外科操作技巧以及掌握手术原则和选择正确的手术方式是早期手术成功的必要条件。

3）后期发现的胆管损伤——胆管狭窄的处理：胆管损伤后期多为胆管狭窄，反复发生胆道感染，故应加强抗感染、护肝及全身支持治疗，必要时可先行经皮肝胆管引流（PTCD）或鼻胆管引流（ENBD），以引流胆汁、减轻肝功能损害后再行手术。应尽可能在出现并发症前进行胆道修复与重建术。狭窄段胆管可行狭窄胆管修整后使用带蒂脐静脉瓣、带胆囊动脉的胆囊瓣、带血管蒂空肠瓣或胃瓣修复+ T 管支撑引流；也可行狭窄段胆管切除后端端吻合+ T 管支撑引流；如张力较大可行胆管空肠 Roux-Y 内引流，效果明显优于胆总管十二指肠吻合术，是目前最常用且疗效最为肯定的重建手术，总有效率 90. 7%。对于是否放置支撑管以及支撑时间多久仍有争议，刘永雄等认为用不用支撑引流取决于局部组织的病损程度和手术达成修复、重建的满意程度，支撑管的材料、外径和管理对疗效有重要影响。如果胆管对端吻合满意，2 ~6 周可拔除 T 管，若有胆瘘应继续留置，对于吻合不满意者支撑时间可延长半年以上。而腹腔镜胆囊切除所致胆管损伤系特殊的热能损伤，因伤缘两侧有热伤失活的组织，且伴有胆管壁血供障碍，胆管周围组织瘢痕常致密，一般宜行胆管空肠 Roux-Y 吻合内引流。也可根据胆管狭窄程度择期实施胆管内支架置入术治疗医源性胆道损伤，其优点在于对生理干扰小，术前准备时间短，对病人体质及耐受力的要求低。

三、胆道狭窄

术后胆道狭窄并不罕见，多数由于术中损伤了胆管的血运和（或）胆管壁的完整性引起，也与术中及术后的处理不当有关。可发生于上腹部肝、胆、胃、胰的各种手术，又以胆囊切除术后发生最为常见，约占医源性胆管损伤的 90%，其中开腹胆囊切除术占 0. 2% ~0. 3%，腹腔镜胆囊切除术达 0. 4% ~0. 9%。随着胆囊切除手术尤其是腹腔镜胆囊切除手术的增多，胆管损伤也随之呈逐渐增多的趋势，因其隐匿存在，很少能在术中及时发现，致使术后引起胆道狭窄等严重而复杂的并发症。一部分虽术中及时发现，并给予相应的处理，部分病人可取得较好的临床疗效,但是并发症仍然较多,特别是胆管损伤后的胆道狭窄问题尤为突出。由于反复发作的胆管炎及反复进行的狭窄修复手术,不仅给患者增加了痛苦及经济负担,且可导致胆汁性肝硬化的发生,从而直接影响其确定性治疗的远期效果。

1. 胆道狭窄的发生机制 胆道损伤的致伤类型复杂多样,主要包括机械性、电热性、化学性和缺血性损伤。部分患者可能同时存在多种致伤类型。

(1) 机械性损伤:最为多见,包括切割伤、撕裂伤、缝扎伤、钳夹伤、穿通伤等。多数损伤部位单一,损伤范围明确。

(2) 电热性损伤:电外科手术器械使用不当可导致胆管组织的热力损伤。肝内占位病变的热消融治疗如微波、射频等也可伤及肝内胆管甚至肝门部胆管。电热性损伤早期病变范围不明确,直接对端吻合或缝合易发生胆漏或瘢痕狭窄。

(3) 化学性损伤:福尔马林、无水乙醇等溶液可导致胆管组织变性或坏死。如在化学性消融治疗中上述液体进入胆管,可损伤胆管上皮并导致迟发性胆道硬化狭窄。化学性损伤常涉及较大范围的胆管结构,严重者可累及整个肝外胆道系统。

(4) 缺血性损伤:任何导致胆道血供障碍的操作均可造成胆管缺血性损伤。如肝动脉栓塞术时栓塞部位或栓塞剂应用不当;胆道探查后应用管径过粗的 T 管或缝合过密过紧;胆管周围组织的过多剥离等。缺血性损伤多呈迟发性的病理过程,常在术后数月甚至数年出现胆道狭窄的表现。大量的临床实践证明胆道损伤发生胆道狭窄的原因主要为损伤或修补段胆管壁的慢性炎症反应、纤维组织增生形成的瘢痕增生所致。长期的临床实践还发现胆管壁的病变状态、胆管周围的炎症、外科缝合技术及缝合材料、胆管壁的血供等也会影响修补后胆管壁的瘢痕增生。

2. 胆道狭窄的诊断与分型

(1) 胆道狭窄的诊断:上腹手术后若发生胆漏日久不愈或出现梗阻性黄疸、反复发作的胆管炎症状,即应考虑发生胆道狭窄的可能。应及时施行相关的影像学检查以明确诊断。对有漏道或带有 T 管者可施行碘剂造影显示胆道情况。对未带管者,可先选择 B 超和 CT 检查,可显示近段胆管有不同程度的扩张;其次是做 MRCP,可在胆管树显像中见到胆管狭窄或缺损部位与程度;再者可行 ERCP 及 PTCD 胆道造影,除可见狭窄部位与程度外,对狭窄的远近段情况亦能清晰显示。需要注意的是腹腔镜胆囊切除胆管损伤时常合并血管损伤,特别是肝右动脉伤、门静脉右支受累时,可以从 CT 扫描照片上见到肝脏的特殊性改变,需进一步腹部血管成像检查以明确。

(2) 胆道狭窄的分型:目前尚缺乏能全面、准确地反映各种类型损伤性胆道狭窄病理特征、指导临床诊断治疗的分型方法。但胆管损伤后胆道狭窄临床仍以 Bismuth 分型(表 1-4-3)(图 1-4-13)最为常用。

表 1-4-3 Bismuth 分型(1982)

类型	标准
1	低位肝总管狭窄,肝总管残端长度 >2cm
2	肝总管近端狭窄,肝总管残端长度<2cm
3	肝门胆管狭窄,无肝总管残留,但左右肝管汇合部尚存
4	肝门胆管狭窄,累及左右肝管汇合部且左右肝管不能会合
5	仅累及变异的右肝段胆管或同时合并肝总管狭窄

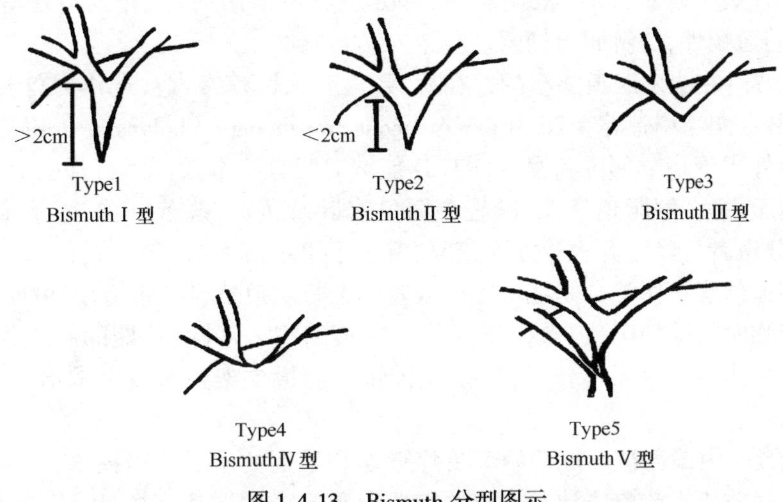

图 1-4-13 Bismuth 分型图示

(3) 胆道狭窄的预防：一旦发生胆管损伤，预防术后胆道狭窄具有重要的意义。①临床上已被广泛应用的修补段胆管支撑是作为预防胆道狭窄而采取的主要措施之一，支撑时间长达 1 ~ 12 个月，甚至更长。但即便如此，拔除支撑管后仍可能发生修补段胆管狭窄。也有人建议胆道损伤一期修补胆管后不放置支撑管而放置胆道引流减压管，引流应保证足够的放置时间；同时放置良好的肝下引流，避免胆汁聚集引起炎症和瘢痕增生。②由于胆管壁的病变状态、胆管周围的炎症、胆管壁的血供等都会影响修补后胆管壁的瘢痕增生，需掌握好胆道损伤及其后期狭窄的修复手术时机。③注意吻合技术及吻合质量。切开和修补中尽可能保护胆道黏膜，使胆道黏膜损伤微创化。胆道修补和重建要用 5-0 或更细的可吸收线，游离胆管范围要适当，尽可能保证修补段胆管的血供，要做到无张力缝合等理念。④修复方法的选择：应根据胆道损伤的不同类型、不同程度、循证地合理选择修复方法，减少术后胆管狭窄发生。

(4) 治疗：胆道狭窄是胆道手术中胆管损伤后最常见的并发症，其治疗的目的是恢复或重建胆管的通畅性和功能。除非轻度狭窄而仅偶有胆管炎和黄疸症状者可先用药物治疗外，其余均应考虑适时手术治疗为妥。手术修复胆道狭窄虽然可以获得良好效果，但在一般情况下，初次修复后再发生狭窄仍较常见，而再次手术修复时，不单技术上的难度增加，再次狭窄的发生率也升高。由于多次手术失败，长时间的胆管梗阻及感染，可导致胆汁性肝硬化、门静脉高压症，进入胆病的终末期，最后只能实施肝移植以求解决。因而对胆道狭窄诊治需高度重视，应根据胆管损伤及狭窄、确诊时间、狭窄部位及类型、胆管血供、术野解剖情况、术者经验，结合患者状况及不同术式的优缺点，合理选择修复时机与修复方式方法，争取获得最好的结果。

1) 非手术治疗：胆道狭窄的患者，根据确诊时间先后不同，患者可伴有急性胆管炎、肝内胆管结石形成、胆汁性肝硬化甚至门脉高压症、肾功能不全、低蛋白血症和凝血功能异常；短期内经历多次胆道手术者，腹腔及局部感染、全身营养状态、肝功能和机体储备功能均较差。此时应积极控制感染，也可先行 PTCD 、ENBD 等内外引流，以恢复肝功能，改善全身状态。如狭窄程度轻而仅偶有胆管炎和黄疸症状者，先用药物治疗，药物可长期选用胆宁片和消炎利胆片以利胆、消炎，保持胆管内胆汁引流通畅。对高龄、肿瘤晚期等患者及不愿意再次接受开腹手术治疗者，根据病情，部分患者可采用内镜、介入治疗等微创技术手段，恢复胆管的通畅性，缓解胆道梗阻。

A. 介入治疗：在明确胆道狭窄的存在后，经皮介入治疗常常被选作为首要的对症治疗手段，如经皮肝穿胆道引流术 PTCD（percutaneous transhepatic cholangial drainage）。PTC 可清楚显示肝内外胆管狭窄部位和程度，PTCD 能够对胆管狭窄及梗阻行外引流，能够在第一时间减压胆道压力，缓解胆道感染，减轻梗阻区水肿及黄疸，改善肝功，为手术治疗提供有利的时机；部分患者可经过介入治疗而康复，避免了手术带来的痛苦。

经皮肝胆道球囊扩张治疗是在 PTCD 的基础上行胆道球囊扩张治疗，可反复多次进行。球囊扩张后能临时解除梗阻，但是由于损伤处瘢痕组织未清除，长期的胆道通畅率难以保证。多次球囊扩张治疗效果不佳时，应该积极转成胆道支架置入或手术治疗，防止并发症发生。

B. 内镜治疗：内镜已被广泛地用于治疗近期和远期的术后胆道狭窄，已成为替代部分外科手术的一线非手术治疗方法。内镜治疗胆道狭窄主要包括支撑、引流、扩张等方法，对于胆管多处损伤致狭窄段较多、较长者，特别是左、右肝管均狭窄者，周期性放置双支架及多支架引流，可扩大引流范围，增加疗效。但对于狭窄局部因血供黏膜修复差、瘢痕增生较重的患者治疗效果较差。因不能直接观察到局部变化，多次行球囊扩张、延长支撑架的时间能否达到治愈狭窄及其远期疗效尚有待进一步研究。

内镜下胆管塑料支架引流术（ERBD）引流疗效确切，操作成功率高，相关并发症少，是目前术后胆管狭窄损伤最小的引流方式。塑料支架，胆泥易形成、加之支架内肉芽组织增生等易堵塞，需经常更换支架，是其最大的弊端。对于支架放入的时间，根据患者的状态，多数认为应保持 1 年以上为宜，远期效果满意。对于 ERBD 治疗失败者可再行手术治疗。内镜下胆管金属支架引流术（endoscopic biliary metalstent drainage，EBMSD）所用的金属支架有自膨式和球囊扩张式两种，其扩张后直径可达 7～10mm。因塑料支架易堵塞和更换支架次数的繁多，金属支架开始广泛应用于术后的良性胆道狭窄的治疗。因不可回收的金属胆道支架对胆管壁会造成损伤，甚至管壁溃疡，管壁黏膜因支架刺激增生形成肉芽组织可导致胆管再狭窄。而可回收金属支架具有直径较大，可充分扩张狭窄的胆道，柔顺性好、通畅率高，较塑料支架相比具有独特的优势。

ERCP 对胆道狭窄的诊断率高，特别是胆管中低位狭窄及梗阻的诊疗有明显的优势，可操作性及成功率较高；但对于高位的胆管狭窄 PTCD 没有明显优势，由于胆管损伤后严重的狭窄等原因易使 ERCP 插管不成功，经 PTCD 途径较经 ERCP 途径到达狭窄部的距离近，且导丝方向的可控性较 ERCP 途径强，成功率较高。经皮窦道、经胆道的引流管（T 管）置入胆道镜治疗途径，可多次直视吻合口黏膜的修复情况，可准确及时评价术后胆道状况，提示下一步治疗选择。也可经胆道镜进行球囊扩张狭窄段，置入塑料支架持续支撑，术后 2～3 个月待镜下黏膜完全修复后拔管。

内镜治疗的优点在于简单、可重复性和微创。因此，对于伴严重胆管损伤的大多数病人的治疗策略中，内镜治疗在有条件的医院都应该被考虑。但胆道支架植入存在一定的并发症，主要是因为支架的功能障碍如堵塞、移位、脱落和嵌顿所致。急性胆管炎是支架功能障碍发生后的典型临床表现。这种情况的胆管炎通常较轻且为自限性，但仍需要及时内镜处理，即通过支架的再植入重建合适的胆汁引流。长期支架植入的一个典型并发症是胆泥和结石在狭窄上方的形成。为了避免结石形成，每三个月时间的支架更换不应被延长。

2）手术治疗：胆道狭窄，部分患者通过非手术治疗可以得到良好的康复，但大多数患者虽经积极的术中和术后治疗，仍有因狭窄复发可能，这无疑加重了再次处理的风险和难度。手术时机，术式选择，术者技巧、经验等在一定程度上影响着术后复发率。

A. 胆道狭窄治疗时机的选择：正确的选择手术时机能减少术后并发症发生率，降低围手术期病死率。胆道狭窄修复的手术时机尚存在争议。早期诊断、早期治疗、适时恢复胆道完整性和连续性对减少肝功能损伤、提高胆道狭窄治疗效果甚为关键。但除了患者的全身状态外，胆管狭窄局部的病理状态仍是决定手术时机的首要因素，也对预后具有重要影响，所以应本着个体化的原则看待胆道术后胆道损伤及狭窄的治疗。一般认为，对于术后24h出现的黄疸，常为完全的胆管梗阻，应争取术后24～48h内确诊，在24～72h内积极再手术治疗；>48h确诊者，因局部组织感染，组织愈合较差，再狭窄率及再手术率均增高；>72h者，行胆道引流，3～6个月再考虑胆道重建；部分患者因各种病理变化致梗阻后出现症状的时间不同，全身状态逐渐出现恶化，此时应积极采取减黄引流治疗，改善肝功能，调整局部及全身状态，至6个月后再次寻求手术时机。但等待时间也不宜过长，因为反复胆道感染、炎症可引起肝脏功能不可逆的损害，刺激局部胆管壁瘢痕性增生。长期胆道梗阻可使狭窄以上段胆管逐步增粗，而狭窄以下段胆管则废用性萎缩，如不及时处理，将失去胆管修复的最佳时机。

B. 胆道狭窄手术方式的选择：胆道狭窄是胆管损伤后最常见的并发症，其手术处理方式多是行狭窄纠正、不同形式的损伤胆管修复和吻合术，对于高位胆管狭窄来说，有时还需要行肝段、叶切除术，甚至是肝移植术。

C. 单纯胆管修补术+T管支撑引流术：此术式多用于术中及术后早期发现的胆管损伤与狭窄，如管壁无缺损或部分损伤、边缘整齐、损伤 < 3mm，胆管连续性尚存，可直接用5-0可吸收线行横行缝合；损伤≥3mm者，应行T管支撑引流损伤处，并在附近留置引流管，防止胆漏的发生。对伴随热损伤、严重胆管血运障碍及纤维素性炎症，应禁用纵切横缝，特别是陈旧性胆管狭窄，拔管后再发生狭窄梗阻较为常见。

D. 胆管端端吻合术（end to end anastomossis，EEA）+T管引流术：对于BismuthⅠ、Ⅱ型损伤性胆道狭窄，由于损伤狭窄部位位于左、右肝管汇合部以下，还残留部分正常肝总管组织，如缺损或狭窄范围较小、近远端胆管修剪后管径较匹配、管壁无血供障碍，胆管壁及周围组织瘢痕增生较轻、无胆管及周围组织感染者，可行狭窄段切除后胆管对端吻合术。胆管对端吻合术具有保持胆道正常结构和Oddi括约肌功能的优点，但适用范围窄，术后再狭窄的发生率高。除了要求有较理想的胆道条件外，这一术式对手术操作水平的要求亦较高。胆管狭窄段解剖游离、狭窄环切除、胆管整形与胆管对端吻合、减少吻合口张力及预防胆漏是其关键操作。胆管损伤后，因损伤部位炎症水肿，肝门区组织瘢痕性增生、粘连致密。

胆管对端吻合时，需要注意：①吻合的远、近端胆管稍作修整，使吻合局部面光滑平整，便于操作。②吻合的远、近端胆管稍加游离，以能够吻合为原则，不要过多游离，以免引起血供障碍。③保证吻合口局部无张力，上段要尽量游离肝脏各韧带，下段要尽量游离十二指肠，可切开十二指肠侧腹膜，游离胰头十二指肠，使胆管上下段都保持最小张力，以避免或减少吻合口漏和吻合口狭窄的风险。④用单股无损伤可吸收缝线做缝合，尽量减少缝针缝线引起的胆管创伤，避免把吻合口紧缩引起狭窄。⑤黏膜-黏膜外翻缝合。⑥吻合口内可不放置支撑管引流，但仍有不同的观点，认为吻合口直径<5mm者，应当放置内支撑管，T管

不宜从吻合处直接引出，而应于距离吻合口上、下方 0.5 ~ 1cm 的胆管前壁引出 T 管。因胆管下段管壁较薄，通常将 T 管从管壁相对较厚的胆管上段戳孔引出，胆管内支撑引流放置 9 个月至 1 年。为防治胆漏，可将网膜覆盖于吻合口与 T 管周围，周围喷涂纤维蛋白胶。

E. 肝胆管空肠 Roux-en-Y 吻合术：胆管空肠 Roux-en-Y 吻合术是目前最常用、远期疗效最为确切的胆管修复术式。它适用于各种类型胆管狭窄，尤其是严重、复杂高位的以及其他修复术式失败的患者。只要能够把吻合口建立在狭窄纠正、胆管成形的基础上，多可获得满意的效果。关键问题是需预防 Roux-Y 胆肠吻合术后吻合口狭窄，要特别注意损伤近端胆管的结构、血运、有否烧伤等情况，保证吻合处胆管为正常胆管，方能避免吻合口狭窄。尤其注意：①要吻合的胆管不要分离过多，以免引起胆管血运障碍，通常以胆管能够进行吻合即可。②吻合口直径要尽可能大，一般认为<5mm 多会引起吻合口狭窄，>15mm 多不会引起吻合口狭窄。要想使吻合口尽可能地宽，可以把胆管前壁行 V 形切除成型以扩大吻合口，或把肝总管、左右一级肝管敞开使成一盆状，用空肠做胆管修复的前壁等。若左、右肝管拼合困难，同时肝左叶伴有萎缩或肝内胆管结石，可切除肝左叶，行右肝管空肠吻合；若存在胆汁性肝硬化，患者无法耐受肝左叶切除时，在取尽肝内胆管结石的情况下，将左、右肝管分别与空肠作吻合，此时对吻合技术要求较高，手术并发症发生率也相对较高。③切除狭窄的瘫痕组织，在接近正常/正常胆管壁吻合。如在胆管的瘢痕上做吻合，很难避免术后再次胆管狭窄导致治疗失败。④黏膜对黏膜单层外翻缝合。⑤尽量用对系膜缘的空肠侧壁作吻合，原因是空肠侧壁血供丰富，所打开的口径大小可随意变化与成形胆管相匹配，吻合口无张力，空肠壁环形肌完全切断，减少吻合口瘢痕收缩。⑥用可吸收无创单股缝线作间断或连续缝合，为防止连续缝合引起的吻合口狭窄，可加 3 ~ 4 针间断缝线使连续缝合的缝线不产生缩紧作用。⑦Roux-en-Y 吻合的 Y 袢以长 50cm 为宜，过短易引起肠液反流入胆道，过长也没有更明确的抗反流作用。⑧吻合口内视情况决定是否放置引流管作支撑，如在瘫痕增厚的胆管壁进行吻合（在不能切除时）特别是近期有反复发作的急性炎症或者因缺血因素引起更高位的狭窄时，应该用 U 管或 T 管支撑，其支撑时间要考虑纤维化成熟时间及挛缩，时间 3 个月至 1 年，少数可达 2 年。⑨术后均应在吻合口附近放置腹腔引流管。但胆肠吻合术改变胆道和肠道的解剖生理结构，远期存在并发胆管癌等风险。

F. 自体带血管蒂的组织瓣修补术：自体带血管蒂的组织瓣修补术适于缺损范围较大或狭窄段较长的胆管损伤与狭窄。此术式是目前临床上备受关注的方法，因其保存了 Oddi 括约肌的功能，远期效果较为满意。常用的替代性自体组织包括胃瓣、空肠瓣、肝圆韧带脐静脉瓣和胆囊瓣等。在肝外胆道组织中，以胆囊瓣及胃肠管壁瓣最适应胆汁理化刺激，几乎不引起炎症，也最符合人体生理特点，可就近取材。因肠液与胆汁均为碱性液体，采用带血供的空肠壁瓣防理化刺激能力更强。但由于缺乏大宗病例的长期随访结果，需严格掌握此类手术的适应证。目前合成材料人工肝管、胆管异体/异种移植的应用，仍在动物实验研究中。

G. 肝叶切除术：对于胆道狭窄合并明显肝叶萎缩、肝内胆管结石、左右胆管损伤导致的高位胆管狭窄、多次的胆管手术者，在难以实施胆管修复时，如健侧肝无肝硬化，肝功能良好，根据胆管引流范围和肝实质的损害程度选择适当的肝叶切除或部分切除是较好的办法。

H. 肝移植术：部分胆道狭窄患者在胆管修复术后胆管再次狭窄，引起严重的肝硬化、门脉高压症，肝功能失代偿，致终末期肝病，肝移植术将是最后的一个治疗方法，而且效果较好。由于供体的缺乏，费用昂贵，国内外针对胆道损伤及狭窄后期肝移植的治疗报道较少。

胆道狭窄手术治疗的有效率可达90%~95%，但是仍有一部分患者远期并发症较严重，如吻合口再狭窄、继发性肝胆管结石、反复胆管炎发作、肝脏萎缩-肥大综合征、胆汁性肝硬化门脉高压症、胆道肿瘤等，前者多是导致远期并发症的根本原因。据报道，65%胆管/胆肠吻合口再狭窄发生在胆道修复术后2~3年内，80%发生在5年内，再狭窄发生率可达4.8%~69%。当前在胆道狭窄的研究及治疗上，尽管手段较多，但在手术的修复时机与术式的选择上仍有分歧，微创技术在哪些方面能够取代传统的手术，自体带血管蒂组织瓣修复术适应证及确切疗效等，仍是目前亟待解决的问题，预防胜于治疗的观点已得到多数医生的共识，应加以重视。

（严德辉　姚辉华）

第五章 胰腺疾病

第一节 胰腺外科解剖

胰腺(pancreas)是人体内第二大消化腺,是最重要的消化腺之一,有着一系列重要的外分泌及内分泌功能。

一、胰腺的毗邻关系

胰腺前方与胃相邻,后方与下腔静脉、胆总管、肝门静脉和腹主动脉等毗邻(图1-5-1)。其右侧为十二指肠环绕,左侧抵脾门。胰腺的上缘约平脐上10cm,下缘约相当于脐上5cm处。由于胰腺的位置较深,除胰尾部被少许浆膜包绕外,其余部分均位于腹膜后,加之前方有胃、横结肠和大网膜等遮盖,因此胰腺病变早期腹部体征往往不明显,诊断具有一定困难。

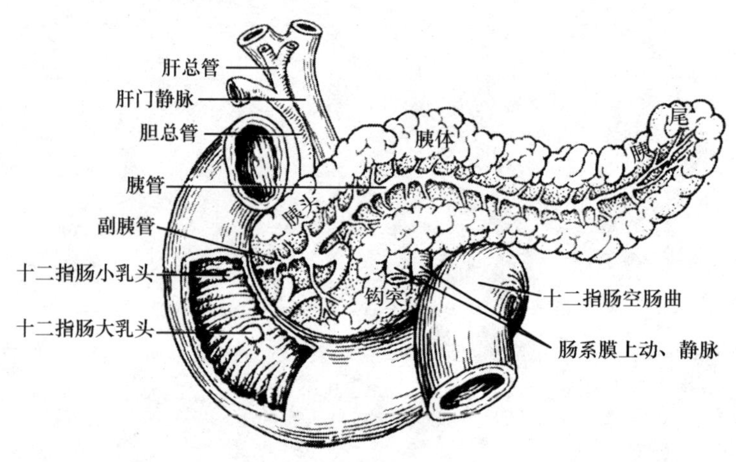

图1-5-1 胰腺及其毗邻

由于胰腺的解剖位置较深且毗邻关系较复杂,故而手术操作难度较大。所以,手术切口选择要保证术野充分显露。临床上多选择上腹正中切口、上腹弧形横切口及偏左或偏右的切口。可选择以下途径显露胰腺:①经胃结肠韧带途径,可使整个胰充分暴露,操作简便易行,为常用途径;②经肝胃韧带途径,但不如前者显露广泛,对炎症引流也不够理想;③经横结肠系膜途径,切开横结肠系膜无血管处,再剪开胰上缘被膜,可充分游离胰体、胰尾直至脾门,但须注意到副中结肠动脉的存在及中结肠动脉的分支;④经腹膜后径路,由于显露不佳,只用于引流胰头或体尾部脓肿。

二、胰腺的分部

胰腺在解剖上可分为头、颈、体、尾四部分,头颈部在腹中线之右侧,体尾部在腹中线之左侧(图1-5-2)。各部之间并没有明确界限,其解剖学差异也不是很明显。

1. 胰头 为胰腺右端膨大的起始部,是胰腺最粗大的部分。在胰头的下部有一向左后上方的副叶,称为钩突。由于钩突与胰头之间夹有肝门静脉起始部和肠系膜上动、静脉,故当胰头肿大时,可压迫肝门静脉起始部,影响其血液回流,出现腹水、脾大等临床表现。在胰头右后方与十二指肠降部之间有胆总管经过,有时胆总管可部分或全部被胰头实质所包埋,当胰头肿大压迫胆总管时,可致使胆汁淤积,出现梗阻性黄疸。

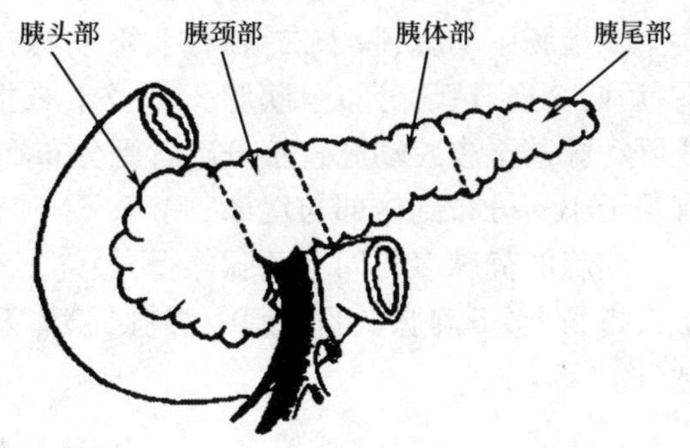

图 1-5-2　胰腺分部

2. 胰颈　是连接胰头与胰体的狭窄部分,长约 2cm。与胃幽门毗邻,其后方有肠系膜上静脉和肝门静脉起始部通过,行胰头十二指肠切除术时,可沿肠系膜上静脉前面与胰颈后面之间进行剥离。

3. 胰体　位于胰颈、胰尾之间,胃后壁溃疡穿孔或癌肿常与胰体粘连。胰体后面无腹膜,位于腹主动脉,肠系膜上动脉起始部,脾动、静脉,左膈脚,左肾上腺,左肾及左肾血管(特别是左肾静脉)的前方。由于胰体位于胰颈和胰尾之间,占胰的大部分,且其后紧贴腰椎体,故当钝性挤压时胰腺颈部容易受损。

4. 胰尾　是胰腺最细、最左侧的部分,与胰体之间无明显界限。走行于脾肾韧带两层之间,在脾切除结扎脾血管时,应避免损伤胰尾造成胰漏。

三、胰管、胆胰汇合部及十二指肠乳头

胰管也称主胰管,其直径 2～3mm,大致位于胰腺的中心近后侧面,沿途接纳胰腺各部的小叶间导管,自尾部开始贯穿体部及颈部,过颈部以后即向下向后,在胆总管之左侧与胆总管下段汇合,然后斜向穿过十二指肠壁,在距幽门约 10cm 处开口于十二指肠降部之后内面。约 85% 的人胰管跟胆总管汇合形成"共同通道",下端膨大部分称 Vater 壶腹(也称肝胰壶腹),开口于十二指肠乳头(也称十二指肠大乳头)。在肝胰壶腹周围有肝胰壶腹括约肌包绕,在胆总管末端及胰管末端周围亦有少量平滑肌包绕,以上三部分括约肌统称为 Oddi 括约肌。另有部分人虽有共同开口,但两者之间有分隔。少数人胰管、胆总管分别开口于十二指肠(图 1-5-3)。多数学者认为,这种共同开口或通道是胰腺和胆道疾病相互关联的解剖学基础。在胰头部胰管上方常有副胰管走行,通常与胰管相连,接纳胰头前上部的胰液,开口于十二指肠小乳头。

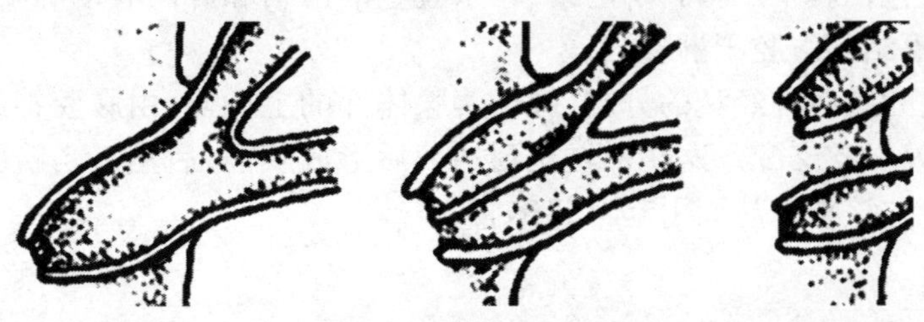

图 1-5-3　胰胆管开口类型

四、胰的血液供应、淋巴引流及神经分布

胰腺的动脉血供较丰富,主要来自腹腔干和肠系膜上动脉的分支和许多无名分支。有两支来自胃十二指肠动脉,称前、后胰十二指肠上动脉;有两支来自肠系膜上动脉,称前、后

胰十二指肠下动脉;胰十二指肠上、下动脉在十二指肠内侧壁与胰头间的沟内相互吻合成前、后两个血管弧,分布至胰腺头部及十二指肠的前后面。另有一支较小的血管自脾动脉或肝动脉甚至腹腔动脉直接分出者则分布在胰腺的颈部。此外,从脾动脉及胃网膜动脉尚有若干小支分布到体部与尾部。

胰腺的静脉多与同名动脉伴行,最终汇流入肝门静脉系统。胰头及胰颈的静脉汇入胰十二指肠上、下静脉及肠系膜上静脉,胰体及胰尾的静脉以多个小支在胰后上部汇入脾静脉(图 1-5-4)。

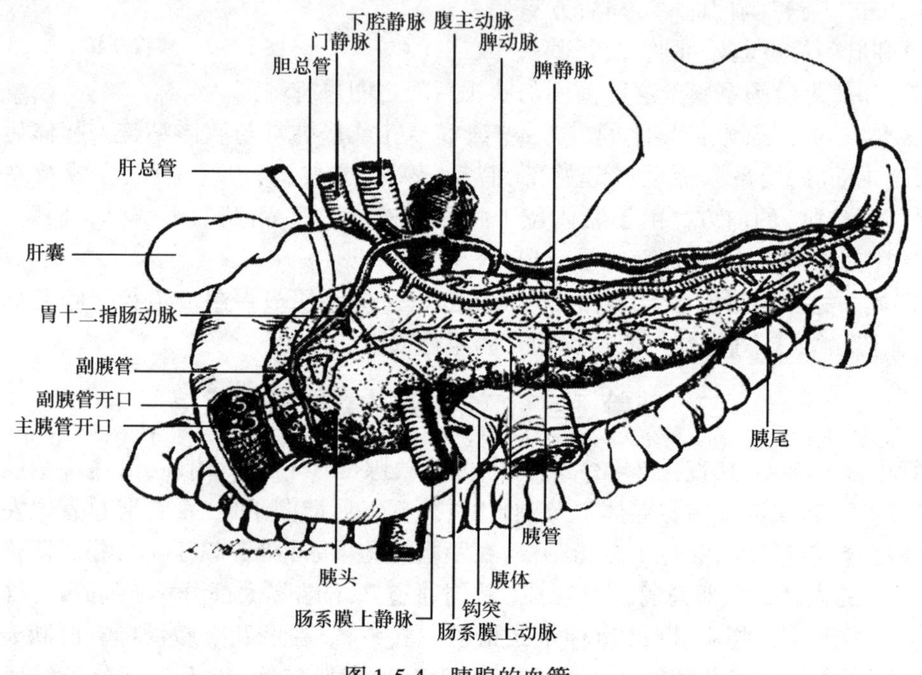

图 1-5-4 胰腺的血管

胰的淋巴起自腺泡周围的毛细淋巴管,在小叶间形成较大的淋巴管,沿血管抵达胰表面。体部及尾部引流至脾门之胰脾淋巴结群,头颈部则引流至肠系膜上动脉根部附近的胰十二指肠淋巴结群。还有一些淋巴直接回流入主动脉旁淋巴结。来自胰颈部和头部的淋巴注入范围更广,包括胰十二指肠淋巴结、肠系膜上淋巴结和肝固有动脉淋巴结,也有少数流入主动脉旁淋巴结和腹腔干淋巴结。

胰腺的神经,为腹腔神经丛的分支,位于胰腺体部的上后侧,由腹腔神经丛、肝丛、脾丛及肠系膜上丛等处发支支配。这些神经支到达胰后形成胰前、后丛。当胰腺炎或胰腺肿瘤时,均可刺激或压迫该神经丛而引起背部疼痛。

(李建水)

第二节 胰 腺 炎

一、急性胰腺炎

(一) 概述

急性胰腺炎(acute pancreatitis)是指胰腺的急性炎症反应过程,是一种外科常见和重要的急腹症。其发病率一般仅次于急性阑尾炎、急性胆囊炎、急性肠梗阻和胃、十二指肠穿孔，居第五位。大约80%的急性胰腺炎为轻症(水肿性)胰腺炎，为一种自限性疾病，经内科保守治疗可痊愈。还有20%左右的患者属重症(出血坏死性)胰腺炎，其起病急、进展快、病情重、并发症多，死亡率高，为临床上最凶险的疾病之一。

急性胰腺炎多见于20～50岁，好发于中年以上的患者，国内以胆源性胰腺炎所占的比例多，国外以酒精性胰腺炎所占的比例居多。

(二) 病因学

急性胰腺炎的病因较复杂，但多数与胆道疾病和饮酒有关，其他还包括暴饮暴食、高脂饮食、手术创伤和外伤、高钙血症、应用相关的药物(如雌激素和糖皮质激素)和妊娠等因素，有的患者可以继发于一些感染性疾病，如腮腺炎、伤寒、柯萨奇病毒感染、支原体感染、军团菌感染、肝炎和猩红热等；有的发病可能与动脉硬化等血管因素有关，还有的急性胰腺炎属染色体显性遗传的家族性(遗传性)胰腺炎，另有10%左右的病例发病因素尚不明确，称为特发性胰腺炎。

1. 共同通道梗阻 共同通道梗阻是导致急性胰腺炎发作最常见的原因。当各种原因(如胆石、炎症、肿瘤、先天性疾病、外伤或寄生虫等)使胆总管末端阻塞或乳头括约肌痉挛、梗阻，胆管内压力超过胰管内压力，使得感染的胆汁逆流入胰管，使胰酶激活；而另一方面胰管内高压，又能引起胰腺组织直接损伤或腺泡的破裂而发生胰腺的水肿、出血或坏死，引起急性胰腺炎。

胆石症引起急性胰腺炎的病因中，小于5mm的小结石较大结石更易导致急性胰腺炎的发生，小结石引起的胆管梗阻和结石通过十二指肠乳头导致的壶腹水肿引起的二次梗阻是胆源性胰腺炎的病因特点。

2. 乙醇中毒 大量饮酒、酗酒是西方国家急性胰腺炎的主要诱因。乙醇刺激迷走神经，使胃酸大量分泌，进而在十二指肠刺激促胰液素和胆囊收缩素分泌，促进胰腺外分泌。乙醇还可引起乏特壶腹括约肌痉挛，造成胰管流出受阻，胰胆管内压力增高，胰酶激活，胰小管和胰腺泡破裂，胰液外溢，引起胰腺组织损害。同时，若乙醇在乙醇脱氢酶的作用下生成乙醛，后者对胰腺腺泡细胞的直接毒性作用极大。

3. 暴饮暴食 大量的脂肪刺激胰液分泌增加，并可增加胰液中的胰酶含量，形成小的栓子堵塞小胰管。加之饮酒引起十二指肠肝胰壶腹括约肌痉挛，在伴有胰胆管部分梗阻时，就可发生急性胰腺炎。

4. 高脂血症 高脂血症导致胰腺炎发病机制仍未十分清楚，目前主要有两种理论：一是高脂血症时机体形成的脂球微栓影响胰腺微循环血流；二是三酰甘油在胰酶的作用下生成游离脂肪酸，后者对腺泡有损害作用。

5. 高钙血症 常发生于甲状旁腺功能亢进和高钙血症的患者。其原因可能是高钙也能导致胰管结石阻塞胰管。同时钙能诱导胰蛋白酶原激活从而导致胰腺的自身破坏。

6. 外伤和手术 上腹部钝、锐器伤可以造成胰腺损伤。如内镜逆行性胆胰管造影和内镜逆行性胆管取石等可以造成胰实质的损伤，引起胰管破裂，使胰液外溢，形成胰腺炎。胰腺手术分离结扎血管可能引起胰腺区域性血运障碍等导致急性胰腺炎。

7. 药物 许多药物可以诱发急性胰腺炎，较明确的如雌激素、呋塞米和他莫昔芬等，可能与急性胰腺炎发病有关的如水杨酸盐、噻嗪类利尿药等；尚不能明确的如西咪替丁、吲哚美辛等。其具体致病机制有些可能与药物的直接毒性作用有关，有些可能与人体对药物的过敏性有关,还可能因引起胰液排出不畅或阻塞有关。

(三)病理生理学

1. 发病机制

(1)传统

1)共同通道学说:该学说认为肝胰壶腹的胆石嵌顿、肝胰壶腹括约肌痉挛和局部组织水肿,使主胰管和胆总管两者的"共同通路"受阻,胆汁引流不畅,反流进入胰管,胰管内压力增加,胰小管和腺泡破裂并激活胰蛋白酶,从而引起胰腺组织的自身溶化,最终导致胰腺炎。这一学说重点强调胆汁反流在部分急性胰腺炎发病中所起的作用。

2)自身消化学说:胰腺本身分泌胰液富含多种消化酶,具有完善的抗消化机制。但在胆汁、十二指肠液逆流入胰管,或胰酶分泌过多,或胰腺缺血等情况下,胰蛋白酶将激活,并进一步激活其他多种酶(如糜蛋白酶、弹力纤维酶和磷脂酶等),这些酶对胰腺产生强有力的消化,引起胰腺组织的炎症、水肿。

(2)新概念:目前认为,急性胰腺炎的发生机制是胰酶激活、自身消化和炎症反应的一系列事件的组合过程,是机体内部蛋白酶和蛋白酶抑制剂系统,促炎因子和抑炎因子系统平衡失调的结果。

1)腺泡细胞内钙失衡是始动因素,当各种病因导致的胰管内压力增加和胰腺微循环障碍时,通过神经体液调节,腺泡细胞内钙离子浓度增加,使含有溶酶体酶的细胞器质膜脆性增加,腺泡细胞内出现自身消化。

2)胰酶激活的部位在腺泡细胞,而不在胰管周围,腺泡细胞内消化酶原和溶酶体水解酶相遇是急性胰腺炎发生的早期事件。当溶酶体酶激活胰蛋白酶原转化成胰蛋白酶,而胰蛋白酶抑制物含量不足时,即可促发一系列胰酶原的活化,导致胰腺组织的自身消化反应。

3)核因子κB(nuclear factor-kappa B,NF-κB):研究发现NF-κB是启动局部和全身炎症反应的关键,可调控炎性介质的表达,是介导细胞内进行复杂信息传导过程中重要的信息传导物质,是胰腺炎早期促炎转录因子,是急性胰腺炎发病过程中多种物质作用的交汇点。

4)微循环障碍在急性胰腺炎中的作用:缺血是急性胰腺炎的一个重要发病机制,微循环障碍在胰腺炎的发生和发展有着重要关系

5)腹腔间隙综合征:由于急性胰腺炎的许多病理生理变化能直接或间接导致腹内压增高,而腹内高压特别是腹腔间隙综合征与重症急性胰腺炎相互影响、相互作用、相互制约。在重症急性胰腺炎病程中如腹内压升高至25cmH_2O以上,发生腹腔间隙综合征时,不论是否存在感染因素均应立即开腹减压,以预防多系统功能不全和死亡。

(3)现代研究主要包括两个方面

1)局部和全身炎性反应:急性胰腺炎的发病实质上是局部与全身炎性反应的表现。在疾病的发展过程中,需要内科积极治疗,如纠正水盐电解质紊乱、内循环障碍等;但有些是需要外科及时予以干预的,如胆源性胰腺炎胆道梗阻的处理,急性重症胰腺炎胰周坏死组织的去除等。大多数情况下,临床医师更多关注的是如何减轻急性胰腺炎引起的局部和全身炎性反应,如何治疗其所引发的各种严重感染和多器官器功能的损害。

现代的观点一般认为,急性胰腺炎一旦发生之后,胰腺组织中巨噬细胞会首先参与,进一步促进巨噬细胞、中性粒细胞和单核细胞的活化,产生多种细胞因子的级联反应(瀑布反应),引起过度炎症反应。参与过度炎症反应的细胞因子有两类:促炎细胞因子和抗炎细胞因子。正常情况下,二者均呈低分泌状态,并处于动态平衡。当动态平衡打破后出现的级

链反应所产生的炎症放大效应是导致急性胰腺炎病情加重的重要环节。

2）与急性胰腺炎发病相关的炎性介质：氧自由基（oxygen derived free radical）研究表明，氧自由基参与了急性胰腺炎的病理生理过程，当氧自由基产生过多，或氧自由基清除系统的功能下降时，进一步造成胰腺和其他重要脏器的损伤。

白细胞介素-1（interleukin-1，IL-1）IL-1（IL-lβ）主要由单核巨噬细胞产生，其他许多细胞也能在内毒素、矽尘和TNF诱导激活后产生。IL-1可直接刺激胰酶的产生和诱导IL-6、TNF的分泌，促进中性粒细胞在炎症区域的聚集，诱导胰腺腺泡细胞凋亡，损害血-胰屏障和肠黏膜屏障功能，促进内毒素产生及肠道细菌移位，并激活中性粒细胞使之参与急性胰腺炎并发多器官衰竭的发生，在加重胰腺病变中起着重要作用。

其他参与的炎性介质还有IL-6、IL-8、TNF、IL-10等。

（四）病理与分类

1. 病理 急性胰腺炎肉眼观表现不一，其基本的病理变化主要为胰腺组织的水肿、出血、坏死，以及产生局部并发症如积液、积脓、假性囊肿、腹内高压和腹腔间隔综合征，而这些病理变化与临床表现是密切相关的。

急性水肿性胰腺炎病变较轻，多局限于体尾部，以间质水肿、炎症反应为特征。其主要变化为：胰腺局限或弥漫性充血、水肿、变硬、被膜紧张，可见被膜下积液。镜下可见腺泡、间质水肿、炎性细胞浸润。有时可发生局限性脂肪坏死，但无出血。腹腔内脂肪组织，特别是大网膜可见散在粟粒状或斑块状的黄白色皂化斑（脂肪酸钙），腹水为淡黄色。急性水肿性胰腺炎属可逆性病变，及时解除病因及治疗后炎症易在短期内消退。

腹腔内常见脂肪坏死和较多量的皂化斑，腹膜后也可见广泛的组织坏死。腹腔内或腹膜后有咖啡或暗红色的血性液体或血性混浊渗液。合并感染者可见胰腺或胰周脓肿形成。

急性出血坏死性胰腺炎（重症急性胰腺炎）以胰腺实质出血、坏死为特征。其主要变化为：胰腺腺体增大、增厚、肿胀明显，呈深红色或紫黑色，坏死灶成散在或片状分布，严重者可见整条胰腺变黑，分叶结构模糊。腹腔内有血性腹水或血性混浊渗液，胰周脂肪组织出现坏死，可形成皂化斑。坏死胰腺以局部纤维化而痊愈或转变为慢性胰腺炎。晚期坏死胰腺组织合并感染者可见胰腺或胰周脓肿形成。

1992年，亚特兰大国际胰腺会议根据胰腺病变严重程度将急性胰腺炎分为三型：Ⅰ型最为常见，其特点是以小叶周围脂肪组织坏死为中心，边缘血管、腺泡细胞和导管有出血和坏死，同时因腺泡细胞酶原渗入间质引起脂肪坏死；Ⅱ型较为少见，以胰腺导管坏死为主，并引起导管周围胰腺间质炎，但脂肪坏死和腺泡病变则较少。多见于较长期休克或昏迷患者；Ⅲ型为感染性胰腺炎，由细菌直接作用于细胞，引起腺泡细胞急性炎症性改变及坏死，但多无自身消化如脂肪或导管坏死现象。

无论是急性水肿性胰腺炎，还是急性出血坏死性胰腺炎都可以导致胰腺的循环改变，如胰腺血管收缩、组织缺血、毛细血管淤血和组织缺氧等，而胰腺缺血后再灌注损伤则可能加重胰腺炎后的循环改变。

此外，胰腺炎可出现全身炎性反应综合征（SIRS）和多器官功能障碍综合征（MODS），机体各系统均可发生病理变化。

1）循环量改变：胰酶进入血流，激活纤维蛋白溶酶原系统，使激肽释放，血管扩张；同时胰酶使肥大细胞释放组胺，血管通透性加大，致使大量血浆外渗、血容量减少，甚至可丧失40%的血循环量、出现休克。

2）心血管改变：胰蛋白酶可使小动脉收缩，并直接损害心肌，抑制心肌利用氧，造成心肌梗死。胰酶还激活凝血因子Ⅶ、Ⅵ，使血小板凝集呈高血凝状态，还可损害血管内膜，造成 DIC、门静脉血栓形成。

3）肺改变：ARDS 是胰腺炎致死的主要和常见原因，急性胰腺炎时释放卵磷脂酶，分解肺泡表面活性物质，使气体交换明显下降。上述血管活性物质及氧自由基对肺毛细血管内皮的毒性作用使肺微循环障碍，致肺间质水肿、出血、肺泡塌陷融合，加之腹内压升高致使肺部舒张不全，加重肺部改变，综合作用下导致 ARDS 发生。

4）肾脏改变：除有效循环量不足造成肾缺血外，胰酶产生的蛋白分解产物也对肾脏有毒性作用，导致肾功能障碍。急性胰腺炎同时合并严重感染、血液高凝状态，可使肾小管严重受损，最终导致肾衰竭。

5）胃肠道改变：肠道缺血、营养失调和胃肠外营养可以导致肠黏膜屏障功能破坏和肠道通透性增加，导致胃肠道黏膜糜烂和出血、营养不良、免疫功能减退和紊乱、胃肠道细菌移位。

重症胰腺炎当出现胰腺出血或坏死为主的病理变化后，其病变已属于不可逆性改变，但是胰腺坏死并非意味着肯定有感染的发生，大多数胰腺坏死继发感染的细菌是源于肠道移位的细菌，或源于周围邻近脏器或血液来源的细菌。

从炎症反应细胞网络学说来看，引起胰腺坏死、病情加重和重要脏器损害的另一个重要机制是机体内抗炎细胞因子和促炎细胞因子的动态平衡系统遭到破坏。当全身炎性反应出现后，人体存在两类不同的细胞因子，一类是以 TNF、IL-1、IL-6 和 IL-8 等为主的促炎细胞因子，另一类是以 IL-2、IL-10 和 IL-12 等为主的抗炎细胞因子，两者对炎症反应分别起着上调和下调的作用，当前者占主导地位时，可以引起炎症的扩散和重要器官功能的损害，而后者为主时则可能出现免疫功能受抑制。

2. 分类 1992 年亚特兰大（Atlanta）分类法对急性胰腺炎的相关名称作了统一的规定：

（1）急性胰腺炎

1）轻症急性胰腺炎（mild acute pancreatitis）：指恢复快，少有器官功能不全的急性胰腺炎，病理表现为胰腺间质水肿，坏死少见。

2）重症急性胰腺炎（severe acute pancreatitis）：指合并器官功能不全或衰竭，或出现胰腺脓肿和假性囊肿等并发症的急性胰腺炎。病理表现为胰腺以坏死为主，有时可只见水肿。

（2）急性胰周液体积聚（acute fluid collection）：在急性胰腺炎早期，胰周或胰腺内出现液体集聚，但缺少肉芽或纤维组织壁膜。

（3）胰腺坏死（pancreatic necrosis）：胰腺实质局部或广泛的坏死，并伴有胰周脂肪的坏死，病理表现为胰腺腺泡细胞、胰岛细胞和胰管上皮细胞坏死，间质内脂肪坏死，血管破坏。

（4）急性假性囊肿（acute pseudocyst）：急慢性胰腺炎或胰腺外伤后，胰周积液被纤维肉芽组织所包裹。病理上可见纤维或肉芽组织所形成的囊壁、囊液内多无菌，富含胰酶。

（5）胰腺脓肿（pancreatic abscess）：急慢性胰腺炎或胰腺外伤后，胰周脓液集聚，可以含有胰腺坏死组织。病理上表现为细菌或真菌培养阳性的脓液，并可含有坏死的胰腺。

（五）临床表现

急性胰腺炎多见于 20～50 岁患者，其中 50%～70% 的患者既往有胆道病史和酗酒史。

1. 症状

(1) 急性腹痛:急性腹痛是急性胰腺炎最突出和最先出现的症状,绝大多数为突然发作的持续性上腹部剧烈疼痛,有时阵发性加剧,可呈现刀割样疼痛,不易为一般镇痛剂所缓解,进食或饮水后可有加重。腹痛程度可因胰腺炎类型有所差别:急性水肿性胰腺炎因病变轻微,腹痛可较轻;而绝大多数重症急性胰腺炎常常表现为剧烈的腹痛。

(2) 消化道症状:绝大多数患者有恶心和呕吐症状,尤其是在病程早期。在发病早期为反射性,晚期则与腹膜炎、肠麻痹有关,呕吐后症状也不减轻。由于炎性渗出液刺激,患者还可以出现程度不同的腹胀,有的患者还可出现严重的腹胀症状。腹胀一般都较严重,少数患者的腹胀感觉超过腹痛,极少数的老年病人只有腹胀没有腹痛症状。

(3) 黄疸:当炎症水肿在胰头部或胆道结石嵌顿于壶腹部时,胆总管下端受压,则可出现黄疸。胆道有结石梗阻者黄疸较深,而因胰头水肿压迫引起的黄疸一般较轻。当急性胰腺炎加重合并严重感染,也可引起肝细胞性黄疸。

(4) 全身症状:多数患者可有发热,一般在38℃左右,若坏死合并继发感染时,体温升高可超过38.5℃。重症急性胰腺炎可引起腹腔大量积液和低血容量性休克,并可能合并ARDS、高血糖、低血钙、急性肾衰竭、消化道出血或DIC等,极少数患者起病后很快进入休克,发生多器官功能衰竭,在12小时内死亡,称为猝死型胰腺炎。

2. 体征 腹部体征依据胰腺炎症程度有所不同。水肿性胰腺炎体征较轻,有时仅为上腹部或剑突下深压痛等。但重症急性胰腺炎患者可出现休克表现。早期休克多为低血容量休克,后期继发感染,合并感染中毒性休克,并难以纠正。

多数患者可出现腹部膨隆,若出现局限性或弥漫性腹膜炎,腹部可有压痛和反跳痛,有的甚至出现板状腹,出现肠梗阻可表现为气过水声,大多数患者因腹膜炎表现为肠鸣音减弱或消失,并有腹肌紧张。腹肌紧张和腹壁压痛程度一般不如腹痛明显,往往起病早期腹部压痛并不明显,数小时后才逐渐加重。如腹腔渗出液较多,还可出现移动性浊音。

胰腺炎患者体温在发病早期一般正常甚至稍低,随病程进展于第2~3天多上升至38~39℃,以后又逐渐下降。如高热持续不退,则可能为继发感染的表现。

此外,并发ARDS者可出现呼吸困难和发绀;并发胰性脑病者可引起感觉迟钝、意识模糊乃至昏迷等神经精神症状;低血钙者可出现手足抽搐症状。在极少数严重病例,后腹膜出血沿组织间隙延及腰部皮肤出现蓝色瘀斑称为Gray-Turner征,左侧较右侧多见。脐周围瘀斑称为Cullen征,腹股沟区瘀斑称为Fox征。

3. 局部并发症 急性胰腺炎常见的局部并发症有急性液体积聚、胰腺及胰周组织坏死、胰腺脓肿、急性假性囊肿、腹内高压和腹腔间隔综合征等。

(六) 辅助检查

1. 血象 血白细胞计数一般在$10\times10^9/L$以上,胰腺炎严重感染时可超过$20\times10^9/L$,中性粒细胞增高。

2. 胰酶测定 血清、尿淀粉酶的测定是诊断急性胰腺炎最常用的依据之一。血清淀粉酶在发病后6小时升高,24小时达到高峰,至起病后2~3天内,均有显著增高,4~5天后迅速下降至正常。尿淀粉酶通常在发病12小时后才开始升高,24~48小时达高峰,然后逐渐下降,在血淀粉酶恢复正常后仍可持续升高数日,上升的幅度较血淀粉酶要高。值得注意的是,单独尿淀粉酶升高不能诊断急性胰腺炎,尿淀粉酶正常也不能排除胰腺炎的诊断。

血尿淀粉酶水平的高低与胰腺炎的严重程度并不一定成正相关，轻症胰腺炎可高达正常值数倍以上，而重症胰腺炎由于胰腺组织的广泛破坏，淀粉酶短期升高后立即下降，临床检测可显示正常。此外，其他疾病如消化道穿孔、肠梗阻、急性肠系膜血管血栓形成、病毒性肝炎和宫外孕等也可导致淀粉酶的升高，因此，淀粉酶的测定值要有非常明显的升高才有诊断急性胰腺炎的价值。通常认为发病后 6 小时血清淀粉酶浓度上升至正常值的 2.5 倍、持续数天时间才有诊断价值。

急性胰腺炎若腹腔可穿刺抽出腹水，腹腔渗出液淀粉酶测定值可以高出正常数倍或数十倍以上，对诊断急性胰腺炎具有重要的参考价值。

有时血、尿淀粉酶虽然正常，但淀粉酶肌酐清除率比值(C_{am}/C_{cr})可以发生变化。C_{ara}/C_{cr} 的正常值是 1%~4%，急性胰腺炎时可明显升高，对诊断具有一定的特异性。

3. 影像学检查

(1) 腹部 X 线检查：大多数急性胰腺炎患者的腹部平片检查有异常的表现。当胰腺炎症引起局限性肠麻痹时，最常见的是邻近胰腺的空肠、横结肠、十二指肠等肠袢孤立性扩张(前哨肠袢)(sentinel loop)。若小网膜内渗出液积聚后压迫结肠，可见右半结肠气体扩张在横结肠的中部或左侧突然中断(结肠中断征)(colon-cut off sign)。另外，腹部 X 线检查对鉴别急性肠梗阻和消化道穿孔等急腹症有重要价值。

(2) 胸部 X 线检查：胸部 X 线检查可见胸膜反应、左侧胸腔积液、左下肺不张、左侧膈肌抬高等征象。但急性胰腺炎时行胸部 X 线检查更有助于判断有无肺炎、肺水肿和 ARDS 等并发症。

(3) 此外，增强 CT、MRCP 和 MRI 等影像学检查也有助于急性胰腺炎的诊断。见表 1-5-1。

表 1-5-1 影像学检查的临床意义

影像学检查	检查意义
增强 CT	重症胰腺炎：78% 敏感性和 86% 特异性
超声内镜	胆石性胰腺炎：100% 敏感性和 91% 特异性
MRCP	检测胆管结石的敏感性为 81%~100%；胆管结石检测的阴性预测值和阳性预测值分别为 98% 和 94%；在预测胰腺炎严重程度和胰腺坏死方面与增强 CT 相仿
MRI	重症胰腺炎：83% 敏感性和 91% 特异性
腹部超声	胆石检测的敏感性为 87%~98%

(七) 诊断和鉴别诊断

1. 诊断

(1) 是否为急性胰腺炎：根据急性胰腺炎的临床表现和各种辅助检查，一般可明确诊断。凡是上腹部疼痛，给予解痉药物治疗后仍不能缓解的患者均应该考虑急性胰腺炎的可能。要及时测定血、尿或腹腔液体淀粉酶，并进行相关影像学检查。

(2) 是轻型胰腺炎还是重型胰腺炎：由于轻型胰腺炎和重型胰腺炎的病程、治疗和预后完全不同，所以对胰腺炎的分型十分重要。一般来说，急腹症患者同时具有淀粉酶测定值大于正常最高值 5 倍以上时，急性水肿性胰腺炎的诊断可以肯定。急性坏死性胰腺炎的诊断则要根据增强的 CT 扫描。在临床上还有一类暴发型急性胰腺炎，其特点是起病急，腹痛和腹胀症状严重，腹膜刺激征明显，生命体征不稳定，并迅速出现器官功能障碍，预后极差,需注意加以鉴别。

(3) 有无并发症:急性胰腺炎的并发症包括 ARDS、急性肾衰竭、急性心功能不全、胰性脑病、DIC、胰腺脓肿、胰腺囊肿等,在诊断中应注意鉴别。

2. 鉴别诊断 急性胰腺炎需与胃十二指肠穿孔、急性肠梗阻、急性胆囊炎、急性胆管炎、异位急性阑尾炎和肠系膜血管栓塞、肺炎和心肌梗死等鉴别。因此,诊断中应及时行 X 线、腹部 B 超和心电图等辅助检查,必要时做 CT 检查,以免延误诊断和治疗。

(八) 病情严重性的评估

目前,急性坏死性胰腺炎病情严重程度判断的标准主要有以下几种。

1. Ranson 标准 1974 年 Ranson 提出的 11 项急性胰腺炎病情严重程度及预后的判断标准至今仍是临床应用的标准之一。其特点是方法简便可行,入院后 48 小时即可得出结论。但该标准缺乏对病程中病情变化的动态监测特性,全身状况的综合评价也不足。

入院时:①年龄>55 岁;②白细胞> 16×10^9/L;③血糖>11.2mmol/L;④血清乳酸脱氢醣(LDH)>350U/L;⑤血清谷草转氨酶(GOT)>250U/L。

入院后 48 小时:①血红蛋白下降>10%;②非蛋白氮(BUN)>1.79mmol/L;③血钙<2mmol/L;④动脉血 PaO_2<8.0kPa;⑤碱缺乏>4mmol/L;⑥估计体液丢失量>6L。

Ranson 标准的评定:2 项以下者死亡率小于 1%;3~4 项者死亡率为 16%;5~6 项者死亡率为 40%;7 项或 7 项以上者死亡率达 100%。

2. Glasgow 标准 主要有 8 项指标。该标准应用较简便,不受时间上的限制,但不能全面反映患者的整体情况。①白细胞>15×10^9/L;②动脉血 PaO_2<8.0kPa;③血糖>11.2mmol/L;④血尿素>16mmol/L;⑤血钙<2mmol/L;⑥血浆清蛋白<32g/L;⑦血清谷草转氨酶(GOT)>200U/L;⑧血清乳酸脱氢酶(LDH)>600U/L。

Glasgow 标准的评定:3 项以下者为轻型胰腺炎,3 项以上者为重型急性胰腺炎。

3. Bank 标准 特点是在 Ranson 的基础上着重于胰外重要脏器的损害状况。

心脏:休克、心动过速>130 次/分、心律失常、心电图异常;肺:气急、啰音、PaO_2<7.98kPa、ARDS;肾:尿量<20ml/h、BUN 上升和(或)肌酐上升;代谢:Ca^{2+}、pH、清蛋白减少或下降;血液学:血细胞比容降低、DIC(血浆纤维蛋白裂解产物增多、血小板下降);神经学:烦躁、神志模糊、局限的体征;出血性表现:体征、腹腔穿刺;腹部高度膨胀:严重麻痹性肠梗阻和腹水(++)。

Bank 的评价法:轻型为 0;任何器官症状有 1 项或数项,则为重型胰腺炎。

4. Imrie 指标 胰腺炎预后判断指标,共 9 项。与 Ranson 有些类似。入院后 48 小时内:①年龄>55 岁;②白细胞>15×10^9L;③血糖>10.0mmol/L;④BUN>16.0mmol/L;⑤PaO_2<2 kPa;⑥血清钙<2mol/L;⑦白蛋白<30g/L;⑧ LDH>60U/L SGOAT 或 SGPT>200U/L。

5. Balthazar CT 分级 可以在手术前为临床提供客观的评判指标,并有利于对病情的动态监测。不足之处是缺乏临床状况的全面分析,缺少局部与全身联系的评判指标。

A 级:正常胰腺(0 分);B 级:胰腺局限性或弥漫性肿大(1 分);C 级:在 B 级基础上,伴有胰腺周围脂肪炎症改变(2 分);D 级:胰腺呈广泛蜂窝织炎样改变,有 1 处积液(3 分);E 级:胰腺广泛坏死,有 2 处以上的积液或积脓(4 分);

以上积分再加上胰腺坏死范围评分:无坏死(0 分);1/3 胰腺坏死(2 分);1/2 胰腺坏死(4 分);大于 1/2 胰腺坏死(6 分)。

CT 分级评分加胰腺坏死范围评分之和为急性胰腺炎 CT 严重度,Ⅰ级 3 分;Ⅱ级 4～6 分;Ⅲ级:7～10 分。Balthazar CT 分级评分对预后也具有一定的判断作用,若 Balthazar CT 分级 7～10 分:死亡率为 12%;4～6 分:死亡率为 6%。

6. 病程的分期 急性胰腺炎的病程大体可分为急性反应期、全身感染期和残余感染期这三期。①急性反应期:病程自发病至 2 周左右,可出现休克、呼吸衰竭、肾衰竭和脑病等并发症;②全身感染期:发病后 2 周至 2 个月左右,此阶段以全身细菌感染、深部真菌感染或双重感染为特点;③残余感染期:发病 2 至 3 个月以后,主要的临床表现是营养不良、腹腔残余感染,有的伴有消化道瘘等并发症。但在临床实践中,急性胰腺炎患者并非一定具备完整的三期发病过程。有的经过第一期或第二期后即治疗痊愈,而有的患者则可能表现为典型的三期治疗过程。

7. APACHE Ⅱ评分系统 该评分系统是 1985 年 Kauns 修改后,对急症危重患者采用的、非特异性的、多因素综合因素分析指标。可以用于对病情的动态监测,并能预测其死亡率。由于 APACHE Ⅱ评分系统包含了急性生理变化指标 12 项、慢性健康状况和重要器官功能等 6 项内容,评定比较烦琐,一般认为 APACHE Ⅱ评分>8 分为重症患者,但有些 APACHE Ⅱ评分不足 8 分又合并并发症的患者也应列为重症患者。

以入院 24 小时内最差的生理指标进行评分

APACHE Ⅱ评分系统= A+B+C

iO_2=空气氧浓度常数 21+鼻导管吸氧流量(L/min)×4

$AaDO_2$ = 94.73kPa ×FiO_2−$PaCO_2$−PaO_2

c. Glasgow 评分= M+V+E

M(运动反应,motor response):6 分-按嘱咐运动;5 分-定位性运动;4 分-异常屈曲反射;3 分-可拉回肢体;2 分-伸直反应阳性;1 分-不动

V(语言反应,verbal response):5 分-定向力好;4 分-言语错乱;3 分-吐字不确切;2 分-语言难理解;1 分-不说话

E(睁眼反应,eye opening):4 分-自发性睁眼;3 分-言语引起睁眼;2 分-疼痛引起睁眼;1 分-不睁眼。(表 1-5-2)

表 1-5-2 APACHE Ⅱ评分系统

生理学变量					
	0 分	1 分	2 分	3 分	4 分
肛温(℃)	36～38.4	34～35.9 38.5～38.9	32～33.9	30～31.9 39～40.9	≥9.9 ≤41
平均动脉压(mmHg)	70～109		50～69	130～159	≥49
心率(次/分)	70～109		55～69 110～139	40～54 140～179	≥39 ≤180
呼吸频率(次/分)	12～24	10～11 25～34	6～3	35～40	≥5 ≤50
氧合作用(mmHg) FiO_2<0.5 时测 PaO_2(kPa) FiO_2≥0.5 时测 $AaDO_2$(kPa)	<70 >200	61～70	200～349	55～60 350～499	≥55 ≤500

续表

生理学变量					
	0分	1分	2分	3分	4分
动脉血 pH	7.33~7.49	7.5~7.59	7.25~7.32	7.15~7.24	<7.15
				7.6~7.63	>7.7
血清钠(mmol/L)	130~149	150~154	120~129	111~119	≤110
			155~159	160~179	≥180
血清钾(mmol/L)	3.5~5.4	3.0~3.4	2.5~2.9	6.0~6.9	<2.9
		5.5~5.9			≥7
血清肌酐(mg/dl)	0.6~1.4		<0.6	2.0~3.4	≥3.5
血细胞比容(%)	30~45.9	46~49.9	20~29.9		<20
白细胞计数($\times10^9$/L)	3~14.9	15~19.9	1~2.9	>40	
Glasgow 评分	22~31.9	32~40.9	18~21.9	15~17.9	<15
如无动脉血气分析则测静脉血 HCO_3^-(mmol/L)				41~51.9	≥52
年龄因素评分					
	0分	2分	3分	5分	8分
年龄(岁)	<44	45~54	55~64	65~74	>75
慢性健康状况评分					
非手术或急诊手术记5分	肝	心血管	呼吸	肾脏	免疫
择期手术记2分	2分 5分	2分 5分	2分 5分	2分 5分	2分 5分

(九)治疗

1. 治疗原则 目前,临床上绝大多数患者是轻型胰腺炎,一般采取保守治疗可治愈,病死率极低;而对于重型胰腺炎的治疗原则基本倾向采用"个体化方案",可根据病情的需要适时作坏死组织清除和引流,但大多不宜早期手术(在2周内),如病情加重、感染加重无法控制,则应及早手术,帮助病人度过危险期。

目前胰腺外科学组对急性胰腺炎提出了规范的治疗原则:①对胆源性胰腺炎伴有胆道梗阻者,应急诊手术或早期手术;无胆道梗阻者,先行保守治疗,后期行胆道结石手术;②对非胆源性重症胰腺炎,首先判断是否感染,尚未感染者行非手术治疗;已伴感染者,内科治疗无效后,行手术治疗;③对不同病程中严重并发症的治疗原则是:急性反应期不做手术,全身感染期对感染灶积极外科处理,残余感染期及时扩创引流。局部并发症的治疗原则是:急性液体积聚不必手术、胰腺坏死伴有感染才做手术;急性假性囊肿>6cm 可不处理,发生感染或>6cm 有症状,可行外引流;胰腺脓肿首选外引流。此外有学者提出在胰腺炎发病72小时内,暂无手术指征,APACHE Ⅱ积分>8分者进行短时血液滤过(SVVH)治疗,越早疗效越好。

2. 非手术治疗

(1)禁食和胃肠减压:可以减少胃和十二指肠液对胰腺分泌的强烈的刺激作用,使胰腺得到充分的休息,在治疗中十分重要。

(2) 补充血容量、抗休克：应注意维持内循环的稳定。特别是重症胰腺炎容易出现低血容量性休克，在治疗中要积极补充晶体液，并酌情补充新鲜血浆、清蛋白和全血。

(3) 纠正水、电解质和酸碱失衡。

(4) 应用抗生素和抗真菌制剂：胰腺炎继发感染主要是由肠道菌群移位所致，常见的致病菌为大肠埃希菌、绿脓杆菌、克雷白杆菌和变形杆菌等。应用抗生素的目的主要在于控制胆道炎症和预防继发感染。一般早期宜选用广谱或针对革兰阴性菌的抗生素，而后应针对培养菌种和药物敏感试验结果选用抗生素。因此，在胰腺炎治疗的后期应重视真菌感染的防治，常用的药物有氟康唑和两性霉素。

(5) 抑制胃酸：应用 H_2 受体阻滞剂如雷尼替丁或质子泵抑制剂如奥美拉唑等抑制胃酸分泌，减轻对胰腺外分泌的刺激，同时可减少应激性溃疡的发生。

(6) 营养支持：可以通过中心静脉或周围静脉行完全胃肠外营养(TPN)，也可以在术中附加空肠造口术，待肠道功能恢复后给予肠道内营养，目前在营养支持方面强调以肠内营养支持为主。

(7) 解痉镇痛：急性胰腺炎常常表现为持续性异常剧烈的疼痛，肝胰壶腹括约肌痉挛影响胆胰液的引流，疼痛还可以加重休克。应积极给予镇痛解痉。对于诊断明确者，可给予哌替啶镇痛，一般不用吗啡镇痛；还可同时给予抗胆碱能药物如山莨菪碱等，具有解痉止痛和抑制胰腺分泌的作用。

(8) 抑制胰液分泌和胰酶活性：H_2 受体阻滞剂(如西咪替丁)或质子泵抑制剂能通过抑制胃酸分泌而减少胰液分泌；胰蛋白酶抑制剂如抑肽酶、加贝酯等具有一定的抑制胰蛋白酶的作用；氟尿嘧啶也能明显抑制胰液及胰酶的分泌，但会引起骨髓抑制和机体免疫力下降等毒副作用。生长抑素是目前对胰液和胰酶抑制作用最强的一类药物，且无明显的副作用，常用的制剂有十四肽生长抑素(施他宁)和生长抑素拟似剂八肽生长抑素(善宁)。

(9) 中药治疗：在呕吐基本控制情况下，可实用复方清胰汤经胃管注入。也可应用大黄 15g，经胃管或直肠内灌注每日两次，或采用皮硝 500g，全腹外敷，每日两次。

(10) 腹腔灌洗疗法：重症急性胰腺炎时，腹腔内存在大量的胰性渗液，这些渗液中含有高浓度的胰酶以及各种有毒害作用的炎症介质，它们可加重肠麻痹导致肠腔积气积液和肠壁水肿，引起腹内压显著增高和腹腔室间隔综合征。如被吸收入血引起机体的全身毒害作用，导致多脏器功能障碍。

治疗中可用大量液体反复灌洗腹腔，稀释并去除腹腔内酶性有毒物质，直至腹腔灌洗液转清，淀粉酶含量正常，腹腔灌洗疗法的时间一般为 5 ~ 7 天。置管方法为：在局部麻醉或硬膜外麻醉下，在脐孔的上下 5cm 处各切一个 3cm 的切口，直至腹膜，向上和向下各插入一根腹膜透析管，长度约 10cm，严密关闭腹膜层和切口各层，不可有腹水外溢，通过腹胰透析管的虹吸作用进行引流。灌洗方法为：在 15min 内将 1000ml 的腹膜透析液灌入腹腔，将排水管垂下开放引流 30 ~ 45min，放完后关闭排水管为一个疗程。治疗中应注意大量的液体灌入和吸收，可以导致腹胀，影响呼吸和加重心脏负荷。若出现不适症状，可适当减少灌洗次数或每次灌洗的液体量。为避免堵管，可以在 1000ml 的腹膜透析液中加入肝素溶液。每天应检测腹水淀粉酶的含量，隔日行腹水生化和细菌培养一次，更换腹膜透析液时必须注意无菌操作。

(11) 内镜治疗：急性胰腺炎主要适用于急性胆源性胰腺炎，诊断急性胆源性胰腺炎的标准为：①影像学检查发现胆囊或胆总管内结石；②胆总管扩张，内径>8mm；③血清总胆红素和直接胆红素升高;④血清碱性磷酸酶、谷丙转氨酶和谷草转氨酶大于正常值3倍以上。多数胆源性急性胰腺炎不需实施内镜治疗,若治疗后症状和体征不能及时缓解者,应考虑行急诊内镜下逆行胰胆管检查(ERCP)或内镜下乳头括约肌切开术(EST)治疗。通常可以通过鼻胆管引流、乳头括约肌切开和去除胆石达到胆管减压和减少胆汁胰管反流的目的。

(12) 连续性血液净化:提倡以短时血滤应用于急性胰腺炎的治疗更为合适。但目前血滤治疗急性胰腺炎的机制尚未被完全阐明。

3. 重症胰腺炎的外科治疗 水肿型胰腺炎主要以内科治疗为主,手术治疗主要是针对坏死型胰腺炎,其目的主要有以下两个方面:一是病因处理,如胆道结石和胆道蛔虫等;二是胰腺病变的处理,如清除和引流腹腔渗液,去除胰腺坏死和感染的组织等。

(1) 重型胰腺炎外科治疗的认识:进入20世纪80年代后期,人们的认识有了提高,“个体化综合治疗”不断完善,使人们对“早期手术”和“晚期手术”的指征有了逐渐地认识,强调按照个体的情况,不一定均早期手术或晚期手术,而是适时采用适当的手术治疗方式。

(2) 早期手术:“早期手术”是指重症胰腺炎患者在发病后48小时内,一旦明确诊断,即采取适当的手术治疗。早期手术还包括重症胰腺炎患者发病后3~8天,在诊断明确,术前准备充分,病情趋于平稳,为清除胰腺坏死组织,防止病情恶化和严重并发症的出现,而采取的相应手术治疗,也称为“延缓早期手术”。早期手术和延缓早期手术的依据十分明确,主要有以下几点:一是病情发展快,胰腺坏死严重,大量酶性物质进入腹腔,各种毒性物质吸收导致多脏器功能损害。早期手术可有效地清除这些有害物质。二是重症胰腺炎属于外科急腹症之一,在诊断不明,特别是重症胰腺炎与胆道疾病(如化脓性胆管炎和坏疽性胆囊炎等)合并时,早期手术有利于明确诊断和解除胆道梗阻。三是大块胰腺组织坏死,可能导致严重的腹腔感染,引起全身炎性反应综合征(SIRS)和败血症。

重症胰腺炎早期手术的指征包括如下:病情发展快,腹膜后大量积液,伴多个脏器功能损害,积极治疗未见好转,疑为“爆发性胰腺炎”;急性胰腺炎与化脓性胆管炎、坏疽性胆囊炎或胆管结石嵌顿者;ICU监护治疗后,病情平稳,胰腺坏死局限,伴发感染或出现相关并发症者;诊断不明确,不能除外胃肠道穿孔、绞窄性肠梗阻、肠系膜血管栓塞等急腹症者。

(3)晚期手术:“晚期手术”是指重症胰腺炎患者在发病后2~3周所采取的适当的手术治疗。这期手术均已实施了积极的非手术治疗,其手术目的是针对急性胰腺炎引起的腹腔脓肿或其并发症。重型胰腺炎外科晚期手术时机是指当重症胰腺炎诊断明确,经过积极的非手术治疗,并通过腹腔灌洗或内镜肝胰壶腹括约肌切开解除胆道梗阻等措施后施行手术时间。

重症胰腺炎晚期手术的指征包括如下:重症急性胰腺炎患者度过急性反应期后进入全身感染期和残余感染期,出现急性液体积聚伴感染,或急性假性囊肿伴感染,或胰腺坏死伴感染,以及胰腺或腹膜后脓肿等情况。

(4) 适时手术:是指对每一个入院的急性胰腺炎患者,首先应该积极地采取各种非手术治疗方法,包括腹腔灌洗疗法和内镜介入治疗,同时密切监测生命体征和腹部情况的变化,判断急性胰腺炎的分型和严重程度。当具备早期手术指征时应毫不迟疑地实施早期手术。严密观察病情变化,当出现腹腔感染等并发症时,根据患者的不同情况,适时地采取不同的外科治疗手段。

(5) 重症胰腺炎手术方式:重型胰腺炎手术模式大致有以下三类。

1) 引流灌洗和坏死组织清除术:适用于胰腺组织水肿明显,散在胰腺坏死,胰包膜下出血和胰外侵犯明显者。

2）规则性胰腺切除术：适用于胰腺坏死范围较大，坏死与正常界限较清晰者。

3）附加性手术：主要包括胃造口、胆道造口和空肠造口术。

4. 并发症的治疗

（1）急性呼吸窘迫综合征（ARDS）：ARDS 最易发于急性反应期、胰腺坏死继发感染以及手术治疗后，其治疗和预防措施主要有以下几点：①积极治疗急性胰腺炎是治疗的基础环节。其中在补液的过程中，即要维持适当的有效循环血量，又要避免过多补液，加重肺水肿。最好在补液过程中监测中心静脉压和肺动脉楔压的变化；②有效的氧疗和呼吸支持，当氧合指数（PaO_2/FiO_2）<300mmHg 时，提示有急性肺损伤，应给予高浓度吸氧或无创机械通气。若病情进一步恶化，氧合指数< 200mmHg 时，须实施气管插管或切开，采用机械通气。选择小潮气量（5～8ml/kg），并采用最佳呼气末正压通气（PEEP）；③抗炎药物和炎性反应调节剂的应用。肾上腺皮质激素具有广泛的抗炎症、抗毒素和减少毛细血管渗出的作用，维持肺泡稳定性和解除支气管痉挛。原则为早期、大量和短程；④及时应用有效的抗生素，严重感染是急性胰腺炎和 ARDS 的高危致死因素。治疗中要尽早选用广谱有效的抗生素，并给予足够的剂量和疗程。常见的革兰阴性菌感染多选用第二、三代头孢菌素和氟喹诺酮类药物，在肾功能正常的条件下还可加用氨基糖苷类抗生素。革兰阳性菌感染则多选用苯唑西林或氯唑西林等。厌氧菌感染以选用甲硝唑为主。耐甲氧西林金葡菌感染（MRSA）感染可用万古霉素。产超广谱 β 内酰胺酶的耐药菌则以亚胺培南为首选。真菌感染可口服或静脉滴注氟康唑。

（2）出血：主要表现为消化道出血和腹腔内出血。对于上消化道出血，应立即行胃镜检查，发现有多发弥漫性黏膜糜烂，首先考虑应激性溃疡，应采用冰生理盐水加去甲肾上腺素局部灌洗，同时全身应用止血剂和制酸剂，包括生长抑素和质子泵抑制剂，多数出血将会停止；若胃镜发现局部炎性糜烂出血或局部溃疡穿孔出血，主要是由胃外感染坏死组织腐蚀胃壁造成，应立即手术治疗，术中不仅要做局部止血，更重要的是要清除感染坏死组织，并行局部灌洗。对于下消化道严重出血，大多数是结肠（脾曲结肠最常见）被感染坏死组织腐蚀穿孔所致，应立即手术切除肠段，并清除局部感染坏死组织和局部灌洗。腹腔内出血常见的有创面肉芽组织损伤导致小血管出血和局部较粗的血管被感染坏死组织腐蚀而继发的大出血。前者出血量多不大，可采用局部灌洗或填塞压迫止血；后者出血量大而凶猛，很快导致全身血流动力学改变，应立即手术止血。

重症胰腺炎病情严重时可以出现 DIC，其治疗和预防要点为：①应用抗血小板凝聚药物，可予以输注右旋糖酐、丹参注射液等。此外，还有双嘧达莫和阿司匹林等药物；②输入新鲜血液或血浆，以补充必要的凝血因子；③肝素治疗：使用的剂量应遵循个体化调节的方法；④抗纤溶治疗：当 DIC 进入消耗性低凝期或 DIC 后期，可继发纤溶亢进，可加用抗纤溶药物。

（3）胰性脑病：胰性脑病是指急性胰腺炎时所并发的中枢神经系统损害综合征，其典型表现为精神异常、视听幻觉、行为怪异、抽搐发作，甚至可出现谵妄或意识障碍。对胰性脑病治疗需注意以下几点：①在治疗急性胰腺炎的同时，应密切观察患者的精神、神经症状，力争早期发现，早期诊断和早期治疗；②抑肽酶治疗可以抑制胰酶中各种蛋白的分解所产生的作用，改善神经症状，但应用时间早而长；应用磷脂酶 A_2 抑制剂（如加贝脂）治疗可针对急性胰腺炎病程中血清磷脂酶 A_2 活性增加，对神经细胞产生毒性作用。

（4）感染：感染分为局部残余脓肿、全身脓毒血症以及真菌感染。局部残余脓肿根据腹部CT或局部造影摄片定位,尽早做手术引流。全身脓毒血症分为经验性用药和根据细菌培养及药敏试验选用针对性的抗生素。治疗中应注意以下几点:①用药原则:广谱、联合和足量,注意抗生素的透过胰-血屏障的能力和胰腺周围有效药物浓度的大小。并根据采样标本病原菌检查结果及时调整用药;②当出现耐药菌株应选择敏感的抗生素,如MRSA首选(去甲)万古霉素,耐药菌首选亚胺培南和头霉素类;③真菌感染在急性胰腺炎发病中,真菌感染的发病率超过50%,且均为双重感染。此类感染可以导致真菌性败血症、不明原因的大出血和中枢神经系统感染等。因此,当血、咽喉、痰、尿液、胆汁、创面等标本出现真菌感染时,需警惕深部真菌感染的可能。若两个系统以上出现同一菌株的真菌感染,可诊断深部真菌感染。治疗药物主要是氟康唑和两性霉素B,但后者不易通过血脑屏障,疗程一般需达3个月。

(5)瘘:空腔脏器瘘为小肠瘘、结肠瘘及胃瘘;而实质性脏器瘘为胰瘘。对空腔脏器瘘的处理,由于瘘管大多与小网膜腔直接相通,瘘液将加重创口感染。因而,结肠瘘应及早作近端造瘘。胃瘘及小肠瘘先使用局部灌洗引流,大多能自愈;对不能愈合的,要早期手术处理。对胃肠道瘘的病人要加强营养,维护水电解质平衡以及全身使用消化道分泌抑制剂如生长抑素、雷尼替丁、奥美拉唑等。胰瘘都发生在病程的后期,绝大多数病人大多能自愈,只有极少数长期不愈者,需做加压造影摄片,以了解有无残腔、有无合并其他空腔脏器瘘,以及胰管远程有无狭窄或中断。对有残腔、合并有其他空腔脏器瘘以及胰管远程有狭窄或中断者,需要采用手术治疗,同时全身使用生长抑素。

二、慢性胰腺炎

(一)概述

慢性胰腺炎(chronic pancreatitis)是指由各种原因引起的胰腺慢性持续性、进展性和炎症性疾病,可表现为胰腺节段性或弥漫性的改变,常常导致胰腺的不可逆性损害,并造成胰腺外分泌和(或)内分泌功能障碍。特征为反复发作的上腹部疼痛伴有不同程度的胰腺外分泌与内分泌功能失调,胰腺实质发生各种进行性的不可逆的组织病理学改变。慢性胰腺炎的病因复杂多样,其中饮食、酒精和胆道梗阻等是其主要原因。

(二)分类

慢性胰腺炎的分类较繁杂,目前尚无统一的标准,根据不同的标准对慢性胰腺炎进行了不同的分类和命名,见表1-5-3。

表1-5-3 慢性胰腺炎的分类标准和名称

分类标准	名称
病因	慢性酒精性胰腺炎;慢性胆汁性胰腺炎;慢性钙化性胰腺炎 热带性慢性胰腺炎;特发性慢性胰腺炎
发病机制	慢性阻塞性胰腺炎;慢性胰酶性胰腺炎;自身免疫性慢性胰腺炎
临床表现	原发性慢性胰腺炎;慢性复发性胰腺炎

1988年马塞-罗马会议将慢性胰腺炎分为以下四类:①胰腺结石性胰腺炎:胰管内可见不同大小的结石;②慢性阻塞性胰腺炎:可见胰管阻塞和胰腺囊肿,但无胰管结石;③胰腺纤维化或炎性胰腺炎:弥漫性胰腺纤维化和单核细胞浸润;④无症状的胰腺小叶周围纤维

化;无明显胰腺实质外分泌功能损害的证据,但表现为无症状的胰腺小叶周围纤维化,ERCP 分为两型,即胰管扩张性胰腺炎(大胰管性胰腺炎)和非胰管扩张性胰腺炎(小胰管性胰腺炎)。

(三)病因

在 M-ANNHEIM 分类系统中罗列了慢性胰腺炎的多种危险因素(表 1-5-4)。其中 M-ANNHEIM 分类系统的各个字母代表了某一类危险因素。

表 1-5-4 慢性胰腺炎 M-ANNHEIM 分类的多种危险因素

M	多种危险因素(multiple risk factors)
A	饮酒(alcohol consumption) 过量饮酒(>80g/d);大量饮酒(20~80g/d);适量饮酒(<20g/d)
N	吸烟(nicotine consumption) 长期吸烟史
N	营养因素(nutritional factors) 营养(高热量、高脂肪和高蛋白);高脂血症
H	遗传因素(hereditary factors) 遗传性胰腺炎;家族性胰腺炎;早发型特发性胰腺炎; 迟发型特发性胰腺炎;热带性胰腺炎
E	胰腺导管因素(efferent duct factors):胰腺分裂;环状胰腺和其他胰腺先天性畸形; 胰管阻塞(如胰腺肿瘤);创伤后胰管瘢痕;肝胰壶腹括约肌功能障碍
I	免疫因素(immunological factors) 自身免疫性慢性胰腺炎
M	其他代谢性因素(metabolic factors) 高钙血症和甲旁亢;慢性肾衰竭;药物;毒素

1. 慢性酒精中毒 目前认为饮酒并非慢性胰腺炎的独立危险因素,要引起酒精性慢性胰腺炎,通常需长期饮酒 10~15 年,每日饮酒量在 150g 以上。在欧美等国 80% 的慢性胰腺炎患者有长期的酗酒史,长期酗酒可导致酒精中毒,是引起急性胰腺炎的重要因素。其致病机制为:一方面酒精对胰腺组织具有直接毒性作用;另外一方面引起十二指肠乳头的痉挛、水肿和炎症,导致胰液的分泌和排泄障碍有关。

2. 胆道疾病 胆道疾病(急慢性胆囊炎、胆管炎、胆石症和胆道蛔虫症等)和乳头括约肌功能失常(痉挛或狭窄有关),以胆汁逆流入胰管为主要的发病原因。胆道疾病所引起的慢性胰腺炎在我国多见,其中大部分是由胆系结石所引起。其机制可能是长期慢性胆道疾病可以累及胰管造成胰管的狭窄或梗阻,胰管内压力增高,导致慢性胰腺炎发生。

3. 急性胰腺炎的后遗症 急性胰腺炎发展到坏死感染后,可以引起胰管狭窄,导致慢性阻塞性胰腺炎。

4. 高脂血症和高钙血症 家族性高脂蛋白血症Ⅰ、Ⅳ、Ⅴ型患者常常伴有慢性胰腺炎。甲状旁腺功能亢进、甲状腺肿瘤均可出现高钙血症,并往往伴发慢性胰腺炎。其机制与血钙和血三酰甘油可以刺激胰腺分泌胰酶,长期的炎症刺激可以引发慢性胰腺炎,使腺体萎缩,发生纤维化。

5. 营养不良 主要原因是营养不良可导致长期蛋白质摄取不足,引起胰腺腺泡内酶原颗粒减少,使腺体萎缩,发生纤维化。

6. 损伤 各种原因的胰腺损伤可能导致胰腺组织的破坏,使胰管阻塞,发生慢性胰腺炎。

7. 其他 部分慢性胰腺炎与某些免疫疾病如系统性红斑狼疮、干燥综合征等有关,另有一部分慢性胰腺炎的病因不明,称为特发性慢性胰腺炎。

(四) 病理

慢性胰腺炎的主要病理改变是腺泡细胞、胰岛细胞和胰腺导管上皮细胞遭受不同程度的破坏,功能性实质细胞由纤维组织所替代,而胰管呈狭窄和扩张样表现,并可伴有结石。病变呈局限性、节段性或弥漫性改变。早期限于外分泌腺;晚期累及胰岛,病变是不可逆的。

慢性胰腺炎在胰头部可以累及胆总管下端、十二指肠和胃的幽门部,造成局部组织的纤维化,可以引起胆道、幽门和十二指肠的狭窄,出现梗阻性黄疸和幽门或十二指肠不完全性的梗阻。部分患者可以有钙化性胰管结石形成,其形成的病理机制与胰管内蛋白栓子、胰腺结石蛋白、胰蛋白酶原等多因素参与有关。

(五) 临床表现

1. 症状

(1) 腹痛:腹痛是慢性胰腺炎最常见和最重要的症状,90% 以上的患者可有不同程度的腹痛。疼痛通常表现为饱餐或饮酒等诱因刺激下的反复发作性钝痛。疼痛位置与病变的部位有关,多位于上腹部剑突下或稍偏左,向腰背部放射,呈束腰带状。疼痛剧烈时常伴有恶心、呕吐、食欲缺乏和腹胀等消化不良症状。患者为缓解疼痛,采取蜷曲体位,随发作的次数增加,间歇期逐渐变短,以致疼痛持续不止。疼痛机制可能与胰管梗阻,胰管内压力增高,或胰腺纤维化,周围炎性细胞浸润造成胰腺内神经组织被破坏,和慢性炎症粘连牵拉神经节,胰腺周围神经丛受刺激,以及腹膜炎性反应等因素有关。

(2) 脂肪泻:表现为大便次数增多,每日 3 ~ 5 次,甚至多达 10 次,粪便有油光,有恶臭。脂肪泻的出现是慢性胰腺炎患者脂肪吸收不良的缘故,并由此导致脂溶性维生素的缺失,出现出血和皮肤粗糙等症状。

(3) 体重减轻:是慢性胰腺炎的一种较常见症状。一方面主要与患者限制饮食、消化吸收障碍和合并糖尿病等因素有关;另外一方面还与发作次数及持续时间有关。

(4) 糖尿病:糖尿病是疾病晚期造成胰腺内分泌腺功能受损,胰岛素分泌下降后的典型症状。

以上“腹痛、腹泻、消瘦和糖尿病”四个症状,是慢性胰腺炎的四大典型表现。

(5) 黄疸:部分慢性胰腺炎引起胰腺纤维化,胰头纤维化组织压迫胆管后可出现轻中度的梗阻性黄疸。

2. 体征 慢性胰腺炎患者可以表现为消瘦、黄疸、肝脾大、腹部肿块和腹水等临床体征。偶可在上腹偏左可触及界限不清的包块,常为增大的胰体或胰腺囊肿形成。腹水的出现可能与胰腺假性囊肿和炎症刺激腹膜或营养不良、低蛋白血症有关。还有部分患者可合并上消化道出血,出现呕血或黑便。其原因与脾静脉和门静脉受压或血栓形成造成门脉高压症有关,有的可能为消化道溃疡和糜烂性胃炎出血所致。

3. M-ANNHEIM 临床分期 以前将慢性胰腺炎的病程分为 4 期:①潜伏期(亚临床期):此期介于 1 ~ 20 年不等,无明显症状,影像学检查亦无明显的改变,但有大量饮酒史;

②早期：初始症状后 5 年左右，表现为反复发作性腹痛和胰腺分泌功能的改变，可能出现慢性胰腺炎相关并发症，影像学可以出现异常，常需要外科手术治疗；③晚期：初始症状后 8 年左右，其特点是持续存在的疼痛和严重受损的胰腺分泌功能；④进展期（无痛期）：是慢性胰腺炎的终末期，虽有部分患者的疼痛可能缓解，但此期的患者胰腺的外分泌功能几乎完全丧失，并伴有糖尿病。

2007 年提出的 M-ANNHEIM 分类系统将慢性胰腺炎的临床分期分为两类五期，即无症状期（0 期）和有症状期（Ⅰ、Ⅱ、Ⅲ、Ⅳ期）。

（六）辅助检查

1. 尿液检查 慢性胰腺炎并发糖尿病时，尿常规检查可出现不同程度的尿糖阳性。若造成肾功能的损害，则可出现蛋白尿。黄疸患者还可以出现尿胆原或尿胆红素的变化。

2. 粪便检查 由于慢性胰腺炎患者脂肪泻，所以粪便显微镜检查是慢性胰腺炎诊断中最为简便的检查方法。检查粪便中是否含有脂肪小滴，或者直接测定大便或十二指肠液中的胰酶含量，也具有重要意义。

3. 胰腺外分泌功能检查 检查项目包括：①通过粪便进行脂肪定量、定性和相关酶的测定，了解胰腺的外分泌功能；②直接测定血尿淀粉酶、血清胰蛋白酶和血清脂肪酶等来反映胰腺的功能；③通过直接或间接胰腺分泌功能检查法，测定胰液分泌量和胰酶含量的变化。

4. 胰腺内分泌功能检查 胰腺内分泌功能检查主要包括血糖测定和葡萄糖耐量的测定。慢性胰腺炎患者空腹血糖可以升高，葡萄糖耐量试验也可出现异常。

5. 影像学检查

（1）X 线检查：腹部平片可以显示有无胆道结石、胰腺钙化或胰腺结石存在。胃肠钡剂造影可以排除胃、十二指肠的溃疡或狭窄，观察有无胰腺囊肿存在。根据十二指肠的形态，还可推测有无胰头部病变。

（2）超声检查：由于具有无创、简便的优点，是首选的重要检查方法。一方面可以显示胰腺有无肿大和纤维组织增生，以及胰腺内的钙化点和结石；另一方面对诊断胆道疾病具有较高的准确性。

（3）CT 检查：CT 检查可观察胰腺的形态，确定有无钙化灶、胰管有无扩张、狭窄和结石等。其准确性比 B 超高，对中晚期慢性胰腺炎诊断的准确率较高，而对早期慢性胰腺炎改变 CT 常难以辨别。在慢性胰腺炎诊断中最具有特征性的表现是胰管扩张、胰腺钙化和胰腺结石。胰腺可有密度不均匀的局灶性肿块，胰腺周围可有低密度的胰腺囊肿。

（4）逆行胰胆管造影（ERCP）检查：ERCP 在慢性胰腺炎的诊断和治疗中具有重要的意义。可同时显示胆管和胰管，观察其有否阻塞、狭窄和囊状扩张及典型的不规则串珠状扩张。通常慢性胰腺炎在 ERCP 中显示胰管扩张或不规则，特征性表现呈节段性扩张或串珠样（chain of lakes）改变，膜管管腔内可有胰腺结石钙化影，胆道可有不同程度的不完全性狭窄。但对不伴有胰管改变的慢性胰腺炎，ERCP 的准确率下降。ERCP 同时可作为一种治疗的手段，同时行 EST 治疗。

（5）MRI 和 MRCP：优势在于可以客观精确地评价胰管情况，敏感性较高。慢性胰腺炎的特征包括：胰腺萎缩或弥漫性增大，胰腺实质信号强度改变，胰腺钙化，胰管不规则扩张和假性囊肿等改变。

（6）EUS 检查：当慢性胰腺炎患者的胰管系统尚无明显改变时，EUS 是目前诊断慢性胰腺炎最敏感的影像学检查方法。EUS 在诊断慢性胰腺炎中的价值主要表现为:①发现 1mm 左右的胰管改变,有助于发现早期病变;②通过收集胰液行胰腺功能检查,可以对胰腺的分泌功能作出评估;③能实施胰腺组织活检,以帮助诊断的确立。

(七) 诊断和鉴别诊断

1. 诊断 病史和临床表现是慢性胰腺炎诊断的重要线索,有长期饮酒史的患者,当出现腹痛、腹泻、体重减轻和糖尿病等典型的四大症状后,应警惕慢性胰腺炎的可能。慢性胰腺炎在急性发作期之症状、体征和化验结果与一般的急性胰腺炎相同,并常有血清淀粉酶值的升高,一般不难诊断。但如为发作的间歇期,或是无急性发作的慢性型,则较难诊断。

慢性胰腺炎的确诊需依赖于组织学检查,其途径包括超声、CT 或 EUS 引导下穿刺活检,腹腔镜或开腹手术活检。由于以上方法有发生出血、胰瘘和感染等各种并发症可能,临床开展有诸多受限,因此临床表现、影像学检查和胰腺功能测定对临床诊断很重要。

2. 鉴别诊断 术前需要与十二指肠溃疡、慢性结肠炎、胆道疾病以及胰腺癌相鉴别;在急性发作期需要与急性胰腺炎相鉴别。其中肿块型慢性胰腺炎与胰腺癌的鉴别诊断有时很困难,因为慢性胰腺炎可与胰腺癌同时并存,且慢性胰腺炎人群中胰腺癌的发病率也较正常人群高。

术中最难鉴别的是胰头癌,两者均有胰头硬结、肿块及胆总管扩张,而冰冻切片有时无法切得太深,较难获得确切阳性结果,而术中 B 超难以分辨良、恶性;比较可靠的方法是细针穿刺细胞学检查,大部分可以达到鉴别诊断目的,但仍有极少数病例采取以上各种方法后依然无法确诊。

3. M-ANNHEIM 诊断标准 明确的慢性胰腺炎(definite chronic pancreatitis)是指有典型的临床病史(如反复的胰腺炎发作或反复腹痛,排除原发性无腹痛胰腺炎),同时至少符合以下一项附加标准:①胰腺钙化;②胰管中度或重度损伤;③显著并持续胰腺外分泌功能减退(胰性脂肪泻);④有典型组织学改变。

可疑的慢性胰腺炎(probable chronic pancreatitis)指符合以下附加标准 1 条以上的反复胰腺炎发作或反复腹痛的患者:①胰管轻度改变;②反复和持续的胰腺假性囊肿;③粪弹性蛋白酶-1、胰泌素试验和促胰酶素试验等胰腺外分泌功能测定异常;④胰腺内分泌功能不全(糖耐量试验异常)。

临界的慢性胰腺炎(borderline chronic pancreatitis)是指已具有典型的慢性胰腺炎的临床病史,但不具备明确的慢性胰腺炎和可疑的慢性胰腺炎所列举的任何一项附加标准。

(八) 治疗

慢性胰腺炎的治疗包括非手术治疗和手术治疗。无论是非手术治疗,还是手术治疗,其目的是:缓解临床症状,改善胰腺功能,促进胰液引流和防治慢性胰腺炎的复发。

1. 非手术治疗 非手术治疗在慢性胰腺炎的治疗中具有重要的意义,主要包括以下几个方面。

(1) 解除病因:病因治疗是慢性胰腺炎治疗的基础环节,对胆道系统疾病引起的胰腺炎,应积极去除胆道结石或炎症等因素;酒精性慢性胰腺炎应戒酒。

(2) 饮食调节:在严格戒酒和戒除酒精类饮料同时,予以低脂、优质蛋白和高热量的易消化食物。症状严重时应禁食,经静脉营养或肠内营养治疗。

(3) 补充胰酶:应用胰酶制剂以减轻脂肪泻,常用的药物有:多酶片、胰酶等。其中纯胰酶制剂具有较好的治疗效果。治疗中还应注意补充多种维生素,适当补充铁剂、钙盐和维生素 B_{12} 等。在急性发作期还应及时应用抗生素。

(4) 中药治疗:中医药对慢性胰腺炎的不同临床表现有一定的治疗效果。

(5) 镇痛治疗:控制疼痛是治疗的一个关键,可用长效胆碱能药物,也可用止痛药物,必要时可行腹腔神经丛封闭。

(6) 控制血糖:慢性胰腺炎并发糖尿病时,应予以糖尿病饮食,按照糖尿病治疗原则采取相应的治疗。

2. 手术治疗原则和方式

(1) 手术治疗原则:①纠正原发疾病:合并胆道疾病的病例,应在发作间歇期,或者在处理胰腺的手术中同时解决;②解除胰管梗阻:慢性胰腺炎的病理改变是不可逆转的,但解除胰管梗阻后可改善胰腺的功能并缓解疼痛;③解除或缓解疼痛:除了解除梗阻的手术以外,还可考虑行切断或破坏支配胰腺神经的手术;④治疗并发症:如假性囊肿、胰性腹水和脾静脉血栓等;⑤尽可能保存胰腺功能。

(2) 手术适应证:慢性胰腺炎患者经非手术治疗后,凡是出现以下情况之一者,均应考虑手术治疗:①非手术治疗不能解除的难以忍受的顽固性腹痛;②并发胆道或十二指肠梗阻;③胰腺肿块不能排除胰腺癌者;④并发大于 5cm 胰腺假性囊肿者;⑤并发胰源性门脉高压症、胃底静脉曲张、脾静脉栓塞;⑥内科治疗无效胰源性胸腹水。

(3) 手术方式:慢性胰腺炎的手术方式大致可分三类:胰管引流术;胰腺切除术;胰腺感觉传入神经的阻断手术。

1) 胰管引流术:主要目的是通过引流胰液降低胰管压力,缓解疼痛,在明显缓解疼痛的同时能最大限度地保留胰腺的分泌功能。但术后患者腹痛复发率高,不能阻断胰腺炎的进一步加重及其并发症发生,也不能完全排除恶性疾病的可能。其主要的术式有:

A. 胰管空肠侧侧吻合术(Partington):适用于胰管有多处狭窄的患者,具体方法是将胰管全程纵行切开,取出胰管结石,再与空肠作侧侧吻合,见图 1-5-5。该术式是慢性胰腺炎胰管引流术中最常用、减压效果最充分的手术方式,操作简单,并发症低,缓解疼痛效果明显。手术要点是将胰管纵行切开 6cm 以上,疏通胰管后行胰管与空肠袢侧侧吻合。

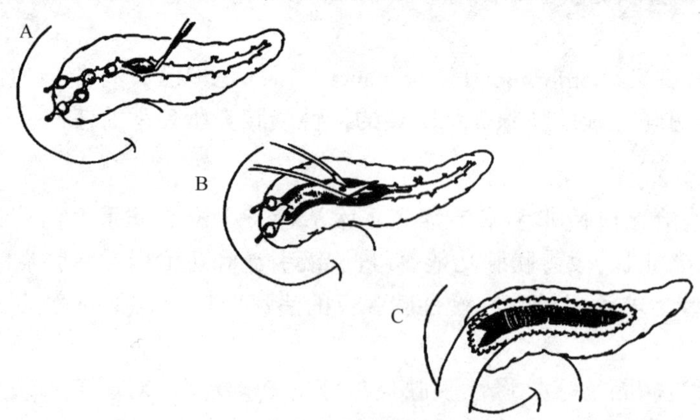

图 1-5-5 胰管空肠侧侧吻合术

A. 打开胰管;B. 横行剖开所需胰管;C. 胰管空肠侧侧吻合

B. 胰尾切除、胰腺空肠端端吻合术(DuVal):手术切除胰尾,将胰尾断端与空肠行端侧吻合术,见图 1-5-6,其远期效果欠佳。

C. 胰尾切除、胰管空肠侧侧吻合术(Puestow):手术切除胰尾,将胰管纵行剖开,再行胰腺空肠 Roux-en-Y 吻合术,见图 1-5-7。

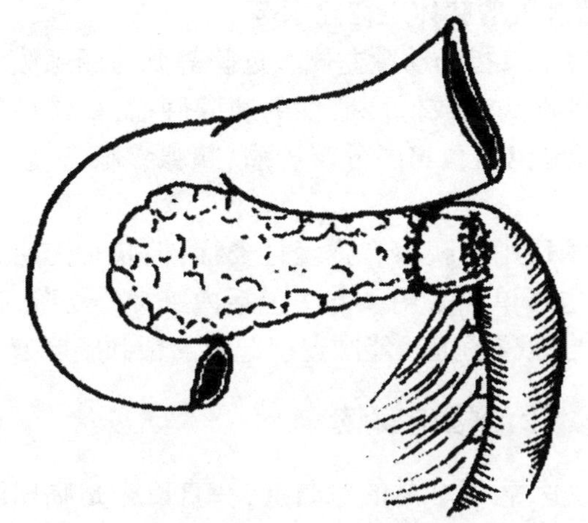

图 1-5-6　胰尾切除、胰腺空肠端端吻合术

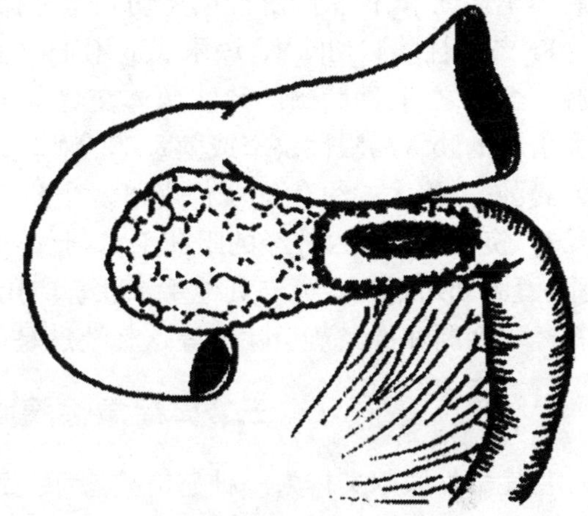

图 1-5-7　胰尾切除、胰腺空肠侧侧吻合术

D. 胰管胃侧侧吻合术(Warren):手术将胃后壁直接与纵行剖开的胰管吻合,手术操作比较简便,其效果良好。

2)胰腺切除术:适用于胰腺纤维化严重而胰管未扩张的患者,或胰腺肿块不能排除恶性肿瘤患者,或引流手术后腹痛复发的患者。根据病变范围可作左半胰腺切除术、胰腺次全切除术或全胰切除术。由于胰腺切除术会导致胰腺内、外分泌功能的损害,病人需终生注射胰岛素或依靠口服胰酶片替代治疗,故而需要严格掌握胰腺切除手术的适应证以及手术切除胰腺的范围。其主要的术式有以下几种:

A. 胰十二指肠切除术(Whipple):该术式能有效缓解腹痛症状,但手术创伤大、风险大、并发症多,且改变了消化道正常生理结构,对胰腺内外分泌功能有一定影响。

B. 保留幽门胰十二指肠切除术(PPPD):该术式与传统的胰十二指肠切除术相比,手术切除范围减小,创伤减少,并保留了胃及十二指肠的正常生理结构及功能,有利于提高患者术后生活质量(图 1-5-8)。

C. 保留十二指肠的胰头次全切除术(Beger):该术式适用于胰头肿大,属局限性严重纤维增生而胰体尾主胰管不扩张者。其优点是既切除了胰腺肿块,又保留十二指肠的通道。其对临床腹痛缓解率极高,生活质量得到保证,又维持了钙、铁等离子的正常吸收和消化道的正常生理活动;胰腺的切除范围较传统的胰十二指肠切除术(40%~60%)明显减小,对胰腺内、外分泌功能的影响较小。

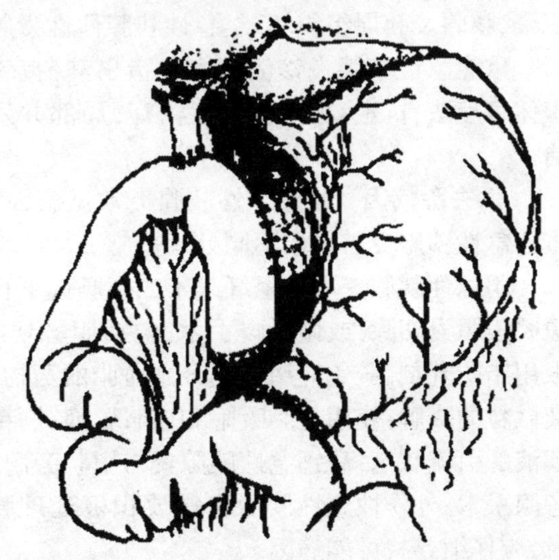

图 1-5-8　保留幽门胰十二指肠切除术

D. 胰头部分切除、胰管空肠侧侧吻合术(Frey):该术式适用于纤维增生性肿块局限于胰头部,同时伴有胰体尾部胰管扩大者。其优点是既切除了胰头肿块,又解除了胰管的阻塞,还保持了十二指肠的通道。

E. 远段胰腺切除术:该术式包括胰尾侧次全切除术、联合脾脏的胰尾切除术、联合脾脏的胰体尾切除术、保留脾脏的胰尾切除术和保留脾脏的胰体尾切除术等。

F. 节段性胰腺切除术:该术式适用于位于胃十二指肠动脉左侧和近脾静脉与肠系膜下静脉汇合处之间,即胰颈部和胰颈体交界部的良性病变或低度恶性的胰腺肿瘤,如慢性胰腺炎引起的胰管局限性狭窄或胰颈部的肿块,其他包括胰腺内分泌肿瘤、胰腺囊腺瘤、胰腺假性囊肿等,该术式约有30%患者可发生胰瘘。

3)胰腺感觉传入神经的阻断手术:此类手术适用于胰腺有弥漫性炎症,但胰管无明显扩张、囊肿和结石者。可与其他手术联合应用,也可单独采用。方法包括内脏神经切除、迷走神经干切断和神经节切除术等。其缺点是可导致胃肠道功能减退引起胃潴留和肠麻痹。

三、重症急性胰腺炎诊治指南解读

重症急性胰腺炎作为一种病情险恶、并发症多、病死率高的急腹症,一直以来是临床医师研究的重点,而重症急性胰腺炎诊治指南的制定正是为了规范重症急性胰腺炎的诊治过程,帮助医师选用正确的策略对重症急性胰腺炎患者进行临床诊断和治疗。

重症急性胰腺炎诊治指南指出,急性胰腺炎诊断分为轻症急性胰腺炎(MAP)与重症急性胰腺炎(SAP)两类,少数病情极其凶险的,可称为暴发性胰腺炎。重症急性胰腺炎定义:急性胰腺炎伴有脏器功能障碍,或出现坏死、脓肿或假性囊肿等局部并发症者,或两者兼有。可以并发一个或多个脏器功能障碍,也可伴有严重的代谢功能紊乱,包括低钙血症(血钙<1.87mmol/L)。APACHEⅡ评分≥8分,Balthazar CT分级系统≥Ⅱ级。重症急性胰腺炎无脏器功能障碍者为Ⅰ级,伴有脏器功能障碍者为Ⅱ级,其中72小时内经充分的液体复苏,仍出现脏器功能障碍的Ⅱ级重症急性胰腺炎患者属于暴发性急性胰腺炎。

重症急性胰腺炎全病程大体可以分为三期:①急性反应期;②全身感染期;③残余感染期。有的患者只有第一期,有的具有两期,有的三期均经历。其局部并发症包括:急性液体积聚、胰腺及胰周组织坏死、急性胰腺假性囊肿、胰腺脓肿。

重症急性胰腺炎诊治指南中指出其治疗措施包括:去除病因,维持水、电解质平衡,胰腺休息疗法,抗生素应用,对症治疗,局部并发症及腹腔间隔室综合征的处理和营养支持治疗。

1. 去除病因 重症急性胰腺炎常见病因为胆石症、高脂血症及乙醇过量,针对不同的重症急性胰腺炎需采取不同处理措施。

胆源性胰腺炎可作经纤维十二指肠镜下行Oddi括约肌切开取石及鼻胆管引流,或联合腹腔镜胆囊切除,或做开腹手术,包括胆囊切除、胆总管探查;高血脂性急性胰腺炎治疗需限用脂肪乳剂,避免应用可能升高血脂的药物,使用药物治疗增加脂蛋白酶的活性,加速乳糜微粒的降解;使用血脂吸附和血浆置换;酒精性胰腺炎需强调缓解Oddi括约肌痉挛,改善胰液的引流状态;高钙急性胰腺炎与甲状旁腺功能亢进相关者需作降钙治疗和相应的甲状旁腺手术;外伤性急性胰腺炎需要积极处理胰腺损伤;对于病因不明者,在积极治疗的同时,应仔细寻找可能病因。

2. 维持水、电解质平衡 包括早期液体复苏及其后的体液平衡调节。需在动态监测

CVP 或 PWCP 及 HCT 前提下,调节液体静脉输注的速度、量、张力、晶胶比等,必要时可应用血管活性药物、改善微循环和调节免疫炎性反应的药物。

3. 胰腺休息疗法 通过禁食、胃肠减压引流、抑制胃肠液分泌、使用胰酶抑制剂、灌肠通便等措施达到减轻消化道负担,进而达到促使胰腺休息之目的。通过胃肠减压减少胃肠液进入消化道,减少刺激胰液的生成及胰酶的激活;经胃管注入或经肛门灌注生大黄,促进胃肠道蠕动,促使肠内容物的排出,减少肠道菌群移位及内毒素的吸收。

4. 抗生素、抗真菌药物应用 抗生素的应用应遵循:抗菌谱以革兰阴性菌和厌氧菌为主、脂溶性强、可通过血胰屏障三大原则。如喹诺酮类、头孢他啶、碳氢酶烯类及甲硝唑等。临床上出现无法以细菌感染合理解释的发热等症状时,应考虑到真菌感染的可能性,应积极进行真菌检测,同时可经验性使用抗真菌药(如氟康唑等)。

5. 对症治疗 缓解患者临床症状是重症急性胰腺炎治疗的重要方面。烦躁、疼痛可增加机体不显性体液丢失,降低肺活量,限制患者活动从而影响肺功能,因而加重组织缺氧。故而针对烦躁、疼痛者可予以解痉、止痛处理。可使用利多卡因静脉泵入缓解症状。

6. 局部并发症和腹腔间隔室综合征的处理

(1) 急性液体积聚:多会自行吸收,可用大蒜、芒硝腹部外敷,或使用六合丹外敷,如未合并感染,则积聚液体可自行吸收,或形成胰腺假性囊肿待后期进一步处理。

(2) 胰腺及胰周组织坏死:坏死合并感染者需作坏死组织清除术加局部灌洗引流;对无菌坏死原则上不行手术治疗,但是症状明显,加强治疗无效者应做手术处理;对于包裹性坏死感染,需要做坏死组织清除术加局部灌洗引流。

(3) 急性胰腺假性囊肿:囊肿长径<6cm,无症状者可随访观察;若合并明显症状、或体积增长迅速、或继发感染者则需要手术引流或经皮穿刺引流;囊肿>6cm,经过 3 个月仍不吸收者,作内引流术。不到 3 个月的患者手术时可以根据术中情况决定具体手术方式,如囊肿壁成熟、无感染及坏死组织,则可以行内引流术,否则作外引流。

(4) 胰腺脓肿:胰腺及胰外侵犯区临床及 CT 证实确有脓肿形成者,应行手术引流或经皮穿刺引流,对经皮穿刺引流效果不佳者应行手术引流。手术与引流的径路宜选择在内脏间隙或腹膜外途径,以减少感染的扩散、降低副损伤、减轻胃肠道刺激。

(5) 腹腔内压(intra-abdominal pressure,IAP)增加到一定程度,一般当 IAP ≥25cm H_2O (1cm H_2O=0.098kPa)时,就会引发脏器功能障碍,出现腹腔间隔室综合征(abdominal compartment syndrome,ACS)。该综合征常是暴发性急性胰腺炎的重要合并症及死亡原因之一。在急性反应期表现为暴发性急性胰腺炎(FAP),腹腔间隔室综合征(ACS)者需早期引流。ACS 的治疗原则是及时采用有效的措施缓解腹内压,方法包括腹腔内引流、腹膜后引流等。手术目的在于通过小网膜囊和腹膜后间隙减压、灌洗引流,缓解局部和全身的改变。

7. 营养支持治疗 重症急性胰腺炎是一种高分解、高代谢状态,可导致脂肪和蛋白存储急剧减少,体重下降,营养支持是全身治疗的关键措施,故应在病程的早期即开始营养支持治疗。肠外营养支持应根据患者内环境状态如血糖水平、血脂水平、渗透压水平、电解质水平等进行调节,尤其应注意钾、钙及血糖水平的调节。

胃肠道功能逐渐恢复后,应早期进行肠内营养,可先采用鼻空肠管输注法,根据肠道功能状况,选用合适的配方、浓度和速度,需注意逐步加量,同时严密观察胃肠道耐受情况。肠内营养液能刺激肠道黏膜,促进其蠕动及吸收,恢复其屏障功能,肠道可均衡吸收所需营养物质,避免微量元素缺乏,有助于患者康复。在空肠营养向经口进食的过渡中,需遵循循序渐进的原则,避免病情的反复。

(钟 扬 李建水)

第三节 胰腺囊肿

胰腺囊肿(pancreatic cyst),可包括从良性到恶性的不同疾病,其发病率较低,主要包括真性胰腺囊肿和假性胰腺囊肿两大类,其中又以假性囊肿在临床上最为常见。假性囊肿的囊壁为纤维组织构成,不覆有上皮组织。真性囊肿有先天性单纯囊肿、多囊病、皮样囊肿、潴留囊肿等,囊肿内壁覆有上皮。其中以先天性胰腺囊肿和潴留性胰腺囊肿最为常见。而胰腺囊性肿瘤也属于真性胰腺囊肿的范围,但其临床表现、治疗和预后与一般良性的真性胰腺囊肿大相径庭。

一、真性胰腺囊肿

真性胰腺囊肿是由胰腺组织发生,亦即囊肿在初起时是在胰腺以内。囊壁内层有胰腺上皮细胞衬里。真性胰腺囊肿根据其囊肿的数目一般可分为孤立性胰腺囊肿和多发性胰腺囊肿,而根据囊肿的病因可以分为先天性胰腺囊肿、潴留性胰腺囊肿和肿瘤性胰腺囊肿。

1. 先天性胰腺囊肿 先天性胰腺囊肿临床较罕见,属于胰腺外分先天性畸形病变。

(1) 特点:先天性胰腺囊肿见于各年龄段的人群,男女发病率无显著差异。囊肿可见于胰腺的各个部位,但胰体尾部居多。囊肿大小不一,多在0.5~5cm。构成囊壁的上皮细胞可呈单层扁平状、立方形、柱状或复层鳞状细胞。囊液多呈黄色,有的胰淀粉酶含量增高。先天性胰腺囊肿可为单发,也可表现为多发。

(2) 临床表现:先天性胰腺囊肿患者在发现前多无明显的症状和体征,腹部肿块是就诊的主要原因之一,另外,可以有上腹部不适、腹痛、腹胀、消化不良等非特异性的表现。部分婴幼儿可以出现肠梗阻的表现。若患者有胰腺多囊性疾病,则可以表现为肝、肾、胃肠道、呼吸道和泌尿道等多器官病变,有的还伴有胰腺内外分泌功能低下的症状。

(3) 诊断要点:先天性胰腺囊肿主要是与胰腺囊性肿瘤的鉴别诊断。B超是一种简便、有效的初步检查手段,CT或MRI检查对判断胰腺囊性病变的部位、大小、数目、有无钙化和其他脏器的病变等均有帮助。ERCP检查可以观察胰管的形态、是否与囊肿相通以及胰管有无梗阻等。CA19-9、CA50和CEA等血清肿瘤标记物有利于良性和恶性肿瘤的鉴别。

(4) 治疗原则:先天性胰腺囊肿的治疗主要以手术摘除为宜。手术中应注意对囊性病灶良性和恶性的判断,必要时应行手术中冷冻病理检查。当病变为恶性,与诊断不符时,应适当扩大切除的范围。

2. 潴留性胰腺囊肿 由于炎症、结石、肿瘤或寄生虫等病因导致腺管受压、管内阻塞或本身狭窄而致阻塞不通,梗阻远端部分即可囊状扩张形成潴留性胰腺囊肿。

(1) 特点:潴留性胰腺囊肿患者在发病的病程中多有急性胰腺炎、慢性胰腺炎或胰腺结石症等病史。多位于胰尾部,一般单发,囊肿壁以单层立方上皮细胞为主,囊液胰酶浓度较高,部分患者囊壁上皮细胞结构因胰酶的消化作用而消失。

(2) 临床表现:可出现食欲减退、恶心呕吐、腹胀、腹痛、腹部肿块等非特异性临床表现。急性胰腺炎患者引起的潴留性胰腺囊肿可有急性胰腺炎发作的病史,慢性胰腺炎患者引起的可表现为胰腺外分泌功能低下和糖尿病,而肿瘤导致的囊肿多有胰胆管受阻出现的黄疸等症状和体征。

(3) 诊断要点:与先天性胰腺囊肿相同,主要依赖于B超、CT、MRI、ERCP等影像学检查,对囊肿的定位和定性诊断具有重要价值。需注意,婴幼儿胰腺囊肿应以先天性胰腺囊肿可能性大,而既往有急、慢性胰腺炎等病史的患者以潴留性的可能性大。此外,还需要与胰腺囊性肿瘤相鉴别。

(4) 治疗原则:潴留性胰腺囊肿一般以手术治疗为主,手术包括两部分,首先是针对囊肿的处理,可以在排除恶性肿瘤后行内引流术;其次是胰管梗阻病因的治疗,胰管结石需取除,肿瘤需切除。

二、胰腺囊性肿瘤

1. 概述　胰腺囊性肿瘤是一类少见的肿瘤,主要包括浆液性囊腺瘤和黏液性囊性肿瘤。其中胰腺浆液性或黏液性囊性肿瘤女多于男,男女之比为1∶4,肿瘤病程较长,有的可达数年。

2. 病理　从病理学上将囊腺瘤分为两种类型:一类为良性的、富含糖原的浆液性囊腺瘤(serous cystadenoma);又称小囊性腺瘤(microcystic adenoma);另一类是有恶变可能的黏液性囊性肿瘤(mucinous cysticneoplasm),又称大囊性腺瘤(macrocystic tumor),包括黏液性囊腺瘤(mucinous cystadenoma)和黏液性囊腺癌(mucinous cystadenocarcinoma)。

3. 临床表现　在临床上,胰腺囊性肿瘤的症状和体征基本相似,在早期部分患者可无临床症状,只是在B超或CT等检查中发现胰腺囊性肿瘤存在。常见的症状有:①上腹部疼痛、不适;②部分患者可触及腹部肿块;③压迫症状:压迫胆总管时可以出现胆汁淤积、阻塞性黄疸;压迫胰管是出现胰腺外分泌功能障碍,甚至继发急性胰腺炎;压迫脾静脉可导致脾静脉回流障碍,出现区域性门脉高压症,出现脾大、腹水和食管静脉曲张,甚至引起消化道出血;压迫胃肠道可出现消化道梗阻;④其他症状:当病变广泛蔓延后可累及胰腺内分泌功能,发生糖尿病。还可能继发囊内出血、感染和破裂而引起失血性休克和弥漫性腹膜炎。

4. 诊断与鉴别诊断　根据病史及临床特点,结合B超及CT等检查,可以初步作出囊性肿瘤的判断,但最后确诊一般需要穿刺行细胞学检查或切除后行病理学检查。但是黏液性囊腺瘤恶变具有间断性特点,因此穿刺可能无法取得黏液性囊腺癌组织导致假阴性,且穿刺操作本身具有导致囊肿破裂、囊液外溢,引起肿瘤的扩散等风险及并发症。

通过B超、CT、MRI和血管造影等影像学检查,特别是CT检查,可以对胰腺囊性疾病的部位、范围以及囊壁的特性和与周围脏器、组织的关系加以了解,可以初步判断为浆液性或黏液性囊性肿瘤。通常情况下,浆液性囊腺瘤CT平扫呈圆形或分叶状,与周围组织分界较清,密度从水样到肌肉样不等,有时可见囊壁钙化,增强CT后肿块边界较清楚,呈不规则强化。黏液性囊性肿瘤CT检查呈圆形或椭圆形,接近水密度,肿块轮廓清晰无分叶,局限性突出胰腺表面或被胰腺组织包绕。囊肿通常不伴明显血管侵犯,瘤体多为单个较大囊肿,少数由多个较大囊肿组合而成,囊壁密度不均,如发现囊壁结节则提示胰腺癌可能性大。

此外,胰腺囊性肿瘤病变还应与胰腺导管扩张症、乳头状囊性肿瘤、囊性胰岛细胞瘤等囊性肿瘤相鉴别。

5. 治疗　胰腺浆液性或黏液性囊性肿瘤在术前诊断较困难,所以其治疗原则是积极的手术切除。其中黏液性囊腺瘤有恶变倾向,更应行手术切除。而囊腺癌对放疗和化疗均不敏感,需行根治性切除术。

由于囊腺癌的恶性程度一般较实体癌为低，切除后的长期生存率也较高。位于胰头的肿瘤应行胰十二指肠切除术；位于胰腺体尾部的肿瘤，适宜行肿瘤及胰体尾联合脾切除术；合并胃、结肠等周围脏器受累者应一并切除；病变累及全胰或呈多发性病变者，可考虑行全胰切除。对于晚期无法切除的病例，针对胆道或消化道梗阻，可以采用姑息性转流手术。

术后需要定期随访，对复发者应争取再次手术。

三、假性胰腺囊肿

假性胰腺囊肿（pseudocyst of pancreas）是指继发于急、慢性胰腺炎或胰腺损伤等基础上，胰腺实质或胰管破裂，胰液外溢，伴随血性和炎性渗液在胰周积聚，刺激胰腺周围的腹膜，引起肉芽纤维组织增生包裹逐渐形成包裹性积液。由于囊腔内壁无上皮细胞内衬，故称为假性囊肿。胰腺假性囊肿多位于胰腺体尾部，一般在疾病发生2周以后形成，囊壁成熟则需4～6周甚至达3个月以上。

1. 分类 根据不同分类标准，假性胰腺囊肿可分为多种类型。根据其起病缓急可分为：急性假性囊肿和慢性假性囊肿，以6周为界进行划分。根据其病因可分为：①炎症性：包括急、慢性胰腺炎，占绝大多数；②外伤性：可分内外伤和医源性创伤；③肿瘤性：良恶性肿瘤均可引起；④寄生虫性：如蛔虫、包虫和绦虫等均可引起；⑤特发性：指病因不明的假性胰腺囊肿。

2. 病理 囊壁无上皮细胞覆盖是假性胰腺囊肿的典型病理特征，早期其纤维组织和肉芽组织中以丰富的毛细血管和炎细胞为主，后期则含有较多成分的胶原蛋白和平滑肌细胞。

3. 临床表现 假性胰腺囊肿的临床表现主要有以下几个方面。

（1）囊内高压症状：囊内高压导致的腹痛是假性胰腺囊肿最常见的症状，大多数患者可出现不同程度的上腹部疼痛，可伴有腰背部放射。

（2）压迫症状：部分患者因囊肿压迫胃肠道可引起恶心、呕吐、食欲缺乏、上腹部饱胀、纳差等消化道症状。少数患者因胆道受压可出现黄疸。

（3）腹部肿块：大部分患者可以扪及上腹部肿块，肿块质地中等，表面较光滑，边界较清，活动度差，可伴触痛。

（4）全身症状：因合并囊内感染及坏死组织吸收入血，可引起发热，由于消化吸收不良可出现体重减轻、消瘦。

（5）并发症表现：假性胰腺囊肿继发感染形成胰腺脓肿后可有寒战高热、脉速等症状；假性胰腺囊肿破溃可引起弥漫性腹膜炎；累及脾动静脉等血管后，可出现胰源性区域性门脉高压症；如囊肿侵及腹腔血管，可能引起消化道出血和腹腔内出血；当囊肿压迫胆道和胃肠道后，可能造成胆道和胃肠道不同程度的梗阻表现；假性胰腺囊肿还可与消化道或腹壁相通，形成内、外胰瘘。

4. 诊断和鉴别诊断 凡是有急慢性胰腺炎和胰腺外伤等病史的患者，一旦出现上腹部的囊性包块，应考虑假性胰腺囊肿的诊断。常用检查手段有：

（1）实验室检查：对不伴有并发症的胰腺假性囊肿通常无特异性。部分患者血、尿淀粉酶及白细胞可有不同程度的升高。

（2）B超检查：B超是假性胰腺囊肿的首选检查手段。绝大多数患者表现为圆形、低回声和边界清晰的囊性肿块，且能同时了解胆道系统情况。

（3）CT扫描：CT检查是诊断假性胰腺囊肿的最好方法。它能直接显示囊肿的大小、形状、范围、与周围组织关系等客观指标。

(4) 胰胆管造影:ERCP 常有助于鉴别胰腺癌和胰腺囊性肿瘤,但存在医源性创伤可能。MRCP 较 ERCP 具有一定优点,但均不作为常规检查项目。

(5) 囊液的检查:假性胰腺囊肿的囊内液一般呈低黏滞度,淀粉酶含量常升高,CA19-9、CEA、CA125 等肿瘤标志物浓度不高,以上可与胰腺囊性肿瘤加以鉴别。

5. 治疗 对于急性假性胰腺囊肿,囊壁尚未成熟者,若无严重感染及全身中毒症状,或囊肿较小,增大不明显者,宜暂行保守治疗,B 超随诊观察,50% 以上可自行吸收后明显减小或消失。而病程达 3 个月,囊壁已然成熟者,随访观察囊肿无吸收迹象;囊肿直径>6cm 者需行手术治疗,以避免发生囊内出血、感染、破裂等并发症。具体处理方案应该根据临床病情变化作出具体判断。

(1) 非手术治疗:经皮穿刺囊肿引流主要适用于早期巨大假性胰腺囊肿产生压迫或有破裂可能;囊肿继发感染;或有严重重要脏器疾病,不能或不宜手术治疗的患者。通常在 B 超或 CT 引导下,经囊肿距体表最近的位置穿刺,并置管引流。

内镜下引流:其方法有内镜下囊肿胃造口、囊肿十二指肠造口和经胰管囊肿支架引流等。这些方法因成功率较低,故仅对部分患者的治疗有效。

以上非手术治疗措施常常要结合禁食、静脉营养、预防性抗生素和应用生长抑素等多种辅助治疗。其常见的并发症包括出血、感染、腹膜炎、管腔阻塞或脱落等。

(2) 手术治疗

1) 囊肿外引流术:仅适用于囊壁未成熟情况下,继发囊肿感染,或全身情况衰竭的患者,手术简单、安全,但术后易形成胰瘘或假性囊肿复发。

2) 囊肿内引流术:为目前假性胰腺囊肿最常用的治疗方法。将假性囊肿和胃肠道作吻合,其中又以空肠囊肿 Roux-en-Y 吻合为最常用,其次还有胃囊肿吻合和十二指肠囊肿吻合术等。行内引流术的原则有:需待囊壁成熟后手术;避免吻合口狭窄,需切除部分假性囊肿壁后行吻合,从而防止假性囊肿复发、感染;吻合口要位于假性囊肿最低位,以便充分引流;术中取囊肿内肿瘤样囊壁送冰冻检查排除胰腺囊性肿瘤。

3) 囊肿切除术:单纯囊肿切除可造成胰瘘,而且分离困难,一般不宜采用。对局限于胰体尾部者或多发性囊肿可行胰体尾和囊肿切除术,部分可行胰十二指肠切除术。

(李建水)

第四节 胰腺癌和壶腹周围癌

一、胰 腺 癌

胰腺癌(pancreatic carcinoma)是一种较常见的恶性肿瘤,近年来胰腺癌的发病率明显升高。国外大多数病例集中在 60 ~80 岁年龄组,而国内研究显示发病年龄以 50 ~60 岁居多,40 ~60 岁的发病患者比例占 80% 以上。肿瘤多发生于胰头部,男性多见,男女发病比例为 1.5 : 1。

(一) 病因

胰腺癌的病因尚不清楚,但多种因素与胰腺癌的发生有一定的关系。

1. 吸烟 有研究显示,男性吸烟者胰腺癌发病危险性较不吸烟者增加 3 倍,女性增加

2.5 倍,其机制可能与烟草内的致癌物质有关。

2. 饮食习惯 高蛋白、高胆固醇饮食也是胰腺癌发病的危险因素,而多食用新鲜水果和蔬菜可以降低胰腺癌的发病。长期大量饮酒可以造成胰腺功能损害和引起胰腺癌的危险性增加。

3. 慢性胰腺炎 慢性胰腺炎患者和胰腺癌密切相关,研究结果显示,慢性胰腺炎患者中胰腺癌的发病率较一般人群高数倍甚至数十倍以上。

4. 糖尿病 糖尿病患者中胰腺癌发病率均较正常人群高 2 倍以上。

5. 化学致癌物质及放射性物质 多种化学物质可以导致胰腺癌的发病,如亚硝酸胺类是最常见的致癌物质。有研究显示接受放射性治疗的非肿瘤患者,死于胰腺癌的病例有增加趋势。

6. 手术史 有研究表明,有些手术与胰腺癌的发病存在一定的关系,其机制推测与手术后机体内激素分泌和排泄异常,以及机体相关免疫机制降低等因素有关。

(二)病理与分期

1. 病理 胰腺癌包括胰头癌、胰体尾部癌,90% 的胰腺癌为导管细胞腺癌,黏液性囊腺癌和腺泡细胞癌较少见。通常所讲的胰腺癌是指胰腺外分泌恶性肿瘤。胰腺癌的组织学分类中以胰导管细胞癌(ductal adenocarcinoma)最多,可分为高、中、低分化三种类型。从胰腺癌的分布来看,一般胰腺外分泌恶性肿瘤多见于胰头部,其次为胰体尾部,全胰癌较少,而胰腺内分泌恶性肿瘤(胰岛细胞癌)多见于胰体尾部,而胰头部次之。

胰腺癌的转移途径主要是淋巴转移和直接浸润,其次是血行转移和沿神经鞘膜浸润蔓延。常早期侵犯胆总管、门静脉和腹膜后组织,并导致局部的淋巴结转移,晚期可以转移至腹膜后、肝、胆、胃和肺等部位。

2. 肿瘤分期

(1)Hermreck 分期:1974 年 Hermreck 提出将胰腺癌分为 4 期(表 1-5-5)。

表 1-5-5 Hermreck 胰腺癌分期

分期	肿瘤特点
Ⅰ	肿瘤局限于胰腺内
Ⅱ	肿瘤已侵及胰腺周围组织(如十二指肠和胰周血管)
Ⅲ	肿瘤已转移至胰周局部淋巴结
Ⅳ	肿瘤出现远处转移或腹腔种植转移

(2)TNM 分期:1997 年国际抗癌协会(UICC)制定了新的胰腺癌 TNM 分期,见表 1-5-6。

表 1-5-6 1997 年国际抗癌协会(UICC)胰腺癌 TNM 分期

TNM 分期	肿瘤大小	淋巴结转移	远处转移
0 期	Tis	N_0	M_0
Ⅰ期	T_1	N_0	M_0
	T_2	N_0	M_0
Ⅱ期	t_3	N_0	M_0
	T_1	N_1	M_0
Ⅲ期	t_2	N_1	M_0
	t_3	N_1	M_0
Ⅳa 期	t_4	任何 N	M_0
Ⅳb 期	任何 T	任何 N	M_1

注:Tis,原位癌;T_1,肿瘤位于胰腺内,大小<2cm;T_2,肿瘤位于胰腺内,大小>2cm;T_3,胰腺肿瘤侵犯周围脏器;T_4,胰腺肿瘤累及胰腺周围血管;N_0,无区域淋巴结转移;N_1,有区域淋巴结转移;N_{1a},单个区域淋巴结转移;N_{1b},多个区域淋巴结转移;M_0,无远处转移;M_1,有远处转移

（三）临床表现

1. 症状　胰腺癌多发生于胰头部，其次为胰体癌和胰尾癌，有时为全胰弥漫性或多中心性病变。胰腺癌的最常见的起始症状是腹痛，超过半数患者有此现象；其次为持续性进行性加重的黄疸。胰头癌侵犯胆道系统的患者常以黄疸为就诊的主要症状。

（1）腹痛：胰腺癌及壶腹周围癌常伴有腹痛，50%～90% 的患者有此症状。腹痛大多位于上腹部，常伴有背部放射痛，为持续性钝痛，也可逐渐加重。疼痛于平卧位或夜间可加重。胰腺癌的腹痛多由于癌肿浸润腹膜后腹腔神经丛引起，因此疼痛常极其剧烈，需服用强力的止痛药方能起效。

（2）黄疸：胰头癌侵犯胆道系统，导致胆汁淤滞可形成梗阻性黄疸，此类黄疸有持续性、进行性加重的特点。

（3）胃肠道症状：胰腺癌患者还常出现上腹部饱胀不适、食欲缺乏、消化不良、恶心、呕吐、腹泻和黑便等消化道症状。

（4）营养不良、消瘦：除肿瘤消耗大量营养物质外，由于消化和吸收功能减退，大部分患者可出现营养不良，短期内进行性消瘦。

（5）其他：部分患者继发胆道感染，可出现寒战、发热和白细胞升高等感染症状。当癌肿侵犯脾静脉后可引起脾静脉栓塞，导致脾大、脾亢，甚至形成胰源性门脉高压症。若胰岛细胞遭受较严重破坏，患者可出现糖尿病症状。

2. 体征　胰腺癌早期无明显体征，随着病程进展，胰腺癌患者可出现黄疸，其中无痛性黄疸是胰腺癌的特征，但有很多患者表现为有痛性黄疸。因梗阻后胆汁淤积可扪及肿大的胆囊，也可出现肝大。少数患者可触及腹部肿块。至胰腺癌晚期可出现癌性及低蛋白性腹水，直肠指检可扪及盆腔转移灶。

（四）临床辅助检查

1. 实验室检查　胰头癌患者因胆总管下端梗阻，血清总胆红素主要是直接胆红素可明显增高。胆道受阻也可引起碱性磷酸酶、转氨酶等明显升高，此外，由于胰管受阻，血、尿淀粉酶可一过性的增高。部分患者可出现空腹血糖升离，糖耐量试验呈糖尿病曲线。

在各项胰腺癌肿瘤标记物中，血清 CA19-9 是目前最常用、阳性率最高的一项指标。但胆管疾病、慢性胰腺炎和肝硬化等疾病可以出现假阳性。因此，这类患者高度怀疑胰腺癌时，可联合检测如 CA50 和 CA242 等以提高诊断准确率。

胰腺癌患者中血清 CEA 增高通常出现在中晚期，常提示肿瘤发展较晚，或术后有复发或转移。临床上通常将血清 CEA 和血清 CA19-9 联合检测，可以提高胰腺癌诊断阳性率。

此外，还有对胰胚抗原（POA）、胰腺癌相关抗原（PCAA）和胰腺癌特异抗原（PaA）等的检测，以及胰腺癌基因检测（如 *K-ras*）。

2. 影像学检查

（1）B 型超声：B 超检查简便、无创伤，虽对早期直径<1cm 的胰腺癌难以发现，但可以及时发现胆道系统扩张，包括胆囊增大，也可发现胰管扩张。随技术进步，目前已开展三维超声、内镜下超声、术中超声和超声引导下的检查和治疗。

（2）CT 检查：CT 检查为胰腺癌首选检查方法，对胰腺癌的诊断具有非常重要的临床意义。可发现直径大于 1cm 的胰腺任何部位的肿瘤。其另一大优点是可以显示肿瘤与周围组织的关系，从而为术前判断肿瘤能否切除提供帮助。胰腺癌的 CT 表现主要为：肿瘤为低密度或等密度的不均匀肿块,增强后有不均匀强化。侵犯胰胆管后可以导致胆总管和胰管扩张出现的“双管征”。累及下腔静脉、门静脉、肠系膜血管、肝动脉和脾静脉等血管后可以出现相应血管的受压、移位和闭塞征象。晚期可以出现胰周及腹膜后淋巴结的转移、腹水以及肝脏等器官的转移灶。

(3) MRI 检查:MRI 优点是良好的组织对比,不需静脉注射对比剂即可得到并评价血管的情况以及直接的冠、矢状面成像。胰腺癌的 MRI 表现主要包括 T1WI 上为略低或低信号肿块,T2WI 上表现为混合或略高信号,应用脂肪抑制技术可使肿块与正常胰腺的对比加大。MRCP 还可清楚显示胆胰管的改变,是 CT 检查不能比拟的。

(4) 逆行胰胆管造影(ERCP):经内镜逆行胰胆管造影(ERCP)是诊断胰腺癌的直接有效手段,并且可行术前减黄。

(5) 经皮肝胆管置管引流(PTCD):PTCD 胆道引流是减黄的治疗方法之一,但存在胆瘘、出血等危险。

(6) 血管造影:仅适用于部分胰腺癌患者在术前检查肿瘤与血管的关系,判断肿瘤能否切除。

(7) 正电子放射断层扫描(PET):为非侵入性影像学检查手段,对于诊断小胰癌,检测肝脏和远处转移,以及对胰腺癌进行分期、判断预后,PET 检查均有一定的价值。

(8) 细胞学检查:主要采用两种方法,一是经 ERCP 置管收集胰液检查癌细胞;二是在 CT 或 B 超引导下经皮穿刺吸取肿瘤组织行活检确诊。

(五) 诊断与鉴别诊断

凡是 50 岁以上、有上腹部不适、伴乏力消瘦的患者,或出现不能解释的糖尿病,在排除常见的胃肠和肝胆疾病后,要警惕是否患胰腺癌。对慢性胰腺炎、糖尿病、长期饮酒、吸烟和有胰腺癌家族史的高危人群,需密切监测。合理选择相应的辅助检查,以求早期诊断胰腺癌。

首选 B 超,对检查可疑者,可行如 CT、MRI/MRCP、CA19-9 等检查。

诊断中特别要和以下疾病相鉴别:①黄疸型肝炎,部分胰头癌患者就诊时偶误诊为黄疸型肝炎,因此,应仔细鉴别黄疸的性质;②胆道结石,部分患者易误诊为胆道疾病,特别是胰腺癌合并胆道结石的患者;③慢性胰腺炎,有部分胰腺癌和肿块型慢性胰腺炎患者的鉴别诊断十分困难。此外,胰腺癌还应该与胃、十二指肠溃疡、胃癌、肝癌和消化道肿瘤等疾病相鉴别。

(六) 治疗

目前胰腺癌的治疗是以手术治疗为主,化疗、放疗、免疫和中医药为辅的综合治疗。对胰腺癌最有效的疗法是在早期诊断和充分准备的条件下行根治性切除。胰头部肿瘤主要采用胰十二指肠切除术(Whipple 术),胰体、尾部肿瘤行胰体、尾切除术,对多灶性或广泛浸润的胰腺癌可实施全胰切除术,对晚期胰腺癌合并胆道梗阻者可行胆总管-空肠或胆囊-空肠 Roux-Y 吻合术,对十二指肠梗阻者可行胃-空肠吻合术。

1. 围手术期的处理

(1) 术前的处理:梗阻性黄疸的患者术前应常规注射维生素 K,给予保肝治疗。由于胰腺癌患者常伴有消化功能减退和营养不良,因此手术前应给积极营养支持,对不能进食或营养严重不良的患者要及时提供经鼻饲要素营养或静脉高营养,甚至少量多次输入血浆、全血和人血白蛋白。术前需要维持水电解质平衡。很多胰腺癌患者可伴有糖尿病，因此术前需经皮下注射胰岛素维持血糖稳定，并为手术后调整血糖提供依据。对年龄较大、合并心肺疾病和伴有黄疸、贫血、低蛋白血症的胰腺癌患者，应于术前应用广谱抗生素，术后维持治疗48～72小时，有助于防止术后感染。

(2) 术后并发症

1) 出血：可分为早期出血和晚期出血，前者指手术后48小时内出现的出血，绝大多数是腹腔内出血，多与凝血机制不良、手术操作不合格等因素有关，最常见的出血部位是胰腺的残端出血。而后者是指发生在手术48小时后的出血，大多数系胃肠道出血，其原因有应激性溃疡、胃肠吻合口出血和胰腺残端出血等。其中最常见的病因是应激性溃疡。术后出血的临床表现主要是失血后不同程度的休克症状和体征，应立即建立快速静脉输液通道，及时补充平衡液、代血浆、血浆和全血，应用各种止血药物，给予制酸剂。因大多数晚期出血患者系应激性溃疡所致，故以非手术治疗为主。对经各种治疗后仍不能止血的患者，在大致明确出血部位后应果断剖腹探查止血和清除积血。

2) 消化道瘘：胰腺手术后出现的各种消化道瘘中以胰瘘的危害最大，胰瘘是胰十二指肠切除术最常见的死亡原因，其发生率在10%左右。病因主要是胰肠吻合技术方面的问题，其他还有低蛋白血症、感染、空肠袢排空障碍等因素。主要表现为腹痛、腹胀和发热等，腹腔引流可见大量引流液，腹水淀粉酶含量往往明显升高。治疗上主要为保持引流通畅，引流不畅者需要积极手术探查引流外，通常采用非手术治疗，其具体措施包括：应用生长抑素及其衍生物；予以有效广谱抗生素；禁食并予以静脉高营养治疗；使用氧化锌等药物保护瘘口周围皮肤。

对胰瘘的防治重在预防，缝合中注意保持吻合口血运良好；对病情较差的患者要注意吻合口处的引流和减压；要重视抑制胰液分泌、控制胃酸浓度和全身营养支持等综合治疗。

胆瘘和胃肠瘘出现的概率较小，多数患者出现后经过积极的引流和支持治疗均可治愈。

3) 感染：部分患者可出现腹腔、切口、呼吸道和泌尿道等部位的感染。感染的原因大多是致病菌直接侵及、经血液和肠道细菌移位等途径导致局部或全身的感染。感染后可有发热、食欲减退、白细胞增高等表现。治疗中应强调对致病菌的培养和药敏检测，并根据其结果采用针对性的抗生素治疗，培养和药敏结果出来前一般应用广谱抗生素行经验性治疗。

4) 血管栓塞：术后门静脉和肠系膜上动静脉栓塞较为少见，其原因多与手术刺激有关，手术探查取栓是治疗的关键。

5) 胃排空延迟：胃排空延迟最常见于保留幽门的胰十二指肠切除术后，也可见于其他类型的胰十二指肠切除术。非手术治疗的措施主要是：禁食、胃肠减压和静脉高营养支持等，有时还可使用红霉素静脉滴注。

6) 黄疸：术后出现的黄疸多与胆道梗阻和肝功能不全有关，晚期出现的黄疸要考虑与肿瘤复发或转移、胆管结石和胆道狭窄等有关。

7) 糖尿病：术后发生糖尿病多与手术后胰腺内外分泌功能减退有关。

2. 可切除性的评估 胰腺癌术前可切除的标准是：①TNM分期中属于T_1期、T_2期和无血管侵犯的T_3期肿瘤；②未侵及腹腔干、肠系膜上动脉、腹主动脉、门静脉和下腔静脉；③无腹腔广泛的淋巴结转移；④无肝脏等脏器远处转移或腹腔的种植转移。

3. 根治性手术

(1) 胰十二指肠切除术(pancreatoduodenectomy):该术式是十二指肠恶性肿瘤、胆总管下端癌、胰头癌和壶腹癌患者应考虑施行的基本术式。胰十二指肠切除术的合理切除范围是:①肝总管中部以下的胆道及周围淋巴结;②肝总动脉和腹腔动脉旁淋巴结;③远半胃、十二指肠和空肠;④胰头颈部,在门脉左侧 1.5cm 处切断胰腺;⑤肠系膜上动脉右侧的软组织;⑥肠系膜及肠系膜根部淋巴结;⑦下腔静脉及部分腹主动脉前的腹膜及软组织,如肿瘤仅局部侵及门静脉,可切除部分门静脉。

(2) 廓清淋巴结的胰十二指肠切除术:(pancreatoduodenectomy vs regional lymphadenectomy) 胰十二指肠切除术加淋巴结廓清术对提高胰腺癌患者长期存活率有较大意义。

(3) 保留幽门的胰十二指肠切除术(PPPD):传统的胰十二指肠切除术切除范围较传统的胰十二指肠切除术减小,保留了胃的储存功能,使消化道激素分泌接近于生理状态,可以保证术后的生活质量。实施保留幽门的胰十二指肠切除术要求:①肿瘤未侵及幽门和十二指肠球部;②胃周围淋巴结无转移;③壶腹周围良性病变或低度恶性的肿瘤;④必要时手术中应对第 5、6 组淋巴结和胰十二指肠断端行冷冻病理检查,阳性者需扩大切除范围,此术式并发症是部分患者术后可出现胃排空延缓。

(4) 区域性扩大的胰腺癌切除术(extended pancreatectomy):该手术可提高胰腺癌的手术切除率,但手术复杂、难度大、远期疗效不佳。

(5) 胰体尾切除术(distal pancrcatectomy):该术式主要适用于胰体尾部肿瘤的切除和急慢性胰腺炎所引起的胰管结石和胰瘘等,对良性病变的治疗效果较好,对恶性病变效果不理想。

(6) 全胰切除术(total pancrcatectomy):术后高血糖症控制较困难,仅对那些胰腺广泛被浸润未超出胰腺、或术中冷冻切片提示胰腺断端有癌组织残留,判断胰十二指肠切除不能达到根治的前提下才实行该术式。

4. 姑息性手术

(1) 胆肠吻合术:对于不能实施根治性胰十二指肠切除术的梗阻性黄疸患者,胆肠吻合术是通常采用的姑息性手术方式。其手术吻合的方法主要有胆囊-十二指肠吻合、胆囊-空肠吻合、胆总管-十二指肠吻合、胆总管-空肠吻合等。对于以上各种术式均不能采纳的,以及胰腺癌合并胆囊或胆总管急性感染的急症患者,可行胆囊造瘘或胆总管 T 形管引流术。

(2) 胃空肠吻合术:适用于胰腺癌合并十二指肠梗阻、进食困难的患者,通常采取结肠前位胃-空肠吻合术。

(3) 神经纤维切除或切断术和无水乙醇注射术:神经纤维切除或切断术主要是切断内脏神经和腹腔神经节。

5. 化疗 胰腺癌化疗是其综合治疗中的一个组成部分。其目的是:①对手术切除的患者可防治肿瘤的复发和转移,强化手术治疗的效果;②对未手术切除的患者可缩小病灶,缓解临床症状,延长生存期。

但由于胰腺癌细胞属于对化疗不敏感或敏感性很低的类型,因此胰腺癌治疗仍然采取以手术为主的综合治疗。胰腺癌切除术后化学疗法,多以氟尿嘧啶和丝裂霉素为主,辅以其他抗癌药物。健择(氟胞苷)比 5-氟尿嘧啶毒性小而效果好。由于胰腺癌单药化疗的临床治疗效果较差,因此联合化疗可以提高胰腺癌治疗的效果。在联合化疗中应用的化疗药物主要是氟尿嘧啶、丝裂霉素、表柔比星、卡铂、顺铂和吉西他滨等。

6. 介入治疗　介入治疗的方法包括选择性动脉插管或置入药泵给药。选择的血管有胃十二指肠动脉、腹腔干动脉、肝动脉、肠系膜上动脉、脾动脉和胃网膜右动脉等。其优点是不仅可以提高药物在肿瘤组织中的浓度，而且可以减少化疗药物的副作用，缓解疼痛，降低肝脏转移的发生率。介入化疗的方式包括术前介入化疗和术后介入化疗。通常选用的化疗药物为5-氟尿嘧啶、丝裂霉素和吉西他滨等。

7. 放疗　有研究者主张以化疗为基础联合放疗，可收到一定效果。放疗包括术中、术后和适形调强放疗。

8. 其他治疗　此外，近年来还有高能聚焦、深低温冷冻治疗、射频治疗和免疫治疗等方法。这些治疗方法是否有效，其具体疗效如何还有待今后进一步研究。

二、壶腹周围癌

（一）概述

壶腹周围肿瘤（periampullary adenocarcinoma）是指发生在胰腺头部、胆总管下端、十二指肠或十二指肠乳头的恶性肿瘤。这类肿瘤都有胆道梗阻的共同症状和体征，治疗上也基本相似，故统称为壶腹周围癌。壶腹周围癌的发病以男性多见，男女之比为2∶1，年龄多在40～70岁，以胰头部癌居多，十二指肠乳头癌及胆总管下端癌较少。

壶腹周围癌的病因尚未明确，其病因可能有：不良生活习惯如吸烟、酗酒、高蛋白高脂饮食；慢性胰腺炎及胆道、十二指肠乳头部长期受炎症刺激；多种化学致癌物质（如亚硝酸胺类物质）和放射性物质的作用。

壶腹周围癌的病理组织类型主要是腺癌，其次为乳头状癌、黏液癌等。其淋巴结转移较胰头癌晚，肝脏为肿瘤远处转移主要器官。壶腹周围癌易阻塞胆总管或胰管，可出现黄疸或阻塞性慢性胰腺炎；当肿瘤侵及肠壁或坏死破溃后可形成溃疡，可导致上消化道出血或十二指肠梗阻；若肿瘤压迫或侵及门静脉或肠系膜上静脉可形成腹水。

（二）临床表现

由于壶腹周围癌早期症状缺乏特异性，所以诊断时往往病程已较长。但由于壶腹部肿瘤独特的解剖关系，使这些患者较胰腺癌的患者出现黄疸时间早，诊断也更及时。

1. 症状

（1）腹痛：多数患者在早期可有上腹部钝痛、饱胀不适，与肿瘤压迫胆道或胰管，导致胆汁或胰液的排出受阻相关。晚期肿瘤侵犯腹膜后神经丛可导致腹痛加剧，并向腰背部放射。

（2）黄疸：进行性无痛性黄疸是壶腹周围癌的主要症状。除少数患者因肿瘤间歇性阻塞或肿瘤坏死脱落致黄疸呈一过性波动外，大多数表现为持续性黄疸和进行性加深。其中壶腹癌黄疸出现较早，因肿瘤坏死脱落，可呈波动性。胆总管下端癌黄疸出现早，进行性加重，伴有陶土色大便。十二指肠癌黄疸出现较晚，黄疸不深，进展较慢。

（3）消瘦。

（4）消化道出血和消化道梗阻。

（5）其他：部分壶腹部癌患者可以急性胰腺炎为首发症状。

2. 体征

（1）上腹部肿块：大多数壶腹周围癌患者于疾病早期可于上腹部触及增大的胆囊。

(2) 发热:约一半的壶腹周围癌患者可有低热,若胆道梗阻并发胆管炎,可以出现畏寒和高热。

(3) 其他:合并十二指肠梗阻者可以出现腹胀,肠鸣音亢进、减弱或消失等表现。胆道完全梗阻者出现陶土色大便。壶腹周围癌晚期可出现腹水及淋巴结肿大。

(三) 辅助检查

1. 实验室检查 壶腹周围癌患者大多有不同程度的血清胆红素增高,同时伴随碱性磷酸酶明显增高。部分患者可有空腹血糖和血、尿淀粉酶升高。若肝外胆道梗阻时间较长,肝功受损,凝血酶原时间也可延长。侵犯十二指肠引起消化道出血患者还可表现出贫血症状。

CA19-9 和 CEA 等指标在壶腹周围癌的特异性和敏感性较差,诊断价值不大。

2. 影像学检查

(1) B 超和 CT 扫描检查:对判断造成黄疸的原因是否为肝外胆道梗阻具有较高的诊断价值。B 超检查经济、简便、无创,CT 检查的特异性和敏感性均优于 B 超,且受客观条件影响较小。

(2) 胃肠钡剂检查:可发现十二指肠乳头有无增大、十二指肠环扩大,帮助判断肿瘤是否侵及胰腺及十二指肠,是否合并肠腔内梗阻和病变。

(3) 内镜逆行胰胆管造影(ERCP)和内镜超声检查:ERCP 可以直接观察十二指肠乳头的形态和大小,检查胰胆管是否有狭窄或扩张,并能清楚地显示病变的范围。内镜超声检查可以检查肠壁及周围组织的各层次结构的改变,判断肿瘤侵犯的范围或淋巴结转移的情况。其最大优点是可以对病变部位进行组织病理学检查,达到确诊目的。

(四) 诊断与鉴别诊断

壶腹周围癌的诊断和鉴别诊断与胰腺癌相类似。诊断中需要与以下疾病相鉴别:肝细胞型肝炎、胆道结石、慢性胰腺炎、胃十二指肠溃疡、出血等。

(五) 治疗

壶腹周围癌的治疗原则与胰头癌相同,但手术切除率远高于胰头癌,常用的手术方式主要有以下几种。

1. 肿瘤局部切除术 适用于病变较小,局限于壶腹部的恶性肿瘤,或不能耐受较大手术的患者。

2. 保留幽门胰十二指肠切除术(pylorus-preserving pancreatoduodetnectomy) 该术式适用于壶腹周围癌未侵及幽门、十二指肠球部和胃周围淋巴结无转移的壶腹周围低度恶性的肿瘤。

3. 胰十二指肠切除术(pancreatoduodenectomy) 对于年老体弱、基础情况较差者,有远处转移者,有严重重要脏器病变或基础设施不足等情况下不宜实施。

4. 廓清淋巴结的胰十二指肠切除术(pancreatoduodenectomy vs regional lymphadenectomy) 该术式可以延长壶腹周围癌患者生存周期。

5. 区域性扩大的胰十二指肠切除术(extended pancreatoduodenectomy) 该术式仅应用于病变范围较广,肠系膜上动静脉、门静脉部分累及,但无远处脏器转移的患者。

6. 旁路手术 对不能实施根治性胰十二指肠切除术,但有梗阻性黄疸的壶腹周围癌患者,可行胆肠吻合术。对有胃肠道梗阻的晚期壶腹部癌的患者,可行胃肠吻合术。

三、《NCCN 胰腺癌临床实践指南》(中国版)解读

胰腺癌是一种高度恶性消化道肿瘤,具有早期诊断率低、手术死亡率高、治愈率低等特点,是预后最差的恶性肿瘤之一。随着生活水平提高,平均寿命的延长,全球胰腺癌的发病率和死亡率近年来明显上升,我国的发病率也有逐年升高的趋势,因此对胰腺癌进行有效的诊断和治疗显得极为重要。本文结合《胰腺癌临床实践指南》(中国版)(2011 年新版指南),就胰腺癌的诊断和治疗中的问题加以讨论,以期提高胰腺癌的诊治水平。

新版指南在原有版本基础上对胰腺癌的诊治提出了诸多更新,主要包括以下几方面内容:强调多学科诊治理念,根治性手术可切除性标准,CA-199 的临床价值,病理诊断的重要性,辅助治疗重要性,姑息治疗的重要性。

1. 强调多学科诊治理念　新版指南强调对初诊怀疑为胰腺癌的患者,应行多学科联合诊治,尽可能开展包括外科、影像诊断科、肿瘤内科、肿瘤放射科和病理科的多学科联合会诊评估,改变了以往由外科医生来决定手术或辅助治疗的诊治方式,避免了其视角单一、局限的弊端。多学科诊治可以规范治疗过程,实现诊治无缝衔接,减少患者心理及生理负担,并能结合各科室优势使患者获益最大化,是未来医疗服务的目标和前进方向。

2. 根治性手术可切除性标准　胰腺癌作为起病隐匿、进展迅速、恶性度高、诊断率低的肿瘤,80% 以上的患者在诊断时已无法接受根治性切除,而根治性手术是提高胰腺癌患者质量,延长其生存期的最有效治疗方式,故术前评估肿瘤范围及可切除性极为重要。

2009 年的胰腺癌临床实践指南提出了胰腺 CT 的概念,指出 CT 是胰腺癌诊断和分期判定的首要方法,CT 可选择性显示主要动静脉,包括腹腔干、肠系膜上动静脉和肝总动脉、门静脉和脾静脉等,利用计算机对数据进行三维重建,预测肿瘤可切除性的准确率为 52%~96%,不可切除的准确率为 90%~100%。

由此可见,三维重建 CT 是评估胰腺癌术前可切除性的最佳方法。此外,超声内镜在评估血管是否受累方面有其独特的优势,是 CT 检查的有效补充;PET-CT 可增加对肿瘤远处转移的敏感性;EUS、内镜下逆行胰胆管造影术(ERCP)和磁共振胰胆管造影(MRCP)对未发现确切肿块而胰胆管狭窄者有较大临床意义。腹腔镜、腹腔镜超声等也是评估胰腺癌可切除性的重要方法。重视术前可切除性评估可以减少不必要的探查手术,使肿瘤获得成功切除,提高患者生存质量。

3. CA19-9 的临床价值　CA19-9(carbohydrate antigen 19-9)是一种唾液酸 Lewis-a 血型抗原,为细胞膜上的糖脂质,因鼠单克隆抗体 116NS19-9 识别而命名,通常在肝胆胰腺疾病以及众多恶性肿瘤中表达,因此并无肿瘤特异性。然而其在血清中的表达水平有助于鉴别慢性胰腺炎和胰腺癌,是对胰腺癌敏感性最高的标志物,同时也是胰腺癌术后监测的指标之一。新版指南指出 CA19-9 存在假阳性和假阴性,CA19-9 在良性胆道系统阻塞中可有升高,而在刘易斯(Lewis)抗原阴性的个体中会出现假阴性,强调了术前 CA19-9 值必须在胆道系统通畅和胆红素正常的情况下测得才具有临床意义。

4. 病理诊断的重要性　新版指南强调了病理诊断的重要性,现阶段各种先进的影像学检查可发现绝大多数胰腺肿块,但部分胰腺肿块可能为良性病变、慢性炎症或胰腺神经内分泌肿瘤,其治疗手段与胰腺癌截然不同。故而,对于胰腺癌原发病灶的诊断,需有病理证实;对于诊断为转移性胰腺癌的患者,优先推荐获得转移灶的病理证实;在外科手术过程中发现不能行根治性切除时,对术前未行病理检查的患者增加了进行胰腺癌组织活检的要

求;对于计划行新辅助治疗者,治疗前推荐首选行超声内镜(endoscopic ultrasonography, EUS)引导下细针穿刺活检术(fine needle aspiration,FNA)。

5. 辅助治疗重要性 2011 年胰腺癌临床实践指南中国版在胰腺癌的辅助治疗上仍没有明确的标准方案。在新版指南中化疗联合放疗的顺序尚未确定,指南指出术后若考虑行全身化疗+同步放化疗,建议选择基于氟尿嘧啶(Fu)或吉西他滨的同步放化疗;放化疗前或后,行 5-Fu+亚叶酸钙(LV)或吉西他滨全身化疗;若行单纯辅助化疗,删除了优先行吉西他滨治疗的推荐。将吉西他滨和 5-Fu+亚叶酸钙的证据提升为 1 类,卡培他滨为 2 类证据。

在胰腺癌的辅助治疗中,3D 适形调强放疗的作用越来越被重视,被越来越多的用于胰腺癌的辅助治疗,以期增加肿瘤的放射剂量而减少对周围组织的毒性反应,如恶心、呕吐和腹泻。同时术中放疗也开始用于可切除的患者,尤其适用于手术切缘与肿瘤边缘较近或相连者。

6. 姑息治疗的重要性 指南对于姑息性治疗在晚期胰腺癌中的价值进行了更新。胰腺癌患者根治性切除率低,因此姑息性治疗在提高患者生活质量方面中起着重要作用。因为目前尚无足够证据表明姑息性胰十二指肠切除术可以延长患者生存时间,所以我国胰腺癌诊治指南不推荐其常规进行。

但姑息性外科治疗在预期生存期较长患者中取得较好疗效,对于无法行根治性手术者若出现胆道梗阻、胃肠道梗阻、胰管梗阻、严重的肿瘤相关性腹痛可以考虑行姑息性手术。胆道梗阻者行内镜下胆道支架置入;胃肠道梗阻者行姑息性胃空肠吻合术;胰管梗阻者行胰管空肠吻合;肿瘤侵犯腹腔神经丛者行腹腔神经丛毁损术类;以上姑息性外科治疗均可有效改善患者生存质量。

综上所述,《NCCN 胰腺癌临床实践指南》(中国版)更新了国际最新研究成果并更加符合我国国情,为临床胰腺癌诊治提供了指引。根治性手术切除仍是目前胰腺癌患者获得最佳疗效的唯一方法。胰腺癌的早期诊断是根治性手术的基础,故而胰腺癌可疑患者应尽早进行多学科联合诊治,积极进行肿瘤标志物、影像学、病理学等检查;确诊为胰腺癌的患者应严格按照根治性手术可切除性标准进行评估,可切除患者限期行根治性手术;手术前后进行包括放化疗等在内的综合治疗;不可切除患者也应积极进行姑息性综合治疗。相信随着各学科的持续发展,理论认识的深化,外科技术的提高,手术设备的升级,治疗理念的更新,胰腺癌的诊治水平必然将获得进一步提高。

(钟 扬 李建水)

第五节 胰腺内分泌瘤

一、胰岛素瘤

(一) 概述

胰岛素瘤(insulinoma)又称为 β(B、乙)细胞瘤及内源性高胰岛素血症,其发病率极低,但却是胰腺内分泌肿瘤中最常见的一种。男女之比为(1~2):1,发病年龄段主要在 30~60 岁。大多数肿瘤为良性,恶变率为 10%~16%。

胰岛素瘤的病理生理过程主要有:①胰岛素瘤细胞丧失了血糖浓度对机体胰岛素分泌的反馈调节作用,功能性胰岛素瘤可以释放大量的胰岛素;②血糖正常或血糖降低时仍释放过量的胰岛素可以导致低血糖症；③作为依赖糖原进行代谢，将葡萄糖氧化供能作为唯一来源的大脑，起初对血糖降低的反应是兴奋性活动，暂时的可逆性反应，继而转入明显的抑制状态和不可逆的病理改变过程；④大脑皮质对血糖降低最敏感，并且最先受累及，然后依次累及中脑、脑桥和延髓。

胰岛素瘤的大小以及数目变异可以很大，可以是无数微小的显微镜下才能发现的胰岛素瘤，也可以是大小不等多发的肿瘤。胰头、体、尾部的发生率基本相同，其大小和功能不一定呈平行关系。绝大多数恶性胰岛素瘤远处转移出现在肝脏。

（二）临床表现

胰岛素瘤患者的临床表现缺乏特异性，大多数是由于由肿瘤释放过量的胰岛素而引起低血糖而产生的。但通过仔细的观察可以发现其典型的临床症状称为 Whipple 三联征，包括：①自发性周期性发作的神志不清或昏迷；②急性发作时血糖低于 2.8mmol/L（50mg/dl）；③口服或注射葡萄糖后症状立即消失。此外，还可以出现低血糖引起的饥饿代偿反应，如心慌、四肢发凉、冷汗、面色苍白等，也可以出现低血糖引起的神经精神症状，如嗜睡、反应迟钝、躁狂和幻觉等。长期发病者可以出现躁狂、失语、偏瘫和癫痫发作等多种神经精神障碍。

低血糖的症状可归纳为三类：①交感神经紊乱，如眩晕、恶心、苍白、出汗等；②中枢神经紊乱，如阵发性或强直性惊厥、角弓反张等；③精神紊乱，如焦急不安、激动狂躁或昏迷等。

（三）诊断与鉴别诊断

1. 72 小时禁食试验 为最可靠的检查，对空腹血糖无明显降低或无典型症状但疑为本病者，可采用该试验检查。对禁食超过 24 小时但仍无发作者，可每间隔 12 小时行 2 小时适量运动促进低血糖发作，大多数患者在 48 小时内出现症状，出现症状时应检测血糖并静注葡萄糖缓解症状。禁食 72 小时仍无发作者可基本排除本病。

2. 影像学检查 彩超、CT、MRI 及腹腔动脉造影等均有助于诊断。选择性腹腔动脉造影、经皮经肝门静脉插管（PTPC）分段取脾静脉血测定胰岛素水平进行肿瘤定位诊断准确率较高。术中可行 B 超检查协助诊断及定位。

3. 其他 患者在发作时可误诊为癫痫发作或酒醉，确定为血糖过低所致症状后，则应进一步与其他可能引起低血糖的情况相鉴别，常见低血糖病因有：

（1）药物性或毒素：①胰岛素相关的低血糖症：糖尿病使用过量胰岛素治疗、过度锻炼和不当饮食引起；②磺脲类药物；③酒精；④其他：包括水杨酸盐、普萘洛尔、单胺氧化酶抑制剂、奎宁等。

（2）禁食相关性：①胰岛素瘤；②分泌胰岛素样生长因子或前胰岛素样生长因子的肿瘤；③自身免疫性抗体：胰岛素抗体和胰岛素受体抗体；④肝脏疾患；⑤慢性肾病；⑥其他内分泌异常：垂体、肾上腺功能不足，胰高血糖素缺乏，妇女和儿童长期禁食；⑦儿童低血糖。

（3）餐后低血糖：①胃大部切除术后；②早期 2 型糖尿病；③先天性餐后低血糖。

（四）治疗

因长期低血糖发作可致中枢神经永久性损害，即使去除肿瘤后仍可能遗留神经系统症状，故胰岛素瘤的治疗方法为尽早手术去除肿瘤。其手术的要点为：①彻底探查胰腺各部，在术中 B 超配合下提高肿瘤的检出率；②应警惕多发肿瘤的可能，避免遗漏；术中输入无糖液体以及术中严密监测血糖可帮助判断肿瘤组织是否已完全切除；③应行术中冰冻切片或细胞学检查证实切除物是否为胰岛组织；④若术中未能发现肿瘤，盲目的切除胰体尾并不一定能将病灶切除；如术中冰冻证实为胰岛增生，则需要切除80%以上的胰腺组织；对术中不能确定病变的性质，可暂关腹，术后积极控制低血糖症状，同时行详细检查。

二、胃泌素瘤

（一）概述

胃泌素瘤(gastrinoma)是一种起源于胰岛G细胞的少见的胰岛细胞瘤，又称为胰源性溃疡病，具有高胃泌素血症，故而可致胃酸和胃液分泌增加，及上消化道难治性溃疡。其发病率仅次于胰岛素瘤。Zollinger和Ellison与1955年首先报道并描述了该病的临床表现，故称为佐林格-埃利森综合征(Zollinger-Ellison syndrome)。其特征是暴发性难治性消化道溃疡、高胃酸分泌和非特异性胰岛细胞瘤，男多于女(1.5～2)：1，以30～50岁多见。

大多数胃泌素瘤位于被称为胃泌素瘤三角的区域，该三角区域上起自胆囊、胆总管上部，下至十二指肠第二、三段交接处，内至胰腺颈体交界处。最多见于十二指肠，其次为胰腺、淋巴结、胃、空肠，发生于胰腺的胃泌素瘤约3/4为散发病例，约1/4为多发。

有典型临床症状者中60%～70%为恶性，多数有肝脏或淋巴结转移。少数患者可合并甲状旁腺、脑垂体或肾上腺等处的肿瘤。镜下难以与其他内分泌肿瘤鉴别，分型需依靠免疫组化，多数胃泌素瘤免疫组化表现为抗胃泌素抗体阳性，还可含有胰岛素、胰高血糖素和生长抑素等其他激素。

（二）临床表现

1. 消化道溃疡 大部分患者有消化道溃疡，溃疡的部位常常不典型，其中以十二指肠球部溃疡多见，少数患者有多发溃疡。溃疡的特点为难治性和易复发性。

2. 腹泻 有半数患者的首发症状为腹泻。因胃泌素瘤患者高胃酸分泌，导致肠道内的高酸环境抑制了胰酶的活性，致使胆汁沉淀而引起严重的慢性腹泻，最终可导致电解质紊乱(如低血钾症)和消化不良。

3. 其他 部分患者可发生多发性内分泌肿瘤的临床表现，其中最常见的是合并甲状旁腺功能亢进。

（三）诊断

胃泌素瘤主要根据临床表现结合实验室检查进行诊断。在临床上遇到如下几点应考虑胃泌素瘤可能：①青少年或老年人消化性溃疡并有胃肠内分泌疾病家族史；②顽固性糜烂性食管炎、多发性消化性溃疡、十二指肠远端溃疡合并腹泻；③内镜提示胃及十二指肠黏膜增粗；④胃及上腹部手术后不明原因高酸、肠瘘与吻合口边缘性溃疡等。

胃泌素瘤的定性诊断目前国际多采用美国NIH Fracker(1994)制定的标准：①空腹血清胃泌素>100ng/L；②基础胃酸分泌量(BAO)>15mmol/h(既往无手术史者)或>5mmol/h(既往有胃手术史者)；③促胰液素试验：胃泌素>200ng/L，钙激发试验>395 ng/L。一般需行多次检查提高诊断准确率。

（四）治疗

胃泌素瘤的治疗包括手术治疗和非手术治疗。手术切除仍然是治愈胃泌素瘤的唯一有效途径。

1. 非手术治疗 措施有：①抗酸治疗：H_2 受体阻滞药、质子泵抑制药和生长抑素类似物能有效减少胃酸分泌，从而缓解症状，促进消化道溃疡的愈合；②化疗：对无法手术的晚期胃泌素瘤患者，可以应用氟尿嘧啶和多柔比星等抗肿瘤药物治疗。

2. 手术治疗 手术是唯一治愈该疾病的途径。明确诊断后应尽早行根治性手术切除，手术的方式包括单纯肿瘤切除术和胰腺次全切除术。由于胃泌素瘤转移性病灶恶性程度较低，因此手术时要尽量切除转移灶。对抗酸治疗效果较差或晚期肿瘤不能切除的患者，全胃切除可以去除壁细胞和胃泌素的靶器官，可缓解症状、延长生命。

（李建水）

第六章 脾脏疾病

脾脏是位于左上腹,富于血供的实质性脏器。正常脾脏长轴 10 ~ 12cm,短轴 5 ~ 7cm,厚约 4cm,被肋弓掩盖难以扪及。脾脏是体内最大的淋巴器官,是重要的免疫器官。在胚胎发育早期,胎儿体内的各种血细胞都是在脾脏生成。第 21 周后,造血功能被骨髓代替。而其自身中的淋巴细胞成分增加。脾脏内的血窦可以发挥储血的作用,特别是在脾脏增大的时候血窦内可以储存大量的血液。成人每天有大约 350L 血液通过脾脏,其中有缺陷的、衰老的红细胞以及一些细胞碎片会在脾脏中被巨噬细胞吞噬再释放出胆红素和铁,完成对血液的选择性过滤。

第一节 脾切除适应证

脾脏切除术具有很广的手术适应证,主要用于脾脏功能亢进、外伤破裂和脾脏本身的各种病变。但是随着脾脏生理功能研究的进展,很多的学者主张用脾脏的部分切除术或脾脏自体移植部分代替脾脏切除术。

脾脏功能亢进是由于多种原因导致的脾脏肿大,外周血中一项或多项血细胞数量减少的综合征。脾功能亢进常继发于其他原因的疾病之后,常见为淤血性脾肿大和血液疾病。

1. 淤血性脾大 常见于肝硬化导致的门静脉高压和胰腺炎导致的区域性门静脉高压,脾切除可以纠正脾功能亢进并减少门静脉血流,降低门静脉压力。

2. 血液疾病

(1) 免疫性血小板减少性紫癜:是一种针对血小板的自身免疫性疾病。血小板减少导致全身出血。患者体内产生一种 lgG 抗体——7Sγ-球蛋白,吸附在血小板表面导致血小板在脾脏内滞留和大量破坏。临床以儿童和青年女性多见,可急性起病,表现为皮肤瘀斑,牙龈、口腔、消化道出血,鼻出血以及泌尿道出血,甚至可以出现颅内出血,也可以反复鼻出血和月经过多为临床表现。本病一般以糖皮质激素为主要的治疗方法。脾脏切除只能作为二线治疗方案,用于急性出血或者激素治疗效果不佳者。在脾脏切除后约 80% 的病人可以获得满意的效果。出血停止,血小板水平回升。

(2) 自身免疫溶血性贫血:是一种后天获得性自身免疫性疾病,是机体免疫紊乱导致红细胞表面黏附某种抗体。这种红细胞在脾脏和肝脏被吞噬和破坏,导致贫血、轻度黄疸、脾脏肿大、血红蛋白尿等。治疗以糖皮质激素治疗为主,贫血严重者可以少量多次输血。脾脏切除术仍然只作为二线治疗方案,在激素治疗效果欠佳时采用,有效率为 30% ~ 60% 。

(3) 遗传性球型红细胞增多症:本病为常染色体显性遗传病,患者的血液中可以见到球形的红细胞。主要是红细胞膜存在缺陷,在流经脾脏内的脾索和脾窦时,不易变形难以通过,因此被潴留在脾内导致破坏。患者幼年即可以发病,临床表现为贫血、黄疸和脾脏肿大。脾切除治疗为最有效的治疗措施。常在手术后黄疸和贫血都很快消失,但是由于可能出现爆发性感染,4 岁以下的患者不主张行脾切除术。

(4) 遗传性椭圆形细胞增多症:临床少见,为常染色体显性遗传,有家族史。患者血液中出现大量的异形红细胞,有椭圆形、卵形、腊肠形或棒形。多数患者没有贫血和黄疸,无需治疗。但对于有贫血和黄疸者,脾切除可以纠正贫血和消除黄疸。同样对 4 岁以下的儿童不宜行脾切除术。

(5) 丙酮酸激酶缺乏:是一种非球形红细胞的遗传性溶血性贫血。新生儿就可以发病。患者红细胞中缺乏丙酮酸激酶,使红细胞内糖酵解减慢,三磷酸腺苷产生减少,红细胞生存期缩短。在脾脏中的红细胞破坏增加。脾切除有利于减少输血量。同时,本病常并发胆囊结石。在情况允许时,可以同时行胆囊切除术。

(6) 珠蛋白生成障碍性贫血:又称为“地中海贫血”,为一种遗传性贫血病。主要是血红蛋白合成发生障碍。本病多见于儿童,临床表现为黄疸、肝脾肿大、贫血、胆结石。对于脾脏明显肿大伴有脾功能亢进和需要长期反复输血的患者是脾脏切除的指征。

(7) 白血病:对于慢性粒细胞白血病和慢性淋巴细胞白血病中的部分患者,由于脾脏肿大和脾脏功能亢进导致的贫血和血小板减少具备脾脏切除的指征。脾切除后血红蛋白和血小板的水平常常能上升。

3. 脾脏原发性疾病

(1) 脾破裂:虽然其膈面受到左季肋部肋骨的保护,但是由于脾脏组织质地较脆,在左侧季肋部受到外力打击时常常发生破裂、出血。所以在患者有左侧季肋部外伤的情况下都应该考虑到脾脏破裂的可能性。就诊时,在严密观察生命体征变化的同时,可以行腹部B超、CT扫描、诊断性腹部穿刺等检查以明确诊断。全脾切除依然是目前开展最广泛的治疗脾破裂手术方法。更多的学者主张用保留脾脏功能的方法代替全脾切除,如:脾脏部分切除、脾脏破裂修补术、自体脾移植、粘合凝固止血、射频止血、脾动脉结扎术、脾网罩等。这些方法都能起到保留脾脏功能、止血的作用,是脾脏外科的新发展。

(2) 脾囊肿:分为真性和假性囊肿两种。真性囊肿包括单纯性囊肿、皮样囊肿、表皮样囊肿、淋巴管囊肿,其囊内有内皮细胞或上皮细胞衬里,可以为单个或多个囊肿。假性囊肿多为脾脏陈旧性血肿或脾梗死灶液化后形成,囊肿内壁无细胞衬里。小的囊肿一般无明显临床症状,多在常规体检时发现,一般不需要做处理,仅仅需B超等影像学随访。大的囊肿表现为左上腹闷胀不适或消化不良等症状,CT和MRI检查可以为明确诊断和决定手术方式提供极大的帮助。治疗上依据囊肿的性质和位置采用脾脏部分切除、全脾切除等手术方式。

(3) 脾肿瘤:脾脏肿瘤临床少见,多以良性肿瘤多见,如血管瘤、错构瘤、纤维瘤、脂肪瘤等。小的良性肿瘤不需手术处理,仅需观察随访即可。脾血管瘤可以和肝血管瘤并存,破裂出血的风险也很小。巨大血管瘤常可以侵犯整个脾脏,需手术切除。手术时先找到并结扎明显扩张的脾动脉对控制术中出血有很大的好处。原发于脾脏的恶性肿瘤均为肉瘤,如淋巴肉瘤、纤维肉瘤、血管肉瘤等,主要表现为脾脏迅速肿大、体重减轻、消瘦、贫血、发热等症状,必须行全脾切除,且预后不良。

(4) 脾动脉瘤:脾动脉瘤是内脏动脉中最常见的动脉瘤,多见于多次妊娠的妇女,说明其发病原因可能与雌激素水平有关。可能并发脾脏栓塞梗死,但最危险的还是动脉瘤破裂导致的大出血,死亡率极高。治疗方法为包括动脉瘤在内的脾脏切除术。

(5) 脾脓肿:可以是全身脓毒血症的一部分,也可以是脾脏栓塞术后并发感染导致。近年来对脾破裂采用保守治疗的患者增多,部分可并发感染。治疗以抗感染治疗为主,对于明显的脓肿可使用B超引导下穿刺或置管引流。对于多发脓肿并且抗生素治疗效果不佳者可以考虑脾脏切除。

(6) 脾梗死:任何导致脾脏动脉阻塞的原因都可以导致脾脏梗死。常见于镰刀形细胞性贫血、慢性粒细胞白血病、骨髓纤维化症、亚急性细菌性心内膜炎及医源性的脾脏梗死。临床表现为向左肩部放射的左上腹疼痛、高热等。小范围的脾梗死可以不做处理，但是当左上腹疼痛严重，并发脾脓肿等情况时可以行脾脏切除术。

（7）游走脾：脾脏不在正常解剖位置而在腹腔其他部位叫异位脾或脾下垂。异位而能复位呈游走状这叫做游走脾。约20%的患者游走脾可以发生脾蒂扭转，出现急性剧烈的腹痛，可以导致休克，这时需急诊手术切除脾脏。

（戴 毅）

第二节 脾切除术后常见并发症

脾脏切除后除了一些常规手术并发症外，与脾脏切除术直接有关的并发症还包括：手术野术后出血、脾窝感染、血栓形成相关并发症及脾切除术后凶险性感染等。

1. 手术野术后出血 一般发生在术后24～48小时内。临床表现为腹腔引流管内大量鲜红色的血液流出，患者可以有心率增快、血压下降、皮肤湿冷、面色苍白等失血表现。常需在输血的同时紧急手术再次处理。常见原因为脾窝创面广泛的渗血、胃短血管滑脱出血以及膈肌下方小血管出血。真正的脾动脉、脾静脉等大血管滑脱导致的出血并不多见。主要原因还是由于门静脉系统压力过高，导致静脉回流障碍。再次手术应该仔细检查所有可能出血的手术野，仔细的缝扎和结扎。减少电刀凝固止血的手术操作，因为有部分手术止血患者术后存在发生第二次腹腔出血可能。

2. 脾窝感染 由于脾脏切除后，脾窝会出现一个腔隙导致腹腔液体积聚、引流不畅容易导致感染。另外，在处理脾门时损伤胰尾导致的少量胰漏也是术后脾窝感染的重要原因。

3. 血栓形成相关并发症 脾脏切除后血小板计数可能在短时间内快速上升，甚至超过$1000\times10^9/L$，导致血液呈现高凝状态。血栓常可以发生在脾静脉残端，可以没有临床症状，也可以导致患者术后长时间反复发热。但是如果血栓延伸到门静脉、肠系膜上静脉等血管内则可以导致严重后果。股静脉血栓形成后脱落则可能肺栓塞导致患者猝死。所以，在脾脏切除术后当血小板水平上升到$40\times10^9/L$则考虑使用肠溶阿司匹林等抗血小板药物预防血栓的发生。当血栓出现后可以全身使用溶栓药物，如尿激酶等。

4. 脾切除术后凶险性感染（OPSI） 常见于婴幼儿脾脏切除术后，是脾脏切除术后最为严重的并发症。主要与脾脏切除术后免疫功能下降关系密切。但是在儿童年龄大于4岁以后，OPSI发生率会明显的下降。成人则更低。对婴幼儿必须行脾切除时，最好选择部分脾切除或是脾脏自体移植术，这样可以部分保留脾脏的免疫功能，减少OPSI发生的机会。

（戴 毅）

第三节 腹腔镜脾切除术

腹腔镜脾脏切除最先为1991年法国医生Delaitre所报告，经过20多年的发展从最开始的脾脏肿瘤切除，发展到巨脾切除和门奇断流术。并发症与开腹手术没有明显差别。

1. 麻醉及体位 采用气管内插管全麻，术前留置胃管及尿管，平卧体位，两腿分开。也可以将左侧季肋区垫高或右侧卧位，以利脾脏的显露。

2. 穿刺 Trocar 插入部位 一般在腹壁穿刺 4 ~ 5 个 Trocar，第一个于脐周插入 10mmTrocar 并置入腹腔镜，观察腹腔内脏器情况和脾脏周围；第二个位于剑突至脐的中点，这时主操作孔用 12mmTrocar；第三个位于左侧锁骨中线与肋弓的交点；第四个位于左侧腋前线。肥胖者因其脾胃韧带的脂肪组织较多，可于剑突下曾加一个 10mmTrocar，使用胃壁钳，把胃大弯向右侧牵拉使脾门的显露更加良好有利手术处理。

3. 手术步骤及手术操作要点

(1) 切开脾胃韧带，显露胰腺及其上缘：全部 Trocar 置入腹腔后，先用腹腔镜探查腹腔内脏器情况。用无创伤钳或肠钳将胃向上牵开，横结肠向下牵开，沿胃大弯侧血管弓下方显露出脾结肠韧带，充分确认后，用电凝钩或超声刀分离、切断，较粗血管用钛夹夹闭，细小血管直接电凝切断或超声刀烧断。切开脾结肠韧带后可以显露胃后方的胰腺，在胰腺上缘可以见到搏动的脾动脉。

(2) 在胰腺上缘找到并游离脾动脉、予以夹闭：助手将肠钳经已经切开的脾结肠韧带伸到胃的后壁，将胃向上前方挑起，在胰腺上缘明显的动脉搏动处用电凝钩或超声刀切开后腹膜，经过仔细游离后显露脾动脉主干(注意不要游离到肝总动脉方向)，用 hemo-lock 夹闭动脉，可以不切断。脾动脉夹闭后，脾脏质地会明显变软。对于淤血性脾脏肿大更加明显。

(3) 继续向左侧切开脾结肠韧带，至脾下极和结肠脾曲之间的网膜。对一些较肥胖的患者而言此处的网膜韧带会比较厚实，内有血管，可以分层处理切断。另外，有些结肠与脾下极非常接近，应仔细注意保护结肠。

(4) 助手用无损伤钳将胃向右侧牵开，主刀持肠钳或吸引器将脾脏向左侧轻推。这时脾胃韧带会出现张力，使主刀医师可以用超声刀处理脾胃韧带，其中的胃短血管可以用 hemo-lock 夹闭后切断。当到达脾上极时，脾上极与胃底之间的韧带常常比较狭窄，而且内常有胃短血管走行，必须小心仔细操作。也可以等脾门处理后再行处理。

(5) 用吸引器或无损伤钳将脾脏从膈面向右侧推移，使脾脏后方的脾肾韧带保持张力，从脾脏下极开始用电刀和超声刀开始游离，切开腹膜，直到脾脏的上极。这时脾脏会变得比较游离。

(6) 用吸引器将脾脏膈面向右下方推移(因脾脏周围都已经被切断)，这时可以使脾膈韧带保持张力及一定的间隙，可开始游离并切开脾膈韧带。

(7) Endo-GIA 行脾切除：将脾门部游离，从主操作孔伸入 Endo-GIA。夹住脾门部结构，激发钉仓，同时切断脾门结构，完全切除脾脏。

(8) 用尼龙袋收纳脾脏，将其袋口的线绳引至体外，将剪刀伸入袋内将脾脏剪碎易取出。也将皮肤切口扩大至 4 ~ 5cm，这样更易取出脾脏。

(9) 摘除脾脏后检查腹腔，确认左膈下、后腹膜等处已确切止血。于脾窝处放置引流管一根由腋前线皮肤戳孔处引出。

4. 术中、术后并发症 腹腔镜脾脏切除术术中可能由于腹腔内出血或胃、结肠损伤导致中转开腹。手术医师不应该认为中转开腹是手术的失败，而应该认为是对患者的保护。在需要中转时果断决定开腹。任何术中的迟疑都有可能导致更加严重的后果发生。术后并发症与开腹手术术后并发症比较类似。

(戴 毅)

第二篇　胃肠外科疾病

第一章　胃肠外科解剖

1. 胃的解剖

（1）胃的解剖标志和分区：胃上端为贲门，与食管相连，是胃的入口；下端为幽门，连接十二指肠，是胃的出口。幽门和贲门部均有增厚的括约肌，有防止十二指肠内容物向胃内反流和胃内容物向食道反流的作用。胃大致可分为三个区域：即胃上方1/3为胃底贲门部，中1/3为胃体部，下1/3为胃窦部。在幽门与十二指肠交界处，外观呈一环形狭窄称幽门环（图2-1-1）。

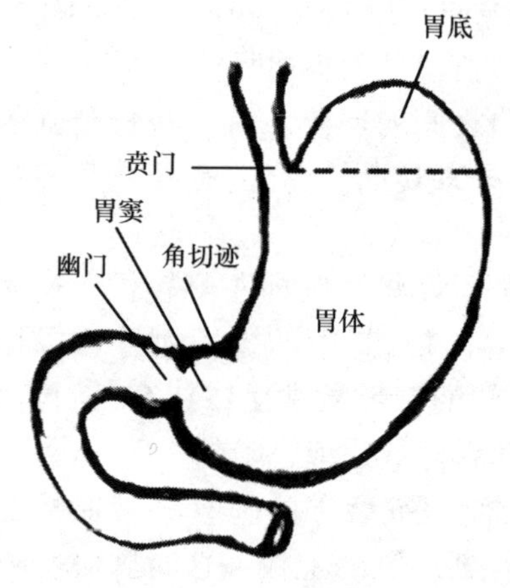

图2-1-1　胃的解剖

（2）胃的血管：胃的动脉来源于腹腔干，血供极为丰富。胃左动脉（腹腔动脉分支）及胃右动脉（肝固有动脉分支）相互交汇形成胃小弯侧血管弓；脾动脉的分支胃短动脉和胃网膜左动脉与胃网膜右动脉（胃十二指肠动脉分支）形成胃大弯侧血管弓。这些动脉的分支在胃壁内彼此间广泛吻合而形成网状分布（图2-1-2）。胃后动脉起源于脾动脉，为一支或两支，分布于胃体后壁的上部。胃的静脉和同名动脉伴行，最后都汇入门静脉。胃冠状静脉的血液可直接或经脾静脉注入门静脉，并在贲门周围与食管下端静脉形成吻合支称食管静脉丛；胃右静脉直接注入门静脉。胃短静脉、胃网膜左静脉均注入脾静脉；胃网膜右静脉则注入肠系膜上静脉。

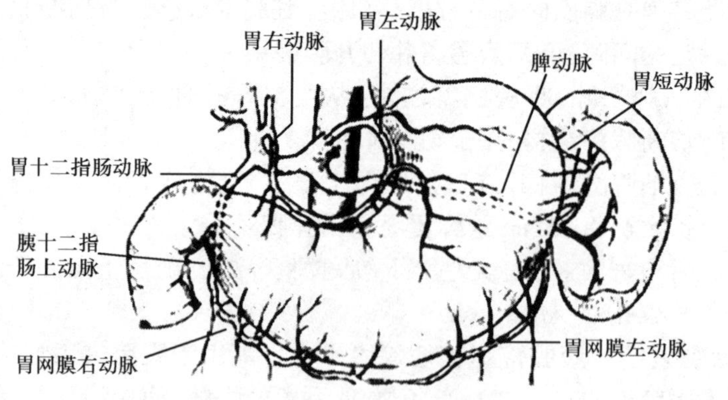

图2-1-2　胃的动脉分布

（3）胃的淋巴结构

1）胃的壁内淋巴管：胃壁的毛细淋巴管分布非常广泛，在胃壁的黏膜、黏膜下层、肌层和浆膜层中都分别组成淋巴毛细管网。胃壁内毛细淋巴管的分布和肿瘤扩散的关系：在胃壁的各层毛细淋巴管网中，黏膜下层的淋巴毛细管网的分布极为丰富，在全胃的黏膜下层中构成十分广泛的吻合网。因此，黏膜的局限性肿瘤可以通过黏膜下毛细淋巴管网扩散到全胃。此外，胃黏膜下毛细淋巴管网通过贲门与食管远段的黏膜下毛细淋巴管网构成丰富的吻合，故胃黏膜的肿瘤可通过这种黏膜下毛细淋巴管网的吻合而侵犯食管。相反，向远端由于十二指肠黏膜下缺乏毛细淋巴管网，所以肿瘤通过黏膜下毛细淋巴管网向十二指肠扩散的可能性比较小，但胃和十二指肠浆膜下的毛细淋巴管网则有较广泛的吻合，所以侵犯到浆膜的胃肿瘤也容易侵犯到十二指肠。上述胃壁内各层毛细淋巴管网的存在，为根治胃癌而需要广泛地切除胃、远端食管和近端十二指肠确定了解剖学基础。

2）胃外的淋巴管及淋巴结：胃的淋巴引流基本上伴随着腹腔动脉及其分支而分布，可分为四个区(图-2-1-3)。

腹腔淋巴结群：为胃左动脉供血部分及其相应的淋巴引流区，包括贲门部、胃底的右半侧和胃小弯左半的前后壁。分别注入贲门前、后和贲门旁淋巴结，胃上淋巴结，胃胰淋巴结，最终流入腹腔淋巴结。

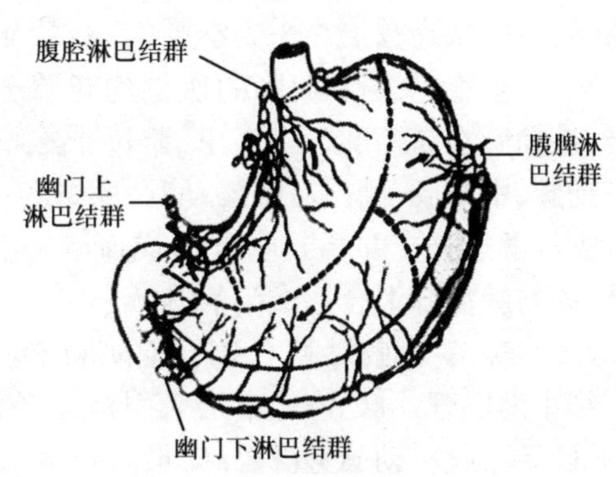

图 2-1-3　胃的淋巴引流

胰脾淋巴结群：为胃短动脉和胃网膜左动脉供血部分及相应的淋巴引流区，包括胃底左半侧和胃体大弯侧的左半部。分别注入胃左下淋巴结、脾门淋巴结及胰脾淋巴结，最后纳入腹腔淋巴结。

幽门上淋巴结群：为胃右动脉供血区及相应的淋巴引流区，包括胃幽门部，小弯右侧部的前后壁。大部分引流入幽门上淋巴结，由此汇入沿肝总动脉的淋巴结，最后注入腹腔淋巴结。

幽门下淋巴结群：为胃网膜右动脉供血区及相应的淋巴结引流区，包括胃体大弯侧右半部及幽门部。大部分引流入胃右下淋巴结，再沿胃网膜右动脉注入幽门下淋巴结，然后通过幽门后淋巴结和幽门上淋巴结汇入沿肝总动脉淋巴结，最后纳入腹腔淋巴结。

来自以上四组的淋巴液注入腹腔淋巴结后，均汇入乳糜池，再经胸导管入左颈静脉，因此胃癌淋巴结转移可触及左锁骨上凹肿大淋巴结。

(4) 胃的神经：胃的神经源于腹腔神经节发出的交感纤维和左、右迷走神经的副交感纤维，前者可抑制胃的分泌和运动，后者则可促进胃的分泌和运动。左、右迷走神经在肺门下方形成食管丛，并在膈肌的食管裂孔上方汇合成前干和后干，分别于食管的前、后方进入腹腔。迷走神经前干分为肝支和胃前支(Latarjet 前神经)，后干分为腹腔支和胃后支(Latarjet 后神经)。胃前、后支均沿胃小弯在小网膜两层之间下行，分别进入胃前、后壁；最后的终末支在距幽门 5～7cm 处进入幽门窦，形似“鸦爪”，可作为胃迷走神经切断术的标志(图 2-1-4)。

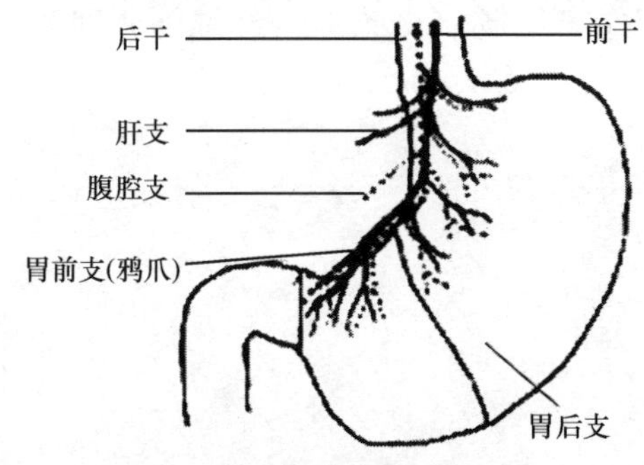

图 2-1-4　胃的迷走神经分支

2. 十二指肠的解剖

(1) 十二指肠解剖标志和分区：位于幽门和空肠之间，较固定，呈 C 形环抱胰腺，长约 25cm。分四部分：①球部，十二指肠溃疡好发部位。②降部，大部分位于腹膜后，内侧与胰头紧密相邻，其后内侧壁中点上方黏膜隆起称十二指肠乳头，为胆总管及胰管汇合后形成的肝胰壶腹的开口处。此部亦偶见溃疡发生，称球后溃疡。③水平部，肠系膜上动、静脉在水平部的末端前方下行。④升部，由十二指肠悬韧带（Treitz 韧带）固定于脊柱左前方，此处为寻找空肠起端的标志。

（2）十二指肠的血管：十二指肠血供来自胰十二指肠上、下动脉，前者源于胃十二指肠动脉，后者源于肠系膜上动脉，该两动脉之间相互吻合成环。

3. 小肠和结肠的解剖

（1）小肠的解剖

1）分部和结构：小肠自上而下分为十二指肠、空肠和回肠三部分，正常成人长 3～5m，但有较大个体差异。Treitz 韧带为十二指肠与空肠交界的标志，而空肠与回肠的分界则不清楚，一般认为其上 2/5 为空肠，下 3/5 为回肠。小肠自上而下肠壁亦逐渐变薄。

2）血管：空肠和回肠的血供均起源于腹主动脉分出的一个重要侧支——肠系膜上动脉，该动脉在胰颈部下缘穿出，跨过十二指肠横部，进入小肠系膜根部，并分出胰十二指肠下动脉、中结肠动脉、右结肠动脉、回结肠动脉和 12～16 支空、回肠动脉；这些空、回肠动脉分支再继续分支并相互吻合形成血管弓。静脉与相应动脉伴行，最后汇集成肠系膜上静脉，并与脾静脉汇合形成门静脉。

3）淋巴：小肠黏膜下有丰富的淋巴组织，黏膜绒毛中央有乳糜管，众多乳糜管汇集成很多细小淋巴管，淋巴液经淋巴管引流至肠系膜根部淋巴结，再向上引流到肠系膜上动脉周围淋巴结，腹主动脉旁淋巴结，最后到达乳糜池。

4）神经：受来源于腹腔神经丛、肠系膜上神经丛的交感纤维以及迷走神经的副交感纤维支配，前者使小肠蠕动减弱，血管收缩；后者使小肠蠕动增强，肠腺分泌增加。

（2）结肠的解剖

1）分部和结构：由右至左分为盲肠、升结肠、横结肠、降结肠和乙状结肠，下接直肠。成人结肠长约 1.5m。在末端回肠进入盲肠处，有黏膜和环肌折叠增厚形成的回盲瓣，有防止大肠内容物向小肠反流的作用。升结肠与横结肠交界处称肝曲，横结肠与降结肠交界处称脾曲。

2）血管：右半结肠的血供源于肠系膜上动脉，分出回结肠动脉、右结肠动脉和中结肠动脉；左半结肠的血供源于肠系膜下动脉，分出左结肠动脉和乙状结肠动脉。静脉与相应动脉伴行，分别经肠系膜上静脉和肠系膜下静脉汇入门静脉。

3）淋巴：分为结肠上淋巴结、结肠旁淋巴结、中间淋巴结和中央淋巴结四组，中央淋巴结位于结肠动脉根部及肠系膜上、下动脉周围，再引流到腹主动脉旁淋巴结。

4）神经：迷走神经支配右半结肠，盆丛神经支配左半结肠。交感神经纤维则分别源于肠系膜上和肠系膜下神经丛。

（魏寿江　肖江卫）

第二章　胃十二指肠疾病

第一节　胃、十二指肠溃疡的外科治疗

（一）手术适应证

胃、十二指肠溃疡大多数经严格的内科治疗可以治愈，在住院治疗的溃疡病例中，有约10%的患者必须采用手术治疗。外科治疗主要针对少数有严重并发症或经内科治疗无效者。

1. 手术的绝对适应证　①溃疡急性穿孔，形成弥漫性腹膜炎者；② 瘢痕性幽门梗阻，严重影响进食及营养者；③ 难以控制急性大出血或反复出血，有生命危险者；④ 胃溃疡恶变及可疑恶变者；⑤ 经内科系统治疗无效的顽固性溃疡。

2. 手术的相对适应证　①长期的溃疡患者反复发作，病情呈逐渐加重趋势且症状剧烈者；② 虽经严格的内科综合保守治疗，但症状不能减轻，溃疡不能愈合，或者短期内愈合又复发者；③ 其他因素：如病人的工作性质、生活环境、经济条件等，要求较迅速而根本的治疗者。

3. 手术的禁忌证　合并有重要脏器功能障碍不能耐受手术治疗者。

（二）手术方式及注意事项

1. 手术方式　有单纯穿孔修补术和溃疡的根治性手术两类。

（1）单纯穿孔修补术：优点是简单、费时短、手术风险小，但约2/3患者经修补后因溃疡未愈而需再行根治性手术，故仅适用于垂危病人、不能耐受更大手术者，或穿孔时间长、腹腔感染严重者。术后加用制酸剂和清除幽门螺杆菌的药物治疗，亦能取得溃疡彻底性治愈效果。如属胃溃疡穿孔，应尽可能行胃大部切除术，不能一期行胃大部切除者，也应修剪穿孔边缘组织作活检，以免遗漏溃疡型胃癌。

（2）胃大部切除术：适用于一般情况较好，或伴有幽门梗阻或大出血，穿孔时间在12小时以内、腹腔感染及局部炎症水肿不严重者、尤其是胃溃疡穿孔者。

（3）其他：对十二指肠溃疡穿孔也可行穿孔修补加高选择性迷走神经切断，或缝合穿孔后行迷走神经干切断加幽门成形术。

此外，近年来由于腹腔镜技术的发展，可经腹腔镜行穿孔修补术，多适用于穿孔时间短、一般情况比较好的患者。

2. 注意事项

（1）手术治疗和非手术治疗的选择：

1）非手术治疗的适应证：①穿孔的早期诊断尚不明确，临床症状较为轻微者；②患者穿孔为空腹穿孔、小穿孔，特别是后壁的慢性穿孔，穿孔后的症状不严重者；③初诊时离穿孔已有几天，但腹腔内感染并不严重，或已局限化而有形成脓肿趋势者；④患者全身情况极其衰竭，或者全身情况不能耐受手术者。

2）但需要特别强调的是：如果诊断不能确定，或初步的胃肠减压等保守治疗措施采用后症状无改善甚至更加恶化者，应毫不迟疑地立即进行手术治疗。情况极度不良患者也应积极创造条件争取早期手术。

(2) 单纯修补和胃大部切除的选择:单纯缝合修补术、胃大部切除术两种术式在治疗胃十二指肠溃疡穿孔中均有较好的疗效,而且单纯缝合修补术的手术时间短、术中出血少、患者恢复快、住院时间短、术后并发症发生率低、随访复发率低等特点,故在小面积溃疡穿孔的治疗中可采用此方法。胃大部切除术可应用于溃疡面积较大者,或胃癌患者。

3. 术后并发症

(1) 早期术后并发症

1) 术后胃出血:①术后 24 小时内:术中止血不彻底;②4 ~6 天:吻合口黏膜坏死脱落;③10 ~20 天:吻合口黏膜下脓肿腐蚀血管。

2) 胃排空障碍:饱胀,呕吐。

3) 胃壁缺血坏死、吻合口破裂或瘘。胃壁缺血坏死原因:手术切断了胃小弯侧血供;局部形成溃疡的发生率 20% ,溃疡>3cm 可引起出血。吻合口破裂或瘘:术后一周发生;原因为缝合技术不当等。

4) 十二指肠残端破裂:毕Ⅱ式术后早期的严重并发症。临床表现:突发上腹剧痛,发热,腹膜炎体征,血象升高,腹腔穿刺有胆汁样液体。处理:立即再次手术探查,修补后置管!

5) 术后肠梗阻

A. 输入襻梗阻:①急性:完全性,呕吐物量少,多不含胆汁,易发生肠绞窄,不缓解时应手术解除梗阻。②慢性:不完全性,呕吐量多,喷射样呕吐;为胆汁,多不含食物;呕吐后症状缓解消失;先内科治疗,无效再手术。

B. 输出襻梗阻:上腹部饱胀,呕吐含胆汁的胃内容物。如内科无效,手术治疗。

C. 吻合口梗阻:如内科无效,手术治疗。

(2) 远期术后并发症

1) 碱性反流性胃炎:三联征,即剑突下持续烧灼痛,胆汁性呕吐,体重减轻。

2) 倾倒综合征

A. 早期:进食后半小时内发生。治疗:少食多餐,避免过甜食物摄入,降低摄入液体的渗透压。若不能缓解,用生长抑素。

B. 晚期:餐后 2 ~4 小时,低血糖综合征。治疗:食物中添加果胶延缓糖的吸收;严重者注射生长抑素。原因:控制胃排空的幽门括约肌等结构不存在,加之部分病人胃肠吻合口过大(特别是毕Ⅱ式),导致胃排空过速。

3) 溃疡复发。

4) 营养性并发症:主因为胃容量减小,饱胀感使摄入不足。表现为营养不足、贫血、腹泻与脂肪泻、骨病。

5) 迷走神经切断后腹泻:以迷走神经干切断术后最为严重多见,高选择性迷走神经切断术后较少发生。

6) 残胃癌:术后 20 ~25 年出现;发生率 2% 左右。

第二节 胃 肿 瘤

一、胃 癌

胃癌(gastric cancer)是我国最常见的恶性肿瘤之一,其死亡率居各种恶性肿瘤之首。

40～60 岁为高发年龄,男多于女,男女比例约 2∶1。

（一）病因

胃癌的确切病因尚未明确,可能与下列多种因素有关。

1. 地域环境及饮食生活因素　在我国的西北与东部沿海地区胃癌发病率比南方地区明显为高。长期食用熏烤、盐腌食品的人群中胃远端癌发病率高,与食品中亚硝酸盐、真菌毒素、多环芳烃化合物等致癌物或前致癌物含量高有关;食物中缺乏新鲜蔬菜和水果与发病也有一定关系。吸烟者的胃癌发病危险较不吸烟者高 50%。

2. 幽门螺杆菌感染　幽门螺杆菌感染是引发胃癌的主要因素之一。我国胃癌高发区成人 *HP* 感染率在 60% 以上,比低发区 13%～30% 的 *HP* 感染率明显要高。控制 *HP* 感染在胃癌防治中的作用已受到高度重视。

3. 癌前病变　包括胃息肉、慢性萎缩性胃炎及胃部分切除后的残胃。胃息肉可分为炎性息肉、增生性息肉和腺瘤,前两者恶变可能性很小,胃腺瘤的癌变率在 10%～20%,直径超过 2 cm 时癌变机会加大。癌前病变系指容易发生癌变的胃黏膜病理组织学改变,本身尚不具备恶性特征,是从良性上皮组织转变成癌过程中的交界性病理变化。胃黏膜上皮的异型增生属于癌前病变,根据细胞的异型程度,可分为轻、中、重三度,重度异型增生与分化较好的早期胃癌有时很难区分。

4. 遗传和基因　遗传与分子生物学研究表明,胃癌病人有血缘关系的亲属其胃癌发病率较对照组高 4 倍。胃癌的癌变是一个多因素、多步骤、多阶段发展过程,涉及癌基因、抑癌基因、凋亡相关基因与转移相关基因等的改变,而基因改变的形式也是多种多样的。

（二）病理

病灶好发部位依次为胃窦、胃小弯、贲门和胃体。

1. 大体分型

（1）早期胃癌:凡病变局限于黏膜或黏膜下层的胃癌,不论其病灶大小及是否有淋巴转移,均为早期胃癌。这类胃癌主要由胃镜发现,检出率仅 15%～20%。可分为:Ⅰ型隆起型,癌块突出约 5mm 以上;Ⅱ型浅表型,癌块微隆与低陷在 5mm 以内,有 3 个亚型:Ⅱa 表面隆起型,Ⅱb 平坦型,Ⅱc 表面凹陷型;Ⅲ型凹陷型,深度超过 5mm。此外,有混合型。

（2）进展期胃癌:又称中晚期癌,病变超过黏膜下层,临床常见。形态上符合 Borrmann 分型(图 2-2-1):Ⅰ型:肿块型癌,病灶可小如息肉,亦大如蕈状巨块,突入胃腔;Ⅱ型:溃疡局限型,病灶中心凹陷呈溃疡,四周呈边界清楚的隆起;Ⅲ型:溃疡浸润型,为边缘不清楚的溃疡,癌组织向周围浸润;Ⅳ型:弥漫浸润型,癌细胞向胃壁各层浸润,可累及胃的大部或全部,使胃壁僵硬呈皮革状,故又称"革袋胃"。此型细胞分化最差,恶性程度高,转移早。

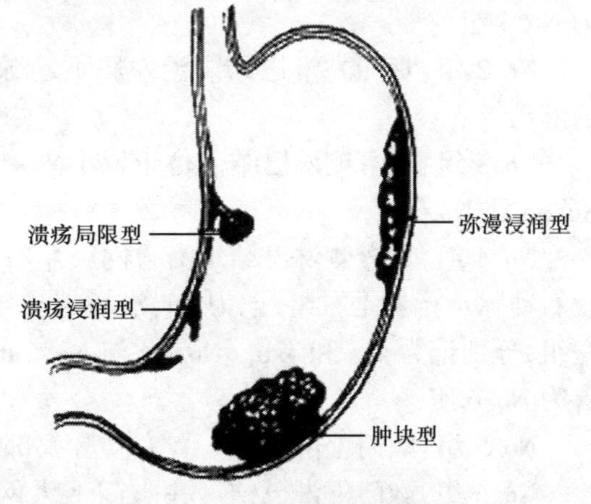

图 2-2-1　胃癌大体分型

2. 组织类型　约 95% 为腺癌,包括乳头状腺癌、管状腺癌、黏液腺癌、低分化腺癌及印戒细胞癌,其余少数为腺鳞癌、鳞状细胞癌、未分化癌及未分化类癌等。其中胃腺癌的组织学分级为高分化、中分化、低分化和未分化四级。

3. 胃癌扩散和转移的途径 主要有四种，即直接浸润蔓延、沿血行转移、腹腔种植转移、沿淋巴道转移。

(1) 直接浸润蔓延：远端胃癌可侵及十二指肠，其蔓延方式主要是在浆膜下浸润的癌细胞越过幽门环或黏膜下的癌细胞通过淋巴管蔓延，很少是沿黏膜直接连续性蔓延。近端胃癌则不同，可直接扩散侵犯食管下端。直接蔓延也可波及网膜、脾脏、横结肠、肝脏及胰腺等。

(2) 血行转移：多发生在癌的晚期，最常见的受累器官为肝脏，其次是肺。癌细胞一旦进入大循环，能在骨、脑、肾脏、脾脏及甲状腺等形成转移灶。

(3) 种植转移：癌组织浸出胃壁浆膜后，癌细胞可由浆膜脱落到腹腔和盆腔，或癌转移的淋巴结破裂在腹腔和盆腔里种植播散，形成转移结节，腹膜种植最易发生于上腹部。于肠系膜之上，位于后壁的肿瘤可种植转移到小网膜囊。癌细胞在腹腔和盆腔广泛扩散时，常伴有大量的腹水，此时已是疾病的晚期。女性胃癌病人可种植转移到卵巢，而且一般是双侧，称为 Krukenberg 瘤。

(4) 淋巴转移：淋巴转移是胃癌的主要转移途径，也是影响预后的重要因素。进展期胃癌的淋巴转移率高达 70% 左右，早期胃癌也可有淋巴转移。胃癌的淋巴结转移率和癌灶的浸润深度呈正相关。癌细胞经常侵犯黏膜和黏膜下淋巴丛，由此转移到胃周淋巴结、腹腔动脉旁淋巴结及主动脉旁淋巴结。有些病例，癌细胞通过胸导管转移到左锁骨上淋巴结，有时成为临床上首先出现的症状和体征。淋巴结转移的规律一般是由近及远，但有的病例表现为所谓跳跃式转移，跳跃式转移的原因与胃癌时淋巴流发生改变有关，由于肿瘤生长和播散可导致某些淋巴管的瘤性阻塞，而另一些淋巴管则重新形成，以代偿胃部淋巴液流出量之不畅，因此癌细胞不仅可沿局部淋巴播散，而且也可沿着不断开放的淋巴管播散，形成远处淋巴结转移。

(三) 胃癌淋巴结的分组，T、N、M、P、CY、H 的含义及分期

淋巴结的分组：日本学者根据肿瘤侵犯的精确解剖学范围制定胃癌的区域淋巴结分组，该方法非常精细，被国内外学者所采用，分组如下。

No. 1 组：贲门右淋巴结。位于胃左动脉上行支贲门右侧的淋巴结。与 No. 3 组小弯淋巴结的界限是胃左动脉上行支进入胃壁第一支(贲门支)，在贲门侧者为 No. 1 组，幽门侧者为 No. 3 组。

No. 2 组：贲门左淋巴结。沿左膈下动脉分出的贲门食管支走行，位于贲门左侧及后侧的淋巴结。

No. 3 组：小弯侧淋巴结。位于胃小弯，沿胃左动脉与胃右动脉走行的淋巴结，分别记为 No. 3a 和 No. 3b。

No. 4 组：大弯侧淋巴结。沿胃网膜左右动脉走行的大弯淋巴结，分为以下两组，沿胃网膜右动脉走行者是右组，记为 4d，沿靠近胃壁的胃短动脉和胃网膜左动脉走行的淋巴结是左组，分别记为 4sa 和 4sb。No. 4d 与 No. 6 的分界为胃网膜右动脉进入胃壁的第一支，以上者为 No. 6 组。

No. 5 组：幽门上淋巴结。胃右动脉根部的淋巴结。

No. 6 组：幽门下淋巴结。在幽门下大网膜内，常分为三个部分：①狭义的幽门下淋巴结；②幽门后淋巴结；③沿胃网膜右动脉注入肠系膜上静脉的淋巴结。

No. 7 组:胃左动脉旁淋巴结。沿胃左动脉根部到上行支的分出部走行的淋巴结。

No. 8 组:肝总动脉旁淋巴结。分为以下两组,位于肝总动脉干前面、上面者记为 8a,位于其后面者记为 8p。

No. 9 组:腹腔动脉旁淋巴结。包括胃左动脉、肝总动脉及脾动脉根部的淋巴结。

No. 10 组:脾门淋巴结。脾门附近的淋巴结与 No. 11 组脾动脉干淋巴结的界限是胰尾末端。

No. 11 组:脾动脉旁淋巴结。沿脾动脉干的淋巴结,包括胰腺里面的淋巴结,亦分为两个亚组,即位于脾动脉近端旁的淋巴结称为 No. 11p,远端旁者称为 No. 11d。过去统称为第 11 组淋巴结。进来,从淋巴流向及其转移的临床意义,将其分为近侧 No. 11p 组与远侧 No. 11d 组。第 No. 11p 组接受第 6 组的淋巴流,L/LM 等处癌有较高转移率,清除后可明显提高长期生存率。但第 No. 11d 组与第 No. 10 组有同样的意义。

No. 12 组:肝十二指肠韧带内淋巴结,根据具体位置不同分为 No. 12a、No. 12b、No. 12p。日本胃癌治疗规约(13 版)中对 No. 12a、No. 12b、No. 12p 此三组淋巴结的分布从平面、立体构筑上做了新的规定,使其更加精细。从平面结构来看(图 2-2-2):No. 12a 是指:胆囊管与肝总管汇合处的水平线与肝动脉的分支(肝固有动脉、胃十二指肠动脉)处的水平线间的沿肝固有动脉周围分布的淋巴结。No. 12b /No. 12p 是指:胆囊管与肝总管汇合处的水平线与胰头上缘水平线间的沿胆总管和门静脉周围分布的淋巴结。从立体结构来看(图 2-2-3):No. 12a 是指:肝动脉前方(pre)、肝动脉后方(ret)、肝动脉外侧(lat)及与胆管间(inte)的四个区域淋巴结。No. 12b 是指:胆管前方(pre)、胆管外侧(lat)、胆管后方(ret)及与肝右动脉间(inte)的四个区域淋巴结。No. 12p 是指:门静脉后方的淋巴结。

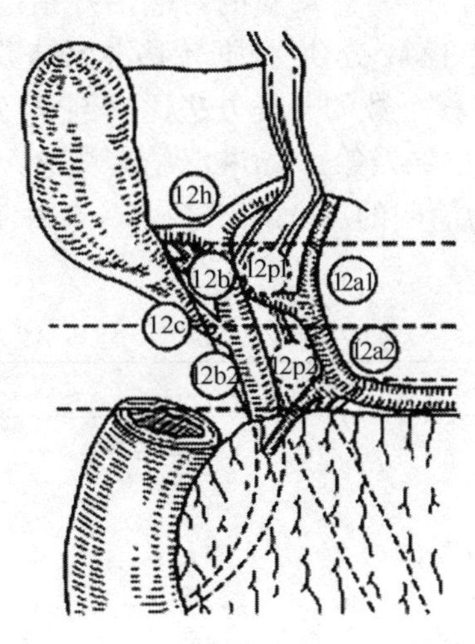

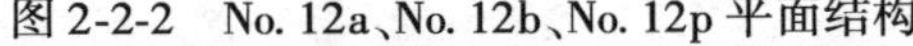

图 2-2-2 No. 12a、No. 12b、No. 12p 平面结构

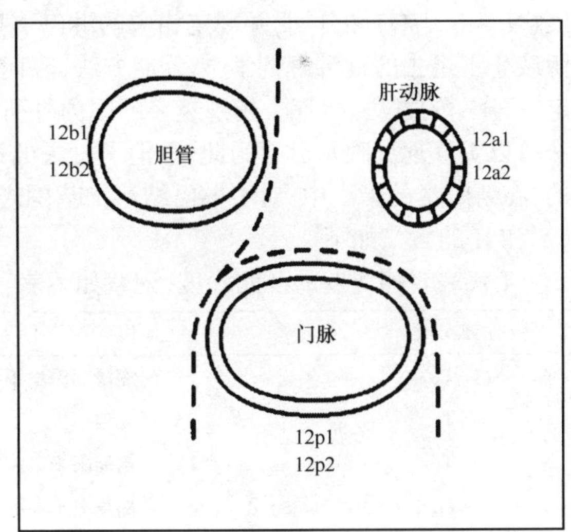

图 2-2-3 No. 12a、No. 12b、No. 12p 立体结构

No. 13 组:胰后淋巴结。位于胰头后部,将十二指肠向内侧游离松动提起后,附于胰头后 Treiz 筋膜的脏层真面,分布于胰十二指肠后动脉弓附近。以 Vater 乳头水平为界,在其下者为 No. 13a,其下者为 No. 13b。近年有学者提出 D_2 根治术是同时清除该组淋巴结对减少术后胰后淋巴结转移压迫胆管而致梗阻性黄疸的机会。

No. 14 组:肠系膜根部淋巴结。分为沿肠系膜上静脉的淋巴结和肠系膜上动脉的淋巴结,分别记为 14v 和 14a。

No. 15 组:结肠中动脉旁淋巴结。沿结肠中动脉走行分布的淋巴结。

No. 16 组:腹主动脉旁淋巴结。自膈裂孔至左肾静脉下缘水平以上的淋巴结为 No. 16a,腹腔干上缘以上为 No. 16a1,以下水平者为 No. 16a2,自左肾静脉下缘以下至髂总动脉分叉水平以内的淋巴结记为 No. 16b,其中又以肠系膜下动脉上缘水平为界,在其上者称为腹主动脉旁淋巴结中间组,记为 No. 16b1,在其下者称为腹主动脉旁淋巴结尾侧组,记为 No. 16b2。根据前后左右的关系,每个区又可分为腹主动脉外侧组、腹主动脉前组、腹主动脉后组、下腔静脉外侧组、下腔静脉前组、下腔静脉后组和腹主动脉下腔静脉间组,这样,16 组淋巴结可进一步分为 28 组,临床上较重要的有 16a2 和 16b1 区的淋巴结。

No. 17 组:胰前淋巴结。位于胰头前部,又可分胰前上淋巴结与胰前下淋巴结,分别记为 No. 17a 和 No. 17b。

No. 18 组:胰下淋巴结。位于胰体尾部下缘。

No. 19 组:膈下淋巴结。沿左膈下动脉食管贲门支分布的淋巴结为 No. 2 组,左膈下动脉分叉以外的淋巴结为 No. 19 组。

No. 20 组:位于食管裂孔处。

No. 110 组:胸下部食管旁淋巴结。

No. 111 组:膈上淋巴结。

No. 112 组:后纵隔淋巴结。

注:其中 No. 1 ~ 12 和 No. 14v 为胃的区域淋巴结,其外的淋巴结转移时作为 M_1,但食管浸润时 No. 19、No. 20、No. 110、No. 111 作为区域淋巴结。

过去一直根据原发病灶的部位对淋巴结进行分站,并根据这种解剖学分站判定转移程度(N_1 ~ N_3、M_1)和分期,并规定相应的淋巴清扫范围(D_1 ~ D_3)。最新的胃癌治疗指南第三版废止了过去的这种解剖学 N 分期方法,改而采用类似 TNM 分期,根据转移淋巴结数目确定 N 分期的方法。目前,越来越多的国内外研究表明转移个数的分类方法比解剖学分类方法可以更好地反映预后。为此,取消了过去的第 1 站淋巴结及第 2 站淋巴结等概念。相应的,在新版本的指南中,对于淋巴结清扫范围规定了更为简明的 D_1\D_2 清扫术。T、N、M、P、CY 和 H 的含义如下。

T 代表胃癌胃壁的浸润深度,记载如下表:

T 分类	浸润深度
T_X	癌浸润深度不明者
T_0	无癌
T_1	癌局限于黏膜(M)或黏膜下层(SM)
T_{1a}	癌局限于黏膜(M)
T_{1b}	癌局限于黏膜下层(SM)
T_2	癌浸润越过黏膜下层,但局限于固有肌层(MP)
T_3	癌浸润越过固有肌层,但局限于浆膜下组织(SS)
T_4	癌浸润达浆膜面或露出,或波及其他脏器
T_{4a}	癌浸润达浆膜面或穿破露出于腹腔(SE)
T_{4b}	癌浸润直接到达其他脏器(SI)

N代表淋巴结转移程度见下表：

N分类	转移淋巴结数
N_X	区域淋巴结转移有无不明确者
N_0	区域淋巴结无转移
N_1	区域淋巴结转移1~2枚
N_2	区域淋巴结转移3~6枚
N_3	区域淋巴结转移7枚以上
N_{3a}	区域淋巴结转移7~15枚
N_{3b}	区域淋巴结转移≥16枚

M代表胃癌的远处转移见下表：

M分类	区域淋巴结以外有无转移
M_X	区域淋巴结以外有无转移不明确
M_0	区域淋巴结以外无转移
M_1	区域淋巴结以外有转移

P代表腹膜转移见下表：

P分类	有无腹膜转移
P_X	有无腹膜转移不明者
P_0	无腹膜转移
P_1	有腹膜转移

CY代表腹腔冲洗液细胞学检查见下表：

CY分类	腹腔冲洗液细胞学检查有无癌细胞
CY_X	未行腹腔冲洗液细胞学检查
CY_0	腹腔冲洗液细胞学检查无癌细胞
CY_1	腹腔冲洗液细胞学检查有癌细胞

H代表有无肝脏转移见下表：

H分类	有无肝脏转移
H_X	有无肝脏转移不明者
H_0	无肝脏转移
H_1	有肝脏转移

胃癌的TNM分期：TNM分期的目的是为能够客观的评价、反映癌的进展程度，并且据此判定预后，选择治疗方案。经过多年来的修正，现在已经统一见下表。

	N_0 N_1 N_2 N_3	Any T/N M_1
T_{1a}(M),T_{1b}(SM)	ⅠA ⅠB ⅡA ⅡB	Ⅳ
T_2(MP)	ⅠB ⅡA ⅡB ⅢA	
T_3(SS)	ⅡA ⅡB ⅢA ⅢB	
T_{4a}(SE)	ⅡB ⅢA ⅢB ⅢC	
T_{4b}(SI)	ⅢB ⅢB ⅢC ⅢC	
Any T/N M_1	Ⅳ	

(四) 临床表现

胃癌早期症状常不明显,可出现一些非特异性症状,如上腹不适、隐痛、嗳气、反酸、食欲缺乏、乏力、消化不良等,易被患者或医生忽视;随着病情进展,症状渐趋加重而有上腹痛、饱胀、乏力、黑便、贫血和(或)消瘦;胃窦癌可引起幽门部分或完全性梗阻,可有恶心、呕吐,可呕吐咖啡色液体;贲门部或高位小弯癌可有进食梗阻感;可突发上消化道出血,亦可发生急性穿孔;晚期,可有上腹部肿块及远处转移征象,如左锁骨上淋巴结肿大、腹水、肝内肿块、直肠或阴道指诊扪及盆腔或卵巢肿块等。

(五) 诊断

进展期胃癌的诊断不困难。而早期诊断是提高治愈率的关键。对有下列情况者应详细检查以提高早期胃癌检出率:①中年以上,尤其是男性,既往无胃病史而近期出现上述早期消化道症状;或既往有慢性溃疡病史而近期症状加重或疼痛规律改变,使用原来有效的药物治疗无效者。②对有胃溃疡、胃息肉、胃腺瘤、萎缩性胃炎等癌前期病变者,应注意定期复查。③多年前曾行胃大部切除,近期又出现上消化道症状者。

以下检查有助诊断:

1. 纤维胃镜 可直视下发现病灶,还可摄像及取材活检,诊断正确率可达90%以上,是最直接有效和最常采用的诊断手段。对可疑病变组织活检不应少于4处。内镜下刚果红、亚甲蓝活体染色技术,可显著提高小胃癌和微小胃癌的检出率。采用带超声探头的纤维胃镜,对病变区域进行超声探测成像,有助于了解肿瘤浸润深度以及周围脏器和淋巴结有无侵犯和转移。

2. X线钡餐造影 不及胃镜直接,但有助于了解病灶范围和与胃整体的关系,若用加压投照、气钡双重对比和低张造影等技术,可使早期胃癌确诊率达85%。

3. 腹部超声 腹部超声主要用于观察胃的邻近脏器(特别是肝、胰)受浸润及淋巴结转移的情况。

4. 螺旋CT与正电子发射成像检查 多排螺旋CT扫描结合三维立体重建和模拟内腔镜技术,是一种新型无创检查手段,有助于胃癌的诊断和术前临床分期。利用胃癌组织对于[^{18}F]氟-2-脱氧-*D*-葡萄糖(FDG)的亲和性,采用正电子发射成像技术(PET)可以判断淋巴结与远处转移病灶情况,准确性较高。

5. 实验室检查 粪潜血试验持续阳性,有助于胃癌的诊断。血清癌胚抗原(CEA)在晚期病人可有增高,胃液CEA约50%患者超过100ng/ml。癌基因研究表明,*p*53基因过表达为早期胃癌的诊断和判断预后的指标。

（六）治疗

基本原则是以手术为主的综合治疗，应争取早诊断和早期手术治疗。

1. 手术治疗　早期胃癌的最有效治疗方法是根治性切除。进展期胃癌，病人全身情况允许，如未发现有远处转移，应手术探查和切除肿瘤，并辅以化疗、放疗、免疫治疗等综合疗法以提高疗效。

（1）根治性切除术：包括根治性切除的标准手术与非标准手术。

1）标准手术：主要以根治性切除为目的及标准所进行的手术称为标准手术。其要求切除2/3以上胃及 D_2 淋巴结清扫术。以根治为目的的手术中，决定的切除范围需保证切缘到肿瘤边缘具有足够的距离。术中务必保证以下切缘距离（食道浸润癌不遵循此限制）：T_2 以上局限性的肿瘤需3cm，浸润型需5cm以上。如切缘距离低于以上要求，需对肿瘤近端切缘全层进行快速病理检查以明确。对于十二指肠侧及贲门侧的切缘要求距离幽门和贲门3～4cm。

对于贲门到肿瘤上缘距离不足5cm的 T_2 以上的肿瘤及不足3cm的 T_1 期肿瘤，应选择全胃切除术；对于因胰腺浸润而行胰脾联合切除的胃体部肿瘤必须行全胃切除术。T_3 以上分期的肿瘤的标准根治术常规需要切除大网膜。对于 T_1/T_2 的肿瘤从胃大网膜动静脉3cm以上部分离断切除即可。

根治性切除术的淋巴结清扫要求：根据不同胃切除术式规定系统淋巴结清扫的范围。T_1 期肿瘤发生淋巴结转移的可能性较低，故而其清扫范围原则上为 D_1 清扫术，T_2 以上肿瘤则原则上应行 D_2 清扫术。尽管肿瘤浸润深度是决定术式的基本因素，但是术前及术中确诊率有限，另外通过肉眼判断淋巴结有无转移也几乎不可能。因此，应当在熟知以上情况后决定清扫范围。可疑的情况均应行 D_2 淋巴结清扫。因此临床上以 D_2 淋巴结清扫作为胃癌的常规清扫手术。

全胃切除术。D_0：指不满足 D_1 要求的清扫；D_1：No. 1～7；D_2：D_1+No. 8a，9，10，11，12a。另外对于食道浸润癌，D_1 需追加清扫 No. 110 组淋巴结，D_2 需追加清扫 No. 19，20，No. 110，111 组淋巴结。

远端胃切除术。D_0：指不满足 D_1 要求的清扫；D_1：No. 1，3，4sb，4d，5，6，7；D_2：D_1 + No. 8a，9，11p，12a。

近端胃切除术。D_0：指不满足 D_1 要求的清扫；D_1：No. 1，2，3，4sa，4sb，7；D_2：D_1 + No. 8a，9，10，11。如有食道浸润的癌，D_1 需追加 No. 20 组淋巴结，D_2 需追加 No. 19，20，No. 110，111 组淋巴结。

2）非标准手术：根据不同病变程度改变相应切除范围以及淋巴结清扫范围的非标准手术，包括缩小手术及扩大手术。缩小手术：切除范围及淋巴结清扫范围不满足标准手术要求的手术术式。扩大手术：合并切除其他脏器的扩大联合切除术或 D_2 以上扩大的淋巴结清扫术。

目前已有较大宗的腹腔镜胃癌标准根治术的临床报道，与开腹手术比较，腹腔镜手术更强调以活体解剖为基础。文献证实，只要掌握好适应证及完成了必要的学习曲线，腹腔镜胃癌根治术的并发症发生率、死亡率及患者的远期疗效与开放手术无统计学差异。相比于开腹手术，具有手术侵袭性低、创伤小及术后疼痛轻等优点。但其要求手术技术熟练，且安全性及远期预后等相关情况尚无明确的相关临床证据。随着技术的不断进步，医用机器人在胃癌根治术中的应用也提到了日程，其主要特点是术者完全不接触患者，完全实现了手柄操作,通过图像采集系统,术者看到的术野是三维影像,灵巧设计的机械手可以完全表达术者的操作意图,同时还具备消除术者手颤的功能。

(2) 非根治性切除术:对无法根治的病患进行的手术,依据目的不同可分为减瘤手术和姑息手术。

减瘤手术:指对存在非治愈因素(如已有不能切除的肝转移或腹膜转移等),并且无出血、狭窄、疼痛等肿瘤相关症状的病患所进行的胃切除术。其治疗目的为降低体内肿瘤负荷,延缓症状出现或死亡。

姑息手术:指为治疗不能手术切除的胃癌患者出现的出血、狭窄等肿瘤急症而进行的手术。对于因肿瘤而导致的狭窄或持续性出血,可安全性胃切除的病例可行姑息性胃切除术,而对于切除困难等较危险的情况则应行胃空肠吻合等短路手术。

2. 化学疗法 化疗作为胃癌综合治疗的重要辅助治疗手段之一,具有治疗和预防复发、转移两大目的。其临床应用范围有晚期胃癌全身化疗、胃癌根治术后辅助化疗、术前辅助化疗(新辅助化疗)以及区域化疗,如动脉介入化疗、腔内化疗等。早期胃癌原则上不进行辅助化疗,但是有下列情况者应进行辅助化疗:病理类型恶性程度高;癌灶大于5厘米;多发癌灶;年龄低于40岁。进展期胃癌只要患者全身情况良好,主要脏器功能基本正常均应进行辅助化疗。

(1) 术前辅助化疗(新辅助化疗):是指以消灭微小转移灶(复发的主要原因之一)为目的,然后对残留的原发灶及转移灶进行切除的综合治疗。与术后辅助化疗相比采用更强的化疗方案可能带来更高的有效率,降期则可以提高切除率,肿瘤缩小则可能避免进行联合脏器切除。但另一方面,对于化疗无效的情况,则有可能使患者失去手术时机。此外,化疗所导致的身体虚弱及骨髓抑制等情况也可能增加术后并发症的发生、增加患者的经济负担、增加等待手术期间的精神痛苦等。目前不作为常规治疗,采用的方案有EEP(依托泊苷+5-Fu+顺铂),ECF(表柔比星+顺铂+5-Fu),OLF(奥沙利铂+亚叶酸钙+5-Fu)等。对于无法切除的病例的适用原则:目的是对淋巴结广泛转移、体积较大的Ⅲ、Ⅳ型晚期胃癌进行降期。方案包括P-ELF(顺铂+依托泊苷+亚叶酸钙+5-Fu)、EAP(依托泊苷+阿霉素+顺铂)、伊立替康(CPT-11)+顺铂(CDDP)、替吉奥胶囊(S-1)+顺铂(CDDP)、LF(奥沙利铂+亚叶酸钙+5-Fu)、DCF(多西他赛+顺铂+5-Fu)等。

(2) 术后辅助化疗:术后辅助化疗指手术后为了防止微小残留肿瘤复发而进行的化学治疗。抗癌药物常用的全身性单药方案包括:替吉奥胶囊(S-1)、丝裂霉素C(Mitom ycin C)、顺铂(CDDP)、伊立替康(CPT-11)、多西他赛(Docetaxel)、紫杉醇(Paclitaxel)、5-Fu等;联用方案包括:5-Fu+顺铂(CDDP),甲氨蝶呤(MTX)+5-Fu+亚叶酸钙(Leucovorin),5-Fu+亚叶酸钙(Leucovorin),伊立替康(CPT-11)+顺铂(CDDP),替吉奥胶囊(S-1)+顺铂(CDDP),ECF(表柔比星+顺铂+5-Fu)及EOX(表柔比星+奥沙利铂+卡培他滨)等。目前大量研究证实替吉奥胶囊(S-1)辅助化疗成为了胃癌患者术后化疗的标准。替吉奥胶囊(S-1)辅助化疗的方法:待患者恢复良好后,在术后6周内开始剂量为80mg/(m^2·d),给药4周,停药2周为一周期,术后持续1年。

(3) 腹腔温热灌注化疗:今年来的研究发现采用41~43℃的腹腔化疗能够改善胃癌患者的预后,提高胃癌患者的生活质量,可应用于手术前、手术中和手术后。常用药物是丝裂霉素C、顺铂、5-Fu和多西他赛等。

术前腹腔温热灌注化疗:进展期胃癌的术前腹腔温热灌注化疗可以有效地清除或抑制

腹腔内可能存在的微转移灶或亚临床灶，控制术中、术后医源性转移，降低临床病期以及防止经门静脉系统入肝的癌细胞。

术中腹腔温热灌注化疗：胃癌根治术后腹膜种植转移是胃癌患者死亡的主要原因之一。浆膜层受侵和区域淋巴结转移是胃癌切除术后腹膜转移的两个高风险因素，弥漫型胃癌术后腹膜转移的概率更高，可达50%。Ⅲ～Ⅳ期或者有广泛淋巴结转移的胃癌，单纯手术切除的效果不好，大多数在术后2年内复发、死亡。腹膜转移和复发的主要原因是腹腔内有活的自由脱落的癌细胞。这些自由脱落的癌细胞可能来源于：①术中牵拉、挤压等操作使已经侵犯浆膜层的胃癌（T_3、T_4）细胞脱落；②切除转移淋巴结时，因切断淋巴管而引起活的癌细胞溢出；③出血导致癌细胞污染腹腔，而手术当中的腹腔温热化疗可以有效地抑制与杀死腹腔游离的癌细胞，改善手术效果。作用机制主要是：①化疗药物直接与癌细胞结合，增强化疗药物活性，改变癌细胞膜通透性，促进化疗药物吸收并增加药物与DNA交连，增强对癌细胞杀伤，抑制化疗后癌细胞DNA的修复和合成；②利用肿瘤组织与正常组织对热的耐受程度不同，灌注液加温至41～43℃对正常组织无损害，而肿瘤组织受温热效应作用后，不能像正常组织那样通过扩张血管来散热，而且由于导致肿瘤内微小血管栓塞造成癌细胞缺氧、酸中毒或营养摄入障碍，最后导致肿瘤细胞变性、坏死；③腹腔内给药，其药物效能显著大于全身静脉给药，置癌细胞长时间浸泡于高浓度化疗药物之中，有效地杀伤癌细胞，控制癌细胞播散；④化疗药物经过门静脉的吸收入肝，可以防治癌细胞的肝脏转移，并且大多数化疗药物在肝脏解毒代谢，进入体循环的药物较少，全身毒副作用小。

术后早期腹腔温热灌注化疗：术后早期腹腔温热灌注化疗能够有效的控制进展期胃癌术后的转移与复发，提高五年生存率，为进展期胃癌病人术后的重要辅助化疗手段之一，主要用在手术后的早期，这是因为：①手术后的早期腹腔内的粘连还没有形成，有利于化疗药物充分的与腹腔接触，杀伤可能存在的癌细胞。②手术后的早期肿瘤细胞的负荷最小，肿瘤细胞分裂增生速度相应加快，对化疗药物最敏感，是用药的最佳时机。③手术后的腹膜缺损没有修复完整，造成屏障功能丧失，容易造成癌细胞的种植。④术后早期由于手术的打击，病人机体免疫功能下降，也有利于癌细胞的种植转移。

另外对因有全身性疾病不宜手术的早期胃癌或已无法切除的晚期胃癌患者，可通过内镜用激光、微波、注射无水乙醇或免疫增强剂等治疗，对伴有梗阻者，还可在内镜下安放支架缓解梗阻；对不能手术切除的晚期胃癌患者，将导管经股动脉选择性插入胃左动脉或腹腔动脉有关分支，或经术中安置的区域化疗装置，用氟尿嘧啶（5-Fu）、丝裂霉素C（MMC）、羟基喜树碱（HCPT）、阿霉素（ADM）等进行介入治疗；还有使用生物反应调节剂等作为免疫治疗、物理治疗和中草药治疗。

二、胃 肉 瘤

（一）病因病理

较少见，占胃恶性肿瘤的1%～3%。以恶性淋巴瘤、平滑肌肉瘤多见，还有神经纤维肉瘤等。好发部位为胃窦、胃小弯、和胃体后壁。

（二）临床表现

（1）上腹部不适：类似消化性溃疡的疼痛，但无明显的节律性，伴有嗳气、恶心和食欲缺乏等症状。

（2）上消化道出血：多见于突入胃腔、表面溃破的平滑肌肉瘤和恶性淋巴瘤。

(3) 腹部肿块:常为向外突出的巨大神经纤维肉瘤的表现。

(4) 全身表现:部分病人可出现不规则发热、肝脾肿大、贫血、消瘦等。

(三) 诊断

胃肉瘤有时在术前很难与胃溃疡和胃癌鉴别,需在手术中做病理检查才能确定。X 线钡餐检查,向胃外生长的肉瘤表现为胃受压和移位;向胃内腔生长的则表现为圆形充盈缺损;恶性淋巴瘤则表现胃黏膜呈"鹅卵石样"改变。

(四) 治疗

应按病变范围作根治性胃次全切除术或全胃切除术。恶性淋巴瘤在手术后应行 X 线放射治疗及辅助化疗。

三、胃的良性肿瘤

(一) 病理与诊断

发生临床症状的胃良性肿瘤约占胃肿瘤的 2%,多数是在 X 线钡餐检查或胃镜检查时无意中发现的。分两大类:①来源于胃黏膜的腺瘤和腺瘤性息肉,可发生在胃的任何部位,但以胃窦部多见。少数可发生出血,位于幽门附近的较大或带蒂息肉可以出现幽门梗阻、上腹部疼痛、饱胀不适等症状。息肉大于 2cm 时可发生恶变。纤维胃镜检查加病理活检即可确诊。小的无症状性息肉需定期随诊,如息肉引起症状或大于 2cm 时应予以切除。②来源于胃黏膜下中胚层组织的良性肿瘤:有平滑肌瘤、纤维瘤、血管瘤、脂肪瘤、神经纤维瘤和神经鞘膜瘤等。可有上腹部隐痛不适等症状,有时可以发生出血,少数可扪及上腹部包块。X 线钡餐时可发现边缘清楚的圆形或卵圆形充盈缺损,外形规整。

(二) 治疗

基本原则是肿瘤切除。根据肿瘤来源和部位,可酌情采用胃镜下电切术、腹腔镜下肿瘤局部切除术及开腹手术。

第三节 胃癌相关指南解读

一、卫生部《胃癌诊疗规范(2011 版)》解读

(一) 胃癌的诊断、分期、分级解读

(1)《胃癌诊疗规范(2011 版)》对胃癌的分期还是按照 AJCC 第七版的分期,分类是采用的 WHO 的组织学的分类。

(2) AJCC 胃癌 TNM 分期中第七版中的 M 分期取消了远处转移不明确这种情况,改为要么是 M_0,要么就是 M_1。

(3)《胃癌诊疗规范(2011 版)》的推荐级别与《NCCN 指南》不同,是按必须要做的、建议去做的、可以考虑去做的、不推荐的来分,这样分是参考了国外的证据,同时也结合了中国自己的经验。关于腔镜的检查是必需的;对于需要做 ESD、EMR 的患者来说,超声胃镜是必需的,在许多大医院,关于术前分期,也会采用超声内镜结合 CT 检查,但考虑到中国医院之间的差距,因此没有规定必须要做;对于考虑有腹腔转移的患者可以考虑行腹腔镜检查。

(4) 对于影像学 CT,一定要在胃充盈比较好的情况下进行,如果胃充盈欠佳,则病灶显示可能不佳。

(5) 对不适合进行增强 CT 检查的患者,或怀疑盆腔或肝脏有转移的患者,可以考虑行 MRI 检查。MRI 有助于判断腹膜转移状态,可酌情使用。

(6) 上消化道钡餐造影也是常用的,当怀疑有腹腔梗阻,可能会用造影剂来代替钡剂。

(7) 腹部超声对判断有没有胃周淋巴结或腹腔淋巴结转移也有一定的帮助,特别是在没有开展 EUS 的医院。

(8) 对于 PET-CT,《胃癌诊疗规范(2011 版)》不推荐作为常规检查,当常规的影像学检查无法判断是否有转移病灶时可以使用。怀疑有骨转移的患者,可用 PET-CT。

(9) 对于怀疑有胃癌远处转移患者的活检,必要的时候进行活检,比如胃癌多发肺转移的患者,就不一定非得要进行肺部的活检。

(10) 对转移性胃癌的患者,要首先做 HER-2 的检测,然后来决定患者是否选择靶向 HER-2 的治疗。

(二) 胃癌的治疗解读

(1) 胃癌治疗总的原则,都是要采取综合治疗的原则,根据病理类型和临床分期,结合患者的一般状况来选择治疗的手段。

(2) 卫生部《胃癌诊疗规范(2011 版)》制定的胃癌诊疗流程指出,对于一个通过检查明确胃癌诊断和分期后,首先经过多学科的评估,看是否可切除。对于不可切除的患者,可能就是全身治疗,然后再看是否可以转化为可切除。那么在可切除的患者来说,其中有一部分可以实行标准的根治性手术,对于早期胃癌的患者可能会考虑 ESD 或 EMR。

(3) 对于胃癌根治术手术切缘的要求,《NCCN 指南》要求距离肿瘤组织 4cm 以上,《ESMO 指南》则为 5cm 以上。

(4) 关于手术阳性切缘的定义,现在一般认为切缘距离肿瘤 1mm 以内或电刀切缘看到癌细胞作为一个标准。

(5) 关于淋巴结的检查,《胃癌诊疗规范(2011 版)》建议术前如果没有进行过治疗,患者淋巴结检查的数目要不少于 15 个,所有肉眼检查为阴性的淋巴结都要送检,肉眼检查考虑为阳性的淋巴结可以考虑部分送检。

(6) 对于证实有腹膜转移的患者,应当为 T_4,是不推荐手术治疗。

(7) 关于 D_1 与 D_2 手术的问题,《NCCN 指南》指出 D_1 手术淋巴结的清扫范围应当包括区域淋巴结和胃周淋巴结,如果还包括了腹腔干周围的淋巴结,应该定义为 D_2 手术,而且淋巴结的数目要不少于 15 个。

(8) 关于胃癌患者术前的新辅助治疗和术后的辅助治疗要不要做一直存在争议。

(9) 对于胃癌的全身化疗,《胃癌诊疗规范(2011 版)》应该还是鼓励在有资质的医院建议让患者去参加临床研究。

(10) 术前的新辅助一般采用铂类联合氟尿嘧啶类为基础,这是Ⅰ类的证据,以卡培他滨替代氟尿嘧啶,今年已经上升为Ⅰ类证据。伊利替康用于新辅助治疗为ⅡB 类证据。

(11) 对于可切除胃癌患者的辅助治疗,多采取联合治疗为主,一般不会选用单药治疗。对于 T2N0M0 的患者,可以术后观察,也可以行术后同步放化疗,化疗以氟尿嘧啶类药物或紫杉类的药物为基础;对于 T3、T4 或淋巴结阳性的患者,也是同步放化疗或也可以考虑单纯的化疗。

(12) 对于局部晚期胃癌患者,采取以手术为主的综合治疗,前提是要经过术前的评估来确定是直接手术还是先进行新辅助治疗之后再进行手术。对于可以进行根治性手术的局部晚期患者,要根据术后的病理类型来决定是否要进行辅助治疗。

(13) 对于晚期胃癌患者,应该采取全身化疗为主的综合治疗,《2011 版 NCCN 指南》指出卡培他滨可以全面替代静脉输注 5-Fu。

(14) 对于没有达到 R_0 切除的胃癌患者,毫无疑问是要接受全身的治疗,当然可以考虑进行同步放化疗的方式。

(15)《2011 版 NCCN 指南》的更新逐步将卡培他滨联合奥沙利铂化疗方案上升到 Ⅰ 级的水平;而对于 HER-2 阳性的患者可以考虑曲妥珠单抗联合化疗。

(16)《ESMO 指南》接受铂类联合氟尿嘧啶类作为常规联合化疗,是否可以用三药联合存在争议。V-325 研究虽然显示三药联合效果不错,同时也显示毒性比较大。特别是在中性粒细胞减少性发热方面,发生比例比较高。

(17)《ESMO 指南》认为对于晚期胃癌患者一线治疗失败后全身状况好的患者可以考虑 CPT-11 单药或参加临床研究;而《NCCN 指南》推荐的治疗更多一些,更积极一些。

(18) 胃癌辅助治疗的结果往往跟术后的胃癌分期有关系,不同的胃癌分期(从ⅡA、ⅡB 到ⅢA、ⅢB)同样的辅助治疗获益会不同。

(19) 胃癌术后放疗选择 T3、T4 或淋巴结阳性的患者,而术前同步放化疗则针对不可切除的局部晚期或进展期胃癌。关于胃癌随访重要的一点,就是对全胃切除的患者如果发生大细胞贫血要注意补充维生素 B_{12} 和叶酸。

(三) 总结

胃癌总的治疗原则为综合治疗,手术是唯一可以治愈的手段;CLASSIC 研究结果可能会对更早期的患者是否要进行辅助治疗有一定的影响;XELOX 方案可能会成为术后辅助治疗的标准方案;在胃癌的化疗方面,现在越来越多的证据显示希罗达可以替代 5-Fu 的持续静脉滴注;晚期胃癌的解救治疗还是以铂类药物联合氟尿嘧啶为基础,可以考虑用 XELOX 或 FOLFOX 方案,二线方案可以考虑 CPT-11 为主的方案,对于 HER-2 阳性的患者可以考虑曲妥珠单抗联合化疗。

二、《NCCN 胃癌临床实践指南》解读

(一) 胃癌患者的手术治疗

外科手术是早期胃癌的主要治疗方法,能行根治性胃癌切除术的患者预后明显好于不能手术的患者。手术的目的主要是达到切缘阴性的完全切除(R_0 切除),远端胃癌首选胃次全切除术,近端胃癌首选全胃切除术或近端胃切除术。胃的切缘距肿瘤缘应≥5cm,胃近端癌包括贲门癌应切除食管下端 3 ~ 5cm,胃远端癌包括幽门癌应切除十二指肠 3 ~ 4cm,若病变侵及邻近脏器,还应联合受侵脏器一并切除。术后手术切缘显微镜下有肿瘤残留为 R_1 切除,术后有肉眼肿瘤残留但无远处转移病灶为 R_2 切除。术中淋巴结的清扫也十分重要,胃周淋巴结的清扫以 D 表示,第一站淋巴结未完全清除为 D_0,完全清除为 D_1,第二站淋巴结完全清除为 D_2,第三站或第四站淋巴结完全清除为 D_3 或 D_4。

胃癌手术切除范围应包括胃周淋巴结(D_1)和腹腔干具名血管周围的淋巴结(D_2),并至少切取 15 个淋巴结进行检查。姑息性胃切除术仅用于缓解症状,如出血和梗阻等。

(二) 胃癌患者的放射治疗

放射治疗(术前、术后或姑息性放疗)是胃癌治疗中的一部分。在一项Ⅲ期临床研究

中，Stahl 比较了 199 例局部晚期胃食管结合部腺癌应用术前化疗序贯手术和化疗序贯同步放化疗手术患者的疗效，放疗组在病理学完全缓解和淋巴结阴性的比例显著较高，3 年生存率也由 27.7% 提高至 47.4%。术前同步放化疗与术前化疗相比存在生存获益的趋势，但其临床价值目前仍有待更大规模的前瞻性随机临床试验加以明确。

术后化放疗在 SWO G9008/I NT-0116 研究中取得了很好的效果，局部复发的比例在联合化放疗组明显降低，中位生存期明显延长，3 年无复发生存率和总生存率显著提高。但是由于本研究入组的患者多为 D_0/D_1 切除，残胃和区域淋巴结复发率较高，而我国多为 D_2 切除，以腹膜播散和淋巴结转移为主，术后化放疗的意义有待探讨。对于 D_0/D_1 术后患者，切缘阳性的患者应行术后放化疗。

（三）胃癌患者的化学治疗

1. 胃癌的新辅助化疗　新辅助化疗是指在恶性肿瘤局部治疗、手术或放疗前给予的全身或局部化疗，也称术前化疗。胃癌新辅助化疗可使肿瘤缩小、临床分期降低、肿瘤与组织反应性水肿减轻等，从而提高胃癌患者的根治性切除率、减少术后复发转移率、提高生存率。

2. 胃癌的术后辅助化疗　术后辅助化疗主要是根据临床分期选择病例。术后辅助化疗一般于术后 20～30 天开始，目前尚无胃癌术后辅助化疗的标准方案，具体方案可以参考晚期胃癌中安全有效的方案，如 ECF 方案、改良 ECF 方案、氟尿嘧啶联合铂类的方案。

3. 晚期或转移性胃癌的化疗　晚期或转移性胃癌已失去了手术根治的机会，目前多主张放疗、化疗或最佳支持治疗。具体选择哪种治疗手段应根据患者的体力状况决定，Karnofsky 评分和 ECOG 评分常用于患者体力状况的评估。如果患者 Karnofsky 评分 < 60 或 ECOG 评分 $\geqslant 3$，可只给予最佳支持治疗；如果 Karnofsky 评分 $\geqslant 60$ 或 ECOG 评分 $\leqslant 2$，则可以选择最佳支持治疗联合化疗或参加临床试验。近年来，随着新药的开发和新方法的应用，晚期胃癌的化疗效果也有了一定程度的提高。目前多种化疗方案，对复发转移性胃癌的有效率维持在 35%～45%，无进展生存期约为 4～6 个月，总生存期为 9～11 个月。

下面简要介绍几种常用化疗方案：

（1）V-325 试验结果：20 世纪 80 年代，FAM 方案（5-Fu、阿霉素、丝裂霉素）被誉为是治疗晚期胃癌的金标准。现更多的方案应用于晚期胃癌的治疗。V-325 试验是晚期胃癌治疗中具有重要意义的一项随机性多中心Ⅲ期临床研究。该试验将 445 例未经治疗的晚期胃癌患者随机分为两组，分别以 DCF 方案（多西他赛、顺铂、5-Fu）与 CF 方案（顺铂、氟尿嘧啶）治疗，结果显示，DCF 方案在肿瘤进展时间、2 年生存率和中位生存期上均优于 CF 方案，但 DCF 方案有严重不良反应。故有了许多改良方案，如以多西他赛为基础的两药联合方案（DC 或 DF），或者分别以卡培他滨和奥沙利铂代替 5-Fu 和顺铂。结果显示上述改良方案的不良反应较 DCF 明显降低，但疗效无明显差异。

（2）卡培他滨相关的方案：卡培他滨是一种口服氟尿嘧啶类药物，能够在细胞内转化为 5-Fu。一项随机多中心Ⅲ期临床研究（REAL-2）比较了卡培他滨或氟尿嘧啶以及奥沙利铂或顺铂用于晚期胃癌和食管癌的疗效，所有病例随机分为四组，分别接受以表柔比星为基础的 4 种化疗方案中的 1 种。该研究提示，对于初治的胃癌患者，卡培他滨和奥沙利铂分别与氟尿嘧啶和顺铂同样有效。奥沙利铂的骨髓抑制、脱发、肾毒性和血栓栓塞发生率较顺铂低，但腹泻和神经病变发生率稍高。5-Fu 和卡培他滨的毒性不存在差异。ML17032 研究比较了 XP 方案（卡培他滨、顺铂）与 FP 方案（5-Fu、顺铂）一线治疗晚期胃癌的疗效，结果显示卡培他滨治疗晚期胃癌的疗效与5-Fu 相似。

(3) S-1 相关的方案:S-1 是一种新型的口服氟尿嘧啶类药物,一项随机Ⅲ期临床研究(SPIRITS)比较了298 例晚期胃癌患者随机接受S-1 联合顺铂或S-1 单药治疗的效果,结果表明S-1 联合顺铂在中位总生存期和无进展生存期方面均明显优于单药S-1。

(4) 伊立替康相关方案:新版指南讨论部分的一项随机Ⅲ期研究显示,伊立替康联合5-Fu /亚叶酸钙治疗晚期胃或食管结合部腺癌的无进展生存期并非劣于顺铂联合5-Fu 持续输注,并且前者的耐受性更好。因此当不能采用含铂化疗方案治疗时,可将含伊立替康的方案作为替代。但是,伊立替康仍然推荐在一线治疗失败后使用。另一项随机多中心Ⅱ期临床研究在转移性胃或胃食管结合部腺癌患者中比较了卡培他滨联合伊立替康或顺铂的疗效,两组总缓解率和中位无进展生存期不存在显著差异,但伊立替康的中位总生存期有改善的趋势。

NCCN 胃癌治疗指南中推荐了诸多方案,如何针对所面对的胃癌患者个体进行选择,就需要更仔细地解读每一个推荐指南所依据的临床研究结果。患者的体力状况、手术与否、转移部位、有无腹腔积液、有无进食困难、有无肠梗阻,患者的意愿、依从性、经济状况都会影响我们对药物和方案的选择。如何选择,不是简单根据指南中的列项就能决定的,需要我们根据自己的临床经验和体会、判断来选择指南推荐的方案辨证施治。

三、《ESMO 胃癌诊治及临床随访指南》解读

作为国际上影响力较大的指南之一,ESMO 指南有其自己独特的地域特点。2010 版ESMO 指南沿用了AJCC 第6 版胃癌分期标准,将胃癌患者分为7 个时期。指南将行EMR的肿瘤大小严格限制在黏膜肿瘤并2cm 以下。对于可以耐受D_2手术切除的患者,推荐在有相应的手术专门技术和术后监护的专科中心,采用D_2式手术,这点与国内标准共识更为接近。ESMO 指南要求必须由多学科医生共同制定综合治疗计划,也就是实行MDT。术前联合术后辅助化疗是ESMO 推荐的局部进展期胃癌指南,也更符合胃癌治疗发展方向。手术前后推荐采用ECF 方案作为标准治疗。由于在晚期胃癌治疗中,卡培他滨(X)不劣于5-Fu,并且不需要留置中心静脉输液装置,因此可以采用ECF 改良方案ECX/EOX 方案化疗。而对于术后放化疗,由于担心腹部放化疗的迟发毒性反应以及手术的质量不同(D_0/D_1,或D_2),因此这一治疗方案在欧洲并未获得广泛的认可。对于姑息化疗,通常采用含铂类和氟嘧啶的联合化疗方案,虽然对是否需要三联化疗方案还存在争议,但ECF 仍获得普遍的认可。而且,较新的Meta 分析表明,在晚期胃癌化疗中应用卡培他滨替代5-Fu 的OS 获益更优,所以ECX/EOX 成为晚期胃癌治疗推荐方案,其他药物选择如DCF、伊立替康等与美国版NCCN 指南相似。

美国国立综合癌症网络(NCCN)和欧洲肿瘤内科学会(ESMO)制定的胃癌临床实践指南是全球临床肿瘤医师参考最广泛的指南。由于地域差别和标准D_2手术普及程度等差异,两大指南对治疗决策的推荐略有不同。

(一) 分期标准不同

2010 版NCCN 指南采用了AJCC 最新发布的第7 版胃癌分期,新版分期对肿瘤浸润、淋巴结转移及Ⅳ期的判定进行了较大的调整。由于既往临床研究和治疗策略的推荐均以旧分期为基础,新分期是否更能反映患者的预后、新分期指导下的治疗是否能使患者获益更大尚缺乏循证医学证据。相比之下,2010 版ESMO 指南仍沿用了第6 版分期标准。

（二）内镜下黏膜切除术

2010 版 NCCN 指南根据日本、德国和荷兰发表的临床证据，推荐对于原位癌（Tis）或局限于黏膜层（T1a）的 T1 期肿瘤，在有经验的治疗中心可以进行内镜下黏膜切除术（EMR），不建议在临床试验以外常规使用内镜技术。EMR 的适应证包括肿瘤组织分化良好或中度分化，直径<3cm，无溃疡，并且无浸润证据。2010 版 ESMO 指南对行 EMR 的肿瘤大小限制更加严格，要求肿瘤直径≤2cm。

内镜黏膜下剥离术（ESD）是在 EMR 基础上发展而来的一种技术。2010 年，韩国学者发表的一项回顾性分析显示，肿瘤直径≤2 cm 的肠型早期胃癌，给予 ESD 的治愈率为 88.7%，但>2 cm 的肠型早期胃癌患者的治愈率则降至 73.3%，而非肠型患者仅为 37.9%。由于该研究样本量偏小，随访时间短，有待进一步研究的验证。

（三）靶向治疗

基于 ToGA 研究，2010 版 NCCN 和 ESMO 指南都推荐曲妥珠单抗联合化疗用于治疗 HER-2 阳性的晚期食管胃癌患者。贝伐珠单抗、索拉非尼、西妥昔单抗和帕尼单抗的应用目前仅限于临床研究。

（四）最佳支持治疗

2010 版 NCCN 指南新增了最佳支持治疗原则。针对出血，指南强调了多学科综合支持治疗的重要性，包括急诊内镜止血、无效时可考虑介入下行血管造影栓塞术以及外照射治疗。而对于梗阻的患者，内镜下球囊扩张或支架置入术被置于与传统外科手术治疗同等重要的位置。2007 年 *BMC Gastroenterol* 杂志上发表的系统回顾研究表明，预期寿命相对较短的患者支架置入可能更好，胃空肠吻合术适于生存期较长的患者。

ESMO 专家推荐，对有症状的局部晚期或复发患者，放疗是有效且耐受性良好的缓解出血、梗阻或疼痛的治疗手段。两项指南均强调姑息性切除适于缓解因肿瘤生长导致的梗阻、出血和穿孔，但是要充分考虑到肿瘤的自然病程并经过多学科团队讨论。

（五）随访原则

2010 版 NCCN 指南推荐所有的胃癌患者都应接受系统的随访。每 3～6 个月随访 1 次，共 1～3 年；之后每 6 个月随访 1 次，共 3～5 年；以后每年 1 次。

（六）化疗和化放疗

1. 围手术期化疗　2010 版 NCCN 和 ESMO 指南都推荐，可切除的胃癌患者术前及术后各行 3 个周期的 ECF 或 ECF 改良方案化疗，该推荐基于英国医学研究委员会主持进行的Ⅲ期临床试验（MAGIC 研究）。研究显示，手术+化疗组和单纯手术组患者的 5 年生存率分别为 36.3% 及 23.0%。

2. 术后化放疗　2010 版 NCCN 指南推荐，T3、T4 期和（或）淋巴结阳性且未接受术前治疗的胃或胃食管结合部腺癌患者，术后给予 5 个周期的 5-Fu+甲酰四氢叶酸（CF 方案）化疗联合 45 Gy 的同步放疗是标准治疗方案。

有研究显示，D_2 根治术与 D_1/D_0 术后复发和转移模式有所不同，D_2 根治术后以腹膜播散和淋巴结转移为主，而 D_1/D_0 术后以术野局部复发为主。术后化放疗是否能改善 D_2 根治术后患者的远期生存仍有待探讨。

（1）术后化疗：对于术前未接受 ECF 或其改良方案新辅助化疗的患者，术后是否应该接受辅助化疗,NCCN 和 ESMO 指南均未做出具体推荐。两项指南中均提到一项来自日本的研究。该研究发现,辅助化疗主要减少了淋巴结和腹膜的复发。

(2) 转移性疾病的姑息性化疗:对于晚期胃癌,NCCN 指南推荐的化疗方案包括有 1 类证据的 DCF、ECF、ECF 改良方案,以及有 2B 类证据的伊立替康+顺铂、奥沙利铂+氟尿嘧啶类、DCF 改良方案、伊立替康+氟尿嘧啶类和以紫杉醇为基础的方案。

ESMO 专家普遍接受铂类和氟尿嘧啶类的双药联合化疗方案,是否需要三药联合仍存在争议。然而,2010 年发表于 *Cochrane Database Syst Rev* 杂志的一项荟萃分析显示,在铂类和氟尿嘧啶双药联合的基础上加用蒽环类化疗药能使患者显著获益(HR=0.77),其中 ECF 方案效果最佳、耐受性最好。5-Fu/顺铂方案联合多西他赛可以提高疗效,但是化疗毒性反应也更明显。法国学者报告的一项研究显示,伊立替康联合 5-Fu/CF 与 5-Fu/顺铂方案的疗效相似,可选择性地用于部分患者。

(3) 二线治疗:在二线治疗方面,2010 版 NCCN 指南未做出具体推荐。2009 年 ASCO 年会上,一项二线治疗晚期胃癌的Ⅲ期临床研究对比了伊立替康单药与最佳支持治疗的疗效。结果显示,伊立替康和最佳支持治疗的症状缓解率分别为 44% 和 5%,中位生存时间分别为 4.0 个月和 2.4 个月($P=0.023$)。ESMO 专家认为一线治疗失败后,体能状态好的患者应给予伊立替康单药治疗或参加临床试验。另外,对于一线治疗 3 个月后复发者亦可选用一线治疗方案(Ⅳ类推荐)。

第四节　腹腔镜胃癌根治术

腹腔镜辅助胃癌根治术作为胃癌的标准治疗方法仍然存在争议。因此,NCCN 指南也仅将早期胃癌作为腹腔镜辅助胃癌根治术的适应证,而进展期胃癌并未做推荐。目前,比较一致的观点是:早期胃癌是行腹腔镜手术的最佳适应证,因为早期胃癌尚未侵犯胃浆膜层,淋巴结转移很少,术后复发转移的机会少,预后佳。

(一) 腹腔镜胃癌根治术分类

按腹腔镜技术分类,腹腔镜胃癌手术可以分为完全腹腔镜胃癌手术、腹腔镜辅助下胃癌手术和手助腹腔镜胃癌手术三种。按胃癌手术方式又可分为腹腔镜胃癌局部切除术、腹腔镜远端胃大部切除术、腹腔镜近端胃大部切除术和腹腔镜全胃切除术,甚至腹腔镜全胃、胰体尾、脾脏联合切除术也有报道。按淋巴结切除的范围可分为腹腔镜胃癌 D_1 根治术和腹腔镜胃癌 D_2 根治术。

(二) 腹腔镜胃癌根治术的手术适应证

腹腔镜早期胃癌根治术的手术适应证为具有淋巴结转移风险的早期胃癌。腹腔镜早期胃癌根治术也必须遵守淋巴结清扫的原则才能达到胃癌的根治性切除。

目前,虽然多数学者认为腹腔镜下行胃癌 D_2 根治术在技术上可行,但腹腔镜胃癌 D_2 根治术治疗进展期胃癌的适应证仍存在争议。目前,已被认可的腹腔镜胃癌根治性手术的适应证为肿瘤浸润深度在 T_2 以内的胃癌患者。而我国及欧美国家的一些学者认为,由于腹腔镜胃癌手术与开腹手术在手术方式及肿瘤根治彻底性方面是一致的,于是将肿瘤侵犯浆膜层但浆膜受侵面积 $\leqslant 10cm^2$ 的进展期胃癌患者采取腹腔镜胃癌 D_2 根治术作为临床探索性研究。对于胃癌伴浆膜层受侵面积 $>10cm^2$ 或肿瘤直径 $>10cm$,或淋巴结转移灶融合并包绕重要血管者和(或)肿瘤与周围组织器官广泛浸润者不宜采用腹腔镜手术;对于胃周淋巴结转移超过第二站尚可行根治性切除的进展期胃癌患者,因腹腔镜下行 D_3 淋巴结清扫增加了手术的难度,亦不宜采用腹腔镜手术,而应采取开腹胃癌根治术,从而达到对胃癌的根治性切除,提高患者的 5 年生存率。

(三) 腹腔镜胃癌根治术的手术并发症

腹腔镜胃癌根治术手术并发症的发生率主要与手术者腹腔镜操作技术及腹腔镜器械使用的熟练程度有关。要成功完成腹腔镜胃癌根治术,降低手术并发症的发生率,要有熟练开腹胃癌根治术经验的基础以及熟练的腹腔镜操作技术,能熟练使用各种腹腔镜器械及各种胃肠吻合器,从而减少腹腔内出血、吻合口出血、吻合口漏和十二指肠残端瘘的发生率。

(四) 腹腔镜胃癌根治术的前景

腹腔镜在胃癌手术中的应用国内、外报道日益增多,是胃癌外科治疗的一种发展趋势。腹腔镜治疗早期胃癌已取得较大进展,其疗效肯定,在日本已成为Ⅰa期胃癌的标准治疗方案之一。我国以进展期胃癌为主,早期胃癌的发现比例较低,国内开展腹腔镜胃癌手术还未普及,因此有必要努力提高早期胃癌的诊断率,积极开展早期胃癌的腹腔镜手术治疗。腹腔镜下胃癌根治术治疗较早期的进展期胃癌,从目前的研究结果来看,多数学者认为其疗效肯定,手术安全、有效,近期疗效好。但腹腔镜胃癌根治术要成为治疗胃癌的标准术式,仍存在一些问题亟待解决。首先,腹腔镜胃癌根治术操作难度大,医生学习曲线较长,要推广腹腔镜胃癌根治术,有必要建立腹腔镜胃癌手术操作规范及专业的腹腔镜胃癌手术培训基地;其次,由于进展期胃癌行根治性切除术后仍容易出现腹膜种植及肝脏转移,腹腔镜胃癌手术是否促进胃癌术后肿瘤复发及转移目前仍无定论,仍然是外科医师关注的焦点。胃癌腹腔种植转移与胃浆膜受累情况有关,当胃癌侵犯浆膜层时,腹腔脱落癌细胞阳性率随着侵犯面积增加而增加。当胃癌腹腔脱落癌细胞阳性时,腹腔镜术后戳孔及腹腔种植与转移可能性大大增加。因此,对于腹腔镜下探查到进展期胃癌胃浆膜面较大面积受侵者,尤其是浆膜面受侵属于多彩弥漫结节、腱状结节及扁平结节形者,采用腹腔镜手术应慎重;另外术中应采取相应的保护措施防治胃癌腹腔种植及戳孔癌转移。最后,关于腹腔镜胃癌根治术的安全性与疗效目前尚缺乏多中心的前瞻性、随机对照研究结果来评价腹腔镜手术的优劣,但正如结直肠癌腹腔镜手术的开展一样,初期关于能否达到肿瘤根治以及是否增加腹腔种植及戳孔转移存在较多争论,经过十余年大宗病例的前瞻性对比临床研究表明腹腔镜结直肠癌手术与开腹手术相比,其复发率及长期生存率差异无统计学意义,证实了腹腔镜用于结直肠癌的手术是安全有效的。外科医师只要严格掌握手术适应证,手术中严格遵循胃癌手术的无瘤原则和标准的根治范围,腹腔镜胃癌根治手术除了其微创的优势外,也能够取得与开腹手术同样的远期治疗效果,有望成为治疗胃癌的标准术式。

第五节 十二指肠憩室

1. 病因 本病是十二指肠部分肠壁向外扩张所形成的袋状突起(图 2-2-4)。其实际发生率并不低,尸检统计可高达 22%,但因很少引起症状,临床上大多数十二指肠憩室仅在作 X 线钡餐检查时偶然发现。

2. 病理与发病机制 多为单发憩室,以十二指肠降段内侧,尤以乳头附近为好发区,少数发生在横部或升部。有的深入于胰腺组织之中,在手术时也难寻找。

憩室壁由黏膜、黏膜下肌层和少量肌纤维和浆膜层组成,故又称假性憩室或原发性憩

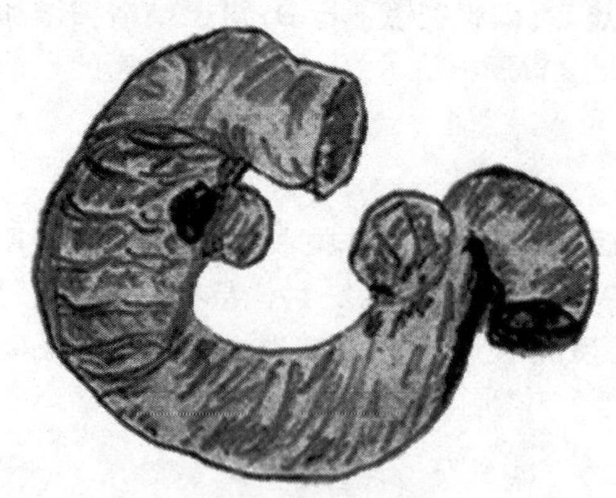

图 2-2-4　十二指肠憩室

室。十二指肠乳头附近为胆总管、胰管穿越的薄弱处，是没有肌层的部位，因而为好发区。

继发性憩室是由邻近器官炎症粘连牵拉所致，憩室壁为肠壁全层，故又称真性憩室，临床上较少见，常为十二指肠溃疡或胆囊炎的并发症，多见于球部。十二指肠憩室可大可小。如与肠腔连接的入口部（憩室颈）较狭窄时，则食物一旦进入不易排出，可导致潴留，继发炎症、溃疡、出血、穿孔等并发症。

3. 临床表现　本病仅约 10% 引起临床症状，多继发于有并发症时。如因憩室内食物潴留引起炎症时，出现上腹不适、脐周隐痛、进食后饱胀，并可发生恶心、呕吐、嗳气等症状。当憩室压迫胆总管和胰管时，可出现黄疸和胰腺炎症，也可并发出血或憩室内结石形成。

4. 诊断与鉴别诊断　无症状的单纯十二指肠憩室仅在 X 线钡餐或十二指肠镜检查时偶然发现。发生并发症以后，也仅有一些类似胃十二指肠溃疡或胆胰疾病的“上消化道症状”。故需注意，不能把常见的“上消化道症状”轻易归源于无意中发现的十二指肠憩室而贸然下诊断结论。只有经过详尽的检查后，能排除其他上腹器官疾病，而发现的憩室较大，局部压痛明显，钡剂潴留 6 小时以上不能排出者，才可下“症状性十二指肠憩室”的诊断。

5. 治疗　有临床症状的十二指肠憩室，可先采用非手术治疗，包括调节饮食、抗酸、解痉、抗炎和体位引流。非手术治疗无效者，可考虑手术治疗。据统计约 3% 的病人需手术治疗。

手术方法：①憩室切除术，效果最理想。②小的憩室可予翻入肠腔、缝合颈部。③胃空肠短路吻合术适用于憩室深入胰腺内，术中寻找、切除困难，并易损伤胰腺等情况。

第六节　良性十二指肠淤滞症

本症是十二指肠横部受肠系膜上动脉压迫所致的肠梗阻，故又称肠系膜上动脉压迫综合征。临床较少见，多发于瘦长体型的青、中年女性。

1. 病因及发病机制　引起本症原因较多，但主要是肠系膜上动脉从腹主动脉分出部位过低，使其与腹主动脉之间的夹角过小，从而压迫十二指肠第三段；其他如腹腔内粘连束带牵拉肠系膜，以及环状胰腺等也可产生十二指肠梗阻。

2. 临床表现　突出的症状是：反复发作的餐后上腹部疼痛，伴有上腹饱胀、不适，以及嗳气、恶心和呕吐。呕吐常于餐后 2～3 小时或夜间发生，呕吐物含有胆汁和宿食，吐后症状暂缓解；进食后站立或坐位易诱发，俯卧或左侧卧位可使症状减轻或暂时消失。发作时上腹部可偶见胃蠕动波。可伴有营养不良、消瘦、贫血等。

3. 诊断　X 线钡餐检查可确定诊断，表现为梗阻近侧的胃和十二指肠明显扩张，可见肠内钡剂的来回式运动，而幽门通畅，钡剂在十二指肠横部末端突然中断而不易进入空肠。

4. 治疗　一般先采用内科治疗。发作时休息、禁食、洗胃、补液。症状缓解后进稀软易消化食物，少食多餐，餐后采俯卧位或左侧卧位。内科治疗无效者方可考虑手术治疗。常用方法为阻塞近端的十二指肠横部与空肠第一部分作吻合术或屈氏韧带松解术。

（魏寿江　肖江卫　王崇树）

第三章　小肠疾病

第一节　肠　梗　阻

一、概　　述

任何原因所致肠内容物不能向下正常运行，顺利通过肠道，均为肠梗阻（intestinal obstruction），是常见的外科急腹症，居外科急腹症的第三位。其发病原因众多，各年龄组均可发病，男女性别无明显差异。其临床表现复杂多变，可导致肠管本身和全身性的严重病理生理变化，发生体液、电解质和血浆蛋白的丢失、肠壁血液循环障碍、坏死穿孔和继发感染，最后可致败血症、休克甚至死亡。

（一）病因和分类

因肠梗阻的病因和所导致的病理生理变化复杂，从不同角度着眼，可有多种不同的分类方法。

1. 按引起梗阻的基本原因分类

（1）机械性肠梗阻：临床最为常见，是由多种原因所致的肠腔堵塞或狭小引起肠内容物通过障碍。如蛔虫团块、粪块、异物、肠扭转或套叠、疝嵌顿、粘连带牵拉或压迫、肠先天发育异常、炎性狭窄、肿瘤等。

（2）动力性肠梗阻：是因神经反射或毒素刺激引起肠壁肌功能紊乱，肠蠕动力减弱甚至丧失，或肠痉挛等，引起肠内容物通过受阻。如腹部大手术、腹膜炎、腹膜后大血肿、严重电解质紊乱等。痉挛性肠梗阻甚少见，可见于如肠道功能紊乱和慢性铅中毒引起的肠痉挛。

（3）血运性肠梗阻：是肠系膜血管狭窄、栓塞或血栓形成等诸因素致肠管发生血运障碍而继发肠麻痹，肠内容物不能运行。以老年和心血管病者居多。随着人口老龄化、动脉硬化等疾病增多，现已不属少见。

2. 按肠壁有无血运障碍分类

（1）单纯性肠梗阻：只是肠内容物通过受阻，而无肠管血运障碍。

（2）绞窄性肠梗阻：系指梗阻并伴有肠壁血运障碍者，可因肠系膜血管受压、血栓形成或栓塞等引起，如绞窄性疝、肠扭转、肠套叠、肠系膜血管栓塞等。

3. 按梗阻的部位分类　高位（如空肠）和低位（如回肠末段和结肠）肠梗阻。

4. 按梗阻的程度分类　完全性和不全性肠梗阻。

5. 按梗阻发展过程的缓急分类　急性和慢性肠梗阻。

6. 闭袢性肠梗阻　即梗阻的一段肠管两端均不通畅的情况，易发生肠坏死和穿孔。如肠扭转、结肠肿瘤（结肠肿瘤引起肠梗阻，由于其近端存在回盲瓣，也易致闭袢性肠梗阻）等。

小肠在腹腔内较游离，容易受多种机械因素的影响；而结肠则部分固定在腹膜外，故急性肠梗阻多发生在小肠。在肠梗阻不断变化的病理过程中，上述某些类型有时可同时存在，并在一定条件下可相互转化。

（二）病理生理

肠梗阻发生后，肠管局部和机体全身将出现一系列复杂的病理和病理生理变化。

1. 肠管局部改变

（1）肠膨胀：不同类型肠梗阻的病理变化有差异，单纯性机械性梗阻时，梗阻近侧肠蠕动增加以克服肠内容物运行阻力，肠腔因积气和积液而膨胀；梗阻部位愈低、时间愈长、肠膨胀愈明显。梗阻远端肠管空虚塌陷，扩张与瘪陷肠管交界处即为梗阻所在，有助于术中寻找梗阻部位。

（2）肠壁血运障碍：急性完全性梗阻时，肠管迅速膨胀，肠壁变薄，肠腔压力不断升高，到一定程度时可使肠壁血运障碍。初为静脉回流受阻，毛细血管及小静脉淤血，肠壁充血、水肿、增厚，呈暗红色，加上组织缺氧，毛细血管通透性增加，使血性渗出液渗入肠腔和腹腔。进一步发展则动脉血运也受阻，血栓形成，最后发生肠坏死甚至穿孔。

（3）慢性肠梗阻肠壁增厚：起初一般是不完全梗阻，呈渐进行性发展过程，梗阻以上肠腔逐渐扩张。由于长期肠蠕动增强，肠壁呈代偿性肥厚，故腹部视诊常可见扩大的肠型和肠蠕动波。

（4）肠麻痹：麻痹性（动力性）肠梗阻则表现为肠管广泛均匀扩张，蠕动明显减弱甚至消失而表现为肠麻痹。机械性肠梗阻后期因肠管严重炎性水肿以及由于水电解质紊乱也可出现肠麻痹，炎性肠梗阻一般因肠管严重炎性水肿所致，故也表现为肠麻痹。痉挛性肠梗阻因是暂时的，肠管多无明显改变。

2. 全身改变 全身性病理生理改变主要由于体液丧失、肠膨胀、毒素的吸收和感染所致。

（1）水、电解质紊乱及酸碱失衡：消化道每日分泌的各种消化液约为8000ml，在正常情况下绝大部分被再吸收。急性肠梗阻时，由于不能进食而致水电解质摄入明显减少，大量呕吐，加上肠管过度膨胀，使肠壁水肿和血浆向肠腔和腹腔渗出等因素又导致大量体液丢失。如有肠绞窄，更丢失大量血液；同时潴留在肠腔内液体不能被机体吸收进入循环，亦等于丢失在体外。这些变化可以造成严重的缺水，并导致血容量减少和血液浓缩，以及酸碱平衡失调。但其变化也因梗阻部位的不同而有差别。如为十二指肠第一段梗阻，可因丢失大量氯离子和酸性胃液而产生碱中毒。一般小肠梗阻，丧失的体液多为碱性或中性，钠、钾离子的丢失较氯离子为多，以及在低血容量和缺氧情况下酸性代谢物剧增，加之缺水、少尿可引起严重的代谢性酸中毒。严重的缺钾可加重肠膨胀，并可引起肌无力和心律失常。

（2）感染和毒血症：梗阻以上肠腔内细菌积聚，并大量繁殖，产生多种毒素，通过受损的肠壁渗透至腹腔，引起腹腔感染和毒血症。

（3）休克：由于脱水、血液浓缩、血容量减少、电解质紊乱、酸碱失衡、细菌感染和中毒等多种致病因素共同作用，可致严重的休克。当肠坏死、穿孔，发生腹膜炎时，全身中毒尤为严重。

（4）呼吸和循环功能障碍：肠腔膨胀使腹压增高，膈肌上升，腹式呼吸减弱，影响肺内气体交换，同时妨碍下腔静脉血液回流，而致呼吸、循环功能障碍，加上全身血容量骤减，使心输出量明显减少，从而出现呼吸和循环功能障碍。

（三）临床表现

1. 症状 临床表现尽管由于肠梗阻的原因、部位、病变程度、发病急慢的不同可有不同的临床表现，但肠内容物不能顺利通过肠腔则是一致具有的，其共同表现是“痛（腹痛）、吐（呕吐）、胀（腹胀）、闭（肛门停止排便排气）”四大主征。

（1）腹痛：单纯性机械性肠梗阻一般为腹部阵发性绞痛，多位于中腹部，疼痛时可听到

“腹鸣”并感到腹部窜气性腹块。如腹痛间隔期渐渐缩短，由阵性绞痛变成持续性剧痛伴阵性加剧，应考虑有肠绞窄可能。麻痹性肠梗阻一般为持续性胀痛而绞痛不明显。

(2) 呕吐：早期多为反射性呕吐，进食和饮水均可引起。梗阻部位愈高，呕吐出现愈早、愈频繁，但每次呕吐量较少；低位肠梗阻时，呕吐发生相对较晚而每次量大，呕吐物可呈粪样。大肠梗阻，尤其是左侧大肠梗阻时，呕吐要到晚期才出现，甚至只表现严重腹胀而无明显呕吐。如肠管有绞窄时，呕吐物可呈咖啡色或血性。麻痹性肠梗阻时，呕吐呈溢出性。

(3) 腹胀：其程度与梗阻时间和部位有关。高位肠梗阻因梗阻近侧肠段内容物很快经呕吐排出体外，因而腹胀不明显；而低位肠梗阻及麻痹性肠梗阻腹胀显著。大肠梗阻时，如回盲瓣关闭良好，则梗阻近侧结肠形成闭袢，表现为沿腹周边的明显膨胀。腹部不均匀隆起，常是肠扭转和腹内疝嵌顿等闭袢性肠梗阻的特点。

(4) 肛门停止排便排气：完全性肠梗阻，特别是低位梗阻时，患者多不再排便排气；但在梗阻早期，特别是不完全性梗阻或高位梗阻时，梗阻以下肠段内残存粪便或气体仍可由肛门排出；肠梗阻发生绞窄时，可由不排气排便变为排出少量血性黏液便甚至里急后重，应引起警惕，不能因此而否定肠梗阻的存在或误认为肠梗阻已得到缓解。

2. 腹部体征 腹部体征对肠梗阻的诊断十分重要，腹股沟区和股部上份要显露并与腹部一起仔细检查，以免遗漏腹股沟和股部嵌顿疝所致的肠梗阻。

(1) 腹胀：一般慢性低位梗阻腹胀严重，而急性高位梗阻则腹胀轻；肠扭转、套叠、部分粘连性肠梗阻等则出现不对称性腹胀；麻痹性肠梗阻则为均匀一致的腹胀。

(2) 肠型、肠蠕动波：机械性肠梗阻者可不同程度存在，一般低位梗阻较高位梗阻明显，绞窄性肠梗阻则可见到扩张的肠型而不伴肠蠕动波，腹胀太严重者腹压高则可见不到肠型。同时要注意有无腹壁切口瘢痕，从切口部位、大小以及瘢痕判断手术切口是否发生过感染，有否切口疝以及切口疝是否有嵌顿。

(3) 腹块：较少出现，但肠扭转、肠套叠或肿瘤导致的肠梗阻常可在腹部扪到肿块，腹壁切口疝也可在腹部扪到肿块，切口疝嵌顿导致肠梗阻者，肿块不能还纳并有压痛；肠扭转及大肠闭袢性梗阻往往也可扪到局部扩大的有压痛的肠袢。

(4) 腹膜刺激征：单纯性肠梗阻仅有轻度腹部压痛；绞窄性肠梗阻则可有坏死肠段周围腹部甚至全腹的明显压痛、叩痛、反跳痛和腹肌紧张。

(5) 肠鸣音改变：机械性肠梗阻者肠鸣音亢进，有气过水声或金属音；机械性梗阻向绞窄性梗阻转化的过程中，肠鸣音由高亢逐渐减弱至最后消失；麻痹性肠梗阻时，肠鸣音减弱或消失。

(6) 其他表现：腹腔内有较多渗出时，叩诊可有移动性浊音；腹壁有手术切口瘢痕提示可能为粘连性肠梗阻。在常见腹外疝部位发现不能还纳甚至有触痛的包块，提示肠梗阻可能是由嵌顿疝引起。直肠指检如触及肿块，可能为直肠肿瘤、极度发展的肠套叠的套头或低位肠腔外肿瘤等。

3. 全身表现 梗阻早期患者全身情况改变不明显，梗阻晚期或出现肠绞窄时，由于脱水、电解质紊乱和酸碱失衡，可表现唇舌干燥、眼窝内陷、皮肤弹性消失、尿少或无尿，严重时出现发热、脉搏细速、血压下降、四肢冰凉等感染中毒和休克征象。

4. 实验室检查 有血液浓缩的表现如血红蛋白值及血细胞比容升高。尿比重也增高，甚至有肾功能损害而尿素氮、肌酐升高。血清电解质因大量丢失而出现严重紊乱和酸碱失衡，如低钠、低钾、血清 pH 和二氧化碳结合力下降、剩余碱下降等。有肠绞窄发生时，呕吐物或粪便中可有大量红细胞或隐血阳性，白细胞计数和中性粒细胞升高。

5. 影像学检查

（1）X 线腹部摄片：小肠梗阻 4～6 小时后，立位或侧卧位腹部透视或平片可见多个液平面及胀气肠袢，而结肠内气体减少或消失；空肠胀气显示“鱼肋骨”状影（图 2-3-1，图 2-3-2），回肠则无此表现。大肠梗阻则胀气结肠位于腹周边，可显示出结肠袋形。肠套叠、乙状结肠扭转或结肠肿瘤时，气钡灌肠造影有助诊断，有的病人可通过此项检查使套叠或扭转得以复位。

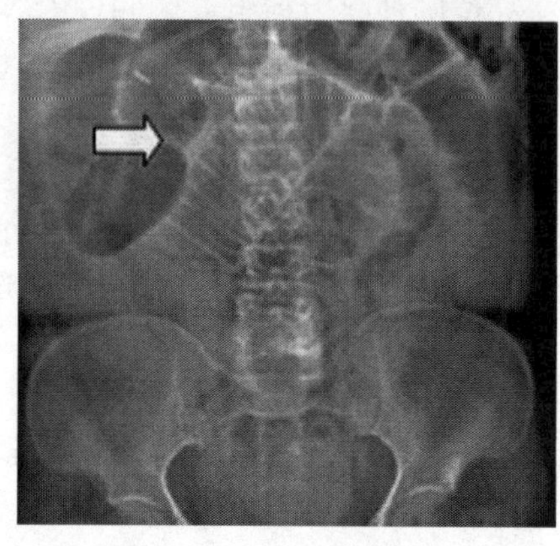

图 2-3-1　小肠梗阻腹部平片 1

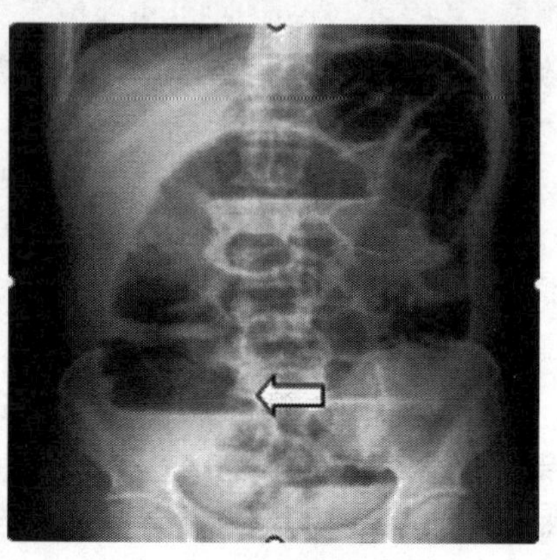

图 2-3-2　小肠梗阻腹部平片 2

（2）腹部 B 超检查：可见梗阻近侧肠管扩张，肠壁水肿增厚、逆蠕动增多增强，肠内容物呈来回式运动；肠套叠则可见肠管“双环征”，梗阻晚期或有肠绞窄时可探及液腹征，肿瘤性梗阻可探及肿块。

（3）CT 或 MRI 检查：不但有助于肠梗阻的诊断，还可进一步明确梗阻原因、部位、程度、有无闭袢或绞窄，尤其适用于绞窄性肠梗阻。可见腹腔内肠袢成团，肠壁增厚，肠腔内积液积气，腹腔内积液等（图 2-3-3，图 2-3-4）。

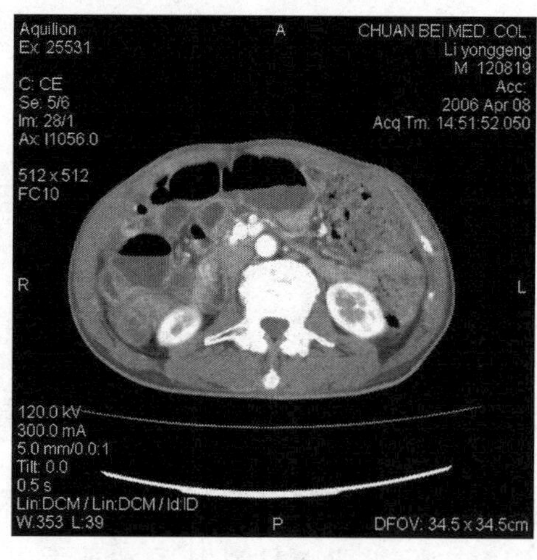

图 2-3-3　小肠梗阻 CT 图

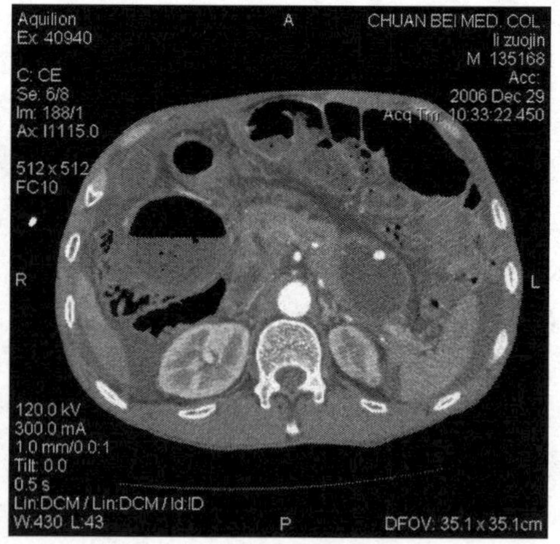

图 2-3-4　小肠梗阻 MRI 图

（四）诊断

在肠梗阻的诊断层次中，应明确以下列几个问题：

1. 是否存在肠梗阻　根据“痛、吐、胀、闭”四大症状，体检腹部出现肠型、肠蠕动波、高调肠鸣音和/或气过水音，结合X线检查显示肠管扩张、有多个气液平面，即可做出肠梗阻的诊断。但需注意，有时可不完全具备这些典型表现，特别是某些绞窄性肠梗阻的早期，可能与输尿管结石、卵巢囊肿蒂扭转、急性坏死性胰腺炎等混淆，甚至误诊为一般肠痉挛，尤应警惕。

2. 是机械性还是动力性肠梗阻 机械性肠梗阻具有上述典型临床表现。麻痹性肠梗阻则仅表现腹胀而无明显腹痛；无肠型及肠蠕动波出现；肠鸣音不但无高调及气过水音，相反肠鸣音明显减弱甚至消失；X线检查显示大、小肠全部充气扩张。痉挛性肠梗阻有发作性腹绞痛，但一般持续时间短，腹胀不明显，没有肠型及肠蠕动波，X线检查结果阴性。

3. 是单纯性还是绞窄性肠梗阻 机械性肠梗阻如出现下列表现时，有肠绞窄可能，应急诊手术治疗，以免造成严重后果。

(1) 腹痛加剧，或由阵发性转变为持续性，且不因呕吐而有所减轻，肠鸣音可不亢进或由亢进逐渐减少、减弱甚至消失。有时出现腰背部痛，恶心呕吐出现早、剧烈而频繁。

(2) 腹痛发作急骤，病程早期即出现休克，并迅速加重，经抗休克治疗改善不明显。

(3) 有明显的腹膜刺激征出现。

(4) 伴有全身中毒症状，如脉率增加、体温升高、白细胞计数明显增高甚至血压下降等征象。

(5) 呕吐物、胃肠减压引流液、肛门排出物或腹腔穿刺液为血性。

(6) 腹部不对称性隆起或触及孤立胀大有明显压痛的肠袢。

(7) 腹部X线检查显示固定的孤立胀大肠袢或有假瘤样阴影。CT或B超提示肠管血运障碍和/或明显腹腔积液。

(8) 经胃肠减压等积极非手术治疗无效甚至病情加重。

4. 是高位还是低位肠梗阻 高位小肠梗阻的特点是呕吐发生早而频繁，腹胀不明显。低位小肠梗阻的特点是腹胀明显，呕吐出现晚而次数少，并可吐粪样物。结肠梗阻与低位小肠梗阻的临床表现很相似，鉴别较困难，X线检查有很大帮助。低位小肠梗阻时，扩张的肠袢在腹中部，呈“阶梯状”排列，而结肠内无积气。结肠梗阻时扩大的肠袢分布在腹部周围，可见结肠袋，胀气的结肠阴影在梗阻部位突然中断，盲肠胀气最显著，小肠内胀气可不明显。

5. 是完全性还是不全性肠梗阻 有典型性肠梗阻的四大主征。完全性肠梗阻X线检查显示梗阻以上肠袢充气扩张，有多个宽大的气液面，肠壁水肿增厚，有的还可以见到小肠黏膜皱襞增宽增厚而表现的“弹簧”征；B超检查可见梗阻近端肠管扩张，肠壁水肿增厚，肠内容物的来回式运动，如肠套叠及肿瘤等所致梗阻者还可探及包块；了解有否腹腔积液，不但有助判断是否存在梗阻，还有助于病因判断；CT检查也可见梗阻近端肠管扩张积液，肠壁水肿增厚，了解肠间隙积液情况，有无肿瘤，也有助于了解肠管血运情况，对梗阻程度、病因及是否有肠坏死等情况的判断都有帮助。不全性肠梗阻呕吐轻或无呕吐，腹胀也不明显；X线检查所见肠袢充气扩张均不明显，结肠内仍有气体存在。

6. 肠梗阻原因是什么 可根据病人年龄、病史、体征和影像学检查等分析。临床肠梗阻以粘连、腹外疝、肠套叠、肠扭转和肠肿瘤等常见，因此，应了解发病诱因，腹部手术、损伤或炎症史，检查有无切口瘢痕和可能发生腹外疝的部位，以助判断是否为粘连性肠梗阻或疝嵌顿所致的肠梗阻。新生儿应考虑先天性畸形。2岁以内小儿则肠套叠多见。蛔虫性肠梗阻常发生于卫生条件差的农村或儿童，常有排虫史。老年人则以大肠肿瘤及粪块堵塞或乙状结肠扭转等多见。

（五）治疗

原则是纠正全身生理紊乱和解除梗阻，恢复肠道功能。具体方法应根据梗阻类型、部位、原因及病人全身情况而定。

1. 基础治疗 手术与非手术治疗均应采取的基本措施。

（1）禁食禁饮，减轻胃肠道负担。

（2）有效胃肠减压：吸出梗阻近端肠管内的积气和积液，减轻腹胀，减低肠内压和腹内压，减少肠腔内细菌和毒素，有利改善肠壁循环和减轻局部水肿，改善全身情况。

（3）纠正水、电解质紊乱和酸碱失衡：根据呕吐情况、脱水体征、血液浓缩程度和尿量及比重，结合血清钾、钠、氯和血气分析监测结果，制定合理的补液方案，尽快矫正脱水、电解质紊乱及酸碱失衡；对梗阻晚期或绞窄性肠梗阻者，尚需输注血浆、全血、血浆代用品等补充血容量。

（4）防治感染和中毒：对不全性和早期单纯机械性肠梗阻，抗生素的使用不很必要，但对晚期或绞窄性肠梗阻则需联合使用包括抗厌氧菌的抗生素静脉滴注，以防治常见的混合感染，减轻全身中毒症状。

（5）其他：镇静剂和解痉剂的使用，可减轻症状。对肠绞窄有大量肠坏死，中毒症状严重或休克难以纠正者，还应酌情使用皮质激素。

2. 解除梗阻 是肠梗阻的根本治疗，分手术与非手术两大类。

（1）非手术疗法：应根据梗阻的原因、类型、程度而酌情选用，主要适用于：①因粘连、痉挛、蛔虫或粪块堵塞、炎症性肠病等引起的早期单纯机械性肠梗阻以及肠套叠早期；②不全性肠梗阻和麻痹性肠梗阻。

方法有：①基础疗法如前述；②中医中药，如复方大承气汤灌胃或保留灌肠治疗；③口服或胃管灌注生植物油；④肠套叠早期可用低压空气或钡灌肠复位；⑤全身情况太差者可行 TPN 支持治疗。治疗过程中，应严密观察，如经治疗症状、体征不缓解或反有加重，应立即中转手术。

（2）手术疗法：适用于晚期的完全性机械性肠梗阻及各类绞窄性肠梗阻，肿瘤及先天性肠道畸形引起肠梗阻，非手术治疗无效的各类肠梗阻。手术方式应根据梗阻病因、性质、部位及患者全身情况而定，包括以下术式：

1）去除梗阻的病因：如粘连的松解分离术，肠内异物切开取除术，肠套叠或肠扭转复位术，嵌顿的内、外疝松解术等。

2）肠切除吻合术：如尚能切除的肠管内、外肿瘤，炎症性瘢痕狭窄，坏死、穿孔或术中损伤较重的肠段，先天性闭锁狭窄的肠段，一段肠袢的团块状致密粘连，均应切除相应肠段后作肠吻合术。

3）短路吻合术：对引起梗阻的原因既不能简单解除，又不能切除引起梗阻的病灶者，如晚期肿瘤的浸润固定，与周围组织紧密粘连成团的肠袢，则可作短路吻合以解除梗阻。

4）肠造口或肠外置：当病人全身情况极差，或局部病变所限，不能耐受较复杂手术时，如合并有严重腹腔感染、休克、肠管严重炎症水肿、重度贫血、低蛋白血症等患者，特别是左半结肠急性梗阻时，术前不可能作肠道准备，一期肠吻合极易发生吻合口瘘，可考虑切除病变肠段后吻合口外置、远近端肠管双口造瘘或单纯的梗阻近端肠造口术。有条件再行二期彻底去除病灶或关闭造口。肠梗阻的手术多数需要采用开放手术，腹腔镜手术要严格掌握适应证，如病人全身情况较好，腹胀较轻，无肠坏死穿孔，或判断腹腔的粘连不很致密、广泛等情况，也可在腹腔镜下完成手术。

二、粘连性肠梗阻

粘连性肠梗阻是肠袢间相互粘连、肠袢与腹壁和腹腔内其他器官或组织粘连以及粘连带压迫肠管所致。随着腹部外科手术的广泛开展，粘连性肠梗阻已成为临床最常见的一类肠梗阻，占各类肠梗阻的30%～50%。

（一）病因和病理

粘连形成的原因可分先天性和后天性两类。前者较少见，可因胚胎发育异常，如先天性肠旋转不良或胎粪性腹膜炎后粘连所致；后者多见，常因腹腔内手术、炎症、创伤、出血和异物等引起。临床上以手术后所致粘连性肠梗阻最为多见。

肠梗阻与腹腔粘连的程度并无相关性，有肠粘连或粘连广泛不一定发生肠梗阻。只有当肠袢间粘连紧密成团状或肠壁某一点固定在腹壁某处使其牵拉成锐角、粘连带压迫致肠腔狭窄或增殖的瘢痕影响了肠管的蠕动和扩张，或因肠功能紊乱、体位的突然变更、暴饮暴食，使肠管牵扯扭曲成角，甚至发生肠扭转，或肠袢套入粘连带环孔内形成内疝时（图 2-3-5），才会导致肠梗阻的发生。

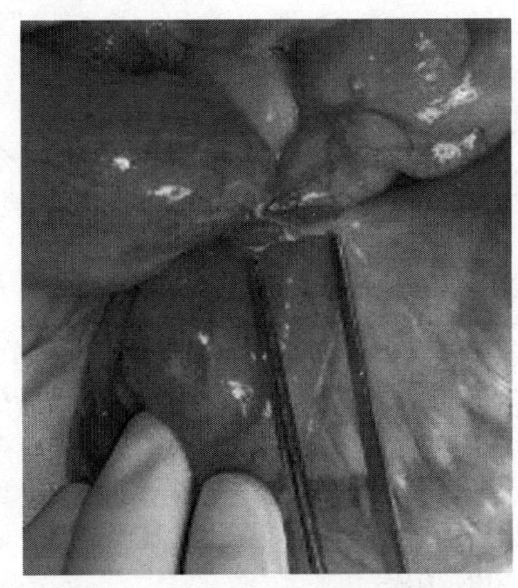

图 2-3-5　肠袢套入粘连带环孔内形成内疝

（二）诊断

粘连性肠梗阻的诊断一般较容易，病人多有腹腔手术、创伤或感染病史，有不同程度“痛、吐、胀、闭”的肠梗阻症状，查体有相应肠梗阻体征和腹壁的手术瘢痕，结合腹部影像学检查资料，诊断多可确立。对于多次手术的广泛严重致密粘连和少数未作过腹部手术腹腔炎症所致的粘连性肠梗阻，CT、MRI 检查则有助于了解肠梗阻的病因、部位，还可了解粘连的程度、范围等情况，对是否手术及手术难度的判断有很大帮助，比如结核性腹膜炎和一些炎性肠病后期的广泛粘连性肠梗阻，CT、MRI 检查可见到肠管致密粘连呈瘤样团块，其中又可见扩张积液肠袢，肠壁不均匀增厚，肠间隙增宽并有积液等复杂影像学征象。术后早期发生的粘连性肠梗阻应与术后肠麻痹恢复期的肠功能紊乱以及炎性肠梗阻相鉴别。

（三）预防

组织的损伤和缺血、腹膜粗糙面形成、异物肉芽肿和感染炎症等都是形成腹腔内粘连的基本病理因素。因而精细的手术操作，彻底的止血和坏死组织及异物的清除，尽可能修复腹膜缺损，避免组织大块结扎，减少肠管的暴露时间，有效的控制腹腔内感染，术后早期活动以促进肠蠕动及功能恢复等措施都可在一定程度上预防和减少术后粘连性肠梗阻的发生。近年来术中应用透明质酸钠或几丁糖涂抹手术创面、可吸收生物蛋白膜贴覆创面或生物蛋白胶喷撒覆盖创面等方法，据报道对术后肠粘连也有一定的预防作用，但尚缺乏大宗具有循证医学依据的资料。

（四）治疗

粘连性肠梗阻的早期多为单纯机械性肠梗阻，一般采用禁食、胃肠减压、输液、抗感染，中医中药等非手术疗法多能缓除，缓解率可达 80% 以上。对经非手术治疗 12 ~ 48 小时无好转甚至病情加重，或疑有肠绞窄者，应果断转手术治疗，以免发生肠坏死、穿孔等严重并发症。对反复频繁发作的粘连性肠梗阻也应考虑手术治疗。手术方式应根据粘连类型和肠管的具体情况而定。

1. 粘连松解或束带切除术 适应于带状、片状和膜性粘连。

2. 小肠节段切除术 适应于肠袢紧密粘连成团，又不能分离，或强行分离后肠管浆膜损伤严重，容易造成肠瘘和出血及术后再梗阻者及已有肠坏死或虽无肠坏死但一段肠管有多处穿孔者。

3. 小肠折叠排列（外固定）术或小肠插管内固定术 对反复发作又无法分离和肠节段切除的广泛致密粘连，可应用此类术式，但很难完全达到预期效果。

4. 肠短路吻合术 对肠管粘连成团，无法分离又不能切除者，则可作短路吻合术，以解除梗阻，恢复肠管通畅。

5. 肠造口或肠外置 应用于病人全身情况极差，或局部病变所限，不能耐受较复杂手术的患者，如合并有严重腹腔感染、休克、肠管严重炎症水肿、重度贫血低蛋白血症等。

三、肠 扭 转

肠扭转是指一段肠袢沿肠系膜长轴旋转大于 180°或两段肠袢扭缠成结而造成扭转两端的肠管完全或部分闭塞，形成闭袢性肠梗阻，前者常见，后者相对较少见。其扭转方向可以是顺时针方向，也可以是反时针方向。常见原因为肠袢及其系膜过长，肠扭转后肠腔受压而变窄，引起梗阻、扭转与压迫影响肠管的血液供应。因此，肠扭转所引起的肠梗阻应为绞窄性肠梗阻，是造成急性肠梗阻的常见原因之一，为我国肠梗阻的第三位病因，占各类肠梗阻的 10% ~ 15%。

（一）病因病理

肠扭转往往因病人本身存在肠袢及其系膜过长、系膜根部附着处太窄或粘连收缩而靠拢等解剖因素，并在饱食、便秘等致肠内容重量骤增，肠管动力异常，以及体位突然改变等诱因作用下发生；此外，腹腔内粘连带亦可作为肠扭转的支点。扭转部位在其相应系膜根部，多为顺时针向扭转；扭转轻者在 360°以下，重者可达 720° ~ 1080°。肠扭转多发生在小肠和乙状结肠，也可发生于冗长的横结肠和游离的盲肠。

肠扭转发生后，肠管两端通道都闭塞，形成闭袢性肠梗阻，该闭袢肠段内气体、液体都不能排出，使肠管明显膨胀，加之肠壁静脉回流障碍，肠黏膜水肿渗出，肠内压进行性增高，进一步压迫肠壁血液循环，可造成肠壁局部坏死、穿孔。同时，肠腔内细菌生长繁殖产生的毒素以及肠内容物分解的毒性物质被吸收，肠道细菌易位，可引起腹腔感染，甚至脓毒血症、感染中毒性休克。

（二）临床表现

小肠扭转早期表现为急性机械性肠梗阻，发病急骤、腹痛剧烈、病情发展迅猛，很快呈现急性绞窄性肠梗阻表现，早期即可出现休克。根据扭转部位不同，临床表现有所差异。

小肠可出现部分或全部扭转。急性小肠扭转多见于青壮年体力劳动者，常于饱餐后剧烈运动时发生，儿童患者多与先天性肠旋转不良有关。临床表现突发剧烈腹部绞痛，持续性伴阵性加剧，多在脐周，常牵涉及腰背部；平卧可致腹痛加重，故病人常喜膝胸位或左侧卧位；呕吐频繁，腹胀不明显或某一局部隆起。腹部可扪及有压痛的包块，为扩张肠袢，病程稍晚即可发生休克。腹部X线检查可见空肠和回肠换位，或不随体位移动的长液平面和“假瘤征”等。CT检查可见扭转部位的“鸟嘴征”(the beak sign)和旋转绷紧系膜的“车轮征”(whirl sign)。

（三）治疗

肠扭转属闭袢性绞窄性肠梗阻，其主要局部病理改变为肠腔内压进行性增高和肠管血运障碍，极易发生肠坏死和穿孔，死亡率为15%～40%，死亡的主要原因为诊治的延误，故诊断一旦明确，应在积极有效的术前准备后及时手术治疗。

1. 术前准备

（1）术前准备原则：包括有效的胃肠减压、静脉输液扩容，维持好有效循环量、抗休克、纠正水电解质和酸碱失衡，抗生素预防感染等措施；疼痛剧烈者可适当选用解痉和镇痛药。

（2）晚期伴有感染中毒性休克的术前准备：原则上建立通畅的静脉通道快速扩容、纠正水电解质和酸碱失衡、积极有效的抗感染治疗，待休克适当纠正、生命体征趋于稳定后尽快手术。但休克晚期病人，上述抗休克措施难在短期内奏效，而坏死肠管的毒素仍在不断入血，恶性循环不能及时中断，这种情况即使休克还未纠正，也要继续抗休克的同时果断手术，切除坏死肠管，中断恶性循环。

2. 手术治疗　主要是扭转的复位和视情况而确定是否行肠切除及切除的范围。

（1）肠扭转复位术：手术探查证实扭转肠袢尚未坏死者，即迅速将扭转肠袢按扭转相反方向回转复位。同时应解决预防复发问题，如游离盲肠所致者，可将其固定于侧腹壁，或将过长肠系膜平行折叠缝合。

（2）肠切除术：若扭转肠管已坏死，应行肠切除肠吻合术，但需注意以下几个问题。

1）如何切除：如为全小肠扭转，小肠已广泛严重坏死，特别是病程晚期，病人已经发生感染中毒性休克，手术应力求简单快捷，开腹后快速清除腹腔内含有的大量毒素的渗出液，减少毒素吸收；同时不要急于回复扭转的坏死肠管，因回复扭转后肠系膜受压的血管恢复通畅，必然导致大量毒素从坏死肠管回流入血，使休克加深，病情进一步恶化。此时务必轻柔操作，避免挤压坏死肠管，并小心找到扭转肠管远、近端的肠系膜主要血管予以结扎，阻断毒素向静脉回流，然后快速切除坏死肠管。

2）切除范围：对小肠广泛坏死者，要注意尽可能多保留肠管，已经明确坏死的肠管必须切除，但靠近扭转肠系膜远、近端的肠管相对血供要好一些，血管压迫解除后部分有血供障碍但还未完全坏死的肠管往往可通过热敷、肠系膜封闭等处理得以恢复生机，要严格控制切除范围，以免导致术后短肠综合征，降低病人日后生存质量。

3）是否作吻合：小肠血供丰富，多数情况下都能安全吻合，但若系病程已经较晚的广泛肠坏死，严重感染中毒性休克、全身情况极差、生命体征很不稳定必须尽快结束手术者，或腹腔感染及肠管炎性水肿严重，吻合后发生漏的可能性太大者，则不要勉强吻合，而行肠造口术或外置术，待病人情况稳定后二期手术行肠吻合。

4）腹腔引流：一般而言，肠扭转时间短，肠管尚未发生坏死，或肠坏死范围小，腹腔渗出、污染轻者，不一定放置腹腔引流；而已有广泛肠坏死甚至肠穿孔，腹腔感染严重者，术后仍会有大量含有毒素和细菌的液体经腹膜渗入腹腔，故在手术行肠扭转复位和(或)肠切除后仍需要建立通畅的腹腔引流，从而有效控制腹腔积液和感染，减少术后并发症。

3. 术后处理 对于一般未发生肠坏死仅肠扭转复位术者，行常规胃肠手术后处理即可。但对广泛肠坏死甚至穿孔、腹腔感染严重、小肠广泛切除的患者，特别是伴有感染中毒性休克者，需要及时、正确、有效的术后处理。

(1) 禁食、胃肠减压：保持肠道空虚，有利于肠壁水肿消退和功能恢复，也可降低吻合口张力而有利愈合。

(2) 继续静脉输液补充有效循环血量，纠正水电解质和酸碱失衡，维持内环境稳定。其中需要充补白蛋白、新鲜血浆、全血等以维持血浆胶体渗透压，有利于炎症水肿吸收、保证吻合口愈合、提高机体抵抗力。

(3) 有效的抗感染：小肠广泛坏死，特别是已发生肠穿孔的病人，术后抗感染十分重要，抗菌谱多需要覆盖革兰氏阳性和阴性或根据术中所取腹腔渗液培养的药敏结果选用抗生素。

(4) 营养支持：小肠广泛坏死切除的病人，术后早期需要 TPN 支持，后期可在肠内营养的同时，视其营养状态决定是否补充肠外营养。有严重短肠综合征的病人，可能需要长时间的 TPN 营养支持或口服高能易消化吸收的全能营养素，如瑞素等。

四、肠 套 叠

一段肠管套入与其相连的肠腔内称为肠套叠，其套入方向多为近端向远端肠管的顺行性套入，也有少数为远端肠管向近端肠管的逆行性套入；一般按引发套叠的病理学基础不同而分为原发性套叠与继发性套叠两大类。约占各类肠梗阻病因的 10% 。

(一) 病因病理

其发生常与肠管解剖特点(如盲肠腔较回肠大以及盲肠较活动)和某些病理因素(如肠息肉、肿瘤、局部炎变、系膜缘淋巴结肿大等)以及肠运动功能紊乱等有关。按套入的起始端部位可分为回盲型套叠、回-结肠型套叠、小肠-小肠套叠和结肠-结肠套叠等类型，以回-结肠型和回盲型套叠最为常见，占 80% 以上。

肠套叠一般是单套型，套叠肠段由套入层、回返层和鞘层肠壁组成，外壁为鞘层；也有部分多重套叠者肠壁层次更多；其套叠发生部位多数为一处，也有多处套叠者。套入部的最前端为顶部(或称套头)，鞘部的开口处为颈部，套入部肠系膜血管为鞘部挤压而狭窄，静脉回流障碍，使套入肠管充血水肿，后期动脉供血也发生障碍以至肠管缺血坏死，所以肠套叠所致的肠梗阻应属于绞窄性肠梗阻。

(二) 临床表现和诊断

临床上按肠套叠发生的缓急将其分为急性肠套叠和慢性肠套叠两大类，一般而言，肠套叠多具有较典型的临床表现，四大典型表现是腹痛、呕吐、血便和腹块。

1. 急性肠套叠 80% 发生在 2 岁以下小儿，是小儿肠梗阻的常见原因，也是最常见的一类肠套叠。患儿肠道一般无器质性病变，而与饮食不调、腹泻等肠功能紊乱所致蠕动异常及腺病毒感染时回盲部肠周淋巴结肿大等因素有关，故又可称“原发性套叠”。多为回肠末端套入结肠的回-结肠型。临床表现为阵发性腹痛，患儿常有阵发哭闹，面色苍白，伴有呕吐和解果酱色血便或黏液血便，往往近期有上感或消化不良、腹泻等病史。查体右下腹空虚，而右上腹部或脐右旁可扪及有压痛的腊肠形肿块，一般有轻度腹胀或腹胀不明显，腹部多较软，在常见的套叠部位右下腹可有轻度肌紧张及压痛；但如套叠的时间较长，套叠肠管炎症水肿已很严重甚至发生绞窄坏死者，则可出现明显的腹肌紧张、压痛、叩痛、反跳痛等腹膜刺激征。肛门指检指套上有时可见血迹，大便常规及隐血检查可见到红细胞、白细胞及隐血阳性。低压空气或钡灌肠 X 线检查，可见空气或钡剂在右侧结肠受阻，套叠头部的肿块影呈“杯口”状或“弹簧”状阴影；B 超检查见套叠部肠壁增厚及“双环征”。腹部 CT 检查也有助诊断，可见套叠肠管呈“靶环征” 的特征性改变。

2. 慢性肠套叠　常见于成人，多继发于肠道息肉、肿瘤、囊肿、局部慢性炎症等器质性病变，故多为“继发性”套叠。临床表现多呈反复发作的不全性肠梗阻。可表现为阵发性腹痛发作，发作时可伴有“腹鸣”和(或)腹部包块，腹痛缓解后包块可缩小甚至消失；呕吐轻，便血较少见。

腹部检查有时可见腹部不对称，在体型较瘦、套入肠管较多的病人甚至可看到腹部包块、肠形和/或肠蠕动波，扪诊可扪及腊肠样肿块，推压肿块可使其缩小甚至消失，包块的有无及大小往往有可变性，所以需要在不同时间反复检查；听诊可听到高调肠鸣和(或)气过水音，特别是在肠蠕动波出现时最明显。钡灌肠或纤维结肠镜检查可发现套叠部位或肠道原发病变存在。腹部 B 超及 CT 等检查也有助诊断。大便隐血检查可能阳性也可为阴性。肿瘤标志物检查对诊断肿瘤导致的肠套叠有一定帮助。

（三）治疗

肠套叠的治疗分手术和非手术两类，一般而言，非手术治疗主要适用于小儿的急性原发肠套叠；慢性肠套叠多为继发于肠道的某些器质性病变，故多数需要手术治疗。

1. 非手术治疗　低压空气或钡剂灌肠既是重要诊断手段，也是有效治疗措施。因小儿急性肠套叠多为原发性套叠，早期采用本疗法成功率可达 90% 以上。一般灌肠空气压力先用 8.0kPa，经肛灌入结肠内，在 X 线透视下找到套头，明确诊断后，继续加压至 10.0kPa 左右，直至套叠复位。复位过程中见小肠内突然有大量气体进入，患儿情况好转，提示成功复位。凡复位标志不清，肿物虽消退而小肠内充气不显著者，须辅以钡剂灌肠观察，钡剂灌肠水压复位法一般可将装有 20% 钡剂水溶液的吊瓶提高到离病儿水平体位 70～80cm 的高度注入钡剂。在 X 线透视下确定诊断后，再将吊瓶提至 80～100cm 处，使套叠慢慢复位。为了提高灌肠复位的成功率，有时可先给予适量阿托品或苯巴比妥钠、水合氯醛等镇静剂，使患儿安睡。已有脱水者应先输液改善一般情况后，再行灌肠复位。但病程长、复位困难者不可强行复位，以免导致肠穿孔。

2. 手术治疗　对于病程已超过 48 小时，疑有肠坏死者，空气或钡灌肠复位失败或复位后出现腹膜刺激征及全身情况恶化者，反复多次发生的复发性肠套叠以及套叠部位有器质性病变者，均应考虑手术治疗，特别是成人慢性肠套叠，多因肠道器质性病变所致，故一般均需手术治疗。原发性套叠术中探查尚无肠坏死者，应尽量采用套叠复位术。复位后是否将套入肠管缝合固定在侧腹壁上的问题，尚无统一意见，因此类套叠多为回盲型或回-结肠型，笔者经验是视其回盲部是否很游离，如回盲部很游离，活动度大，最好予以固定，以免术后复发，否则可以不固定；是否同时切除阑尾要根据阑尾本身是否有病变，以及阑尾被套入肠腔后充血水肿是否严重，有这两种情况应同时切除阑尾。复位失败或套叠肠管已发生坏死者，可行坏死肠管切除一期吻合术，但如果套叠时间长，套入肠段多，肠坏死严重甚或已经发生肠穿孔、腹腔污染重、病人情况差不能耐受大手术或肠管炎症水肿严重，考虑切除吻合后吻合口漏可能性极大者，则应在切除坏死肠段后行近端肠管造瘘或吻合口外置术。成人肠套叠因多继发于肠道器质性疾病，一般应采用手术去除套叠病因，是否切除肠管及切除范围、方式则根据其原发病的手术原则而定。

五、炎性肠梗阻

炎性肠梗阻是肠梗阻的一个独特类型，其病因、病理生理机制、临床表现、诊断和治疗方法与一般机械性肠梗阻亦有所不同。炎性肠梗阻既不是单纯的机械性肠梗阻，也不是单纯的麻痹性肠梗阻，往往是机械性肠梗阻与麻痹性肠梗阻并存，多因手术创伤、腹腔感染、炎性渗出、积液、炎性反应致肠壁水肿等多种因素所致的肠道动力功能障碍，进而致其发生肠管间积液和粘连，故其机制中既有动力性因素，亦有机械性因素。其发生率约占肠梗阻的 20% 。

（一）病因

腹腔炎症是造成肠蠕动减弱、肠梗阻的主要原因，肠壁水肿是引起肠腔阻塞的次要因素。

（1）腹部手术创伤：广泛分离肠管粘连、长时间的肠管暴露以及其他由于手术操作所造成的肠管损伤。

（2）腹腔内炎症、感染：腹腔积血、积液或其他导致腹腔内无菌性炎症物质的残留，肠间隙积液、脓肿，如阑尾穿孔、胃肠道穿孔、腹水感染等。

（3）胃肠道运动障碍而粘连。

（二）发病机制

炎性肠梗阻发病机制复杂，由多种因素同时存在或在病情发展过程中有不同的变化，炎症造成的肠蠕动减弱是梗阻的主要原因，其次是肠壁水肿引起肠腔变窄。

（三）临床表现

炎性肠梗阻有着独特的病史。多发生于术后早期，往往是有腹部较大面积创伤或腹腔感染术后、术后腹腔渗出多，引流不畅，继发腹腔感染，贫血低蛋白血症，淋巴漏，吻合口瘘等。疾病多为化脓性或坏疽性阑尾炎、消化道穿孔、肠套叠肠扭转等急腹症，且病程持续较长，病灶切除较晚，致腹腔感染、组织炎性水肿、粘连较重。

1. 症状和体征

（1）发病时间及诱因：常发生于术后 1 ~ 3 周，尤其是术后 5 ~ 7 天，肠蠕动曾一度恢复，开始进食后又出现梗阻症状；也可发生于腹腔炎性疾病如阑尾穿孔等，由于早期诊断未明确，后期并发炎性肠梗阻使临床表现更加复杂，诊断更加困难。

（2）全身症状：病人多有低热到中度发热、厌食、精神差；病程长、腹腔炎症重、渗出多者可能伴有贫血、低蛋白血症。

（3）胃肠道症状：多以不同程度腹胀为主且呈对称性，进食后加重，或拔除胃管即腹胀，可伴有恶心呕吐，腹痛一般较轻或无腹痛；部分病人可以有少量排气、排便，表现为不全性肠梗阻。胃肠减压可抽出大量黄色或绿色胃肠液。炎性肠梗阻通过正确处理多数可缓解，症状持续一般 1 ~ 2 周，但最长可达 1 个月。

（4）腹部体征：表现不同程度腹部膨隆，腹壁张力略有增高，有坚韧感，散在压痛，无肠型或蠕动波，触不到明显肠袢或包块；听诊肠鸣音减弱、稀少或消失，但长时间听诊往往可闻及高调肠鸣和/或气过水声。

2. 实验室检查　白细胞轻到中度增高，中性粒细胞增高，血色素根据不同病因及病程可有不同程度降低，粪便常规检查可见少量白细胞。

3. 影像学检查　腹部平片可见肠管普遍扩张，并多个小液平面，并有肠管壁水肿增厚和肠腔内积液现象，较少见宽大气液平。B 超检查多有不同程度和表现的腹腔积液。CT 对炎性肠梗阻的诊断最有帮助。CT 示肠壁及系膜水肿增厚，肠袢成团。肠腔扩张和腹腔内积液、肠腔内积液为主，积气为辅，并有肠间隙积液。

（四）诊断标准

（1）好发生于术后 1 ~3 周，部分患者肠功能曾一度恢复，但拔除胃管或进食后出现腹痛、腹胀、肛门停止排气排便等肠梗阻症状，伴有不同程度的恶心、呕吐。

（2）近期腹部大手术史，尤其是反复手术、腹膜炎术后，腹腔渗出多或引流不畅。

（3）有肠梗阻表现而无典型机械性肠梗阻体征及影像学证据。

（4）腹胀呈对称性，轻度压痛，位置不固定，一般无肌紧张、反跳痛，无肠型；肠鸣弱而少，但较长时间听诊往往可闻及高调肠鸣和/或气过水音。

（5）B 超检查见肠管壁增厚及腹腔不同程度和形式的积液。

（6）X 线腹片见肠管普遍扩张、肠袢成团、腹腔和肠间积液，肠壁水肿增厚、多个短小液平。

（7）腹部 CT 发现病变区域肠壁水肿增厚，边界不清，没有高度扩张的肠管，腹腔和肠间积液。

（8）能排除普通机械性肠梗阻和麻痹性肠梗阻。

（五）治疗

本病应以非手术疗法为主，黎介寿认为保守治疗是其唯一可行的方法。手术治疗为禁忌，因患者多有 1 次或多次手术史，炎性肠梗阻的出现表明此时肠粘连及炎症水肿正处于较严重阶段，此时肠管间有广泛炎症、水肿和紧密粘连，以致肠袢解剖不清，手术难度极大，不仅难以确定梗阻部位，而且可能造成进一步肠管损伤，致术后出血、肠瘘、严重腹腔感染等更严重并发症。此外，炎性肠梗阻本身并无肠管狭窄等机械性因素存在，手术治疗也不能解除肠梗阻。但如果临床发现存在机械性肠梗阻，尤其是绞窄性肠梗阻时，应果断手术治疗。

（1）禁食禁饮，有效胃肠减压。

（2）维持水、电解质与酸碱平衡，纠正低蛋白血症。

（3）肠外营养支持，在肠道功能恢复后经适当的肠内营养即可恢复经口饮食。

（4）应用 H_2 受体阻滞剂和生长抑素，持续 3 ~5 天，抑制胃肠液分泌。

（5）早期短程使用激素，可促进肠道炎症和水肿的消退。

（6）选择合适的抗生素抗感染。

（7）中医中药内服、外用促进肠蠕动及炎症吸收，如采用大承气汤加减口服及生大黄灌肠治疗。笔者采用自拟“通腑洁肠汤”口服及保留灌肠，配合中药热疗腹袋熨腹治疗，效果良好，多数病人在一周左右缓解。

（六）治愈标准

腹痛腹胀症状基本消失，肛门恢复排气排便，尤其解水样便，临床实践证实为重要指标;24 小时胃管引流液<400ml,且不含胆汁,拔除鼻胃管后,进食无腹胀;停用生长抑素后症状没有反弹;肠鸣音恢复,>3 次/分;腹胀缓解,腹部坚韧感消失,无压痛和体温正常。

(七) 预防

(1) 术中轻柔操作,注意爱惜组织,保护肠管尽量减少暴露时间,减少浆膜损伤。

(2) 手术结束时大量温热生理盐水冲洗腹腔,减少炎性介质、毒素、血块、异物和坏死组织的残留。

(3) 围手术期有效的营养支持和术后必要时预防性应用生长抑素。

(4) 术后早期活动,辅以中药热疗腹袋熨腹治疗,促进胃肠功能恢复。

(王崇树 杜 江 王 攀)

第二节 短肠综合征

短肠综合征(short bowel syndrome,SBS)是由各种原因导致的小肠消化吸收面积大量减少而引起的一系列临床症候群。绝大多数 SBS 是后天获得的,仅有少数儿童是先天性的。大多数后天获得性的短肠综合征是由于各种腹部疾病手术治疗过程中小肠被广泛(75% 或更多)切除所致,少数是由于大段肠管功能丧失引起。由于残余肠管过短,营养物质消化、吸收障碍,临床以严重腹泻、体重减轻、进行性营养不良和水、电解质代谢紊乱为特征,影响机体发育,致死率较高。

(一) 疾病分类

按残存肠道的解剖结构,短肠综合征可大致分为三类。第一类:广泛小肠切除后行小肠吻合,保留部分回肠和完整的结肠;第二类:小肠被广泛切除并切除了部分结肠,小肠和结肠吻合;第三类:小肠广泛切除后行高位空肠造口。从残存肠道的多少和解剖结构可知,第一类患者预后最好,有较强的小肠代偿性并保留了结肠的水电解质吸收功能,对病人的营养吸收影响不大,也不会产生明显腹泻;第二类在临床上最多见,病人的营养物质和水的吸收都有较大影响,单纯经口进食难以维持营养,并有较严重腹泻,多需要适当辅以肠外营养才能维持病人生存,第三类患者除了很难维持营养外,因存在高位、高流量的消化液丢失,内环境难以维持稳定,处理上最难,死亡率很高。

(二) 病因

短肠综合征的原因较多,成人短肠综合征常见于小肠的反复发作性疾病,如反复发作的广泛粘连性肠梗阻、克罗恩病、肠外瘘等导致小肠被多次切除所致,也可因肠系膜血管发生栓塞、急性肠扭转广泛肠坏死等原因使小肠被一次广泛切除。也偶见于医源性因素,如手术中空、回肠判断失误而错误地将胃和回肠吻合,导致大量空、回肠被废用性旷置,产生类似于广泛小肠切除的临床结果。儿童中多为先天性因素,如肠闭锁、广泛性坏死性小肠结肠炎等导致具有生理功能的小肠长度不足以维持足够的营养物质的吸收。

(三) 发病机制及病理生理

成人正常小肠长度有较大差异性,为 3 ~ 5m,主要营养物质的消化和吸收主要在空肠起始的 100 ~ 150cm 段吸收,特殊营养物质由小肠的特定部位吸收,其中铁、磷酸盐及水溶性维生素主要由近端小肠吸收,胆盐、胆固醇、维生素 B_{12} 主要在回肠吸收。此外,胃肠道每天产生大约 8 ~9L 的消化液,绝大多数被肠道重吸收,且超过 80% 是在小肠被重吸收,仅 100 ~200ml 的液体随粪便排出。

短肠综合征的发病机制主要是因为广泛肠管的丢失使得肠道吸收面积减少,无法吸收足够的营养素及其他微量营养物质,导致能量不足、维生素及微量元素的缺乏、水电解质紊乱等。另外,大量胃肠道激素也被丢失,导致肠道的动力、转运能力及排空能力发生改变。肠道功能的受损程度与以下因素有关:残留小肠的长度,保留肠段的解剖部位,残留小肠的吸收代偿能力,患者的个体差异带来的肠道代偿能力的差异等诸多因素。但若残留小肠 < 100cm,则必定会产生不同程度的消化和吸收功能不良。残留小肠越短,症状就越重。切除回肠后引起的营养障碍比切除空肠更明显。如同时切除了回盲瓣,则功能障碍更严重。

(四) 临床表现

主要临床表现为早期的腹泻和后期的严重营养障碍。短肠综合征的症状一般可分为失代偿期、代偿期、代偿后期三个阶段。

1. 失代偿期 即第一阶段,是指大量小肠被切除后的早期,残留的肠道不但不足以吸收水与营养物质,还丧失了胃、胆道、胰腺分泌的消化液,患者可出现不同程度的腹泻,多数病人并不十分严重,少数病人每天腹泻量可高达 2. 5 ~5. 0 L,稀便中含钾量可达 20mmol/L,因此除产生严重营养障碍外,还会出现水、电解质、酸碱紊乱及酸碱平衡失调。

2. 代偿期 亦称第二阶段,经临床积极处理后,机体的内环境得以稳定,腹泻次数减少,小肠的功能亦开始代偿,肠黏膜开始出现增生,吸收功能有所增强,消化液的丢失逐渐减少,营养状况得到逐渐改善;这一阶段所需时间长短根据残留小肠的长度、有无回盲部,肠代偿功能、病人的年龄和体质以及原发病的性质而定,一般在 6 个月左右,最长可达 2 年。

3. 代偿后期 也称第三阶段,此期残存小肠功能已得到最大代偿。此时,营养支持的方式与量已定型,但需要继续维持营养,预防并发症。

短肠综合征患者若无特殊营养支持治疗,会逐渐出现营养不良症状,包括体重减轻、疲乏,严重者出现贫血、低蛋白血症和水肿,也可因维生素和矿物质缺乏而出现夜盲症、周围神经炎、凝血机能障碍性出血倾向等。钙、镁缺乏可使神经、肌肉兴奋性增强和手足搐搦,长期缺钙还可引起骨质疏松甚至病理性骨折。

(五) 治疗

1. 非手术治疗 短肠综合征从其产生的原因可知,其治疗主要依赖非手术处理,维持营养和内环境稳定,只有明确的医源性胃-回肠错误吻合的应当尽早手术纠正错误吻合恢复消化道正常功能,效果立竿见影,其他原因所导致的广泛小肠切除者各种术式效果都很有限。

短肠综合征的处理可分为早期与后期两个阶段,后期包括代偿期与代偿后期。

(1) 早期处理:一般持续 4 周左右,该期的处理主要是维持机体的水、电解质和酸碱平衡及营养:减少胃肠道的分泌、胆汁的刺激。控制腹泻,防止大量胃肠液丢失导致的内环境失衡、周围循环衰竭。全胃肠外营养(TPN)是主要的早期治疗手段,需为患者补充充足的液体、电解质以维持酸碱平衡和补充微量元素与维生素等,并可促进肠黏膜增生代偿。

(2) 后期处理:此期重点是保证足够营养摄入的前提下逐步用肠腔内营养代替静脉营养,现已有很多商品化的口服全能营养素如瑞素等可在很短的肠段被大部分吸收。经早期治疗后,失代偿期过渡到代偿期与代偿后期,代偿期的时间随残留肠段的长度与机体代偿的能力而异,短者数月,长者可达1~2年。一般以2年为限,超过2年后,肠代偿功能很少有能进一步改善者。

2. 手术治疗 存在严重的短肠综合征的患者经保守治疗6个月以上小肠适应性变化无改善时,可考虑辅助性外科治疗,目的主要是增加食糜与残存肠管黏膜的接触时间,从而吸收更多的营养物质。

(1) 手术适应证:患者残留小肠长度不足正常的25%,在成人这一长度界限约为75cm。停止TPN后患者有营养障碍,体重不能维持正常的70%。患者因各种其他原因不能继续进行TPN治疗。

当然,以上手术适应证亦不是绝对的,还要视患者的个体差异区别对待,如患者有回盲部且仍起作用时,残留小肠长度少于75cm可能无需手术。

(2) 手术方式:延缓小肠排空的术式(如逆蠕动小肠间置术,结肠间置及小肠-结肠"人工瓣膜"术);增加小肠有效吸收面积的术式(如构建肠圈袢以及纵行切开小肠襻以延长肠段);小肠移植,理论上应是治疗短肠综合征的最合理方式,但小肠移植后的主要问题是排异反应、严重感染以及移植小肠的吸收、运动和屏障功能障碍。其成功率远不及其他实质器官移植高,且费用高昂,目前还难以普及,只能在少数有条件的医院和病人中谨慎采用。其仅适应于需要永久依赖全肠外营养的患者,且长期全肠外营养的患者多存在肝脏损害,所以也有学者提出小肠-肝联合移植术。

(王崇树　王　攀)

第三节　小肠炎症性疾病的外科治疗

炎症性肠疾病(inflammatory bowel disease,IBD)是一类以肠道炎症为主要临床表现的特殊慢性肠道疾病。在广义上所包含的疾病很多,比如:克罗恩病(Crohn's disease,CD)、溃疡性结肠炎(ulcerative colitis,UC)、肠结核、急性出血坏死性小肠炎、缺血性肠炎、肉芽肿性肠炎、阿米巴肠炎、肠伤寒、放射性肠炎等,但临床上却往往特指两类至今不明病因而治疗困难的慢性肠道炎性疾病,即克罗恩病和溃疡性结肠炎。而溃疡性结肠炎主要累及大肠,不在本章讨论之列,本节重点简述几种与外科关系较密切的小肠慢性炎性疾病。

一、急性出血坏死性小肠炎

急性出血坏死性小肠炎是一种好发于小肠的急性炎症,以肠壁急性出血坏死为其主要病理改变,故而得名。本病在夏秋季好发,儿童和青壮年为多,男多于女,男女之比约(2~3):1。笔者观察,随着居民卫生条件和生活水平的提高,本病近年已较少见。

(一) 病因病理

1. 病因 本病的病因至今尚未完全明了,可能与肠道感染有关。有研究认为可能因长期低蛋白饮食,使肠内胰蛋白酶水平下降,肠内的C型魏氏杆菌繁殖,产生大量β毒素不能被灭活,引发肠道过敏或变态反应所致。

2. 病理 其发生部位多为某段空肠或回肠,少数累及整个小肠,偶有累及胃和十二指肠和结肠者。病变肠管扩张,节段性充血水肿、出血、坏死和溃疡形成,甚至发生肠穿孔,肠腔内充满血性液体和坏死物,腹腔内可有混浊暗红色血性液体,有肠穿孔时混有粪性物,多伴有不同程度的腹膜炎。光镜下可见肠壁黏膜下层明显水肿，血管扩张并广泛出血坏死，伴有以中性粒细胞为主的大量炎细胞浸润。

（二）临床表现

1. 发病情况 患者多为儿童和青壮年，夏秋季为好发季节。患者多有不洁饮食或不易消化饮食史，发病急骤，发展较迅速。

2. 腹痛 表现为起自脐周或中上腹的急性腹痛，初期为阵性绞痛，后为持续性钝痛伴阵性加剧。

3. 消化道症状 腹痛的同时多伴有恶心、呕吐、腹泻、便血等上下消化道症状；腹泻初期多为水样便，很快转变为有腥臭味的暗红色糊状便或黏液血便。

4. 全身感染中毒症状 患者多伴有发热、心率快、精神差、表情淡漠或烦躁，病程后期有严重肠坏死穿孔致腹膜炎者，可出现高热，甚至谵妄、昏迷、休克，如抢救不及时，死亡率很高。血常规检查白细胞总数多有增高，中性粒细胞计数增高。

5. 腹部体征 多数有不同程度的腹胀，肠梗阻型腹胀明显，腹泻便血型腹胀较轻；腹肌张力增高，有压痛和反跳痛；体型较瘦者有时可扪到增厚坏死的肠袢；听诊肠鸣音减弱或消失。

6. 腹腔穿刺 可抽出暗红色有臭味的血性液体。

7. 实验室检查 血常规检查白细胞总数多有增高，中性粒细胞计数增高，便血频繁或肠管出血坏死广泛者血红蛋白明显下降。粪便检查有大量红细胞、白细胞甚至脓细胞，隐血强阳性。

8. 影像学检查 X线腹部摄片可见到病变段小肠扩张，肠壁增厚，外形较僵硬，肠黏膜皱襞增粗，肠曲间隙增宽，肠梗阻型可见到多个短小液面，大段肠管坏死者可见团块状密度增高影，肠壁见线条状气体影，多数伴有腹脂线模糊等腹膜反应（图2-3-6）；B超检查可见到病变段小肠扩张，肠壁增厚，腹腔积液。CT检查常无特殊征象，有时可以见到病变段小肠扩张，肠壁增厚，肠间隙增宽，肠梗阻型可见到多个小液气平面。

（三）诊断

本病的诊断主要根据发病年龄、季节，临床出现腹痛、腹胀、腹泻、便血、发热等症状，结合腹部体征、腹腔穿刺及大便常规、血常规、影像学检查等，多数可明确诊断。同时需要与急性阑尾炎、细菌性痢疾、肠套叠、急性绞窄性肠梗阻等腹部疾病鉴别。

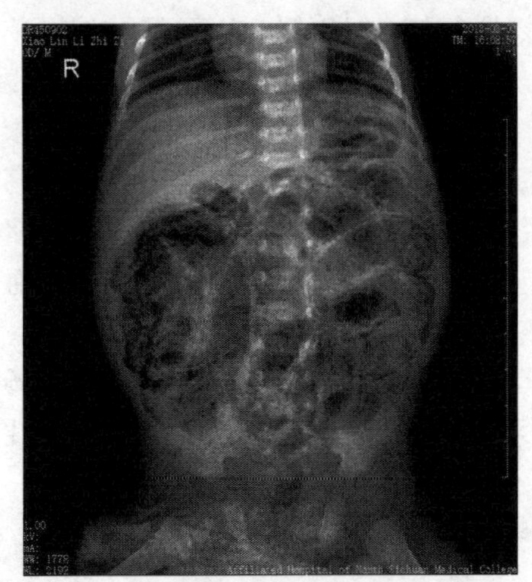

图2-3-6 急性出血性坏死性小肠炎腹部平片

（四）治疗

1. 内科治疗 如本病诊断明确，尚无明显肠坏死、腹膜炎征象者，一般应以非手术治疗为主。治疗措施包括禁食，肠梗阻型还需胃肠减压，维持营养和水电解质、酸碱平衡，抗休克，广谱抗生素抗感染，皮质激素等治疗；对便血较多、贫血明显者还应适当输注新鲜血液和血浆等。

2. 外科手术 本病有30%～40%的患者在入院时即需要手术治疗或在内科治疗过程中需要中转手术治疗，手术指征为：有肠坏死和腹膜炎表现，或腹腔穿刺为血性或脓性液体者；难以控制的肠道大出血者；有肠梗阻表现，经非手术治疗无效者；经积极的非手术治疗全身中毒症状或局部体征仍持续、加重或有休克倾向者。

术中对肠管未完全坏死者，可用 0.25% ~ 0.5% 普鲁卡因行肠系膜根部封闭；已有肠坏死、穿孔或伴大出血时，应作病变肠段切除肠吻合术；若患者全身情况较差或病变过于广泛，则切除病变严重肠段并作肠造瘘术，待病情稳定后再作二期吻合术。术后仍需积极配合药物及支持治疗。

二、肠 结 核

肠结核系结核杆菌侵犯肠道引起的慢性特异性感染。发病年龄多为青壮年，女性多于男性，男女之比约为 1 ∶ 1.85。随着居民生活水平提高及生活环境的改善，肠结核在我国已较少见，我国临床上近年来也常见有腹膜结核及肠结核病例，而且其术前确诊困难，处理也有一定难度，需要临床重视。

（一）病因及病理

肠结核分为原发性与继发性两类，以继发性为主，原发性较少见。其致病菌主要由人型结核分枝杆菌引起，少数为牛型结核分枝杆菌。原发性肠结核多因服食了含牛结核分枝杆菌的乳品或污染物而致病；继发性肠结核绝大多数继发于肺结核，特别是开放性肺结核，大多数继发性肠结核存在肠外结核病灶，但也有少数找不到原发肠外病灶的继发性肠结核。继发性肠结核感染途径可能源于三个方面。

1. 肺结核 是肠结核最常见的感染来源，主要是通过病人自己吞下大量含有结核杆菌的痰液进入消化道，因其具有一层脂肪保护膜而不在胃内被胃酸杀灭和消化，进入肠道后穿过肠黏膜上皮进入肠壁的淋巴滤泡或集合淋巴结内而感染繁殖。

2. 血行散播 多为全身播散性结核患者，肠结核作为全身结核的一部分。

3. 直接蔓延 主要继发于腹腔内临近器官的结核，如肠系膜淋巴结核、腹膜结核、盆腔结核、肾结核、输卵管结核等，肠结核可单独存在，也可与这些结核并存。

肠结核可发生在肠道任何部位，但因结核杆菌的亲淋巴特性，故淋巴组织最丰富的回盲部及末段回肠为最好发部位，约占临床肠结核的 85%。从大体病理形态上可将肠结核分为溃疡型、增生型及混合型三型。以溃疡型最为多见，约占 60%，其病理特点是病灶黏膜坏死脱落而形成多发和大小、深浅不一的溃疡，边缘不整齐，溃疡底部有干酪样物质和结核肉芽组织，此型临床上容易产生腹泻及便血，甚至慢性肠穿孔形成肠内瘘或肠外瘘；增生型肠结核较少见，约占 10%，多发生在原发性肠结核，病变部位一般局限于回盲部或末段回肠。因其病理改变以纤维增殖为主，表现为肠管壁增厚变硬，肠腔变窄，并易在肠管间及周围组织形成炎性粘连，故临床上容易发生慢性肠梗阻。

（二）临床表现

1. 性别和年龄 肠结核发病年龄多为 20 ~ 40 岁的青年及中年。

2. 临床症状 其临床表现没有特异性，根据其病程的早晚、病理类型、是否伴有肠外结核及并发症等因素而有较大差异，主要表现为全身症状、腹部症状和消化道症状。全身症状主要是结核病的毒血症和慢性消耗，如低热、午后面部潮红、夜间盗汗、乏力倦怠、消瘦、贫血等，增生型肠结核病人全身症状相对较轻；腹部症状可表现有腹痛、腹胀、腹部肿块等，腹痛多为持续性隐痛，以脐周及右下腹为明显，但如病程较晚已并发肠内瘘或腹腔脓肿等情况时则腹痛加重,如并发肠梗阻者可有阵性加重的腹部绞痛,绞痛发作时可伴有窜动性腹快及腹鸣;伴有腹膜结核者可出现明显腹胀、腹水等;消化道腹部症状主要表现食欲缺乏、腹泻、便秘或腹泻与便秘交替出现,溃疡型病人可有便血或黏液脓血便等;腹部肿块在增生型结核肠管粘连成团或已有腹腔脓肿、肠梗阻有明显扩大增厚的肠袢时容易出现。肿块一般边界不清,质地不很硬,有压痛,有时按压包块可有肠鸣出现。

3. 体格检查　病人多较消瘦、贫血貌或面部潮红,体温正常或低热,心率稍增快。伴有肠梗阻者可有腹胀,甚至可见肠型及肠蠕动波;伴有腹膜结核者可有腹水征;腹部一般较柔韧,右下腹压痛,亦可扪及固定的肿块,肿块一般边界不清,质地不很硬,多伴有压痛,有时按压包块可有肠鸣出现。伴有不全性或完全性肠梗阻听诊可闻及高调肠鸣音及气过水音。继发慢性穿孔,形成腹腔脓肿时,发热、腹痛及腹部压痛均明显加重。

(三) 辅助检查

1. 实验室检查

(1) 血常规检查和血沉:血常规检查部分病人血红蛋白下降,白细胞计数正常或轻度升高,继发穿孔、腹腔脓肿者则白细胞计数明显升高;血沉增快。

(2) 尿常规检查:在伴有尿路结核的患者可见尿中有红细胞、白细胞甚至大量脓细胞。

(3) 粪便检查:粪便常规和便隐血检查部分病人可见到红细胞、白细胞甚至脓细胞,隐血阳性。

(4) 结核菌素(PPD)实验:呈阳性或强阳性。

2. 影像学检查

(1) X线检查:胸部X线摄片可发现肺部结核病灶,腹部X线摄片可发现腹腔内淋巴结钙化征或肠梗阻征,有腹部肿块者可见腹部密度增高影。钡餐或钡灌肠造影对发现病变部位及性质判断有一定帮助,溃疡性肠结核可表现病变肠段的痉挛性收缩及激惹征象,或钡通过肠腔狭窄受阻征象;增生型肠结核则表现肠腔狭窄、缩短,肠壁僵硬,钡通过受阻,肠黏膜皱襞紊乱不连续或充盈缺损等征象。

(2) B超检查:可有助发现腹腔内包块、脓肿、淋巴结肿大、肠管扩张及肠壁增厚等。

(3) CT检查:可进一步明确腹腔内包块、脓肿的部位、范围、比邻关系等。

3. 纤维结肠镜检查　有助发现病灶及定位,并可钳取活检,对肠结核诊断有确定性价值。但对病程较晚、肠管病变严重的病人,特别是溃疡型病人结肠镜检查要谨慎施行,防止在检查过程中发生肠穿孔。

(四) 诊断

肠结核临床表现并无特异性,所以在不伴有肺结核或全身播散性结核的患者不易确诊、一般可通过以下方法进行诊断。

1. 临床表现　主要依据发病年龄和性别,全身性结核中毒症状,消化道症状,腹部症状和体征以及肠外结核如肺结核、尿路结核的相应症状、体征等。

2. 实验室检查　血液常规和血沉检查、结核菌素(PPD)试验、粪便常规及隐血、尿常规检查等对诊断有一定帮助。

3. 影像学检查　X线、CT、MRI等检查有助诊断,但对无肠外结核证据的病人,影像学还难以对肠结核作出确诊;肠结核最后的确诊需要结肠镜钳取组织或通过手术探查切取病灶组织送病理检查证实。对高度怀疑者使用抗结核药物治疗有效对诊断也有帮助。本病还需注意与阑尾炎并脓肿形成、Crohn 病、溃疡性结肠炎、慢性痢疾、结肠肿瘤等疾病相鉴别。

(五) 治疗

肠结核主要有内科治疗和手术治疗两大类。

1. 内科治疗 肠结核应以内科治疗为主,包括加强休息与营养,抗结核药物治疗和对症支持治疗。

2. 手术治疗 主要是治疗肠结核的并发症,且手术治疗后仍然需要配合内科药物治疗。

(1) 手术指征:急性肠穿孔并弥漫性腹膜炎;不能控制的肠道大出血或药物治疗后仍反复出血;慢性肠穿孔伴腹腔脓肿形成或者肠瘘患者;急性肠梗阻经保守治疗无好转,不能排除肠绞窄;反复慢性肠梗阻,严重影响了患者的日常生活、工作;不能排除肠道及腹腔恶性病变;病人症状较重,经检查仍较长时间不能明确诊断或已伴有重度营养障碍的患者。

(2) 手术治疗方式的选择:

1) 右半结肠切除或者回盲部切除手术,适用于位于回盲部、升结肠、结肠肝曲等部位的病变。

2) 小肠部分切除,适用于病变位于某段小肠,但应避免肠管的过多切除,以免短肠综合征的发生。

3) 肠粘连松解术,适用一些肠管广泛粘连或粘连带卡压而引起的肠梗阻。

4) 肠短路手术,此种方法只适用于肠管粘连极其严重,病变肠段广泛浸润,分离困难,如勉强分离则容易引起术后肠瘘发生时,为解除梗阻采取的姑息性措施,只能解除肠梗阻,不能切除病灶。

5) 肠外瘘要根据病变部位,按肠瘘的治疗原则,加强营养支持,维持水电解质的稳定,通畅引流,保守治疗一定阶段无效后可考虑手术切除病变肠管后行肠吻合。

三、克 罗 恩 病

克罗恩病(Crohn's disease,CD)是一种病因尚未明确的特发性、非特异性、慢性肠道炎性疾病。自 1761 年首例发现后,曾沿用末段回肠炎、节段性回肠炎、局限性回肠炎、肉芽肿性回肠炎等多个病名,直至 1973 年 WHO 才正式将其正式定名为克罗恩病(Crohn's disease)。

(一) 病因病理

1. 病因 虽然炎性肠病确切的病因目前还不清楚,但近年来,多认为 CD 的发病为多因素作用的结果,多数研究认为可能与慢性感染、自身免疫损伤、遗传易感性、环境、饮食、自主神经功能失调等因素有关。

2. 病理 可侵犯肠道的任何部位,最多见于末段回肠和右半结肠,病变呈多节段性分布,3/4 的患者可同时出现小肠和结肠病变。CD 表现为急、慢性肉芽肿性病变,可波及肠壁各层。其中,急性期肠壁水肿、炎性渗出;慢性期则出现黏膜增厚、肠腔溃疡和肉芽肿性结节形成,随着疾病进展,溃疡向深部发展形成裂隙状溃疡,纵向交叉溃疡慢性愈合瘢痕与肿胀黏膜形成"卵石路"样改变。同时,肠壁慢性纤维化而增厚,形成裂隙状溃疡、肠壁纤维化、肉芽肿形成等 CD 的特征性病变(图 2-3-7)。另外,CD 可因黏膜溃疡加深、穿透肠壁而形成肠内、外瘘。

（二）临床表现

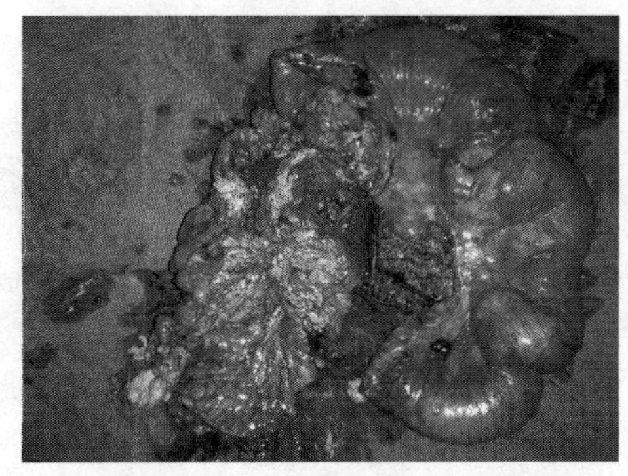

图 2-3-7 克罗恩病的特征性病变

1. 临床症状 CD 可发生于 1 岁以后的任何年龄段，但一般 6 岁前出现症状者较少见。其临床表现复杂多样，起病多较隐匿，早期反复发作，以后逐渐呈进行性发展；少数呈急性起病，表现为急性腹痛、腹胀等，可误诊为急性阑尾炎、肠梗阻等。主要表现为以下几个方面：

（1）消化道症状：多数病人有不同程度的慢性腹痛、腹胀、腹泻，腹块、恶心呕吐、便血等。

（2）全身慢性消耗症状：如纳差、低热、乏力、消瘦、贫血等。

（3）消化道外症状：少数病人可出现皮肤损害，如湿疹、结节性红斑等，还可出现关节病、硬化性胆管炎、慢性活动性肝功损害等，这些消化道外症状不具特异性，容易导致误诊，但有时其某些征象表现突出，亦可为诊断提供线索。

（4）并发症表现：如并发肠梗阻的病人，则有相关肠梗阻的表现；如并发慢性穿孔，形成局限性腹腔内脓肿或肠内外瘘者，有局限性腹膜炎、发热、腹痛加重、腹壁瘘管形成等表现。

2. 体格检查 病人多较消瘦，常伴有不同程度的贫血，腹部体征可表现为腹部散在压痛，常以右下腹最为明显；有的病人还可于右下腹扪及包块，如伴有慢性内瘘或肠道穿孔形成腹腔脓肿者则包块较明显，边界常不清楚，并可有明显的腹肌紧张和压痛；有肠外瘘形成者，可见腹壁瘘道；有肠梗阻形成的病人，则腹胀较明显，有时可见到肠型、肠蠕动波，肠鸣音亢进。有肠外损害的病人，可出现相应的临床表现。

（三）辅助检查

1. 实验室检查 血常规检查白细胞计数正常或轻度升高、血红蛋白多有不同程度的下降，血沉加快；血生化检查一般肝肾功能正常或有轻度损害，对并发有硬化性胆管炎、慢性活动性肝炎者，则肝功能损害明显，晚期慢性消耗的病人多有低蛋白血症，血浆球蛋白往往增高。粪便常规检查可见白细胞和红细胞，大便隐血阳性，尿常规检查对并发有尿路结石的病人，可见红细胞。其他如血清免疫球蛋白、C 反应蛋白等对诊断亦有一定参考价值。

2. 影像学检查

（1）X 线检查：是本病常用的重要诊断手段，腹部 X 线平片对伴有肠梗阻或肠穿孔者有重要诊断价值；消化道钡餐检查以及气钡双重对比造影可显示病变主要位于末段回肠及邻近结肠，可有“卵石征”、假息肉征等表现，有肠梗阻、慢性穿孔、内瘘形成等病人还可见到肠管僵硬、狭窄、呈线样征、肠壁增厚、肠管短缩、结肠袋消失、瘘管及假憩室等；其他如瘘管造影、肾盂造影等对一些有相应并发症病人的诊断有重要价值。

（2）B 超检查：可探及腹腔内包块、脓肿、瘘管等，对诊断及相关并发症有一定帮助。

（3）CT、MRI 检查：可发现腹腔内包块、脓肿、瘘管、内瘘、扩大增厚的肠袢等，对于确定病变部位及相关并发症有重要意义。

3. 内镜检查 包括胃十二指肠镜、小肠镜、胶囊内镜、纤维结肠镜等，但以纤维结肠镜最常用，可直接发现病变并可取活检，诊断准确率可达 70% 以上，但需配合 X 线等影像学检查。

（四）诊断与鉴别诊断

本病临床表现复杂多样，且无特异性，故临床诊断较困难，主要依靠典型的临床表现及仔细查体。青壮年出现慢性反复发作的右下腹疼痛，伴有腹泻、便血、间隙或持续性低热、消瘦、乏力、贫血等症状，查体右下腹有压痛或腹块等体征。结合典型的影像学表现，如X线钡餐发现"卵石征"、假息肉征、肠管僵硬、呈线样征、肠壁增厚、肠管短缩、结肠袋消失、瘘管形成等征象时，应考虑诊断克罗恩病。纤维结肠镜可直接发现病灶并可取活检，对确诊有重要意义。本病还需注意与肠结核、溃疡性结肠炎、缺血性肠炎、小肠恶性淋巴瘤、结肠癌等鉴别。

（五）治疗

目前本病尚无特效治疗方法，但以内科综合治疗为主，外科治疗主要针对其并发症。

1. 内科治疗

（1）一般治疗：主要包括饮食控制、避免精神紧张、过度疲劳等。

（2）对症支持治疗：可服用止泻剂适当止泻，如洛派丁胺等。但UC急性期时，大量止泻剂可诱发中毒性巨结肠，故需谨慎使用。对于急性期和重症患者可采用补液、纠正水电解质失衡、营养支持等治疗。一般可采用肠内营养，如瑞素等，当发生中毒性巨结肠、肠穿孔等时，可改用完全胃肠外营养。

（3）抗感染治疗：水杨酸类药物可通过抑制前列腺素的合成来减轻炎症反应，常用的包括柳氮磺吡啶和5-氨基水杨酸等。

（4）免疫治疗：因IBD可能与免疫紊乱有关，故免疫治疗可有一定疗效。包括免疫抑制剂，如硫唑嘌呤、雷公藤皂甙、环孢素等；免疫增强剂如左旋咪唑、干扰素等。

2. 手术治疗 对于少数患者，经规范的内科治疗无明显缓解或出现不可控制的并发症时，可选择手术治疗。

（1）手术指征：完全性肠梗阻、反复发生的慢性不全性肠梗阻；自发性肠穿孔、腹膜炎；有瘘管、窦道或腹腔、腹壁脓肿形成，不能控制的大量出血；癌变或诊断上难以排除癌变、不能排除恶性肿瘤、结核等情况应为手术指征。其次，对有严重肠道外合并症，如骨关节病、青光眼；儿童有影响生长发育者；长期正规内科治疗无效、停药复发或出现新的并发症者；以及疼痛明显的顽固性肛周、肛管感染者也需考虑手术治疗。此外，对诊断不明的严重腹痛，不能排除需手术治疗的急腹症者也要考虑手术探查。

（2）手术方式：对于本病的手术方式应根据患者的全身情况、病变部位、累及范围和不同并发症采取相应的手术方式，包括：小肠部分切除吻合术、右半结肠切除术、肠道短路手术、肠造口术、脓肿引流术等。

（3）手术注意事项：

1）充分的术前准备，包括术前充分改善患者的全身情况、低蛋白血症、贫血，以及合理应用抗生素控制感染。

2）要充分了解病变所累及的范围、与周围脏器的关系。

3）了解全消化道的情况，制定合理的手术方案。

4）要充分估计手术难度，因本病在有内瘘形成等严重并发症时，腹腔内形成广泛炎性粘连性团块，有时手术难度非常大，甚至无从下手，难以达到手术目的。

5）要有良好的术前沟通，应向患者说明本病极易复发、甚至癌变，可能需要多次手术，术后发生吻合口瘘以及以后再发生慢性肠瘘等并发症的可能性较大，腹腔广泛致密纤维粘连，难以去除病灶，达不到手术目的或需要广泛切除肠管，术后发生短肠综合征等可能情况。

6）术中要注意尽可能保留肠管，避免发生短肠综合征，如有肠内瘘形成的，被穿入的肠管一般并非病变本身，不必一并切除，只需切除病变肠管，被穿入的肠管作修补即可。

7）对病变广泛、粘连严重、切除困难又伴有肠梗阻的病人，不必强行作广泛肠切除，可行肠短路和肠造口术解除肠梗阻，以策安全。

8）因急腹症误诊为急性阑尾炎，而术中发现为本病时，切忌贸然行阑尾切除术，以免术后阑尾残端瘘。另外，术后应注意加强随访，并配合继续应用适当药物治疗防止复发。

（王崇树　杜　江　王　攀）

第四节　小肠肿瘤

原发性小肠肿瘤的发病率较低，仅占胃肠道肿瘤的2%～6%，男略多于女，男女比例约为1.5∶1。发病年龄以50～70岁的中老年为多，但淋巴瘤的发病年龄较轻，是儿童和青少年最常见的小肠肿瘤。该病起病隐匿，缺乏特异的症状和体征，加之缺乏特异性的诊断方法，术前确诊率较低。

（一）病因病理

小肠肿瘤的病因也与其他肿瘤一样，目前仍不甚清楚。可分为良性和恶性两类，以恶性肿瘤为多，约占75%，良性肿瘤仅占约25%。良性肿瘤少见的原因可能是由于其生长缓慢、病程长、症状不典型及容易忽略等因素，待继发症状出现需要手术或施行其他腹部手术被发现时，很多良性病变已经恶变。较常见的良性肿瘤以腺瘤、平滑肌瘤多见，其他有脂肪瘤、纤维瘤和血管瘤等。恶性肿瘤中最常见的是回肠恶性淋巴瘤（约占50%），其次为腺癌（约占30%）和平滑肌肉瘤（约占10%），其他如类癌等相对较少。小肠肿瘤最常见部位是十二指肠，其次是回肠，再次是空肠。

（二）临床表现

1. 腹痛　是最常见的症状，多由于肿瘤的牵拉或肠道的梗阻所致，一般为隐痛不适乃至阵性剧烈绞痛。可伴有腹泻、食欲缺乏等症状。

2. 出血与贫血　除上段空肠引起呕血症状外，多数病人表现为便血，多为慢性反复出血，表现为间歇性柏油样便或暗红色血便，出血量少者不易察觉，仅表现持续大便隐血阳性；患者多伴有不同程度贫血的临床表现；也有少数病人出现急性大出血，主要表现大量便血，色暗红或鲜红甚至含大量血凝块，可导致失血性休克。有20%～30%的病人有便血症状，其中以平滑肌瘤、腺癌、血管瘤多见。

3. 肠梗阻　有30%～40%的小肠肿瘤病人以急性或慢性肠梗阻表现而就诊，其原因多因慢性复发性肠套叠或肿瘤占位而导致肠腔狭窄引起，常表现为反复发作的腹部剧烈绞痛，腹部窜动性包块，同时伴腹鸣，以脂肪瘤、腺瘤多见。

4. 腹部肿块　有约33%的病人检查时可发现腹部肿物，肿物的形状和性质没有固定特征。一般无压痛，多数肿物活动度较大，位置多不固定，伴慢性复发性肠套叠者腹痛发作时腹块出现或增大，腹痛缓解后腹块缩小甚至消失。

5. 肠穿孔 有6%～8%的小肠肿瘤发生肠穿孔，多见于小肠恶性肿瘤。急性穿孔可导致弥漫性腹膜炎，慢性穿孔则形成肠内瘘外漏，以溃疡型癌和淋巴瘤多见。

6. 类癌综合征 胃肠道类癌以阑尾和末段回肠多见，小肠的类癌早期不易被发现，待发现时多已届晚期，除相应消化道症状外，常伴有类癌综合征。主要由于类癌细胞产生的5-羟色胺和血管舒缓素的激活物质缓激肽进入血循环所引起，主要表现为阵发性面、颈部和上半身皮肤潮红（毛细血管扩张），水样腹泻，哮喘和因纤维组织增生而发生心瓣膜病。常因进食、饮酒、情绪激动、按压肿瘤部位而激发，大多见于类癌伴有肝转移的病人。

7. 黄疸 因十二指肠是小肠肿瘤的好发部位，而发生于十二指肠乳头周围的肿瘤则容易阻塞胆总管下端而导致梗阻性黄疸。

8. 慢性消耗 表现为乏力、纳差、消瘦、贫血，晚期可出现恶病质状态。

（三）诊断

对不明原因的慢性腹痛、腹部肿块、黑便、呕吐或慢性肠梗阻，尤其伴贫血者，在排除胃、结肠、肝、胆、胰等疾病后，应考虑小肠肿瘤的可能性。诊断主要依靠临床表现、影像学和内镜检查，对高度怀疑而又无法确诊者，可考虑腹腔镜或剖腹探查。

1. 影像学检查

（1）X线小肠低张气钡造影：是原发性小肠肿瘤最常用的检查方法，可发现肠管的扩张、狭窄、占位、穿孔、瘘道等病变，可发现大部分小肠肿瘤。但因小肠活动度大，影像易重叠，也容易遗漏病灶。

（2）血管造影：对伴有急性消化道大出血的病例，尤其是出血速度大于0.5～1.0ml/min患者，可行肠系膜上动脉造影检查，有助于确定出血部位和性质，诊断符合率可达90%，但假阴性率高。

（3）腹部超声检查：可发现腹腔内肿块和肿大淋巴结，有肠梗阻的病人也可发现梗阻近端肠管的扩张、肠壁增厚，同时可了解有无腹水、有否肝脏转移灶等。

（4）腹部CT及MRI检查：可发现腹腔内肿块和肿大淋巴结，以及肿瘤与周围组织器官、血管的侵犯情况、有否淋巴结和肝脏转移等，为制定合理的手术方案提供条件。

2. 内镜检查

（1）纤维胃十二指肠镜检查：可以直接发现该段肠管肿瘤，并可作活检，如伴有梗阻性黄疸者，还可行ERCP了解胆道梗阻部位和原因。

（2）纤维结肠镜检查：可以到达末段回肠，发现小肠肿瘤好发的回盲部和末段回肠的病变，并可取活检，也是小肠肿瘤初筛的重要检查。

（3）纤维小肠镜检查：理论上是对小肠肿瘤的最佳诊断方法，但因小肠较长，肠腔较小，活动度大，故操作复杂、技术难度大，肠穿孔发生率高，目前国内尚未广泛开展，难以普及推广。

（4）胶囊内镜检查：可对全消化道进行连续摄像，且为无创检查，对小肠肿瘤的诊断有重要意义。但需要注意其不能像纤维十二指肠和结肠那样清晰地直接观察，存在部分假阴性和假阳性（比如血管瘤）、检查耗时较长、无法取活检等缺点。对伴有肠梗阻和较大的小肠憩室者因视野不清及胶囊内镜难以排出，不宜采用此检查。

3. 腹腔镜检查和剖腹探查 为最后的诊断治疗手段，对其他方法均未能明确诊断时方可采用。

（四）治疗

因小肠肿瘤以恶性为主，且常并发肠梗阻、出血、穿孔、套叠等并发症，故外科手术是其首选治疗方法，常用的术式如下。

（1）肿瘤局部切除术：适用于较小的良性肿瘤或病变局限于黏膜层、无淋巴结转移的小癌灶患者，但易于复发，对恶性病灶尽管较小也要慎用。

（2）小肠节段性切除：此术式是空回肠恶性肿瘤的标准术式，切除范围应包括病灶远、近侧，不低于5cm肠管及所属肠系膜。

（3）胰十二指肠切除术：主要适用位于十二指肠恶性肿瘤。

（4）右半结肠切除术：适用于肿瘤位于回盲部及回肠末端的恶性肿瘤、较大的良性肿瘤以及伴有慢性回盲型肠套叠的肿瘤。

（5）肠短路手术：仅限于晚期不能切除或病人已很衰竭不能耐受切除的肿瘤患者，为治疗或预防肠道梗阻采取的姑息性措施；若为十二指肠恶性肿瘤伴有梗阻性黄疸者，在胃肠短路解除肠梗阻的同时还应附加胆肠吻合解除胆道梗阻。

（王崇树　杜　江　王　攀）

第四章　阑尾疾病

阑尾起自盲肠顶端后部,一般长 6～8cm,直径 0.6～0.8cm,其远端游离于右下腹腔。沿盲肠的三条结肠带向顶端追踪可寻找阑尾基底部。其体表投影约在脐与右髂前上棘连线中外 1/3 交界处,称为麦氏点(McBurney 点),是选择阑尾手术切口的标志。阑尾位置多变,一般位于右下腹,但也可高至肝下,低至盆腔,甚至越过中线至左侧腹腔。由于阑尾炎好发于尖端,即使阑尾位于右下腹,体表压痛部位也可因尖端指向不同而出现变化。阑尾的尖端指向有六种类型,分别为回肠前位、盆位、盲肠后位、盲肠下位、盲肠外侧位及回肠后位。较为特殊的是盲肠后位阑尾,位于腹膜后,如不切开侧腹膜将盲肠牵向内侧,则难以见到阑尾。另一种为盲肠壁内阑尾,阑尾位于盲肠浆肌层下,不切开浆肌层也无法发现阑尾。

阑尾动脉是回结肠动脉的分支,是一支无侧支循环的终末动脉。因此,当粪石、蛔虫等进入阑尾,引起阑尾发炎肿胀,出现血运障碍时,易导致阑尾坏死。阑尾静脉与阑尾动脉伴行,其血流经肠系膜上静脉进入门静脉而入肝。当阑尾化脓坏疽时,细菌可经门静脉入肝,引起门静脉炎或细菌性肝脓肿。阑尾神经来自肠系膜上动脉周围的交感神经丛,与脊髓第 10 胸节相连,因此当阑尾炎症早期,疼痛开始于上腹部或脐周围,当炎症严重,涉及壁层腹膜,疼痛才转移至右下腹部。

第一节　急性阑尾炎

急性阑尾炎是外科常见病,多见于青年,男性较多,男女比例为(2～3)∶1。急性阑尾炎如及时治疗,患者可短期恢复健康,如延误治疗,则可出现腹膜炎、脓肿等严重并发症。

(一) 病因

1. 梗阻　常见的梗阻原因为粪石、蛔虫等进入阑尾,加之阑尾系膜过短形成扭曲,阻碍管道通畅。此外,结肠病变,如炎症、结肠癌等,若出现肠梗阻,可使盲肠腔内压力增高,从而引起阑尾排空受阻,出现阑尾炎。

2. 感染　致病菌多为肠道内的各种革兰阴性杆菌和厌氧菌。阑尾炎症肿胀,出现血运障碍,最终造成梗死和坏疽。

3. 其他　腹泻、便秘等胃肠道功能失调引起内脏神经反射,导致阑尾肌肉和血管痉挛,可出现阑尾管腔狭窄、血供障碍、黏膜受损,细菌入侵而致急性炎症。

(二) 临床病理分型

1. 急性单纯性阑尾炎　病变早期,临床症状和体征较轻,部分患者早期抗感染治疗可使炎症消退,阑尾恢复正常,从而避免手术。

2. 急性化脓性阑尾炎　阑尾肿胀明显,浆膜高度充血,表面有脓性渗出物,阑尾腔内脓性渗出液。阑尾周围的腹腔内有炎性渗液,形成局限性腹膜炎。临床症状和体征较重,输液抗感染治疗难以使炎症消退,即使炎症消退,也易反复发作,转为慢性阑尾炎,因此多需手术治疗。

3. 坏疽性及穿孔性阑尾炎　是一种重型的阑尾炎。阑尾腔内积脓,压力升高,阑尾管壁坏死或部分坏死,周围网膜及阑尾系膜水肿,腹腔有脓性渗液,形成局限性腹膜炎。穿孔部位多在根部或尖端。穿孔如未被包裹,可引起急性弥漫性腹膜炎,需急诊手术治疗。

4. 阑尾周围脓肿　急性阑尾炎化脓坏疽或穿孔,大网膜移至右下腹部包裹阑尾,形成炎性肿块或阑尾周围脓肿。

(三) 临床表现

1. 症状

(1) 腹痛:腹痛是急性阑尾炎的主要症状。70%～80%的病人先出现上腹部或脐周疼痛,继而出现转移性右下腹疼痛,并局限于右下腹,亦有部分病人开始即出现右下腹痛。不同类型的阑尾炎其腹痛也有差异。

(2) 胃肠道症状:多数病人可出现恶心、呕吐、便秘或腹泻。盆腔位阑尾炎,炎症刺激直肠和膀胱,引起排便、里急后重、排尿增多等症状。弥漫性腹膜炎可导致麻痹性肠梗阻,出现腹胀、排气排便减少。

(3) 全身症状:早期全身症状不明显,可出现乏力等表现。炎症加重后出现全身中毒症状,发热,达38℃左右。阑尾穿孔后全身中毒症状进一步加重,出现高热,体温可达40℃。

2. 体征

(1) 右下腹压痛:是急性阑尾炎最常见的重要体征。即使在发病早期腹痛尚未转移至右下腹时,右下腹即可出现压痛。压痛点通常位于麦氏点,可随阑尾位置的变异而改变,但压痛点始终在一个固定的位置上。当炎症加重,出现化脓、坏疽或穿孔时,可出现反跳痛等腹膜刺激征,压痛的范围也扩大。此时,仍以阑尾所在位置的压痛最明显。

(2) 右下腹包块:如体检发现右下腹饱满,扪及一压痛性包块,固定;直肠指检,也可扪及右侧盆腔压痛性包块,应考虑阑尾周围脓肿的诊断。

3. 实验室检查　少数单纯性阑尾炎和老年病人白细胞可无明显升高,大多数急性阑尾炎病人的白细胞计数和中性粒细胞比例增高。白细胞计数可达$(10\sim20)\times10^9/L$,并出现核左移。明显血尿说明存在泌尿系统的原发病变,应进一步检查。

4. 影像学检查　腹部超声是诊断急性阑尾炎的一项实用和经济的检查方法,可见阑尾呈低回声管状结构,较僵硬,其横切面呈同心圆似的"靶"样显影,直径等于或大于7mm。同时,B超也有助于排除妇产科和泌尿系统疾病。CT检查可显示阑尾周围软组织块影及其与邻近组织的关系,有助于阑尾周围脓肿的诊断,但并不常用。腹腔镜是急性阑尾炎诊断手段中能得到最肯定结果的一种方法,同时也可做阑尾切除术。

(四) 鉴别诊断

1. 急性肠系膜淋巴结炎　多见于儿童,患儿常先有上呼吸道感染史,出现发热,继而出现腹痛或两者同时出现。腹部压痛范围不固定且较广,并可随体位变更,无明显反跳痛及肌紧张。

2. Meckel 憩室炎　Meckel 憩室炎往往无转移性腹痛,主要表现为下腹中部或右下腹疼痛,局部压痛点也在阑尾点之内侧,多见于儿童,曾有黑便史。临床症状与阑尾炎相似,常误诊为阑尾炎,因此手术中若发现阑尾炎症状与临床症状不符时,应探查末端回肠,检查有无 Meckel 憩室炎。

3. 右侧输尿管结石　表现为右下腹阵发性剧烈绞痛,并向会阴部、外生殖器放射。右下腹无明显压痛,右腰部叩痛明显。尿中查到多量红细胞及白细胞。B超检查或X线摄片在输尿管走行部位可呈现结石阴影,有助于鉴别。

4. 异位妊娠破裂 表现为突然下腹疼痛，常有急性失血症状和腹腔内出血的体征，有停经史及阴道不规则出血史；妇科检查时宫颈举痛、附件肿块，阴道后穹隆穿刺有血等。血清和尿液 HCG 阳性，B 超可见附件肿块和腹腔积血。

5. 卵巢囊肿蒂扭转 表现为突然发生的剧烈腹痛，下腹部或盆腔检查中可扪及有压痛性的肿块，腹部压痛点位置较阑尾偏低，若囊肿破裂，可出现腹膜炎体征。B 超检查有助于诊断和鉴别诊断。

6. 卵巢滤泡或黄体囊肿破裂 发病于排卵期或月经中期以后，突然腹痛，阴道有少量鲜血，腹部压痛点较阑尾位置低。妇科检查时宫颈有举痛，后穹窿饱满，如穿刺可抽出不凝血。B 超检查有助于诊断和鉴别诊断。

7. 急性输卵管炎和急性盆腔炎 常见于已婚妇女，发病前可有不洁性生活史。下腹痛逐渐发生，长期反复发作，可伴有腰痛。腹部压痛点位于下腹部，双侧腹部压痛对称，伴发热及白细胞计数升高，常有脓性白带，阴道后穹隆穿刺可获脓液，涂片检查细菌阳性。B 超检查可见盆腔积液。

8. 胃十二指肠溃疡穿孔 既往常有胃十二指肠溃疡病史，近期症状活跃。表现为上腹部突然剧烈疼痛，继而出现全腹部疼痛，穿孔溢出的胃内容物可沿升结肠旁沟流至右下腹部，容易误认为是急性阑尾炎的转移性腹痛。但病人仍以上腹疼痛和压痛最为明显，腹膜刺激症状明显。腹部立位片可发现膈下有游离气体，有助于鉴别诊断。腹腔穿刺可见胃肠液。

9. 急性胆囊炎 当胆囊肿胀下垂至右下腹，易与急性阑尾炎相混淆。此外，当阑尾位置较高时，也可与急性胆囊炎相混淆。但急性胆囊炎的症状与体征均以右上腹为主，Murphy 征阳性，B 超检查有助于诊断和鉴别诊断。

（五）治疗

1. 非手术治疗 在早期单纯性炎症阶段，经积极抗感染治疗后，一旦炎症消退，阑尾能恢复正常，可采取非手术治疗。抗生素以治疗 G^- 菌和厌氧菌为主，若治疗效果不理想，应及时手术治疗。当已形成阑尾周围脓肿时，可采取中西医结合的方法进行保守治疗。

2. 手术治疗 不同临床类型急性阑尾炎的手术方法选择亦不相同。

（1）急性单纯性阑尾炎：行阑尾切除术，切口一期缝合。可根据医院条件，采用开放或腹腔镜手术。

（2）急性化脓性或坏疽性阑尾炎：行阑尾切除术。腹腔如有脓液，可用湿纱布蘸净脓液后关腹。注意保护切口，一期缝合。术毕根据脓液多少，决定是否放置腹腔引流。

（3）穿孔性阑尾炎：根据病情，选择右下腹切口或右腹直肌切口或腹腔镜手术，行阑尾切除术，清除腹腔脓液，如形成弥漫性腹膜炎应采用温热生理盐水冲洗腹腔，术毕放置腹腔引流。若阑尾根部穿孔，应放置引流管，预防残端漏。术后注意观察切口，有感染时及时引流。

（4）阑尾周围脓肿：宜采取中西医结合的方法治疗，也可在超声引导下穿刺抽脓或置管引流。如治疗期间，患者感染中毒症状无好转，腹膜炎体征无局限趋势，应果断手术治疗。手术以引流为主，不强求切除阑尾。术后加强支持治疗，合理使用抗生素。

第二节 慢性阑尾炎

1. 病因和病理 多数慢性阑尾炎（chronic appendicitis）由急性阑尾炎转变而来，少数也可开始即呈慢性过程。表现为阑尾壁不同程度的纤维化及慢性炎性细胞浸润，阑尾因纤维组织增生，脂肪增多，管壁增厚僵硬，管腔狭窄。

2. 临床表现 既往常有急性阑尾炎发作病史，经保守治疗后好转，常反复出现右下腹疼痛，剧烈活动或饮食不节可诱发加重。查体表现为右下腹局限性压痛，位置固定。

3. 诊断 B超可见阑尾呈条索状。X线钡剂灌肠检查，可见阑尾腔狭窄变细、间断充盈、扭曲固定。有时阑尾充盈虽正常，但72小时后复查可见阑尾腔内有钡剂残留，即可诊断慢性阑尾炎。

4. 治疗 慢性阑尾炎一旦确诊，仍以手术切除阑尾为其治疗方法。阑尾腹腔镜手术切除操作简单，术中可见阑尾僵硬，炎症并不重，术后患者恢复快。同时，腹腔镜可检查回盲部有无其他疾病，可一并处理。

第三节 阑尾切除术

1. 阑尾切除术的技术要点

(1) 切口选择：一般情况下采用右下腹麦氏切口，长5～6cm。如诊断不明确或腹膜炎较重时应采用右腹直肌探查切口，以利于术中进一步探查或清除脓液。如有腹腔脓液，应及时保护切口，并取脓液做细菌培养。

(2) 寻找阑尾和处理阑尾系膜。

(3) 处理阑尾根部：在切断阑尾根部前，可用血管钳轻轻钳夹阑尾根部，将阑尾腔内可能存在的粪石推进回盲部。距盲肠0.5cm处钳夹阑尾后结扎阑尾，再于远侧0.5cm处切断阑尾，用电刀烧灼残端黏膜组织。于盲肠壁上缝荷包线将阑尾残端埋入。最后距阑尾残端1cm左右缝合荷包线，包埋残端。

2. 腹腔镜阑尾切除术 临床常采用多孔腹腔镜阑尾切除术，有条件的医院亦采用单孔腹腔镜阑尾切除术。

手术戳卡的布局根据各个医院的习惯各有不同，我们常用布局是镜孔位于脐部，主操作孔位于左下腹，操作方便。也有医院将操作孔置于下腹阴毛边缘，切口隐蔽，美容效果较好。腹腔镜手术操作同开腹手术，若腹腔炎症较重，可于阑尾上方再置一戳卡，以牵拉阑尾，也可采用悬吊法牵拉阑尾。具体方法：将一粗丝线穿过注射器针孔，经阑尾上方穿刺进腹，套入阑尾，收紧丝线，即可将阑尾提起，方便手术操作。若阑尾炎症较重，可使用超声刀，但治疗费用也较贵。如操作困难，应果断中转开腹，避免副损伤发生。

手术结束后应检查腹腔有无出血，吸尽腹腔渗液，并根据腹腔炎症严重情况决定是否放置引流，避免腹腔残余感染的发生。阑尾拔出腹腔时应将阑尾拖入戳卡内，连同戳卡一并拔出，避免污染切口。

（杜 江）

第五章　结直肠与肛管疾病

第一节　结、直肠的临床解剖要点及生理特征

一、结直肠的毗邻关系

结直肠从回肠末端延伸至肛管，盲肠位于回盲瓣下方，是结肠起始段。盲肠连同升结肠、结肠肝曲和部分横结肠，组成了一个外科手术解剖单位即右半结肠；部分横结肠、结肠脾曲、降结肠和部分乙状结肠组成另一个外科手术解剖单位左半结肠。临床上往往把盲肠看作结肠的一部分，肛门为直肠的一部分，是因为它们之间有共同的血流和淋巴供应，在结肠或直肠发生肿瘤时，一般有相同的处理原则。

1. 盲肠及升结肠　盲肠其后紧邻右侧髂外血管、右侧精索血管(或卵巢血管)和右侧输尿管。升结肠位于腹腔右侧，是盲肠的延续，上至肝右叶下方，向左弯成结肠右曲(肝曲)而移行于横结肠。升结肠一般仅前面及两侧有腹膜覆盖，其后面借疏松结缔组织与腹后壁相贴，位置较固定。如有外伤造成升结肠的后壁破溃时，可引起严重的腹膜后感染，但在腹前壁不易发现腹膜炎的体征。结肠右曲(肝曲)在右侧第9和第10肋软骨的深部，其后面与右肾下外侧部相邻；上面与前外侧与肝右叶的下面接触；内侧前方紧靠胆囊底，胆石有时可穿破胆囊到结肠内形成内瘘。内侧后方有十二指肠降部，在行右半结肠切除术时，应注意防止十二指肠的损伤，尤其在粘连时更应注意。

2. 横结肠　自结肠右曲开始横位于腹腔中部，于脾门下方弯成锐角，形成结肠左曲(脾曲)，向下移行于降结肠。横结肠上方有胃结肠韧带连于胃大弯，下方续连大网膜。横结肠系膜根部与十二指肠下部、十二指肠空肠曲和胰腺关系密切，在胃、十二指肠及胰腺等手术时，应注意防止损伤横结肠系膜内的中结肠动脉，以免造成横结肠缺血坏死。分离横结肠右半时，应防止损伤十二指肠和胰腺。结肠脾曲是大肠中除直肠外最为固定的部分。其位置较肝曲高且偏后，约在第10、11肋平面。侧方有膈结肠韧带将其悬吊于膈肌上；后方有横结肠系膜将其连于胰尾；前方有肋缘，部分被胃大弯所掩盖，故脾曲的肿瘤有时易被忽视；手术进入也比较困难。由于脾曲位置较高且深，上方与脾、胰紧邻，因此，在左半结肠切除时，需注意对脾、胰的保护，反之，在巨脾切除时，也应防止结肠脾曲的损伤。脾曲弯曲的角度一般要比肝曲小，故在纤维结肠镜检查时，脾曲比肝曲更难通过。

3. 降结肠　自结肠脾曲开始，向下并稍向内至左髂嵴平面移行于乙状结肠。降结肠的后面有股神经、精索或卵巢血管以及左肾等，内侧有左输尿管，前方有小肠。在降结肠切除术中，应注意防止左肾及输尿管的损伤。降结肠的下部由于肠腔相对狭小，如有病变易出现梗阻；同时其解剖部位肌层较厚，可因炎症及其他刺激而引起痉挛。

4. 乙状结肠　位于降结肠和直肠之间的一段大肠，其长度变化很大，可降入盆腔，或高置肝下，也可移至右髂部。小儿的乙状结肠系膜较长，最易发生乙状结肠扭转。乙状结肠前方与膀胱或子宫之间有小肠，后方有左输尿管经过，手术时应避免损伤。乙状结肠是多种疾患的好发部位，也是人工肛门设置的部位，临床上极为重视。

5. 直肠　上端相当于第三骶椎平面，上接乙状结肠下至齿线处与肛管相连。下端扩大的部分为直肠壶腹。直肠为腹腔内外各半的肠道，与骶前关系密切，与骶骨有相同的曲度。

直肠在额面有向左、右方向凸出的弯曲，临床在行乙状结肠镜检查时，须注意这些生理弯曲，以免造成肠壁的损伤。直肠的前面与全部盆腔脏器相邻，直肠发生肿瘤时可侵及邻近器官或腹膜腔。腹膜反折以下：男性由下向上依次为前列腺、精囊腺、输尿管和膀胱后壁。腹膜反折以上的直肠前面，隔着直肠膀胱的凹陷与膀胱底的上部和精囊腺相邻。在女性腹膜反折以下，主要与阴道壁的后部相邻，腹膜反折以上直肠隔着直肠子宫陷凹与阴道后穹隆及子宫颈相邻，陷凹内也常有回肠袢和乙状结肠。

腹膜返折以上的直肠有腹膜覆盖，返折以下的直肠没有腹膜，而由盆筋膜所覆盖。盆筋膜分脏层和壁层，盆筋膜脏层是由腹膜下筋膜向下进入腹膜返折以下，其浅叶包绕盆腔的内脏，如膀胱、子宫、直肠等而形成的，盆筋膜壁层与脏层相对应，是由腹膜下筋膜的深叶进入盆腔后覆盖盆壁的四周而形成的。在 S_4 锥体前方脏层和壁层筋膜汇合形成一致密纤维束带，即直肠骶骨筋膜（或韧带）。被脏层筋膜包绕的直肠周围脂肪即为直肠系膜（mesorectum），其内富含淋巴、血管组织，直肠原发肿瘤首先侵犯、转移至此。盆腔内的生殖管道、髂内血管、盆自主神经及盆腔侧壁的肌肉均为壁层筋膜所覆盖。两层筋膜之间有无血管的疏松结缔组织，并有重要的盆腹腔神经丛通过。如腹下神经（hypogastric nerve）、盆腔自主神经丛（pelvic autonomic nerve plexus，PANP）。故该层面又被一些学者称为神经筋膜层。腹下神经位于腹膜后，进入盆腔后走行于内脏间隙中，它紧贴盆壁沿输尿管、髂内动脉向侧方、尾侧走行。盆腔自主神经从由骶神经内脏支在盆腔前侧壁与腹下神经汇合而成。PANP 的神经纤维多支配泌尿生殖器官功能，也有一些小的分支进入直肠系膜，支配直肠。在保留神经的直肠癌根治术中，应该尽可能的保护这些神经的功能。

6. 盆底的结构　骨盆的底面是盆膈，由提肛肌和直肠尾骨肌组成。而提肛肌包括三组肌肉，即是由髂骨尾骨肌、耻骨尾骨肌和耻骨直肠肌组成。耻骨直肠肌附着在耻骨联合的后下方和尿生殖膈处，是直肠排便反射最重要的肌肉，它连同外扩约肌的浅部和深部的一部分以及内扩约肌的近端部分形成肛管直肠环。如果损伤肛管直肠环，就会导致大便失禁。

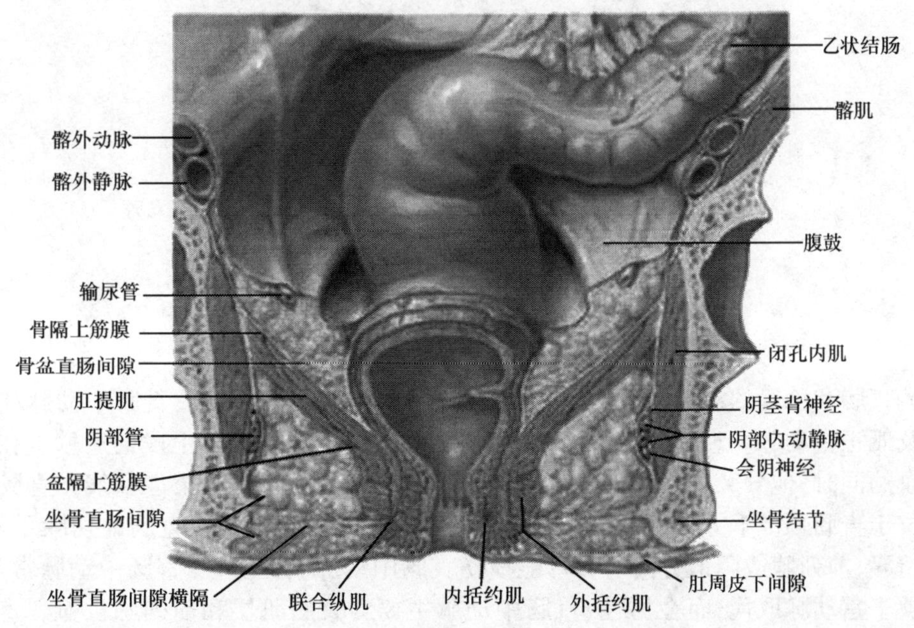

图 2-5-1　肛门直肠周围间隙（盆腔冠状面）

直肠周围有骨盆直肠间隙、坐骨直肠间隙、直肠扩约肌间隙、肛周皮下间隙、直肠中央间隙和直肠黏膜下间隙六个不同的潜在组织间隙。有一层筋膜结构分别包绕这些间隙,有利于限制这些间隙内的感染性疾病和肿瘤性疾病的扩散,但这些间隙之间也是相通的。

二、结肠的血供

1. 结肠的动脉供血

(1) 肠系膜上动脉:盲肠和升结肠的血供来自肠系膜上动脉的两个分支,回结肠动脉和结肠右动脉(图 2-5-2)。

(2) 结肠中动脉:横结肠的血供来自肠系膜上动脉发出的结肠中动脉,在距结肠壁 3 ~ 11cm 处分成左右两支,有 5%~8% 个体结肠中动脉缺如。

(3) 肠系膜下动脉:分支有左结肠动脉、1 ~ 9 支乙状结肠动脉和直肠上动脉。分别提供给横结肠左侧部分、乙状结肠和直肠的血供。

(4) 边缘动脉:边缘动脉是由上述动脉发出的一系列动脉弓组成,在距离肠壁 1 ~ 8cm 处形成一平行于结肠系膜缘的血管网,它可能终止于直肠上动脉。

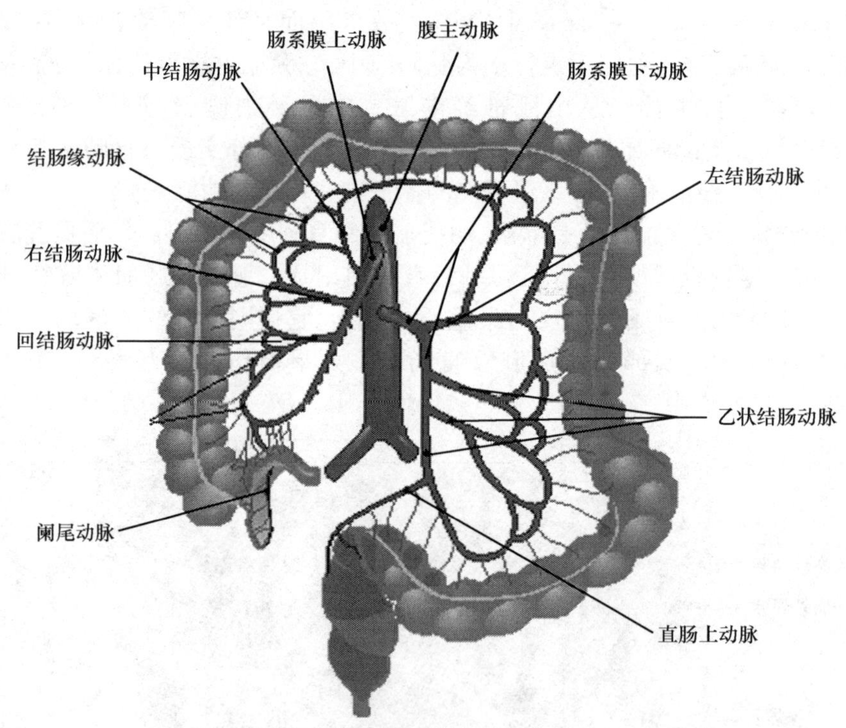

图 2-5-2 结直肠动脉血供的图解

(5) 直肠和肛管的动脉:直肠和肛管的动脉供应有直肠上动脉、直肠中动脉和直肠下动脉以及骶正中动脉。直肠上动脉源自肠系膜下动脉,下降至直肠上段的后壁。在为直肠后壁供血的同时,他分叉并发出左右两支至直肠中段的侧壁,向下至齿状线。直肠中动脉的主干位于直肠颈部下方,由髂内动脉发出。直肠癌腹会阴根治或直肠前切除手术时,将直肠与精囊、前列腺或阴道分离时有可能损伤直肠中动脉。在女性,直肠中动脉常常缺如,它可能被子宫动脉取代,而在男性,直肠中动脉主要为直肠肌层和前列腺供血。直肠下动脉源自阴部内动脉,向腹侧、内侧走行,为齿状线远端的肛管供血。骶正中动脉从腹主动脉分叉的上方发出,向下走行于腹膜后低段腰椎、骶骨和尾骨的前面。它发出一些非常小的分支至直肠后壁。

2. 结肠的静脉回流　结肠的静脉与动脉伴行。在右侧结肠,结肠的回流静脉参与组成肠系膜上静脉。肠系膜上静脉回流升结肠和部分横结肠的血流,而部分横结肠、降结肠和乙状结肠的血流组成肠系膜下静脉,肠系膜下静脉经脾静脉回流至门静脉。直肠的静脉回流至直肠上静脉,再回流至肠系膜下静脉,这属于门静脉系统。直肠中静脉和直肠下静脉回流入阴部内静脉,然后经髂静脉回流至下腔静脉,进入体循环。在直肠上静脉(门静脉系统)和直肠中静脉、直肠下静脉(体循环系统)存在大量交通支,形成门体分流。

3. 结肠的淋巴回流　结肠的淋巴回流由四站淋巴结完成。第一站淋巴结(结肠上淋巴结组),位于肠壁的浆膜下;第二站淋巴结(结肠旁淋巴结组),位于边缘动脉上;第三站淋巴结(中间淋巴结组),沿大动脉分布(肠系膜上、下动脉分布);第四站淋巴结(主要淋巴结组),位于肠系膜上、下动脉的根部,包括肠系膜根部淋巴结和腰左淋巴结(图 2-5-3)。

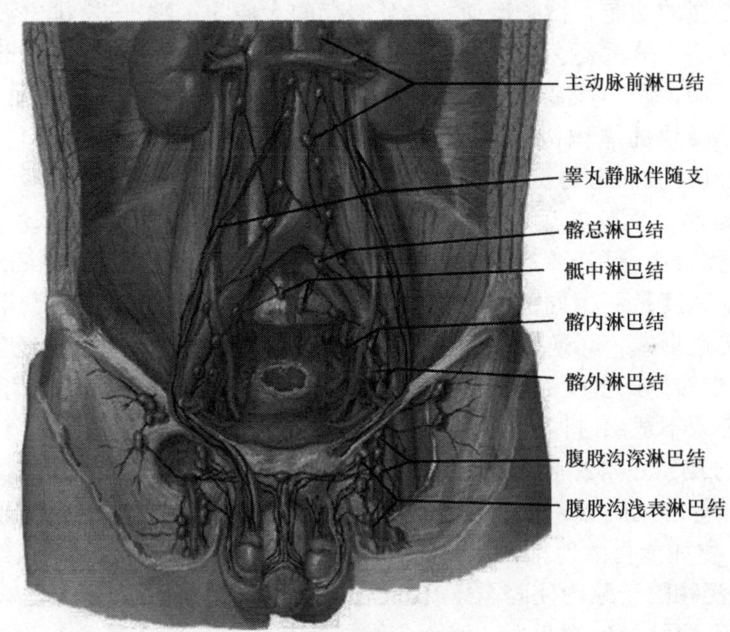

图 2-5-3　结肠淋巴分布

结肠肿瘤实施结肠癌根治性切除时,结肠切除的范围应包括一支主要动脉供应的整段结肠和相应的结肠系膜,这样才有可能大部分切除这段结肠的淋巴回流。齿状线上从回流的淋巴经直肠后淋巴结回流至一串沿直肠上动脉走行的盆腔淋巴结。一些与直肠中下动脉伴行淋巴最后回流至下腹部淋巴结。在齿状线以下,淋巴丛回流至腹股沟淋巴结。直肠的病变极少向下扩散,约有 2% 的病人可能向下扩散。在直肠癌直肠前切除术中,经大量的临床研究发现(病理连续切片研究发现),距肿瘤远端 2 ~ 3cm 以上时,直肠远端切缘绝大多数未发现肿瘤细胞。因此,距肿瘤远端 2 ~ 3cm 以上切断直肠是安全的。

三、直肠、肛门的神经支配

交感神经和副交感神经纤维支配直肠内扩约肌的运动,刺激交感神经可促进直肠内扩约肌肉收缩，刺激副交感神经则抑制直肠内扩约肌收缩。副交感神经的骶骨传入神经传递直肠扩张感觉。阴部内神经的下痔支和第 4 骶神经的会阴支则支配直肠外扩约肌的运动。骨盆内脏神经和下腹神经一起组成直肠神经丛，支配直肠下端的活动。第 3、4 骶神经控制提肛肌的运动。阴部内神经的直肠下支沿直肠下动脉走行，支配肛周皮肤的感觉。阴部神经支配外扩约肌和耻骨直肠肌，排便由骨盆内脏神经完成，排便反射由阴部神经和骨盆内脏神经共同完成。

四、结肠的生理

结肠具有消化、吸收、储存、分泌和排泄功能。结肠的消化功能是通过结肠内大量细菌的发酵作用来完成。结肠的吸收功能，主要表现在结肠能吸收一些水分、电解质、葡萄糖、尿素和胆汁酸，成人每天有 800 ~ 1000ml 液体进入大肠，其中仅有约 150ml 作为粪便排出体外。如果结肠的吸收功能完全丧失后，末端回肠可代偿性地起到有限的吸收功能。同时结肠黏膜能分泌一些碱性黏液，起到保护结肠黏膜、润滑大便、促进排便能力的作用。结肠还有储存和排出粪便的功能。结肠运动将结肠储存的大便向远端推进，排出大便。

回盲瓣的功能十分重要，手术切除后(如实施升结肠癌的右半结肠切除术)，每天大便的次数可能会增加 4 倍，但如果是左半结肠切除术后，大便次数仅稍有增加。右半结肠吸收肠内容物并减小粪块的体积；左半结肠储存并排泄粪便。结肠履行储存、吸收、推进的功能，这些功能比以往所认为的要复杂得多。

1. 结肠的运动 大肠的运动一般分为节段运动、团块蠕动和逆蠕动三种。①节段运动：节段运动振幅较小，每分钟 3 ~ 8 次。升结肠、横结肠、降结肠、乙状结肠和直肠各肠段的肠内容物的运动速度是不相同的。②团块蠕动：团块蠕动是结肠的主要运动形式，是结肠内容物的主要传送形式。③逆蠕动：结肠可发生逆蠕动。结肠由内脏神经支配，对疼痛、本体感觉不灵敏，仅对结肠壁受到张力、牵拉引起结肠腔扩张时比较敏感。直肠、乙状结肠扩张可产生胀气感或不适感、排气感和排便感。

2. 结肠的分泌 正常黏膜分泌少量黏液，但在某些病理情况，如致病微生物、泻剂、脱氧胆酸及鹅胆酸等游离胆酸以及从未电离的有机酸根，刺激结肠黏膜，结肠黏液每日可分泌 500ml。分泌物如能自由地排入结肠，分泌能持续进行；但如果阑尾进入结肠的部分管腔堵塞，阑尾的分泌物贮于腔内使腔内压升高，在 4 小时内，腔内压力可和收缩压相等，阑尾将发生缺血性坏死、穿孔导致腹膜炎。

3. 粪便的排泄 每日平均大便的重量是 119g，大便含水 70% 以上。因此每日从大便丢失约 100g 的水。大便中排出的电解质含量差异极大。

在特殊情况下，结肠具有惊人的吸收水和钠的能力，在小肠源性严重腹泻的病人，结肠每日可吸收 1000mmol 的钠和 6L 水。在疾病的情况下，如果小肠排液量超过结肠的最大吸收能力，或者吸收能力受损，则发生腹泻。吸收能力受损多发生在结肠黏膜有炎症性疾患，如溃疡性结肠炎、克罗恩病，此时钠和水吸收障碍，或伴有钾的排出增加。

(周　彤　王崇树)

第二节　结、直肠及肛管疾病的检查方法

结肠疾病的诊断依靠病史和症状、体检检查、实验室检查、超声波检查、放射线检查、放

射性核素成像等。

一、体格检查

1. 一般体格检查 除体温、脉搏、血压外,要检查营养状态、皮肤、巩膜、口唇及口腔黏膜、淋巴结。结肠癌、肠结核病人可有体重减轻,注意皮肤软组织肿瘤以发现 Gardner 综合征。Gardner 综合征是结肠、直肠的腺瘤样息肉,伴有软组织肿瘤,如皮脂腺囊肿、皮下脂肪瘤、纤维瘤及骨瘤。口唇及口腔颊黏膜色素沉着见于 Peutz-Jegher 综合征。结肠癌转移,可有区域淋巴结肿大。

2. 各系统体格检查 要对头颈、胸部、腹部、泌尿系统、背柱、四肢、肛门进行系统检查,重点对腹部进行详细的视、触、叩、听检查。

要重视结肠触诊,正常情况下,乙状结肠、横结肠、盲肠皆可触及。便秘者乙状结肠内充满大量坚硬粪块,扪诊腹部有包块,排便或清洁灌肠后包块消失,否则需除外肿瘤病变。一般情况下直肠和乙状结肠癌在腹部检查时不能触到肿瘤,体格检查在左下腹触到的包块,大多为肿瘤导致肠腔狭窄,狭窄处近段肠管积贮粪块所致。怀疑盆腔内结肠有肿瘤时,取胸膝位检查病人,胸膝位能显露卧位检查不能发现的肿瘤。

直肠指检是诊断直肠癌的首要检查方法,直肠指诊应列为常规检查项目。虽然直肠指诊不能直接接触到结肠肿瘤,但有以下几方面的意义:①指套上染有血性粪便即是结肠癌可能的强有力的间接证据;②排除直肠内多原发肿瘤,包括腺瘤和癌;③少数乙状结肠和直肠上端的癌在直肠指诊时可触及肠外肿块;④指诊中发现直肠前 Douglas 窝内有肿瘤浸润,乃是晚期盆腔腹膜播散的征象,提示预后不良。

二、实验室检查

1. 血液常规检查 血红蛋白、红细胞计数可以了解病人有无贫血,白细胞计数有助于了解炎症的程度。此外,结核、恶性肿瘤病人血液沉降率常加速。

2. 粪便检查 粪便物理检查注意粪便量、颜色和性状、气味,有无异常成分如寄生虫体或结石。潜血检查多用作对胃肠道肿瘤特别是恶性肿瘤的初筛方法,方法简便、价廉、无损伤,常用于胃肠道恶性肿瘤的普查。胃肠道外如口腔、鼻咽、呼吸道的出血,吞咽后也从粪便排出,潜血检查可为阳性,需予鉴别。食物中的鸡肉、猪肉、牛肉、羊肉、猪肝、动物血,皆可出现粪便潜血阳性反应。鱼肉、牛奶、含叶绿素的蔬菜,可出现粪便潜血弱阳性反应。停止进食这些食物后假阳性反应即转呈阴性,故潜血检查 3 日前需暂行停止摄取这类食物。

3. 免疫学检查——癌胚抗原(CEA)检查 血清 CEA 检查可作为判断预后的指标。术前 CEA 水平升高,表示病变范围较广、手术效果较差,应进行辅助治疗。还可监测复发,术前 CEA 水平升高者,术后每 4 ~8 周定期监测 CEA 水平,CEA 升高时一般在术后 4 周内降至正常,否则应疑有癌残留。术后已下降而又再次升高,特别是进行性升高较快,应高度注意复发,CEA 值升高较其他临床表现领先 4 ~5 个月。CEA 值达 10ng/ml 之前应争取开腹探查切除复发病灶。

三、X 线检查

X 线检查过去是诊断结肠癌的主要手段,随着纤维结肠镜出现,其在结肠癌的诊断地位退居其后,但仍是诊断的有效手段之一。现主要方法有:

1. 钡灌肠检查 除怀疑有结肠坏死、穿孔、肛裂疼痛不能灌肠外，一般无禁忌证。钡灌肠能很好地显示结肠的形态和轮廓，观察满意后让患者尽可能的排出钡剂，再观察黏膜情况。如果钡剂排空差可影响黏膜相的观察，且由于肠管的痉挛收缩，对较小的癌肿观察仍受到一定的限制(图 2-5-4)。

2. 气钡双重对比造影 气钡双重对比灌肠造影是诊断结肠癌最常应用的检查项目。此方法有利于显示结肠内较小的病变，其清晰度远优于单纯钡剂灌肠摄片。其基本方法是将空气和钡剂注入结肠内形成双对比图像，并注射抗胆碱药物使肠管张力减低，蠕动消失。可显示无名沟等细微结构，有助于较早期病变的观察，对肠管狭窄的鉴别诊断有一定的帮助，如为炎性痉挛狭窄则可缓解，如为癌性浸润性狭窄则不能缓解并能显示出病变段与正常段之间的清楚分界。该项检查的适应证、禁忌证与普通钡灌肠相同，只是由于抗胆碱药物的原因，对青光眼、冠心病及前列腺肥大患者应慎用或禁用(图 2-5-5)。

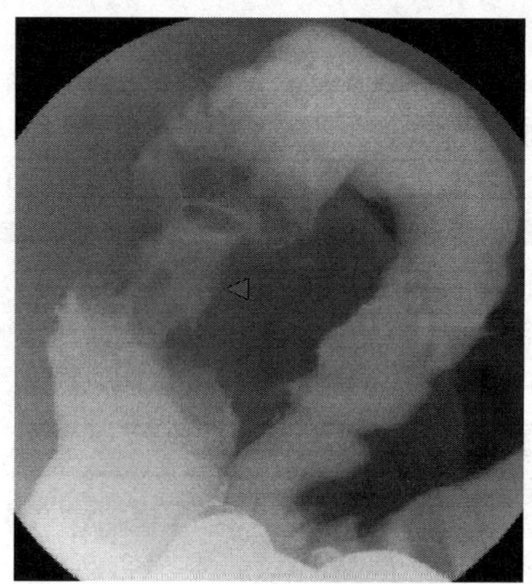

图 2-5-4 钡灌肠检查

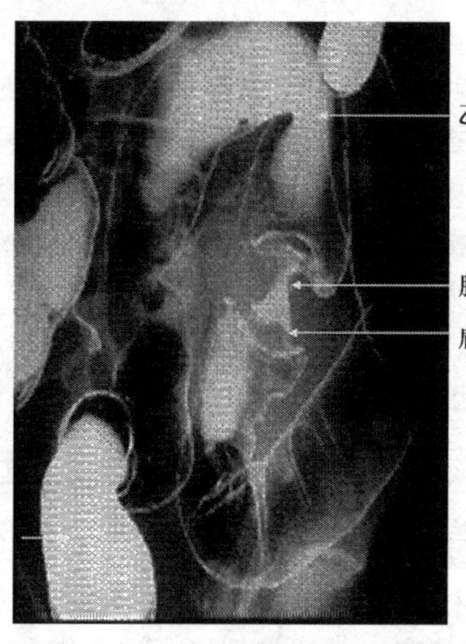

图 2-5-5 气钡双重对比造影

四、结肠镜检查

纤维结肠镜检查是诊断结肠癌最主要而有效的手段，因为它能直接看到病变，了解大小、范围、形态、单发或多发，有无其他伴随的病变，最后通过活组织检查明确病变的性质。该镜长 120 ~ 180cm，可达盲肠，可对整个结肠进行观察，对 X 线钡灌肠不易发现的较小病变能清楚显示，尤其是对 X 线观察到不能确定性质的病变。而纤维结肠镜检查能摄影、取活检，常能明确诊断，还可以对带蒂的息肉样病变予以摘除。结肠癌经钡灌肠检查诊断后，如有条件都应争取做纤维结肠镜检查，一方面进一步明确诊断，还能对结肠的其他部位进行检查，明确有无小的息肉或多原发癌。检查前一日开始进流质无渣饮食，次日口服聚乙二醇电解质散导泻或检查前清洁灌肠至排出液中不含粪便为止。

纤维结肠镜检查的适应证有：①大便习惯改变及原因不明的下化道显性及非显性出血；②不能排除与肛肠疾患有关的腹部包块；③不明原因的中下腹疼痛；④钡剂灌肠检查发现病灶须进一步确定性质及范围，以及疑有结肠病变者而 X 线等检查阴性者；⑤结直肠癌手术前应常规检查(主要为排除多源性肿瘤等)；⑥结肠手术术中病灶不易触动以及术前结肠镜检查未成功者;⑦结肠癌术后随诊;⑧内窥镜下治疗。

纤维结肠镜检查的禁忌证有:除与硬管内窥镜相同外,尚有:①急性肠炎(包括放射性肠炎、肠憩室炎等)及肛裂、肛周脓肿者;②肠梗阻、狭窄等难以行肠道清洁者;③疑有肠穿孔或腹膜炎者。

但纤维肠镜检查亦有一些局限性,包括:①定位能力差,常不能正确判断其部位。②有盲区并且有时由于痉挛或肠腔狭窄,阻碍肠镜前进,看不到病变,造成假阴性结果。③肉眼中病变似恶性,但活组织检查结果却为良性,提示阴性结果。因此,对上述三种情况之一的患者必须进一步做气钡双重对比灌肠造影检查。

五、B 超 扫 描

这不是诊断结肠癌的主要手段,但对癌肿的部位、大小以及与周围组织的关系,淋巴及肝转移的判定有一定价值。1cm 以上的肝脏转移灶可经 B 超检查发现,应列为术前及术后随访的一项常规检查,术中超声对发现不能触及的肝实质内转移灶,指导手术切除很有价值。

值得提出的是近年腔内超声检查的发展,由于能够提供肿瘤浸润深度、方向、肠外扩散的程度及邻近器官受侵的情况,对于肿瘤的分期及治疗方式的选择都很有帮助。

六、CT 检 查

CT 能独特地显示肠道层面,能将肠壁内、外以及邻近组织器官显现得一清二楚,因而能显示肠腔肿瘤的形态,肠壁的浸润程度,肠外邻近组织、器官受累范围,局部淋巴结有无肿大,有无远处转移,以及肠道周围脂肪层是否清晰、血管是否受侵害等。CT 的高密度分辨力还能鉴别肿瘤内部的不同成分,例如脂肪、液体或钙化。因此 CT 用于肛直肠区的检查为临床提供的补充有时是非常重要的信息。CT 的主要作用是对肠道恶性肿瘤进行分期和制定治疗计划,并对治疗效果进行评估,以及发现复杂病变,有时可帮助鉴别诊断。

虽然 CT 检查可不作为结肠癌的常规术前检查项目,但在下列情况下是必需的:①临床检查发现腹部肿块活动度差或完全固定,为了解癌肿周围结构或器官的侵袭,以判断手术风险与切除可能性,应做腹部 CT 扫描。②B 超提示肝占位病变时,应进一步做 CT 扫描以精确了解转移病变的大小、数目、部位,以及是否适于手术切除。

CT 检查可直接显示癌组织本身,对中、晚期癌造成的肠腔内肿块、肠壁浸润增厚和胃肠外侵犯等病变的判断有其特殊价值。CT 可显示癌肿的浆膜面侵犯情况,肿瘤一旦侵及浆膜层虽不是手术切除的反指征,但可作为一个预示肿瘤已有腹膜腔内扩散的信号。癌肿侵入周围脏器,特别是重要脏器通常是不宜做手术或预后不良的指标。CT 虽能显示结肠肿瘤向周围脏器浸润,但在判断癌对脏器实质的浸润与反应性粘连包膜相融上有时会发生困难。理论上 CT 应容易发现腹腔内增大的转移淋巴结,但实际上某些部位(如腹壁、脏器浆膜面等)及弥漫分布且较小(直径<2mm)的淋巴结易被遗漏,此外,对增大的淋巴结的定性判断也有难度,故由 CT 所确认的腹内淋巴结常较手术所见为少。毋用否认 CT 对远处(脏器)转移灶的发现是极好的。因此,CT 虽不能对结肠癌肿作出极为正确的 TNM 分期,但在术前做 CT 检查可对患者作出病变能否被手术切除的预测,使不必要的剖腹手术减少,是有其临床应用价值的。

同时,CT 扫描还可作为结肠癌术后评价的基本方法,可用于观察术后短期并发症,如吻合口瘘、腹膜炎、腹腔脓肿和血肿等。术后早期由于局部有未吸收的出血、肉芽组织及纤维组织,可显示一软组织影,但连续随访可见逐渐变小,边缘逐渐变清。因此,最好在术后2~4个月进行第1次CT扫描留作参考基样,以便与以后的CT复查结果对照。如在CT随访过程中发现肿块逐渐增大,且边缘越来越不清,应考虑有复发可能。由于复发的肿瘤组织多位于肠腔外,所以X线及内窥镜检查的诊断价值有限,而CT检查不但可发现有无复发,且可观察肿瘤累及的范围及有无转移,因此可作为术后复查的首选方法。

七、MRI 检 查

直肠和乙状结肠因其位置较为固定,MRI的应用最广泛。首先在肿瘤分期方面应用最多,其次主要用于直肠癌术后随访检查,因手术瘢痕和肿瘤复发灶信号不同可正确地判断肿瘤有无复发。MR仿真内镜(MRVE)可以产生结肠的三维图像,显示肠腔内的息肉和结肠癌,同时可参考辅助多平面成像,定位诊断正确性几乎达100%。MRVE检查时无痛苦,患者耐受性明显高于结肠镜。

八、正电子发射体层显像(PET)

PET检查主要以18FDG为示踪迹,国内外的经验证实,PET在肿瘤分期、转移灶显示、疗效监测及复发与瘢痕鉴别等方面的临床价值较大。全身PET检查是肿瘤远隔转移的最有效、同时也是高度精确的方法。而且由于手术改变了脏器的结构及与相邻组织的关系,放疗可引起局部的炎症、水肿和纤维化,常常干扰CT、MRI和超声对复发病灶的检测,而研究表明PET能有效鉴别瘢痕和肿瘤复发,即使临床已确定的局部复发者,PET检查也是必要的,它能对手术计划地制定有重要帮助。在这方面,代谢检查和解剖显像可以互为补充。

九、免疫学检查

广义的肿瘤免疫学检查应包括测定肿瘤标志物、测定肿瘤患者的免疫状态和患者对肿瘤的特异性免疫应答三个方面。

(一) 癌胚抗原(carcinoembryonic antigen,CEA)

血清CEA的升高可见于多种恶性肿瘤和约25%的肠梗阻、胆道梗阻、慢性支气管炎、肺炎、肺气肿、肝炎、肝硬化、胃肠炎、溃疡病、肠息肉、胰腺炎、慢性肾疾病等良性疾病患者。许多研究证明,血中CEA在结肠癌阳性率最高(28%)。然而不同分期阳性率亦不相同,I期阳性率为30%,Ⅳ期可高达85%。

1. 血清CEA与结肠癌的普查及诊断 迄今为止的研究表明,血清CEA水平作为无症状结肠癌患者的筛查指标既缺乏特异性又缺乏足够的敏感性,原因有二:①少数正常人及部分良性疾病患者也出现CEA升高,使CEA检测的假阳性率较高;②血清中的CEA浓度一方面取决于癌组织产生的多少,更重要的是取决于癌组织将其释放入血的能力和肝脏的清除能力。早期无症状结肠癌,由于肿瘤较小,部位局限,很少累及周围组织,肝功能多正常,其血清中CEA正常或升高幅度不大。只有到晚期,肿瘤较大且累及周围组织,并侵犯血管及淋巴管,甚至肝转移后,血清CEA浓度才明显升高。故此,血清CEA测定目前对中晚期结肠癌有一定的诊断价值,而无明显的早期诊断价值,不宜用于普查。

2. 评价治疗效果和预后 连续测定血清CEA可用于观察手术或化疗的效果。如手术或化疗后CEA明显降低,表示治疗效果良好;如手术切除不彻底或化疗无效时,血清CEA

值常维持着原有水平或不断升高。患者治疗前血清 CEA 水平与术后复发呈相关关系。术前如患者血 CEA>10ng/ml 时,则复发的可能相应增加。术前 CEA 水平高者,术后复发的平均时间也明显缩短。

3. 监测术后复发和转移病变 CEA 测定最有价值的是监测手术后患者有无复发或转移,临床上发生复发的半数以上是由 CEA 升高首先指示的。CEA 升高常出现在患者体检、影像学检查和血液化学检测异常之前,在临床症状出现前 4~5 个月。许多医院尤其是肿瘤医院均将 CEA 检查作为结肠癌治疗后复查的一个必要项目。方法是:确诊患者术前先查 CEA,术后连续测定 2 周以确定基线值(一般情况下,血清 CEA 应在术后 2 周内恢复正常,少数患者术后出现短暂升高,可归因于吸烟习惯的改变或间发疾病)。以后定期复查,一旦血清 CEA 水平升高即应重复检查。然后全面检查并继续观察,如 CEA>10ng/ml 或呈稳定升高趋势应考虑有复发可能。此种随访性检测究竟多长时间一次合适,应根据具体条件而定。手术后 2 年内可 1 个月 1 次,2 年后可 3 个月一次,这是因为 2/3 的复发出现在术后 2 年以内,90% 的复发发生在术后 5 年以内。

4. 用检测血清 CEA 水平指导再次探查手术 术后确定 CEA 基线值后,随访其值升高为再次探查指征,大大提高了手术探查阳性率和手术切除成功率。复发肿瘤切除后,应继续随访监测 CEA 值,如 CEA 不能降至基线值,则表明复发肿瘤未能完全切除。

5. CEA 单克隆抗体的应用 以诊断剂量的放射性药物(如^{125}I、^{131}I、^{111}In)标记抗 CEA 单克隆抗体,将标记单抗注入血清 CEA 升高患者的体内,即可与肿瘤细胞上的 CEA 结合,然后进行常规的 γ 闪烁照相,可发现隐匿病灶,做出定位诊断。如以治疗剂量的放射性药物标记,还可望达到一定的治疗目的。

(二) 糖链抗原 19-9(carbohydrate antigen19-9,CA19-9)

CA19-9 为细胞膜上的糖脂,在血清中以唾液黏蛋白的形式存在。分布于正常胎儿胰腺、胆囊、肝、肠和正常人胰及胆管上皮等处。消化道恶性肿瘤细胞可产生大量 CA19-9,故又称消化道癌相关抗原。CA19-9 的检测方法为放免法。标本可以是血清、腹水、胸水等,正常值为(8.1±3.9)U/ml,94% 的正常人<25U/ml。以>37U/ml 为限定值,正常人群阳性率仅为 0.6%。

CA19-9 在胰腺癌和胆管癌、胆囊癌中的阳性率可达 85%~95%,晚期病例可高达 100 万 U/ml。胰腺、肝胆系统的炎性疾病阳性率也较高,常有 1000U/ml 以上的高值。结肠癌的阳性率仅 30%~50%,且只出现于相对晚期。从这一角率上看,CA19-9 可用于胰腺、胆管癌症的诊断,而对胃肠肿瘤的诊断价值明显不如 CEA。对结肠癌的敏感性虽不及 CEA,但特异性却高于 CEA。CEA 与 CA19-9 间并无明显相关性,因而联合检测时可起互补作用,使敏感性达 86.36%,特异性达 88.79%,尤其用于术后监测,对早期发现复发和转移是一较为有效的措施,可列为术后常规监测随访的检查内容之一。CA19-9 与临床分期的关系提示它可能在确定肿瘤转移、复发、预后方面有一定意义,但尚需进一步探讨。

(三) 组织多肽抗原(tissus polypeptide antigen,TPA)

TPA 的测定方法目前采用放免法。用此法测得正常人血清中 TPA 含量为(81±19)U/L(38~240U/L)。以>130U/L 为限定值,正常人假阳性率为 4.7%。急性肝炎、胰腺炎、胆囊炎、急性肺炎、肺脓肿、尿毒症等严重的良性疾病可出现较高的阳性率。各种恶性肿瘤患者血清 TPA 均可升高,与肿瘤发生部位无明显关系。TPA 作为一种广谱肿瘤标志物,和 CEA

一样，对结肠癌缺乏特异性，尤其是对伴有消化道良性疾病的患者。但 TPA 检测的敏感性远高于 CEA，两者的联合应用对结肠癌的诊断帮助更大。

(四) 糖蛋白抗原 50(carbohydrate antigen 50，CA 50)

结肠癌的阳性率为 51%。其中Ⅰ期 22%、Ⅱ期 29%、Ⅲ期 50%，伴肝转移者 73%。这表明 CA 50 诊断结肠癌的特异性为 100%，敏感性与 CEA 近似，两者联合可望提高诊断准确性。对胰腺癌和胆管癌，CA 50 的敏感性与 CA19-9 的敏感性相似，伴有某些疾病(肝硬化、胆汁淤滞和急性胰腺炎等)时，特异性会大大下降。

(五) 糖蛋白抗原 125(carbohydrate antigen125，CA125)

CA125 主要用于妇科卵巢恶性肿瘤的诊断，也能用于胃肠肿瘤。约 20% 的结肠癌患者血清 CA125 水平超过正常上限(35U/ml)，但只有当结肠癌处于进展期时才能检出。因此，至少单独检测 CA125 对结肠癌的诊断并无优点，而联合检测则降低诊断的特异性。

十、分子生物学诊断

目前认为结直肠癌是多基因、多步骤发生、发展性疾病，因此测定与结直肠癌发生密切相关的 *p53*、*ras*、*bcl*-2、CD44、*MMR* 等基因有助于早期结直肠癌的诊断。①p53：p53 基因的缺失或突变与结肠、直肠癌的发生密切相关，*p53* 基因的缺失率为 50%～75%，提示从粪便中提取细胞检测基因可望成为筛选无出血早期结直肠癌的一种新手段。②ras：通过检测粪便脱落细胞 DNA 中突变 *Ki-ras* 基因，也可对结直肠癌作出早期诊断，为早期结直肠癌的诊断开辟了新的分子生物学途径。③*bcl*-2：癌组织中 bcl-2 基因重排在结直肠癌早期出现，随着病程演变，这种异常表现有增多趋势，因此检测粪便中脱落癌细胞的 bcl-2 基因也有助于结直肠癌的早期诊断。④研究表明，HNPCC 家族中有 *MMR* 基因突变的成员，到 65 岁时结肠、直肠癌发病率为 68%～75%，因此早期发现 HNPCC 患者及其家系，对 HNPCC 家族成员进行检查，对发现早期结直肠癌有十分重要的意义。⑤端粒酶活性分析对结直肠癌的早期诊断具有重要意义。用 TRAP 法检测了 37 例结直肠癌上皮组织中的端粒酶活性，结果有 94.6% (35/37)为端粒酶阳性。端粒酶有可能成为结直肠癌早期诊断的一种重要标志物。

十一、组织病理学诊断

内窥镜检查对早期癌的确诊存在困难，需依靠组织学确诊。由于癌变仅一、二处癌灶，因而用部分活检来判断息肉性质有一定的局限性，钳取活检诊断阳性率有 40%～60%，而且这种检查不能判断癌侵犯深度，因此主张对可疑早期癌的隆起型病变做深达肌层的全部切除，标本做连续的切片检查，以正确判断病变性质、细胞分化程度、浸润程度、淋巴管与血管内有无癌栓、切除端有无癌细胞残留等，为临床治疗提供可靠依据，对黏膜内癌也达到了治疗的目的。组织学类型以中、高分化腺癌居多，低分化腺癌较少，还有部分黏液癌、印戒细胞癌、未分化癌。部分早期结直肠癌可发生淋巴结转移，但转移的淋巴结体积较小，大约 50% 的阳性淋巴结直径为 2～6mm，且阳性淋巴结的比例随肿瘤增大而增加。发生淋巴结转移的早期结直肠癌病人中，约半数有灶性分化差的肿瘤细胞，淋巴管侵犯者约占四分之一，而转移到肝和肺者较少。

(周　彤　王崇树)

第三节　结 直 肠 癌

一、流 行 病 学

结直肠癌在我国常见恶性肿瘤死亡率的位次男女性均居第5位。通过近年国内外开展的大量的流行病学研究，大肠癌发生与环境、饮食及遗传因素的相关性已日益明确。由于人们的生活方式变化，尤其是膳食结构的改变，到21世纪末结肠癌发病率将可能继续上升。

1. 地区分布　经济发展的差异可能是影响居民结直肠癌发病率高低的一个重要因素，一般认为西方发达国家结直肠癌的发病率明显高于发展中国家。结直肠癌的流行病学有所变化，欧美发病率在下降，而新加坡，我国台湾省，香港制别行政区，上海市均上升至第1位。我国结直肠癌发病的主要特点是直肠癌所占的比例较大，其中又以低位直肠癌为多。

2. 人群分布

(1) 性别与年龄：男性略高于女姓。结直肠癌发病与遗传因素关系密切。我国结直肠癌患者发病中位年龄为45岁，较欧美国家报道的55岁提前10岁，可见结直肠癌在我国虽然发病率较欧美低，但危害对象则较欧美年轻。

(2) 种族与遗传：结直肠癌是一个典型的环境生活方式癌，其病因中种族遗传的作用是很小的，而生活方式、膳食结构、环境因素才可能是其主要病因。

(3) 其他社会群体：有研究表明结直肠癌的发病率与经济收入和受教育程度呈正相关。肉食的宗教人群结直肠发病率较素食高。我国的一些资料显示，城市的结直肠癌发病率高于农村，城市越大死亡率越高。

3. 时间趋势　近20年来我国结直肠癌发病率的时间趋势变化——结肠癌发病率有较大幅度上升。

4. 结直肠癌解剖部位分布　结直肠癌高发地区以乙状结肠与上段直肠较多见，从分布来看，高发区与低发区结直肠癌不同解剖部位的比例大致相同，而差异较大的是低发地区乙状结肠癌发病率较低；与此相反，低发地区的右半结肠癌比例较高，这就提示不同地区、不同部位结肠癌的致病因素可能有所差异。此外，上段直肠癌（即距肛缘8cm以上直肠）的流行病学特征与乙状结肠比较一致，而与下段直肠癌差异较大。

二、病　因　学

结直肠癌是由环境、饮食及生活习惯与遗传因素协同作用结果，由致癌物作用，结合细胞遗传背景，导致细胞遗传突变而逐渐发展为癌，由于结直肠癌发病过程较长，有的具有明显的腺瘤癌前期病变阶段，故结直肠癌已成为研究肿瘤病因与恶性肿瘤发病机制的理想模型。在病因方面，除遗传因素外，各种有关病因根据导致细胞遗传的变化与否，归纳为两大类，即：遗传毒性致癌物及非遗传毒性致癌物。

长期以来认为结直肠癌源于腺瘤，但逐渐发现30%以上的结直肠癌发生自平坦的黏膜。不论哪一类型，经过腺瘤阶段与否，其癌变过程均为多阶段、多步骤的，包括恶性转化（neoplastic transformation）与恶性演进（neoplastic progression）两过程，存在相应的两类初级遗传事件（primary genetic events）与次级分子事件（secondary molecular events）。恶性肿瘤为一类细胞遗传性疾病的概念日益明确，在结直肠癌发病学上与发病机制上，不同的遗传学背景具有不同的易感性，从而也确定了结直肠癌发病机制上的特征。

目前普遍认为肿瘤的发生是多种因素共同作用的结果，结直肠癌也不例外。目前仍以“高脂、高蛋白、高热量及缺乏纤维素摄入”的病因模式占主导地位，多数研究结果与此模式相吻合。其他一些致癌因素相对作用较弱，如疾病因素、遗传因素、职业因素等。

（一）结直肠癌的饮食因素

流行病学调查与实验研究表明，饮食类型与营养习惯是对结直肠癌起决定性作用的重要因素。大约有 70%～90% 的肿瘤发病与环境因素和生活方式有关，而其中 40%～60% 的环境因素在一定程度上与饮食、营养相关联，故在肿瘤发病中饮食因素被看作是极为重要的因素。尽管对于特定营养素、食物及其化合物与结直肠癌的发生是否存在因果关系尚有争议，但目前一致认为，动物脂肪和蛋白质摄入过高，食物纤维摄入不足，是结直肠癌，尤其是结肠癌的主要高危因素；而饮食中的其他营养素包括维生素 A、C、D 和钙等是有益的因素。

1. 高脂肪、高蛋白饮食 大量数据表明，结直肠癌的发病率与加工过的肉类和饱和动物脂肪有明显的相关性，相关系数为 0.8～0.9。目前多数学者认为结直肠癌的发病与饱和动物脂肪饮食密切相关，与总脂肪摄取、植物脂肪则无明确关系。

2. 纤维素含量 近 20 余年来，证实了纤维素可以调节血液中胆固醇和血糖水平，有助于控制体重，并发现纤维素与结直肠癌具有密切关系。研究表明纤维的大量摄入可降低结肠癌的发生，纤维在肿瘤进展中具有抗癌作用。

3. 维生素 维生素 A、胡萝卜素、维生素 B_2、维生素 C、维生素 E 均能降低结直肠癌发病的相对危险度。国外学者发现，摄入钙质丰富的食物，如牛奶、鱼和蔬菜、或直接补充钙剂，可减少患结直肠癌的危险性，摄入维生素 D 与钙量多的人，结直肠癌危险性小。日光照射与结直肠癌呈负相关。人们以谷类为主食，结肠癌发生率就低，相反，同一地区以肉类为主食的人则结肠癌发病率就高。

4. 食盐与腌制食品 高盐摄入，胃癌、结肠癌及直肠癌三种癌症的相对危险度均增高，与食品腌制过程中产生的致癌（促癌）物有关，而高盐摄入可能是一种伴随状态。

5. 葱蒜类食物 许多研究表明，常食葱蒜类食品可降低胃肠恶性肿瘤发生率，其机制可能是减少致癌物对胃肠黏膜的损伤。

（二）结直肠癌的环境因素

1. 微量元素 土壤中缺钼与结直肠癌高发有一定关系。

2. 血吸虫病 从临床流行病学资料看，虽然早期有一些论据显示血吸虫病与结直肠癌的地理分布呈显著正相关，加拿大近来却发现血吸虫病感染率明显下降的地区，结直肠癌的发病率仍未降低，看来，血吸虫病与结直肠癌的关系尚需要进一步深入研究。

3. 职业与心理 结直肠癌在石棉开采及加工工人中高发。还有人统计结直肠癌与密切接触农药（除草剂、杀虫剂）有关。大量流行病学资料提示受长期沮丧、焦虑、苦闷、恐惧、悲观甚至绝望等不良情绪刺激的人好发肿瘤。

（三）结直肠癌的遗传因素

大量研究发现，结直肠癌病人家庭成员的结直肠癌发病率高于对照组 3 倍左右，统计分析表明这主要是与共同的饮食结构有关，而与遗传关系不明显。但至少在 20%～30% 的结直肠癌患者中，遗传因素可能起着重要的作用，其中 1% 为家族性多发性息肉病，5% 为遗传性无息肉结直肠癌综合征患者。遗传性家族性息肉病中 80%～100% 的患者在 50 岁以后可能发展为恶性肿瘤。

1. 结直肠癌的分子遗传学　大多数结肠癌的发展是从肠上皮细胞 APC(腺瘤性息肉病基因)肿瘤抑制基因突变失活开始。

2. 结直肠癌的基因易感性　结直肠癌的基因易感图谱比较宽,从由已经认识的遗传谱系基因突变引起的显性染色体遗传综合征到不明原因的家族聚集性病变。传统上,把这些疾病分为两类,一类为以多发性息肉综合征为特征的,如:家族性多发性息肉病(FAP),另一类为少量息肉或缺乏息肉为特征的,如遗传性非息肉性结直肠癌。

(四) 结直肠癌的癌前病变

1. 慢性溃疡性结肠炎　慢性溃疡性结肠炎患者发生结直肠癌的概率比正常人高 5～10 倍。溃疡性结肠炎病程越长,结直肠癌发生率越高。

2. 结直肠腺瘤　人们常难以区分结直肠腺瘤与息肉这两个概念,病理学上结直肠息肉可分增生性息肉、炎性息肉、错构瘤性息肉、管状腺瘤(又称腺瘤性息肉)及绒毛状腺瘤五大类。前三类与结直肠癌无关或关系不肯定,后两类即结直肠腺瘤属癌前病变,它们在结直肠息肉中占 80% 左右。许多研究表明,有腺瘤的结直肠癌黏膜较无腺瘤的正常黏膜癌变的可能性高 100 倍,而结直肠腺瘤患者在初次发现腺瘤摘除后,有 30%～50% 的患者日后又将发生腺瘤,因此结直肠腺瘤患者在治疗后仍应严密随访。多发性家族性息肉为一类遗传性疾病,约有 40% 的后代可接受遗传,一般于 8～10 岁时出现多发性的结直肠腺瘤(大多数为管状腺瘤,个别为绒毛状腺瘤),20 岁左右时,整个结直肠可布满数百个大小不一的腺瘤,如不积极治疗,40 岁左右可出现癌变。许多学者认为结直肠癌的发生需经过一个腺瘤期,从正常结直肠黏膜发展到癌大约需要 5～10 年,其特征是随机的遗传学改变产生了一群生长、凋亡失控的细胞,并且这种细胞具有侵入基底膜和从其正常位置转移的能力。在此期间内,需要经过正常黏膜→增生→腺瘤形成→腺瘤癌变→癌细胞浸润转移等多个阶段。

三、病 理 特 征

结直肠癌是结直肠的恶性上皮性肿瘤,肿瘤的发生部位与肿瘤的分子遗传学有关,具有高度微卫星不稳定性或 *ras* 原癌基因突变的肿瘤常常发生在盲肠、升结肠和横结肠。对结直肠癌进行分段研究发现,右半结肠癌多见于年长的患者和有憩室病的患者,女性各个年龄段均有患者,左半结肠癌常见于 50 岁以下的女性和 70 岁以上的男性;直肠癌常见于男性。

(一) 大体观

肿瘤大体标本的特征与发现肿瘤的时间有关。多数结直肠癌外观呈溃疡型,边缘隆起、外翻,受累肠管狭窄或梗阻。近端肠管肿瘤常常为外生性、团块状生长,而横结肠和降结肠的癌肿常为内生性。隆起型癌比较少见,常无浸润,多见于右半结肠。

(二) 组织病理学

结直肠癌的定义是肿瘤穿破黏膜肌层进入黏膜下层,具有特征性的黏膜腺癌形态学表现,但只局限于上皮内或只侵犯基底膜而没有突破黏膜肌层侵犯黏膜下层的损害,一般没有发生转移的危险,因此命名为“高度上皮内病变/瘤变”,比“原位癌”、“黏膜内肿瘤”、“黏膜内癌”更适合。WHO 的结直肠肿瘤组织病理学分类如下。

1. 结直肠腺癌　以肿瘤出现腺样结构的百分比作为分级依据,常分为:Ⅰ级是高分化或低度恶性的为 15%～20%,其腺样结构应大于 95%;Ⅱ级是中分化或中度恶性的为 60%～

70%，其腺样结构占 50%～95%；Ⅲ级是低分化的为 15%～20%，其腺样结构占 5%～50%。未分化癌腺样结构则小于 5%，黏液腺癌和印戒细胞癌在传统上认为是低分化癌(3 级)，具有高度微卫星不稳定性(MSI-H)的髓样癌表现出未分化的特征。如果存在两个级别的分化，应以分化最差的一级来分类。进一步研究 MSI-H 癌的生物学行为，需结合形态学分级和黏蛋白的分子亚型，MSI-H 源性的印戒细胞癌和髓样癌具有较好的预后。

2. 黏液腺癌 大于 50% 的肿瘤组织由黏液组织构成时可诊断黏液腺癌，黏液腺癌(包括印戒细胞癌)约占结直肠腺癌的 10%～15%，黏液腺癌常呈外生性生长，与其他非黏液腺癌相比，黏液腺癌就诊时临床分期较晚，具有较广泛的结直肠周围扩散，淋巴结受累常见，预后较差。多数的高度微卫星不稳定性癌是属于这种类型的。

3. 印戒细胞癌 这种肿瘤的特征是大于 50% 的肿瘤细胞含有细胞内黏液。印戒细胞癌生物学行为较为凶险，常累及年轻人，转移多见于淋巴结、腹膜和卵巢，肝脏转移较少见，预后差。

四、扩散和转移

结直肠癌可在肠壁中直接蔓延，也可通过淋巴管至局部淋巴结，通过静脉转移至肝，部分肿瘤穿透肠壁浆膜层可经腹腔形成种植扩散。淋巴结转移常见于低分化和浸润程度高的肿瘤。肝转移灶的出现预示着原发灶中血管受到侵犯。其他常见的转移部位有腹膜、肺和卵巢。卵巢转移率特别高，因此对于绝经后的女性如果发现患有结直肠癌，在切除结直肠癌的同时应行预防性双侧卵巢切除术。当肿瘤穿透肌层至肠壁周围软组织时，肿瘤就与邻近的组织器官一起构成团块。肿瘤的直接浸润取决于肿瘤的解剖学部位。晚期直肠癌常常侵犯周围组织器官，如阴道和膀胱。而结肠癌常常直接浸润浆膜层，癌性穿孔常常导致腹膜腔播散。诊断肿瘤浸润腹膜只有在腹膜表面形成溃疡或有明确的肿瘤细胞侵犯间皮时才做出，结肠癌穿孔、癌细胞浸润邻近的组织和器官是肿瘤直接浸润途径之一。腹腔镜结肠癌切除术偶可引起癌细胞的腹膜种植转移。淋巴管和血管播散在肿瘤早期就可发生。与胃癌不同，结直肠癌除非发生黏膜肌层或黏膜下层的淋巴管受侵犯，才会发生淋巴道转移，否则不发生淋巴道转移，而胃癌在黏膜内癌时就有发现淋巴道转移。结肠癌常侵犯门静脉分支而直肠癌常侵犯腔静脉分支导致肿瘤细胞的血道播散。

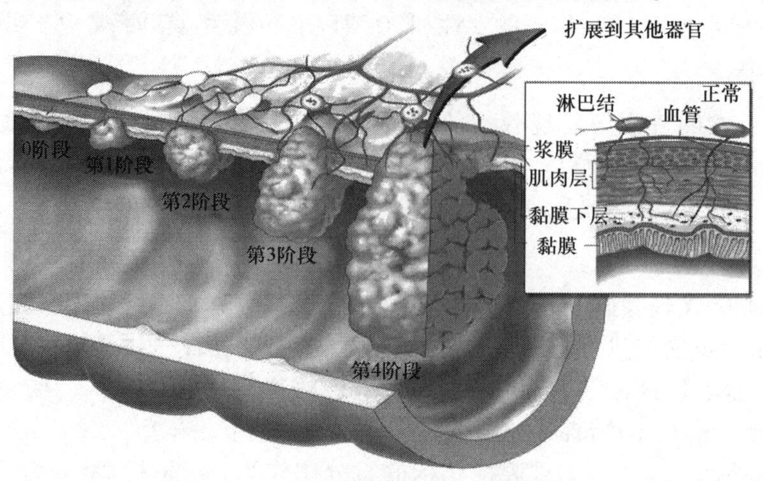

图 2-5-6　结肠直肠癌划分阶段

五、分　　期

（一）TNM 分类、分期

病理诊断对于结直肠癌的一个重要的作用就是进行正确的分期，以便提供有关患者预后的重要信息（表 2-5-1，表 2-5-2）。

表 2-5-1　结直肠肿瘤的 TNM 分类

T——原发性肿瘤

T_X　无法评价原发性肿瘤或原发瘤不能确定或不能够确定侵润深度

T_0　无原发性肿瘤的依据

T_{is}　原位癌，上皮或黏膜内

T_1　肿瘤侵及黏膜下层

T_2　肿瘤侵犯肌层

T_3　肿瘤侵透肌层达浆膜下或进入无腹膜被覆结肠周围或直肠周围组织

T_4　穿透浆膜下或直接侵犯其他器官或组织结构

N——区域淋巴结

N_X　无法评价区域淋巴结，不能确定区域淋巴结转移

N_0　无区域淋巴结转移

N_1　结肠或直肠周围有 1～3 个区域淋巴结转移

N_2　结肠或直肠周围≥4 个区域淋巴结转移

N_3　沿主要血管沿线的任何淋巴结转移

M——远处转移

M_X　无法评价远处转移

M_0　无远处转移

M_1　有远处转移

表 2-5-2　结直肠肿瘤的 TNM 分期

0 期	T_{is}	N_0	M_0
Ⅰ期	T_1	N_0	M_0
	T_2	N_0	M_0
Ⅱ期	T_3	N_0	M_0
	T_4	N_0	M_0
Ⅲ期	任何 T	N_1	M_0
	任何 T	N_2	M_0
Ⅳ期	任何 T	任何 N	M_1

（二）与预后有关的一些病理学因素

1. 大体观　位于左半结肠肿瘤的预后好于右半结肠的肿瘤，乙状结肠和直肠的肿瘤预后最差。但左半结肠肿瘤的晚期复发率较高。肿瘤体积大，广基和溃疡型，广泛浸润肠壁周围组织，出现完全性肠梗阻、肠穿孔和浆膜癌结节形成的肿瘤，常常与较差的预后有关。

如果仅是在肠镜下活检的息肉中发现灶状微小癌则预后最好。

2. 组织病理学 肿瘤组织学分级与预后明显相关,分化较差的肿瘤包括印戒细胞癌、黏液腺癌、鳞状细胞癌、小细胞癌和非典型性癌常提示预后较差,其中直肠的黏液腺癌预后最差,但是肿瘤的 MSI 常常影响组织病理学亚型的恶性度。

3. 淋巴结转移 出现肠系膜淋巴结、远处淋巴结转移或逆行转移时常提示预后不佳。淋巴结受累的数量越多,预后越差。如果发现腋窝淋巴结发生转移则预后极差。

4. 血管和神经的侵犯 如果肿瘤累及血管,则 5 年生存率明显下降。神经受侵犯也是肿瘤进展的表现。

5. 血管生成 肿瘤性血管生成对肿瘤的生长起到关键性作用,高血管密度是预后不佳的一个指征。

6. 炎症反应 肿瘤中出现大量炎症细胞浸润,包括多形核粒细胞(特别是嗜酸粒细胞)、淋巴细胞、浆细胞、巨噬细胞、组织细胞和 S-100 蛋白阳性的树突细胞等,并且间质中出现显著的纤维组织增生,这些都提示预后较好,在淋巴结引流区域,出现 T 淋巴细胞聚集区和生发中心的高度增生,也是预后良好的指征。相反,较多量的肥大细胞提示预后较差。

7. 手术切除范围 手术切除范围的长短反映出手术医生的水平,较短的手术范围(2～5cm)常与不良预后有关。清楚分离癌旁周围组织是重要的,因为它能够反映出肿瘤浸润浆膜外周围软组织的状态。

8. 细胞增殖与 DNA 倍体 处于 S 期的肿瘤细胞的数量与预后相关。非整倍体肿瘤细胞的存在与复发的危险或生存相关。

9. 遗传学预后标记 结肠癌中一些基因的突变可作为判断预后的指标。染色体 18q 上等位基因的丢失与不良预后相关。一些研究表明,染色体 17p、1p、5q、8p 和 18q 的缺失,DCC 基因的低表达,p53 基因的过表达,P27KIPL 表达降低,高表达 cyclin A、ras 基因的突变,参与基质降解的酶及其抑制剂的表达,与凋亡有关基因的表达(BAX、BCL-2 和 survivin)、细胞表面分子(CD44 及其变异体、ICAM-1)和一些代谢酶的表达对于预后的判断均有价值。除此之外,MSI-H 结肠癌比微卫星稳定性结肠癌具有较低的转移率和更好的预后。

10. 对化疗的反应 体外研究表明,在结肠癌细胞系和其他一些肿瘤中,TP53 状态是重要的。TP53 途径与调节细胞周期和凋亡密切相关。在体外,野生型 p53 与化疗药物干预细胞生长过程、射线诱导 P21WAF1/CIP1 上调和细胞周期捕获有关。MSI-H 肿瘤对 5-Fu 为主的化疗反应敏感,而 P53 蛋白的过表达与术后用 5-Fu 和盐酸左旋嘧啶辅助化疗不敏感有关。染色体 18q 缺失与生存率较低有关。

六、临床表现

(一) 结肠癌

结肠癌的主要表现是排便习惯的改变和粪便性质的改变、腹痛、腹部包块、肠梗阻、贫血等。

1. 早期症状 最早期可有腹胀、不适、消化不良症状,而后出现排便习惯的改变和大便带血,多数表现为排便次数增多、粪便不成形、排便前可有轻度腹痛,稍后即可有黏液便或黏液脓性血便。

(1) 排便习惯的改变:排便习惯的改变是结肠癌最常见的主诉。一般来说,结肠远端的病变引起的表现要比近端病变更显而易见。

(2) 便血:便血可为排出肉眼可见的血便或为便潜血阳性。由于这种出血属于下消化道出血,便血的颜色多为暗红色或鲜红色。病变部位越靠近远端,血液的变化越少,看起来越鲜红。位于降结肠、乙状结肠的癌,血色偏红,常被误诊为内痔、痢疾或肠炎。部分病人由于癌灶位于右半结肠或更靠近回盲部,且出血在肠道内停留时间较长,可出现类似上消化道出血形成的黑便或柏油样便。出血主要是由于炎症、血运障碍与机械刺激等原因,导致癌灶表面黏膜发生糜烂、溃破,甚至癌灶本身破裂所致。出血量与癌种的大小不成正比关系,亦不能确定是癌肿所致。

(3) 黏液便或黏液脓性血便:由于结肠癌所处的特殊部位及环境所致,几乎所有的病人出现血便时,其间混有脓细胞和黏液,形成黏液便或黏液脓性血便。大便内带黏液的多少与癌种本身的性质有相关性。如绒毛状腺瘤癌变者分泌大量的黏液,患者多有明显的黏液便。其次为溃疡性癌,由于溃疡常伴有继发感染,使肠黏膜分泌黏液增多。黏液便与肿瘤部位也有关系。右半结肠癌所分泌的黏液由于肠蠕动细小而频繁,使黏液与稀糊状大便混合均匀,因而黏液不易被肉眼发觉。而左半结肠中的粪便已渐趋成形,黏液与大便常不混淆,易被发现。黏液血便应被看做是对诊断结肠癌有高度提示意义的联合症状。

(4) 稀便和便秘:在结肠癌患者中,常常出现稀便和便秘症状,有时二者还可交替出现。稀便主要是由于肿瘤局部渗液或黏液分泌增多,刺激肠道导致肠道功能紊乱等原因引起。便秘主要是由于肿瘤引起的急慢性肠梗阻所致。临床上出现稀便和便秘的患者,以左半结肠以下部位肿瘤病灶者居多,且表现出越靠近结直肠远端症状越明显。便秘的症状较稀便少见。当肿瘤部分或全部堵塞肠腔,粪便在肠腔内不能正常通过,水分被过分吸收以致大便干结便秘,时间上多晚于稀便。如果患者先出现稀便的症状而后出现便秘的症状,则可能提示瘤灶在不断地增大,病情在加重。

2. 进展期或中、晚期症状

(1) 腹痛与腹胀:结肠癌患者可出现腹痛与腹胀,其中腹痛的发生率比腹胀高。当肿瘤进一步向腹腔转移扩散后,才出现腹胀,腹胀多由急慢性肠梗阻、肿瘤所致肠道功能失调等引起,其发生率较低。在结肠癌患者中,腹痛发生率为60%~81%。升降结肠牵拉后腹膜造成的后背痛是一个不常见并且是晚期的症状。

(2) 腹部包块:结肠癌的腹部包块主要是由于肿瘤本身所引起,其次是由于肿瘤侵及肠壁全层后引起肠周炎症反应而与邻近组织或脏器粘连形成,肿瘤不断增大引起肠梗阻后也可出现腹部包块,肿瘤转移可引起腹腔肿大的淋巴结肿块等。腹部包块是结肠癌主要表现之一,发生率47%~80%。

(3) 肠梗阻表现:肠梗阻是结肠癌的后期症状,为慢性不全性低位肠梗阻症状,如腹胀、腹痛(胀痛或绞痛)、便秘,恶心呕吐症状不突出。其特点是进行性加重,非手术方法常难以解除。左半结肠癌发生梗阻的概率较右半结肠癌为高。而在结肠梗阻的患者中,经手术证实有20%~55%的病人是由结肠癌所致;在急性肠梗阻病人中,国外报道1%~3%的患者是由结肠癌引起,因此在患者(尤其是老年患者)出现下消化道梗阻征象时,应首先考虑结肠肿瘤的可能性。

(4) 急性腹膜炎:据报道结肠癌合并肠穿孔而致急性腹膜炎者占结肠癌患者的6%。在临床上癌性穿孔前常伴有不同程度的低位肠梗阻的症状,继而患者突然出现腹部剧痛、发热及腹膜刺激征,合并有全身中毒症状者,要考虑到癌性穿孔的可能,在年老体弱或其他原因的机体免疫力低下者,患者可无腹膜刺激征和全身中毒反应。

(5) 中毒症状:病人主要出现贫血、低热、乏力、消瘦、水肿等表现,其中尤以贫血、消瘦为著。

(6) 结肠癌可有其他症状:如癌肿侵及周围脏器形成内瘘(胃结肠瘘、结肠膀胱瘘、结肠阴道瘘)可引起相应的症状;癌肿引起肠套叠的相应症状;甚至有学者报道皮肤转移的病例。晚期结直肠癌可有黄疸、腹水、水肿等肝转移征象,以及恶病质、直肠前凹肿块、锁骨上淋巴结肿大等肿瘤远处扩散转移的表现。

3. 不同部位结肠癌临床表现特点

(1) 右半结肠癌:①由于肠腔大,发生肠梗阻的比例较左侧为低;②由于流经的大便为稀糊状,故因大便摩擦而引起出血的症状较左半结肠少,在少量出血时,由于血液和粪便混合均匀,以致肉眼不易察觉;③由于吸收能力强而造成全身中毒症状明显,常表现为乏力、消瘦、贫血、腹部肿块、腹痛等;④腹部包块是右半结肠最常见的症状,腹痛也是右半结肠癌常见症状。需要注意的是,腹痛及压痛最明显的部位常常是癌肿所在的部位。便血与贫血也是右半结肠癌常见症状,而且患者往往因贫血而就诊。综上所述,右半结肠癌的主要临床表现为腹块、腹痛、便血与贫血。

(2) 左半结肠癌:以便血、黏液血便、脓血便、大便习惯改变、肠梗阻等症状多见。便血是左半结肠癌最常见的症状,若继发感染时常为黏液血便或脓血便。因易发觉,就诊早,发生贫血者较右半结肠癌少。大便习惯改变也是左半结肠癌患者常见的症状之一。肠梗阻以左半结肠癌多见,较右半结肠癌发生梗阻者多8倍,一旦发生梗阻后即出现常见的梗阻症状,而发生梗阻者一般病情较晚,但不意味已丧失切除或根治的机会,应积极术前准备争取手术探查。

(二) 直肠癌

直肠癌早期便血可能是其唯一症状,有时少量出血,肉眼尚难觉察,待癌肿增大并有溃疡及感染时可出现下列症状。

1. 排便异常 即直肠刺激症状,如便意频繁、下坠、便不尽感,甚者有里急后重,并可伴腹胀,下腹不适等。这些习惯的改变主要是由于肿瘤病灶或癌灶合并感染对直肠的刺激所引起。主要表现大便次数增多,由每日数次至十数次,多者每日数十次,大便次数越多,其内所含粪便成分越少,实际上每次仅排出少量的血液及黏液而已。同时多伴有持续的肛门坠胀感及排便不尽的感觉。

2. 粪便反常 排便时即有明显出血,量少,同时有黏液排出。感染严重时有脓血便,大便次数增多。便血是直肠癌患者最常见的症状。实际上直肠癌患者早期即可有便血的症状,在临床上常被误诊为“痔疮”,故临床上遇到便血的患者,应注意行直肠指诊检查。而且由于肿瘤的溃疡面极易合并感染,患者可出现大便带有脓液或黏液,加之原有的便血症状,易被误诊为“慢性菌痢”而治疗。

3. 梗阻症状 为直肠被癌肿梗阻,有排便困难、粪少便闭、甚者有粪形变细等。出现大便变形变细者占直肠癌患者的39.5%。严重肠腔狭窄者,粪便排出困难并在直肠内聚集,水分进一步被吸收,造成粪便干结,引起进一步的排便困难及便秘。

若侵犯了周围组织器官,可出现相应器官病变的症状。直肠癌一般不痛,如侵犯肛管和括约肌可有局部剧痛。肛门括约肌受累可致便失禁,常有脓血溢出肛外。如梗阻加重则有便秘、腹痛、腹胀。前方侵及泌尿系可出现尿频、尿痛、排尿困难等尿道刺激征候群。如瘤体穿透膀胱可形成直肠膀胱瘘,患者在排尿时可有气体逸出,尿液中带粪汁。女性直肠癌可侵蚀阴道后壁,常有白带增多,如穿透阴道壁可形成直肠阴道瘘,阴道内可有非正常的血性分泌物及粪便排出。向后侵犯骶神经丛时,出现骶部、会阴部的持续性剧痛,并牵涉下腹部、腰部及大腿部疼痛。癌转移至肝脏和腹膜时,可有肝大、黄疸、腹水等症状。晚期病人可有消瘦、贫血、水肿或恶病质等。

七、结肠癌的手术

手术仍是当前治疗结肠癌的最有效的手段。不同发展阶段的结肠癌,应采用不同的手术方式:①对于局限于黏膜和黏膜下的早期结直肠癌,应采用根治性局部切除。②当癌肿穿透黏膜但局限于肠壁时,应切除病变肠段及其淋巴引流区以达到彻底根治的目的。此时,根治性切除是首选的治疗。③对于癌肿已穿透肠壁或已伴有区域淋巴结转移者,采用根治性切除手术虽也能达到根治的目的,但无法排除残留肉眼看不见的微转移的可能。为此必须加强围手术期的综合治疗。④对于原发癌肿尚能切除,但已有远处转移的病例,应在全身化疗的基础上,尽早切除原发肿瘤,然后进行综合治疗,如转移病变为单发,则可视患者情况一期或分期切除转移灶。⑤对于肿瘤局部较为固定,但尚无远处转移的病例,只要无重要结构或器官受累,应在加强综合治疗的基础上,尽量争取切除原发肿瘤。⑥对局部癌肿确已无法切除的病例,为解除或防止梗阻,首先做内转流(捷径)术;对无法行内转流术者,则可选取做近端结肠造瘘术。⑦对多发性肝转移的病例,可经胃十二结肠、胃右或胃网膜右动脉插管到肝动脉放置化疗泵进行区域化疗。⑧由于结肠癌不适宜放疗,故对已穿透(浸润)浆膜面的结肠癌病例可在手术时放置腹腔化疗泵,以备术后腹腔化疗用。

(一) 手术原则

Hohenberger 等在胚胎解剖学基础上,归纳提出了完整结肠系膜切除术(complete mesocolic excision,CME)作为结肠癌规范化手术的理念。手术要点包括:①沿胚胎发育解剖,锐性分离脏层、壁层筋膜,完整整块切除系膜;②切除肠管的范围主要由切除结肠主干动脉的数目来决定;③充分暴露根部上一级中央血管,确认结构后高位结扎。为了保证手术的根治性,手术过程还必须遵循以下几个原则:

1. 全面探查 结直肠癌根治术,先全面探查,后手术切除的原则。

全面探查的顺序一般应是:①开腹后首先探查腹腔内有无腹水,腹膜有无转移结节。②检查肝脏有无转移结节,必要时进行术中 B 超检查,以发现位于肝实质深部的早期转移灶。③探查胃、胆囊、胰腺等脏器有无病变。④探查癌肿所在部位以外的全部结直肠,检查有无多原发癌、息肉及其他病变。⑤探查肠系膜根部及腹动脉周围有无肿大的淋巴结。⑥探查盆腔与盆底腹膜有无转移结节,女性病人卵巢及子宫有无病变。⑦最后探查癌肿的局部情况,观察癌肿所在的部位、大小、是否已浸出浆膜、癌肿与周围组织粘连的情况,以及局部淋巴结的肿大情况,以判断癌肿能否切除,是行根治性切除还是行姑息性切除,是否需行周围脏器的联合切除,并初步决定需行淋巴清扫的范围。

2. 避免医源性扩散 在结直肠癌的手术中,也应遵守无瘤技术,包括如下 6 方面。

(1) 减少术中扩散机会,手术中探查时先远后近,以免把邻近原发灶的癌细胞推向远处,术中可用大盐水纱垫将腹腔内其他脏器尽量隔开。

(2) 当肿瘤已浸出浆膜时,纱布包裹癌肿使之不再与外界发生接触。

(3) 以纱布条结扎癌肿两侧的肠管,并连同边缘血管一起扎住,并将两结扎点之间的主干动静脉的分支及伴行的淋巴管也早期结扎。目的是为了防止肠腔内脱落的癌细胞在术中沿肠管黏膜向远侧肠管扩散，减少吻合口复发的机会，也减少术中因挤压使癌栓进入血液与淋巴道，减少术后血行转移和淋巴复发的发生。

（4）术中，手与器械尽量不接触癌肿，尤其是当癌肿已侵达浆膜时。一旦手套或器械接触了组织，应及时冲洗或更换。

（5）由于肠管的蠕动，癌肿远侧肠管黏膜的表面常存在着脱落的癌细胞，所以癌肿切除后行吻合前，尤其是直肠癌前切除术后行吻合前，应以大量蒸馏水对远侧肠管进行充分的冲洗，以尽量降低吻合部位脱落癌细胞的数量，减少术后吻合口复发。

（6）手术结束前，以大量蒸馏水冲洗腹腔及腹壁切口，以减少游离于腹腔及切口的脱落细胞，防止种植性复发的发生。

3. 整块切除 所谓整块切除原则即应将原发癌肿及其所属淋巴结和淋巴结之间的淋巴通路连同包在其外面的一定范围的正常组织一起从健康组织中完整切除，使癌组织与术后留下的健康组织不发生接触以防止术后局部复发。为此，一般结肠癌两侧均需切除 10cm 以上的正常肠管，而直肠癌近侧端应切除 10cm 以上的正常肠管，远侧端根据不同的部位也应切除 2cm 以上的正常肠管。另一方面，癌肿壁侧也必须充分切除，癌肿边缘到手术切离面之间要保证有足够厚度。当癌肿浸润到周围脏器时，根据整块切除的原则，不能仅将癌肿从周围脏器上剥下，而应行周围脏器的合并切除。筋膜对癌肿的扩散起着屏障作用，因而根据整块切除的原则和腹后壁及盆腔的筋膜层结构，当一层筋膜被癌侵犯时，不能仅清除该层筋膜，而应将其外侧的一层正常的筋膜也完整切除，使之像包布一样将被癌侵犯的组织包住，不使癌组织与留下的健康筋膜相接触。也就是说环周切缘与远端切缘一样重要。

结肠后壁的癌肿，当其未侵出浆膜时，应将 Totdt 筋膜连同癌肿一起整块切除，当癌肿已侵出 Totdt 筋膜时，则应将 Totdt 筋膜下面的腹膜下筋膜（或肾筋膜叶）一起整块切除，直肠癌应行全直肠系膜的切除，保持 Denonvilliers 筋膜的完整性，当癌肿已浸出 Denonvilliers 筋膜时，则应行前方脏器的合并切除。

对结直肠癌的淋巴清扫也应遵守整块切除的原则，应避免将淋巴结逐个摘出的方法，而应将包在淋巴组织两侧的系膜或筋膜完整游离，使之如包布一样包住其内的淋巴组织行整块切除。

4. 彻底清扫淋巴结 淋巴转移是结直肠癌转移的一个主要途径，彻底的淋巴结清扫术是结直肠癌根治术所必须的，区域淋巴结阳性患者一般认为预后不佳。结肠癌相关淋巴结的彻底切除会提高患者的生存期。

沿区域动脉对回流淋巴结群可分 4 站：第一站淋巴结（D_1）为肠旁淋巴结，在肠管和边缘动脉周围；第二站淋巴结（D_2）为中间淋巴结群，其包括右结肠动脉、结肠中动脉、左结肠动脉等主动脉的二级分支周围淋巴结；第三站淋巴结（D_3）是主淋巴结，位于肠系膜上动脉外科干、肠系膜下动脉主干等主动脉的一级分支周围；第四站淋巴结（D_4）是中枢淋巴结，位于腹主动脉周围的淋巴结。

结肠癌 D_1 的边缘淋巴结的转移率最高为 22.2%～42.5%。结肠癌沿肠管向两端扩展一般不超过 2cm，但沿结肠旁淋巴结向两端转移可达 8cm，甚至更长。任何结肠癌切除术必须切除距肿瘤边缘远近各 10cm 以上的肠管及边缘血管。

结肠癌 D_2 的中间淋巴结的转移率为 14.5%～20.0%。结肠癌一般向距离最近的一支主干淋巴结转移，但也可向其邻近的一支中间淋巴结群转移，还可越过近位中间淋巴结群向更远一支的中间淋巴结转移。因此，结肠癌中间淋巴结的清扫除了切除距肿瘤最近的一支主干淋巴结外，还应清扫其邻近的上下各一支血管旁的主淋巴结。如盲肠癌和升结肠癌应切除回结肠动脉淋巴结、右结肠动脉淋巴结和中结肠动脉右支的淋巴结。横结肠癌应清除中结肠淋巴结、右结肠升支淋巴结和左结肠升支淋巴结。乙状结肠癌应清除全部乙状结肠淋巴结、左结肠降支淋巴结和直肠上淋巴结。

结肠癌 D_3 的主淋巴结为结肠各主干淋巴结，其转移率为 7.5%～10.0%。由于结肠癌的淋巴转移存在有跳跃性的特点，有时边缘淋巴结有转移，中间淋巴结无转移，但主淋巴结却已有转移。所以有人主张结肠癌根治术应清扫到主淋巴结，完成根 3 式切除。但如医生技术不成熟、病人肥胖不易暴露、高龄或体质弱对创伤耐受程度低者不宜勉强实施 D_3 式切除。但应尽力实施 D_2 式切除，除非病人有肝、肺等远处转移无长期生存可能者行 D_1 式切除或姑息性切除。

（二）结肠癌的手术方式

结肠癌手术的范围取决于淋巴结清扫范围，淋巴结清扫范围内被处理的主干动脉的数目决定了肠管切除的长度，也就决定了手术的术式。

1. 局部切除术　指肿瘤所在区域的部分肠壁切除，适应于早期结肠癌、原位癌及部分 T1N0M0 期，基本要求为：①切除肠壁的全层；②切缘距肿瘤不应小于 2.0cm。对于息肉样隆起型早期结肠癌可采用高频电凝电切圈套法切除，微小癌可用高频电热活钳术切除；对于平坦、凹陷型病变，可采用内镜下黏膜切除术（EMR）。

2. 肿瘤肠段切除　指切除包括肿瘤在内的一定长度的肠管，一般要求上、下切缘距肿瘤不应小于 5.0cm，适用于限于浅肌层的肿瘤，即 T1N0M0 及部分 T2N0M0 期。

3. 根治术　结肠癌的根治术是指手术彻底切除原发肿瘤并清除达 X 站淋巴结，而组织学检查淋巴结转移限于 X-1 站以下者。结肠癌根治淋巴结廓清范围达 1、2、3 站而分别称之为 D_1、D_2、D_3 术。而根据切除主干血管的支数又可分为：①沿 1 支主干血管的手术称为区域切除，如回盲部切除术、横结肠切除术、乙状结肠切除术；②将切除 2 支主干血管的手术称为半切除，如右半结肠切除术、左半结肠切除术；③将切除 3 支主干血管的手术称为扩大半切除术，如扩大右半结肠切除术。一般经典式的半结肠切除可为 D_2 半切除，而扩大的半结肠切除即指 D_3 扩大切除。

4. 联合脏器切除术　结肠癌联合脏器切除术多为根治性切除术，但在某些情况下，允许姑息性手术。通常联合切除的脏器和组织为腹壁、一侧肾、部分肝、脾、胰腺、十二指肠、小肠、胃、胆囊、子宫及附件、膀胱、输尿管等。回盲部和升结肠肿瘤侵犯右输尿管有时要求肾切除，有时受损的输尿管可以修复并且该侧的肾功能可以保存。受累的小肠整块切除一般没问题，但如果是十二指肠受累就不一样了，受累广泛者则无法根治切除，虽然 Whipple 术有时可行。十二指肠受累中等者可以随同结肠一并切除，但修补是个问题，端端吻合由于张力的问题，一般不可取，所以多采用 Ronx-Y 吻合或空肠修补。肝曲或脾曲向外侵犯如肝脏等，一般可以楔形切除相应受累的部分。胆囊受累可以一并切除，但如果是胆管或胰头受累根治的可能性较小。横结肠肿瘤一般很少侵犯胃大弯，但如果侵犯幽门可行远端胃大部切除，脾曲肿瘤受累脾可以一并切除，胰尾受累也可一并切除胰尾。降结肠和乙状结肠比右半结肠更易侵犯输尿管和肾脏，可采取同右侧的方法处理。如果后腰肌肉群受累一般要求受累肌肉一并广泛切除。乙状结肠有时易侵犯卵巢、膀胱等，卵巢可以一并切除，受累膀胱可以部分切除。

5. 姑息性肿瘤切除术 指有肉眼肿瘤残留者，如已存在腹膜、肝及非区域性淋巴结转移而无法行全部转移灶的切除者。

相对姑息性肿瘤除术（或相对根治术），虽为根治性术式，术中肉眼判断肿瘤亦似切除尽，但术后组织学证实有切缘、肿瘤基底残留或清除的最高一级淋巴结已有转移者。由于结肠癌发展相对缓慢，积极的姑息性肿瘤切除是有肯定意义的。姑息性手术切除者其 3 年生存率仍可达 30%～50%，且可避免或减少因梗阻、穿孔、出血等并发症而致死。

6. 全结肠、次全结直肠及全结直肠切除术 全结肠切除指切除直肠以上的全部结肠行回肠直肠吻合术。次全结直肠切除则包括结肠及一定长度的直肠切除，行低位或超低位的回肠直肠吻合术。全结直肠切除则指切除全部结直肠的回肠腹壁造口或回肠肛门吻合术。这些术式多应用于结直肠良性病变或多发的良性肿痛（如家族性结肠息肉病等）。在结肠癌病例的应用中，限于结直肠的多原发癌、结肠息肉病合并局部恶变者。

7. 结肠癌扩大根治术 结肠不同部位的癌，由于淋巴引流的连续性以及相对分隔的区域性，形成了相对固定的几种术式来适用于不同部位的结肠癌根治性手术。

（1）右半结肠癌扩大根治术：对于盲肠、升结肠、横结肠肝曲的癌，应在根部结扎切断回结肠动脉、右结肠动脉及中结肠动脉之右侧分支，并清除这些部位的淋巴结。同时还应该清除肠系膜上动脉根部、肠系膜下动脉根部、腹主动脉与下腔静脉周围、右髂总动脉及髂外动脉周围的淋巴结。对于肝曲的癌还应清除胃大弯胰头后肝十二指肠韧带内的淋巴结。

（2）左半结肠癌扩大根治术：对于以横结肠脾曲到乙状结肠起始部的癌，多在根部结扎切断中结肠动脉的左侧分支及降结肠动脉，同时还应该清除这些部位以及肠系膜上动脉根部、肠系膜下动脉根部、腹主动脉周围、左髂总动脉旁、左髂外动脉旁淋巴结，对于脾曲的癌还应该清除胃大弯淋巴结及脾门淋巴结。

（3）横结肠癌扩大治术：对于横结肠中部的癌应在根部结扎切断中结肠动脉，清除该部淋巴结，同时还应清除胃大弯淋巴结、肠系膜上动脉根部淋巴结、肝动脉旁淋巴结、脾动脉旁淋巴结及胰腺下缘部的淋巴结。

8. 乙状结肠癌根治术 对于乙状结肠癌应在根部结扎切断肠系膜下动脉并清除其根部淋巴结、痔上动脉旁淋巴结。同时，还应清除腹主动脉旁淋巴结以及左侧髂内、髂外动脉旁淋巴结。

八、直肠癌的手术

1. 术前的全面评估是术式选择的依据 直肠癌的手术可分两大类，即：永久性腹部结肠造口术和保肛手术。如何选择术式必须在全面了解病人的全身情况和局部条件后来决定。全身情况包括：病人对手术的耐受性及有无其他并发症的存在等。局部条件包括：局部解剖条件和肿瘤局部浸润情况。为此，详细的病史和全面细致的体检，必需的实验室检查和各种辅助检查包括对心、肺、肝、肾功能，凝血机制，腹部和直肠腔内 B 超、X 线，CT 扫描、MRI、纤维结肠镜检查等都是手术前所要求的检查内容。局部情况如病人的性别、体形、肿瘤的部位、局部浸润范围、肿瘤的恶性程度（细胞分化）以及肿瘤的生物学特性等都是影响术式选择的重要因素。腹膜返折以上直肠的淋巴引流只有向上的方向，并无向侧方和向下的淋巴引流，故以直肠前切除为首选。腹膜返折以下直肠的淋巴引流主要仍是向上，但有向侧方的淋巴引流，能否施行保肝手术需视在肿瘤切除后肛直肠是否依然完整无损而定。肿瘤的远端肠段切除以不少于 2cm 为宜。完成各项检查后，对所有资料进行综合分析才能决定选用何种术式，由于直肠游离后可以延伸的特点，故最后作出术式选择应待术中将直肠充分游离和腹腔全面探查后决定。

2. 术式选择

(1) 腹膜返折上的直肠癌原则上都可选用直肠前切除(Dixon)术。

(2) 腹膜返折下直肠癌充分游离后，切除肿瘤下 3cm 正常直肠后，提肛肌上残留直肠的长度是决定手术方式的最重要依据。对提肛肌上残留直肠大于 2cm 者，应首选作 Dixon 术；对直肠残端小于 2cm，低位吻合手术困难者，可用吻合器行低位结肛吻合术。但该类病人的肛门功能比正常差。

(3) 当临床检查发现肿瘤已浸润肛直肠环，腹会阴切除术(Miles)是唯一可选用的术式。

(4) 肿瘤局部浸润、固定，经分离后虽尚能切除，但对局部切除彻底性可疑，估计局部复发可能性较大，而提肛肌又可保留者，可选用 Hartmann 术，局部以银夹作标记，术后给辅助性治疗，两年后无局部复发及病人有恢复肠道连续性要求的，可再次开腹，无异常者行结肠与残留直肠吻合重建术。

(5) 对肿瘤局部尚能切除，但出现下列 3 种情况之一，①有远处转移者，而远处转移仅为孤立灶，则可争取一期切除。②远处有弥漫性转移灶，仍提倡切除原发灶，减轻负荷，而且能防止梗阻而再次手术，如果局部无明显浸润，为改善病人生活质量可行吻合术。③远处有弥漫性转移灶，切除原发灶时要累及肛门，则放弃切除术，改行横结肠造口以防止梗阻。

(6) 对某些高龄且伴有重要脏器功能不全者，无法耐受腹部直肠切除的低位直肠癌，肿瘤尚局限在肠壁内，其直径小于 3cm 者，亦可选做经肛门或经骶直肠肿瘤切除术，术后加用放疗。

(7) 对腹膜返折下直肠癌局限于黏膜或黏膜下层，低恶性或良性肿瘤直径小于 3cm，亦可选经肛门或经骶的局部切除术。

(8) 术前已证明肿瘤累及直肠周径 2/3 的低位直肠癌可先行中等剂量放疗，4 周后再手术，可减少术后复发率，相应增加保肛率。

(周　彤　王崇树)

第四节　关于《NCCN 结直肠癌临床实践指南》的解读

具有 MSI-H 特征的Ⅱ期结肠癌肿瘤细胞分化差不再列为“高危因素”，这一更新涉及Ⅱ期结肠癌术后辅助化疗决策中“高危因素”以及 MMR(错配修复)的意义。Ⅱ期结肠癌包含了异质性很大的一个群体，预后迥异，从 5 年生存率来，预后较好患者在 80% 以上，较差者则不到 60%，比Ⅲa 期还差，因此造成Ⅱ期结肠癌对辅助化疗获益的很不一致。理论上，预后越差的肠癌，接受化疗的获益可能越大。比如，一般Ⅱ期患者获益在 3%～5%，而Ⅲ期患者则在 10% 左右。为了明确哪些Ⅱ期结肠癌患者更能从术后辅助化疗获益，近年来出现了一个新名词，即“高危Ⅱ期结肠癌”，顾名思义，这一群体较其他Ⅱ期患者预后更差。

目前指南及各大机构公认的高危因素包括：分化差(3/4 级分化，比如低分化、印戒细胞癌、黏液腺癌等)、脉管(血管/淋巴管)浸润、神经周围浸润、T4(穿透肠壁全层或浸润周围脏器/结构)、梗阻、穿孔、切缘阳性或不确定以及送检淋巴结<12 枚,把具有上述任一因素的患者列为"高危Ⅱ期结肠癌",指南不但推荐术后辅助化疗,而且还推荐含奥沙利铂的联合化疗。

2009 年以后,关于Ⅱ期结肠癌化疗获益的研究又有重大斩获,首先是发现 dMMR(错配修复蛋白缺失)是预后良好的标志物,单纯手术后其 5 年生存率高达 80%,其次是发现 dMMR 的Ⅱ期结肠癌不但不能从 5-Fu 的辅助化疗中获益,可能还有相反的作用。因此,从 2010 年以来,指南推荐拟行氟尿嘧啶类单药化疗的Ⅱ期结肠患者均应接受 MMR 检测,如属于 dMMR,则无需化疗,单纯观察即可。

而 dMMR 的另外一个代名词就是众所周知的 MSI-H(微卫星高度不稳定性),因为 MMR 基因突变,DNA 重复单元的插入或缺失而导致 MSI 高度不稳定及 MMR 蛋白缺失。病理学界发现 MSI-H 结肠癌具有相类似的临床病理特征,称之为 MSI-H 样病理特征。具体包括:肿瘤内淋巴细胞浸润(每个高倍视野超过 3 个淋巴细胞)、瘤周 Crohn 样淋巴细胞浸润(肿瘤边缘淋巴组织/滤泡形成)、黏液腺癌/印戒细胞癌分化(高级别组织学分化)、髓样生长方式(预后好)、右侧结肠多见等。MSI-H 肿瘤总体预后良好。

一般而言,癌细胞分化差(高级别)是预后不良的特征,但在 MSI-H 特性肿瘤中需除外,在依据组织学分化的高危因素来判断Ⅱ期结肠癌是否需要辅助化疗时,应除外 MSI-H 群体。这就是 2012 版 NCCN 指南对"Ⅱ期结肠癌高危因素"更新的主要依据所在。

转移性结直肠癌(mCRC)的靶向治疗 FOLFOX 与西妥昔单抗的联合被删除,抗 EGFR(表皮生长因子受体)生物制剂西妥昔单抗,从一开始就是和含伊立替康的方案一起被研究,最早也被批准单药或与含伊立替康方案联合使用。直到Ⅱ期临床试验 OPUS 研究(FOLFOX±西妥昔单抗一线治疗 mCRC)结果显示,与单纯 FOLFOX 对比,联合西妥昔单抗显著提高了 KRAS 野生型患者的客观缓解率(ORR)(61% vs. 37%,OR=2.54,P=0.011),延长了无进展生存期(PFS,7.7 个月 vs. 7.2 个月,HR=0.57,95% CI 0.358~0.907,P=0.0163)(注:增加了 KRAS 检测人群后,2010 年 ASCO 数据更新显示,PFS 为 8.3 个月 vs. 7.2 个月,HR=0.567,P=0.0064)。也许是基于该试验的研究结果,NCCN 指南在 2009 年第二版更新时首次将 FOLFOX/XELOX 联合西妥昔单抗推荐用于 mCRC 的一线治疗。

然而,2009 年欧洲肿瘤内科学会(ESMO)年会上公布的英国大型Ⅲ期随机对照试验 COIN 研究结果却在业界掀起轩然大波,XELOX/FOLFOX±西妥昔单抗一线治疗 KRAS 野生型 mCRC 结果显示,联合西妥昔单抗并未带来显著 OS(17.0 个月 vs. 17.9 个月,P=0.67)或 PFS(两组均为 8.6 个月,P=0.60)获益。之后的亚组分析表明,化疗方案为 FOLFOX 时,西妥昔单抗带来了额外的生存获益(HR=0.72,95% CI 0.53~0.98,P=0.037),而化疗方案为 XELOX 时,则不但没有生存获益(HR=1.02,95% CI 0.82~1.26,P=0.88),还明显增加毒性,尤其是 3/4 度腹泻明显增加(17% vs. 30%),从而使得大部分患者需要减量。因此,研究者建议,在使用西妥昔单抗时,要谨慎选择配伍的化疗方案。基于此原因,2010 年第一版指南更新时,将 XELOX 联合西妥昔单抗的治疗推荐删除,COIN 试验的最终研究结果也进一步证实了上述发现。但 2010 版的指南仍然保留了对 FOLFOX 与西妥昔单抗的联合方案的推荐,当时业界普遍认为可能卡培他滨与西妥昔单抗之间存在某种拮抗。

时隔一年,另一项来自北欧的大型Ⅲ期随机对照研究 NORDIC Ⅶ试验结果在 2010 年 ESMO 年会上公布,西妥昔单抗加入 Nordic FLOX 方案(静脉推注 5-Fu/LV/奥沙利铂)一线治疗 KRAS 野生型 mCRC 并没有带来 PFS 获益(7.9 个月 vs. 8.7 个月,HR=1.07,P=0.66),研究者在结论中认为可能奥沙利铂不是西妥昔单抗的理想化疗配伍,其联合可能存在拮抗。此时业界开始思考西妥昔单抗与奥沙利铂的配伍拮抗问题,其中一种广泛猜测认为,奥沙利铂能快速持续地激活 Src 基因,而后者可激活 EGFR 通路,从而绕开了西妥昔单抗对 EGFR 通路的抑制效应。

从上述资料可以看出,关于西妥昔单抗与奥沙利铂联合方案的研究数据存在差异,只有Ⅱ期试验 OPUS 为一项阳性结果试验,但西妥昔单抗带来的 PFS 额外获益甚微(7.7 个月 vs. 7.2 个月,仅延长了 15 天)(注:2010 年 ASCO 更新数据为延长 1 个月),而且,最终 OS 并无获益;而另外两项大型Ⅲ期试验 COIN 和 NORDIC Ⅶ结果更是出乎意料。总之,未见疗效提高,且毒性增加,这可能正是 NCCN 指南删除 FOLFOX 联合西妥昔单抗方案用于 mCRC 治疗的主要原因。

另一方面,指南仍然保留了 FOLFOX 与另一种抗 EGFR 生物制剂帕尼单抗的联合方案,因为大型Ⅲ期临床试验 PRIME 研究(FOLFOX+帕尼单抗一线治疗 mCRC)结果表明,该联合方案与单纯化疗相比,尽管 OS 无显著获益,但 PFS 显著延长(HR=0.80,95% CI 0.66~0.97,P=0.02)。因此,FOLFOX+帕尼单抗仍然是 mCRC 一线治疗的一个选择,但目前帕尼单抗尚未在中国上市。

总之,关于抗 EGFR 生物制剂西妥昔单抗与含奥沙利铂化疗方案的配伍,尽管 NCCN 指南已经删除了这一治疗组合,但在科学上还有很多悬而未决的问题,相信这将是近几年业界研究的热点,值得关注。

转移瘤可切除的 R_0 切除后的术后化疗完全参照Ⅲ期结肠癌的术后辅助化疗进行,随着治疗理念、技术手段以及有效药物的更新,包含转移瘤(例如肝、肺)在内可以完全切除(R_0)的 mCRC 的疗效越来越好,治愈率明显提高,已经属于“可治愈”疾病,其治疗应该与没有根治机会的广泛性 mCRC 不同,但由于很少或没有大型Ⅲ期随机对照试验结果作为循证医学依据,所以,其治疗模式与策略越来越向Ⅲ期结肠癌看齐,根治性切除+围手术期(术前新辅助+术后辅助)化/放疗,这是已得到公认的治疗模式。目前已经达成共识的是围手术期化疗疗程,完全采用Ⅲ期结肠癌的模式,共 6 个月。但关于Ⅳ期 R_0 切除术后辅助化疗的药物和方案问题,一直以来存有争议。

主要有两种观点,一种认为尽管转移瘤可以 R_0 切除,但已发生转移,疾病本质属于Ⅳ期,因此,所有适用于Ⅳ期疾病的药物和方案均可用于这类情况的化疗。而另外一种观点则认为,Ⅳ期疾病 R_0 切除后的术后化疗应该按照Ⅲ期疾病的术后辅助化疗来执行。

全球已有多项临床试验结果表明,在Ⅲ期结肠癌的术后辅助化疗中加入奥沙利铂能额外获益,而伊立替康则不能。一般来说,奥沙利铂是目前Ⅲ期结肠癌辅助化疗的标准药物,而伊立替康不能用于该辅助化疗。因此,关于Ⅳ期 mCRC 肿瘤 R_0 切除术后的辅助化疗的药物及方案选择,聚焦于是否只能使用含奥沙利铂的方案(即 FOLFOX 或 XELOX)而不能使用含伊立替康的方案(如 FOLFIRI)。

一直以来,第一种观点占主流,在 NCCN 指南推荐得到了很好的体现。在 2010 年以前的指南里,关于转移瘤 R_0 切除后的药物/方案推荐,一直采用“晚期转移性疾病的有效化疗方案”(active chemotherapy regimenfor advanced disease)。但近年来情况发生了变化,首先是在 EORTC 的Ⅲ期临床试验 EPOC 证实,可切除肝转移患者围手术期化疗加手术(术前术后各 6 周期 FOLFOX4 化疗)与单纯手术相比,患者 3 年无瘤生存率提高 9.2%(P=0.025),并证实同Ⅲ期结肠癌一样,奥沙利铂能给Ⅳ期疾病 R_0 切除术后的辅助化疗带来额外获益,肯定了其在这类疾病辅助治疗中的地位及价值。

而另一项比较 FOLFIRI 与 5-Fu/LV 在 mCRC 患者肝转移瘤 R_0 切除术后的辅助化疗疗效的Ⅲ期试验结果显示,伊立替康并未带来额外生存获益(中位 DFS,FOLFIRI 组 24.7 个月,5-Fu/LV 组 21.6 个月,HR=0.89,$P=0.44$),同样发现伊立替康对Ⅲ期结肠癌术后辅助化疗未带来生存获益。

综合以上资料,让业界渐渐觉得Ⅳ期 mCRC 肿瘤 R_0 切除术后的辅助化疗,似乎应参照Ⅲ期结肠癌来进行。因此,指南也进行了相应的更新:2011 年指南推荐接受新辅助化疗并证明有效者重复新辅助化疗,否则推荐 FOLFOX;2012 年第一版进一步更新为,转移瘤直接手术切除者(含同时性的原发瘤切除)术后辅助化疗"完全参照Ⅲ期结肠癌术后辅助化疗"进行,对接受术前新辅助化疗并证明有效者,重复术前化疗方案。

与上述更新相比,关于Ⅳ期 mCRC 肿瘤 R_0 切除术后的辅助化疗更新的循证医学证据最不充分,同时说明了在这个领域目前尚缺乏大规模Ⅲ期临床随机对照试验数据,更多的是经验外推,仍存争议。

以上三点更新即为2012 第一版 NCCN 结肠癌指南的最重要更新,其对日常临床实践带来治疗标准的改变必将产生深远影响。由于近 5 年来结直肠癌的临床治疗水平进入一个平台期,无新的重大突破和发现,本次指南更新能同时包含如此多的改变临床标准的推荐,在近几年实为罕见,值得从事结直肠癌诊治的肿瘤工作者在自己的临床工作中去探索和验证,以最终让患者获益。

(周　彤　王崇树)

第五节　腹腔镜结直肠癌根治术

一、腹腔镜结直肠癌手术的优点和存在的争议

尽管对于腹腔镜结直肠恶性肿瘤手术是否完全符合肿瘤学原则,能否达到根治的目的以及是否影响术后肿瘤的转移、复发等仍存在争议,在过去十年来腹腔镜手术已逐渐应用于治疗各种结直肠疾病,包括良恶性肿瘤,其效果也得到充分肯定。腹腔镜结直肠切除术手术方式也在不断地发展,主要有三种方式:一种为完全腹腔镜结直肠切除术,一种为腹腔镜辅助下的结直肠切除术,第三种为手辅助的腹腔镜结直肠切除术。许多实验及临床实践证明,腹腔镜下结直肠手术具有创伤小、术后肠道功能恢复快、住院时间短、腹壁瘢痕小等优点,而腹腔镜手术对于恶性肿瘤同样能达到根治的目的,其手术切除范围、淋巴结清扫范围及术后伤口的癌细胞转移率基本上与开腹手术相同,短期随访其复发率、生存率与开腹手术相比并无统计学上的差异。腹腔镜手术治疗结直肠疾病的效果是令人鼓舞的。

评估术后近期疗效的研究一致认为,腹腔镜手术治疗结肠恶性肿瘤,具有术中失血少、术后疼痛轻、术后镇痛药物用量少、肠蠕动恢复快、住院天数短等优势。腹腔镜手术围手术期患者的术中和术后并发症及死亡率与开腹手术比较无显著差异,在肿瘤学疗效评估方面,如淋巴结清扫数目、切缘、淋巴清扫范围等,腹腔镜手术丝毫不逊于开腹手术。

一系列循证医学证据已证明了腹腔镜结肠癌手术在手术安全性、可行性、肿瘤根治性、

远期疗效、生命质量乃至卫生经济学方面的结果。早期一度受争议的关于腹腔镜技术能否达到肿瘤根治且不增加肿瘤细胞种植转移的问题，就目前所能得到的国内外临床研究资料显示，腹腔镜结直肠癌手术同样能严格遵循根治原则，并有理想的短期恢复和长期生存率。而早期报道的切口种植则更可能是因未严格遵循相应的防范措施所致。术后的长期生存，现也有大量研究证实了腹腔镜组的总体生存率、无瘤生存率及局部复发率与开腹手术差异无统计学意义。

目前，世界范围内对腹腔镜技术的争议更多存在于直肠癌的治疗中。其中腹腔镜直肠癌根治术后生命质量和功能结果评估仍颇有争议。此外，从技术角度而言，腹腔镜下多凭视觉定位肿瘤，借助器械触觉反馈所提供的信息不如开腹手术，对病灶的判断与估计也不如开腹手术明确，可因局部粘连或肿瘤浸润范围，或术中意外，如大出血、意外损伤而中转开腹。这是目前视觉反馈不能完全代替触觉反馈的现实，为此美国国立综合癌症网络目前仍不推荐直肠癌行腹腔镜手术，除非参与临床试验。当然，这与欧美结直肠疾病的疾病谱有一定关系。在欧美，结直肠疾病中炎症性肠病等占重要比例，而结直肠恶性肿瘤比例相对较小，直肠癌的发病率亦低于我国，腹腔镜直肠癌手术因此开展得相对不如亚洲，目前主要还是腹腔镜结肠切除术较多，且有许多是手助方式。结直肠癌是我国高发的消化道肿瘤，腹腔镜结直肠癌手术在国内开展亦较早，因此无论是手术例数还是手术质量，理应具有一定优势。目前我国腹腔镜结直肠癌手术的循证医学研究相对薄弱，尚缺乏大宗病例的RCT 研究，更缺乏多中心协作。近年，随着腹腔镜技术在国内的不断推广、各地腹腔镜胃肠外科学科带头人循证医学意识的不断提高，腹腔镜结直肠癌手术已出现不少前瞻性非随机的对照研究，但与欧美或日本等发达国家相比仍有欠缺。因此我国从事腹腔镜结直肠外科临床研究的工作者应掌握循证医学的基本知识，努力实践循证医学，展开多中心协作，为腹腔镜结直肠癌的外科治疗提供循证医学证据做出应有的贡献。

更新的研究发现腹腔镜组较开腹组的肿瘤相关生存率及5 年总生存率都有了不同程度的提高。分析发现，这样的差异主要来自腹腔镜组Ⅲ期患者生存的提高，这提示腹腔镜手术对结肠恶性肿瘤患者，尤其是Ⅲ期患者可获得较开腹手术更好的远期获益，是否经选择的合适患者可从腹腔镜手术中获得较开腹手术更好的疗效仍需更多的临床试验以阐明。另外，研究发现腹腔镜结肠恶性肿瘤切除手术需要腔镜技术操作熟练、有丰富腔镜经验的外科医师实施。

二、腹腔镜结直肠手术的基本原则

传统开腹直肠癌手术中需遵循完整结肠系膜切除术(complete mesocolic excision，CME)及直肠全系膜切除(total mesorectal excision，TME)原则已经得到共识，腹腔镜技术能否较好地遵循 CME、TME 原则成为推广应用的关键。腹腔镜根治性结直肠癌切除应该遵循在常规手术中建立的肿瘤学原则和手术策略。尽管目前对高位结扎肠系膜下动脉(IMA)或广泛切除淋巴结是否能减少复发和增加生存率仍有疑问，但在腹腔镜结直肠切除中应遵循下列根治性肿瘤切除的原则：①近端淋巴、血管结扎和整块淋巴切除；②广泛、完整切除荷瘤肠袢，包括与之相连的软组织和肠系膜；③于肿瘤远、近端各切除适当范围正常肠管；④结扎肿瘤上、下端肠管，减少肠腔内播散的可能。

此外，以下也是需要遵循的肿瘤学原则的重要组成部分：①减少直接刺激荷瘤肠袢；②对直肠、乙状结肠癌病人术中用杀瘤溶液进行直肠冲洗；③标本切除后尽快放入非渗透性塑料袋中;④保护腹腔,防止污染;⑤检查肝脏和腹腔是否有转移;⑥评估适合做吻合还是造瘘。

三、腹腔镜结直肠手术的适应证与禁忌证

1. 适应证

(1) 良性结直肠肿瘤、息肉,如绒毛状腺瘤、纤维瘤、平滑肌肿瘤、炎性息肉、增生性息肉、家族性多发性息肉等。

(2) 炎性疾病,反复发作的结直肠炎症如局限性结肠炎、溃疡性及缺血性肠炎、肠伤寒、肠结核等疾病,以及这些疾病引起的继发性病变如出血、穿孔、梗阻等并发症。

(3) 恶性结直肠肿瘤,包括早中期未侵犯到周围组织脏器的结直肠癌的根治手术及晚期结直肠癌的姑息性治疗。

(4) 各种需要手术治疗的肠梗阻,如肠粘连、肠套叠、盲肠或乙状结肠的慢性扭转、结肠无力症及巨结肠等。

2. 禁忌证

(1) 有严重的心、肺、肝、肾等主要脏器功能不全,全身情况差不能耐受全麻及不能耐受较长时间 CO_2 气腹的患者。

(2) 难以纠正的严重凝血功能障碍。

(3) 腹壁或腹腔内严重感染者。

(4) 以前有过腹部手术史估计腹腔内粘连严重者。

(5) 有腹部广泛淋巴结转移,清扫困难的中晚期恶性肿瘤者,肿瘤巨大分离困难的患者,或因病人肥胖,肿物暴露困难者。

四、术前准备

(1) 和常规开腹手术一样,术前应全面检查病人,了解病人的心、肺、肝、肾及凝血功能状况,能否耐受较长时间的麻醉及手术创伤。有高血压、糖尿病等其他合并症者,要进行会诊治疗,使患者的生理指标在术前及术中保持在基本正常状态。

(2) 结肠良性或恶性肿瘤患者,由于腹腔镜手术中削弱了用手触摸病变的能力,所以术前应详细进行钡剂灌肠检查、结肠镜检查、腹部 CT 或 MRI 检查,这不仅有助于了解和确定病变部位及性质,发现肝、腹腔内有无转移,而且可进行全面的术前分期,对于制定手术方案,争取理想的疗效具有十分重要的意义。如病灶太小,最好术中同步进行纤维结肠镜检查定位。

(3) 肠道准备也是必须而重要的准备工作,因为结直肠的内容物容易污染腹腔。一般于术前三日进食流食,术前一日口服缓泻剂(石蜡油和硫酸镁)并分三次开始服用肠道杀菌剂(联合应用红霉素、甲硝唑和庆大霉素)。如果对肠道准备不满意或术前有肠道不全梗阻者可采用术前晚及术晨清洁灌肠。女性行直肠手术者术前三天还应行阴道冲洗。

(4) 术前常规置胃管、导尿管。

(5) 围手术期抗生素的应用及预防深静脉血栓形成也十分重要。

(6) 与患者的沟通:手术者应向病人及家属耐心解释,使病人了解它不是一种新手术而是一种新技术,它与传统的手术方法完全相同,并没有改变手术方式,所以它的疗效亦是与传统结直肠手术相同的,但其并发症发生率是非常低的。

（7）器械准备：常规腹腔镜手术设备包括高清晰度摄像与显示系统、全自动高流量恒温气腹机、冲洗吸引设备；腹腔镜以30°斜角腹腔镜为佳；传统10mm及5mm穿刺套管锥，有时需要12mm或15mm的套管锥用以放置切割缝合器（视不同公司的产品规格而定）；无损伤肠道抓钳、无损伤持钳、剪刀及各类腹腔镜肠道切割缝合器及吻合器；套扎线和血管结扎线；腹腔镜用持针器；标本取出袋。

在结直肠手术中应根据术者的技术能力和病人的经济状况而应用相应的器械。线型切割吻合器及超声刀用起来比较方便，可缩短手术时间和减少出血。超声刀将电能转换成机械能，具有切开、凝固同时进行的功能，而且产烟少，热损伤小，甚至可以将5 mm的血管凝固而不必使用钛夹、切割吻合器等。线型切割吻合器可以同时进行结直肠和血管的离断和闭合，但费用相对昂贵。在术者技术熟练的情况下可利用缝合或打结技术部分代替钛夹、套圈、切割吻合器等，以减少病人的费用。

五、腹腔镜结直肠手术基础

1. 相关血管解剖　正常右半结肠的血管系统由自回结肠动脉、结肠中动脉的结肠旁血管弓组成。结肠右动脉存在的比率为13%。结肠中动脉以单支发源于肠系膜上动脉的占46%，一般在其发出后2cm处分出一支支配结肠肝区，另一支支配横结肠。另一种常见的结肠中动脉血管结构是一支分布到肝区，另外一支单独起源支配横结肠。结肠中动脉系统至少有5种不同的组成方式，有时可以有3支结肠中动脉同时存在。将大网膜和小网膜囊从横结肠系膜分离，高位结扎结肠中血管是肿瘤性右半结肠切除中最困难的步骤。肠系膜下动脉（IMA）起源于腹主动脉远端，在直肠系膜中分成两支直肠上动脉。其第一支分支是结肠左动脉，通常起源于IMA发出后数毫米至数厘米。15%的标本存在来自肠系膜上动脉的附加结肠左动脉。IMA的第二个分支是乙状结肠动脉，供应降结肠和乙状结肠血供。游离乙状结肠时，应在结肠左侧和乙状结肠血管之间选择系膜切开线。此外，近端分离肠系膜下血管才能使游离的左半结肠在进入盆腔时没有张力。除非怀疑结肠中血管或附加的结肠左动脉供血不足，在根部离断肠系膜下血管不会引起左半结肠缺血。

2. 器械　进行分离和组织切断时常用超声刀。和标准电凝设备相比，使用超声刀产烟较少，且减少了组织意外热损伤的机会。LigaSure Lap™是一种5mm电凝器械，在处理血管时使用这种器械可减少术中使用钛夹和内镜钉合器的费用。

3. 病人体位　病人置于截石位。于小腿置气囊间断加压装置，以预防术后下肢静脉血栓形成。需注意病人的大腿在臀部成角不能太大，因这可能限制手术。手术台的足端需放低，将臀部拉向手术台的末端，下肢外展，有时需用毛巾卷将骶部垫高，这样便于进行肛门的操作。术前置胃管、尿管，手术结束后可取出胃管。行直肠乙状结肠切除的病人需于肛门内置一大口径蘑菇头导管，外接3L灌洗袋，用温生理盐水做直肠灌洗。当灌洗液变清后，做肛诊和乙状结肠镜检查，确定肿瘤距肛门的距离及与肛门括约肌的关系。最后将袋子连接导管，留在原位引流直肠。

4. 套管位置　用Veress针穿刺建立气腹。用自动CO_2气腹机维持腹压在12～15mmHg，流速10～15L/min。首先在脐下缘置入10～12mm套管，然后在两侧腹直肌外缘各置入2个套管。注意避免腹壁下血管损伤。如果做右半结肠切除，右上腹套管可以省略。

5. 病情判断和肿瘤定位　腹腔镜一般性探查了解在放置套管时有无肠管或血管损伤，以及是否适合或能够完成腹腔镜手术。如果病灶太小，最好术前行内镜检查定位，并作出标记。也可以行术中结肠镜检查定位,用缝线作出远端切除线的标记。术中结肠镜检查的缺点是需要额外的时间,以及肠腔充气使肠管扩张影响视野。用肠钳夹闭远端肠管可以减轻肠管充气时的肠管扩张。亦有术中超声定位的报告。

六、腹腔镜右半结肠切除术

左、右侧结肠切除的基本原则相同,一侧是另一侧的镜像。右半结肠切除比较常见。肠切除后体外吻合肠功能的恢复同腹腔内吻合一样,手术技术要简单得多。因此这里介绍体外吻合的技术。

1. 血管结扎与腹膜后游离 结肠癌病人的右半结肠切除术包括:完全切除右半结肠、广泛切除其系膜;高位结扎回结肠、结肠右和结肠中血管,完全清扫其血管供应周围的淋巴结。如果要切除盲肠或近端升结肠癌,切除回结肠血管和供应肝区的结肠中动脉就已足够。

病人置于 Trendelenburg 体位,手术台左侧摇低,以使小肠移向左上腹部。术者站立于病人两腿之间,两位助手都站立于病人左侧,监视器放置于病人右肩部方向。由助手抓持末端回肠,并使之保持张力。打开升结肠旁沟后腹膜,向中线方向游离升结肠和回盲部。完全游离右半结肠系膜。助手提起游离的结肠和末端回肠,并使之保持张力。用分离钳在回肠、升结肠系膜下方无血管区分离,显露十二指肠、右侧输尿管、生殖血管和 Gerota 筋膜。将其从右侧结肠系膜剥离。在 Gerota 筋膜上方向头侧方向钝性分离,达肝下缘和十二指肠第二部。常在系膜背侧可以发现回结肠动、静脉,进一步可以追溯到其从肠系膜上动、静脉的发起处。仅 13% 的病人存在结肠右血管,该支血管在回结肠动脉发起处近端直接起源于肠系膜上动脉。通常结肠系膜完全从十二指肠和胰尾部游离后才能找到结肠右动脉。如果找不到结肠右血管,就直接开始分离、结扎回结肠血管。所有血管都要小心地从肠系膜上动、静脉发起处分离、离断,离断处距肠系膜上血管应该保留一定安全距离(10 ~ 15mm),向拟切除处远端清扫淋巴结。在血管两侧各做一窗口,从腹侧或背侧分离都可。在离断回结肠血管前必须向远侧追溯至盲肠,以正确地将其同肠系膜上血管区分清楚。因为肠系膜上血管很容易与回结肠血管蒂相互混淆。在离断回结肠血管前,笔者通常向尾侧提起回结肠系膜和回肠,然后从腹侧仔细检查这支血管。接着从腹侧右结肠系膜根部向头侧、中部进一步分离,直到找到结肠中血管的腹膜返折。用内镜分离剪剪开该处的腹膜返折,钝性分离其下方的组织,游离出结肠中血管。如果尚未发现、分离结肠右血管,向结肠中血管方向分离须十分小心。因为结肠中血管解剖变异很多,仔细分离十分重要。小心将结肠中血管从腹膜后结构和小网膜囊分离,此时经常可以看到一束相当大的发自于肠系膜上动脉和静脉的结肠中血管,可以用 30mm 内镜血管钉合器离断,或分别用钛夹夹闭,而后剪断。

2. 系膜和肠管离断 接着转向结肠中血管的左侧,抓住横结肠系膜边缘,从结肠中血管蒂向上切开系膜到横结肠边缘。用钛夹逐一夹闭边缘血管。切除附着在横结肠上的大网膜。清除预定横结肠切除线周围的网膜组织。在此阶段分离中应由助手始终使系膜和肠管保持张力。用内镜钉合器离断横结肠。离断横结肠需用 1 ~ 2 只 30mm 钉仓,或用 1 只 60mm 钉仓(EndoGIA Ⅱ)。寻找、抓持末端回肠,确定近端切除线。从回结肠血管蒂开始完全离断切除部分回肠系膜,清理拟切除处回肠周围边缘血管。用内镜钉合器离断回肠。将回肠近断端与横结肠靠拢,用缝线固定。

进一步游离切断的标本。由于多数游离是在背侧进行,所以只有标本侧面和后腹壁的腹膜附着需要进一步游离。此游离从盲肠开始，将其向结肠脾区方向牵引，这样就可以向肝区方向游离右侧结肠背侧和侧面的附着。有时在结肠肝区和 Gerota 筋膜之间有一薄层结缔组织附着，此时最好从结肠系膜后面游离。因为从这个角度观察、处理结肠在后腹膜的附着最方便。将末端回肠和盲肠向肝脏方向反转，辨清十二指肠。切断附着在十二指肠第二段的腹膜，完全游离已切除的标本。

3. 标本取出　取出标本需使用非渗透性标本取出袋，首先将脐缘切口扩大至 15mm，以引入标本取出袋。将标本置入袋内后再将该切口切开至 3 ~ 5cm，以取出装入标本的袋子。切开标本检查切缘是否距荷瘤肠段有一定距离。

4. 吻合　将切除的标本经扩大的脐部切口取出，标本经过的通道须置保护装置，以防肿瘤切口种植转移。用线性内镜钉合器（Endo GIA 60）行回肠横结肠对端吻合。

七、腹腔镜直肠、乙状结肠切除术

1. 血管结扎　病人置于头低右侧斜位，这样可使小肠移向右上腹部，便于术野显露。术者和第二助手站立于病人右侧，监视器放置于其对侧下方。第一助手站立于病人左侧，注视其对方的另一个监视器。从脐部套管置入腹腔镜。第一助手经左上腹套管置入 Babcock 钳，从左下腹套管置入一 5mm 无损伤抓钳，向左侧方向牵引乙状结肠系膜，使之保持张力。从骶骨岬部开始向 IMA 右侧切开后腹膜。钝性分离肠系膜下动、静脉周围组织，注意保护腹主动脉前的下腹部神经丛。显露、保护左侧输尿管和生殖神经。此时助手须在切开的腹膜切缘连同 IMA 一同抓持，以保持结肠系膜张力。找到 IMA 起源处后，在其前面切开腹膜，连同肠系膜下静脉一同分离清楚，用内镜血管钉合器将其离断。此时需确切辨清左侧输尿管，并将其牵引开，以避免损伤。用 Ligasure Lapl™ 以安全的封闭肠系膜下血管。有时乙状结肠侧方附着需要分离清楚，从侧方寻找到输尿管。分离完成后，需要检查 IMA 断端是否出血。必要时用内套扎线结扎 IMA 残端以策安全。在肿瘤手术时，使 IMA 蒂骨骼化，可以在胰腺下缘另行分离、钳夹肠系膜下静脉。

2. 游离肠管　助手提起乙状结肠和降结肠系膜，术者在腹膜后平面继续向头侧方向分离。向下清扫 Gerota 筋膜，使其离开结肠系膜后面。在这个分离过程中，术者须始终保持正确地平面，该平面应该在 Gerota 筋膜与结肠系膜之间，向外侧靠近肠管。将中间的系膜附着全部分开，分离线在肠系膜下静脉左侧，并与之平行。有时会有一支结肠左或脾曲静脉分支，需予以游离、切断。始终需注意保持正确地平面，及在 Gerota 筋膜浅面分离，辨清解剖关系。这样就不会把脾静脉误认为结肠左静脉。在分离脾曲的系膜后附着时需特别小心，因为此时结肠左侧的边缘血管特别容易损伤。这些血管将结肠中血管来的血液带到左侧结肠。是游离后肠管的生命线。

结肠系膜后面向头侧游离完成后，显露、并切开结肠在侧腹膜的附着，与其前面的后腹膜切开处会师。从中间向左侧腹膜后分离的方法，有助于早期发现左侧输尿管，并保持良好的视野。由于暂不游离结肠在侧腹壁的附着，可以在游离系膜和肠管时保持一定张力。

游离脾曲时，需要把左下方的监视器移到病人的左肩部方向。术者站立在病人的两腿之间，使用左侧的两个套管。两位助手都站在病人的右边。所有手术组人员都注视病人左肩部方向的监视器。通常从脾曲的后面、侧面开始游离，可以加快脾曲的完全游离。此时需小心地进行牵引和反牵引，以显露网膜和结肠之间的平面。脾曲从其最头侧的脾结肠韧带附着游离后，向中线方向将大网膜从横结肠上分离，其游离长度应足以使结肠下拉至盆腔,进行无张力的结一直肠吻合。

3. 系膜离断 应用器械放置的三角形原理,使拟离端的组织保持一定张力,并使术野得到良好显露。将结肠系膜游离到拟定切线处的结肠边缘。结肠系膜的游离可采用钝性与锐性分离相结合的方法。小血管给予电凝,较大的血管用钛夹夹闭。

4. 近端肠管离断 近端肠管离断可以用 1 ~ 2 个 30mm 内镜钉合器钉仓或 1 个 60mmEndo GIA Ⅱ钉仓。向下牵引结肠,看是否能无张力的到达盆腔,如果长度不够,或有张力,则需进一步游离。有时近端结肠需要提前离断,以帮助脾曲的游离。将离断了的近端结肠向中间、头侧和前方牵引,以显露左侧结肠的后外侧附着。如果怀疑残留结肠的血液供应,在将左侧结肠从切口中提出放置吻合器钉座时需仔细检查、确定其能否生存。如果有疑问,需进一步游离左侧结肠,直到确认血供良好、没有张力。

5. 显露盆腔 在进行盆腔分离时,采用了几种简单的技术可以改善牵引和暴露。在女性病人,在阴道中放入橡皮扩张器或其他刚性器械,将阴道向前抬高,获得适当的组织张力,确定直肠阴道平面。需要直肠前方广泛分离时,可以使用常规妇科腹腔镜手术中使用的标准子宫拨杆将子宫推向前方,帮助显露手术野。也可在子宫底穿过缝线,将其从前腹壁引出,并打结固定在前腹壁,将子宫向前方牵引。游离直肠时,可以用棉线带绕过直肠、乙状结肠,打结或施以钛夹后用以牵引直肠。也可以用缝线代替棉线带,穿过前腹壁,加以固定。这样可以省下一把牵引用的器械。在向下暴露和分离盆底时,可通过向会阴部施加压力,向头侧方向抬高盆底。

6. 盆腔分离 分离盆腔时,手术组医生和监视器回复到手术开始时的位置。用开腹手术时标准的锐性分离技术向盆底方向游离直肠,其游离长度依肿瘤位置而定。一般是先从后方游离,然后是后侧方向右,再向左,最后分离前方。从直肠后方进入适当平面后,一般不出血。直肠固有筋膜和骶前筋膜之间的结缔组织很容易用剪刀进行分离。腹腔镜下分离侧韧带也十分容易。分离直肠后方时可以发现盆腔神经丛,保持分离平面向前就可以保留这些神经。由于腹腔镜可以接近术野以及其放大作用(10 ~ 20 倍),使直肠系膜视野十分清楚,保证正确的分离平面,出血量很少,可以更好地完成精确的手术。

7. 远端闭合以及直肠冲洗 远端切线至少要距离病灶 2cm 以上。从肛门置入直肠镜进行腔内检查,发现病灶后在腹腔镜引导下在肠壁上作一缝线作为标记。用超声刀分离直肠系膜,遇较大血管后用钛夹夹闭,而后剪断。建立直肠后壁和直肠系膜前部之间的平面后,用内镜血管钉合器可以使分离明显加速。也可以用 Ligasure Lapl™ 可靠的离断直肠系膜。拟切断处直肠游离完毕后,用 Endo TA 或 Endo GIA 钉合器钉合、切断直肠。注意尽可能使切线与肠管垂直。可旋转头内镜钉合器可方便地在盆腔深部离端远端直肠。常规用 4% 碘伏溶液经肛门冲洗直肠,以减少肿瘤细胞脱落种植的危险。将标本置入袋内后再将此切口扩大成 3 ~ 5cm,将装有标本的标本袋取出。

8. 吻合 将游离了的降结肠从左下腹切口取出。切除带有吻合器钉部分的肠管,用 0 号聚丙烯缝线沿肠管断端作一排荷包缝合,将一 31mm 圆形吻合器钉座置入降结肠腔内,收紧荷包缝合,将结肠断端扎紧、固定在钉座的中心杆上。然后小心将其送回腹腔,注意不要扭转其系膜。用 0 号聚丙烯缝线间断缝合这一腹壁切口。重新置入左下腹套管,用 Rumel 止血带将这一套管扎紧。重新建立气腹。经肛门送入圆形吻合器,在腹腔镜引导下将其顶尖从关闭了的直肠断端引出。将吻合器与其钉座对合、击发后完成结肠直肠对端吻合。将结肠近断端系膜同时送入盆腔,保证无张力、无扭转。将小肠送往右侧,防止其进入结肠的游离系膜下方引起梗阻。吻合器击发前最重要的是要有良好的视野,这是保证吻合满意的前提。为检查吻合口是否有渗漏,于盆腔内充满盐水,没过吻合口。用肠钳阻断近端结肠,经肛门镜向直肠内注入空气,观察吻合口有无漏气。检查吻合器击发后切掉的环状肠管残端是否完整,并送病理检查。常规放置引流管。

完成上述步骤后,用生理盐水灌洗腹腔。仔细检查腹腔了解有无出血。取出各穿刺套管。所有 10 ~ 12mm 穿刺孔都需用常规技术或经腹腔缝线予以闭合。

八、腹腔镜结直肠切除术需注意的几个问题

1. 对术中出血的处理应事先有所准备　如果中等大小或大的肠系膜血管出血,应该在出血处精确地钳夹。这样通常可以立即止血,然后用钛夹夹闭血管两断端。有时出血点不能精确定位,这时要夹住出血的血管,沿抓持器械的长轴轻轻扭转,暂时止血后进一步分离,找到出血点后予以夹闭或电凝。在止血时用冲洗吸引器械或小块纱布清理术野十分重要。有时候缝合结扎出血的系膜裂口比反复尝试用电凝止血更为安全、有效。止血成功后,进行下一步分离前需要冲洗吸引术野。如果难以判定重要结构,则需中转开腹手术。

2. 决定中转开腹手术取决于判断和经验　术中正确判断肿瘤因素和腹膜状况后就应早期作出决定是否中转开腹,而不是等较长时间分离尝试后才作出决定。致密粘连、组织平面视野不佳(通常是由于肠胀气、过于肥胖或炎症),以及不能控制出血或者重要结构解剖不清楚是中转开腹手术最常见的原因。在行结肠癌切除手术时发现肝表面转移灶,而且有可能切除(小的边缘性病灶),术者须考虑是否中转开腹手术,做两个切口完成肝切除和结肠切除,或同时行腹腔镜肝切除术。当发现肝脏多发性病灶,而又无其他部位转移证据时,有可能在腹腔镜下行肝总动脉插管化疗,如果遇到这种情况就中转开腹手术。

3. 预防穿刺孔转移的措施　既往文献报告的穿刺孔转移率差别很大,很可能和手术技术有关。即使在常规结肠切除术中,似乎术者的经验也直接影响到局部复发和生存率。Franklin 等主张采取以下措施预防穿刺孔转移:①缝合、固定所有套管,以防术中移位或气腹过程中突然漏气;②使用内镜标本取出袋取出标本;③取出套管前用 5% 碘伏溶液冲洗套管;④取出套管前吸出腹腔内所有液体,以防止伤口污染;⑤闭合所有穿刺孔,包括筋膜、肌层和腹膜;⑥避免直接触碰肿瘤;⑦闭合穿刺孔前用碘伏溶液冲洗所有皮肤和皮下组织。虽然尚无直接证据表明上述步骤是否能防止穿刺孔转移,应该使手术医生认识到腹腔镜结肠肿瘤切除术中采用标准化技术的重要性。

4. 保留自主神经的直肠系膜切除　在根治性高位结扎肠系膜下动脉时,主动脉前方和骶骨岬部的腹下神经极易受到损伤。因此在高位结扎 IMA 时需特别注意避免腹下神经损伤。Havenga 基于腹下神经、内脏神经、直肠中动脉以及盆腔筋膜平面的解剖关系,报告了全直肠系膜切除,同时保留自主神经的技术。腹腔镜在深在而狭窄的盆腔手术中可以提供良好的视野,而且整个手术组都可以清楚地看到深层的解剖结构。此外腹腔镜提供的放大图像可以使术者在高位结扎 IMA 和直肠系膜切除、保留自主神经手术中更加精确的操作。但是至关重要的是要保证清晰的术野,避免出血。术中出血将严重的影响视野。

5. 禁忌证　肿瘤广泛浸润、体积庞大、出现梗阻和穿孔。肿瘤浸润邻近器官是开腹手术的适应证。尽管在一些肿瘤累及小肠、膀胱、输尿管或卵巢时,不考虑根治者可以腹腔镜同时切除上述器官,目前多数脏器同时切除用腹腔镜技术完成还有困难。不主张用腹腔镜技术切除大于 8cm 的肿瘤,因为用腹腔镜技术在腹腔内控制这么大的肿瘤是十分困难的,

而且这么大的肿瘤切除后还需要作一长腹壁切口取除标本。伴有肠梗阻的病人肠管扩张，使腹腔视野受限，很难以高位结扎淋巴管、血管，此类病人最好开腹手术。

6. 手术效果 多数文献认为腹腔镜技术可以用于所有良性结直肠疾病的治疗，其优点是并发症发生率低、住院时间短、康复快以及免疫抑制轻。几项对照研究报告表明腹腔镜切除原发性结直肠癌技术上是可行的，也是安全的。组织病理学比较腹腔镜手术与常规手术后标本切除边缘、淋巴结清除和肿瘤分期无明显差别。此外，这些研究证实似乎腹腔镜组术后并发症发生率低于常规手术组。

九、腹腔镜结直肠手术的展望

尽管腹腔镜结直肠手术治疗肿瘤技术需要有相当长的学习曲线，但是由有经验的腹腔镜外科医师完成这项手术是安全、可靠的。腹腔镜结直肠手术具有微创外科技术共有的优点，可以达到同开腹手术一样的效果。但是需要经过 5 ~ 10 年随访来同常规手术比较复发和生存率。

腹腔镜手术治疗直肠恶性肿瘤和传统开腹直肠癌手术均需遵循 TME 原则已经得到共识，腹腔镜技术是否能较好的实践 TME 原则成为推广应用的关键。目前越来越多的循证医学证据证实腹腔镜直肠恶性肿瘤手术是安全和可行的。腹腔镜下是否能较好地完成 TME 原则成为人们首先关注的焦点；其次，因为腹腔镜下盆底深部的分离操作困难及受器械限制导致横断直肠远端困难因而可能会影响保肛率；再者，目前比较开腹手术与腹腔镜手术治疗结直肠恶性肿瘤随机对照的大部分临床试验都不包括腹腔镜直肠癌切除技术。虽然有诸多问题，但腹腔镜直肠癌切除术有其特有的优势：腹腔镜下气腹的正压可使直肠系膜的壁层和脏层较好的分开，为剥离提供清楚的无血平面；腹腔镜的照射影像系统可提供传统开腹手术不能企及的清晰、放大的视野，为更好的遵循 TME 原则操作和清楚的分辨血管、盆神经、精囊腺及阴道后壁等重要结构带来便利。

机器人腹腔镜手术是利用机器人腹腔镜手术系统（控制台和操作臂）部分取代腹腔镜枯燥、重复的操作，省去扶持腹腔镜助手，操作图像更加稳定，给手术医师带来好处。不过目前机器人腹腔镜手术在腹腔镜结直肠手术中应用还处于探索之中，同任何新技术一样，还需要一个不断探讨、改进和完善的过程。

总之，腹腔镜结直肠手术具有微创外科技术共有的优点，可达到同开腹手术一样的效果。腹腔镜手术治疗结直肠癌的效果是令人鼓舞的。随着腹腔镜设备的改进与基础临床研究的进步，腹腔镜结直肠手术必然不断发展和成熟，具有令人鼓舞的应用前景。

（周　彤　王崇树）

第六章　下消化道出血

下消化道出血(lower gastrointestinal hemorrhage)是指远段空肠、回肠、盲肠、阑尾、结肠以及直肠病变所致的出血,习惯上不包括痔、肛裂引起的出血在内。临床表现以便血为主,分急性大出血、活动性出血及隐性出血。在消化道出血中,下消化道出血约占15%,少于上消化道出血。有下列情况之一者考虑大出血:①鲜血便每次量达200~300ml;②面色苍白、出冷汗、脉搏120次/min以上及收缩压降至90mmHg以下,一次失血量成人800~1000ml以上;③12小时内输血量超过800ml以上,仍不能使血压、脉搏保持平稳者。由于老年人多有动脉硬化、高血压等,发生出血的机会更多,出血不易停止,故老年人下消化道出血占总发病率的40%~50%。

一、下消化道出血的病因

(一)临床特征

下消化道出血的病因很多,国内占第一位的是肠道肿瘤(约53.44%),其次为息肉(21.76%)、肠道炎症(14.20%)、血管和全身疾病(10.60%)、憩室(4%);欧美国家则以结肠癌、结肠憩室、溃疡性结肠炎等所致出血的发病率较高。但在外科临床工作中以肠道恶性肿瘤、息肉及炎症性病变引起的最为常见。对于常见的出血原因分述如下:

1. 肠道恶性肿瘤　直肠癌;结肠癌;肠道恶性淋巴瘤、肉瘤;小肠腺癌;肠道转移性癌。

2. 息肉病变　结肠、直肠息肉;小肠息肉;家族性结肠息肉病,Peutz-Jegher综合征(色素沉着息肉综合征)。

3. 炎症性肠病　慢性溃疡性结肠炎;克罗恩病;肠结核;急性坏死性小肠炎;非特异性结肠炎;结肠阿米巴;药物性肠炎。

4. 血管性疾病　肠血管畸形及发育不良;先天性毛细血管扩张症;肠海绵状血管瘤、毛细血管瘤;肠系膜动脉栓塞;肠系膜血管血栓形成;结肠静脉曲张。

5. 憩室病变　梅克尔憩室;肠道憩室病;小肠、结肠憩室。

6. 医源性出血　肠道术后吻合口出血、肠镜下肠壁组织活检术后等。

7. 全身性疾病

(1)感染性疾病:败血症;流行性出血热;伤寒等。

(2)血液系统疾病:过敏性紫癜;血小板减少性紫癜;再生障碍性贫血;白血病;血友病等。维生素C、K缺乏、凝血功能异常等。

8. 其他　腹内疝、肠套叠、肠扭转、腹外伤、子宫内膜异位症等。

(二)临床表现

消化道出血的临床表现主要取决于出血量及出血速度,轻者仅呈粪便潜血或黑粪,出血量大则排出鲜血便,重者出现全身循环障碍及休克。

1. 便血　下消化道出血一般为血便或暗红色大便,不伴呕血。但出血量大的上消化道出血亦可表现为暗红色大便。高位小肠出血乃至右半结肠出血,如血在肠腔停留较久亦可呈柏油样。

2. 周围循环障碍　下消化道出血患者出血量达血容量的10%~15%时,除畏寒、头晕外，多无血压、脉搏等变化；出血量达血容量的 20% 以上，则有冷汗、心慌、脉搏增快、四肢厥冷等急性失血症状。若出血量达 30% 血容量以上，则出现急性周围循环衰竭的表现，显示血压下降、脉搏微弱、呼吸急促及休克等。

3. 血液学改变　起初不明显，随后由于输液及组织液的渗出等，血液被稀释，红细胞比容及血红蛋白逐渐降低。

4. 其他　大量出血可出现发热、氮质血症等表现。

各种疾病表现不尽完全一致，其具体的临床表现如下：

肠道肿瘤　直肠、结肠癌在未发生大出血之前多数已有明显症状，除全身低热、消瘦、乏力外，局部症状包括大便习惯和粪便形状改变、腹胀、腹痛及不同程度的肠梗阻表现，甚至扪及腹部包块，10%～20% 病例可发生急性大量出血。偶也有肝癌侵入结肠肝曲，子宫颈癌侵入直肠而引起大量便血。小肠的出血病变也以肿瘤为多见，占 50% 左右，良性多于恶性，年长者怀疑小肠肿瘤出血，需首先考虑恶性病变；原发性小肠恶性淋巴瘤以腹痛为主要表现，少数有大量出血；溃疡性小肠肿瘤以慢性失血、黑便为主，累及较大血管可有大出血；小肠间质瘤约一半病人会有消化道出血表现，少数为间歇性出血或大出血。良性肿瘤如平滑肌瘤等，当其体积较大时，也可引起便血。

肠息肉：息肉的好发年龄多在 40 岁以内，是青年人消化道出血的最常见原因之一，包括腺瘤性息肉、炎性息肉、错构瘤性息肉等。一般为间断性少量暗红色或红色，出血覆于大便表面，不与粪便混合。

肠道炎性疾病：慢性溃疡性结肠炎并发大出血者较少见，约 4%，出血前已有腹泻、黏液血便或脓性便史，伴有腹痛里急后重，好发于 20～50 岁，多有排便后腹痛缓解的特点。急性坏死性小肠炎有腹痛、腹泻、便血和毒血症四个主要症状，血便呈暗红色或鲜红色糊状，有时出血相当严重。克罗恩病以末段回肠或小肠好发，溃疡型患者可有便血，出血前常有腹泻、腹部疼痛和压痛。

肠憩室：被认为系老年人下消化道出血的常见原因之一。发病率和性别无关。憩室本身无明显症状，合并炎症时可有出血或腹部隐痛，少数以憩室穿孔、出血或急性炎症等急症出现。憩室内异位胃黏膜时出血多为含血块的鲜血、不易自止。小肠憩室（Meckel 憩室）是小于 30 岁青年人小肠出血最常见原因，合并肠套叠时可有黏液血便或果酱样大便。

结肠血管发育不良：又称结肠血管扩张或动静脉畸形，系一种老年人的退行性病变，见于 60 岁以上老年人。病变直径一般在 0.5cm 以下，多位于距回盲部 20cm 内的盲肠和升结肠，镜检所见的病变均由扩张的静脉、小静脉和毛细血管组成，起始于黏膜下层，逐步累及黏膜层，最后使整个黏膜层充满扩大和变形的血管。引起无痛性出血，表现为黑粪症、便血或隐匿性出血，出血量一般，但易反复发作；在约 15% 病例可有大量出血，然罕有导致休克者。遗传性出血性毛细血管扩张症（Osler-Weber-Rendu 病）常合并口鼻腔及唇舌黏膜的毛细血管扩张出血。

结肠缺血性疾病：由于肠道血管病变或血液灌注不良所致。如伴发感染，则有发热、腹痛、腹泻和结直肠少量至大量出血，称之为缺血性结肠炎。血液循环长期不足，则引起肠壁全层受损，并发纤维性狭窄或坏疽。缺血性结肠炎的病因在老年人以全身性动脉性动脉硬化或冠状动脉缺血引起心肌功能不全为多见。主动脉瓣狭窄患者有时伴发胃肠道出血，这是由于心排血量降低以及胃肠道缺血缺氧所致。

门静脉高压罕见部位的静脉曲张：门脉高压症引起的静脉曲张最多见于食管及胃底，

偶可发生于自空肠至直肠的罕见部位，如曲张的静脉破裂可引起下消化道大出血，同时有肝脾肿大等门脉高压症表现。

（三）临床分析

下消化道出血大多数是消化道疾病本身所致，少数病例可能是全身性疾病的局部出血现象，故病史询问和体格检查仍是必要的诊断步骤，综合得出病因诊断非常重要。

一般来说，出血部位越高，则便血的颜色越暗；出血部位越低，则便血的颜色越鲜红，或表现为鲜血。这当然还取决于出血的速度和数量，如出血速度快和出血数量大，血液在消化道内停留的时间短，即使出血部位较高，便血也可能呈鲜红色。仔细收集病史和阳性体征，对判断出血的原因很有帮助，如鲜血在排便后滴下，且与粪便不相混杂者多见于内痔、肛裂或直肠息肉；中等量以上便血多见于肠系膜及门静脉血栓形成、急性出血性坏死性肠炎、回肠结肠憩室和缺血性结肠炎，甚至上消化道病变出血也可表现为大量便血，在诊断时加以区别。血与粪便相混杂，伴有黏液者，应考虑结肠癌、结肠息肉病、慢性溃疡性结肠炎；粪便呈脓血样或血便伴有黏液和脓液，应考虑菌痢、结肠血吸虫病、慢性结肠炎、结肠结核等；便血伴有剧烈腹痛，甚至出现休克现象，应考虑肠系膜血管栓塞、出血性坏死性肠炎、缺血性结肠炎、肠套叠等；便血伴有腹部肿块者，应考虑结肠癌、肠套叠等。便血伴有皮肤或其他器官出血征象者，要注意血液系统疾病、急性感染性疾病、重症肝病、尿毒症、维生素 C 缺乏症等情况。

（四）鉴别诊断

1. 上消化道出血　屈氏韧带以上的消化道出血、呕血、黑粪多来自上消化道出血，血便大多来自下消化道出血，上消化道出血血中尿素氮可升高称为肠源性氮质血症。上消化道短期内大量出血也可表现为鲜血便，如鉴别困难可做急诊胃镜检查。高位小肠乃至右半结肠出血，如血在肠腔停留过久也可出现黑粪，这种情况先经胃镜检查排除上消化道出血，再行下消化道相关检查。

2. 肛裂　肛裂是齿状线下肛管皮肤裂伤后形成的小溃疡，多见于青年人，有肛周的剧烈疼痛、便血和便秘。可有肛裂、前哨痔、乳头肥大三联征。

3. 痔　痔是齿状线两侧直肠上、下静脉丛淤血、扩张、屈曲而形成的静脉团。表现为便后无痛性的出鲜血、脱出、肛门不适。

（五）辅助检查

1. 实验室检查　红细胞计数、血红蛋白、血细胞比容，嗜中性粒细胞计数；肝功能试验；凝血功能；血液生化；大小便常规；肿瘤标记物（CEA、CA19-9）。

2. 鼻胃管　鼻胃管如吸出鲜红色或暗棕色（咖啡渣）潜血阳性的胃内容物，提示出血来自上消化道，胃液内无血液而又有胆汁，则上消化道出血概率很低。

3. 纤维结肠镜检查　生命体征稳定的患者，如果 4 小时内未再出血，经充分的结肠灌洗后进行结肠镜检查，严重的或活动的下消化道出血患者（脉率为 100 次/分或更快，收缩压<100mmHg），住院 6～12 小时，在快速结肠灌洗后，只要没有出血和凝血块，急诊结肠镜检查能确定出血部位达 80%～85%，且可对 20% 的病变进行治疗。但纤维结肠镜检也有其受限的方面，如结肠镜有时不能完全抵达回盲部，观察时也存有盲区，在肿瘤、炎症引起肠道狭窄的情况下致使结肠镜不能通过。

4. 钡灌肠和结肠双对比造影　钡灌肠不能显示结肠内微小病灶，如在注入钡剂后，自肛管通过气囊注气 1000ml 左右,在透视下观察肠曲扩张满意后即可拔除肛管,让病人作数次 360°翻转,使结肠形成良好的双对比显影,采用分段摄片的方法,包括直肠侧位、乙状结肠仰卧、俯卧及斜位片,一般摄片 10 ~ 15 张,除能显示病变轮廓外,还能观察结肠的功能改变,后者是内窥镜检查无法观察到的。

5. 选择性血管造影 近年来已广泛应用于消化道出血的检查。因为 50% ~ 80% 的下消化道出血来源于肠系膜下动脉供应的肠管,如未发现异常可行肠系膜下动脉造影检查。在活动性小肠出血时,检出率达 75% 。动脉内注入亚甲蓝和荧光素,可精确判断出血的小肠段,有利于切除的定位。

6. 核素检查 常用静脉注射 ^{99m}Tc 标记的红细胞,行腹部扫描,只要出血速度达 0. 05 ~ 0. 1ml/min,核素就能聚积在血管溢出部位显像。

7. 推进式小肠镜检查或胶囊成像(胶囊内镜) 下消化道出血来自小肠的不足 5% ,但上消化道内镜与结肠镜均不能评价小肠出血部位和病变性质,故仅对周期性出血且出血部位不能确定的才行小肠检查。推进式小肠镜检查很难达回肠末端,但可以对观察到的病变取活检并进行治疗。胶囊内镜,由于服下的胶囊随胃肠道的蠕动而自动摄下全消化道的图像。但内窥镜检也有其受限的方面,如结肠镜有时不能完全抵达回盲部,观察时也存有盲区,在肿瘤、炎症引起肠道狭窄的情况下致使结肠镜不能通过。

(六) 治疗方法

下消化道出血一般不如上消化道出血凶猛,80% ~ 90% 的病人可自行止血或通过非手术治疗止血。急性大量便血引起血流动力学改变发生休克者占少数。

1. 非手术治疗

(1) 一般治疗:对于严重下消化道出血的病人,应积极的给予补液,纠正水电解质平衡,抗休克治疗。患者绝对卧位休息,禁食或低渣饮食,必要时给予镇静剂。经静脉或肌肉途径给予止血剂,如静脉注射维生素 K_1,也可静脉滴注加压素(0. 2U/min),或者肠腔内灌注适量冰盐水稀释的去甲肾上腺素。治疗期间,应严密观察血压、脉搏、尿量。注意腹部情况,记录黑便或便血次数、数量,定期复查血红蛋白、红细胞计数、红细胞比容、尿常规、血尿素氮、肌酐、电解质、肝功能等。而溃疡性结肠炎及克罗恩病患者可给予氨基水杨酸制剂、糖皮质激素或免疫抑制剂治疗。

(2) 纤维内镜下局部止血:纤维结肠镜下止血作用有限,不适用急性大出血病例,尤其对弥漫性肠道病变作用不大。具体方法有:

1) 激光止血、电凝止血、冷冻止血、热探头止血。对憩室所致的出血不宜采用激光、电凝等止血方法,以免导致肠穿孔。

2) 内镜下局部喷洒药物止血:可用 8mg/dl 去甲肾上腺素、凝血酶、立止雪、医用黏合胶喷洒等。

3) 局部注射止血:于出血灶周边注射 1∶1000 肾上腺素液 2 ~ 3ml 和局部注射硬化剂,主要使用无水酒精,每次 0. 2 ~ 0. 3ml,注射于病变出血的血管周围,每次用量不超过 1ml,以免引起溃疡或穿孔。

(3) 介入治疗:在选择性血管造影显示出血部位后,可经导管止血治疗。

1) 动脉内灌注加压素:动脉插管造影发现出血部位后,经局部血管注入加压素 0. 2U/min,灌注 20 分钟后,造影复查,确定出血是否停止。若出血停止,继续按原剂量维持 12 ~ 24 小时,逐渐减量至停用。然后在导管内滴注右旋糖酐或复方氯化钠溶液,证实无再出血后拔管。如仍有出血可加大剂量至0.4U/min，大约80%的病例可达到止血目的，虽其中约有50%的病例在住院期间会再次发生出血，但其间改善了病人的全身情况，为择期手术治疗创造了良好条件。值得指出的是，肠道缺血性疾病所致的消化道出血，加压素滴注会加重病情，当属禁忌。

2）动脉栓塞：对糜烂、溃疡或憩室所致的出血，采用可吸收性栓塞材料（如明胶海绵、自身血凝块等）进行止血。对动静脉畸形、血管瘤等出血采用永久性栓塞材料，如金属线圈、聚乙烯醇等。一般来说，下消化道出血的病例在动脉置管后不主张采用栓塞止血方法，原因是栓塞近端血管容易引起肠管的缺血坏死，尤其是结肠。

2. 手术治疗

（1）急诊手术的适应证：①病情稳定，诊断明确，全身情况好转，但继续有出血；②继续有出血，同时伴有急腹症，如肠梗阻、肠穿孔、急性腹膜炎等；③出血部位及病因明确，出血虽已停止，考虑到过去有消化道出血特别是多次出血史，此次属间歇性出血，出血为暂时性停止，可能短时间内再次大出血。手术在止血的同时可根据病情对原发病作相应处理。

（2）择期手术：经非手术疗法已成功止血，诊断明确，应根据病变性质、部位、病人的全身情况决定择期手术。

（3）急诊剖腹探查：在排除全身性疾病和上消化道疾病引起的出血，经各项检查、甚至多次反复检查仍未能作出诊断，或大量持续性出血或短期内来不及检查，非手术疗法又不能奏效时，一般认为内科治疗24～48小时，输血已超过1500ml，血压仍不稳定，或输血已超过3000ml者，应继续积极抢救的同时剖腹探查。

（4）对于不明原因的手术探查，尤其在肠管内有大量积血的情况下寻找病因非常困难者，下列措施，可助于对术中定位诊断：

1）术中纤维结肠镜检查，多用于不明原因的小肠出血，术中在小肠中段切开，将纤维结肠镜经切口分别插入近端和远端小肠，边进镜边观察，退镜时再仔细观察。术中应熄灭手术室灯光，用透照法在肠腔外同时观察，以发现病变的部位、数量、大小，尤其对辨认血管异常特别重要。

2）术中动脉造影，对疑有出血部位的肠管，于供应肠管的动脉注射造影剂，观察有无造影剂外溢，如有外溢即出血部位。

3）上消化道检查：未核实有无上消化道出血病变，有时不能从胃管引流液中得出结论，如有可疑，可通过术中胃或十二指肠镜检查。

总之，术中探查明确诊断后，根据病因、病情行相应处理。

（张广军）

第三篇　血管外科疾病

第一章　周围血管解剖学

第一节　血管的发生

新陈代谢是生命的基本特征，从简单的病毒到复杂的人体，都需要不断地从周围环境中吸取营养，并将这些物质转化为自身的组成物质，即同化作用(anabolism)；同时自身物质又能不断分解，将产物不断排泄到周围环境，即异化作用(catabolism)。同化作用和异化作用是生命最基础、最基本的特征，新陈代谢一旦停止，生命活动立即中止。而物质代谢又是其他代谢的前提，即便是原始的单细胞生物，也存在两套物质转运系统，一是细胞内的物质运转代谢，二是细胞与环境之间的物质运转代谢。随着单细胞生物向多细胞生物的进化，需要从外环境吸收更多的营养或更适应自己生存的营养物质，转运系统的运动场有一定的方向性，这主要由进化而产生的纤毛束控制，随后出现了原始的消化管，消化管的出现，使生物体能从环境吸收较多的物质和从消化道排出废物，这一变化为进化成体形更大的动物奠定了基础，随着动物进化，仅靠消化道已不能满足新陈代谢，需要更复杂、功能更强的转运系统。于是，一个与各脏器和体腔相连，通过一个泵样的结构即原始心脏来增强物质转运的高级系统形成了，为了使渗入到组织间隙的大分子物质重新返回脉管系统，即可通过组织蛋白的水解来解决，也可通过淋巴系统的形成来解决这一问题。但随大分子物质种类及数量的增加，通过水解途径是有限的。后者这种闭合的脉管系统对于血压的维持、缩短物质运送的时间、保证机体持续大量(持续的肌肉收缩等)的营养供应是非常重要的。血管内较高的压力使液体经毛细血管渗透入组织，这不仅要提高血管内蛋白浓度来维持较高渗透压，也需要毛细血管内皮之间更紧密地联结以降低血管壁的通透性，这就意味着某些需要大量蛋白质的组织将得不到足够的供给，而某些制造蛋白质的组织又不能将产物运走，因而生物体在这些部分常保留窦状的间隙(如肝、脾、骨髓)，或者在毛细血管动脉末端形成孔样结构，让蛋白和液体渗出，而在静脉端也形成许多孔，以便回吸收过多的蛋白质，但是由于组织具有分子筛的作用，只有当静脉端蛋白质的浓度低于组织时，才能把蛋白质等胶体送入血管内，这将造成静脉端蛋白质堆积并将只有通过蛋白质水解和淋巴回流来完成。至此，整个脉管系统从发生的原始简单脉管，进展发展为包括动脉、静脉和淋巴系统的完整的、通透性越来越低的闭合系统。

第二节　头、颈血管

一、颈　动　脉

颈部以下颌骨下缘、下颌角、乳突尖端、上项线和枕外隆凸的连线与头面部分界。颈部又可分为颈前区、胸锁乳突肌区和颈外侧区。颈动脉鞘将胸锁乳突区与颈前区分开，即颈动脉紧邻胸锁乳突肌前缘,上达乳突,下界为锁骨和胸骨上部。颈动脉鞘为颈深筋膜形成的鞘状结构,它包绕颈总和颈内动脉、颈内静脉和迷走神经。在颈总动脉上段,鞘状结构在一定程度上变薄甚至缺如,因此,其后壁紧贴椎前筋膜。从下颌角至乳突间连线的中点,向胸锁关节画一直线,该线以甲状软骨为界,上段为颈外动脉,下段为颈总动脉的体表投影。当头面部大出血时,可循颈总动脉体表投影,于胸锁乳突肌前缘平喉的环状软骨高度,向后内将其压向第6颈椎的颈动脉结节进行急救止血。

右侧的颈总动脉起于头臂干,左侧起于主动脉弓,经胸锁关节后向下颌骨方向斜形向上行,在甲状软骨上缘水平分为颈内、颈外动脉,颈总动脉末端和颈内动脉起始部膨大处为颈动脉窦(carotid sinus),窦壁上有压力感受器。颈总动脉分叉处的后方有颈动脉小球(carotid glomus),是化学感受器,二者有调节血压和呼吸作用。颈外动脉起始后先在颈内动脉前内侧,后经其前方转至外侧,上行穿腮腺至下颌处分为颞浅动脉和上颈动脉两个终支,其余主要分支尚有:甲状腺上动脉、舌动脉、面动脉。颈内动脉由颈总动脉发出后,垂直上升至颅底,经颈动脉管入颅腔海绵窦,紧贴窦的内侧壁上行,至后床处转向前至前床突处又向上后弯转并穿出硬脑膜。故颈内动脉行程可分为4段:颈部、枕部、海绵窦部和前床突部。海绵窦部和前床突上部合称虹吸部,常呈U形或V形弯曲,为动脉硬化的好发部位。颈内动脉的主要分支有后交通动脉,与大脑后动脉吻合;脉络丛前动脉,供血到外侧膝状体、内囊后肢的后下部、大脑底的中1/3及苍白球和侧脑室脉络丛,颈动脉行程长、细小,易被血栓阻塞;大脑前动脉,供血到顶枕沟以前的半球内侧面和额叶底面一部分以及额、顶两叶上外侧面的上部、尾状叶、豆状核前部和内囊前支;大脑中动脉是颈内动脉的直接延续,供血到大脑半球上外侧面的部分和岛叶尾状核豆状核内囊膝部和后支的前上部,其中沿豆状核外侧上行至内囊的豆状核纹状体动脉较粗大,在动脉硬化和高血压的患者此动脉容易破裂而导致脑出血和严重功能障碍。

二、椎 动 脉

椎-基底动脉在全身的动脉中供血较为特殊,它主要有两个特点,一是两侧的椎动脉合成一动脉干,在全身的动脉只有脊椎前动脉是由两侧起始段汇合而成,再供应脊椎的血液。第二个特点是在颈部向上的行程中,动脉位于颈椎横突孔(transverse foramen)以及孔之间的肌腱性组织(tendinous tissue)形成的管道中。

椎动脉一般分为4段。第1段从锁骨下动脉起始到第6颈椎横突,通常起始部位于锁骨下动脉后内侧,但有7%的左椎动脉起源于主动脉弓,且在C_6高至2个颈椎水平进入横突孔,右侧的椎动脉在极少的情况也起于无名动脉或右颈总动脉。

椎动脉起始部邻近星状神经节(stellate ganglion)和交感神经袢(连接星状神经节和颈中间神经节),这一段椎动脉常有一根位于其前面的椎静脉伴行,进入颈椎第6横突孔之间,行于颈长肌腱的深面,该肌腱有时在颈转动和臂外展时可压迫椎动脉。

椎动脉第2段穿经上6个颈椎横突孔,在其上升的过程中,常被椎静脉丛包绕,后者在第6颈椎水平才形成单一的椎静脉,在两颈椎横突之间,椎动脉后面紧邻椎间关节和神经根。

椎动脉第3段为第2颈椎横突孔上沿,至椎动脉穿寰枕膜(atlanto-occipital membrane)的一段,即经枕下三角(suboccipital triangle)入颅的一段。该段椎动脉与突际行程距离相比有较为充足的长度,只是因为颈部的旋转运动50%出现在第1颈椎与第2颈椎之间,椎动脉外膜与第1颈椎、第2颈椎的骨膜紧贴，当颈部第1颈椎和第2颈椎旋转运动时，椎动脉也随之发生移动，以适应不同角度的旋转。因此，当颈部突然旋转运动如交通事故或从高处坠落，容易伤及该段椎动脉，或发生外伤性动静脉瘘。

椎动脉第4段，即穿越硬脑膜和寰枕膜至与对侧椎动脉汇合形成基底动脉的一段。该段椎动脉发出两个重要分支，即脊髓前动脉与对侧同名动脉汇合成一支供应脊髓前半部的血液；另一支为大脑后下动脉。

椎动脉穿越硬脑膜后其组织学变化很像颈内动脉穿越颞管(temporal canal)，动脉壁变薄，外膜消失，仅存留有内弹力膜。因此在手术操作特别是导管扩张时，较容易破裂出血。

两侧椎动脉经枕骨大孔进入颅腔后，在脑桥下段汇合，形成基底动脉，在桥脑池中，紧贴脑桥腹侧的基底沟上行至脑桥上缘水平，于脚间池分为左右大脑后动脉。椎动脉主要供应大脑半球后1/3及部分间脑、脑干和小脑的血液。椎动脉的主要分支有：

(1) 脊柱前和后动脉，脊柱前动脉自椎动脉发出后，沿延髓腹侧下降，在枕骨大孔上方汇合成一干，沿前正中裂下降，直至脊髓末端。

(2) 小脑下后动脉，为椎动脉颅内端最大分支，在两侧椎动脉汇合成基底动脉之前发出，供应小脑下面后部和延髓外侧部的血液。该动脉行程弯曲，较易发生栓塞而出现同侧面部浅感觉障碍、对侧躯体浅感觉障碍和小脑共济失调等。

(3) 基底动脉的主要分支有：小脑前下动脉、迷走动脉、脑桥动脉、小脑上动脉、大脑后动脉。主要供应小脑前下部、内耳迷路、小脑上部、脑桥基底部、大脑后1/3的血液。

有关椎动脉的正常测量值(mm或百分比)：

(1) 起始部位：①起自锁骨下动脉：96.13% ±0.036%；②起自主动脉弓：3.84% ±0.036%；③起自颈总动脉0.03% ±0.03%。

(2) 颅内段外径：左3.36mm±0.72mm；右3.04mm±0.63mm。颅内段长：左31.4mm±0.72mm；右3.04mm±0.63mm。

(3) 两侧椎动脉外径比较：左>右的占51.46% ±2.01%；左=右的占28.90% ±1.83%；左<右的占19.64% ±1.60%。

(4) 椎动脉进入横突孔平面：C_7 0.81% ±0.36%；C_6 89.16% ±1.25%；C_5 6.80% ±1.01%；C_4 2.43% ±0.62%；C_2 0.81% ±0.36%。

(5) 椎动脉B超内径：左4.00mm±0.40mm；右3.90mm±0.43mm。

三、颈部静脉

颈部静脉系统由颈内、外静脉及椎静脉组成。颈内静脉是头颈部静脉回流的主干，颅内的窦与其他静脉窦会合后向两侧形成乙状窦，经颅底颈静脉孔与颈内静脉延续，收集颈总及椎动脉供应区域的静脉血。颈内静脉内有2~3对静脉瓣，以阻止血液逆流，颈内静脉在颈部位于颈动脉鞘内，先后沿颈内动脉和颈总动脉外侧下行，至胸锁关节后，方与锁骨下静脉汇合成头臂静脉。颈内静脉壁很薄，易与构成颈动脉鞘的筋膜及其邻近肌腱密切相连，致使管腔经常保持开放状态，有利于头颈部静脉血液的回流。但当颈内静脉破裂时，由于管腔不易闭锁及胸腔负压对静脉的吸力，有导致静脉内空气栓塞的可能。此外，由于两侧颈内静脉与颅内的乙状窦相连通，因此一侧颈内静脉结扎后，可由对侧来代偿，一般不会出现静脉回流障碍。临床上也可以用它做全胃肠外营养和上腔静脉造影的通路，也可切取用作血管搭桥或补片的材料。

颈内静脉属支繁多,其颅内属支主要为许多硬脑膜窦及脑静脉,经乙状窦颈静脉孔注入颈内静脉,其颅外属支包括眼静脉、下颌后静脉、舌静脉、咽静脉和甲状腺上、中静脉。颈外静脉由颈外浅静脉和颈前浅静脉组成,前者为颈部两条最大的浅静脉,为儿童常用的静脉点滴通路。椎静脉与椎动脉伴行于第1至第6颈椎横突孔间下行,汇入锁骨下静脉。

有关正常测量值(mm或百分比):①颈内静脉外径:男12.8mm±3.5mm;女12.00mm±3.20mm。②终末部位置:位于胸锁乳突肌与锁骨头之间41.25%±50.00%;位于胸锁乳突肌与锁骨头深面:58.75%±5.5%。③颈外静脉汇入部位:锁骨下静脉44.92%±4.57%;颈内静脉16.94%±3.45%;颈静脉角32.20%±4.30%;其他5.92%±2.17%。口径:上1/3段4.11mm±1.54mm;中1/3段5.25mm±2.00mm;下1/3段6.29mm±2.02mm。与锁骨交点角度:男36.86°;女35.29°。

第三节 锁骨下血管

一、锁骨下动脉

右锁骨下动脉在胸锁关节的深面起于无名动脉,左侧锁骨下动脉直接起自于主动脉弓,因前斜角肌在该动脉的前方经过而将其分为3段,第1段经胸膜顶前上方,外侧为前斜角肌内侧缘,右侧为颈总动脉,深面为第1肋骨,前面为锁骨。迷走神经和膈神经在此段跨越该动脉,在锁骨下动、静脉之间穿过进入胸腔。该段动脉上缘发出椎动脉及甲状颈干,甲状颈干再发出3支,甲状腺下动脉、肩胛上动脉、颈横动脉。其下缘发出胸廓内动脉和肋颈干,后者又发出颈深动脉和最上肋间动脉。锁骨下动脉第2段位于前斜角肌后面和中斜角肌前面的肌间隙中,上面与颈丛相邻近,后下为第1肋骨。第3段位于前斜角肌外侧缘,第2肋上面,该动脉与第1肋外缘续于腋动脉。此段血管较第1、2段浅表,利于手术暴露。

二、锁骨下静脉

自第1肋外缘续于腋静脉,位于锁骨内侧半的后方,在锁骨下动脉的前下方与之伴行。经锁骨与前斜角肌之间,在胸锁关节后方与颈内静脉会合成头臂静脉,在汇合处有1对静脉瓣膜。锁骨下静脉与第1肋、锁骨下肌、前斜方肌的筋膜相连,使该静脉固定而不易塌陷,受伤后也易导致气栓的形成。临床上。可经锁骨内侧端下方和第1肋之间,行锁骨下静脉穿刺,进行上腔静脉插管造影、静脉营养及中心静脉压测定。锁骨下静脉属支虽与腋静脉的属支有广泛的吻合,在其狭窄或闭塞时,有代偿其部分回流功能,但不能完全代偿而出现不同程度的回流障碍表现。另外,锁骨下静脉在其行程中,第1段与锁骨下动脉有一定间隙,而第2段有前斜角肌相隔,而第3段与锁骨下动脉紧邻伴行,为锁骨下动静脉瘘的好发部位。

有关锁骨下血管正常测量值(mm或百分比):

1. 锁骨下动脉 ①起始部位:左主动脉弓100%;右头臂干98.52%±0.56%;主动脉弓末端1.48%±0.56%。②长度:左85.40±15.30mm;右70.80mm±15.60mm。③外静(起始部):9.90mm±2.60mm。④B超值(内径):左6.05±0.40mm;右6.31±0.57mm。

2. 锁骨下静脉 ①长度:男38.69mm±7.60mm;女36.30mm±5.50mm。②外径:男:12.20mm±2.30mm;女10.80mm±2.40mm。③深度(静脉与锁骨下面交点处皮肤至静脉前壁距离):21.80mm。④与锁骨下面交点至胸锁关节距离:男50.70mm±8.00mm;女

45. 0mm±8. 40mm。⑤与锁骨下面交点角度:37. 99°(15° ~80°)。⑥与锁骨下面交点之前斜角肌内侧缘距离:男 24. 80mm±8. 70mm;女 23. 40mm±4. 30mm。

第四节　上肢血管

一、上肢动脉

腋动脉、肱动脉、尺动脉、桡动脉是上肢的主要供血动脉。当上肢外展 90°掌心向上,从锁骨中点至肘前横纹中点远侧 2cm 处的连线为腋动脉和肱动脉的投影,大圆肌下缘为两动脉的分界。从肘前横纹中点远侧 2cm 处,分别至桡骨茎突前方和豌豆骨桡侧的连线,为桡、尺动脉的投影。

腋动脉以胸小肌为界分为 3 段:第 1 段从第 1 肋骨外缘至胸小肌上缘,位于锁骨胸肌三角内,前有胸大肌、锁骨和锁胸筋膜、锁骨下肌、头静脉、胸肩峰血管及胸外侧神经;后方有臂丛内侧束、胸长神经、前锯肌、第 1 肋间隙;外侧为臂丛外侧束和后束;内侧有腋静脉及腋动脉第 1 段发出的胸上动脉及伴行静脉。在胸小肌上缘发出胸肩峰动脉,该动脉向上外分出两个分支,支配肌肉,另一支向下走行于胸大、小肌之间,营养此二肌。第 2 段位于胸小肌后方的胸肌三角内,其后内和外侧分别被臂丛后束、内侧束和外侧束包绕,其前方有胸大、小肌及其筋膜,胸外侧动脉自此段发出后,在胸小肌前下行于前锯肌外侧,营养该肌,女性有分支至乳房。第 3 段位于胸小肌下缘至大圆肌下缘之间,下半部只覆盖有皮肤和深、浅筋膜,是腋动脉最易显露的部位。其前面有正中神经内侧根及旋肩胛血管跨越,后面有桡神经、腋神经及旋肱后血管;外侧有正中神经、肱二头肌短头和喙肱肌;内侧有尺神经和腋神经。此段动脉的下缘发出肩胛下动脉,该动脉分出旋肩胛动脉和胸背动脉,分别营养肩部肌肉、背阔肌和前锯肌,各分支相应吻合外,还与锁骨下动脉和肱动脉的分支相吻合。

肱动脉在大圆肌下缘续于腋动脉,在肱骨干的内侧下行于肱二头肌与肱三头肌的肌间沟中,在上臂下 1/3 肌间沟处转至肱骨干前面。因此手压止血时,在上臂上段、中段和下段应分别向外侧、后外侧和后方。

肱动脉至肘窝分为尺、桡动脉,在臂部的分支有肱深动脉,营养肱三头肌和肱肌。其终支为尺、桡动脉;分支有肱深动脉、肌支、尺侧上副动脉及尺侧下副动脉,并参与肘关节动脉网的形成。

桡动脉在肘部分出后,下行于桡骨尺侧缘,此缘是显露动脉的标志,该动脉上 1/3 位于肱桡肌与旋前圆肌之间,下 2/3 位于肱肌与桡侧腕屈肌之间。在下部桡动脉位置表浅,仅被皮肤、浅筋膜和固有筋膜覆盖,为触摸动脉搏动处,桡动脉在腕关节绕过绕骨茎突转至手部,经第 1 掌间隙至手掌深部,与尺动脉的分支吻合成掌深弓。

尺动脉在旋前圆肌和指深屈肌之间下行至腕部,在前臂近侧 1/3 位于指浅屈肌深面,在远侧 2/3,位于尺侧腕屈肌与指浅屈肌之间,经豌豆骨桡侧入手掌,与桡动脉分支吻合形成掌浅弓。尺动脉上端发出骨间总动脉,再分成骨间前、后动脉,分别行于前臂骨间膜前后方。

二、上肢静脉

上肢静脉与下肢静脉一样,有许多瓣膜存在,使血流单向回流,可分为深、浅两组。上肢的浅静脉丰富并相互吻合成静脉网,主要有头静脉、贵要静脉和肘正中静脉。头静脉起自手背静脉网的桡侧,沿前臂桡侧沟上行,经三角肌、胸大肌间沟,穿深筋膜注入腋静脉或锁骨下静脉。贵要静脉起于手背静脉网的尺侧,沿前臂前面尺侧上行,有前臂内侧皮神经伴行,至肘窝处接受肘正中静脉,沿肱二头肌内侧上行,至臂中点稍下方穿深筋膜注入肱静脉,或与肱静脉伴行直接注入腋静脉。由于贵要静脉口径较粗,位置表浅恒定,注入肱静脉或腋静脉处角度小,临床常用贵要静脉做插管等有关操作。肘正中静脉为头静脉和贵要静脉的吻合支,是临床取血、输液常用血管。上肢深静脉与同名动脉伴行,而且多为两条,尤其是前臂的尺、桡静脉,与下肢的胫前、胫后、腓静脉一样,常为成对静脉。除各深静脉之间相互吻合外,还与浅静脉相互吻合。前臂深静脉汇入肱静脉,肱静脉在胸大肌下缘处汇入腋静脉。腋静脉在腋动脉前内侧隔臂丛与腋动脉伴行,腋静脉为上肢血液回流的主要通道,虽有吻合网的浅静脉直接汇入锁骨下静脉,但结扎切断腋静脉仍有引起上肢回流不畅而致水肿的可能,因此,结扎或切断腋静脉仍应慎重。

有关上肢血管正常测量值:

1. 腋动脉　长度:全长 114.00mm±9.00mm。第 1 段长 13.00mm±7.00mm;第 2 段长 27.00mm±6.00mm;第 3 段长 74.00mm±9.00mm。外径:起始处 7.10mm±0.14mm;终止处 5.20mm±0.11mm。B 超值(内径):左 4.82mm±0.67mm;右 4.83mm±0.66mm。

2. 肱动脉　长度:230.60mm±19.20mm。外径(中部):3.90mm±0.09mm。类型:正常型 79.33% ±1.25% ;肱浅动脉型 13.27% ±1.05% ;双干型 7.40% ±0.81% 。B 超值(内径):左 3.79mm±0.52mm;右 3.86mm±0.57mm。

3. 桡动脉　起始平面:踝间连线以下 92.11% ±1.89% ;踝间连线以上 7.88% ±1.69% 。长度:244.80mm±18.00mm。外径:起端 3.28mm±0.71mm;中部 2.60mm±0.70mm;下端 2.20mm±0.37mm。B 超值(内径):左 0.44mm±0.06mm;右 0.44mm±0.06mm。

4. 尺动脉　长度:233.00mm±19.30mm。外径:起始部 3.57mm±0.78mm。

5. 腋静脉　长度:男 85.50mm±20.10mm;女 78.90mm±20.90mm。外径:男:第 1 段 19.50mm±0.50mm,第 2 段 19.40mm±0.50mm,第 3 段 13.90mm±0.40mm;女:第 1 段 17.20mm±0.40mm,第 2 段 15.50mm±0.40mm,第 3 段 12.10mm±0.40mm。

6. 肱静脉　长度:246.55mm±0.65mm。外径:5.60mm±3.30mm。

7. 尺静脉　长度(汇合处至掌深支注入处距离):左:桡侧尺静脉 232.00mm±19.60mm,尺侧尺静脉 239.00mm±22.00mm;右:桡侧尺静脉 233.00mm±17.40mm,尺侧尺静脉 241.00mm±20.80mm。外径(汇合处):左:桡侧尺静脉 2.15mm±1.34mm。尺侧尺静脉 3.26mm±1.12mm;右:桡侧尺静脉 3.25mm±1.31mm,尺侧尺静脉 3.25mm±1.27mm。桡、尺骨茎突尖平面:左:桡侧尺静脉 1.31mm±0.54mm,尺侧尺静脉 1.28mm±0.49mm;右:桡侧尺静脉 1.31mm±0.53mm,尺侧尺静脉 1.47mm±0.56mm。

8. 桡静脉　长度(汇合处至桡骨茎突下端平面距离):左:桡侧桡静脉 205.90mm±14.90mm,尺侧桡静脉 207.00mm±15.90mm;右:桡侧桡静脉 210.00mm±14.00mm,尺侧桡静脉 210.00mm±14.70mm。外径(汇合处):左:桡侧桡静脉 2.31mm±1.00mm,尺侧桡静脉 2.02mm±0.80mm。右:桡侧桡静脉 2.46mm±1.12mm,尺侧桡静脉 2.09mm±0.89mm。桡、尺骨茎突尖水平:左:桡侧桡静脉 1.67mm±0.55mm,尺侧桡静脉 1.63mm±0.59mm;右:桡侧桡静脉 2.46mm±1.12mm,尺侧桡静脉 1.63mm±0.61mm。

9. 头静脉　长度:男 60.00mm±11.00mm;女 54.00mm±8.00mm。外径:前臂段 2.80mm;汇合处 4.10mm±1.20mm。

第五节 腹、盆部血管解剖

一、腹主动脉及其分支

主动脉是体循环的主干动脉。依其行程分为升主动脉、主动脉弓和降主动脉。降主动脉又以膈的主动脉裂孔为界,分为胸主动脉和腹主动脉。

腹主动脉位于后腹膜和椎体之间。沿脊柱左前方下行,至第4腰椎下缘分为左右髂总动脉。腹主动脉的前方有肝左叶、胰、十二指肠水平部和小肠系膜根横过,后方有1~4腰椎及椎间盘,右侧有下腔静脉伴行,左侧有左交感神经干。腹主动脉在腹膜后,有成对的分支,包括膈下动脉、腰动脉、肾上腺动脉、肾动脉和精索(卵巢)内动脉。前壁发出三个大的分支,即腹腔动脉、肠系膜上动脉和肠系膜下动脉。

膈下动脉左右各一,由腹主动脉的起始处发出,向上分布于膈的腰部。此外,还发出细小的肾上腺上动脉至肾上腺。腰动脉左右各4条,呈直角由腹主动脉的后壁两侧发出,横行向外。在腰大肌侧缘分出背侧枝和腹侧支,供应背部诸肌、皮肤、脊柱及腹壁的血液。肾上腺中动脉约平第1腰椎,起自腹主动脉,与从膈下动脉来的肾上腺上动脉和从肾动脉来的肾上腺下动脉一起供应肾上腺的血液。睾丸动脉细而长,在肾动脉起始处稍下方由腹主动脉前壁发出,斜向外下穿入腹股沟管参与精索组成,供血到睾丸和附睾或经卵巢悬韧带下行入盆腔,分布于卵巢和输卵管壶腹部。

肾动脉于第1、2椎间盘平面起于腹主动脉侧壁,横向外行,于肾门附近分为前后两干经肾门入肾,在入肾之前尚发出肾上腺下动脉至肾上腺,此外,约有41.8%的肾尚有不经肾门而从肾上端或下端入肾的动脉支即肾副动脉,它可由肾动脉、腹主动脉、膈下动脉等动脉发出,肾副动脉结扎后有可能引起肾局部缺血坏死。

腹腔动脉在主动脉裂孔下缘发自腹主动脉前壁,为一粗短动脉干,随后分为胃左动脉、肝总动脉和脾动脉。胃左动脉向左上行至贲门后,沿胃小弯下行于胃小网膜两层之间,与胃右动脉吻合。肝总动脉沿胰头上缘行至右前方,至十二指肠上部的上缘进入肝十二指肠韧带,分为肝固有动脉和胃十二指肠动脉。肝固有动脉进入肝十二指肠韧带后,发出胃右动脉,它沿胃小弯左行与胃左动脉吻合,然后肝固有动脉上行至肝门附近,分为左右肝动脉,分别进入肝左、右叶,右肝动脉再发出胆囊动脉,经胆囊三角分布于胆囊。胃十二指肠动脉在幽门下缘,分为胃网膜右动脉和胰十二指肠上动脉,前者沿胃大弯向左行,终末支与胃网膜左动脉吻合,分为前、后两支,在胰头与十二指肠降部之间前后面下行分布到胰头和十二指肠。

脾动脉沿胰腺上缘行至脾门,沿途发出胰支至胰体和胰尾;胃后动脉至胃后壁上部、胃短动脉至胃底。胃网膜左动脉在大网膜两层之间沿胃大弯右行,发出胃支和网膜支营养胃和大网膜,其终末与胃网膜右动脉吻合成动脉弓。

肠系膜上动脉在腹腔干稍下方,约平第一腰椎,起自腹主动脉前壁,经胰与十二指肠水平部之间进入小肠系膜根,成弓形行至右髂窝。其分支有胰十二指肠下动脉营养胰和十二指肠;空肠动脉和回肠动脉营养空肠和大部分回肠;回结肠动脉营养末段回肠和升结肠;右结肠动脉营养升结肠;中结肠动脉与左右结肠动脉吻合营养横结肠。

肠系膜下动脉约平第三腰椎平面起于腹主动脉前壁,距腹主动脉分叉处3~4cm。在壁腹膜后面沿腹后壁向左下方走行,分支有左结肠动脉,与中结肠动脉和乙状结肠动脉吻合,营养部分横结肠和降结肠;乙状结肠动脉斜向左下方进入乙状结肠系膜内,主要营养乙状结肠;直肠上动脉为肠系膜下动脉的直接延续,主要营养直肠上部。

二、门 静 脉

门静脉与一般静脉不同,它的始末均为毛细血管,即一端始于胃肠胰脾的毛细血管网,另一端终于肝小叶内的血窦,主要功能是将消化道吸收的物质运输到肝,在肝内进行合成、分解、解毒、储存。因此,门静脉可以看作肝的功能血管。在正常情况下,门静脉血液均汇入肝,占入肝血液总量的70%。通常门静脉主要由肠系膜上静脉与脾静脉汇合而成,汇合的部位一般在胰颈的后方,除肠系膜上静脉和脾静脉外,其他主要属支尚有:肠系膜下静脉、胃左静脉与胃右静脉,胆囊静脉可注入门静脉或其右支,附脐静脉是起于脐周静脉网的数条小静脉,沿肝圆韧带向肝下面走行注入门静脉。

门静脉系统与腔静脉系统之间存在广泛的侧支吻合,这些吻合支在正常情况下不开放,但在门静脉高压时,则开放成侧支循环,使门脉系血流导入腔静脉从而降低门脉压力,门腔静脉间侧支主要如下:①通过胃冠状静脉和胃短静脉,经食管下段黏膜下层内的食管静脉丛与奇静脉相吻合,流入下腔静脉。②通过直肠下段黏膜下层内的直肠静脉丛,使门静脉系肠系膜下静脉的直肠上静脉与髂内静脉的直肠下静脉和肛门静脉吻合,流入下腔静脉。③通过脐周围皮下的脐周静脉网使门静脉系的附脐静脉与上腔静脉系的腹壁上静脉和胸腹壁静脉间吻合,或与下腔静脉系的腹壁下静脉和腹壁浅静脉间相吻合。④门静脉系的脾静脉、肠系膜上下静脉以及升降结肠和十二指肠、胰、肝等脏器的小静脉,在腹膜后与腔静脉系统的腰静脉、肋间后静脉、膈下静脉及睾丸(卵巢)静脉等相吻合,形成 Retzius 静脉。

三、下 腔 静 脉

在腹股沟韧带的深面,股静脉延续为髂外静脉,与同名动脉伴行沿盆侧壁斜向内上,至骶髂关节前方与髂内静脉汇合成髂总静脉,两侧髂总静脉多在第 5 腰椎平面(占 68.2%),少数在第四腰椎平面(占 31.8%)汇合成下腔静脉,沿腹主动脉的右侧,脊柱的右前方上行,经肝的腔静脉沟,穿膈的腔静脉裂孔进入胸腔后,立即穿心包注入右心房。

髂内静脉是盆腔的静脉主干,在坐骨大孔稍上方由盆部的静脉汇合而成,其属支分为壁支和脏支,壁支包括臀上、臀下静脉,阴部内静脉,子宫静脉,闭孔静脉,以及骶外侧静脉。脏支大部分起自骨盆内脏周围的静脉丛,包括前列腺静脉丛、膀胱静脉丛、阴道静脉丛、子宫静脉丛、直肠静脉丛等。

膈下静脉 1 对和腰静脉 4 对,皆与同名动脉伴行,并直接注入下腔静脉。腰静脉与椎外静脉丛吻合,进而与椎内静脉丛相通,可间接收纳椎内和脊髓的一部分血液,各腰静脉间有纵行分支相连构成腰升静脉。左、右腰升静脉分别移行为半奇静脉和奇静脉。右精索(卵巢)静脉于肾静脉下方汇入下腔静脉,左精索(卵巢)静脉则汇入左肾静脉。

肾静脉起于肾门,在肾动脉前方内侧走行注入下腔静脉,由于下腔静脉走行于脊柱右前方,因此,左肾静脉长于右肾静脉并跨越腹主动脉前方。

肝静脉一般有肝右静脉、肝中静脉和肝左静脉,收集肝窦回流的血液,在肝下后方的腔静脉沟(第 2 肝门)分别注入下腔静脉。

四、盆部的动脉

盆部的动脉主要包括髂总动脉、髂内动脉和髂外动脉及其各分支。

腹主动脉在平第4腰椎下缘的左前方，分为左右髂总动脉，沿腰大肌内侧斜向外下至骶髂关节前方，又分为髂内、外动脉。髂内动脉短而粗，长约4cm，斜向内下进入小骨盆，其前外侧有输尿管越过。主干行至坐骨大孔上缘处分为前后两干，前干分支多至脏器，后干分支多至盆壁，前者有膀胱上动脉、膀胱下动脉、子宫动脉、直肠下动脉以及阴部内动脉，营养盆腔内的脏器及内外侧生殖器，后者包括髂腰动脉、骶外侧动脉、臀上动脉、闭孔动脉和臀下动脉，分别营养髂肌、腰大肌、臀部肌肉及脊髓和髋关节。髂腰动脉在腹膜后沿腰大肌下行，在腹股沟韧带的上方发出腹壁下动脉，营养腹肌、睾提肌和耻骨。此外，尚发出一支旋髂深动脉，沿腹股沟韧带外侧半的后方斜向外上，分支营养髂肌及邻近肌肉。

腹、盆腔血管正常测量值：

1. 腹主动脉以上的主动脉　升主动脉：长 49.20mm±9.00mm；外径 29.90mm±4.00mm。主动脉弓：长 90.30mm±12.00mm；外径 27.00mm±3.00mm。胸主动脉：长 187.40mm±14.00mm；外径 21.60mm±3.00mm。

2. 腹主动脉　长：145.23mm±14.15mm；外径：上端 18.31mm±3.92mm；中段：15.85mm±3.02mm；下段 16.42mm±2.94mm。终末位置：平 L_3：男 0.65%，女（无统计数值）；平 $L_{3\sim4}$：男 0.258%，女 3.8%；平 L_4：男 54.19%，女 53.85%；平 $L_{4\sim5}$：男 32.26%，女 26.92%；平 L_5：男 10.32%，女 15.38%。

3. 腹腔干　起点平面：T_{12}：19.64%±2.68%；$T_{12}\sim L_1$：19.64%±2.68%；L_1：56.16%±3.53%；$L_{1\sim2}$：1.37%±0.75%；L_2：3.19%±1.18%。长：24.50mm。外径：7.20mm±1.78mm。距肠系膜上动脉起点间距离 1.00mm～14.00mm。

4. 肠系膜上动脉　起点平面：L_3：81.06%±2.60%；其他（T_{12} 和 L_2）：18.94%±2.60%。外径：7.85mm±1.71mm。

5. 肠系膜下动脉　起点平面：L_3：71.20%±4.05%；$L_{3\sim4}$：18.40%±3.47%；$L_{2\sim3}$：6.04%±2.18%；其他：4.00%±1.75%。外径：3.55mm±0.74mm。

6. 肾动脉　起点平面：$L_{1\sim2}$：100%。数目：左右各一：71.82%±1.37%；左二右一：10.86%±0.95%；左一右二：10.49%±0.95%，外径：3.55mm±0.74mm。其他：6.83%。长度：左 26.20mm±11.90mm；右 34.90mm±14.30mm。外径：7.70mm。起点至肾门长度：左 49.00mm；右 42.00mm。

7. 髂总动脉　长度：男：左 46.30mm±15.76mm，右 42.30mm±15.51mm；女：左 43.00mm±13.43mm；右 40.50mm±15.50mm。起始处外径：男：左 12.20mm±1.45mm，右 11.50mm±1.65mm；女：左 10.70mm±1.79mm；右 10.90mm±1.93mm。终末处外径：男：左 10.90mm±1.84mm，右 12.00mm±1.94mm；女：左 10.80mm±2.07mm；右 11.20mm±2.14mm。腹主动脉终端分叉角度：男：62.810°±10.350°；女：63.680°±11.550°。

8. 髂内动脉　长度：左 43.50mm；右 45.60mm。外径（起始处）：左 7.00mm；右 7.30mm。

9. 髂外动脉　长度：左 105.50mm；右 112.80mm。外径（起始处）：左 7.60mm；右 7.70mm。

10. 下腔静脉　汇合部位：L_5 前面：60.00%±5.90%；L_4 前面：40.00%±5.90%。汇合

处角度:76.00°。长度:257.00mm。起点至右肾静脉上缘:132.00mm。右肾静脉下缘至肝下缘:26.00mm。肝下缘至肝右静脉上缘:73.00mm。肝右静脉上缘至膈:5.00mm。膈至右心房:18.00mm。外径(汇合处):26.00mm。穿膈处:34.00mm。下腔静脉注入右心房处瓣膜出现率:92.00% ±2.70% 。

11. 肾静脉　长度:左 64.70mm±14.00mm;右 27.50mm±6.40mm。外径(汇入下腔静脉处):左 14.60mm;右 12.80mm。

12. 门静脉　长度:51.00mm±13.10mm。外径:17.00mm。

13. 髂总静脉　合成部位:左:与髂总动脉分叉同高 6.73% ±2.46% ,位与髂总动脉分叉上方:0.96% ±0.95% ,位于髂总动脉分叉下方 92.31% ±2.61% 。右:与髂总动脉分叉同高 0.96% ±0.95% ,位与髂总动脉分叉上方:1.92% ±1.34% ,位于髂总动脉分叉下方 97.12% ±1.64% 。长度:左 64.20mm±10.17mm;右 41.80mm±16.10mm。外径(上端):左 18.60mm;右 16.30mm。

14. 髂内静脉　长度:32.10mm。外径:左 11.08±2.18mm;右 11.99±2.30mm。

15. 髂外静脉　长度:94.90mm。外径:左 13.15±2.35mm;右 13.72±1.73mm。

第六节　下肢血管

一、下肢动脉

臀部属下肢的范围,分布到臀部的血管有来自髂内动脉的臀上、臀下动脉,阴部内动脉,以及来自大腿的旋股内、外侧动脉和股深动脉的第一穿支。下肢其余供血动脉为股动脉、股深动脉、腘动脉、胫前动脉、胫后动脉、腓动脉。

股动脉为髂外动脉的直接延续,起自腹股沟韧带中点后面,沿髂耻沟下行约 3 ~4cm后,分为股深动脉和股浅动脉,股深动脉经股动脉后方行向后内下方,发出旋股内侧动脉至大腿内侧群肌;旋股外侧动脉至大腿前群肌;穿动脉至大腿后群肌、内侧群肌和股骨。可见股深动脉为大腿肌肉和股骨的主要营养血管。此外,股深动脉的旋股外侧动脉降支和部分穿支参与膝关节的网的形成,当股浅动脉闭塞时,为肢体远端重要的旁路供血途径,当然也可作为血管重建时流入或流出的通道。股浅动脉为股总动脉的直接延续,垂直下行。在大腿上部位于缝匠肌和长收肌之间,与缝匠肌交叉后,走行于收肌管中。在平膝关节囊上缘穿出收肌管后,斜向内后进入腘窝,延续为腘动脉,沿半腱肌外缘向外斜行,至腘肌下缘分出胫前动脉后成为胫腓干,并进一步分为胫后动脉和腓动脉。腘动脉除发出肌支分布于邻近诸肌外,尚分出膝上内、外侧动脉,膝中动脉及膝下内、外侧动脉,共同参与膝关节动脉网形成。腘动脉上部因与股骨腘面邻贴,当股骨髁上骨折时,可能伤及腘动脉。胫前动脉从腘动脉发出后,穿小腿间骨膜间前面下行于胫骨前肌和趾长伸肌之间,在踝部穿出到足背,延续为足背动脉。胫后动脉自胫腓干分出后,在小腿屈肌的深浅两层之间下行,在内踝与跟腱间浅出,可在此触知其搏动,腓动脉先在胫骨后肌的浅面斜向下外,再沿腓骨的内侧缘下行,分支营养邻近诸肌和胫、腓骨。足背动脉是胫前动脉的直接延续,位置表浅,容易触及搏动,行于足背的内侧,长屈肌腱外缘,经第 1、2 跖骨间隙至足底。

下肢动脉血管的正常值:

1. 股动脉　长度:319mm±22.9mm。外径:腹股沟韧带下方 8.50mm;发出股深动脉后 6.00mm;收肌管上口处 5.60mm;大收肌管腱裂孔处 5.40mm。

2. 股深动脉 起源:股动脉:后壁 38.98% ±1.37%;后外侧壁 41.57% ±1.38%;其他 19.45% ±1.11%;起点至腹股沟韧带重点距离 37.40mm。外径:5.90mm±0.51mm。穿动脉支数:1 支 0.76% ±0.54%;2 支 12.64% ±2.06%;3 支 55.55% ±3.08%;4 支 26.05% ±2.72%;5 支 4.60% ±1.30%;6 支 0.40% ±0.39%。

3. 腘动脉 长度:175.40mm±1.50mm。外径:起端 5.40mm±0.90mm;终端 4.90mm±0.80mm。

4. 胫前动脉 起源:腘动脉 99.01% ±0.44%;腓动脉 0.98% ±0.44%。外径:3.01mm±0.56mm。

5. 胫后动脉 起源:腘动脉 98.43% ±0.55%;腓动脉 1.57% ±0.55%。长度:307.35mm±28.36mm。外径:2.95mm±0.82mm。

6. 腓动脉 起源:胫后动脉 95.16% ±0.93%;腘动脉 3.54% ±0.79%;胫前动脉 1.30% ±0.49%。

二、下肢静脉

下肢静脉分为深、浅两组。浅静脉最终汇入深静脉,深、浅静脉之间有交通静脉沟通。下肢浅静脉有大隐静脉、小隐静脉及其分支。大隐静脉是人体最长的皮下静脉,起自足背静脉网的内侧,在内踝前方沿小腿及大腿内侧上行,位于深筋膜的浅面,在隐静脉裂孔处穿过筛筋膜,进入股总静脉。隐股静脉汇合处的体表投影,位于趾骨结节下方 2.5 ~ 3.5cm 处,进入深静脉之前,一般有五个属支,即内侧的腹壁浅静脉,阴部外浅静脉,股内侧静脉,外侧的旋髂浅静脉及股外侧静脉。小隐静脉起自足背静脉网的外侧,经外踝后方沿小腿后外侧上行,向上大多数于腘窝横纹上 2.5cm 处进入腘静脉,少数直接汇入大隐静脉。

下肢深静脉与同名的动脉伴行,在小腿部有胫前、胫后和腓静脉。胫后静脉与腓静脉汇合成胫腓干静脉,再与胫前静脉合为腘静脉。与上肢的尺桡静脉一样,下肢的胫前、胫后和腓静脉也多成对出现,即分别有两支静脉与同名动脉伴行。腘静脉在腘窝内一般位于腘动脉的外侧,且共同包于一个血管鞘中,故血管损伤后,有可能发生动静脉瘘。腘静脉进入收肌管后成为股浅静脉,多为一条,偶有双股浅静脉与股浅动脉伴行。在大腿的上部,股浅与股深静脉汇合而成为股总静脉,越过腹股沟韧带沟上与髂外静脉相延续。

下肢浅、深静脉之间及大、小隐静脉之间有许多交通静脉,可分为四组:①小腿内外侧交通静脉组,连接浅静脉与胫后、胫前或腓静脉,其中以踝关节上方通入胫后静脉者常见;②腓肠肌静脉组,沟通浅静脉与腓肠肌静脉丛;③收肌管部腘静脉组;④大腿上段股浅、股总静脉组。这些交通静脉向外穿出深筋膜,进入皮下组织后,大多数并不与大隐或小隐静脉主干直接相通,而是在皮下分成一些细小的浅静脉,然后再由其中的一部分与隐静脉相连接。因此,当这些交通静脉发生功能不全,除其本身扩张、迂曲外,还在皮下形成一些曲张的静脉丛,尤以内踝上方为多见。邻近交通静脉的部位与溃疡形成有密切关系。

在下肢浅、深静脉和交通静脉系统内,都有瓣膜存在,瓣膜是极为纤细的结构,多数为双瓣型,有两个对称的瓣叶组成,每个瓣叶各占该段静脉管腔周长的 1/2,呈半椭圆形,其弧形附着于管壁,横形的边缘呈游离状,瓣叶与管壁之间的潜在空隙为袋形,称为瓣膜袋(窝)。袋口朝向近端,双瓣交会点相遇处称汇合处。瓣的质地极为纤薄,但具有良好的韧性和弹性,游离的瓣缘呈半挺直状。当血液向心回流时,首先使瓣叶平整贴伏于静脉内壁,管腔通畅;血液向远侧逆流时,首先使瓣叶与管壁之间的空隙,即瓣窝充盈,从而使两个相对的游离缘在管腔中合拢，阻止血液倒流。除双叶瓣外，尚可见单瓣叶型及三瓣叶型的瓣膜，均较少见，功能与双瓣相仿。

瓣膜的分布越向近侧越少，也并非每条静脉内均有瓣膜，但股浅静脉内一般均有瓣膜存在。最恒定的一对瓣膜是位于股深静脉的入口，远侧 1～2cm 处，为股浅静脉的最高一对瓣膜，其瓣膜的瓣叶最为坚韧，抗逆向作用最强。

下肢动脉血管的正常值：

1. 股静脉　长度：323.00mm±24.10mm。外径：腹股沟韧带下方 13.63mm±2.66mm；大收肌裂孔处 8.80mm±2.16mm。

2. 股深静脉　外径（注入处）：7.70mm±1.67mm。注入处距离腹股沟韧带距离 77.00mm±17.50mm。

3. 腘静脉　长度：184.20mm。外径：男 7.13mm±0.03mm；女 6.27mm±0.23mm。

4. 胫前静脉　外径：男：内侧支 3.15mm±0.08mm；外侧支 3.12mm±0.08mm。女：内侧支 2.72mm±0.10mm；外侧支 2.10mm±0.10mm。

5. 胫后静脉　外径：男：内侧支 2.44mm±0.08mm；外侧支 2.30mm±0.07mm。女：内侧支 2.10mm±0.08mm；外侧支 1.75mm±0.07mm。

6. 腓静脉　外径：男：内侧支 2.74mm±0.08mm；外侧支 2.84mm±0.08mm。女：内侧支 2.22mm±0.09mm；外侧支 2.28mm±0.08mm。

7. 小隐静脉　类型：正常型 78.0%±4.14%；高位型 18.0%±3.84%；低位型 4.0%±1.96%。外径：男 2.47mm±0.35mm；女 2.26mm±0.45mm。小隐静脉交通支：1 支 35%；2 支 37.5%；3 支 20.0%；4 支 5.0%；缺如 2.5%。交通支部位（踝间连线以上距离）：0.00mm～100.0mm 占 7.89%；110.0mm～200.0mm 占 64.47%；210.0mm～300.0mm 占 25.0%；310.0mm～400.0mm 占 2.68%。

8. 大隐静脉　长度：732.80mm。外径：男 3.28mm±0.62mm；女 3.09mm±0.67mm。周长：大腿上部 18.00mm；膝部：12.00mm；内踝部：9.00mm。

（刘　勇　何延政）

第二章 周围血管损伤

血管损伤(vascular injury)不仅战时常见,在和平时期由于工农业和城市交通事业迅速发展,以及血管插管、造影等检查的增多,发生医源性血管损伤亦不少见。在身体各部位血管损伤中,以四肢血管损伤较多,其次为颈部、骨盆部、胸部和腹部。动脉损伤多于静脉。血管损伤尤其是大血管损伤,起病急骤、病情发展快,常危及患者生命,导致肢体残疾。掌握血管损伤的诊断与急救处理及治疗原则是医生必备的基本素质。

第一节 病因和分类

一、发病原因

任何外来直接或间接暴力侵袭血管,均可能发生开放性或闭合性血管损伤。血管损伤的病因复杂,因而分类也不一致。按作用力情况而言,可分为直接损伤和间接损伤;按致伤因素可分为锐性损伤和钝性损伤;按损伤血管的连续性可分为完全断裂、部分断裂和血管挫伤;按血管损伤的程度可分为轻、中、重型损伤。血管损伤广义上讲还包括血管内皮细胞损伤、血管炎症、肿瘤侵犯等。

二、发病机制

病理生理:在血管损伤中,作用力不同,其血管损伤情况各异。血管损伤不同程度的病理改变致使其临床表现和预后也不尽相同。一般说来,锐性损伤可造成血管的完全或部分断裂,以出血为主。钝性损伤可造成血管内膜、中膜不同程度的损伤,形成血栓,以阻塞性改变为主。

三、常见的血管损伤类型

1. 动脉痉挛 多数由钝性暴力或高速子弹(600m/s)引起的成腔效应,使得交感神经网受刺激造成血管平滑肌收缩,发生长节段的长时间的动脉痉挛,如果其侧支循环不充分,亦可造成肢体的缺血甚至坏死。

2. 动脉挫伤 多由钝性暴力所致,常见骨折、关节脱位或加速-减速的切应力造成,血管内膜、中膜对于过度伸展、牵拉、扭曲的耐力差致使内、中膜首先破裂造成动脉管壁的广泛血肿,断裂动脉内膜脱入管腔内形成血栓。

3. 动脉部分断裂 多为锐器由血管外壁刺入或医源性插管造成血管部分断裂。其病理改变与完全断裂不同,部分断裂的动脉不能完全回缩入周围组织,且动脉的回缩扩大了裂口,出血更为严重。如果有通向体外或体腔的直接通路,发生严重的大出血,可在短期内危及生命。出血自动停止的可能性小或经短时间停止后再出血。有时卷曲的内膜片可导致局部血栓形成,覆盖裂口处,又由于其他动脉壁保持完整性,故此,有20%左右远端的脉搏可继续存在。由此,可掩盖动脉损伤的本质。

4. 动脉血管完全断裂 因完全断裂的血管自身回缩或回缩入周围组织、且断裂的内膜向内卷曲形成血栓。通常出血量较少,但可因血运中断发生四肢、内脏的缺血。引起肢体和脏器的坏死。

5. 外伤性假性动脉瘤形成　动脉部分断裂后，裂口周围形成血肿。血肿机化后血流仍与血肿腔相沟通，通过中央的动脉裂孔处循环的进出于血肿腔内形成假性动脉瘤。动脉瘤的外层为机化的纤维组织，内层为机化血栓，瘤壁不含正常3层结构，既可造成随时破裂，又可不断地向远端施放血栓，造成远端缺血性改变。

6. 动静脉瘘的形成　如临近的静脉和动脉同时伴有损伤，动脉的血流即向低压的静脉流去，形成外伤性动静脉瘘。如不能及时处理可造成循环系统障碍，以致心功能衰竭。

第二节　临床症状

1. 出血　锐性损伤可表现为自伤口处流出新鲜血液，如果从伤口处喷射性或搏动性流出鲜红血液提示动脉损伤；若从伤口处流出暗红色血液则提示静脉损伤。值得注意的是高速子弹或高速金属碎片撞击在骨骼上，其所有的能量都释放在受伤部位，因此尽管体表处的伤口很小，但其内部的损伤广泛，出血严重。同样四肢粗大的负重骨（股骨、胫骨）的弯曲或突然骨折可将产生巨大的作用力，由此而产生的血管损伤也是广泛而严重的，且体表多无明显伤口。还应该注意的是虽然伤口出血可以自行停止，但多数情况下中等血管的损伤出血有间歇性，但不会自然停止。血栓阻塞断裂的血管可暂时停止出血，但血栓被动脉压力冲击掉或被外界力量擦掉便可再次大出血。钝性闭合性损伤其血管损伤处血液可流至胸腹腔等体腔内。尽管体表看不到出血，但受伤者都表现出严重的失血性休克，这种状态常常比体表出血更严重，病死率更高。

2. 休克　血管损伤所引起休克的原因是复杂的。创伤和疼痛都可以加重休克，但最基本的原因仍然是出血造成的失血性休克。无论是钝性还是锐性损伤，无论是开放性或闭合性损伤都可造成失血性休克。开放性损伤可以粗略的估计失血量，闭合性损伤则很难估计其失血量。大血管的完全或部分断裂常死于现场，少数因凝血块的阻塞才有机会到医院救治。

3. 血肿　血管损伤后出血的途径除流向体表或体腔外，还可以流向组织间隙形成血肿。多数情况下既向体表或体腔流动，又向组织间隙流动，形成血肿加出血的表现；如果出血流向纵隔则表现纵隔的增宽、呼吸困难、胸痛等；如果流向后腹膜则可出现腹痛、腹胀等。血肿特点为张力高、坚实和边缘不清。或者血肿与血管裂孔相沟通形成交通性血肿，该血肿具有膨胀性和搏动性。这是诊断钝性血管外伤的局部重要体征。如贸然切开，可引起灾害性后果。

4. 缺血表现　肢体动脉断裂或内膜损伤所致的血栓可使肢体远端发生明显的缺血现象，即所谓的“5P”表现：①动脉搏动减弱或消失；②远端肢体缺血疼痛；③皮肤血流减少发生苍白，皮温降低；④肢体感觉神经缺血而出现感觉麻木；⑤肢体运动神经失去功能出现肌肉麻痹。应该注意，约有20%的动脉损伤的病人仍可以摸到脉搏，这是因为损伤血块堵塞裂口可保持血流的连续性，再者是因为脉搏波是一种压力波，其波速可达10m/s，故可越过血管内膜、局限的新鲜血块或经侧支循环传向远端。

5. 震颤和杂音　当受伤部位出现交通性血肿以及动脉损伤部位有狭窄者，听诊可闻及收缩期杂音，触诊时感到震颤。在外伤性动静脉瘘时可闻及血流来回性连续性杂音。

6. 合并症状　当血管损伤合并其他脏器（如肺、肝、脑、肾等），骨骼或神经组织损伤，出现的症状是多种多样的。应该指出，肢体神经的损伤和缺血所引起的感觉障碍有所不同，前者是按神经所支配的区域分布,后者神经麻木感觉范围则成袜套式分布。

7. 常见血管损伤 四肢血管损伤是常见的严重创伤之一,约 90% 发生在一侧肢体。战时下肢血管损伤多见,平时上肢多见。四肢动脉血管损伤的程度依次为:股动脉、肱动脉、腘动脉。

手部血管损伤:手部血供极为丰富。一般情况下,单纯尺动脉或桡动脉断裂,不会影响手部的血液循环。但由于尺、桡动脉形成的掌浅弓可能存在变异,有时尺动脉或桡动脉损伤可能会危及部分手指的血供,仍应引起重视,并应予以仔细检查。

颈部血管损伤:枪伤、刺伤、切伤、爆炸伤和车祸,均可能造成颈动脉或合并颈静脉损伤。常见的损伤类型为侧壁伤、撕裂伤或断裂,亦可发生动静脉瘘。

腹部大血管损伤:主要是指腹主动脉和下腔静脉损伤,伤情严重。腹主动脉损伤有 50% 以上的病人在送至医院之前即死亡,死因主要为大出血或伴有内脏损伤。

8. 血管伤并发症

(1) 血栓形成:动脉血栓与血管断裂一样可造成远端供血障碍导致坏疽。静脉血栓可引起回流障碍形成后遗症。

(2) 感染:开放损伤可合并细菌感染,亦可发生破伤风及气性坏疽。

(3) 伤后水肿:组织损伤并遗留有静脉及淋巴回流受阻。

(4) 假性动脉瘤:动脉部分断裂后,裂口周围血肿,血肿外层机化形成腔,动脉血与血肿腔相通并逐渐增大形成外伤性假性动脉瘤。

(5) 外伤性动静脉瘘:动静脉同时损伤,高压动脉血流向低压静脉腔内形成外伤性动静脉瘘,如不及时处理会造成循环障碍、心脏功能衰竭。

第三节 诊 断

单纯性急性血管损伤根据致伤暴力、伤口部位、伤口急性出血及肢体远端缺血性改变、远端动脉搏动消失或肢体肿胀、发绀等临床表现,诊断并不困难。但在伴有合并损伤或钝性伤造成动脉内膜挫伤,肢体缺血症状不明显时,诊断有时会被合并伤的症状所遮盖,而未能及时进行血管探查。所以在处理复杂性损伤时,要警惕血管损伤存在的可能性和熟悉血管损伤的临床特点,一般在出现下列情况时,应疑有血管损伤并应做血管探查:喷射状或搏动性出血和反复出血者;巨大或进行性增大的血肿,尤其是搏动性血肿等;不明原因的休克;钝性损伤后有远端的血供障碍,疑有动脉内膜挫伤继发血栓者;沿血管行径及其邻近部位的骨折和大关节损伤,并有远端血供障碍者。坠落伤或车祸等减速伤患者要考虑到主动脉或内脏动脉损伤的可能。

常规辅助检查:

1. 动脉 Doppler 检查 可闻及动脉血流异常,比如声音减弱、消失、收缩期杂音(动脉瘤)或连续性杂音(动静脉瘘)。

2. 彩色超声探查 可以探及血管内的血流方向、速度,血管口径变化,是否连续,有无破裂、狭窄及血栓形成。假性动脉瘤时,声像图在动脉外伤处可见到无回声的肿块,边界清晰,无明确囊回声。

3. CTA 或 MRA 血管成像 该项检查准确迅速,相对无创,可以清楚显示动静脉损伤部位、血肿范围及远端流出道情况等(图 3-2-1,图 3-2-2)。可以为抢救病人争取宝贵时间。

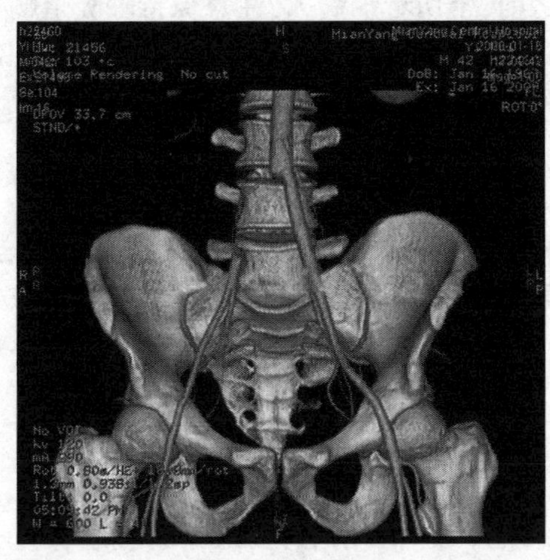

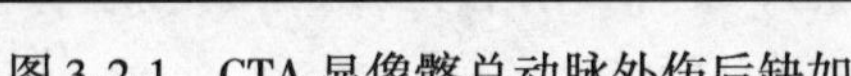

图 3-2-1　CTA 显像髂总动脉外伤后缺如

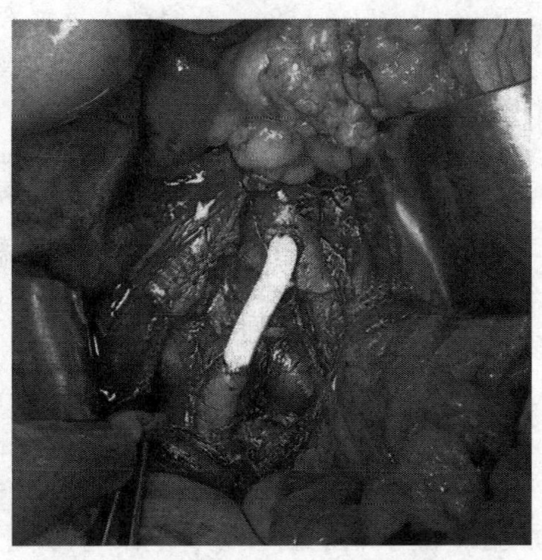

图 3-2-2　开腹手术人工血管置换术后

4. 血管造影　经动脉穿刺插管造影，可以显示动脉破裂情况，部分断裂时可见造影剂流向血管腔外，而动脉完全断裂时近心端动脉可能形成血栓显示血流中断，或造影剂流向血管外而远端动脉不显影。动脉瘤内有血栓及血块存在造影可显示不规则影像。动静脉瘘造影可以明确瘘口的部位、大小、附近血管和侧支循环情况，瘘口大时可见静脉扩张明显，远端可显示静脉增多和曲张。

根据以上各项检查，血管损伤的诊断并不困难，但当合并骨折、严重挤压伤、胸腹腔损伤时诊断困难。应注意在错综复杂的情况下判断血管是否损伤，同时不能忽略其他脏器的损伤。

第四节　临床治疗

血管损伤的治疗目的，首先是通过急救及时止血，纠正休克，挽救伤员的生命；同时力争恢复肢体血液循环，完善处理好血管伤及其合并伤，以保全肢体，减少残疾。

下述四肢大血管损伤急救流程。

一、紧急止血

控制损伤部位的血管出血：四肢血管因管径不同，损伤后发生出血的程度和休克的发生率也不同。大血管如股动脉、腘动脉损伤后出血迅速，休克发生率高，故需尽快止血，尽量减少血容量的丢失。对活动性出血部位，在接诊时应该：

（1）立即在血管损伤的近侧，皮肤和组织正常部分的肢体上先垫上衬垫后用橡皮止血带止血。

（2）在肢体的近端损伤，无法扎止血带者，用无菌敷料或干净布类紧填入伤口内，再加压包扎止血。肢体近端损伤严重或离断，可用血管夹或血管钳夹住血管的断端达到止血目的。同时注意：使用止血带后应每小时放松 5 分钟，对患者进行适当的心理护理，因患者上止血带后有可能出现烦躁、心悸等止血带反应，争取患者的配合。

（3）镇静、止痛：伤口剧烈疼痛者可口服索米痛片或注射止痛剂。

（4）内出血急救：安静休息，减少活动，相对固定怀疑内出血的部位，使血流速度降低，促进凝血,达到止血的目的。在急救人员到来之前,密切看护病人,注意保持呼吸道畅通。

1）腹腔脏器出血:双下肢屈曲,膝下可垫高,减轻腹壁张力,协助止血。胸腔内出血用三角巾固定胸壁,可采取伤侧卧位。

2）骨盆骨折:用三角巾固定双下肢或用布单包裹臀部固定。

（5）外伤出血的急救方法

1）指压止血法:在伤口的上方,即近心端,找到跳动的血管,用手指紧紧压住。这是紧急的临时止血法,与此同时,应准备材料换用其他止血方法。采用此法,救护人必须熟悉各部位血管出血的压迫点。

A. 面部出血:用拇指压迫下颌角与颏结节之间的面动脉。

B. 前头部出血:压迫耳前下颌关节上方的颞动脉。

C. 后头部出血:压住耳后突起下面稍外侧的耳后动脉。

D. 腋窝和肩部出血:在锁骨上凹,胸锁乳突肌外缘向下内后方,对准第一肋骨,压住锁骨下动脉。

E. 前臂出血:在上臂肱二头肌内侧沟处,施以压力,将肱动脉压于肱骨上。

F. 手掌和手背出血:在腕关节内,即我们通常按脉搏的地方,按到跳动的桡动脉压住。

G. 手指出血:用健侧的手指,使劲捏住伤手的手指根部,可止血。

H. 大腿出血:屈起其大腿,使肌肉放松,用大拇指压住股动脉之压点(在大腿根部的腹股沟中点),用力向后压,为增强压力,另一手的拇指可重叠压力。

I. 足部出血:在踝关节下侧,足背动脉跳动的地方,用手指紧紧压住。

2）加压包扎止血法:用消毒的纱布、棉花做成软垫放在伤口上,再用力加以包扎,以增大压力达到止血的目的。此法应用普遍,效果也佳。

二、抗　休　克

迅速补充血容量:尽快恢复有效的循环血量是救治成功的基础。由于失血较多,静脉塌陷,难于穿刺,故需果断行锁骨下静脉穿刺置管,禁止在损伤肢体远端建立静脉通道。遵医嘱快速输入平衡液或706代血浆,一般建立2路液体通路,一路输生理盐水,一路输代血浆。多能迅速扩充血容量,一般均能使血压回升。配血完成后,输入适量全血,保证重要脏器的血液灌注,从而留住患者的生命。

三、急诊手术修复损伤血管

1. 锐器伤　有效控制伤口出血同时,全麻下自受伤部位近心端切口,血管夹阻断动脉近心侧,出血速度减轻后,扩大原受伤伤口,游离血管,血管夹夹闭动脉远端,彻底止血,探查,取出管腔内血栓,肝素盐水冲洗管腔。血管壁创缘整齐者用7/0缝线修补。创缘不齐,切除受伤部分血管,行断端吻合。腋、肱动脉12针,股动脉16针。对一些特殊部位的血管锐器伤,如锁骨下动脉、髂动脉,必要时可用介入腔内治疗的方法实施人工血管带膜支架置入修复血管(图3-2-3,图3-2-4)。

2. 钝器伤　受伤动脉已栓塞,尽量用止血带保护,受伤部位切口探查,先不取出血栓,以免引起大出血,游离受伤两端,血管夹止血后,再取出管腔内血栓,肝素盐水冲洗管腔。切除病损血管。缺损小于2cm,屈曲相邻关节,无张力下直接缝合。缺损大于2cm,取大隐静脉或人工血管桥接吻合。周围软组织挫伤严重患者,注意重建血管床,以保障吻合口不栓塞。皮肤及软组织脱套伤,清创后无张力下闭合伤口,不做进一步处理,减少对血管刺激。

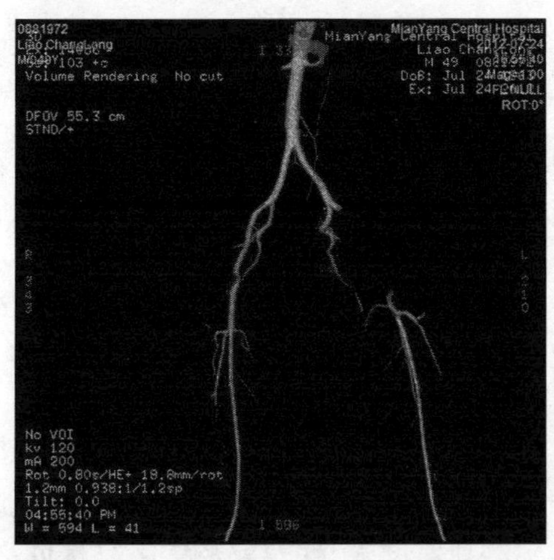

图 3-2-3　CTA 显像提示左髂外动脉损伤

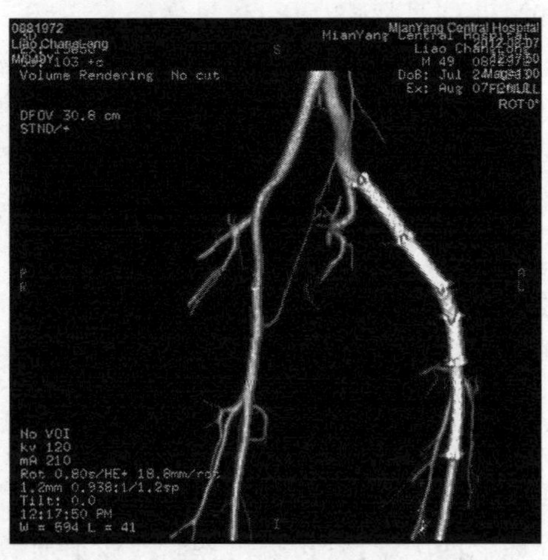

图 3-2-4　人工血管带膜支架术后

3. 骨折以及关节脱位致血管损伤　麻醉后,骨折复位或关节脱位复位,观察远端血运。如果血运没有改善,高度怀疑有血管损伤。骨折脱位处行简单有效固定。探查血管,一般动脉损伤多为骨折脱位直接作用于血管所致。有些患者血管损伤严重,需切除部分,处理同钝器损伤方法。

4. 合并有神经损伤　断端整齐或修整后缺损不多,在修复完动脉后,予以吻合。断端不齐且缺损较多,不能直接吻合,二期修复。

四、术 后 处 理

1. 术后注意事项　手术成功只是完成了工作的一部分,如果不注意术后的恰当处理,还可能失败。

(1) 应用石膏固定肢体关节于半屈曲位约 4 ~ 5 周,防止缝合处紧张。以后逐渐伸直关节,但不可操之过急,以免缝线崩开造成出血和动脉瘤等合并症。

(2) 体位:术后肢体放置在心脏平面,不可过高或过低,以免肢体供血不足或静脉回流不畅。

(3) 术后要注意防治感染:如有伤口感染,只要及时正确处理,如充分引流、使用适当抗菌药物等,仍有可能保持血管修复的效果。

(4) 术后观察肢体血液循环:注意鉴别动脉痉挛和血栓形成。动脉痉挛导致肢体短暂缺血,如经处理后不缓解并结合彩超,疑有动脉血栓形成致血流障碍,立即行动脉造影和探查术。

(5) 要注意术后出血:如血管修复不够完善或感染坏死,可发生继发出血,甚至大出血,必须严密观察,及时处理,以免发生危险。

(6) 抗凝药物的使用:血管修复的成功与否,主要是认真细致的操作和处理上的正确无误,而不在于术后使用全身抗凝剂,一般情况下,不宜使用全身抗凝剂,用之反而增加出血危险,在进行血管吻合操作时,为了防止吻合血管发生凝血块,局部使用抗凝剂。

(7) 预防肾衰竭:在保持循环稳定、有效循环血量充足的前提下,如尿量减少可用利尿剂。

(8) 减轻组织水肿:应用促进回流药如七叶皂苷可减轻组织水肿。

(9) 处理肌间隙高压:尽早做筋膜切开。

2. 血管痉挛的处理 应注意预防,如用温热盐水湿纱布敷盖创面,减少创伤、寒冷、干燥及暴露的刺激,及时清除骨折及弹片压迫等。如已有血管痉挛,在开放伤血管已显露时,最常用的有效方法是血管内液压扩张法,即用皮下针头将生理盐水或肝素生理盐水行血管内注入加压扩张,对血管末端痉挛用液压扩张或用纹式钳伸入管腔,细心地扩张血管口。在没有伤口而疑有动脉痉挛者可试行奴夫卡因交感神经节阻滞、盐酸罂粟碱(0.03 ~0.1)口服或肌内注射,此法往往效果不大,如无效应及早探查动脉。如有血管栓塞并有痉挛,需切除伤段血管作对端吻合或自体静脉移植修复。

五、合并伤的处理

四肢血管伤约有 1/3 合并骨折,合并骨折及神经伤的约有 1/6,这些合并伤可增加截肢率和处理上的困难,骨折端可挫断或压迫血管,引起血管断裂、栓塞或痉挛。对骨折及神经等合并伤,应在修复血管的同时,作相应的处理,彻底清创后,先用内固定固定骨折,再处理血管伤,但对战伤伤员,不论用髓内针或钢板固定骨折均易发生感染,且骨折端骨膜剥离,循环受到严重影响,骨折处长期感染不愈,后果严重。因此,战时火器性血管伤合并骨折时,在处理血管伤后大多采用石膏外固定或小重量平衡牵引保持骨折对位,适当屈曲关节,保持血管吻合处无张力。伤愈后如骨折处尚有较大畸形,可按闭合性骨折处理,不难纠正。四肢主要动脉伤,尤其是腘动脉伤合并闭合性骨折时,应在手术探查动脉时给予复位骨折,不可盲目对骨折进行闭合复位石膏固定,以免加重血管损伤和延误处理。

六、医源性血管损伤

医源性血管损伤(iatrogenic vascular injuries,IVI)是在诊断和治疗疾病的过程中发生的血管损伤。随着血管外科知识的普及和技术提高,由于手术操作失误和解剖不清所致的严重大血管损伤大为减少。但各种血管侵入性操作和介入手术所致的医源性血管损伤发生率确逐年升高,同时腹部手术造成的血管损伤也不少见。

医源性血管损伤最常见的损伤部位依次为:右腹股沟区(43%)、左腹股沟区(19%)、腹部(13%)和四肢(8%)。按损伤原因可分为四类:①外科手术所致的血管损伤;②腔内治疗所致的血管损伤;③放射治疗所致的血管损伤;④药物注射治疗所致的血管损伤。主要的血管损伤方式有:血管破裂或闭塞、假性动脉瘤、动静脉瘘、动脉夹层和血管内异物等。

1. 血管破裂或闭塞的处理 35%左右的血管损伤在术中可以及时发现,对于术中发现的血管破裂性损伤,出血量往往较大,但切忌术中忙乱而盲目的钳夹止血,导致损伤的进一步扩大。可使用无损伤血管阻断钳,迅速控制出血点,小的破口可直接予 prolene 线进行缝合,对于较大的破口,可先分离出损伤处两端的血管予以控制,依据血管损伤的程度选择行补片、间置、旁路移植术修复损伤血管。如损伤血管的近远端难以分离,或由于各种原因缺乏血管外科相关器械,可通过破裂口置入球囊或者 Foley 氏球囊尿管阻断血流。笔者曾会诊一例肾上下腔静脉广泛撕裂伤的患者,运用 Foley 尿管阻断下腔静脉近段后分离出下腔静脉直至肝后段,予以修补成功。对于术中未能及时发现手术引起的血管破裂,术后依据相应的临床表现和一些必要的特殊检查,进而了解病变部位、血管损伤的性质、病变近远侧血管流入、流出情况,从而制定合理的治疗方案,包括损伤部位的修复、动脉栓塞、覆膜支架的植入等。

手术引起的血管闭塞,如为缝扎所致,可迅速剪开缝线,视血管通常情况决定是否需要重建。对于血管大段缺失患者,可迅速应用自体或者人工血管进行重建,笔者曾遇到在外院行大隐静脉抽剥术导致整个股动脉完全缺失的患者,辗转来我院虽经人工血管重建,虽肢体保存,但功能已丧失,所以及时的发现血管闭塞和及时的处理是关键所在。对于由于动脉血栓形成所致的动脉闭塞,可及时予以切开取栓或者放置溶栓导管来解决。对于血管吻合导致的血管狭窄或者闭塞,则可以根据情况及时进行重新吻合,必要时也可尝试球囊扩张。

2. 假性动脉瘤的处理　手术区域的搏动性肿物往往提示假性动脉瘤的形成,彩色多普勒超声检查往往能明确诊断,但进一步的血管造影检查(包括 CTA、MRA 和 DSA)往往能提供更准确的解剖信息。其处理方式主要有:

(1) 加压治疗:对于极小动脉破口所致的较小的假性动脉瘤(1. 5cm 以下)或瘤颈较狭长的假性动脉瘤,部分可自愈。治疗方法可以患侧肢体伸直并制动,加压包扎,人工按压后加压包扎或运用各种压迫器具进行压迫,往往能够治疗成功。但对于较大的假性动脉瘤不推荐该方法。

(2) 超声引导下加压治疗和注射凝血酶栓塞治疗:1991 年 Fellmeth 首次提出超声引导下的加压治疗法,此后该方法逐渐成为治疗假性动脉瘤的首选,但该方法存在以下缺点:治疗持续时间长;长时间加压造成肢体不适;成功率比较低约 75%,对于抗凝治疗患者其成功率更低。为此,从 1997 年起有许多研究者开始采用超声引导下注射凝血酶栓塞治疗假性动脉瘤。研究表明:栓塞疗法的成功率高达 94%~100%,而并发症发生率约为 2%。该方法是在超声引导下穿刺假性动脉瘤,在按压近端动脉减少血流后通过穿刺针向假性动脉瘤腔注射凝血酶,如超声显示瘤腔内血栓形成则示手术成功,如不成功可再加大凝血酶注入剂量,最多不超过 500U。该方法操作简单,痛苦小,并发症低,可作为首选治疗方法。

(3) 手术治疗:对于瘤体较大,前述治疗方法不能闭合或是病人出现动脉瘤破裂出血,神经、静脉和周围组织压迫症状、伤口感染或肢体远端缺血时,应考虑手术治疗:切除假性动脉瘤并血管重建。

(4) 覆膜支架腔内修复术:近年来随着腔内技术的不断发展,覆膜支架修复假性动脉瘤被越来越多的临床工作者应用。该方法创伤小,痛苦低,恢复快,并发症低。腔内修复后可同期清除血肿。随着周围动脉覆膜支架工艺水平的进一步提高,用腔内技术修复治疗医源性假性动脉瘤和动静脉瘘的成功率也将会越来越高。

3. 动静脉瘘的处理　医源性动静脉瘘通常与外科操作失误、血管造影或者静脉内导管置入有关。动静脉瘘的诊断通过询问病史,体检时扪及震颤,瘘口近端可以发现动脉扩张和搏动的静脉,虽然彩超、CTA 和 MRA 可诊断出动静脉瘘,但血管造影才是诊断 AVF 的金标准,其能明确动静脉瘘的部位,有经验的医师诊断错误率应小于 3%。但应注意创伤性 AVF 在损伤早期的血管造影常不能发现,而在随访血管造影才得到诊断,这是由于损伤早期血管痉挛,血肿压迫造成。

早期明确破口的动静脉瘘可行手术治疗,局部血管的分离并切除瘘口重建动静脉,效果良好。但对于时间较长的动静脉瘘,由于长期的静脉高压,局部静脉明显扩张,管壁变薄,血流速度快,手术分离往往非常困难,不仅出血难以控制而且容易损伤周围组织和器官。腔内治疗在处理该问题上有非常大的优势，主要方法有二：栓塞治疗和覆膜支架。栓塞治疗是治疗创伤性 AVF 的基本方法，其成功治疗的关键是封闭所有供给瘘口的动脉，包括所有损伤动脉近段和远段进入瘘口的分支及侧支血管都必须封闭。因此只有准确完备的造影检查，才能确保栓塞成功。近年来覆膜支架的引入扩大了经血管治疗的适应证，其用于治疗相对大的血管的 AVF 效果良好，AVF 可持久封闭。

4. 动脉夹层和血管内异物的处理 动脉夹层多因导丝通过闭塞段血管进入夹层球囊扩张成型和在主动脉腔内应用过的球囊造成内膜撕裂所致。动脉夹层形成后主要表现为远端动脉搏动减弱或消失和局部缺血的特征。对于术中发现的球囊扩张引起的动脉夹层，迅速造影找到破裂口，予以裸支架贴覆内膜或应用覆膜支架修复。如术后发生动脉夹层，其处理与否取决于夹层造成的缺血程度。如怀疑主动脉夹层，最好急诊行主动脉造影，了解撕裂口、夹层的范围和流入流出道的情况。手术方法取决于夹层的部位和范围，长段者可行旁路手术，短段者可行内膜切除、补片成型和球囊扩张支架成形术。对于主动脉夹层，撕裂口较大，夹层进展和范围较广者，可予以覆膜支架腔内修复。

血管内异物多见于介入操作过程中的失误，也有器械设计上的问题。多见于以下几种情况：导管、导丝打折或折断于血管内；血管内植入物、导丝脱落在血管中等。预防血管内异物应注意以下几点：介入性耗材应避免重复使用、避免粗暴操作、植入物放置前对血管内径精确的测量以及规范介入操作流程等。一旦出现血管内异物，应及时通过抓捕器或者手术切开取出异物，切忌存侥幸心理进行隐瞒将异物留在体内，进而导致栓塞、继发血栓形成和穿破血管或心脏壁，继而引发严重的脏器功能受损，甚至危及生命。

总之，医源性血管损伤的原因虽然很多，但主要还是因为操作和解剖不规范、不细致所致，加强责任心和术前的精心准备和手术设计、选择器械从而使其发生率降到最低。医源性血管损伤一旦发生，要尽早发现，尽快诊断，及时正确地处理，以减轻病人的病痛，改善预后。

（蒋岚杉）

第三章 静脉疾病

第一节 单纯性下肢静脉曲张

一、概 述

周围静脉疾病多发生于下肢，按照血流动力学变化，一般分为血液倒流性病变和回流障碍性病变两大类。血液倒流性病变主要包括单纯性下肢浅静脉曲张、原发性下肢深静脉瓣膜功能不全；回流障碍性病变主要指下肢深静脉血栓形成。由于单纯性下肢浅静脉曲张、原发性下肢深静脉瓣膜功能不全、下肢深静脉血栓形成临床上均可表现为下肢浅静脉曲张，为便于鉴别，将前者引起的静脉曲张称为原发性下肢浅静脉曲张，后两者引起的静脉曲张称为继发性下肢浅静脉曲张。

二、应用解剖

详见第三篇 血管外科疾病，第一章 周围血管解剖学。

三、病因与病理生理

单纯性下肢静脉曲张的发病原因，为静脉瓣膜功能不全、静脉壁薄弱和静脉内压力持久增高。静脉曲张可发生于人体任何静脉系统，但下肢最常见。

1. 静脉壁薄弱、静脉瓣缺陷常与遗传因素有关 国内文献报道，解剖成人尸体下肢100条，发现髂总静脉内无静脉瓣存在，髂-股静脉有瓣率为51%，瓣膜数0～2对，隐-股静脉相连接处均可见隐-股静脉瓣。病理组织学可见静脉曲张的静脉壁中层肌纤维、胶原纤维及弹性纤维缺乏，导致静脉壁强度减弱，管腔扩大，加上静脉瓣的缺陷，不能有效防止血液反流，大量血液从深静脉或近端静脉反流，造成静脉曲张。小腿部的大隐静脉管径较小，管壁较薄，而承受压力却比大腿部的大隐静脉高。大腿部的大隐静脉主干，静脉壁中层肌纤维较小腿部的大隐静脉发达，静脉壁周围又有大量纤维结缔组织支持，故大腿段较少发生静脉曲张。

2. 血柱重力以及任何增加血柱重力的行为，都将增加浅静脉内压 人静息站立时，血柱的重力作用于浅、深静脉，腹腔内压力升高时，血柱的重力作用也会增加。当深静脉血液逆向压力越过腹股沟韧带平面后，压力将作用于隐-股静脉瓣、股浅静脉瓣和股深静脉瓣。由于隐-股静脉瓣位置最高，首当其冲，且因位置表浅，不受肌肉保护，因而抗逆向压力较差，极限压力为24.0～34.7kPa(18～260mmHg)。整个大隐静脉中有瓣膜4～16对，抗逆向压力的能力为13.3～26.7kPa(100～200mmHg)，股浅静脉是股总静脉的直接延续，受肌肉的包围和保护，第一对瓣膜最坚韧，抗逆向极限压力为46.6～55.9kPa(350～420mmHg)，股深静脉为横向开口与股浅静脉会合，受压力的影响较小，瓣膜病变的发病率也较低。

单纯性浅静脉曲张和原发性深静脉瓣功能不全都是由于深静脉内逆向压力所致，由于解剖学的原因，隐-股静脉瓣最先受到损伤，形成大隐静脉曲张。如果血柱重力作用不解除，终将会累及股浅静脉瓣，引起原发性深静脉瓣功能不全。当腹内压力升高时如用力、咳嗽、长期站立工作、重体力劳动、妊娠、习惯性便秘等，逆向血柱的重力作用，就会直接冲击隐-股静脉瓣，使它遭受损伤而关闭不全，以后病变向大隐静脉远侧发展，逐渐破坏它的属支（包括深、浅静脉之间的交通静脉）静脉瓣，甚至累及小隐静脉。在原发性大隐静脉曲张的形成过程中，静脉瓣、静脉壁的强度和静脉压力的高低相互作用。静脉瓣和静脉壁离心越远，强度也越差，静脉压力离心越远则越高。因此，原发性大隐静脉曲张后期进展要比开始阶段迅速，而蜿蜒、扩张、迂曲的浅静脉在小腿部远比大腿部明显。原发性大隐静脉曲张中，小隐静脉一般不受影响，只有当大隐静脉曲张进展到相当程度后，才可能通过其与小隐静脉连通的交通静脉影响小隐静脉。在更多情况下，原发性小隐静脉曲张，是股-腘静脉中静脉瓣功能不全的结果。

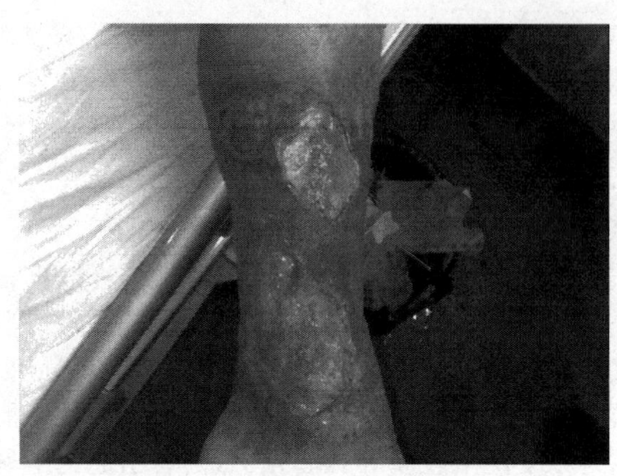

图 3-3-1　静脉曲张所致足靴区溃疡

Barnandl 等发现，下肢静脉曲张的色素沉着区有大量毛细血管增生，内皮细胞间隙增宽，导致纤维蛋白渗出，堆积在毛细血管周围，阻碍毛细血管的氧交换，导致皮肤及皮下组织出现营养性改变，甚至发生溃疡。

3. 下肢静脉血回流至心脏的机制　下肢静脉血回流至心脏的三个机制为：心肌收缩力、呼吸时胸腔负压、行走时腓肠肌泵的作用。腓肠肌泵是指一层筋膜包绕深静脉和下肢肌肉形成的一个密闭腔室，当肌肉收缩时，深静脉容积被挤压，压力瞬间上升，推动血液回流，因而腓肠肌和静脉瓣的协同作用对下肢静脉回流起着泵的作用。比目鱼肌和腓肠肌的静脉窦构成了肌肉泵的大泵腔，小腿肌肉收缩时产生的压力超过200mmHg，即使站立时，也迫使血液流向心脏。这种作用有赖于交通静脉瓣的完整性，当交通静脉瓣功能不全时，站立位即有逆流的血液充盈浅静脉，即使在小腿肌肉收缩时，小腿静脉压仍然较高。Jankala 等认为腓肠肌的肌肉病变，将会使泵的功能不全，导致静脉回流障碍。

四、病理变化

静脉曲张的病理变化主要表现为静脉壁内膜增生，中层增厚。早期中层平滑肌细胞增殖，胶原弹力纤维聚集增多，后期肌纤维和弹力纤维萎缩、消失，均为结缔组织所代替。部分静脉壁因扩张而变薄，有的部位又因结缔组织增生而变厚，形成不均匀的结节状，同时瓣膜呈不同程度的内膜增生、萎缩、硬化、功能丧失。

静脉曲张发生后，下肢血液回流变慢和倒流，造成下肢淤血，血液含氧量降低，毛细血管壁通透性增加，液体、蛋白质、红细胞和代谢产物渗出，引起纤维增生和色素沉着，局部组织因缺氧而发生营养不良或溃疡。

五、临床表现

原发性大隐静脉曲张开始时可无症状，以后随着静脉曲张，因静脉外膜感受器受到刺激而有酸胀不适、沉重、轻度疼痛，后期则以静脉曲张和由此而引起的并发症为主。

静脉曲张的位置和程度与局部静脉壁内压力高低和管壁厚薄有关。大隐静脉受累时，静脉曲张分布于下肢的内侧面和前面。小腿段静脉曲张的范围与程度都比大腿段严重，因为小腿部大隐静脉的管径较小，静脉分支比主干静脉多，管壁较薄而且承受压力比大腿高。所以，蜿蜒、扩张、迂曲的静脉大多出现在小腿前内侧，有时延伸到后面。在小腿可见浅静脉隆起、扩张、迂曲，甚至蜷曲成团，站立时更明显。如果大腿呈现明显的静脉曲张，往往提示大隐静脉主干及其主要分支静脉壁功能不全。小隐静脉受累时，静脉曲张往往分布于小腿后面、下部、延伸至踝的外侧和足背，而小腿上段一般没有静脉曲张。

此外妊娠妇女在受孕6个月后，可因盆腔静脉功能不全而在大阴唇形成静脉曲张，当阴部静脉受累时，曲张静脉自臀皱襞蔓延到大腿和小腿后面，甚至累及整个下肢。踝部、足背可出现轻度水肿，休息一夜后即可消退。病程较长者足靴区皮肤出现营养不良性变化，包括皮肤萎缩、脱屑、瘙痒、色素沉着（浅褐色或褐色的色素沉着斑）、皮肤和皮下硬组织结节、甚至有湿疹形成。由于静脉高压和淤血使患肢组织缺氧，皮下组织纤维化，血液代谢产物渗出，使局部抵抗力下降，即使在轻微损伤和感染时，都可引起久经不愈的溃疡，溃疡常在内踝附近，因为该处处于低位，软组织少，又有2～3支功能不全的交通静脉，此处营养障碍最严重。溃疡底部常为暗红色不健康肉芽组织，表面可有稀薄带臭味之渗液，周围组织色素沉着，水肿或硬结，或伴湿疹样皮炎。如果溃疡多年不愈，边缘常隆起，呈火山口或菜花样，则提示有恶变可能。

曲张的浅静脉内血流缓慢，易发生血栓性静脉炎，表现为局部曲张静脉红、肿、灼热、疼痛，呈硬索状，有压痛。曲张静脉处皮肤皮下组织营养差，皮薄萎缩，若遇轻微外伤，可造成急性出血。

六、诊　　断

原发性大隐静脉曲张具有明显的形态特征，根据大隐静脉外观、不同水肿程度、纤维组织增生、色素沉着、皮肤萎缩、湿疹、溃疡形成等，即可诊断。重要的是进一步了解大隐静脉瓣的功能，下肢深静脉回流以及深、浅静脉之间交通静脉瓣的功能，必要时还需了解深静脉瓣的功能。大隐静脉瓣功能试验（Brodie-Trendelenburg 试验）、交通静脉瓣功能试验（Pratt 试验）和深静脉通畅试验（Perthes 试验）作为下肢静脉疾病的检查方法至今已有近百年。大隐静脉瓣功能试验和交通静脉瓣功能试验能判定隐-股静脉瓣和大隐静脉瓣功能是否完整，以及交通静脉有无功能不全，但不能说明大隐静脉曲张是原发性还是继发性。因此，无法判明病因。深静脉通畅试验虽可判断深静脉是否通畅，但即使证明深静脉回流受阻，也不能确定病变部位、范围和程度。即使证明深静脉回流通畅，也不能排除深静脉倒流性功能不全的可能，更不用说有时会出现假阴性和假阳性。因此，这三种传统的检查方法只能作为门诊筛选检查，而不能用于诊断和指导治疗的依据。

1. Brodie-Trendelenburg 试验（图3-3-2）　用于测定大隐静脉最上端隐-股静脉瓣的功能，但也可以初步了解大隐静脉和深静脉之间交通静脉瓣的情况。方法是患肢卧位，患肢抬高使静脉空虚，在大腿根部卵圆窝处扎止血带，然后让患者站立，如果为原发性隐-股静脉交界处的静脉瓣功能不全，则在1～2min内大隐静脉将仍然保持空虚，放开止血带，可见大隐静脉自上而下迅速充盈。

如果在未放开止血带之前就见大隐静脉在30s内迅速充盈，则表示大隐静脉与深静脉

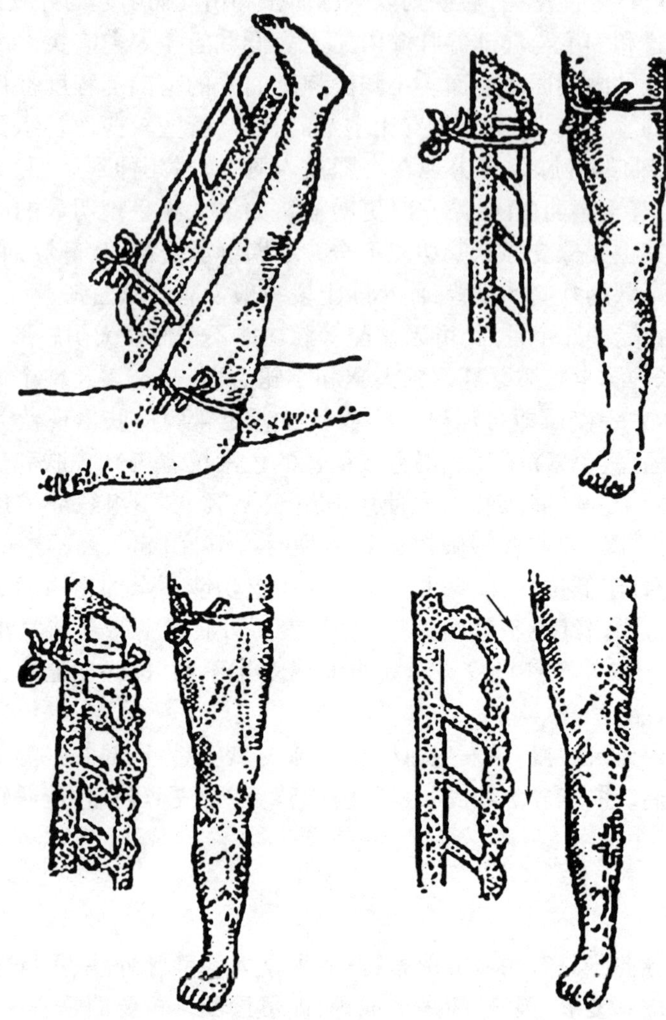

图 3-3-2 Brodie-Trendelenburg 试验示意图

之间的交通静脉功能不全,需要 Pratt 试验进一步明确。小隐静脉-腘静脉交界处静脉瓣功能不全,则可在腘窝下方扎止血带,以相同方法来试验。

2. Pratt 试验(图 3-3-3) 主要用来检测交通静脉瓣功能。患肢仰卧,患肢抬高,在大腿根部扎止血带,然后从足趾向上至腘窝缚缠第一条弹力绷带,再自大腿根部扎止血带处向下扎第二条弹力绷带。此时让患者站立,一边向下解开第一条弹力绷带,一边向下继续缚缠第二条弹力绷带,如果两条绷带的间隙内出现任何静脉曲张,即意味着该处交通瓣功能不全。

3. Perthes 试验(图 3-3-4) 用来测定深静脉回流通畅的情况。患者站立,在大腿上 1/3 扎止血带以阻断大隐静脉主干的血液回流,然后嘱患者用力踢腿(交替伸屈膝关节 10 余次)或在室内来回行走,由于下肢运动肌肉收缩,浅静脉血液应回流至深静脉,致使曲张静脉空虚,如果深静脉不通畅,则静脉曲张程度不减轻,甚至反而加重。

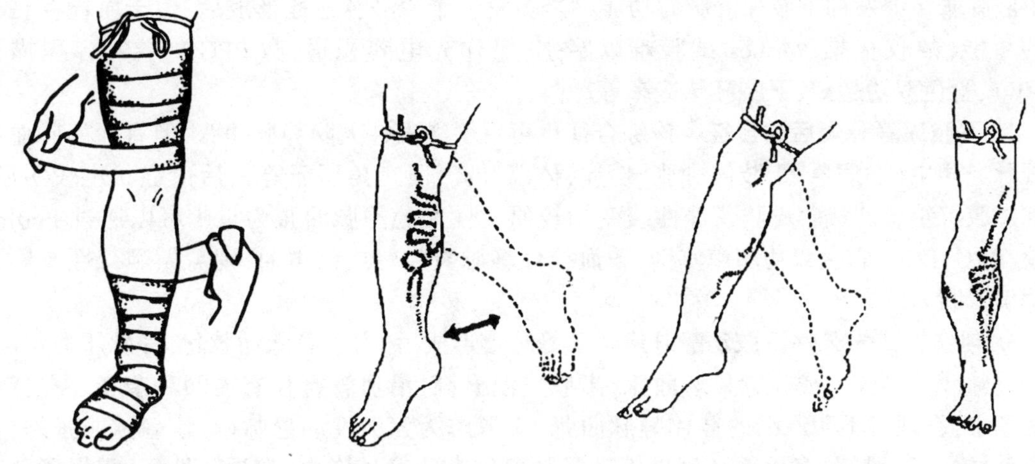

图 3-3-3 Pratt 试验示意图

图 3-3-4 Perthes 试验示意图

七、辅助检查

1. 静脉造影 主要有四种静脉造影术,分别为顺行静脉造影、逆行静脉造影、腘静脉穿刺造影、浅静脉造影。顺行造影和浅静脉造影为上行性造影,头高足低 30°体位下操作,前者由踝上扎止血带,限制造影剂进入浅静脉,主要检查下肢深静脉的通畅性;后者不扎止血带,主要检查浅静脉、交通静脉的分布和数量,后者作为前者的补充。逆行造影和腘静脉穿刺造影用于检测下肢深静脉的形态和功能,前者从上向下,以检测股浅静脉近端第一对静脉瓣为主,后者自下而上,可了解股、腘静脉中每一对静脉瓣的形态和功能,两者均在头高足低 60°体位下操作,且需应用标准 Valsalva 试验。

2. 彩色双功超声 彩色双功超声诊断下肢静脉系统疾病,既可观察到血管形态、结构、病变血管范围,又能实时和动态检测血流动力学情况,弥补了静脉造影的不足之处。检查无创伤、安全,可重复进行,无禁忌证,已逐渐成为下肢静脉系统疾病的首选检查方法,并可用于随访,观察治疗效果,具有指导临床诊治、判断疗效的价值。

单纯型下肢静脉曲张,彩色双功超声可见浅静脉不同程度的扩张迂曲,有的呈串珠样,隐股静脉瓣反流,深浅静脉之间交通支是否存在反流,深静脉瓣功能以及血流情况。

高分辨率彩色双功超声对微小、局部病变的动态观察如瓣膜的活动、功能状态、血栓形成等,更优于静脉造影,并能结合多普勒成像及频谱特征对病变肢体的病程、治疗前后的情况反复观察,进行半定量分析,为客观了解下肢血管的功能和血流动力学状态提供了一个较为理想的方法。不足之处为下肢远端小静脉、小交通静脉及静脉瓣情况显示不佳,这给正确判断病变的类型及解剖位置带来了困难,与下肢静脉造影联合检查,可以相互补充印证。

八、鉴别诊断

目前已知下肢大隐静脉曲张作为一种临床现象,可以单独存在(原发性),也可以继发于深静脉病变(继发性),或与其他原因合并存在。因此,在做出原发性大隐静脉曲张的诊断之前,必须排除下列疾病。

1. 下肢深静脉瓣膜功能不全 本症可合并下肢大隐静脉曲张,原发性大隐静脉曲张常无下肢肿胀。继发性下肢深静脉瓣功能不全多发生于深静脉血栓形成后，由于血栓存在再通的可能，故仅根据 Perthes 试验难以鉴别，需作光电容积描记（PPG）、空气容积描记（PCR）、彩色双功超声、下肢静脉造影等。

2. 下肢深静脉炎后综合征 该综合征也可发生继发性大隐静脉曲张，但有深静脉血栓性静脉炎病史（发病急骤，肢体肿胀、疼痛，体温升高，股三角压痛等），后遗症状也较明显，例如患肢沉重感、胀痛、皮肤营养性改变均较原发性大隐静脉曲张为重。可以通过 Perthes 试验、PPG、PCR、彩色双功超声鉴别，若血栓性静脉炎较轻或已再通，则需做顺行性造影方可明确诊断。

3. 创伤性或先天性下肢动静脉瘘 动静脉瘘形成后，由于静脉动脉化，静脉压力增高，使动静脉瘘远侧肢体浅静脉显著曲张，患肢皮温升高，沿血管行径有震颤和杂音。在青年或儿童中，发现有不明原因的肢体静脉曲张，应考虑为先天性动静脉瘘，除静脉曲张外，常伴有肢体增长、增粗、多毛等。创伤性动静脉瘘则有明确外伤史，常为锐性伤，需做彩色双功超声和动脉造影鉴别。

4. Klipple-Trenaunay 综合征 本病为肢体增粗、增长，浅静脉曲张，皮下血管瘤三联综合征。下肢静脉曲张常呈弥漫性，但后外侧最明显，伴患肢增长，骨皮质增厚，患肢外侧、同侧躯干皮肤大片血管瘤样红斑，需作彩色双功超声和动脉造影鉴别。

5. 其他病变 下腔静脉阻塞、盆腔肿瘤、布加综合征也可引起继发性大隐静脉曲张，应予注意。

九、治　疗

原发性大隐静脉曲张的治疗包括：休息，抬高患肢，使用弹力绷带或穿弹力袜；硬化剂注射；手术是治疗本病的主要方法。

（一）弹力绷带或弹力袜压迫疗法

此法主要适用于：①范围小、程度轻的浅静脉曲张，症状不明显者；②妊娠期妇女；③重要生命器官有器质性疾病，手术耐受力差者。

弹力袜明显优于弹力绷带，目前是根据腿部静脉的生理特征生产的循序减压袜，这种循序减压袜从穿着者的踝部开始，对腿部产生自下而上，循序递减的支撑弹力，促进浅静脉内的血液流向深部静脉，并使之顺利向心脏回流，从而减轻下肢浅静脉所承受的压力，恢复和促进正常的血液循环。

（二）硬化剂注射加压治疗（图 3-3-5）

本疗法旨在通过硬化剂刺激血管内膜，使静脉壁发生化学性炎症反应，导致血管纤维性阻塞。常用的硬化剂有 5% 鱼肝油酸钠、酚甘油溶液（2% 酚溶于 25%～30% 甘油中）、3% 14-烃基硫酸钠溶液和 5% 油酸乙醇胺溶液。硬化剂注射需遵循以下三个原则：①小剂量（0.5ml）注射于一短段静脉内，使硬化剂与静脉管壁接触时间不少于 1 分钟，一次注射不超过四处；②受注射的静脉应持续压迫不少于 6 周，注射的整个小腿都应使用弹力绷带或弹力袜加压；③注射完毕后应

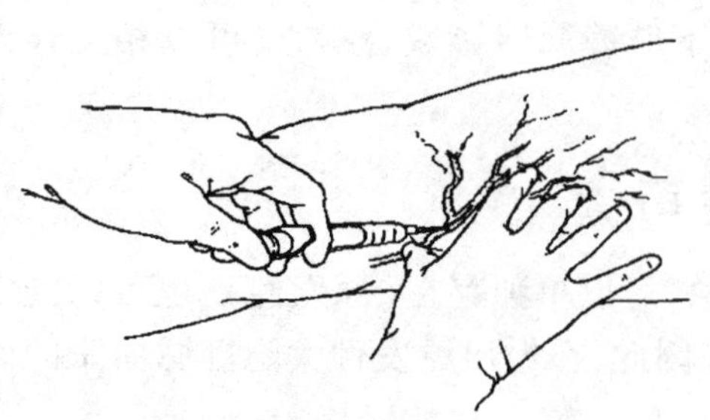

图 3-3-5　硬化剂注射加压治疗

进行主动活动,不必卧床休息。

注射前应先将要注射的曲张静脉标记,患者应取斜卧位,用手压迫被注射静脉的上端使之充盈,选用细针穿刺证实进入血管后随即抬高患肢,手指排空注射段静脉内的血液,并用手指紧压注射部位的近、远端,使注射段静脉保持空虚,以便硬化剂不被稀释,确保硬化剂和静脉壁的良好接触。此时用手指固定针头,换上含有硬化剂的针筒,注射硬化剂0.5ml,维持手指压迫注射段静脉两端1min后,局部用纱布绷带压迫,随即自踝处之近侧应用弹力绷带或弹力袜压迫,并开始活动下肢。注射后压迫时间大腿部注射者为一周,小腿部注射者不少于六周。

硬化剂注射范围有限,且需反复多次注射,目前不作为下肢静脉曲张的首选治疗,主要用于:手术后残留的静脉曲张;手术后局部复发者,轻度原发性大隐静脉局限性曲张,不伴有交通静脉瓣膜功能不全者;病变局限于膝关节以下者。

注射疗法的并发症有:①注射剂外漏至皮下导致持续性疼痛,并可发生难以愈合的溃疡,尤其以注射3%的14-烃基硫酸钠溶液明显;②局部疼痛,常在24~48小时内消失,持续性疼痛表示有血栓形成;③过敏反应;④深静脉血栓形成或偶有肺动脉栓塞。如果严格掌握适应证,并且正规操作,这些并发症可以避免。

(三)手术疗法

确定为原发性大隐静脉曲张的患者,凡有症状者,只要没有禁忌证,都应施行手术治疗。

1. 传统大隐静脉高位结扎剥脱术 手术要点是距隐-股静脉瓣2~3cm处高位结扎大隐静脉及其属支,剥脱主干,切除蜿蜒、扩张的属支。对伴有交通静脉瓣功能不全者,以及过去做过手术而又复发者,需加做筋膜下交通静脉结扎术。根据固定交通静脉的解剖位置,手术时扪及深筋膜上的缺陷,再结合交通静脉瓣功能试验、仪器的检测和静脉造影,即能找出交通静脉的部位。过去使用小腿内侧长切口暴露交通静脉的方法,因对手术区皮肤血供可造成损害,不宜采用,可在各个交通静脉部位做多个小切口为好。近年来,采用深筋膜下腔镜交通静脉结扎术,具有创伤小、安全、简便的优点,但与传统手术交通静脉结扎对溃疡的疗效相比,是否具有优点,有待更多的前瞻性和随机性研究。

传统大隐静脉高位结扎剥脱术的方法是先在大隐静脉汇入股静脉处结扎大隐静脉各属支及主干。由于高位阻断了大隐静脉血流,而远端肢体浅静脉血仍向大隐静脉汇集回流,因而当剥脱器向远端插入时,失血量较多。此外,大隐静脉腔内有9~15对静脉瓣,向远心端插入剥脱器时,往往因静脉瓣受阻而不能到达较远距离,皮肤需做较多切口,分段剥脱曲张静脉。

目前,主张用改良的大隐静脉高位结扎剥脱术,由内踝开始,首先于内踝部结扎大隐静脉起始段,阻断足背静脉网回流。由于没有高位结扎汇入股静脉处的大隐静脉,故不影响患肢浅静脉血回流。然后自踝部大隐静脉向近心端顺行插入剥脱器,因不受静脉瓣的阻碍,往往能一次插入较长距离,减少皮肤切口。至距股静脉0.5cm处钳夹切断大隐静脉主干,并分别结扎5条静脉属支。改良法的主要优点是出血少,皮肤切口少,手术时间缩短。此外,传统方法偶有将股静脉误为大隐静脉而结扎,采用改良法可避免误扎,损伤股静脉。

完整的大隐静脉高位结扎剥脱术应包括:①大隐静脉高位结扎并切断结扎所有属支;②将大隐静脉主干及分支剥脱,如果伴有小隐静脉曲张者,应同时将小隐静脉主干、属支剥脱;③局部结扎、切断功能不全的交通静脉;将不能用剥脱器去除的大团块状曲张静脉作局部解剖切除。

原发性大隐静脉曲张只要诊断明确，掌握适应证，规范操作，可望取得良好的效果。传统手术的并发症主要有：

(1) 切口出血及血肿形成：做到术中仔细止血，静脉抽剥后妥善加压包扎，则可避免。

(2) 股静脉损伤：在大隐静脉高位结扎、切断时，可误将股静脉前壁损伤，甚至将股静脉误为大隐静脉而结扎、切断，造成肢体肿胀等严重后果。

(3) 隐神经损伤：隐神经自股神经分出后，于内收肌管内走形于股动脉的前面，出内收肌管后则与大隐静脉伴随下行。因此，做大隐静脉剥脱时可能损伤隐神经，造成髌下方、小腿和足内侧感觉障碍。

(4) 其他少见并发症：如股动脉损伤、剥脱器橄榄头脱落在皮下等。

(5) 静脉曲张复发：主要原因是：①高位结扎时，残端保留过长，未将全部属支结扎切断，术后侧支循环建立而复发；②静脉瓣功能不全的主干及属支未能全部切除；③静脉瓣功能不全的交通静脉未能完全结扎、切断；④忽视了同时存在的小隐静脉曲张。以上原因引起的静脉曲张复发，可再行手术切除或注射硬化剂治疗；⑤近年来，一部分大隐静脉、隐-股静脉瓣膜功能不全者，同时存在深静脉瓣膜功能不全，虽然剥脱了大隐静脉，但是因深静脉血液逆流，导致静脉高压，引起交通静脉瓣功能不全，使静脉曲张复发，对这类患者(原发性深静脉瓣膜功能不全)应做逆行性静脉造影，证实后需做深静脉瓣膜修复或重建手术。

2. 血管内曲张静脉激光治疗 血管内曲张静脉激光治疗(endovenous laser treatment, EVLT)是利用激光的热能效应与特殊组织的激光效应，精确破坏曲张静脉内膜，使静脉纤维化，最终静脉闭合，从而达到微创治疗的目的。英国的 DIOMDE 在世界上首先应用这项微创技术治疗下肢浅静脉曲张。

手术方法：选用局部麻醉或硬膜外麻醉，在患肢内踝上方 2cm 处，用 19G 穿刺针，0.035inch 导丝穿刺大隐静脉，沿导丝导入 5F 导管，将光纤导入隐股静脉会合处下方 1～2cm 处，启动激光(12W，1s 脉冲、1s 间隔)，以 2～3mm/S 缓慢抽出光纤，10 分钟完成治疗。在退出光纤过程中，助手用手沿大隐静脉行径压迫，促使静脉闭合。术毕用弹力绷带加压包扎，大隐静脉属支可不结扎。

该手术最大的优点是微创，术后疼痛轻微，患者在治疗后可保持正常活动。术后恢复快，无瘢痕。手术可在门诊手术室局部麻醉下进行。并发症少，复发率低。由于瘢痕少，患者可自信地展露双腿。部分患者大隐静脉闭塞后呈条索状，可有牵涉性疼痛。

3. 血管内曲张静脉射频治疗 血管内曲张静脉射频治疗(VNUS closure)方法与激光治疗类似。一根特殊导管从患肢内踝部伸入大隐静脉，直达隐-股静脉交界处下方 1～2cm，双向电极随之置入并与血管壁接触。射频能量经传导、加热至血管壁，使静脉收缩或因静脉壁胶原收缩而使静脉闭塞。电极的选择性绝缘使射频能量最优先传导至静脉壁，同时血管内的血液受热极少。手术开始前与手术过程中患者下肢必须被弹力绷带紧紧缠绕，将大隐静脉内的血液尽量驱尽，但弹力绷带只能到大腿中上部，大腿上部需由助手双手压迫，使大隐静脉驱血。大隐静脉属支可不结扎。

该手术最大的优点是手术时间短，创伤小，患者疼痛轻、恢复快。缺点是被治疗曲张静脉最大直径只能达到 12mm，该手术探头价格是激光治疗所用光纤的 4 倍，而且只能一次性使用。术前患者需服用抗凝剂。

4. 微创静脉曲张旋切术 微创静脉曲张旋切术是采用 Trivex System(带有动力静脉切

除器和可进行充盈的灌注照明棒)对浅表曲张静脉在近视直视条件下做微创旋切术,然后通过吸引管吸出捣碎的曲张静脉。该方法术前需准确在小腿部皮肤上画出曲张静脉的轮廓。先作腹股沟小切口,高位结扎大隐静脉及其属支。

大腿段大隐静脉如果曲张不明显,可不做抽剥,如果曲张明显,则需抽剥。小腿部曲张静脉用旋切术。将 Trivex 灌注照明棒通过小腿微小切口置入皮下,并连接到加压充盈液上,使曲张静脉与周围组织分开。另做一微小切口,置入静脉旋切器,利用刨刀头刨除、吸走小腿部所有曲张静脉。手术完成后挤压小腿,排除注入的液体,然后用弹力绷带加压包扎 48~72 小时。该手术能彻底切除小腿段曲张的静脉,所需时间短,切口少而小,具有微创的优点,缩短了手术康复时间,增加了美容效果。

(郑江华 陈 开 时 德)

第二节 深静脉血栓形成

深静脉血栓形成(deep venous thrombosis,DVT)是指血液在深静脉腔内不正常凝结,阻塞静脉管腔,导致静脉回流障碍。全身主干静脉均可发病,尤其多见于下肢深静脉,治疗效果不够理想,常遗留下肢深静脉回流障碍后遗症,影响生活和工作能力,甚至致残。

一、病因和病理

19 世纪中期,Virchow 提出:静脉血流缓慢、静脉壁损伤和血液高凝状态是静脉血栓形成的三大因素,至今仍被沿用。造成血流缓慢的外因有:久病卧床,术中、术后以及肢体固定等制动状态及久坐不动等。上述状态造成静脉血流缓慢,在窦瓣内形成涡流,激活内源性凝血系统,并使血小板从在血流中的轴流变成边流,促使血栓形成。静脉壁损伤时,内膜下层及胶原裸露,启动内源性凝血系统。血液的高凝状态见于:妊娠、产后或术后、创伤、长期服用避孕药、肿瘤组织裂解产物等,使血小板增高,凝血因子含量增加而抗凝血因子活性降低,导致血管内异常凝结形成血栓。

典型的血栓组成:头部为白色血栓,颈部为混合血栓,尾部为红色血栓。静脉血栓形成引起静脉回流障碍,其程度取决于受累血管的大小和部位,以及血栓的范围和性质。阻塞远端静脉压升高,毛细血管淤血,内皮细胞缺氧,使毛细血管渗透性增加,阻塞远端肢体出现肿胀。深静脉压升高及静脉回流障碍,使交通支静脉扩张开放,阻塞远端血流经交通支而入浅静脉,出现浅静脉扩张。血栓可沿静脉血流方向向近心端蔓延,小腿血栓可继续伸延到下腔静脉,甚至对侧。当血栓完全阻塞静脉主干后,血栓还可逆行向远端伸延。血栓可脱落,随血流经右心,栓塞于肺动脉,而并发肺栓塞。另一方面血栓可以机化、再管化和再内膜化,使静脉管腔能恢复一定程度的通畅。因管腔受纤维组织收缩作用影响,以及瓣膜本身的破坏,可致静脉瓣膜功能不全。

二、临床表现和分型

深静脉血栓一旦形成,必将引起远端静脉回流障碍的症状。按照发病部位不同,临床表现如下。

1. 上肢深静脉血栓形成 发生于腋静脉时,主要临床表现为前臂和手部肿胀、疼痛。发生在腋静脉-锁骨下静脉汇合者,肿胀范围累及整个上肢,上肢下垂时,上述症状加重,肩关节附近以及患侧前胸壁的浅静脉扩张。

2. 上、下腔静脉血栓形成 上腔静脉血栓形成大多是因纵隔器官或肺的恶性肿瘤。除双上肢静脉回流障碍表现外，并有面部、颈部肿胀，颈部、前胸部、肩部等部位的浅静脉扩张。常伴有头痛、头胀以及原发疾病的症状。下腔静脉血栓多系下肢深静脉血栓蔓延所致。其临床表现为：双下肢肿胀，脐周、下腹及会阴部浅静脉迂曲扩张，血流方向向头端，当累积下腔静脉肝段时，则出现布-加综合征的临床表现。

下肢深静脉血栓形成在临床最为常见，根据血栓部位分为三型（图 3-3-6）。

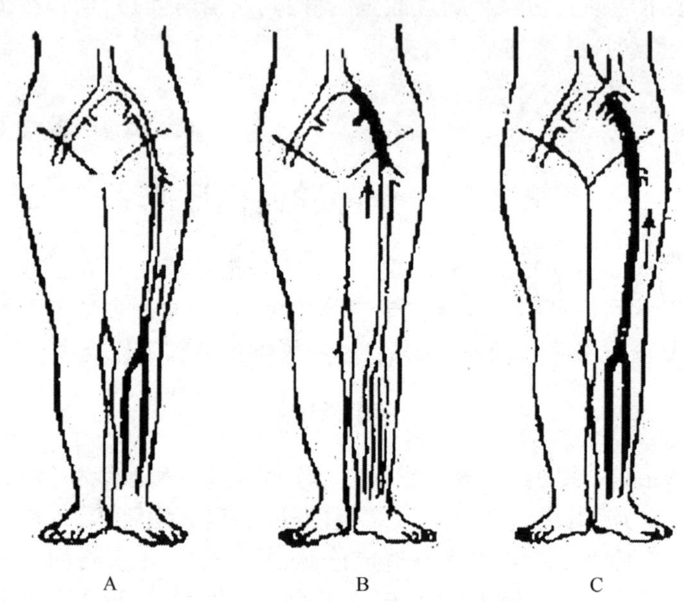

图 3-3-6 下肢深静脉血栓形成的类型

A. 周围型；B. 中央型；C. 混合型

（1）中央型：髂-股静脉血栓形成。左侧多见，可能与右髂总动脉跨越左髂总静脉，对左髂总静脉有一定压迫有关。起病急骤，患侧下肢肿胀明显，腹股沟部和下腹壁浅静脉扩张，髂窝及股三角区疼痛和压痛，在股三角区内可扪及股静脉充满血栓所形成的条索状物；伴发热，一般不超过 38.5℃。顺行扩展，可侵犯下腔静脉。如血栓脱落，可形成肺栓塞，出现咳嗽、胸痛、呼吸困难，严重时患者发绀、休克、甚至猝死。

（2）周围型：包括股静脉和小腿深静脉血栓形成。局限于股静脉的血栓形成，主要临床特征为大腿肿痛，由于髂-股静脉通畅，故下肢肿胀往往并不严重。局限在小腿部的深静脉血栓形成，为手术后深静脉血栓形成的好发部位。因病变范围较小，所激发的炎症反应程度较轻，临床症状并不明显，易被忽略。通常感觉小腿部疼痛或胀感，腓肠肌有压痛，足踝部轻度肿胀。若在膝关节伸直位，作踝关节过度背曲试验可导致小腿剧痛（Homans 征阳性）。

（3）混合型：即全下肢深静脉血栓形成。主要临床表现：全下肢肿胀、剧痛，股三角区、腘窝、小腿肌层都可有压痛，常伴有体温升高和脉率加速（股白肿）。如病变继续进展，肢体极度肿胀，对下肢动脉造成压迫以及动脉痉挛，导致下肢动脉血供障碍，足背、胫后动脉搏动消失，进而小腿和足背往往出现水疱，皮温明显降低且皮肤呈青紫色（股青肿）。全身反应明显，体温常达 39℃以上，可出现休克及肢体静脉性坏疽。

三、诊断和检查

一侧肢体突然发生的肿胀伴疼痛及浅静脉扩张，都应考虑诊断下肢深静脉血栓形成。小腿肌肉静脉丛血栓形成，症状隐匿，且不典型，常难以确诊。髂-股静脉血栓形成、混合型及股青肿，有较为典型的临床表现，一般诊断多无困难。为了确定诊断，明确病变范围，可选用下列辅助检查：

1. 放射性同位素检查　目前有同位素静脉造影和放射性纤维蛋白原试验两种方法。前者处于实验研究阶段，尚未在临床应用；后者是应用^{125}I 标记人体纤维蛋白原，能被正在形成的血栓所摄取，每克血栓中含量要比等量血液高 5 倍以上，因而形成放射性浓稀现象，在下肢肢体进行扫描，即能判断有无血栓形成。该法操作简便，无创伤，正确率高，可以发现较小静脉隐匿型血栓。

2. 超声波检查　利用多普勒效应，将探头置于较大静脉的体表，可闻及或描记静脉血流音，如该部无血流音，说明静脉栓塞。应用新型显像仪，还可直接观察静脉直径及腔内情况，可了解栓塞大小及其所在部位。

3. 电阻抗体积描记检查　采用各种容积描记仪，测定气囊带阻断股静脉回流后小腿容积增加程度，以及去除阻断后小腿容积减少速率，从而可判断下肢静脉通畅度，以确定有无静脉血栓形成。

4. 静脉测压　站立位足背静脉正常压力一般为 130cmH_2O，踝关节伸屈活动时，一般下降为 60cmH_2O，停止活动后，压力回升，回升时间超过 20s。主干静脉有血栓形成时，站立位无论静息或活动时压力，均明显升高。回升时间增快，一般为 10s 左右。

5. 静脉造影　为最准确的检查方法，能使静脉直接显像，可有效地判断有无血栓，能确定血栓的大小、位置、形态及侧支循环情况。后期行逆行造影，还可了解静脉瓣膜功能情况。

四、治　　疗

（一）非手术疗法

适用于周围型血栓及超过 3 日以上的中央型和混合型血栓。

1. 卧床休息和抬高患肢　卧床休息 1～2 周，避免活动和用力排便，以免引起血栓脱落。抬高患肢 10°～20°，使下肢高于心脏平面，可改善静脉回流，减轻水肿和疼痛。开始下床活动时，应穿弹力袜或用弹力绷带。

2. 溶栓疗法　常用药物有尿激酶、链激酶和纤维蛋白溶酶。链激酶是从溶血性链球菌的培养液中提制。成人首次剂量为 50 万 U，溶于 5% 葡萄糖溶液中，在 30min 内静脉滴入，以后按 10 万 U/h 的维持剂量，连续静脉滴注，直到临床症状消失，并再继续维持 3～4 小时，疗程一般 3～5 天。用药期间，应监测凝血酶时间和纤维蛋白原含量。凝血酶时间正常为 15s 左右，使控制在正常值的 2～3 倍。纤维蛋白原正常 2～4g/L，不宜低于 0.5～1g/L。

尿激酶是从人尿中提取，副作用小，优于链激酶。国外用药剂量较大，首次剂量 3000～4000U/kg，在 10～30min 内静脉滴入，维持量 2500～4000U/(kg·h)，疗程一般 12～72 小时。国内多用小剂量，一般 3 万～5 万 U/次，每日 2～3 次。上海中山医院用法：8 万 U/次，溶于 5% 葡萄糖溶液，静脉滴注，每日 2 次。以后根据监测纤维蛋白原及优球蛋白溶解时间，若纤维蛋白原低于 2g/L，或优球蛋白溶解时间小于 70min，均需暂停用药 1 次，可延续应用7～10天。纤维蛋白溶酶首次注射剂量为5万～15万U，静脉滴注，以后每隔8～12小时注射5万U，共7天。

3. 抗凝疗法 常作为溶栓疗法与手术取栓术的后续治疗，常用的抗凝药物有肝素和香豆素类衍生物。肝素为非常有效的抗凝药物，一般成人剂量1～1.5mg/kg，每4～6小时静脉或肌内注射1次，并监测试管法凝血时间，以控制在20～25分钟为宜，若小于15分钟或大于30分钟，应增大或减少剂量。

香豆素类衍生物，常用的有华法林，一般用药后24～48小时开始发生效用，故常与肝素联合应用。一般在联合用药2天后，停止应用肝素，而用本药维持量。目前临床常用华法林，一般第一日10～15mg，第2日5mg，以后应用维持量，每日2.5mg左右，开始每周监测INR，根据INR(2.0～2.5)调整华法林剂量。

4. 祛聚疗法 临床常用的有低分子右旋糖酐、阿司匹林和双嘧达莫等。

5. 中药 可用消栓通脉汤(丹参、川芎、当归、三棱、牛夕、水蛭、土别虫、穿山甲)加味。

(二) 手术疗法

1. 静脉血栓取除术 适用于病期在3日以内的中央型和混合型血栓。可切开静脉壁直接取栓，现多用Fogarty带囊导管取栓，手术简便(图3-3-7)。

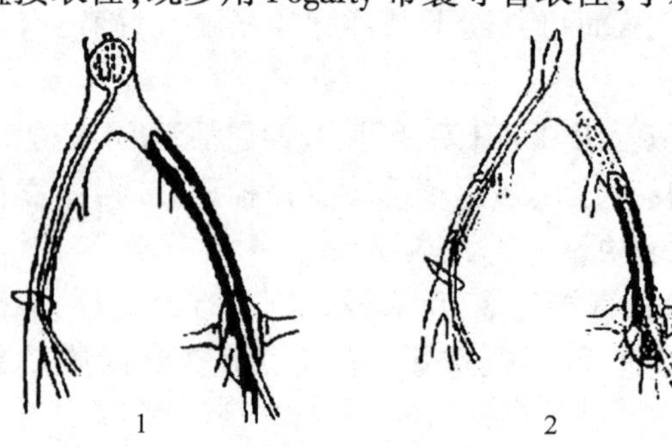

图3-3-7 髂股静脉Fogarty导管取栓术

(1) 通过右下肢大隐静脉分支，插入第一根Fogarty导管至下腔静脉，鼓张气囊，以防肺栓塞。

(2) 从左下肢股静脉切开，插入第二根导管达血栓近侧，鼓张左侧第二根导管的气囊后，连同气囊，缓缓地拉出。萎瘪第一根导管的气囊，恢复血液回流。

2. 下腔静脉滤器置入术

(1) 滤器置入术的适应证：滤器置入术的绝对指征为肺动脉栓塞和(或)下肢DVT患者抗凝治疗禁忌、经正规抗凝治疗失败者[复发肺动脉栓塞和(或)DVT]以及正规抗凝治疗出现严重并发症者。相对指征为：①有严重创伤者，多需要卧床制动、可伴有血管内皮损伤、多伴有血液高凝状态和多为抗凝治疗禁忌，可以预防性的放置临时滤器；②确诊有肺动脉栓塞者，并未证明这些患者复发肺动脉栓塞的概率高，但是由于肺功能差和肺动脉高压，再次出现肺动脉栓塞时，其致死率高达25%～60%；③下肢DVT伴有严重的心肺疾患导致肺动脉高压者；④下肢DVT伴有恶性肿瘤者，多有血液高凝状态或出血性并发症的危险。

(2) 滤器置入术的手术操作要点：局麻下经健侧大腿根部股静脉穿刺置管，DSA下行下腔静脉造影，了解下腔静脉是否通畅，有无血栓，测量下腔静脉宽度，定位双侧肾静脉开口位置。随后用专用推送器将滤器送至下腔静脉，滤器远端位于肾静脉开口下方，释放滤器，再次造影观察滤器位置及滤器展开是否完全(图3-3-8)。

3. 后遗症 最主要而常见的后遗症是下肢深静脉血栓形成后综合征。根据原来病变类型不同，下肢深静脉血栓形成后综合征也分为三类：

(1) 周围型(腹股沟韧带远段型)：血栓形成的滋长繁衍范围终止于腘静脉远侧，后期通率达95%，主要病变为瓣膜破坏和踝交通支功能不全，足靴区迅速出现营养不良性的变化。治疗宜少站立，抬高患肢，应用弹力袜力或弹力绷带支持压迫，并行交通支结扎术。

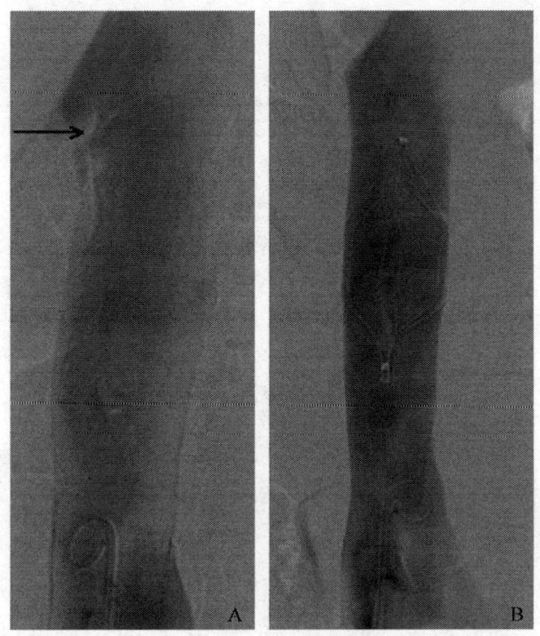

图 3-3-8　腔静脉造影

a. 示腔静脉通畅,显示右肾静脉(箭头);b. 示滤器释放后腔静脉造影

(2) 中央型(腹股沟韧带近段型):血栓形成局限于髂股静脉段,不向腹股沟韧带远段的静脉扩展,血栓很少再通,主要表现为远侧静脉回流障碍,主干静脉瓣膜和踝交通支功能未受破坏。治疗宜行大隐静脉移植转流术(图 3-3-9)。

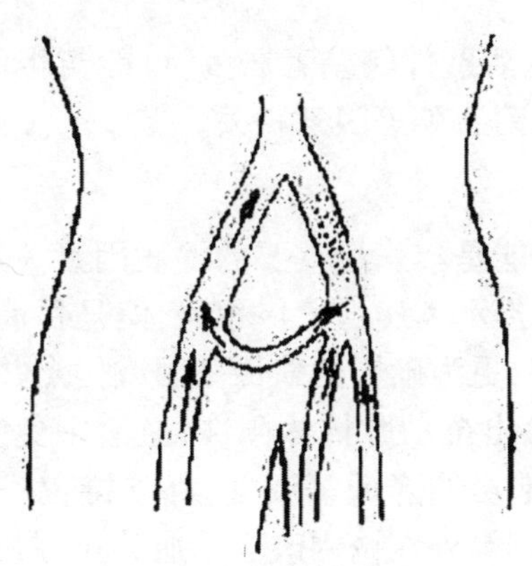

图 3-3-9　大隐静脉移植转流术

(3) 混合型(腹股沟韧带近段和远段型):最为常见,临床表现兼有上述两型特点,既有静脉回流障碍,又有深静脉和交通支瓣膜功能不全。以回流障碍为主者,治疗可行各种转流术;以逆流为主者,可行带瓣静脉段移植、股浅(远端)-股深静脉或大隐静脉(近端)移位转流及半腱肌-二头肌腘静脉瓣膜代替术。

(郑江华　陈　开)

第四章　动 脉 疾 病

第一节　血管闭塞性脉管炎

血管闭塞性脉管炎(thrombo angiitis obliterans,TAO),又名伯格病(Buerger's disease),是一种以无菌性炎症及节段性闭塞为特点的周围血管慢性病变,好发于青年男性,与吸烟有高度相关性,主要累及四肢中小动脉静脉。

一、病因与发病机制

目前血管闭塞性脉管炎病因及发病机制并不完全明确,但目前研究倾向于是由烟草等因素激发的自身免疫异常导致发病。

（一）外在诱因

1. 吸烟　吸烟是导致TAO发病最主要原因之一。是否严格戒烟与本病预后有明确相关性。尼古丁本身有引起血管收缩,血流减慢的作用,同时烟草可以引起儿茶酚胺、肾上腺素、去甲肾上腺素等激素浓度升高,增加血液黏度并促进血小板聚集。烟草引起的血管变态反应可能是发病最重要的因素。但毕竟仅有少数吸烟者发生此病,这说明吸烟是重要诱因,而非根本病因。

2. 寒冷、潮湿　寒冷、潮湿可以直接引起血管收缩和痉挛,并且使自主神经功能紊乱,长期刺激还可导致血管活性物质增多,内膜增生。流行病学调查也证实相当比例的患者发病前有受寒和受潮史。

3. 生活条件　该病患者生活条件较差者居多,可能与生活条件差引起的营养不良、卫生条件不佳、保暖条件不足、真菌感染等因素相关。

（二）内在病因

与遗传相关的免疫异常可能是本病最重要的发病因素。本病在人种、族群间发病率的差异,以及某些家族性发病,都提示本病与遗传相关,但是目前除了少数研究发现了白细胞相容抗原(HLA)位点的差异外,更为确切的遗传基因或位点并没有被发现。

在患者病变血管病理中检出抗动脉抗体阳性,血清中免疫球蛋白、循环免疫复合物水平升高,以及细胞免疫淋巴细胞功能降低等证据,都支持免疫异常在本病发病中扮演了重要角色。Gulati等学者认为吸烟等外在诱因改变了血管抗原性,导致自身抗动脉抗体产生,并由此形成免疫复合物沉积于血管,导致血管炎症反应和血栓形成。Suolen等学者也认为TAO是Ⅲ型胶原反应性疾病。

由于本病男性为主,激素,特别是性激素被认为可能影响了疾病发生。

二、病　　理

TAO多发生在下肢腘以远的动静脉,上肢血管相对少见,内脏血管及其他血管受累罕见,但也有个案报道。

TAO病理特点为中、小动脉及其伴行的静脉血管壁节段性、非化脓性炎症伴腔内血栓形成。病变节段常表现为血管壁全层受累,但内弹力层结构完整,而且病变节段间的血管却正常。血栓及其机化过程可导致管腔狭窄以至完全闭塞,但随之也可出现血栓再通。

三、临床表现

临床表现多为缺血所导致,并随缺血程度加重而加重,主要症状包括:

1. 疼痛　疼痛是本病最突出的症状。病变早期的疼痛多由于血管痉挛,血管壁和周围组织神经末梢受刺激而引起。随着病变进一步发展,肢体动脉狭窄逐渐加重,出现缺血性疼痛。

早期典型临床表现为间歇性跛行,即患者在行走一定距离后,患肢足部或小腿出现酸胀、疼痛,患者不得不停步休息,休息片刻后疼痛可缓解,但再次行走后疼痛又会出现。随着病情进展,肢体处于休息状态时疼痛仍不能缓解,即静息痛。此时疼痛剧烈、持续,夜间为甚。患者常屈膝抱足而坐,或将患肢下垂于床旁,以减轻患肢疼痛。当病情继续进展,导致患肢发生溃疡、坏疽、继发感染时,疼痛更为剧烈。

2. 发凉,皮温降低　患肢发凉、怕冷,对外界寒冷敏感是血栓闭塞性脉管炎常见的早期症状。随着病情的发展,发凉的程度加重,并可出现动脉闭塞远端的肢体皮肤温度降低。皮肤颜色可呈苍白色,肢体抬高后更为明显。

3. 感觉异常　缺血可引起神经功能障碍,导致患肢出现发痒、针刺、酸胀、麻木等感觉异常,部分患者可出现大小不等的感觉完全丧失区。

4. 营养障碍　患肢皮肤因为缺血而出现营养障碍,出现干燥、脱屑、皲裂、少汗或无汗、汗毛脱落、趾(指)变细、趾(指)甲增厚或薄脆变形,肢体肌肉松弛、萎缩。

5. 游走性血栓性浅静脉炎　约40%的患者在发病前或发病过程中,在小腿或足部反复出现游走性血栓性浅静脉炎。急性发作时,肢体浅表静脉呈红色条索、结节状,伴有压痛。2~3周后急性期消退往往留有色素沉着。血栓性浅静脉炎可反复发作,在相同部位或其他部位重复出现。游走性血栓性浅静脉炎可先于肢体动脉搏动减弱和肢体慢性缺血征象之前出现。

上述症状并非持续缓慢进展的单一进程,同其他自身免疫性疾病一样,TAO病程同样有活动期和缓解期,致使症状波动性加重。

四、临床分期

TAO按肢体缺血程度进行分期,多采用Fontaine四期分类,具体如下:Ⅰ期:轻微症状期,多数病人无症状或症状轻微,例如患肢怕冷,行走易疲劳等。此时让病人行走一段距离再检查,常能发现下肢动脉搏动减弱或消失。Ⅱ期:间歇性跛行期,跛行时间越长,行走距离越短,则病变程度越重,临床上以200m作为间歇性跛行的分界,将本期划分为Ⅱa期(跛行距离>200m)和Ⅱb期(跛行距离≤200m)。Ⅲ期:静息痛期,病变进一步加重,休息时也出现缺血性疼痛,是患肢趋于坏疽的前兆。疼痛部分多在患肢前半足或者趾端,夜间和平卧时容易发生。疼痛时,病人常整夜抱膝而坐,部分病人甚至因为长期屈膝而致关节僵硬。Ⅳ期:溃疡坏疽期,患肢缺血加重出现肢端溃疡,严重者发生肢体坏疽,合并感染加速坏疽。

五、诊　　断

目前并没有特异的血清免疫学指标来诊断此病,没有病理标本证实TAO特有的病理改变,目前TAO的临床诊断主要根据以下标准:①年龄20~45岁,绝大多数为青壮年男性,多有长期、大量吸烟史;②有不同程度的肢体慢性缺血临床表现,患肢腘动脉或肱动脉以下动脉搏动减弱或消失;侵犯上肢者,尺动脉,桡动脉搏动减弱或消失;③反复发作游走性血栓性浅静脉炎；④以肢体远端中小动静脉为主要受累血管，动脉造影显示阶段性闭塞，而病变节段间基本正常，侧支形态似树根样；⑤除外闭塞性动脉粥样硬化症、大动脉炎、肢端动脉痉挛、糖尿病性坏疽等疾病。

六、鉴别诊断

1. 动脉硬化闭塞症 鉴别详见表4-1 动脉硬化性闭塞症与血栓闭塞性脉管炎鉴别一览表。

2. 雷诺综合征 其特点包括：患者多为青壮年女性；发病部位上肢较下肢多见且对称；桡动脉、尺动脉或足背动脉搏动正常。

3. 其他血管炎 包括大动脉炎、结节性动脉炎、白塞病等其他血管炎，特别是以侵犯中小动脉血管的血管炎，均可出现类似血管闭塞性脉管炎的缺血症状，但病变常较 TAO 更为广泛。

七、治疗

（一）一般治疗

1. 戒烟 绝对戒烟是血栓闭塞性脉管炎的治疗关键。本病的预后很大程度上决定于患者是否坚持戒烟。其他治疗措施能否取得疗效也与是否坚持戒烟密切相关。

2. 患肢运动练习（Buerger 运动） 有助于促进患肢侧支循环建立，增加患肢血供。患者平卧位，将患肢抬高 45°维持 1 ~ 2min，然后坐起床边下垂患肢 2 ~ 5min，并作足部旋转、伸屈运动 10 次。最后将患肢放平休息 2min。每日重复练习。

3. 其他 避免寒冷、潮湿、外伤和注意患肢适当保暖有助于防止病变进一步加重和出现并发症。但不宜采用患肢局部热敷，以免增加组织氧耗量，造成患肢缺血坏疽。

（二）药物治疗

对于药物治疗，可使用的约物包括：①扩张血管类药物：如盐酸罂粟碱、西洛他唑、普鲁卡因、前列腺素 E_1 等；②抑制血小板及祛聚类药物：如阿司匹林等；③降低血液黏滞度、溶解微血栓类药物：如蝮蛇抗栓酶、巴曲酶、尿激酶、链激酶、己酮可可碱等；④活血化瘀类药物：包括复方丹参、脉络宁、川芎嗪等；⑤控制炎症类药物：包括双氯芬酸、糖皮质激素等。

治疗时通常选用两类药物联合应用，但是目前对于药物治疗 TAO 仍然存在很多争议，对其效果不同学者持不同观点。血管扩张药对于缓解疼痛效果较确切，但无法阻止病情进展。并且有学者认为血管扩张药不但不能扩张病变的血管，反而由于正常血管的“窃血”作用加重患肢缺血。同时对糖皮质激素在 TAO 的应用效果也存在较大争议。

（三）手术治疗

1. 交感神经节切除术 交感神经节切除术能缓解血管痉挛，促进侧支循环建立，改善患肢血供，增强皮肤抗寒能力，自 1925 年首次应用以来，逐渐成为治疗末梢动脉缺血性疾病的主要手术方法。施行此手术需注意以下原则：

（1）从手术指征上，此术适用于病情早期或侧支循环血管基本形成、病情趋于改善的患者。若缺血区没有形成可供扩张的血管，术后反而可能因闭塞近端血管扩张而加重远端肢体血供减少，甚至引起所谓反常性坏疽。因此在术前进行交感神经阻滞试验对于评估疗效有较大意义。如阻滞后患肢症状缓解，皮肤温度上升 1 ~ 2℃以上，提示患肢存在血管痉挛,切除交感神经节后常能取得良好疗效。反之,则说明患肢动脉闭塞,不宜选用交感神经节切除术。同时手术侧肢体血流增加有可能因窃血机制导致对侧肢体血供减少,导致对侧肢体出现病变。

(2) 手术切除范围一般为根据病变累及上肢或下肢动脉,切除同侧胸或腰第2、3、4交感神经节及其神经链。如果下肢血管高位闭塞,需切除第1腰交感神经节者,需保留对侧交感神经节,否则可能引起男性性功能障碍。也有学者认为可仅切除第3腰交感神经节。

2. 血管重建手术

(1) 动脉直接手术:所有动脉直接手术的前提是病变远端动脉有满意的流出道。动脉血栓内膜剥除术是将病变动脉的血栓内膜剥除,但实际上TAO是全动脉炎,层次不清,解剖困难,远期疗效不佳,现已较少采用。动脉旁路移植术仅适用于累及较大动脉时采用,有旁路移植的适应证的患者同样可以采取介入腔内治疗方式。整体而言,由于TAO主要累及中、小动脉,输出道条件往往较差,很少有条件采用动脉直接手术。

(2) 大网膜移植术:包括带蒂和游离血管蒂大网膜移植术两种。带蒂移植保留胃网膜左或右动、静脉,建立皮下隧道将网膜从腹壁或腹股沟皮下引出;游离移植则将胃网膜右动、静脉与股动脉、大隐静脉或腘动、静脉吻合。该术式目标是使大网膜组织与患肢建立良好的侧支循环,改善患肢血供,近期疗效满意,远期疗效尚不肯定。

(3) 静脉动脉化:该手术通过动静脉转流术,重建缺血肢体血液循环,但实际经静脉将动脉血灌入微循环的目的很难实现,目前应用并不多。

(4) 干细胞移植:目前干细胞移植治疗本病仍在探索阶段。已报道的案例中用于移植的干细胞包括骨髓间质干细胞、骨髓单核细胞、外周血单核细胞、脂肪干细胞、脐带血多能干细胞,除脐带血多能干细胞外,其他多采用自身采集后肌间注射的方式,目前的研究结果提示是一种安全、有效的治疗方式,但还有待更高级别的循证医学证据。

(四) 对症处理

1. 高压氧治疗　高压氧治疗能够提高血氧含量,增加肢体供氧量,从而减轻患肢疼痛,促进溃疡愈合。方法是每天在高压氧仓内行高压氧治疗1次,持续2~3小时。10次为一疗程,休息1周后再进行第二疗程。一般可进行2~3疗程。

2. 镇痛　普通非甾体类药物效果有限,吗啡、哌替啶等止痛药效果确切但有成瘾性,长期使用效果不佳。连续硬膜外阻滞能缓解患肢疼痛,扩张下肢血管,促进侧支循环建立,适用于严重静息痛的下肢血栓闭塞性脉管炎患者。一般选择第2、3腰椎间隙留置硬膜外导管。间断注入1%利多卡因或0.1%丁卡因。小腿神经压榨术(Smithwich手术)根据患肢疼痛部位施行小腿下段感觉神经压榨术,能起到良好的止痛效果,70%的患者可得到长期止痛。但也会造成足部感觉迟钝,需较长时间才能恢复。

3. 创面处理　对于干性坏疽,主要需保持创面干燥,避免继发感染,不推荐进行包扎。对于大面积坏疽,如有痂下感染或已是湿性坏疽,应保持引流通畅,去除坏死组织,全身和局部应用抗生素,积极控制感染。对坏疽足趾应与正常趾分隔,以防渗液侵蚀。皮肤生长因子、前列素E_1软膏、干细胞移植对于治疗顽固性溃疡有一定意义。

4. 截肢、截指/趾　对于感染已控制,分界清楚的坏疽指/趾,可将其脱落或采用相应高位截除。足部坏疽达足跟、踝关节以上且界限清楚者可行截肢术。如坏疽切除和创口愈合后患足仍有大部分功能,原则上不截肢。截肢平面选择需审慎,尽可能完善评估,如踝/肱指数、经皮氧分压测定、红外线热像图等。Doppler特别是Duplex超声血流检查有助于判断截肢平面是否可愈合。在保证残端愈合的前提下,应尽量选择有利义肢安装的较低截肢平面。截肢术操作过程中应注意保护截肢残端血供,尽可能避免加重患肢缺血的因素。具体措施包括,皮肤、皮下组织和筋膜一层切开,不宜过多游离皮瓣;切断骨膜时应贴近截骨平面,避免向近端过多分离骨膜;肌肉切断平面与截骨平面相同,尽量切断可能坏死的肌肉组织;此外,术中应避免使用止血带。

八、预　　后

TAO 很少危及患者生命,但 TAO 平均截肢率在 6% 左右。远期效果不佳和复发者约占 33% ~ 60% 。是否戒烟对于预后有重大影响。

(黄　文　赵　渝)

第二节　动脉硬化性闭塞症

一、概　　论

(一) 基本概念

动脉硬化闭塞症(arteriosclerosis obliterans,ASO)是一种常见病、多发病。动脉硬化闭塞症是一种退行性病变,是大、中动脉的基本病理过程,主要是细胞、纤维基质、脂质和组织碎片的异常沉积,在动脉内膜或中层发生增生的复杂病理变化。在周围血管疾患中,动脉的狭窄、闭塞或动脉瘤性病变,几乎大部分都是由动脉硬化引起。动脉硬化性病变一般是全身性疾患,好发于某些大、中型动脉,如腹主动脉下段、髂动脉、股动脉和腘动脉等处,上肢动脉很少累及。病变动脉增厚、变硬、伴有粥样斑块和钙化,并可继发血栓形成,致使动脉管腔狭窄或闭塞,肢体出现缺血症状,患肢有发冷、麻木、疼痛、间歇性跛行和趾/足发生溃疡或坏死等临床表现。有时狭窄或闭塞性病变呈节段性和多平面性,好发于动脉的分叉起始部和管腔后壁,动脉主干弯曲部也常累及,病变远侧往往有通畅的流出道存在。

动脉硬化闭塞症是我国常见病之一,据国内调查报告,60 岁以上发病率高达 79.9% ;61 ~ 70 岁为 87% ,70 岁以上为 100% 。我国发生动脉硬化闭塞症的平均年龄为 58.5 岁,男女发病率之比为 6 ~ 8 : 1。随着人们生活水平的提高,食物结构的变化和社会老龄化的发展,该病有逐渐增多的趋势。本病有一定的截肢致残率,往往合并有心、脑、肾等脏器血管的病变,成为严重威胁人类健康的动脉疾病。

(二) 病因和发病机制

动脉硬化闭塞症的病因尚不清楚。临床危险因素包括糖尿病、高血压、吸烟、高脂蛋白血症、高密度脂蛋白低下、运动量减少、情绪紧张、基因以及年龄和性别等。另外,局部血流动力学和动脉壁的结构与性能,也是选择性地影响病变的重要因素。动脉粥样硬化可能是多种因素共同作用的复杂病理变化过程,主要几种学说如下:

1. 脂质浸润学说　脂质条纹可能是内膜积聚的吞噬脂质的泡沫细胞。这说明动脉粥样硬化与高脂血症有着非常密切的关系。虽然动脉壁具有一定的脂质合成能力,但是动脉硬化病变中的脂质,主要是由血浆脂蛋白浸润而来。血浆脂质是脂肪和类脂质的总称,脂质以蛋白质的形式存在于血浆中即脂蛋白,是脂质和蛋白质的复合体。凡脂蛋白中脂肪含量越多,其密度越低。根据密度的不同,可分为高密度脂蛋白、低密度脂蛋白、极低密度脂蛋白和乳糜微粒4种。在浸润动脉壁的各种脂蛋白中，与动脉粥样硬化病变有关的主要是低密度脂蛋白，它与高密度脂蛋白之间的平衡影响胆固醇的代谢(图3-4-1)。

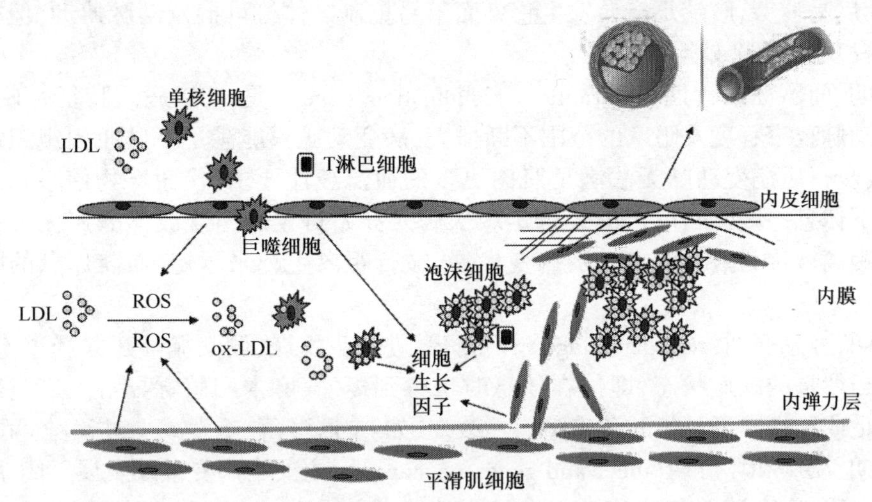

图3-4-1 脂质浸润学说示意图

2. 平滑肌细胞增生学说 平滑肌细胞、弹性和胶原纤维为主组成动脉管壁的中膜。平滑肌细胞层是由一组类似的定向细胞组成，和密切相连交织成网的Ⅲ型胶原纤维紧密排列。无论是内膜损伤还是脂质代谢紊乱，都可促进动脉平滑肌细胞增殖。中膜的代谢状况受到影响和平滑肌细胞增殖在动脉硬化病变的病理变化中起着重要的作用。动脉粥样硬化时，内膜中增殖的平滑肌细胞可能是从动脉壁中层通过细胞移行和增殖而来。随着病变的不断进展，动脉硬化斑块和钙化使动脉管壁质地坚硬，失去弹性。由于病变发展，部分斑块逐步突入管腔，使管腔面积减少，造成管腔狭窄。当影响大部分管腔时，有效血流将显著减少，血流缓慢。再加上有时斑块可溃破，其粗糙面容易形成血栓或附壁血栓，血栓可上下蔓延，终致完全阻塞管腔，加重动脉硬化性闭塞的程度和范围，产生严重的临床后果。

3. 内膜损伤反应学说 一般情况下，内皮细胞表面受到不同程度的损伤或破裂，局部内膜裸露后很快被修复。但在损伤较广泛的情况下，修复过程可以伴随平滑肌细胞增殖、迁移和内膜增厚等一系列反应。内膜损伤是动脉粥样硬化发病机制的最初阶段。按照内膜损伤的起源假设，机械力(管壁的剪切力升高)、高血压、代谢性中间产物、免疫反应和血管活性物质，均可引起内膜损伤和剥脱。内膜剥脱将使内膜下组织暴露于血液循环中，刺激血小板聚集、释放血小板获得性生长因子，使平滑肌细胞增殖，细胞外基质积聚，甚至脂质沉积和斑块形成。

二、临床表现与诊断

(一) 临床表现

动脉粥样硬化患者的临床症状主要取决于肢体缺血的发展速度和程度。闭塞性病变的范围无论怎样广泛，只要动脉阻塞的病变发展速度缓慢，侧支循环有效地建立，分支血流相应地增加，血液供应得以补偿。那么，组织遭受缺血和缺氧的程度可以缓和，临床上甚至不会出现明显的缺血症状。如果病变发展较快，侧支循环建立不完全，代偿有限，患者即出现明显的间歇性跛行和肢体疼痛症状。

根据症状的严重程度,按 Fontaine 分期,一般将临床表现分为四期。

第一期,轻微主诉期(mild complaint stage)。患者仅感觉到患肢皮温降低,怕冷,或轻度麻木,活动后易疲劳,肢端足癣易发生感染而不易控制。体检可扪及动脉搏动,但行走一段距离后会发现其减弱或消失。

第二期,间歇性跛行期(intermittent claudication stage),是 ASO 病人特征性临床表现。随着下肢动脉狭窄程度及阻塞的范围不断增大,病变动脉只能满足下肢肌肉组织静息状态下的血供,步行后病变动脉无法满足肌肉更多的血流灌注要求,代谢产物使小腿酸痛。病人被迫停下休息一段时间后再继续行走。从病人开始行走到出现肢体酸痛无力被迫休息所行走的距离被称为跛行距离。随病变发展,跛行距离生越来越短,而需休息的时间越来越长。

第三期,静息痛期(rest pain stage)。当病变进一步发展,侧支循环建立严重不足,使患肢处于相当严重的缺血状态,即使在休息时也感到疼痛、麻木和感觉异常。疼痛部位多在患肢前半足或趾端。可见患肢营养障碍性改变,如:皮肤菲薄、毛发减少、指(趾)甲变形等。

第四期,溃疡和坏疽期(ulcer and gangrene stage)。主要指病变继续发展至闭塞期,侧支循环十分有限,出现营养障碍症状。在发生溃疡或坏疽以前,皮肤温度降低,色泽为暗紫色。早期坏疽和溃疡往往发生在足趾部,随着病变的进展,感染、坏疽可逐渐向上发展至足部、踝部或者小腿,严重者可出现全身中毒症状。

(二) 诊断

由于动脉硬化病变是一种全身性疾病,病变可能不只局限于下肢。大多数动脉硬化闭塞症患者,可根据病史和体格检查做出诊断。详细地询问病史,仔细的体格检查,例如肢体的脉搏触诊及腹部和股-腘动脉的听诊都是诊断所必需的。根据脉搏的强弱或消失和杂音的出现,还可根据静息痛、感觉异常或麻木等症状,以及肢体组织营养障碍、溃疡或坏疽等,初步做出动脉硬化闭塞症的诊断。

除一些实验检查如血脂等外,为进一步了解病变的部位和程度,有必要做一些特殊的检查。

1. 多普勒超声血流检查 由于操作简便、无损伤性和可重复性,现已广泛开展。它既能够测定动脉搏动的强度,又能测量肢体各部位动脉的压力。踝部动脉血压通常应等于或高于臂部的肱动脉血压,二者之间的比值称踝/肱指数(ABI),正常值大于或等于 1。当踝/肱指数小于 0.8 或 0.75,提示下肢存在缺血;如果小于 0.5,则表示肢体有严重的缺血。ABI <0.4 时,病人可能出现静息痛。踝部动脉收缩压<30mmHg,病人将很快出现静息痛、溃疡或者坏疽。结合运动试验,能够更准确评估肢体动脉血供。还可以应用节段性动脉测压,来初步确定病变的部位。

2. 彩色超声探测 彩色超声系统为超声血管成像系统与超声多普勒方向性血流仪的有机组合。可同时提供血管的解剖和生理两种重要信息。血管彩色超声多普勒包括超声双功仪(Duplex)和超声三功仪(Triplex)。双功仪利用二维成像技术显示血管的大体形态和声学图像,属解剖学诊断,同时它也可以利用频谱多普勒技术,测取血管的血流动力学参数,进行血流动力学诊断。三功仪则在双功仪的基础上采用彩色编码技术血流流道,获得以黑或白二维图像为底的血管分布彩色显示,在上述显示下可以方便地应用频谱多普勒技术精确地测取血流动力学参数,这样三种功能结合,使应用更加方便,诊断更加精确。

彩色超声多普勒诊断下肢动脉狭窄的标准:①正常:三相波形,无频带增宽;②直径减少 1%～19%：三相波形，频谱增宽与邻近的正常动脉部位比较，收缩期血流峰值速度增加 <30%；③直径减少 20%～49%：三相或单相波形，反向血流减少或消失，频谱增宽，收缩窗消失，与邻近的正常动脉比较，收缩期血流峰值速度增加 30%～100%；④直径减少 50%～99%：反向血流消失，单相波形，频谱明显增宽，与邻近的正常动脉部位比较，收缩期血流峰值速度增加>100%，即收缩期血流峰值速度变化率>2；⑤闭塞：无彩色血流信号，闭塞远端血流速度明显降低，闭塞的近端可闻及“重搏音”。目前的研究表明，彩色超声多普勒诊断下肢动脉闭塞性病变与动脉造影检查具有很好的一致性，行动脉内膜剥除及动脉球囊扩张的患者，术前无需动脉造影，单凭彩色超声多普勒检查即可为手术提供较充分的信息。此外，在近端动脉严重狭窄或闭塞的患者，探测远端动脉有无合适的流出道动脉，彩色超声多普勒较动脉造影检查更为敏感。

3. 肢体 X 线摄片检查 X 线平片如发现有动脉钙化阴影，在诊断上具有特殊价值。典型的动脉硬化性钙化，在下肢动脉走行部位显示有不规则斑点分布。整个动脉出现弥散而均匀的钙化或齿状阴影，则提示动脉中层钙化迹象。骨质疏松也可间接提示患肢缺血程度。

4. 动脉造影（或数字减影血管显像，DSA） 动脉造影对于手术适应证和手术方法的选择具有特别重要的意义。它不但能够显示出动脉闭塞或狭窄的部位和侧支循环，而且能够了解病变近、远侧血管流入道和流出道的情况，特别是流出道的条件。造影可显示动脉闭塞的部位及受累范围，并可了解病变近、远端血管直径的大小，远端血管床的情况，侧支循环的情况等信息，为手术适应证和治疗方法的选择提供有价值的资料。具体表现为：①不完全闭塞：动脉管径不规则，管壁呈虫蚀样改变，伴有不同程度的管腔狭窄征象。②完全闭塞：动脉中断，断面清晰可见。闭塞近端或远端的动脉管壁呈虫蚀样改变或有管腔存在。③闭塞和狭窄段周围可见有不同程度的侧支循环形成（图 3-4-2）。这里需要提出的问题是，有时动脉造影所示病变程度尚可，但手术探查时所发现的病变，常常比造影片所示更为严重，必须加以注意。

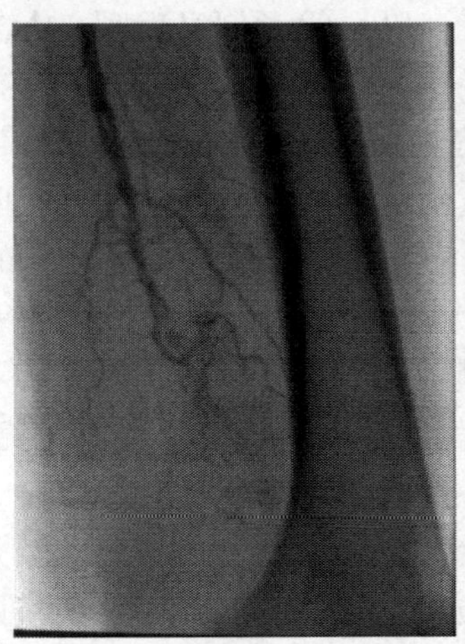
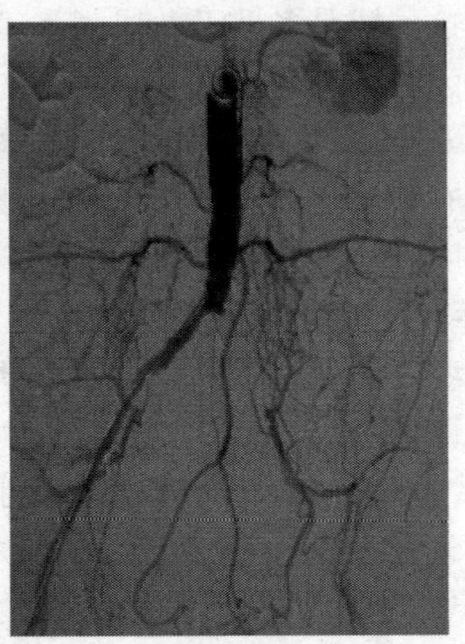

图 3-4-2 闭塞血管旁侧支形成 DSA 影像

5. X 线计算机体层摄影术或成像（CT 或 CTA） 目前临床比较常用的是多层螺旋 CT 血管成像（MSCTA）。MSCTA 已广泛应用于下肢动脉检查，可以准确地检测下肢动脉节段性狭窄和闭塞，这对于临床手术或介入治疗起着重要作用。下肢动脉包括肾动脉以下的腹主动脉、髂动脉、股动脉、腘动脉及胫、腓动脉。一次扫描完成所有上述动脉的检查是MSCTA的优势所在。目前的16排螺旋CT一次扫描最大覆盖长度可达1600mm,基本上满足下肢动脉的检查。还可应用CT的仿真内镜技术,主要优点:①图像清晰;②三维空间关系明确;③图像可任意角度旋转;④可以从各种方向和角度显示腔内的状态;⑤可以观察到纤维内镜无法看到的血管腔内情况;⑥原始图像可以反复处理;⑦创伤小。

6. 磁共振血管成像(MRA或MRI) 目前比较常用是时间飞跃法(time of flight,TOF),它采用了快速扫描技术,利用饱和效应,增强静止组织与流动血液的对比度而成像。近年来动态对比增强MRA(DCEMRA)具有较好的应用趋势,特别是3DCEMRA,图像质量清晰度高,极快的成像速度优于2DTOF-MRA。但它不能显示血管壁钙化而具有一定的局限性。对于年老体弱、高危患者、肾功能不全、造影剂过敏和动脉造影有困难者,具有较大的选择性。

临床上常用的诊断和评估PAD的观察指标,主要包括踝/肱指数(ABI)和C反应蛋白(CRP)。PAD的诊断除做影像学检查外,首推利用多普勒超声技术,做踝/肱指数检测,特别是PAD早期患者尚无临床表现时,多可采用ABI检查发现动脉闭塞性病变。ABI减低,下肢动脉供血减少,ABI即随之下降,ABI下降的幅度与缺血的程度呈正相关。正常人静息时的ABI值为1.0,低于0.9者,即可确诊为PAD,在PAD初发阶段,当临床尚无相应的症状和体征时,即可测出ABI的下降。PAD发病后,在相当长的一段时期内,仅约1/3的患者有典型的临床表现,而70%以上的患者则无缺血的症状和体征,因此,ABI在早期筛查PAD上具有重要的诊断价值。2005年,Vaines等报道,ABI数值越低,患者的病情越重,同时血液中C反应蛋白的浓度也越高。因此,ABI的变化,还可作为评估PAD病情进展和治疗效果的可靠依据。

ABI升高,有些学者报道,有少数PAD患者的ABI数值不降低,反而升高,可能导致误诊,必须加以重视。一般认为,PAD患者下肢动脉中层发生粥样硬化病变,甚至形成钙化后,由于动脉管壁僵硬,在做ABI检测时,踝部动脉不能受气囊压迫而闭塞,所以,ABI数值反较正常值升高,这种情况多见于糖尿病患者。以后学者们又发现,PAD时动脉中层钙化常不累及趾动脉,因此可检测趾/肱指数(TBI)来加以确诊。PAD患者的TBI<0.6。此外,年龄较轻的PAD患者,因其动脉管壁顺应性好和血流反射波强,可使踝部的动脉收缩压大于腹主动脉和肱动脉收缩压,或者在用皮质激素治疗的患者,其ABI均可能>1.0。在文献报道中,一些学者以ABI>1.15者为ABI升高;另有些学者将ABI升高的标准定为1.3～1.5。根据2005年美国心脏病学会(ACC/AHA)提出的标准,ABI升高为等于或大于1.3。

近几年来,学者们发现血液中CRP含量升高,可预示发生心肌梗死等心脑血管动脉硬化症的发病、病情评估、病程演进、预后和治疗的效果等情况。利用单克隆和多克隆抗体(ELISA)的高敏感性CRP(hsCRP)技术,即可测出<0.15mg/L的hsCRP。美国心脏病学会将CRP升高分为3个等级,即:①低度:<1mg/L;②中度:1～3mg/L;③高度:>3mg/L。Ross等指出,血液中CRP含量升高,不但提示急性冠状动脉综合征患者的近期预后不良,也预示冠心病患者和在检测当时尚处于健康状态的人群,远期预后不容乐观。2007年,Abdellaoni等综合10余年来文献中共3万余例有关CRP作为PAD指标,做前瞻性研究,从几个方面评估CRP临床价值:①健康者若CRP升高,预示将来会发生PAD;②PAD患者若CRP明显升高,提示病情进展加速;③CRP越高,ABI值越低;④下肢PAD做PTA治疗时,术前和术后CRP均升高者,多于术后6个月内复发再狭窄或闭塞。Schillinger等报道下肢PAD成功施行膝下 PTA 的患者 89 例,发现术前 CRP 为 2.3 ~ 9.2mg/L 者,复发再狭窄的概率增加 3.7 倍;>9.2mg/L 者增加 4.7 倍;>24.2mg/L 则增加 10.7 倍。

(三) 鉴别诊断

1. 血栓闭塞性脉管炎 本病多见于 20 ~ 40 岁的青壮年男性。它是一种全身性中、小动脉闭塞性疾病。主要累及下肢的足背动脉、胫后动脉、腘动脉或股浅动脉等。血栓闭塞性脉管炎患者常有吸烟史,30% ~ 50% 的患者反复发作游走性血栓性浅静脉炎,肢端溃疡或坏疽同时存在。而动脉硬化性闭塞症则以老年患者居多,合并糖尿病者发病较早。病变部位以大、中动脉为主,常伴有冠心病、高血压症,血胆固醇和脂类也可能增高,这些都有助于鉴别诊断。

表 3-4-1 动脉硬化性闭塞症与血栓闭塞性脉管炎鉴别一览表

	Buerger 病	ASO		Buerger 病	ASO
年龄	青壮年	多大于 45 岁	管周炎	多见	无
部位	中小动脉和静脉	大中动脉	并存病	少	常见
病因	自身免疫	动脉硬化	其他动脉受累	少见	多见
浅静脉炎	多见	无	受累动脉钙化	少见	多见

2. 急性动脉栓塞 血栓栓子主要来源于左心,尤以二尖瓣狭窄和冠心病伴有心房颤动者最多见。典型表现为肢体动脉栓塞以远的部位缺血。"5P"症状,即肢体疼痛(pain)、皮肤感觉异常(paresthesia)、运动麻痹(paralysis)、肢端不能扪及脉搏(pulselessness)和皮肤苍白(pallor)。对侧肢体脉搏正常,病史短暂和突然起病的特点,有助于急性动脉栓塞诊断。有时与动脉硬化闭塞症合并急性动脉血栓形成的鉴别较为困难。

3. 多发性大动脉炎 多发性大动脉炎的病因尚未明了。多见于年轻女性,病变部位可为多发性,主要累及胸腹主动脉及其分支,出现颅脑或上、下肢的缺血症状。如果病变累及肾动脉,因肾动脉狭窄而出现肾性高血压。病变活动期常有发热、血沉增快和免疫指标异常等现象。

4. 腘动脉压迫综合征 此病常发生于双侧,多为年轻患者,与解剖变异致肌肉压迫腘动脉有关,动脉壁和内膜上的反复损伤可导致动脉狭窄、闭塞或血栓形成。临床症状可表现为间隙性跛行或急性下肢缺血。激发试验有临床意义,主动地、同程度对抗阻力的跖屈或背屈激发试验可显示腘动脉在腘窝内的压迫。静息时脉搏和踝压可正常。

三、治 疗

戒烟、控制高血压、降血脂治疗、控制血糖等,消除下肢动脉硬化闭塞症的危险因素。通过患肢运动可以增加下肢动脉侧支循环形成。适当的步行锻炼,注意足部护理,保暖,避免肢体损伤。药物治疗原则是抗凝、祛聚、扩张血管、溶栓、增加侧支循环和镇痛等。药物治疗适用于轻症患者或手术以后的进一步治疗。常用药物有肠溶阿司匹林、西洛他唑、盐酸沙格雷脂、盐酸噻氯匹定、华法林、氯吡格雷等。但目前尚无一种药物能治疗动脉硬化本身。

对于重症下肢缺血患者应当判断肢体缺血的部位、缺血的程度以及截肢风险、全身情况和生命危险等,进行综合评价。通过血管腔内介入或动脉旁路手术等方法进行血管重建,是挽救肢体的重要方法。一般需要根据患者全身情况和血管造影或 CTA 等影像资料决定是选择动脉旁路手术还是血管腔内介入治疗。

（一）药物治疗

下肢 ASO 药物治疗的基本原则是扩张血管、抗凝、祛聚、溶栓和镇痛等。血管扩张药目前临床应用较为广泛,其中包括盐酸罂粟碱、烟酸、5-羟色胺阻断剂(安步乐克)和前列腺素类(前列腺素 E_1 和凯时)等药物。祛聚性药物如氯吡格雷、西洛他唑等具有抑制血小板聚集和扩张周围动脉的双重作用,能有效地延缓 ASO 的发展,预防腔内或手术治疗后动脉的再狭窄。溶栓药物如尿激酶、链激酶等多被用于治疗 ASO 合并急性动脉血栓形成患者,溶栓药物需尽早使用,并辅以扩张血管和抗凝治疗,方可取得满意的疗效。抗凝药物多用于血管重建围手术期、人造血管重建术后,以及动脉血栓形成的治疗,常用者包括肝素、低分子肝素、华法林等。

1. 抗凝、抗血小板和祛聚治疗

(1) 肠溶阿司匹林:50 ~ 100mg,1 次/日。

(2) 双嘧达莫(潘生丁):有能够抑制血小板的功能,0. 1 ~ 0. 4mg/d,与阿司匹林合用效果佳。但对伴有冠心病的患者慎用,此药物可以诱发心肌缺血。

(3) 氯吡格雷(波力维 75mg,1 次/日)和噻氯匹定(抵克力得 250mg,2 次/日):有效的抗血小板作用,延缓动脉硬化的发展,有效地预防介入或手术治疗后的再狭窄。此类药物有骨髓抑制作用,文献报道氯吡格雷较噻氯吡啶效果更佳,副作用发生率低。

(4) 西洛他唑(cilostazol):是以 2-(1H)羟基喹啉为骨架的一种衍生物,可抑制磷酸二酯酶而达到抑制血小板聚集(国内商品名培达)和扩张周围动脉的双重作用,西洛他唑 50 ~ 100mg/次,2 次/日。由于其同时具有扩张小动脉的作用,在口服的药物中对慢性肢体缺血的治疗效果比较好。同时有文献报道西洛他唑与肠溶阿司匹林同时应用具有良好的预防再狭窄的作用。

(5) 华法林抗凝:只有在高度怀疑患者有血栓形成危险时,才考虑给予华法林。根据凝血酶原时间、活动度和国际标准化比值(PT+A+INR)调整其用量,PT 和活动度受实验条件和试剂的影响大,多不再作为监测的指标,而以 INR 作为调整药物剂量的依据,临床上对华法林治疗下肢缺血尚无大宗的文献报道,可将 INR 控制于 2. 0 左右。

(6) 肝素:对急性肢体缺血、血液高凝的患者,是首选抗凝方法。皮下注射:0. 8 ~ 1mg/kg 体重,每 8 小时一次;静脉注射,1 ~ 1. 5mg/kg 体重,每 6 小时一次,需 ACT 监测。低分子肝素,0. 1ml/10kg,皮下脂肪注射,1 ~ 2 次/日。

(7) 诺保思泰注射液(阿加曲班,argatroban):是一种对凝血酶具有可逆性、可选择性且有强力阻碍作用的合成小分子化合物。体外实验(in vitro)显示具有抑制纤维蛋白的生成、抑制血小板聚集和抑制血管收缩的作用。每次用药 1 支(含阿加曲班 10mg),用 250ml 葡萄糖注射液或生理盐水(250ml)注射液稀释,1 日 2 次,3 ~ 4 周/疗程。

(8) 低分子右旋糖酐:500ml,每日一次,对老年人和心功能不全的患者慎用或禁用。

2. 扩张血管治疗

(1)盐酸罂粟碱是最有效的扩张血管药物。该药有成瘾性,不能长期应用。30 ~ 60mg 口服,或 30 ~ 60mg+5% 葡萄糖溶液 100ml,静脉滴注,每日 2 次。

(2) 5-羟色胺($5\text{-}HT_2$)受体阻滞剂:安步乐克(anplag)具有降低血小板聚集和抑制血管收缩作用,同时还具有增加侧支循环和减轻患肢疼痛和冷感的作用。100mg/次,口服,3 次/

日。烟酸 100mg,3 次/日,效果不佳,副作用较多,临床上已少有应用。

(3) 前列腺素 E(PGE):前列腺素不仅具有较强的扩张血管的作用,还可抑制血小板聚集和释放。应用时刺激性较大,可导致静脉炎,停药即可缓解。100 ~ 200μg 静脉滴注,1 ~ 2 次/日,每日不超过 400μg。凯时(alprostadil,前列地尔):为脂溶性前列腺素,肺灭活少,控制释放,靶向作用较强。10μg+5% 葡萄糖溶液(或生理盐水)100ml 或 250ml 静脉滴注,1 ~ 2 次/日。

3. 溶栓治疗　对动脉硬化闭塞症并发急性动脉血栓形成者,药物溶栓是有效的治疗手段。溶栓疗法需早期应用,同时辅以扩张血管和抗凝治疗方可取得满意的疗效。

(1) 尿激酶(urokinase,UK):尿激酶 50 万 U 或 75 万 U,1 次/日,可加入低分子右旋糖酐 500ml,静脉滴注,7 ~ 10 天。

(2) 链激酶(streptokinase,SK):疗效欠佳,副作用大。现有基因重组链激酶较为安全,而且效价高,出血的副作用发生率较普通链激酶少,但是仍有过敏反应发生,对近期有链球菌感染者禁用,且费用较高。

(3) 人体重组组织型纤溶酶原激活剂(rt-PA,艾通立,actilyse):可激活纤溶酶原,有较强的溶栓作用。有较高的出血并发症的发生率,使用方法和疗程报道不一。

(4) 阿替普酶(Alteplase):一种血栓溶解药,可选择性地激活纤溶酶原,因而不产生应用链激酶时常见的出血并发症。对于急性心肌梗死,静脉使用本药可使阻塞的冠状动脉再通。用法如下:

1) 静脉注射:将 50mg 的本药溶解为 1mg/ml 的浓度,注射给药。

2) 静脉滴注:将本药 100mg 溶于注射用生理盐水 500ml 中,在 3h 内按以下方式滴完,即前 2min 先注入本药 10mg,以后 60min 内滴入 50mg,最后 120min 内滴完余下的 40mg。①负荷给药法(front loading):总剂量为 100mg,先弹丸(bolus)注射 15mg,然后 30min 内再静脉滴注 50mg,接着 1h 内静脉滴注剩余 35mg。②按体重法:先静脉弹丸注射 15mg,接着 30min 静脉滴注 0.75mg/kg,然后 1h 内静脉滴注 0.5mg/kg。③二次弹丸法(two bolus):总量 100mg,分 2 次静脉弹丸注射,间隔 30min,此方法可有 88% 的再通率。

4. 镇痛治疗　肢体缺血的患者多因患肢疼痛而不能入睡和不思饮食,故镇痛治疗尤为重要。应选择镇痛效果好、作用时间长和副作用小的药物(如吗啡缓释片等),同时可加用镇静和安眠药物。

5. 降纤酶类药物

(1) 精制蝮蛇抗栓酶(SVATE):其主要成分含精氨酸酯酶和激肽释放酶等。有纤溶作用,能降低血液黏度,降低血小板,扩张小血管,促进侧支循环建立等作用。

(2) 蕲蛇酶:从蕲蛇毒分离、纯化而成,为新一代的抗凝血酶样酶。0.75 单位溶于 250ml 或 500ml 生理盐水中,每日一次,7 ~ 14 天为一疗程,根据病情可以重复一个疗程。

(3) 胰激肽释放酶(TPK):同 SVATE 作用相似,120 ~ 240U/次,口服,3 次/日。精制蝮蛇抗栓酶和蕲蛇酶降血小板作用个体差异大,多发生在用药的 1 周以后,因此,在应用时应定期复查血小板。

(4) 降纤酶(defibrase):又叫东菱克栓酶或巴曲酶,治疗 TAO 的显效率 60% ~ 75%,无效率 10%。二者应用剂量是 10U 加入常用液体内首次静脉滴注,1 次/日,数日后改为 5U。

6. 其他

(1) 爱维治:能提高与器官无关的细胞能量代谢率,可增进与能量有关的功能性代谢和保存性代谢。10～30ml+5% 葡萄糖溶液 250ml，静脉滴注，2 次/日。

（2）FDP（二磷酸果糖）：为能量合剂，5g 静脉滴注，2 次/日。

其余非手术治疗方法包括控制血压、血糖、血脂，控制体重，戒烟和步行运动锻炼等。

总之，目前对 ASO 的治疗，虽然已取得可喜的进展，但是还没有具备特别良好疗效的规范方法。

（二）手术治疗

1. 传统外科手术治疗

（1）动脉内膜剥脱和成形术：适用于病变范围较为局限的主、髂、股动脉硬化闭塞患者。此种术式的优点在于不需要放置支架、人造血管等植入性材料，减轻患者经济负担。手术成功的关键在于，完整切除病变段增生内膜，并切实固定远端内膜以防活瓣形成。Oertli 报道术后 5 年、10 年、15 年的血管通畅率分别为 93.4%.90.4% 和 84.2%。采用内膜剥脱术和动脉旁路术联合的手术方法治疗多发性或长段动脉闭塞，可缩短移植血管长度，增加术后通畅度（图 3-4-3）。

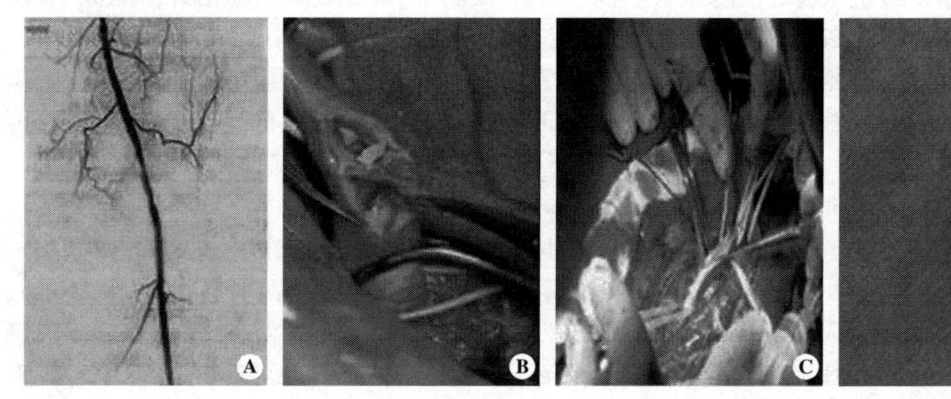

图 3-4-3　动脉内膜剥脱和成形术

A. 短段动脉狭窄；B. 切除内膜；C. 固定内膜；D. 切除的内膜

（2）动脉旁路术：主髂动脉闭塞者可施行“Y”形人造血管主髂动脉旁路术。近端吻合口建议做在肾下腹主动脉处，可行端-端或端-侧吻合。预期人造血管 5 年通畅率为 85%～90%，10 年通畅率达到 70%～75%。Ⅱ型病例在远侧流出道通畅的条件下，可采用“Y”形人造血管做主-股动脉旁路术。Ⅲ型病例动脉狭窄或闭塞涉及多个节段，形成不同类型，应根据病变范围设计不同平面的节段转流。股-腘动脉旁路术移植物尽量采用自体静脉，尤其是跨膝关节者。最新资料显示，选用大隐静脉的 4 年首次通畅率和继发通畅率分别为 73% 和 90%，而 PTFE 为 47% 和 47%；涤纶为 54% 和 60%。值得注意的是，ASO 患者股深动脉常不被累及或仅累及开口处，股深动脉与腘动脉之间有大量侧支沟通。在股浅动脉广泛闭塞时，选择股深动脉成形或作为流出道，是重建患肢血供、简化手术方法的一种有效手段（图 3-4-4）。

（3）解剖外旁路术：手术耐受性不佳的患者，可选择解剖外旁路术，即腋-股或股-股动脉旁路术。前者适用于Ⅰ型病例，后者适用于一侧髂动脉闭塞而股动脉通畅，对侧髂、股动脉通畅的病例。

2. 微创外科治疗　在主-髂动脉闭塞性疾病的治疗中，虽然传统的开放性手术具有最

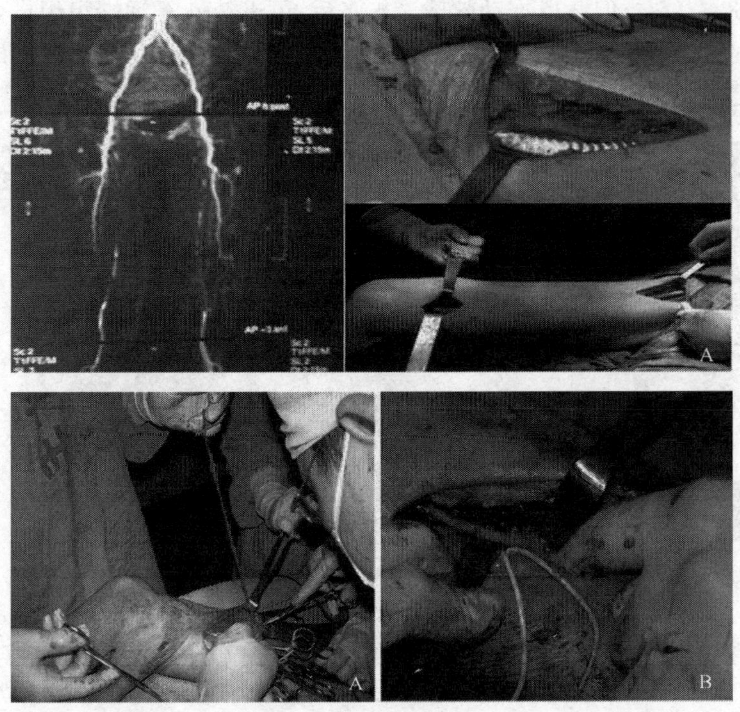

图 3-4-4　动脉旁路术

A. 股-腘动脉旁路转流术；B. 自体大隐静脉反转旁路转流术

佳的远期通畅率，但短期死亡率较高。而腔内治疗主要被用于治疗 TASC A 型和 B 型的主-髂动脉闭塞，对于 C 型和 D 型的病变，腔内治疗效果欠佳。随着腹腔镜技术在血管外科的应用、发展，传统的主-髂动脉开放性手术已经能够被腹腔镜辅助下主动脉手术所替代。1995 年，Dion 等最先将腹腔镜技术用于主-髂动脉疾病的治疗，之后 Coggia 等将此技术进一步完善，形成了目前较为成熟的经腹膜、左结肠后治疗路径，通过联合患者右侧仰卧体位，能够为主动脉的解剖和吻合提供较为充足的操作空间。与传统开放性手术相比较，全腹腔镜下主动脉重建术治疗主-髂动脉闭塞具有手术创伤小、患者恢复快、呼吸道并发症少等优点。尽管腹腔镜治疗的初期结果令人鼓舞，但我们必须持十分慎重的态度，只有经过严格训练和操作，才能熟练掌握腔镜下主动脉吻合这项技术。

3. 血管腔内介入治疗

（1）经皮腔内血管成形术（percutaneous transluminal angioplasty，PTA）：PTA 是治疗下肢 ASO 中应用最早、最广泛的腔内治疗技术之一，主要适用于 TASC A 型和 B 型的患者，但对于 C 型甚至 D 型病例，近年来也有 PTA 成功治疗的报道。目前，对于髂动脉狭窄、闭塞性病变，PTA 和支架置入术 3 ~ 5 年的一期通畅率已经和外科旁路术的通畅率基本相当（80% ~ 85%），因此，PTA 和 Stent 已成为髂动脉狭窄、闭塞性病变的首选治疗方式。股-腘动脉狭窄性病变 PTA 的技术成功率高于 90%，但是，股-腘动脉狭窄、闭塞性病变单独做 PTA 后，5 年的累积一期通畅率仅为 38% ~ 58%。对于股-腘动脉病变是否行一期支架植入仍存在争议。目前的一些试验研究证实，股-腘动脉支架植入的远期通畅率并不高于单一 PTA。由于腘动脉邻近的关节活动范围大，易使支架折断，多数学者认为腘动脉病变是支架植入的相对禁忌证，支架植入仅应用于 PTA 无效，以及 PTA 后出现夹层的病例。小腿 PTA 后 6 个月血管通畅率虽仅为50%左右，但膝以下动脉球囊扩张后，可迅速恢复远端组织供血，为缺血性溃疡的治愈赢得时间，有利于坏死足趾截除后的伤口愈合，随着狭窄的逐渐形成，肢体的侧支循环随之逐步建立。

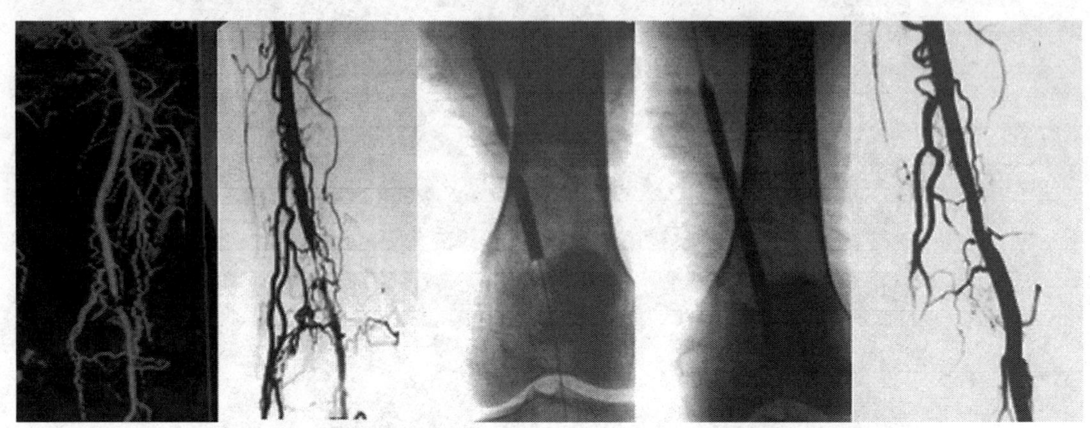

图 3-4-5 CTA、DSA 提示股动脉闭塞、股动脉 PTA 及 PTA 后造影

下肢动脉硬化闭塞症支架术(Stent)，PTA 治疗下肢动脉闭塞症，当治疗过程中弹性回缩明显，残余狭窄>30%或动脉夹层形成时可考虑使用支架。目前支架类型主要有自膨式支架和球囊扩张式支架两种。美国 FDA 在 20 世纪 90 年代初就批准了球囊扩张式支架治疗 PAD 主-髂动脉狭窄，这类支架刚性强，可支撑较长的狭窄闭塞病变。自膨胀式支架是近年来使用较普遍的一种支架，具有柔性好、可通过较扭曲的病变、贴壁性佳和不易移位等优点，宜用于易受压、血管迂曲和长段病变。

腔内治疗术后血管再狭窄的出现具有较强的时间依从性，主要发生在腔内治疗后 3～6 个月，1 年后少有再狭窄发生。生物可降解支架由可吸收材料制成，在短期内能支撑血管，达到血运重建目的，最终能在体内降解为无毒产物，随机体正常代谢排出体外。避免了金属异物长期存在所导致的内膜增生及对血管壁的长期刺激。生物可降解支架被吸收后血管可恢复正常收缩性，有利于防止血管再狭窄，可避免普通支架导致的血管动力消失，还可在同一病变处多次介入干预，有较为广阔的应用前景。Bosiers 等对 20 例膝下动脉闭塞所致静息痛或者溃疡的患者，植入 23 枚镁合金可吸收支架。术后 12 个月，植入的镁合金支架全部降解，没有发现血液或血管方面的不良反应，植入支架处的血管通畅率达 73. 3%，保肢率为 94. 7%。生物可降解支架最大的挑战是支架能否提供与非降解支架相当的机械特性，以及降低再狭窄的发生率。其未来发展的主要方向应该是增加支架的支撑力，减少弹性回缩，控制一定的降解速率，降低再狭窄的发生率。

(2) 内膜下血管成形术(subintimal angioplasty，SIA)：1989 年，Bolia 等首次报道 SIA 成功治疗股-腘动脉闭塞性疾病。随后这种技术在欧洲的一些医学中心被相继采用，并取得了令人鼓舞的结果。目前，SIA 已不仅仅限于股-腘动脉的治疗，在外周动脉，尤其是小腿 ASO 的腔内治疗中，发挥着重要的作用。其基本原理是运用介入操作，使导丝经内膜下通过动脉闭塞段，辅以 PTA 和 Stent 等方法开通血流。文献报道 SIA 技术成功率高达 90%以上。

(3) 机械性装置：目前血管腔内治疗的机械性装置较多，包括激光血管成形术、机械性硬化斑块切除术、超声消融术等。腔内超声消融是通过超声的机械振荡、空化作用以热效应和诱导非内皮细胞依赖的血管平滑肌舒张，使血管扩张，选择性地将其消融。由于这一

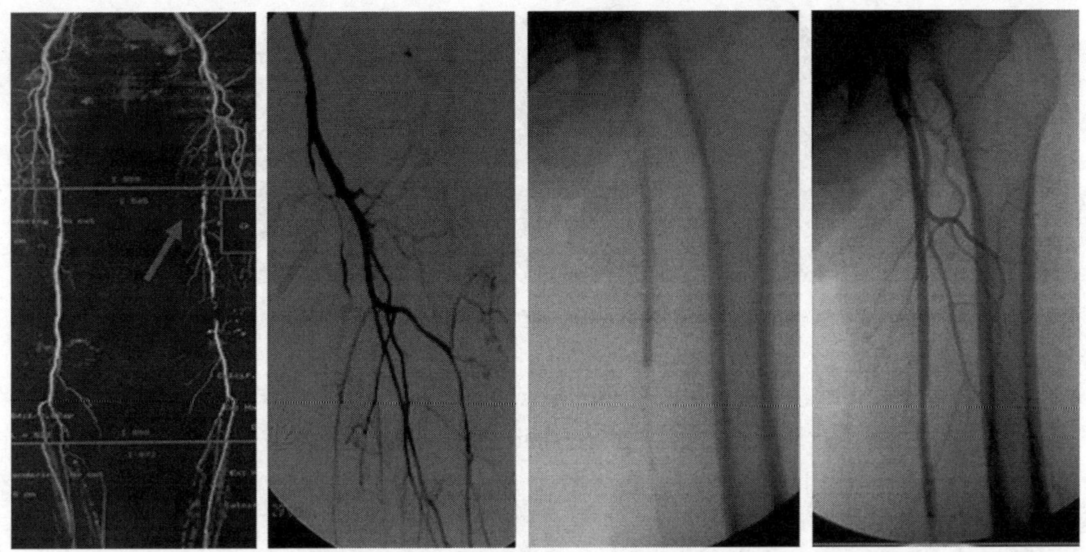

图 3-4-6 CTA 提示股浅动脉闭塞、DSA 股浅动脉近段成鼠尾状及 PTA 支架植入后造影

技术具有创伤小、术后并发症少及疗效好等优点，在血管闭塞性疾病的治疗中占有一定地位。但是，目前的超声消融导管仍有质地较僵硬、管径较粗、超声探头的扭控性较差等不足，从而限制了本技术在外周迂曲的小动脉中的应用，随着导管制造技术的进步，目前文献中有关报道很少。

4. 外科手术联合腔内治疗 据统计，70% 的下肢 ASO 为多平面、多节段闭塞，传统术式是分节段或长距离的动脉转流，此种手术要求有合适的移植材料，并且创伤较大，尤其对合并全身严重病变的老年患者，麻醉和手术风险较高。近年来，外科手术联合腔内治疗已经成为治疗多节段 ASO 的重要手段，目前应用较广的为主-髂动脉腔内治疗，联合远端股-腘动脉旁路术或联合股深动脉成形等。联合治疗简化了治疗方法，减少了并发症发生率和降低了死亡率，尤其是为高危患者提供了治疗机会。

（三）基因或自体外周血干细胞移植治疗

20 世纪 90 年代中期，国内外已在临床试用血管内皮细胞生长因子（VEGF）等治疗下肢 ASO。21 世纪初，又开展干细胞移植的临床研究，都已取得初步的成效。血管新生技术是近年来医学研究的一个热门课题，已发现骨髓、外周血、脐血和胎肝中存在内皮祖细胞（endothelial progenitor cells，EPC），使干细胞移植术治疗下肢缺血性疾病成为一种崭新的治疗方法。自体外周血干细胞移植的治疗一般可分为自体外周血干细胞的动员和移植两个步骤。自体外周血干细胞移植治疗后，通过对踝/肱指数（ABI）、末梢血流激光多普勒扫描血流灌注量、间歇性跛行和动脉造影等指标的综合评估，大量病例证实，动员后的外周血干细胞移植能有效地增加 ASO 患者的下肢血流，改善患肢症状。但是干细胞研究尚有较多问题有待解决，作用机制尚不十分明确，在安全性、能否获取能足够特异分化的干细胞、有效的移植方法、是否联合应用细胞生长因子等方面，仍需做全面、深入的探索。

四、主-髂、主-股和髂-股动脉硬化闭塞症

肾下腹主动脉和髂动脉是动脉硬化闭塞症常见的部位。动脉硬化性狭窄和闭塞最常

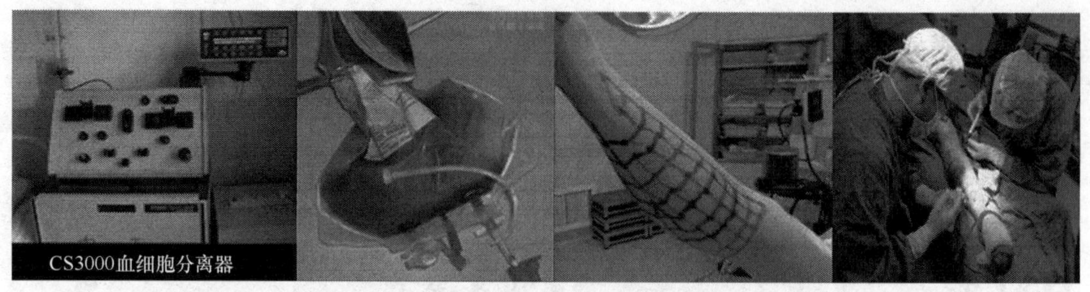

图 3-4-7 血细胞分离器、分离的单个核细胞、注射点标记及单个核细胞移植

发生于主动脉分叉周围,导致不同程度的下肢缺血性症状,严重者需要通过手术方法重建血流。尽管病变有时是多平面的,但成功地纠正主-髂动脉病变通常能缓解缺血症状。此外,仔细地评估动脉流出道情况,对行腹股沟韧带以下部位的动脉重建,保证成功和持久的效果是非常重要的。

用手术治疗方式缓解继发于主-髂动脉病变的缺血症状,由 Leriche 于 1923 年首先提出。他观察到一组男性患者的症状,其中包括双侧下肢间歇性跛行、股动脉搏动减弱或消失、性功能障碍等,后来这组症状被称为 Leriche 综合征。他认为,应用动脉移植物重建动脉的连续性是治疗该综合征最理想的方法。

1947 年,Dos Santos 最先做动脉粥样硬化内膜剥脱术。1952 年,Wylie 将这种方法应用于治疗主-髂动脉段的病变;Gross 是应用同种移植物动脉移植的先驱;1952 年,Voorhees 引进了纤维动脉移植物,人造血管替换和旁路移植的手术正式开始,从这以后,在这一领域内发生了巨大的变化。

(一) 临床表现

患者的临床症状和体征主要决定于病变部位及范围,病变局限于主-髂部位者(Ⅰ型,即病变位于腹主动脉远端及髂总动脉),仅占手术患者的 5%~10%,如果其远侧动脉无病变,这类患者很少出现威胁肢体存活的缺血症状。主动脉闭塞时,在主-髂动脉之间潜在的侧支循环血流量是巨大的,侧支循环包括内脏和腹壁两条途径。主要的侧支:①乳内动脉与腹壁下动脉之间的侧支循环;②肋间动脉和腰动脉与旋髂动脉和股深动脉之间的侧支循环;③腹壁下动脉和臀动脉的分支,与股总动脉和股深动脉之间的侧支循环;④肠系膜上动脉和肠系膜下动脉,与直肠上动脉之间的侧支循环。

主-髂动脉病变者,典型的症状是不同程度的间歇性跛行,间歇性跛行最常发生于大腿的近端、腹部和臀部。症状有时可出现在双下肢,但通常一侧肢体比另一肢体更严重。严重的缺血症状通常较少见,除非近侧动脉出现动脉血栓形成(约 30%)。对于男性患者,阳痿是一个常见的主诉,主-髂动脉病变的患者中,30%~59% 表现为不同程度的阳痿。Ⅰ型病人通常较年轻,有较低的高血压和糖尿病发生率,但有较高的高血脂发生率,特别是Ⅳ高密度脂蛋白。这类患者约有 1/5 是妇女,近年来,妇女主-髂动脉闭塞的发病率有增高趋势。这与妇女吸烟增加的趋势相一致。许多妇女主-髂动脉病变有以下特征性表现:主要为女性,年龄在 50 岁左右,有吸烟史,动脉造影显示主-髂-股动脉管径变细,主动脉分叉位置较高,病变通常位于主动脉远侧及主动脉分叉处,被称为"主动脉发育不良综合征"。病史中许多患者有因子宫切除、放射性等因素引起的人工闭经。有症状的患者中,90% 以上病变广泛,约25%的患者病变局限于腹部(Ⅱ型),65%的病变累及到腹股沟韧带以下(Ⅲ型)。这些患者的病变通常是多部位的,且患者年龄较大,多为男性,并多伴有高血压、糖尿病以及脑部血管、冠状动脉、内脏动脉、颈动脉硬化等。这类病变非常严重。

(二) 诊断

大部分患者通过详尽的病史和仔细的体格检查能明确主-髂动脉病变的诊断。有下肢间歇性跛行、男性性功能减退、股动脉搏动减弱或消失等称Leriche综合征。多平面病变者可出现静息痛及足趾坏死。对某些患者,应做好鉴别诊断,如椎间盘突出、椎管狭窄、糖尿病性神经炎和其他神经肌肉病变等。使用无创伤检查可以提高诊断的精确性,而且可以生理定量病变的严重程度,节段性动脉测压和运动前后搏动性定量记录,也有诊断价值。近年来,双功彩超已广泛地用来评判主-髂动脉闭塞性病变,包括明确诊断、病变定位及评估动脉的血流动力学变化等。影像学CTA或MRA检查的广泛应用,给诊断带来更多的信息和直观的依据。

1. 动脉造影检查 动脉造影通常是选择和制定手术计划的一个重要依据,而不是单纯用做诊断工具(根据患者的症状及体征和无损伤性血管检查一般可做出明确的诊断)。在某些情况下,动脉造影是决定动脉硬化闭塞性病变是否需要手术的最终依据。此外,仔细查阅动脉造影,可以明确主-髂动脉段及其远侧动脉病变确切的解剖情况,这对手术医师特别有帮助,包括解剖变异、是否累及肾动脉、内脏动脉有无闭塞性病变、远侧流出道等。扩张、增粗的左结肠动脉通常预示肠系膜上动脉闭塞,而左结肠动脉只有在侧位观察和摄片时方可清晰显示,如果没有认识到这种情况,则在行主动脉重建时结扎肠系膜下动脉,就可出现肠坏死。

对大部分患者而言,动脉造影应仔细检查从腹主动脉到腹股沟下的远侧动脉流出道,即便是准备仅做近侧动脉手术者,也必须了解远侧流出道的情况,通过动脉搏动来判断近侧动脉手术的效果,对纠正可能出现的手术失败是有益的。流出道的显像一般至少应包括大腿中下段。一些远侧动脉病变并有肢体缺血症状,准备行腘动脉远侧旁路移植的患者,使更远侧的动脉显像是必要的,甚至还要包括足背部的动脉流出道。在一些多平面动脉闭塞症的患者中,当造影剂到达下肢远侧动脉时已明显稀释,这时动脉造影辅助数字减影可增强显像效果。

2. 多平面病变的血流动力学评估 通过临床检查及动脉造影可准确地评估大部分下肢动脉闭塞的病情,但是对一些患者特别是多平面动脉闭塞者来说是有困难的,准确地评估每个动脉段的血流动力学变化,对选择一个合适的重建方式是非常关键的。许多动脉硬化病变仅在动脉造影片上有明显的形态改变,但很少甚至没有血流动力学变化。对近侧动脉病变并累及远侧动脉者,必须同时纠正近侧和远侧动脉节段病变,才能改善危及肢体存活的缺血。尽管在临床有许多非创伤血管检查方法,但尚无一种方法能完全精确地判断主-髂动脉病变,有些笔者特别推荐对多平面病变者采用双功彩超来评判主-髂动脉,以及其远侧动脉闭塞的病情。但这种检查方法需要花费一定的时间,并且需要熟练而有经验的检查者,才能获得正确、可靠的资料。

(三) 手术和手术适应证

静息痛、缺血性坏死被认为是动脉重建的绝对适应证。年龄不是考虑手术的绝对因素,即使年龄较大、身体虚弱,伴有其他脏器严重性疾病者,如果不能直接做主-髂动脉重建,也可选择腔内血管外科技术来重建血液循环。

对于仅有间歇性跛行者是否需要手术,各家看法仍不一致,手术应根据患者的个体情况加以考虑,如年龄、合并症、工作需要和生活方式等。一般来说,如果间歇性跛行已严重地影响患者的生活,同时无显著手术危险者可选择手术治疗,大多数学者都认为主-髂动脉重建术可以取得较好的长期疗效。此外,少数因近侧动脉溃疡斑块脱落,引起肢体远侧动脉栓塞的患者,也具有做主-髂动脉重建的手术适应证。这类患者很少有间歇性跛行病史,认识这种病理情况和行动脉造影检查,以发现近侧动脉是否有硬化性病变是非常重要的。因为远侧动脉栓塞反复发作,最终可能导致截肢。主-髂动脉闭塞性病变尚无真正有效的药物,非手术治疗的目的仅是延缓病变的进展、增加侧支循环的形成、防止局部组织损伤和脚趾感染,以及改善男性患者的性功能。

1. 动脉内膜切除术 正确选择患者是十分重要的。有些学者认为,病变仅局限于髂动脉分叉处时,可做动脉内膜切除术。横行或纵行切开动脉后,内膜切除范围应包括管壁外弹力层,病变内膜需全部剥脱,必要时可将剥脱边缘的内膜予以缝合固定。一般可以直接关闭动脉的切口,必要时可用补片防止管腔狭窄。在选择合适的患者、精确和仔细操作的条件下,主-髂动脉内膜切除术也可取得较好的效果。一般认为,不适宜做本手术者为:

(1) 有动脉瘤样扩张性病变者,术后在内膜切除处可继续发生瘤样退行性变化。

(2) 如果主动脉完全闭塞,已达到肾动脉水平,改做动脉切开血栓切除,于肾动脉以下植入人造血管则操作简便,并且效果良好。

(3) 累及髂外动脉及其远侧动脉(Ⅱ和Ⅲ型)的患者,非但难以将病变内膜完全切除,而且术后有较高的血栓形成和再狭窄的发生率。

目前,已不主张做扩大的主-股动脉内膜切除术,而做旁路转流术。实践证明,对病变广泛的患者,动脉旁路转流术不但操作简便,并且有令人满意的远期通畅率。有些学者认为,主-髂动脉内膜切除术比动脉旁路转流术的技术要求更高,对没有足够主-髂动脉内膜切除术经验的外科医师来说,即使是局限性的动脉病变,也以动脉旁路转流术为首选的手术方法。

此外,腔内血管成形术的技术日趋成熟。其创伤小、成功率高、疗效好的优势也在临床上受到学者们的重视。

2. 主-股动脉旁路转流 从肾下腹主动脉到腹股沟区的股动脉采用人造血管做旁路移植,已成为治疗主-髂动脉闭塞性病变的标准术式,以往约占主-髂动脉闭塞性疾病的90%以上。主-股动脉移植是血管重建手术中疗效最确切、持久及有效的术式。尽管主-股动脉旁路转流术已经得到共识和标准化,但是在具体操作方面各家仍不一致。主动脉近端的血管吻合,可用端-端吻合,也可做端-侧吻合,端-端吻合通常适用于有瘤样病变,或者腹主动脉完全闭塞已累及到肾动脉水平的患者。大多数血管外科医师常规使用这种方法,这种方式具有以下优点:

(1) 符合血流动力学的生理基础,没有湍流,许多研究报道此种术式具有较好的长期通畅率。

(2) 用血管钳部分阻断血管进行端-端吻合易导致血栓,血栓或碎片脱落可危及髂部及下肢的血液循环。使用分叉人造血管进行端-端血管吻合,人造血管可直接放置于被切开的腹主动脉部位,用腹膜覆盖,这样潜在性地降低了手术后腹主动脉肠瘘形成的可能性。其优点是符合血流动力学的生理基础,不引起湍流,术后有较高的长期通畅率。

在一些特殊的病理解剖情况下，可考虑做端-侧吻合术。例如肾动脉起源于腹主动脉下段或髂动脉者，以及需要保存肠系膜下动脉时，应在腹主动脉的近端做端-侧吻合。另一种可供选择的方法，是在端-端吻合时，将肠系膜下动脉等移植到人造血管上。当髂外动脉闭塞时，做肾下腹主动脉与股动脉人造血管端-端吻合，不但会导致男性患者性功能障碍，更可明显减少髂动脉的血液供应。这种血流动力学的变化，可引起术后严重的结肠和臀部缺血，甚至继发脊髓缺血性瘫痪。在这种情况下，尽管股部和其远侧的动脉搏动良好，但臀部间歇性跛行的临床表现仍然存在。更有甚者，即使在术后多年，当人造血管闭塞时，肢体缺血症状会更加严重，此时即使做膝上截肢，伤口也难以愈合，更不可能再做血管重建术。因此，不少学者主张做腹主动脉人造血管端-侧吻合。另外，在一些特殊情况下，解剖外途径旁路转流术也是可以考虑的手术方式，如腋-股动脉转流术、股-股动脉转流术等。

尽管远端的吻合口可建在髂外动脉，但学者们都主张建在股动脉平面。因为股动脉显露较简便，血管吻合也比较方便，双侧股动脉吻合可同时进行，并且将吻合口建在股动脉上，可确保有足够的血液进入股深动脉。实践证明，在完善的术前准备、精细的手术操作和合理应用抗生素的条件下，腹股沟区移植物发生感染者并不多见。

3. 手术并发症

1）早期并发症：主动脉重建后的早期并发症为严重出血，需要再次手术的患者占 1%～2%。这通常是因关闭伤口时止血不彻底、血管吻合不细致、术毕时没有中和体内的肝素、血液丧失和体液替代所致的稀释性凝血障碍等而引起。急性主-股动脉移植物闭塞的发生率占 1%～3%，多见于股动脉的吻合口，主要是操作不当的原因。偶见于后腹膜隧道内的移植物扭曲所致。主-股动脉转流手术后并发血栓栓塞时，可通过手术和导管取栓得到治疗。预防的措施包括手术中患者完全肝素化、轻柔地放置动脉钳、恢复血流前仔细冲洗移植物等。选择性手术者，术中心脏监测和手术后维持充足的血容量，可极大地避免并发急性肾衰竭。手术后急性肠和脊髓缺血很难预防，但极少见。

2）远期并发症：主要包括下列各项：①移植物闭塞：这是最常见的远期并发症，5 年发生率为 5%～10%，10 年发生率为 15%～30% 或以上。发生在近端吻合口而导致整个血管重建失败者不常见，除非第 1 次手术时，吻合口在肾下腹主动脉远侧的位置。如果患者情况允许，可重新做一次主-股动脉转流术，或者选用解剖外途径旁路转流术。有些患者，因瘢痕或感染等无法做肾下腹主动脉重建，可取腹腔干以上的腹主动脉、降主动脉，甚至升主动脉作为流出道。在大多数情况下，主-股动脉转流的 1 条分叉血管闭塞，而另 1 条保持通畅时，血栓取除后常可恢复已闭塞移植物的血流。同时行股深动脉成形术，或者股动脉与其远侧动脉转流，可保持再次手术一侧移植物的通畅。如果不能做血栓取除，可选用股-股动脉转流术。单侧移植物失败，常不必做直接的腹主动脉手术。②假性动脉瘤：其发生率为 3%～5%，主要是由于动脉壁进行性退化、血管吻合时没有全层缝合、血管吻合技术不当和移植物张力过高等引起，感染也是病因之一。大多数假性动脉瘤发生在腹股沟的移植部，体检发现后，可通过动脉造影进一步证实。再次手术时，常需切除病变的部位，再用短段移植物移植到原先吻合口的稍远侧处。腹部血管吻合处动脉瘤的发生率尚无统计数据。Edwards 对 157 例患者平均随访 12 年，发现其发生率为 10%，并认为超声和 CT 扫描是后期随访的主要手段。③男性性功能不全：手术前性功能不全者很常见，患者多为主-髂动脉闭塞。术后医源性阳痿的发生率可高达 25% 以上。注意对主要神经的保护，以及在重建手术时保持髂内动脉和盆腔的血液灌流，可大大减少性功能不全的发生率。④移植物感染：这是一个致命的并发症，但选择性主动脉重建者的发生率很低。预防性合理应用抗生素以及完善的消毒技术，能够明显降低移植物感染的机会。移植物感染一旦确诊，即需手术取出移植物，血管再次重建应在其远侧未受感染累及的部位。⑤腹主动脉肠瘘：发生率很低，但有较高的病死率和肢体丧失率。瘘的形成通常累及到人造血管与腹主动脉的吻合口和十二指肠。小肠和结肠则很少被累及，但大量的胃肠道出血常发生在这些部位。第 1 次胃肠道出血量一般较少，因此有一定的时间为患者进行诊断和治疗，明确诊断有一定的难度，高度可疑者可做手术探查，治疗原则是取出移植物，缝合肾下腹主动脉残端，关闭胃肠道缺损和做解剖外途径血管重建。

（四）小结

主-髂动脉闭塞性病变是下肢缺血性症状的主要原因之一。大多数患者闭塞性病变是多节段和多平面的，包括腹主动脉下端，双侧髂动脉，并常累及腹股沟下动脉主干。对这类患者，一般不做单侧的重建手术，而以主-股动脉旁路转流术为宜。在主动脉重建手术之前，必须注意有显著流入道病变引起的血流动力学变化，通常采用仔细的临床检查和辅助的血流动力学检测，必要时依靠动脉造影来完成。如果仍有怀疑存在，直接的股动脉压力测定是十分有益的。仅有局限性跛行作为唯一症状的患者也可考虑手术。少数患者可行主-髂动脉内膜切除术。病情严重危及肢体生存者，只要能耐受手术，也是主动脉重建的适应证。主-股动脉旁路术的关键，是近端血管吻合应紧贴于肾动脉下的腹主动脉，并仔细选择远端血管吻合，包括是否行股深动脉成形术，以增加股深动脉的血流量等。

五、股-腘动脉硬化闭塞症

股-腘动脉段闭塞症是下肢最常见的病变之一，占全身动脉硬化闭塞性病变的 47%～65.4%，糖尿病患者多伴发股-腘动脉硬化闭塞症。目前股-腘动脉硬化闭塞症的治疗方法已经有了很大的进展。1948 年，Kulin 做动脉旁路移植术，直接重建下肢血液循环。尽管大部分患者通过手术可改善功能和拯救肢体，但对重建手术远期疗效的评价，包括手术适应证和影响疗效的一些因素等，均需做深入的研究。

（一）临床症状和体征

血流动力学和动脉造影检查，是股-腘动脉闭塞性病变患者进行动脉重建手术的基本条件。临床表现随动脉闭塞的部位及程度而变化，也与其他相联系的血管病变程度相关，根据临床主要表现的严重程度分为四个等级：轻微主诉期；间歇性跛行；静息痛；溃疡和坏疽。轻微主诉期血流动力学影响较少，间歇性跛行表明患肢仍有相当的动脉血供，间歇性跛行强度的变化主要取决于动脉病变的程度。轻度的间歇性跛行通常并不是动脉重建术的绝对适应证，只有典型的阻碍患者行走的间歇性跛行，特别是已危害年轻患者生活和工作时，才考虑手术治疗。而对高龄、较少活动的患者，特别是伴有全身系统性动脉硬化病变以及其他严重疾病者，一般不考虑手术治疗。间歇性跛行的严重程度与动脉病变的程度和范围相关。在动脉硬化的基础上，发生急性节段性闭塞，不仅使间歇性跛行的症状突然加重，而且可以引起肢端坏疽导致截肢，这是做动脉重建急诊手术的适应证。静息痛是一种更严重的动脉功能不全的临床表现，动脉血流量不足以供应处于静止状态下的患肢。静息痛多发生在足趾部和其邻近的部位，特别在夜间患者不能入睡，需抱膝而坐以减轻疼痛。病情进展时，静息痛呈持续性，其他缺血症状的表现是肢体冰冷、麻木、足趾皮肤颜色改变等。发生缺血性溃疡和坏疽者,必须做动脉重建手术。足趾损害常常伴有感染,可加强局部处理和抗生素应用,并需避免任何损伤。如果局部感染未能控制,特别是糖尿病患者,坏疽将进一步扩展。

(二) 诊断和病情评估

体格检查是临床评估动脉病变的重要部分。肢体皮肤特别是足和趾的颜色能反映患肢血供的情况。患者平卧抬高患肢,可观察肢端微循环缺血的严重程度。皮肤的温度,尤其是与健侧相比较时,同样也能提供缺血的情况。单侧足趾颜色改变或冰冷,常是严重缺血的表观。在股浅动脉和腘动脉闭塞时,患肢膝部的皮肤温度可高于健侧,这是膝关节网和股深动脉侧支增加的缘故,即所谓"膝充血征"或"暖膝现象"。两侧膝部温度可相差2~5℃。从腹主动脉至足部,系统地触摸和听诊动脉搏动,可提示动脉闭塞的程度和部位,收缩期杂音常是动脉狭窄的体征。多普勒超声可以提供外周动脉搏动和其振幅的半定量信息。多普勒超声节段性血压测定,是评估下肢动脉闭塞性病变最可靠的方法之一。这些半定量的检测,在一个规定的时间内可以提供下肢动脉循环状态的情况,也可以用来评判介入治疗的效果,如移植物是否通畅、失败或信息进行性降低等。

从腹主动脉至足背动脉的全程动脉造影,不但能显示病变的部位和程度,还有助于明确主-髂动脉(流入道)和胫与足背动脉(流出道)的情况。股动脉:在糖尿病患者和非糖尿病患者中,病变局限于股腘动脉者很少见。非糖尿病患者的病变部位多在股浅动脉远侧段,一般从收肌管开始;单纯的股浅动脉近侧段闭塞很少发生;弥漫性股浅动脉闭塞者约占20%。而糖尿病患者的病变范围多累及整段股浅动脉。腘动脉:非糖尿病患者单独的腘动脉闭塞很少见,而糖尿病患者则较多。腘-胫动脉闭塞发生率较高,约有50%以上的患者是大腿部动脉闭塞性病变的延续。胫腓动脉:股-腘动脉闭塞病变者,其流出道常被累及,往往合并有1支、2支或3支远侧动脉的闭塞,特别是糖尿病患者多合并有胫-腓动脉的病变。通常,尽管3支胫-腓动脉内膜都有不同程度的病变,而腓动脉常可保持一定程度的通畅。

(三) 手术治疗

1. 股-腘动脉旁路转流

(1) 手术适应证:①间歇性跛行严重妨碍患者的生活和工作,而又有较好的手术耐受力;②非手术治疗不能缓解的中度或重度静息痛;③难以治愈的足或趾的溃疡或坏疽。

(2) 手术过程:患者取仰卧位,手术患肢大腿部外旋,膝关节屈曲30°~60°,采用硬脊膜麻醉或全身麻醉的方法。

1) 大腿远侧切口:可根据动脉造影所确定的动脉闭塞部位,选择膝关节上或下的手术切口。膝关节上切口,与股骨内踝和缝匠肌平行,向上切开10~15cm。切开深筋膜,牵开股内侧肌和缝匠肌,显露血管神经鞘,游离腘动脉、腘筋膜和隐神经,小心保护膝关节周围的侧支,游离腘动脉,用手触摸动脉管壁是否柔软,管腔是否通畅,确认是否可以作为旁路转流术的流出道。如果膝关节以上的腘动脉不适合做转流的流出道,则可行膝关节以下的旁路转流手术。做膝关节下的小腿内侧切口,显露腘动脉及其三叉分支部,切口从股骨内髁后一指宽处,与胫骨的内缘平行,向远侧延长10cm左右。注意避免损伤邻近的大隐静脉。切开小腿筋膜,显露半腱肌、股薄肌和半膜肌的肌腱,牵开腓肠肌的内侧缘,将腘筋膜轻轻拉开,即可找到腘动脉。顺序解剖腘动脉及其三叉分支部。必要时向下延长切口,游离胫后动脉的近侧段。

2）大腿近侧切口：在股动脉搏动处做纵向切口。切口的近端稍弯向外上方，远端切口沿缝匠肌内侧肌沟向下。切开浅筋膜，钝性分离至股血管处，结扎所分离的淋巴管，以防止术后淋巴漏。切开股血管鞘，游离股总动脉。用手指探查管壁情况，选择管壁条件较好的部位做血管吻合用。

3）旁路血管转流术：如果自体大隐静脉具有足够的长度和管径，这是最佳的移植材料。其次，可选用管径为 7 ~ 8mm 的人造血管（例如 PTFE），吻合血管前，先在股内收肌筋膜前和缝匠肌下方钝性分离软组织做成隧道，也可以用隧道器完成。分离好隧道，检查伤口无出血后，开始做血管吻合。先做腘动脉吻合，一般用 6-0 号 Prolene 线做单层连续或间断外翻缝合。然后，将移植物穿过预先形成的隧道，引入腹股沟切口，用相同方法与股动脉做吻合。开放血流后，可检查移植物和流出道的通畅情况。

如腘动脉严重狭窄，作为流出道重建血流有困难，可选择胫前动脉、胫后动脉或腓动脉作为流出道。但值得提出的是，跨过膝关节的旁路转流术，要保持术后远期通畅，最好选择自体大隐静脉作为移植材料。

近年来不少学者指出，膝关节以下广泛性动脉闭塞的患者中，尤其是伴有糖尿病者，在踝关节以下甚至足部，多可通过 DSA 或多普勒超声检查，找到管径 2 ~ 3mm 通畅的小动脉，作为旁路转流手术的流出道，以重建严重缺血患肢的血液循环。实践证明，用自体静脉或复合血管替代物（近侧为人造血管，远侧取自体静脉）作为移植段，可以取得相当满意的中、远期疗效。

2. 股深动脉重建下肢血液循环 当股浅动脉广泛闭塞时，常规的旁路转流术即无法施行，而股深动脉由于其独特的解剖条件和生理功能，可为患肢重建血液循环。1961 年，I. eeds 和 Gilfillan 首次报道利用股深动脉重建为下肢供血以来，学者们对股深动脉的作用、病理生理和血流动力学的研究不断深入，多普勒超声血流测定（踝肱指数，ABI）、动脉造影等都说明，股深动脉是重建下肢血供时可以选用的一条理想的生理通道。

（1）股深动脉成形术

1）手术指征：①腘动脉流出道严重病变，或无法施行旁路转流术；②腘动脉范围皮肤和软组织开放性损伤，而又必须做救肢手术；③高危患者，但血液循环无法改善，而必须截肢者；④主-股总动脉旁路转流术后，需进一步改善流出道；⑤股总动脉真性或假性动脉瘤累及股深动脉开口。

2）手术方法：予患肢大腿根部腹股沟韧带下方，沿缝匠肌内侧肌间沟做纵向切口。先解剖股浅动脉近侧段，再向上游离股总动脉远侧段，将股浅动脉向内侧牵开，在股总动脉分叉处的后方找出股深动脉，并游离股深动脉第 1 段。术中探查股浅动脉均呈条索状闭塞，而股总动脉远侧段和股深动脉开口处均有不同程度的粥样斑块，股深动脉第 1 段管壁无病变。阻断股总动脉和股深动脉远侧段血流，同时控制股深动脉的旋股外侧和旋股内侧分支，沿股深动脉纵轴切开管壁全层，长 4 ~ 5cm，用含肝素的生理盐水清洁冲洗管腔后，可发现内膜粥样斑块存在，特别在股深动脉开口呈杯口状狭窄。先做局部内膜剥脱术，然后取 4 ~ 5mm 宽、长度相匹配的自体大隐静脉补片修复。修复后的管径可稍大于原先的管径，但不能太宽，否则会引起湍流，容易引起腔内血凝块聚集。如果不能采用自体大隐静脉，也可以取人造血管片或相邻的股浅动脉管壁进行修复。

（2）腹主-股深动脉旁路转流术

1）手术指征：①腹主髂股浅动脉广泛闭塞症；②髂-股浅动脉广泛闭塞症。

2）手术方法：先做腹部剑突下至耻骨联合正中切口进腹，显露肾动脉以下的腹主动脉段，探查此段腹主动脉有无狭窄、粥样斑块等病变，以便选择适宜的流出道。检查双侧髂总和髂外动脉，证实为主-髂动脉硬化性闭塞症。然后于大腿根部腹股沟韧带下方，沿缝匠肌内侧肌间沟做纵切口，先找出股浅动脉并向内侧牵开，再向上游离至股总动脉分叉处。在其外后方找出股深动脉，向远侧游离一段，选择重建流出道的适当部位。如果股深动脉第1段有硬化性病变，可继续向远侧游离出股深动脉第2段。阻断腹主动脉拟建立吻合口部位的血流，取8～16mm内径（由粗至细）分叉型或8mm内径直型人造血管，以CV-3无损伤缝线于腹主动脉做端-侧吻合。如果吻合部位有粥样斑块，应先做局部内膜剥脱术。然后将人造血管通过预先形成的腹膜后隧道引至两侧大腿部切口内，用6-0号无损伤缝线将其与股深动脉做端-侧吻合。

（3）股-股深动脉旁路转流术

1）手术指征：如果患者的全身情况相对较差，不能耐受进腹手术，而健侧的股动脉血流正常或者病变较轻，即可考虑做解剖途径外的转流术，如股-股深动脉旁路转流术。

2）手术方法：这种方式也是利用股深动脉作为流出道的重建手术。于双侧腹股沟下方做纵切口，解剖健侧的股总动脉，探查有无硬化性病变和能否做转流口之用。再游离患侧的股深动脉，探查能否作为转流的流出道。用双手的食指或隧道器，在耻骨上皮下形成横行隧道，分别到达双侧的手术切口。用自体大隐静脉或7～8mm管径的人造血管进行吻合。

（4）股深-腘动脉旁路转流术

1）手术适应证：①以前腹股沟区曾经施行过血管重建术；②腹股沟区感染；③没有合适长度的静脉段作为移植材料。

2）手术方法：沿股总动脉找到股深动脉，于股浅动脉的外侧，直接显露股深动脉的第2或第3段。又于膝上大腿内侧做纵切口，在收肌管下口处解剖腘动脉，尽量找到一段管壁柔软且管腔通畅的腘动脉，取适当长度和管径的自体大隐静脉，倒置后一端与股深动脉做端-侧吻合，另一端与腘动脉做端-端吻合。

（刘 勇 何延政）

第三节 动脉栓塞

一、概 述

动脉栓塞（arterial embolism）是由于动脉管腔被栓子堵塞，导致内脏、肢体、组织发生缺血的一类疾病的总称。1854年Virchow首先用“栓塞”一词来描述动脉管腔被源于远处的物体堵塞，该词来源于希腊语“embolus”，意为塞子；导致栓塞的物体可以是血栓、粥样硬化斑块、动脉瘤碎片或进入血液循环的外来异物。最初对动脉栓塞的处理是保守观察，而结果往往是患肢坏死或患者死亡。20世纪初，陆续有医师成功手术切除动脉内的栓塞物，并且提出对动脉栓塞应早期治疗以防出现不可逆性损害和栓塞远处的血栓形成。1936年肝素应用于临床，动脉栓塞患者的围手术期使用肝素起到了稳定血栓、减少继发性血栓形成和促进侧支循环开放的作用，从而改善了治疗效果。然而一个难题始终困扰着外科医生，这就是如何彻底去除栓塞物。一些医生尝试了导管抽吸、动脉冲洗以及肢体加压等，但效果不理想。1963年Fogarty发明了用于取栓的球囊导管，即Fogarty取栓导管，可以通过在动脉上的一个小切口取出其远近端的栓子，既微创又有效，使得动脉栓塞的治疗有了显著进步。近年来血管腔内治疗手段为动脉栓塞治疗提供了更多的选择，如血管内机械碎栓、腔内吸栓及溶栓等。

（一）发病特点

动脉栓塞可发生于任何年龄组，但多见于50～70岁患有心血管疾病的人群，动脉栓塞理论上可发生于任何中小动脉，但临床上仍以肢体最为常见，该病在我国的发病率尚无确切数据，西方国家学者报道肢体急性缺血的年发病率1.5/10 000，其中动脉栓塞占15%，本节内容主要针对肢体动脉栓塞。

（二）病因

动脉栓塞的病因主要有血栓脱落、动脉外伤、恶性肿瘤栓子溃入动脉循环等。血栓脱落可继发于心脏疾病，急性动脉栓塞的栓子绝大多数是心源性的，如心脏瓣膜疾病和冠状动脉硬化性心脏病并发房颤、心肌梗死后心室的附壁血栓等，另外腹主动脉及周围动脉的动脉瘤合并血栓也可脱落栓塞。在合并右向左分流的先天性心脏病时，静脉栓子也可进入动脉循环导致动脉栓塞的发生。约20%的栓塞发生在颅内动脉，10%发生在内脏动脉，但这些部位的动脉栓塞往往被漏诊。约70%的栓塞发生在肢体动脉，下肢的发生率为上肢的5倍。动脉管腔在分叉处会发生明显变化，而分叉处是栓塞最常见的部位；在有动脉阻塞的高龄患者，多发性的动脉狭窄处也是栓子停驻的部位。一般来说，股总动脉分叉处是最常见的栓塞部位，约占35%～50%，其次是腘动脉。

（三）病理生理

动脉栓塞的危害主要取决于受累血管的大小、阻塞的程度以及侧支循环能否代偿。其中侧支循环最重要，如果栓子阻塞了以前正常的肢体动脉，可导致严重的缺血，因为这些部位侧支循环不丰富；如果栓子阻塞了以前就严重狭窄的肢体动脉，可能引发的症状很轻微，因为这些部位往往已形成了丰富的侧支循环。以前不少学者强调争取在本病发作的4～6小时内处理，其原因是认为这段时间是肢体耐受缺血的极限。然而，目前多数学者认为不应对治疗设置时间限制，因为决定肢体能否被挽救的关键因素不是发病时间的长短，而是肢体的生理状态，即肢体血液供应与需求之间的平衡能否维持。我们也曾经报道过对缺血时间超过12小时的32条患肢治疗，其中24条没有截肢。

在动脉管腔被栓子阻塞后，其远端缺血部位从需氧代谢转为无氧代谢，乳酸的生成增加；缺血损伤导致局部血管内皮完整性丧失、间质水肿、组织张力增高及坏死。同时全身大量的炎症介质释放（如白介素1、6、8，肿瘤坏死因子等）和补体系统激活，继而发生多器官功能障碍。另外，栓塞处继发血栓的延长阻塞侧支循环、栓子碎片向远端脱落和静脉血栓形成可加重缺血损伤。

在取出栓子、恢复供血后，患肢还要经历缺血再灌注损伤，如毛细血管损伤加重、大量氧自由基释放、局部组织细胞膜损伤等，患肢水肿可进一步加重，甚至可以使再通的动脉又堵塞，出现骨筋膜室综合征、酸中毒、高钾血症、肌红蛋白尿、肾衰竭，严重者甚至死亡。

二、临床表现

依据栓塞发生的不同部位，其临床表现不同。一般为发病时间在14天内的急性动脉栓塞。当急性动脉栓塞发生于肢体时，最突出的临床表现即为“5P”征：栓塞处远端动脉搏动消失(pulselessness),缺血肢体的疼痛(pain),肢体苍白(pallor),感觉异常(paresthesia)和肢体的运动障碍(paralysis)。也有学者加上局部皮肤温度改变(poikilothermic),而称为“6P”征。在缺血早期明显的表现有动脉搏动消失、疼痛、苍白和皮肤温度改变;在缺血严重后,肢体感觉异常和运动障碍也随之显现。

以前有动脉搏动的肢体如突然发生搏动消失并伴疼痛,则是动脉栓塞的典型特征,而且栓塞的部位可通过查体来大致确定,一般出现体征的部位要比动脉栓塞的位置低一个关节平面。如患肢的股动脉可扪及搏动,而腘动脉未扪及搏动,则栓塞处应在股动脉。但实际上这种判断可能受到一些因素的干扰,如患者发病前的动脉搏动是否正常,是否有动脉硬化等。动脉栓塞导致的疼痛是持续性的,而且程度重,患肢阻塞动脉远端的肌群出现症状后,其范围及程度会进行性加重。患肢阻塞动脉远端的皮肤表现为苍白或蜡黄色,逐渐局部发绀,继续加重后会发生坏死、脱皮。患肢皮肤温度改变的部位也是比动脉栓塞的位置低一个关节平面,例如患肢大腿上份皮肤温度较健侧低,则患侧髂外动脉有堵塞。患肢感觉神经组织缺血导致感觉障碍,缺血程度加重后,麻木感可超过疼痛。肢体运动障碍是因为运动神经元和肌肉的缺血,运动障碍程度与缺血的程度相关,如运动功能完全丧失,则表明患肢肌肉及运动神经均已坏死。

实验室检查　肢体动脉节段性测压及踝肱指数测定,可分别测定上肢肱动脉、大腿上份、大腿下份、膝关节下方、踝关节上方、足背处的动脉收缩期压力,如相邻 2 节段的压力差超过 20mmHg,说明该部位动脉有阻塞;如踝关节附近压力小于 30mmHg 则提示下肢缺血程度重,肢体活力差。

彩色多普勒可以了解动脉栓塞的程度和部位、肢体静脉的情况以及肢体动脉有无粥样硬化表现,是目前临床最常用的检查手段,其优点是无创、花费不贵,但对血管的显示欠精确。

增强 CT 血管成像(computed tomographic angiography,CTA)及核磁共振血管成像(magnetic resonance angiography,MRA)也可用于检查动脉栓塞,并且可清楚显示胸主动脉及其分支情况;但 CTA 对动脉流出道的显示欠佳,对造影剂过敏者不能接受检查,而 MRA 检查耗时长,体内有金属植入物者不能接受检查。

DSA 可清楚显示血管情况,还能作介入治疗,但对设备及技术人员要求高,放射暴露时间较长,造影剂可能有肾毒性。

对动脉栓塞的患者还应了解其内环境情况,如血电介质、酸碱度,监测肾功能、凝血机制、心肌酶谱及血常规,病情允许时检查心电图及超声心动图,有助于确认心脏有无病变及剩余血栓。

三、诊断及鉴别诊断

本病患者往往有下列合并症之一:器质性心脏病(特别是有心房纤颤)、动脉硬化,近期发生心肌梗死、腹主动脉瘤;突然发生严重肢体缺血,伴有“5P”征时,影像学检查发现肢体动脉阻塞,即可明确诊断。一旦确定诊断,还应对患肢缺血程度进行判断,这对于治疗计划的安排和预后的推测都非常重要。Rutherford 等推荐的急性肢体缺血分级法是根据患肢的运动、感觉障碍以及彩色多普勒对动静脉检查的结果综合评定缺血程度:Ⅰ级——患肢活力好;Ⅱa 级——患肢活力处于边缘状态,如果迅速予以治疗,可以挽救患肢;Ⅱb 级——患肢活力受到很大威胁,如果立即恢复血液供应,仍有可能挽救患肢;Ⅲ级——患肢已发生不可逆的坏死,无法挽救(表 3-4-2)。

表 3-4-2 急性肢体缺血的临床分级

分类	描述/预后	感觉丧失	肌力减退	动脉彩超信号	静脉彩超信号
Ⅰ	肢体有活力,尚无坏死威胁	无	无	存在	有
Ⅱa	迅速治疗可挽救患肢	无或轻微(限于足趾)	无	无	有
Ⅱb	立即再通血管可挽救患肢	不仅限于足趾,伴静息痛	轻中度	无	有
Ⅲ	严重组织坏死或神经永久损伤	广泛感觉丧失	重度僵直	无	无

在绝大多数患者中存在导致栓塞的原发疾病,如心脏疾病、动脉瘤等,有的可威胁患者生命,有的可导致反复的动脉栓塞,所以动脉栓塞患者的诊断中还应尽量明确原发疾病。动脉栓塞的鉴别诊断主要包括以下疾病:

1. 急性肢体动脉血栓形成 该病患者多有跛行史,查体及彩色多普勒可发现患肢和对侧肢体均有动脉闭塞性疾病的表现,动脉造影显示患肢动脉广泛硬化狭窄、远端逐渐变细和丰富的侧支循环。

2. 急性主动脉夹层导致的肢体急性缺血 该病除了肢体急性缺血外,常还有高血压史、发病早期的腰背部撕裂样疼痛、内脏缺血的表现,彩色多普勒提示患肢缺血,但往往不能确定动脉有栓塞,CT 或 MRI 血管成像检查可以较好地显示主动脉内膜破裂的部位及夹层范围。

3. 股青肿 该病患者多有下肢制动等诱因,少有心脏病史,早期以下肢深静脉血栓导致的下肢肿胀为主,彩色多普勒可发现深静脉血栓,而肢体动脉以肢端缺血为主,极少有主干动脉内发现血栓。

4. 肢体神经性疼痛 该病患者往往肢端温度不低,可扪及动脉搏动,彩色多普勒可证实动脉内无栓塞。对肢体动脉栓塞的患者,常见的误诊就是神经性疼痛,而丧失治疗的最佳时机,应予以重视。

四、治　疗

急性肢体动脉栓塞的治疗原则是在确保生命安全的前提下尽量挽救患肢,根据缺血程度分级采用适合的治疗方式,以血管外科手术治疗为主,还可选择介入溶栓以及保守治疗来改善患肢血液循环,同时应针对病因进行治疗。对于缺血分级在Ⅰ级～Ⅱb 级、无严重的内脏功能障碍、取栓导管能达到被栓塞动脉的病例应行手术治疗为主的综合治疗,具体方案可根据医院的条件及医师的经验确定。非手术治疗的适应证为:肢体已坏死(缺血程度Ⅲ级)、合并严重的内脏功能障碍而不能耐受手术、关节远端的动脉栓塞而侧支循环能代偿、外科手术的辅助治疗;治疗的目的是阻止血栓蔓延、改善患肢血液循环、降低截肢平面。对于缺血程度Ⅲ级、肢体已坏死者,应适时截肢。

1. 外科取栓术 自从 Fogarty 取栓导管应用以来,外科取栓术成为动脉栓塞的主要治疗手段,尽管对取栓导管也作了一些改进,如最初是单腔导管,现在有了可同时行腔内操作的双腔导管,但手术的要点依然变化不大。确立肢体动脉栓塞的诊断后,手术通常在急诊情况下进行,所以术前准备尽量简捷,包括检查血常规、凝血机制、血清电介质、肾功能、心肌酶谱、心电图、血型及配血。通常可采用局部麻醉,在少数情况下手术范围可能扩大时(如合并腹主动脉下端骑跨型栓子需经腹腔取栓)采用全身麻醉。如术中不能同时作 DSA 动脉造影,则应选择血栓最集中处动脉切开,一般常切开的部位是股动脉(腹股沟)、腘动脉

(膝关节内上方)、肱动脉(肘窝近侧),必要时可经腹主动脉或以前植入的人工血管等其他部位切开。在阻断、切开动脉前,应全身肝素化,我们常予静脉推注普通肝素 0.5mg/kg。以经患肢股动脉切开为例,在游离动脉时尽量保留侧支,一般作与动脉长轴垂直的横切口,这样缝合动脉后不易发生狭窄;如果需探查较长段的动脉管腔或动脉硬化闭塞严重需作内膜切除时,可取动脉纵切口,缝合时可用自体静脉补片防止狭窄。有学者主张术中还可经取栓导管向远端注入尿激酶以溶解残余血栓。取出血栓后连续缝合动脉切口,最后一针不打结;然后开放动脉,如远端动脉搏动良好,则将最后一针打结;如远端动脉搏动差或不满意,或术中彩超提示远端动脉血流恢复不满意,则可松开动脉切口缝线,再次取栓。如果合并腹主动脉下端分叉部骑跨型栓子,应同时切开双侧股动脉取栓以防取栓时发生对侧动脉栓塞,如效果不佳,应经腹行腹主动脉切开取栓。如在能作术中 DSA 动脉造影的复合手术室(hybrid operation Room)施行手术,术中在动脉造影路图及导丝引导下将取栓球囊准确地送至栓塞部位进行取栓操作,同时还可对合并的动脉狭窄等病变作球囊扩张及支架置入等治疗,增加了操作的准确性及有效性。

2. 保守治疗 ①局部保暖、止痛,可予曲马朵或哌替定等减轻疼痛。②抗凝:确诊后立即静脉推注普通肝素 0.5mg/kg,随后予皮下注射低分子肝素 0.4ml/12h 或静脉滴注普通肝素 30~40mg/6h,5~7d。目前多数学者认为抗凝治疗可以防止继发性血栓延长和后续栓塞,从而减少缺血导致的损伤。但应严密观察抗凝治疗可能出现的出血危险。目前尚无有关普通肝素与其他抗凝药物疗效对比的随即对照研究发表。③抗血小板:低分子右旋糖酐 500ml/d,5~7d,以后改为口服培达 50mg/次、2 次/天、阿司匹林 75mg/d。④扩血管:静脉滴注前列腺素 E_1(凯时)10μg/12h,5~7d。罂粟碱 30~60mg iv/d 等。⑤溶栓:静脉滴注尿激酶 50 万 U/d,5~7d。也可选用组织型纤溶酶原激活剂(rt-PA)。因链激酶的出血等副作用大,多数学者不建议使用。

3. 腔内介入治疗 由于腔内介入治疗的微创性以及所用器材不断地改良创新,越来越多的血管外科疾病可以选择这种手段。动脉腔内导管溶栓在二十世纪七十年代就已经用于动脉栓塞的治疗,但至今西方国家的有关报道都是针对急性动脉缺血,而其中的动脉栓塞只占 15%~20%,其余部分是动脉血栓形成,所以有关的治疗原则及指南更多的是适用于动脉血栓形成。而这些报道对于外科手术于腔内介入治疗的选择也不尽一致,相当部分学者主张介入治疗是多数急性动脉缺血患者的首选及基本治疗手段,只有缺血程度在Ⅱb 级时才考虑首选外科手术;而 ACCP2012 指南建议对急性肢体缺血患者手术治疗,其次才考虑动脉腔内导管溶栓,推荐级别为 1B。虽然还没有定论,但腔内介入手段为动脉栓塞的治疗提供了更多的选择,对其认识和掌握仍是很重要的。笔者认为下列情况可考虑使用腔内介入治疗:对外科手术后残余血栓的治疗;缺血程度为Ⅰ及Ⅱa 级,但如介入治疗后缺血表现继续加重者应外科手术治疗。

动脉腔内导管溶栓:通常经对侧(健侧)股动脉入路穿刺、造影,交换硬导丝,导入翻山鞘,使用适合的导丝(常用 0.035-in 的超滑导丝)通过栓塞段动脉,然后将多空溶栓导管导入栓塞段远端的动脉,溶栓药物可选择尿激酶或 rt-PA,溶栓方案在不同的中心有所不同,但原则上在治疗初期溶栓药用量较大,以后量减少,持续 48 小时左右,溶栓的同时可抗凝治疗。以下列出报道的溶栓方案之一为例:尿激酶 4000U/min×2h,2000U/min×4h,1000U/min×42h。动脉腔内导管溶栓治疗的大出血并发症率为 6%~9%,其中颅内出血接近 3%,与之相关的危险因素有溶栓的强度、持续时间、高血压病、高龄和血小板减少。

还有不少学者在研究利用机械装置进行血栓去除，如抽吸血栓、机械粉碎血栓、超声消融血栓等。这些方法均试图在微创的前提下迅速恢复患肢血供，从而缩短缺血时间。但是，目前尚无可靠证据表明这些装置比现有的治疗手段更好，还需临床验证。

患肢恢复血液供应后要严密观察肢端循环及肢体张力，如发生骨筋膜室综合征，则需及时行筋膜切开减张术。术后还应防治以下并发症：心功能衰竭、呼吸功能衰竭、碱中毒、急性肾功能障碍、肺部感染、肢体减张切口感染等。

急性肢体动脉栓塞的治疗还包括病因治疗，如心脏病的诊治。我们治疗的患者中有反复肢体动脉栓塞或脑梗死史者，有死于脑梗死者，这些说明持续存在的病因会继续威胁肢体甚至生命，而对病因的治疗也是很重要的。

总之，急性肢体动脉栓塞的早期诊断有助于及时制定治疗计划，应将缺血时间与缺血分级结合起来判断缺血程度。本病的治疗原则是在确保生命安全的前提下尽量挽救患肢，以血管外科手术治疗为主，还可选择介入治疗以及保守治疗来改善患肢血液循环，同时应针对病因进行治疗。经过不断地改进诊断及治疗，肢体动脉栓塞患者的患肢挽救率已达75%～90%，但患者的死亡率约为10%～20%，影响治疗效果的因素有高龄、合并严重的内科疾病、合并动脉硬化闭塞症、就诊及治疗时间延误、缺血分级和吸烟史等。

（马玉奎）

第四节　多发性大动脉炎

多发生性大动脉炎是主动脉主要分支和肺动脉的慢性进行性非特异性炎性疾病。本病的命名繁多，又称 Takayasu 动脉炎、无脉症、主动脉弓综合征、突发性主动脉炎或不典型性主动脉缩窄症等，目前统称为大动脉炎。本病的特点是体内各部位的大动脉均可能产生病变，不仅包括主动脉弓及其分支，亦可累及胸、腹主动脉及其分支，肺动脉也可受累。病变常同时累及多处血管，使受累血管发生狭窄或闭塞，少数亦可引起动脉瘤样扩张。本病好发于育龄期妇女，也可见于男性及其他年龄段人群。

一、病　　因

机体内存在某种感染灶引起机体的变态反应或自体免疫反应，这种反应若表现在主动脉及其分支的血管壁上，则导致多发性大动脉炎的发生。女性大动脉炎患者在卵泡和黄体期雌激素排量比正常女性明显增高，大剂量使用雌激素可损害血管壁，前列腺癌患者用雌激素治疗时血管疾病及卒中发生率明显增高。

二、病　　理

早期是动脉周围炎及动脉外膜炎，以后向血管中层及内膜发展，病变的血管呈灰白色，管壁僵硬、钙化、萎缩，与周围组织有粘连，管腔狭窄或闭塞。病变血管壁破坏广泛，而结缔组织修复不足，可引起动脉扩张，甚至形成动脉瘤。

显微镜下可见有不同程度的浆细胞及淋巴细胞浸润，弹性纤维断裂，肌层破坏，纤维结缔组织增生，偶可见到吞噬细胞。内膜增生水肿，滋养血管增生，肉芽肿形成，血管腔变细，到后期则是全层血管壁均被破坏，管腔内可有血栓形成，以致全部闭塞。病程为 5 年以上者，可有血管壁的钙化。

三、分　型

根据受累血管的部位不同,可将大动脉炎分为四种类型。

1. 头臂型 头臂型患者的血管病变均在颈总动脉、锁骨下动脉及无名动脉等主动脉弓的大分支上,可以是单独一个分支受累,也可同时累及多个或所有分支。有时病变还可累及颈内动脉或椎动脉。当上肢缺血时,有时上肢肌肉萎缩,血压测不出或明显降低,此时下肢血压仍正常。因有丰富的侧支循环形成,所以即使到病程后期,指端也不发生坏死。

2. 胸腹主动脉型 胸腹主动脉型患者病变主要发生在胸主动脉和(或)腹主动脉,大多导致胸腹主动脉的狭窄或闭塞。临床上主要表现为上肢高血压及下肢供血不足的症状,头昏、头疼、心悸,下肢发凉、行走后双下肢酸麻无力、间歇性跛行等,严重者可出现心力衰竭。胸腹主动脉型患者在体检时可发现双下肢皮温降低,腹主动脉和双侧股动脉、腘动脉及足背动脉的搏动明显减弱或消失。腹主动脉、股动脉可有压痛。

3. 肾动脉型 出现肾性高血压为本病的重要临床表现,尤以舒张压升高明显,肾动脉狭窄越严重其舒张压越高,患者有高血压症状、体征。

4. 混合型 混合型患者其血管受累的范围较广,在临床表现上可同时出现上述头臂型、胸腹主动脉型和(或)肾动脉型的症状及体征。这种患者大多是先有局限性病变,到后期再发展为混合型。其中肾动脉同时受累者最多。

综合上述四种类型多发性大动脉炎的临床表现,其病程对机体危害最大是脑缺血及持续性高血压,这二者是导致病情恶化甚至死亡的重要原因。

四、临床表现

1. 症状 本病的发展大多较慢,早期症状轻重程度不同,轻者仅有低热、乏力、肌肉关节酸痛、畏食等不适,重者有高热、胸腹部或颈根部疼痛等,少数可有皮疹(如结节性红斑)。

2. 体征 由于这种早期患者在病理上还处于大血管炎症阶段,尚未出现明显的狭窄或闭塞。因此,在体检时仅能发现肌肉关节压痛、大血管区压痛等,而尚未有明显血供不足的体征出现,随着病情发展至数年之后,动脉病变加重而产生狭窄或闭塞,此时临床上可出现一系列血供不足的表现。

五、辅助检查

1. 实验室检查 在病变早期或活动期大多有红细胞沉降率增快及白细胞轻度升高,C反应蛋白经常为阳性结果。慢性患者可有轻度贫血、血浆白蛋白减少及球蛋白升高、免疫球蛋白 IgG 升高等。血小板计数、出凝血时间及凝血酶原时间均正常。血清抗主动脉抗体测定阳性率可达91.5%。

2. 血浆肾素活性(PRA)测定 测定双肾静脉 PRA 比值(患侧/双侧)与远心侧下腔静脉 PRA 或对侧肾静脉与远心侧下腔静脉 PRA 比值,有助于诊断及确定手术适应证和预测疗效。若患侧肾素活性比健侧增高时可认为肾动脉狭窄。

3. 血管超声检查 可测出动脉搏动强度和血流速度,也可测出血管杂音或动脉瘤。在大动脉炎患者,可用于测定病变动脉及其远端动脉搏动及血流。该项检查既简单又不增加患者痛苦,且对了解血管病变和血流情况有一定价值,因此在临床上普遍应用。

4. 眼底检查 无脉病眼底为本病的一种特异性改变,发生率约为14%。颈动脉受累者眼部缺血,做眼底检查可发现视网膜血供不足、变性或萎缩等病变。

5. 脑血流图 颈动脉受累者,脑血流图可显示脑部血流量减少。

6. 放射性核素肾图及静脉肾盂造影 疑为肾动脉型的患者做放射性核素肾图及静脉肾盂造影检查,可了解肾血流量及肾功能改变的程度,有助于推测有无肾动脉狭窄或肾脏萎缩等。

7. CTA 和 DSA 可以发现主动脉及其开口处的均匀狭窄或者闭塞,少数呈瘤样扩张。降主动脉狭窄多始于中段,逐渐变细,呈"鼠尾巴"状,侧支循环丰富。锁骨下动脉近段闭塞可见锁骨下动脉窃血现象。肠系膜动脉或者肠系膜上、下动脉间的腹主动脉狭窄,可见肠系膜血管弯曲的特异性动脉造影像。在考虑手术治疗时,则术前必须先做主动脉造影,以详细了解病变的部位、范围及程度。

六、诊　　断

本病的诊断主要依靠病史、临床表现及辅助检查等资料的综合分析,同时要求临床医师对本病的各种表现有一定认识。因此多发性大动脉炎的诊断一般并不困难,但有时易被混肴。如出现发热、眩晕或腹痛等症状时,则往往易被误诊为一般内科疾病。所以,当用内科疾病不能解释时,就应该考虑到本病的可能。

(一) 典型多发性大动脉炎的诊断

1. 头臂型 脑部缺血症状伴颈动脉搏动减弱或消失,能闻及血管杂音;上肢缺血症状伴血压降低或测不出,桡动脉搏动减弱或消失。多普勒超声检查提示头臂动脉血流速度降低,眼底检查有缺血改变者应考虑头臂型大动脉炎。

2. 胸腹主动脉型 持续性高血压伴双下肢动脉搏动减弱或消失及缺血表现,胸腹主动脉区可闻及血管杂音者应考虑胸腹主动脉型大动脉炎。

3. 混合型 出现上述两项组合的表现者应考虑混合型大动脉炎。高血压是本病的一个常见临床表现。

(二) 非典型多发性大动脉炎的诊断

(1) 对于仅有低热、乏力、肌肉关节酸痛或大血管区域压痛表现的病例要随访观察,因上述表现可能是大动脉炎的早期症状,大动脉压痛是本病的特征之一。

(2) 对于眩晕、黑蒙及短暂性脑缺血发作(transient ischemic attacks,TIA)的患者应检查双侧颈动脉搏动情况,如颈动脉搏动减弱者应怀疑头臂型大动脉炎。

(3) 慢性阵发性腹痛在排除腹腔及其他脏器器质性病变后,要考虑胸腹主动脉型大动脉炎导致肠道慢性缺血性绞痛的可能。

(4) 在排除其他原因导致的主动脉瓣关闭不全时,应怀疑本病所致的主动脉扩张。

七、鉴 别 诊 断

由于本病目前尚无特异性的实验室诊断方法,在诊断时尚需与其他疾病相鉴别。

1. 结缔组织性疾病 早期本病有乏力、发热、肌肉关节酸痛等非特异性症状,与结缔组织疾病相类似,故在必要时需与类风湿关节炎、多发性肌炎、系统性红斑狼疮、结节性动脉周围炎或风湿热等结缔组织性疾病相鉴别。上述疾病都可由低热、全身关节和肌肉酸痛、红细胞沉降率增加、皮疹等表现,为了与这些疾病相鉴别应作必要的实验室检查,如测定血类风湿因子、抗核抗体、黏蛋白及抗链"O",血液中查找狼疮细胞,血尿酸及尿肌酸测定等。有结节性红斑时做组织活检有助于诊断。少数患者需在随访中予以鉴别。虽然某些结缔组织性疾病可能引起肢体小动脉的闭塞,但均不会发生大动脉的病变。

2. 血栓闭塞性脉管炎、动脉硬化闭塞症 晚期本病属胸腹主动脉型者有下肢供血不足的表现,应与血栓性脉管炎、动脉硬化闭塞症相鉴别。

(1)血栓闭塞性脉管炎:绝大多数是青壮年男性患者,病变主要累及下肢的中、小动脉,如足背动脉、胫后动脉、腘动脉及股动脉等,易引起肢端坏疽,累及上肢血管者较少。

(2)动脉硬化闭塞症:此病多发生于50岁以上的男性患者,病变主要累及腹主动脉及下肢的动脉,少数引起锁骨下动脉闭塞。病变后期可引起肢端坏死,常伴有高血脂、高血压及糖尿病。

3. 巨细胞性动脉炎 巨细胞性动脉炎又称颞动脉炎。其病因不明,病变除累及颞动脉外,还可影响枕动脉、脑动脉、颈总动脉和肱动脉等,可使血管闭塞而产生严重的脑部及眼部缺血现象。其临床表现与大动脉炎的头臂型类似,但此病多发生于老年男性,平均发病年龄在65岁左右,50岁以下者很少见,而且病变不累及胸腹主动脉。

4. 胸廓出口综合征 由于胸廓出口处解剖结构的异常(如颈椎、第一肋骨畸形)或斜角肌的炎症及损伤,以及局部淋巴结肿大等原因,压迫锁骨下动静脉及臂丛神经,可引起患侧上肢发凉无力、桡动脉搏动减弱等临床表现,与大动脉炎的头臂型相似。但胸廓出口综合征的患者同时又有明显的神经受压的表现,如臂部及手部放射痛、手部感觉异常等,还可因锁骨下静脉受压而出现颈部和上肢静脉怒张,体检时常见锁骨上区饱满,有压痛。桡动脉搏动的强弱可随头颈和上肢的转动而改变,X线摄片有时可见颈、肋等畸形。

八、治　　疗

(一)药物治疗

活动期原则上是非手术治疗,病变较轻,无明显血流动力学变化,或者病情稳定,但血管病变严重、阻塞范围广泛、全身情况较差不能耐受手术者,亦可采用药物治疗。皮质激素类药物可抑制炎症、改善症状,使病情趋于稳定。长期服用小剂量激素,副作用小,症状控制较为理想,血管紧张素酶抑制剂卡托普利等降压效果较好,25~50mg,2次~3次/天,血管扩张药物作用不大。可试用抗血小板类药物。

(二)手术治疗

目的主要是改善脑肾等主要脏器缺血症状,控制顽固性高血压。

1. 手术时机的选择 ①一般在病变稳定后半年至一年后进行,临床检查包括:体温、红细胞沉降率、白细胞计数、IgG均正常。②手术应在脏器(如肾脏)功能尚未消失时进行,以期改善血供、维持功能。

2. 手术方法

(1)旁路移植术:是本病首选的手术方法,在血管的近、远端用人造血管或自体静脉作桥式吻合,以重建血流,并保留已建立的侧支循环。由于病变血管在后期均已僵硬、萎瘪,有时范围亦较广,且与周围组织有广泛的粘连,若试图切除病变血管行血管移植术,往往出血较多,操作十分困难。因此一般均作旁路移植术。例如锁骨下动脉颈动脉旁路术,适应证为锁骨下动脉或颈总动脉起始部狭窄;锁骨下动脉-锁骨下动脉颈动脉旁路术适用于左锁骨下动脉左颈总动脉起始部狭窄或闭塞、无名动脉通畅者,以及无名动脉分叉处狭窄、闭塞

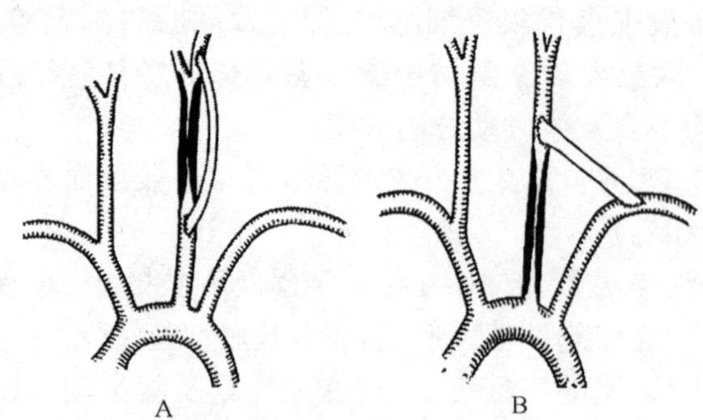

图 3-4-8 颈动脉旁路

A. 颈总动脉-颈内动脉旁路;B. 锁骨下动脉-颈动脉旁路

使右锁骨下动脉、右颈总动脉血流发生严重障碍,左锁骨下动脉通畅者;锁骨下动脉-颈动脉-颈动脉旁路术适用于无名动脉和左颈总动脉起始处狭窄阻塞,左锁骨下动脉通畅者;升主动脉-无名动脉(或颈动脉)-锁骨下动脉旁路术适用于升主动脉分支有多发病变者;降主动脉-腹主动脉旁路术适用于胸腹主动脉受累、有明显上肢高血压下肢缺血病人;腹主动脉-肾动脉旁路术适用于肾动脉病变者,移植材料可选用自体静脉、自体髂内动脉、ePTFE 人工血管等(图 3-4-8～图 3-4-11)。

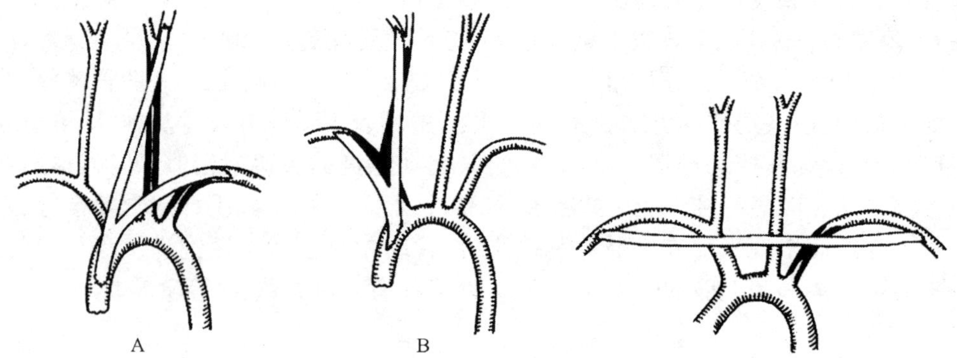

图 3-4-9 无名动脉旁路

A. 无名动脉-对侧颈动脉锁骨下动脉旁路;B. 无名动脉-颈动脉及锁骨下动脉旁路

图 3-4-10 腋-腋动脉旁路

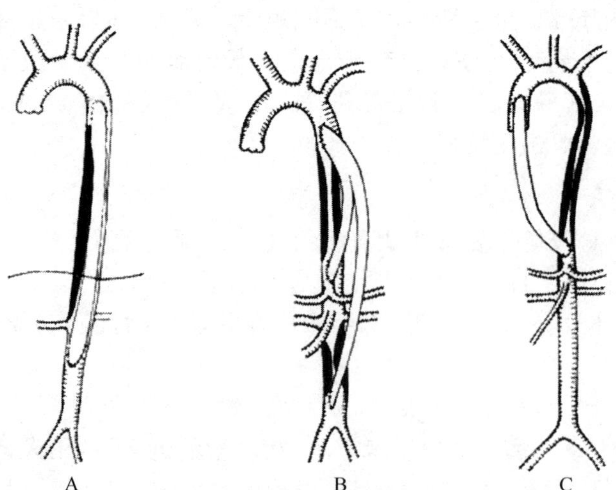

图 3-4-11 各种主动脉旁路

A. 降主动脉-腹主动脉旁路术;B. 降主动脉-降主动脉远段(或腹主动脉近段)-腹主动脉远段旁路述;C. 升主动脉-腹主动脉旁路术

(2) 自体静脉修补成形术:适用于颈总动脉、颈内动脉、肾动脉等起始部节段性狭窄或闭塞。

(3) 自体肾移植术:适用于多发性大动脉炎肾动脉近端和腹主动脉开口上下有较多病变,无法进行肾动脉重复者。

(4) 肾切除术:包括部分肾切除术和全肾切除术。后者适用于异常肾、正常一侧肾病变严重者,病肾切除后血压迅速下降。

(三) 介入治疗

该病的介入治疗主要包括经皮腔内血管成形术和血管内支架置入术。介入手术一般于炎症控制之后进行,患者应无发热、全身酸痛等全身炎症表现,ESR、CRP 正常并需稳定在6个月以上。多发性大动脉炎的动脉狭窄与粥样硬化所致狭窄不同,前者为纤维增生所致,管壁增厚明显且弹性极差,PTA 治疗的效果不佳,扩张后的动脉回缩明显,置入支架后易导致支架扩张不良或支架内血栓形成。此外在 PTA 治疗过程中,球囊扩张可导致血管内壁受损,诱发或加重炎症反应,导致管腔进一步狭窄。因此虽然 PTA 治疗的成功率高,临床症状缓解明显,但是远期再狭窄率也高。

九、预 后

本病的预后主要取决于脑缺血的程度和时间,以及有无持续性高血压和肾功能障碍,严重的脑缺血可导致昏迷、偏瘫甚至死亡。持续性高血压可使左心室扩大、心功能衰竭和肾衰竭,导致病情恶化,而绝大多数患者经过及时治疗,病情可改善。术后处理也很重要,因多发性大动脉炎在手术后仍可继续发展。故手术后患者仍应继续随访观察,必要时给予药物治疗控制病情,以期获得满意的疗效。

(尹乐平 顾 毅 冯 超)

第五节 雷诺综合征

雷诺综合征(Raynaud's syndrome,RS)系由寒冷或情绪等因素诱发的肢端动脉阵发性痉挛,导致肢端出现以发作性苍白、发绀和潮红为特征的病理生理改变,多见于年轻女性,好发于上肢肢端,也可涉及下肢。

一、病因与发病机制

70% 的雷诺综合征都由其他原发病引起。过去将良性、特发性和不伴有任何有关疾病的发作性指动脉痉挛称为雷诺病,但近来学者多数倾向认为大多数诊断为"雷诺病"的患者,原发疾病迟早会得到诊断,故而认为以雷诺综合征命名更为合理。

可能并发雷诺综合征的疾病如表 3-4-3 所示。

表 3-4-3 可能并发雷诺综合征的疾病

自身免疫病	胸廓出口综合征
硬皮病	动脉损伤
混合性结缔组织病	职业暴露或环境暴露
系统性红斑狼疮	震动损伤(如长期使用锯、气锤等工具)
类风湿关节炎	冷损伤
皮肌炎	神经损伤
多发性肌炎	腕管综合征
乙肝抗原相关性血管炎	尺神经压迫症
药物相关性血管炎	创伤性神经损伤
干燥综合征	胸廓出口综合征
药物诱发的非血管炎性雷诺综合征	其他
β 受体阻滞剂	冷球蛋白血症
细胞毒性药物	巨球蛋白血症
避孕药物	聚乙烯病
麦角胺	慢性肾衰
血管梗阻性病变	肿瘤
动脉硬化闭塞症	

不伴任何原发病的雷诺综合征属于特发性,

病因目前仍不完全明确,可能的病因或诱发因素包括:

1. 寒冷刺激 此病的发病率在寒冷地区较高,同时从事冰冻食品加工等职业暴露也会增加发病,提示寒冷刺激可能是重要诱因。

2. 交感神经高敏 颈神经干或外周混合神经损伤可导致雷诺综合征,提示患者症状与神经调节障碍相关。多数病人交感神经高敏,中枢神经特别是血管运动神经调节中枢不稳定甚至处于紊乱状态。交感神经兴奋异常构成了小动脉对寒冷刺激敏感的重要条件。血管肾上腺素受体活性的异常,特别是 α_2 受体异常,可能是导致发病的重要原因。

3. 内分泌紊乱 由于女性病例占大多数,且病情常在月经期加重,在妊娠期减轻,因此有学者认为本症可能与性激素有关。曾有学者报道丙酸睾酮、甲基雄二醇等可改善症状。

4. 其他因素 包括遗传、血清免疫异常、疲劳、感染等。抗血纤维蛋白酶降低导致的高血纤维蛋白血症、血液高凝,也被认为是可能的发病机制之一。

二、病理生理

苍白、青紫和潮红为雷诺综合征皮色改变的三个阶段。皮色苍白是由于指(趾)端小动脉和小静脉痉挛,导致毛细血管灌流缓慢,因而皮肤血管内血流减少或缺乏。几分钟后,由于缺氧和代谢产物积聚,使毛细血管稍微扩张,少量血液流入毛细血管后,血红蛋白迅速脱氧,引起青紫。同时动静脉之间的吻合支广泛开放,进一步导致外周皮肤缺血。当寒冷等刺激因素解除,肢端血管痉挛得以恢复,大量血液进入扩张的毛细血管即出现反应性充血,皮色转为潮红。

动脉造影发现在苍白期不仅仅有外周动脉痉挛,桡动脉、尺动脉和骨间动脉也有痉挛性改变。在寒冷刺激下,手指血管可处于极度痉挛状态,以微循环显微镜可观察到甲皱毛细血管稀少、短小和血流停滞等改变。

患者从病理生理上可分为两类:痉挛型和梗阻型。梗阻型可由于动脉硬化及自身免疫病等造成血管狭窄,引起患者在室温时即存在肢端动脉压降低。这种梗阻导致的血流减少,使得在寒冷等因素刺激下,正常的血管痉挛反应即可引起雷诺综合征的表现。而痉挛型在室温下肢端动脉压是正常的,引起症状是因为刺激因素下血管的过度痉挛。

在特发性雷诺综合征中,由于指动脉长期和频繁的痉挛发作,桡动脉内膜可增厚、管腔可狭窄以至阻塞,从而可产生指尖溃疡。

三、临床表现

患者在寒冷刺激或情绪激动时,肢端出现典型的发作性苍白、青紫和潮红的皮色改变。发作常从指尖开始,以后扩展至整个手指甚至掌部,两侧小指和无名指常最先受累,拇指则因血供较丰富很少累及。两侧手指皮肤颜色改变的程度、范围呈对称性,这种对称性为特发性雷诺综合征重要特征,若不对称则需要仔细除外是否为其他因素诱发。手指皮色苍白或发绀时常伴有局部发凉、麻木、针刺感和感觉减退,转为潮红时可有烧灼样胀痛。但只有65%的患者有如此典型的三阶段改变。发病一般见于手指,也可见于足趾,偶可累及耳朵和鼻子。病程一般进展缓慢,少数病人即使在温暖季节症状也不消失。长期发病可导致指(趾)端出现营养性改变,如指甲畸形脆裂、皮垫萎缩、皮肤变薄、皱纹消失、指甲尖溃疡或坏疽,但桡动脉始终未见减弱。部分特发性雷诺综合征可合并中枢神经失调,出现兴奋、失眠、抑郁等神经综合征。

四、诊　　断

当患者具有典型的临床发作表现,雷诺综合征诊断并不困难。但诊断雷诺综合征应从以下两个层面进行:首先明确患者诊断是否成立,其次仔细检查和随访明确可导致雷诺综合征伴发的疾病,确无伴发的原发疾病后方可诊断为特发。

所有患者需仔细询问病史、既往史、用药史、外伤史、职业暴露史等,进行全身查体,必要时进一步完善实验室检查及其他辅助检查,以除外伴发原发病。同时对于没有发现相关疾病的患者,也应进行长期随访。

雷诺综合征尚有如下特殊检查:

1. 激发试验　①冷激发试验:患者安静地坐在室内(室温26℃±2℃)30分钟,然后将两手浸入冰水中1分钟。75%的患者可诱发皮肤改变,为激发试验首选方式。②握拳试验:令患者握拳1分钟后,屈曲状态下松开手指。激发试验是后续无创或有创检查的基础,还可用于估计治疗效果。

2. 无创检查法　在激发试验后,采用光电容积描记仪(PPG)或Doppler血流仪,记录手指循环恢复至正常所需的时间。正常人指端循环在0~2分钟内恢复到基线。还可应用热敏电阻探头测定温度,测定手指温度恢复时间:冷激发时间改为2分钟,超过25分钟为阳性。也可进行指动脉压力测定,激发后压力降低>20%为阳性。

3. 有创检查法　①手指动脉造影:必要时作上肢动脉造影了解手指动脉情况,有助于确定雷诺综合征的诊断,还能显示动脉是否有器质性病变。动脉造影有损伤性且较复杂,不宜作为常规检查。②甲皱微循环检查:在间歇期与发作期的3个不同阶段微循环变化均有所不同,轻者有微血管袢迂曲扭转成异形管袢(呈多形性改变)偶见轻微的颗粒样血细胞聚集;重者毛细血管周围有散在红细胞渗出,偶见小出血点,管袢内血流缓慢淤滞,如为结缔组织病引起的雷诺现象,可见袢顶显著膨大或微血管口径极度扩张形成“巨型管袢”,管袢周围有成层排列的出血点,有助于区分是雷诺病还是继发性雷诺征。非发作期轻症患者可无异常所见。

五、鉴别诊断

雷诺综合征应注意与其他以皮肤颜色改变为特征的血管功能紊乱性疾病相鉴别。

1. 手足发绀症　手足发绀症是植物神经功能紊乱所致的血管痉挛性疾病。其病理改变是肢端小动脉持续性痉挛及毛细血管和静脉扩张,持续性是与雷诺综合征最大鉴别点。此病多见于女性青春期,呈持续性手套和袜套区皮肤弥漫性发绀,无间歇性皮色变化。寒冷虽可使症状加重,但在温暖环境中常不能使症状立即减轻。常伴有皮肤划痕症或手足多汗等植物神经功能紊乱现象。一般到25岁左右自然缓解。

2. 网状青斑　可发生于任何年龄,以女性多见。因小动脉痉挛,毛细血管和静脉无张力性扩张,皮肤呈持续性网状或斑点状发绀。病变多发生于下肢,偶可累及上肢、躯干和面部。患肢常伴发冷、麻木和感觉异常。寒冷或肢体下垂时青斑明显。在温暖环境中或抬高患肢后,斑纹减轻或消失。

3. 红斑性肢痛病　病因尚不清楚。病理变化为肢端对称性、阵发性血管扩张。多见于青年女性。起病急骤,两足同时发病,偶可累及双手,呈对称性阵发性严重灼痛。当足部温度超过临界温度(约33~34℃)时,如足部在温暖的被褥内,疼痛即可发作,多为烧灼样,也可为刺痛或胀痛。肢体下垂、站立，运动时均可诱发疼痛发作，抬高患肢、休息或将足部露在被褥外，疼痛可缓解。症状发作时，足部皮色呈潮红充血，皮温升高伴出汗，足背和胫后动脉搏动增强。少数红斑性肢痛症可继发于真性红细胞增多症或糖尿病等。

六、治　疗

雷诺综合征治疗的最重要方面当是针对原发病治疗。御寒保暖、避免接触冰冷物体、戒烟，有明显职业暴露因素者调换工作，积极处理患者精神心理问题等措施，对治疗也有一定的价值。针对症状可采用缓解动脉痉挛性药物，必要时可接受手术治疗。

1. 药物治疗　目前用于雷诺综合征的药物包括：α 肾上腺素阻滞剂（如妥拉唑嗪、哌唑嗪）、β 受体兴奋剂（如奥西那林、间叔色丁肾上腺素）、肾上腺能阻断剂（如利血平、胍乙啶）、钙离子通道阻断剂（如硝苯地平）、周围血管扩张剂（如罂粟碱），使用方法包括口服、动脉注射、静脉注射等。前列腺素 E1（PGE1）、前列环素（PGI2）和 5-羟色胺受体抑制剂也被认为有较好的治疗效果。局部外用硝酸甘油也可以改善症状。

尽管没有研究来证明上述哪一种药物效果更好，同时也缺乏客观方式来评价疗效，但是从病理生理上分析，基本上任何有扩血管作用的药物都具有理论上的疗效。

2. 手术治疗　80%～90% 雷诺综合征病人经内科治疗后可使症状缓解或停止进展，仅少数病人需手术治疗。手术指证为：①病程大于 3 年；②经过足够剂量和疗程的药物治疗或其他治疗仍无效者；③症状严重，病情进展，影响生活和工作，或出现远端组织缺血坏死者；④免疫学检查无异常。手术治疗方式包括胸交感神经节切除术和指（趾）末梢神经切除术。胸交感神经节切除术手术前应进行血管舒缩反应测定，如果血管舒缩指数不足，则交感神经节切除术就不能获得预期的效果。但术后症状改善率仅为 40%～60%，且症状缓解时间不长，往往术后 2 年症状复发。对伴有动脉闭塞性病变的患者疗效肯定，对伴有自身免疫性疾病患者疗效不佳。但是目前对于发生在趾端的雷诺综合征，腰交感神经节切除术临床效果整体优于上肢，可能原因是支配上肢血管的交感神经来源较复杂，除胸交感神经干和交通支外，与颈椎神经也有联系。

指（趾）末梢神经切除术切除动脉外膜及其交感神经纤维，中断了交感神经的旁路支配，效果相对更佳。但多数学者认为交感神经节切除术后神经组织能再生，影响疗效。

对于梗阻型雷诺综合征，若能通过手术或腔内介入治疗的方式消除梗阻因素，治疗可以取得较为满意的效果。

3. 其他　由于考虑雷诺综合征发病中有精神心理因素参与，基于此的生物反馈疗法也被应用于治疗。此外还有血浆交换疗法、诱导血管扩张疗法等。尽管文献报道均称有一定的疗效，但实际仍有待进一步研究。

七、预　后

特发性雷诺综合征应避免寒冷刺激和情绪激动等诱发因素，忌烟，药物和手术治疗，预后较好。伴发的雷诺综合征则取决于原发病的治疗效果和预后，由自身免疫性风湿病引起的雷诺现象，一般预后较差。

（黄　文　越　渝）

第五章　动静脉瘘

动静脉之间存在异常通道,称为动静脉瘘(arteriovenous fistula,AVF),分为先天性和后天性两种,动静脉瘘可发生在身体任何部位,以四肢最多见。先天性动静脉瘘常累及无数的细小动静脉分支血管,因而瘘口都是多发性的。后天性动静脉瘘则在大、中、小动静脉均可发生。

第一节　先天性动静脉瘘

先天性动静脉瘘是由于胚胎的中胚层在发育演变过程中,动静脉之间残留的异常通道。先天性动静脉瘘可以发生在身体的任何部位,以下肢多发,特别是踝部。在上肢最常见的是尺动脉分支、手掌动脉和手指动脉。病变主要发生在表面皮肤和软组织,但在肌肉、骨骼、消化道、脑、肺和肾等器官也可以发生。

一、病　　因

血管的胚胎发育过程大致分为丛状期、网状期和管干形成期三个阶段。成人的血管系统是从这三个阶段血管的伸展、吻合、萎缩和新生而形成。有时因血管在发育过程中未能遵循这样的消长变化规律,以致形成变异或畸形,在动静脉之间形成异常通道。动静脉之间的通道瘘口大小不定,小的肉眼见不到,称为微小的动静脉瘘;瘘口稍大,肉眼能看到的,称为稍大的动静脉瘘。

先天性动静脉瘘除可在胚胎时期形成,也可以在胎儿出生后继续发展,在临床上可以表现为血管瘤、蔓状动脉瘤、静脉扩张症或动静脉之间的异常交通。这些畸形往往合并出现,有时可以合并淋巴系统畸形。

二、病　　理

先天性动静脉瘘的瘘口小且多发,瘘口形成后不断发展和蔓延,常广泛地侵犯邻近的组织器官,如肌肉、骨骼、神经等,甚至蔓延到整个肢体或躯干。根据瘘口大小及发生的部位在病理上分为三种类型。

1. 干状动静脉瘘　干状动静脉瘘瘘口部位大都在肢体主干动静脉之间,存在横轴方向的交通支。多数为一个瘘口,但也有多个细小瘘及分支。瘘口较大者,动静脉之间血液分流较多,静脉压较高,临床上常可出现杂音、震颤、静脉曲张和蜿蜒状动脉瘤;若瘘口微小,临床症状则较轻。

2. 瘤样动静脉瘘　瘤样动静脉瘘瘘口部位在动静脉主干之间的分支上,局部组织伴瘤样血管扩张,一般血液分流量较少,局部无杂音,亦无震颤。

3. 混合型　干状和瘤样动静脉瘘混合的主干之间存在多发性交通和瘤样的病变。动静脉瘘口小对血流动力学改变不大,如果瘘口大则可能累及心脏的功能。先天性动静脉瘘在病理形态上虽属良性病变,少数病例有生长迅速的恶性倾向。

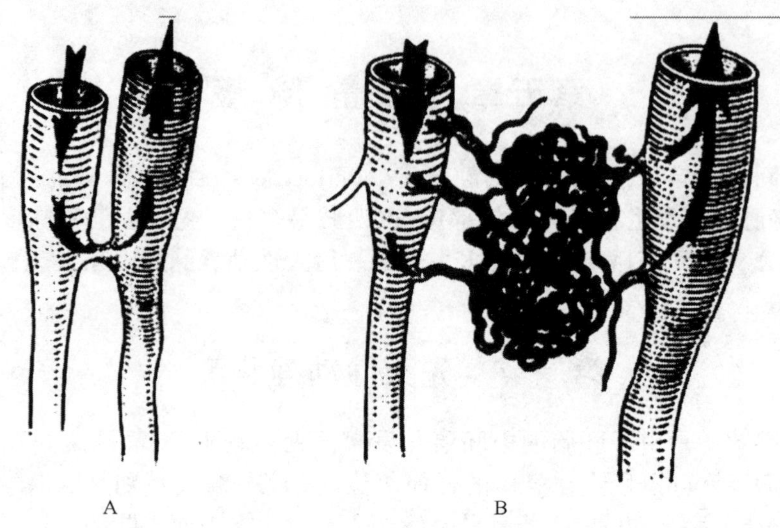

图 3-5-1 先天性动静脉瘘的类型

A. 干状动静脉瘘；B. 瘤状动静脉瘘

三、临床表现

先天性动静脉瘘在婴幼儿时期一般因小或呈低度活动性，通常无明显的临床症状，到学龄时期或青春发育期，由于内分泌激素的刺激、劳动及外伤，促使动静脉瘘迅速增长，逐渐出现临床症状。

1. 肢体增长、增粗 青少年骨骺端尚未闭合前，动静脉瘘已存在，在骨骺周围存在广泛的动静脉吻合支，以致血流量增加，骨骺内循环丰富，血氧增高，促使患肢增粗、增长，患者感到肢体沉重、肿胀和疼痛。由于肢体血液丰富和静脉充血，使局部温度明显增高，一般比健侧高 3～5℃。由于肢体长短不等，可出现骨盆倾斜、脊柱弯曲等。

2. 静脉瓣膜功能不全 动脉内高压血液经过瘘口流向静脉，使静脉内压增高，静脉腔扩大，静脉瓣膜损伤，静脉血液倒流，形成浅表静脉迂曲、淤滞、色素沉着、湿疹、感染以致淤滞性溃疡。

3. 动脉供血不足 患肢动脉血液分流到静脉，瘘口的动脉血流量减少，组织因供血不足导致肌肉萎缩，指(趾)端发冷，其远端皮温降低。指(趾)端供血不足而出现溃疡或坏疽。

4. 心脏的变化 动静脉之间异常交通，周围血管阻力明显下降，因而使心搏出量明显增加，长时间影响可导致心力衰竭。

5. 局部病变 先天性动静脉瘘和先天性血管瘤在同一部位并存，血管瘤为蓝色、红色，有的平坦，有的高突于皮肤表面，大小不等。瘤状动静脉瘘局部可以肿胀或伴有海绵状血管瘤。瘘口较大时，局部可以听到血管杂音及有震颤感，局部皮温高。病变在脑部可以出现占位性病变，而肺内动静脉瘘，甚至出现咳嗽、胸闷、气急、发绀等症状。

四、诊　断

(1) 周围静脉压测定和血氧分析：动静脉瘘时，静脉压升高，静脉内血氧含量升高。

(2) 彩色多普勒超声检查可以发现动静脉的分流情况，以及是否有舒张期或收缩期杂音。

(3) 动脉造影可以快速连续摄片,以显示瘘口的部位以及病变范围。在动静脉瘘时,可出现近端动脉扩张、扭曲。相应的静脉可能早期显影,也可以出现血管瘤样扩张,以及动静脉分支成团状的显影。

五、治　疗

有手术、栓塞、硬化、和压迫疗法四种。大多数先天性动静脉瘘由于动静脉之间的交通支众多、细小,病变范围广泛,有时累及整个肢体,因而治疗比较复杂和困难。手术前应作动脉造影,了解病变累及范围。若切除不彻底,不仅病变可以复发,甚至激发病变进一步发展,是否采取手术治疗时需要慎重考虑。一般认为,凡是动静脉瘘伴有明显症状或发展趋势或者伴有并发症,如感染、出血、溃疡、心力衰竭或内脏病变者,才适合手术。

1. 手术适应证　①生长迅速的动静脉瘘,伴有明显的临床症状者,应及早手术治疗。②病变累及周围组织,如神经受压性疼痛、出血、溃疡或并发感染,甚至影响心脏,导致心力衰竭者。③内脏动静脉瘘,引起出血,或肺内动静脉瘘,出现发绀、气急等,都应当及早手术治疗。

2. 手术方法　①栓塞疗法。②动静脉瘘切除术。③动静脉瘘的主要动静脉分支结扎术。④截肢术。

第二节　后天性动静脉瘘

动脉和静脉之间贯穿交通,可以是直接的,也可以是间接的,邻近的动静脉同时受伤时,创缘很快彼此对合,在数日内可形成直接的交通,称为直接动静脉瘘。如果动脉和静脉的伤口不相对合,而在血管周围形成血肿,血块机化后成为贯穿动静脉之间的囊和管,称为间接动静脉瘘。

一、病　因

后天性动静脉瘘的最常见病因是由贯穿伤引起,如各种穿刺伤,特别是高速子弹、弹片、钢铁和玻璃碎片飞击伤。在受伤的同时,同一鞘内的动脉和静脉同时损伤。闭合性骨折、经皮穿刺动脉造影和手术时创伤等均为常见的原因。一般贯穿伤外口很小,因临近的肌肉和软组织阻止了大量出血,在局部软组织内形成血肿,血肿机化后形成动静脉瘘的囊壁。另外,钝性挫伤、挤压伤挤压在骨骼上如肩部、臀部,引起该部位广泛的小动静脉之间贯穿交通,形成动静脉瘘。硬化性动脉瘤逐渐粘连、腐蚀,最后穿破伴行的静脉,也可引起动静脉瘘。

二、病　理

1. 动静脉瘘对局部的影响　瘘口近段动脉血流量增加,瘘口近段静脉血流显著增加时出现搏动。瘘口远端动脉血流量和方向取决于瘘口与近段动脉阻力比以及侧支动脉与周围血管床的阻力比。瘘口小,瘘口阻力大,动脉侧支循环建立不良时,前者的比例超过后者,血流按正常方向向远端流动。大的慢性动静脉瘘,瘘阻力低以及瘘的侧支循环良好时,后者比例超过前者,远端动脉血流发生逆流。前者与后者比例相当时,则远端动脉血流停滞。这种情况罕见。

2. 局部解剖改变 随着时间推移,瘘口越来越大。瘘近端动脉迂曲延长,动脉壁平滑肌萎缩,弹性成分降低,管腔扩张以及粥样斑块形成。远端动脉萎陷变细。近段静脉同样出现扩张和扭曲,甚至瘤样扩张。远端静脉迂曲扩张,瓣膜关闭不全。损伤性动静脉瘘中60%伴有假性动脉瘤。

3. 瘘对远近端循环的影响 动脉血经短路流入静脉,远端组织血供减少,近段动脉搏动减弱。肢体皮色苍白,发紫水肿,皮温比健侧低,甚至有疼痛性溃疡,指端坏疽。而在靠近瘘口的局部,动脉血很快进入深静脉,局部皮温升高。

4. 动静脉瘘对全身循环的影响 动静脉循环之间的短路使周围总阻力下降。阻力下降引起中心动脉压降低,中心静脉压升高。灌注周围组织的血流量减少。中心静脉压升高使心腔扩大,心肌纤维在舒张末期延长,心搏出量增加。动脉压下降,压力感受器发射使心率加快。循环中儿茶酚胺浓度增加和交感神经兴奋使心肌收缩加强。心率加快、全身小动脉收缩,帮助维持中心动脉压,但减少周围血流灌注。这些改变均使心脏排出量和中心动脉压升高。心脏功能良好的病人,心脏排出量明显增加,使中心动脉压接近瘘前水平。压力感受器反射作用降低,使心率维持在正常范围。如果瘘口大或者有心肌损害,将出现心力衰竭。

三、临 床 表 现

1. 症状 后天性动静脉瘘临床症状主要是患肢肿胀、疼痛、麻木、有时伴有胸闷、心悸、气急、甚至表现心力衰竭。这些症状的轻重决定于瘘口的大小和距心脏的远近。有的后天性动静脉瘘,又称急性动静脉瘘,临床表现为受伤时出血量大,似喷射状,局部出现搏动性肿块或患处可触及震颤及杂音,肢体远端动脉搏动仍可触及,但比健侧减弱。创伤性动静脉瘘主要发生在四肢,下肢比上肢多见,股浅动脉比股深动脉多见。

2. 体征

(1) 杂音和震颤:在瘘口附近可以听到粗糙而持续的“机器滚动样”杂音。杂音在心脏收缩期增强,并沿着血管近段及远段传播,瘘口越大杂音越强。在瘘口相应的体表可以触及震颤。

(2) 局部皮温升高:受累肢体在动静脉瘘部位的表面皮肤温度比健侧高3~5℃。瘘口远侧的部位,受累肢体皮温正常或低于正常,甚至造成缺血性改变。

(3) 患肢静脉瓣膜功能不全:动脉内的高压血流经过瘘口流入静脉内,并冲击静脉内膜,使其内膜损伤增厚,并使静脉腔增宽,静脉瓣膜关闭不全,瘘口的远侧、近侧的静脉扩张、迂曲。由于静脉压增高,静脉回流受阻,肢体远端出现水肿、淤滞性皮炎、色素沉着以及溃疡。

(4) 心脏扩大和心力衰竭:动脉血流经瘘口流到静脉,静脉压增高,心脏的回流血量增多,引起心脏负担过重而导致心脏扩大,长时间作用可导致心力衰竭。心脏扩大和心力衰竭的程度与瘘口的大小、部位及存在时间有密切关系。距离心脏越近的瘘心力衰竭越严重,而且出现症状较早。肢体的动静脉瘘,出现心力衰竭较晚。

四、诊 断

1. 指压瘘口的测定 用手指紧压瘘口以阻断血液分流,测量阻断前后的心率和血压,加以比较,在阻断血液分流后,心率显著减慢。这是由于瘘口闭合后,迫使血流在正常毛细血管网流通,周围阻力因而增加。同时,瘘口突然被阻断后,分流的血量被迫流入全身动脉系统,周围阻力的增加和动脉系统内突然增加额外的血量,使血压上升,因此相应地刺激了主动脉减压神经和颈动脉窦的神经末梢,血管舒缩中枢起抑制作用,使脉率变慢。

2. 静脉血氧的测定　从动静脉瘘病变处静脉或从瘘口近端的静脉抽血,与对侧肢体同一部位的静脉血比较,患侧的静脉血颜色比正常肢体的静脉血颜色红,而且血氧明显增高甚至相当于动脉血氧。

3. 彩色多普勒超声检查　可以观察动脉血分流口,明确瘘口部位,并可鉴别是否有收缩期或舒张期的杂音。

4. 动脉造影　动脉造影可见静脉立即显影,以及瘘口周围丰富的侧支血管。瘘口近端动脉变粗而且迂曲,在连续摄片中可以显示瘘口的位置和大小。动脉造影不但可以明确瘘口部位、大小及周围血管病变程度,而且还可以鉴别是否伴有动脉瘤等疾患。

五、治　　疗

由于动脉和静脉之间压力差甚大,瘘口很难自行愈合。瘘口内也不易形成血栓。唯一的治疗方法是手术切除或闭合此动静脉间非正常的交通。

1. 手术适应证　原则上应在发生严重后果(心力衰竭、患肢远端严重血运障碍等)之前进行手术,过去认为不宜早于(自受伤时算起)3 个月,应持有充分的侧支循环的建立再行手术。在现代血管外科中,只要诊断明确均应尽早手术,治疗效果较好。

2. 手术方法　根据动静脉瘘形成的原因、部位、大小决定。原则是关闭瘘口恢复动静脉正常血流。理想的手术方式是动静脉瘘切除、动静脉重建。包括经静脉切开瘘口修补、经动脉切开瘘口修补动脉和静脉壁瘘口侧面缝合修补术、动脉对端吻合静脉侧面修补术等。其他手术方式还有动静脉瘘结扎术适用于非主干血管,且侧支循环建立良好的动静脉瘘。腔内栓塞治疗适用于小的动静脉瘘。带人工血管膜的内支架腔内治疗适用于大中动脉的动静脉瘘(图 3-5-2 ~ 图 3-5-5)。

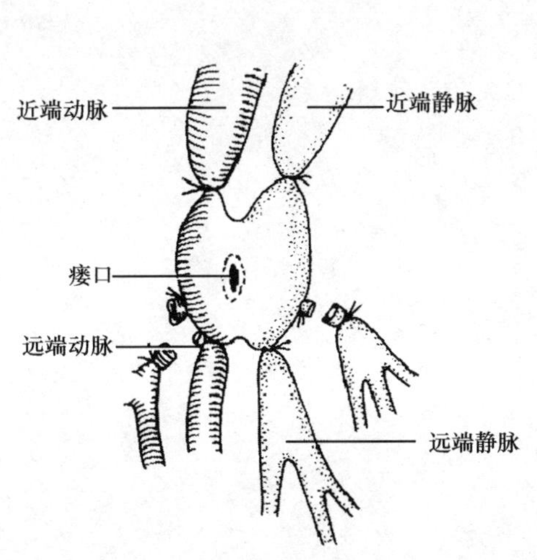

图 3-5-2　动静脉瘘四头结扎术

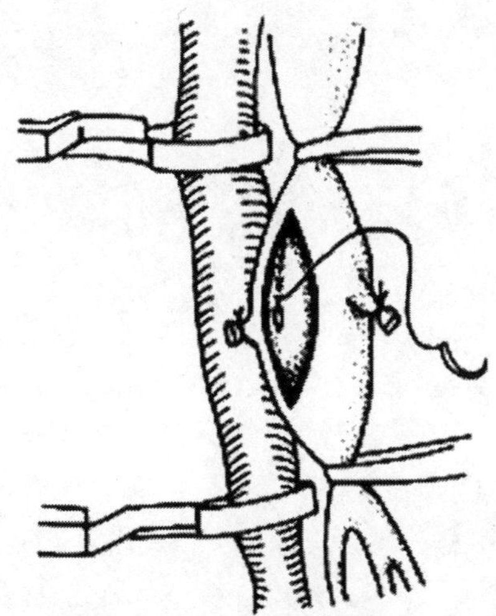

图 3-5-3　经静脉切开瘘口修补术

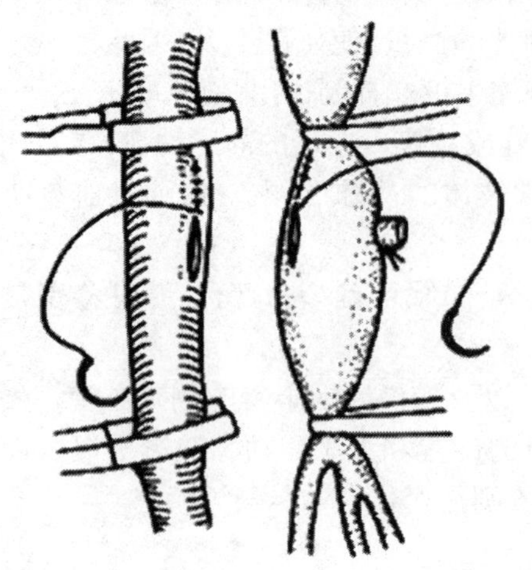

图 3-5-4 瘘切除动脉静脉壁侧面缝合修补术

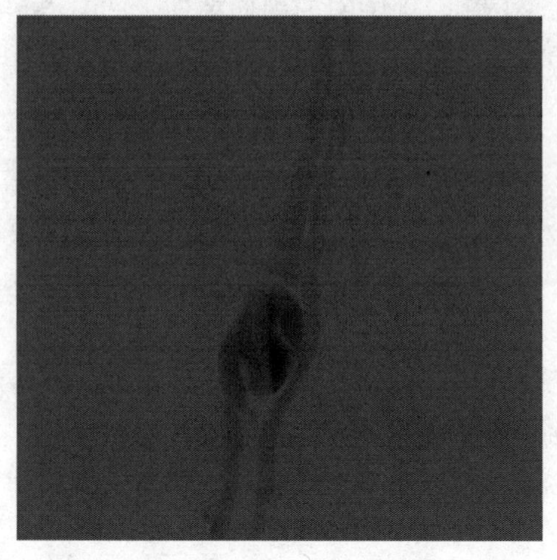

图 3-5-5 动静脉瘘带膜支架植入前

（尹乐平 顾 毅 冯 超）

第六章 动 脉 瘤

第一节 腹主动脉瘤

腹主动脉瘤是指累及腹主动脉的动脉瘤,是最常见的真性动脉瘤,具有很高的破裂倾向,严重威胁生命。绝大多数腹主动脉瘤只累及肾下腹主动脉,仅5%累及肾上主动脉。通常定义为腹主动脉直径超过3cm,或扩张程度至少为邻近正常动脉的50%。近年来发病率有增高趋势。腹主动脉瘤的治疗首次由法国的Dubost于1951年成功施行腹主动脉瘤切除,并采用同种异体动脉移植。1956年我国的董方中以同样术式成功救治1例损伤性腹主动脉瘤患者。20世纪60年代Creech描述了经腹腔腹主动脉瘤修补,人工血管置入瘤内缝合技术并成为腹主动脉瘤修补术的标准术式。1991年Parodi首次报道了腹主动脉瘤腔内隔绝术,进而1994年Yusuf报道使用分叉型支架治疗腹主动脉瘤。随着近年来工业的不断发展,越来越精良的支架移植物开始应用于临床,越来越多的腹主动脉瘤患者得到及时治疗。

一、腹主动脉解剖

腹主动脉全长约14～15cm,位于腹膜后间隙,自膈的主动脉裂孔处续于胸主动脉,沿脊柱的左前方下行,至第4腰椎下缘分为左右髂总动脉。周围毗邻关系:前方有肝左叶、胰腺、左肾静脉、十二指肠的升部和小肠系膜;后方为第1～4腰椎和椎间盘;右侧为下腔静脉;左侧为左交感干腰部。体表投影:从颈静脉切迹至耻骨联合上缘连线中点以上2.0cm起,经脐左侧2.0cm向下至脐下2.0cm处一条2.0cm宽的带状区域。分支:可分为脏支和壁支。不成对的脏支:腹腔干、肠系膜上动脉、肠系膜下动脉。成对的脏支:肾上腺中动脉、肾动脉、睾丸(卵巢)动脉。壁支:膈下动脉、腰动脉、骶正中动脉。

二、临床表现

大部分腹主动脉瘤是无症状的,多通过体检影像检查发现,随着瘤体的不断增大,压迫动脉瘤周围的组织、器官或阻塞远端动脉出现症状。常见的症状有:

1. 搏动性包块 根据瘤体的长度和直径,搏动性包块可位于脐周甚至全腹,体型消瘦者容易扪及,是腹主动脉瘤的典型症状。

2. 疼痛、腹胀 有的患者可能出现疼痛症状,表现为腹痛,常向腰背部放射,可伴有压痛,常预示动脉瘤先兆破裂或已经破裂,尤其是突然加剧的疼痛。

3. 压迫症状 瘤体较大时可压迫周围邻近器官,压迫胃肠,可出现腹部不适、饱胀、恶心、呕吐和食欲减退等;压迫泌尿系统可出现肾盂积水;压迫胆道系统可出现黄疸、肝区不适等症状;压迫髂静脉和下腔静脉可出现静脉血栓形成。

4. 动脉瘤破裂 动脉瘤破裂是最严重的并发症,瘤体直径越大,破裂的风险越高,危险性越大。若破入腹腔,可在短时间内因失血性休克危及生命;若局限于腹膜后,可形成血肿,给救治提供时间和机会。

5. 器官或远端动脉栓塞 腹主动脉瘤内的血栓脱落可导致远端动脉栓塞,进而引起急性缺血症状,甚至坏死。

6. 其他 腹主动脉肠瘘、下腔静脉瘘、腹主动脉瘤感染等。

三、辅助检查

1. 腹部X线平片 少数腹主动脉瘤腹部正、侧位X线平片能显示动脉瘤壁的钙化影,呈蛋壳状,有时还可见到瘤体软组织影、腰大肌阴影消失、椎体破坏等征象。因无法显示血流动力学改变和进行三维重建,也无法测量瘤体几何形态参数,目前应用很少。

2. 彩色多普勒超声 彩色多普勒超声具有无创、便捷、重复性强和灵敏度高等优点,目前临床应用广泛。彩超可了解动脉瘤直径、瘤腔内附壁血栓或瘤壁内夹层血肿情况以及瘤体内血流动力学参数。可作为术前筛查方式、术后随访等。腹主动脉瘤腔内治疗术后内漏的发生是较严重的并发症,彩超可以发现是否存在内漏、内漏的流量、瘤体直径的变化、是否需要进一步处理,也有助于了解内漏发生的过程和机制。不足在于腹部肠道气体干扰可能影响检查效果,同时彩超检查受操作者经验、水平以及探头角度误差等影响。

3. CT血管成像(CT angiography,CTA) CTA是腹主动脉瘤术前评估和术后随访首选的检查方法。通过三维重建,可以提供腹主动脉瘤的整体解剖形态,了解瘤体近端是否累及肾动脉以及瘤颈成角情况,远端入路髂动脉,近端瘤颈等指导手术方案的设定。

4. 磁共振成像(MRI) MRI可以全面了解腹主动脉病变,包括动脉瘤大小、范围、瘤腔内血栓和粥样硬化斑块。磁共振不受肠道气体干扰,可以比超声更好的显示瘤体与肾动脉的关系,对检测动脉夹层也有独特的价值。MRI造影没有X线照射,使用造影剂量较少,对人体创伤较小,对一般情况较差、肾功能不全的患者更为适合。部分患者造影剂过敏,亦可利用MRI普通扫描留空效应,一定程度上了解动脉瘤情况。不足在于患者体内有金属异物时不适用,且检查时间较长,成像速度慢,应用不及CTA广泛。

5. 血管造影 血管造影属于有创检查,且技术要求较高,一般不作为常规检查方法。胸腹主动脉瘤(TAAA)病变较为复杂,术前造影检查可以更准确的指导手术方案设计。另外,疑有多发性动脉瘤、马蹄肾、伴有肾动脉狭窄拟了解肾动脉狭窄程度和范围、腔内隔绝术以及了解主动脉夹层破口等情况下可行动脉造影检查。

四、腹主动脉瘤的治疗

目前认为腹主动脉瘤瘤体直径>5.0cm者均应积极治疗。治疗方案主要有开腹手术和腔内治疗。患者瘤体不断增大,伴有疼痛症状、先兆破裂、瘤壁内出现夹层血肿伴有疼痛、动脉瘤伴感染,出现明显的压迫症状,瘤腔内附壁血栓脱落导致远端动脉急性栓塞等均应尽早及时治疗。

(一)术前检查和评估

(1)全面评估患者一般情况,包括心、肝、肾、脑、肺等重要脏器情况,排除手术禁忌。如果术前发现存在严重心、脑、肺、肾功能障碍,不能耐受手术;伴有晚期恶性肿瘤或其他致命性疾病,预计存活时间少于1年者等,应视为手术禁忌。如果存在腹腔感染、胆囊结石胆囊炎、阑尾炎、胃肠穿孔等其他外科并发症时,应评估感染风险以及瘤体破裂风险,选择适合的手术方案,如先处理动脉瘤还是先处理伴发疾病,开腹手术还是腔内治疗等。

(2)动脉瘤评估:术前应行胸腹主动脉、大脑动脉CTA等影像检查,评估动脉瘤瘤体、瘤颈、瘤体与肾动脉的关系、入路血管情况、是否伴有胸主动脉及大脑动脉病变。

(3) 腹主动脉瘤先兆破裂或已破裂,应抗休克的同时,积极准备急诊手术。

(二) 开腹手术

(1) 术前安置胃管以利于术中胃肠减压显露动脉瘤颈和术后胃肠功能恢复;安置尿管可随时观察尿量,了解肾功能变化;桡动脉置管可实时动态测血压随时观察血压变化;中心静脉置管可在大出血时保证输血、输液,维持血压稳定。

(2) 切口根据瘤体位置以及病人情况而定,分经腹和腹膜外途径。大多取腹部正中切口,随着拉钩技术发展,切口可不用剑突至耻骨联合,而是缩短至肚脐下 5cm 即可,对于没有累及髂总动脉的瘦弱病人,切口还可缩短至肚脐平面。切口缩短减轻了伤口疼痛,有利病人咳嗽排痰、及早下床活动,同时减少切口并发症,但要保证动脉瘤显露及其近远端血流控制,易于操作。消毒铺巾时,为了防止皮肤细菌导致人工血管感染,可消毒后先铺一层无菌手术薄膜,无菌巾铺好后再铺一层手术薄膜,手术过程中注意完全隔离皮肤和人工血管,避免二者术中接触。

(3) 腹部正中切开,将大网膜及小肠、十二指肠等推开,迅速显露腹主动脉瘤瘤体,游离瘤颈。术前要了解瘤颈是否扭曲,瘤颈长短,瘤颈动脉壁有无硬化斑块及其分布在前后壁或侧壁等。分离瘤颈后壁时容易伤及后壁和该处腰动脉导致大出血,尤其为了通过瘤颈后壁与脊柱间隙水平位上瘤颈阻断钳控制近端血流,而瘤颈后周围组织有粘连时强行分离通过,导致瘤颈处后壁或腰动脉损伤。因此,分离瘤颈周围间隙时应轻柔,如果侧壁和后壁周围组织有粘连时,不要强行分离,宜尽量沿动脉壁与外鞘膜间隙轻柔分离两侧壁,然后采用垂直位上阻断钳控制瘤体近端血流,只需分离瘤颈侧壁间隙就容易显露和垂直位上阻断钳。如果伤及了瘤颈主动脉后壁,就需要比瘤颈更高平面处阻断主动脉血流,如果破口小,可在近端阻断后直接用 5-0 无损伤血管线缝合;如果破口大,出血快且多,显露困难,则需暂时压迫瘤颈控制出血,分离出破口上方主动脉和髂动脉,近远端阻断钳阻断后再显露破口,用 3-0 或 4-0 血管缝线缝合破口;如果仍然困难,则切开瘤体,处理瘤体内腰动脉和肠系膜下动脉反流出血后,找到瘤颈处破口的主动脉壁予以修补,将破口近端正常主动脉壁直接和人工血管吻合,此类出血量常较多,注意维持患者循环稳定。

(4) 游离动脉瘤远端髂动脉:游离髂动脉时,一定要剪开动脉外鞘膜顺动脉壁游离,同时提起动脉可在动脉壁和外鞘膜间隙间分开髂总静脉,用直角钳顺动脉壁边分边行进,不要强行通过,通过后用阻断钳控制髂动脉血流。伤及髂静脉时常可发生大出血,一般是动脉壁与静脉壁有粘连时容易发生,多是合并髂总动脉瘤、严重髂总动脉粥样硬化、该区域曾做过手术等,此时不必完全游离髂总动脉,可以游离更远端髂外和髂内动脉,仍有困难时可以考虑在切开瘤体后,用手指从腔内快速堵住双侧髂总动脉,在双髂总动脉插入 12F Foley 球囊尿管从腔内阻断,控制远端回血。此方法不需游离出髂动脉瘤(由于动脉壁周围血肿,游离会伤及更多动脉周围组织,如髂静脉、输尿管等)。如果伤及髂静脉发生大的出血,也不必慌乱钳夹,否则会导致更大的损伤出血。因为髂静脉出血大部分发生在与动脉相邻处,可以先用干纱布局部压迫几分钟,如果出血减少可再压迫几分钟,大部分出血可以止住。如果破口较大,仍不见出血减少,可提起髂总动脉,用手指压迫破口近远端静脉,同时吸引器吸血看清破口,用 6-0 无损伤血管缝线笔式针持轻柔缝合止血。

(5) 切开瘤体:阻断近端瘤颈和远端髂动脉后,切开瘤体。瘤体切开时可以发生大出血,一是大瘤体本身可容纳较多血液,可多达 500 ~ 1000ml,同时腰动脉和肠系膜下动脉大量反流血,如不及时缝合腰动脉,短时间内出血可达 1000ml 以上。因此,快速缝合腰动脉止血是此手术防止大出血关键步骤。在切开瘤体前准备好血液回收装置，同时告诉麻醉医生注意观察循环血压，可以在阻断近远端动脉后先靠瘤壁缝扎肠系膜下动脉减少其反流出血，不好缝合时也可以切开瘤壁后从瘤腔内看见其开口处再缝合。迅速切开瘤壁后吸出瘤体内血液，用干纱布压住腰动脉，然后逐一放开快速缝扎，由于腰动脉常有数对同时出血，缝合一个腰动脉时拉紧缝线不忙打结即可控制出血，待全部腰动脉缝扎拉紧止血后再逐一打结，这样可以缩短因为打结时未缝合腰动脉还在出血的时间，可尽量减少此环节的出血。

（6）人工血管修补：选用直径、长度合适的人工血管，依据是否累及髂动脉选择直型或Y型人工血管，分别与近端瘤颈和远端髂动脉吻合。近远端动脉和人工血管吻合完成后可能出现吻合口出血，原因常见于缝合针距较宽、缝线未拉紧、瘤颈主动脉口径和人工血管不匹配、动脉壁或人工血管皱折、缝合时主动脉壁拉伤、吻合口有动脉硬化斑块不能和人工血管贴紧等，针对上述原因，在吻合动脉壁和人工血管时需要注意针距，一般不超过3mm，打结前每一针要收紧，二者口径尽量匹配，不匹配时可按口径小的一侧缝合，大的一侧多出部分可折叠缝合，缝合时尽量将两者平对不留皱折，确有皱折可局部再缝合两针，或发现出血后加缝2～3针即可，拉线时力度要适度，既要拉紧缝线又不损伤血管壁，用降落伞缝合收紧时用拉线钩逐一收紧缝线，用力过大也容易伤及血管壁使针眼变大或拉伤，动脉侧拉伤出血可用小一号缝线如4-0或5-0加固缝合即可。动脉壁有硬化斑块时，缝合前先去除斑块后在较正常动脉壁处吻合，同时缝合过程尽量保证动脉壁和人工血管全层外翻缝合，让两者贴附紧密。针眼出血大多数发生在ePTFE血管，经干纱布压迫几分钟大部分可止血，少数仍有出血可用5-0或6-0无损伤血管缝线只针对针眼8字缝合止血即可，不必缝全层，否则会产生新的针眼出血。针眼出血常常由于抗凝过度或缝合时斜行进针，拉紧后针眼变大，所以缝合血管壁和人工血管时均宜垂直进出针，可以让针眼最小而减少针眼出血，有时小的针眼渗血可以用干纱布压迫后立即喷以止血胶封住针眼即可达到止血目的。人工血管置换完成血流通向远端后，腰动脉可以再次出血，表明有些腰动脉来自远端髂动脉侧支，需要反复检查腰动脉缝合处，有出血则加固缝合止血即可。有时动脉瘤壁滋养血管这时也有出血需要逐一缝扎止血。

（7）开放血流：当瘤体近端腹主动脉和远端髂动脉吻合完成后，放开阻断钳，恢复远端及下肢血流，由于上半身血流短时快速流向下肢，血压会出现骤降，会引发心脑肾血流灌注减少而缺血缺氧引起器官功能不全，同时下肢因血流阻断期间缺血后代谢产物短时快速回流入血循环可损害各器官功能，严重者可导致术后心衰、心肌梗死、脑功能障碍、肾衰竭以及多器官功能衰竭等并发症。因此有必要对这一过程进行控制，以防止上述并发症出现。这个过程主要须稳定血压，出现低血压要尽快纠正。首先放开阻断钳前要告诉麻醉医生，可以将血压略提高至120～130mmHg（1mmHg＝0.133kPa），让血压有一个缓冲范围，阻断钳需缓慢从小到大逐渐松开，主刀医生同时观察血压波动，如果血压降低到正常以下，可以暂停放开，待血压好转后再逐渐放开，如果血压低、恢复慢，可以暂时再次完全阻断，待血压稳定后再逐渐放开，直至完全放开后血压保持正常，切忌突然全部放开，否则会出现严重低血压，导致前述的多器官功能障碍。同时需要补充回收的血液、胶体和晶体液以保证有效循环容量。如果再次阻断腹主动脉后血压仍然较低，可适当用以短效升压药及时让血压恢复正常，加之扩容处理均可让血压平稳。

（8）仔细检查无出血后，用瘤壁包裹人工血管，瘤壁太多可切除部分瘤壁。包裹缝合完毕后逐一缝合后腹膜，让人工血管和肠管完全隔离，以免以后发生主动脉壁肠瘘的并发症。缝合完成后腹膜后,从空肠起始部到回盲部逐一将肠管理顺,大网膜覆盖,可减少肠粘连和肠梗阻,有利肠道功能恢复。

(三) 腔内覆膜支架修复术

自从1991年Parodi等报道了腹主动脉瘤的腔内治疗,1994年Yusuf等报道了分叉型支架治疗腹主动脉瘤。随着血管腔内技术的不断进步,越来越多的腹主动脉瘤通过腔内覆膜支架置入得到治疗。相对于开腹手术,腔内治疗创伤小,术后恢复快。同开腹手术一样,对患者全身一般情况的检查和筛查是必要的。但是腔内修复更要通过CTA等影像检查,评估瘤颈和肾动脉的距离、瘤颈成角情况、瘤体形态、入路血管情况,如有无狭窄、闭塞、扭曲、夹层以及动脉瘤等。近年来,随着支架生产工业的发展,越来越多精良的、适合不同患者情况的新型支架应用于临床;随着医生腔内技术的不断成熟,越来越多的腹主动脉瘤患者通过腔内治疗得到治愈,以前被认为是禁忌证的也逐渐成为相对禁忌,依然可以通过腔内修复得到治疗。①显露双侧股动脉。②全身肝素化,经股动脉穿刺,经非移植主体侧导入导丝及黄金标记导管至肾动脉平面上方,造影显示腹主动脉瘤情况、瘤颈长度、瘤颈与瘤体成角情况、瘤体与肾动脉解剖关系、髂股动脉情况、有无狭窄、瘤样扩张、扭曲、粥样硬化斑块程度等,评估造影情况与术前CTA等影像评估吻合情况,术前方案选用支架长度、直径等是否合适。③经股动脉导入主体支架。术前CTA评估瘤腔形状、髂动脉扭曲程度、附壁血栓以及粥样硬化斑块情况,选择髂动脉相对不扭曲、主体放置后对侧延长支较易进入主体的短髂支。在双侧动脉情况均良好的情况下,多选择右侧股动脉导入主体支架。在导入主体支架之前,根据瘤腔形态、肾动脉位置调整好X线球管方向和位置,使肾动脉位于屏幕中央,通过椎体位置定位肾动脉位置,如第几腰椎上、下缘,横突平面等,或通过标记导管mark定位。导入超硬导丝至主动脉腔内,远超过肾动脉平面上方,透视下确认主体长短支方向,避免交叉和反相。将主体支架导入至预定位置并确定肾动脉未被覆盖后释放主体支架。经对侧股动脉导入导丝及导管,可以选用有一定弯度的导管,如眼镜蛇、猎人头导管等导引导丝进入主体支架的短支,通过旋转导丝及导管,转动透视角度调整视角等方式帮助调整导丝。如果导入困难,必要时可考虑经主体支架进入侧导入导丝,翻山至对侧股动脉,通过抓捕器取出导丝,再导入导管、导丝。也可考虑经肱动脉穿刺导入导丝进入髂支。再交换导入超硬导丝,通过超硬导丝导入支架延长支并释放。释放后造影显示支架情况,有无移位、内漏和狭窄等,如有则及时处理调整,球囊扩张。造影确认无内漏、移位,流出道通畅,肾动脉通畅,支架无打折等。

五、术后随访

腹主动脉瘤开腹手术或腔内覆膜支架置入修复术后1个月、3个月、半年至以后每年定期随访复查,通过腹部血管彩超或CTA等了解人工血管情况,有无吻合口漏、血肿形成、血栓形成、支架移位、内漏、血栓形成等。

(黄　斌　杨　轶　赵纪春)

第二节　内脏动脉瘤

一、概　述

内脏动脉瘤是指腹主动脉所属内脏动脉及其分支的动脉瘤,虽然相对少见,由于发病隐蔽多不易被发觉,发病时多以急诊破裂为表现,是一种重要的血管疾病。早在200多年前内脏动脉瘤就被医学界所认识,1953年DeBakey和Cooley报道了世界第一例外科治疗内脏动脉瘤的病例。普通人群内脏动脉瘤的发病率约为0.1%~0.2%左右,世界范围内报道病例已逾3000例。随着影像学检查的进步及普及,如:内脏动脉造影、MRA或CTA,内脏动脉瘤的诊断率已大幅度提高。按发病率的高低内脏动脉瘤受累动脉依次为:脾动脉、肝动脉、腹腔干、肠系膜上动脉及肾动脉。胃十二指肠及胃网膜动脉等动脉瘤亦有报道。内脏动脉瘤多为单发,约1/3左右可与其他动脉瘤同时存在。在近年来的一些报道中,肝动脉瘤的发病率有超过脾动脉瘤的情况。

(一) 病因

内脏动脉瘤的确切病因及发病机制尚不清楚,可能与动脉粥样硬化、感染、创伤、先天性肌纤维发育不良、血管胶原性疾病、结节性动脉周围炎或遗传性疾病(如Ehlers-Danlos综合征,又称先天性结缔组织发育不全综合征)等因素有关。有学者报道病例中30%~60%的内脏动脉瘤与胰腺炎有关,推测是胰蛋白酶和弹力蛋白酶溶解了内脏动脉壁内的弹力纤维所致。

(二) 临床表现和诊断

内脏动脉瘤通常无明显症状,仅在瘤体迅速增大或产生压迫症状后可有上腹痛,部分可放射到肩背部。若伴有胰腺炎、胆管炎等原发腹部疾病,动脉瘤的腹部体征往往会被掩盖,从而漏诊,最终发生破裂后经影像学检查或剖腹探查时发现。内脏动脉瘤部位不同其破裂后的表现也不尽相同,可表现为腹腔、腹膜后出血,胆道出血或消化道出血。大部分内脏动脉瘤是因为其他原因行腹部影像学检查时偶然发现。

内脏动脉瘤多数直径小于2.0cm,腹部查体时多无明显阳性体征,直径较大的动脉瘤可于腹部扪及搏动性包块,听诊偶有震颤或杂音。因无典型的症状及体征,内脏动脉瘤的早期诊断通常相当困难,文献报道通过问诊或查体直接诊断的内脏动脉瘤,诊断率仅为2%。内脏动脉造影是诊断内脏动脉瘤的金标准,既能够确定动脉瘤的部位、大小、解剖关系及破裂部位,同时还可以进行栓塞治疗。腹部的CTA及MRA对于内脏动脉瘤的早期发现和诊断也有很大的意义。对于较大的内脏动脉瘤,腹部B型超声可视为早期筛查及诊断的无创性检查手段。对于瘤壁钙化严重的内脏动脉瘤,也可由腹部的X线平片发现。

(三) 治疗

对于瘤体较小的内脏动脉瘤,可以予以密切观察。有以下情况者属于破裂的高危病例,应积极干预:①瘤体直径大于2cm;②随访中有增大趋势;③存在感染或疼痛剧烈;④存在压迫症状;⑤孕妇;⑥门脉高压。内脏动脉瘤发病隐蔽,自发破裂发生率约为22%~79%,破裂后患者死亡率高达75%~80%。因此,一旦确诊则应尽早手术治疗。手术方式需根据动脉瘤的部位、大小、解剖关系,侧支循环以及原发病的具体情况确定,常用的术式有如下几种:动脉瘤的切除和动脉血流的重建(动脉端-端吻合或自体静脉移植),动脉瘤切除或近远端动脉结扎,动脉瘤线性切除动脉壁修补术和动脉瘤腔内修补术。

自1976年Walter首次成功应用肝动脉栓塞治疗胆道出血后,内脏动脉栓塞术已经成为治疗内脏动脉瘤及破裂出血的一种微创、安全、有效的治疗手段。文献报道栓塞的成功率可高达79%,特别适用于高龄、危重病人、手术不能到达的部位、动脉瘤周围存在炎症(胰腺炎,消化道穿孔等)以及肝内动脉瘤等,通常采用Seldinger置管法,栓塞剂多选择弹簧不锈钢圈。根据栓塞血管的大小、部位、出血与否，可以选择不同的栓塞剂。但栓塞术不适用于多数肠系膜上动脉瘤和肠系膜下动脉瘤而肠系膜下动脉粗大病例，以及瘤体过大或瘤颈过宽者。同时栓塞术有致终端器官缺血坏死的风险；以及误栓塞其他动脉或栓塞剂移位至其他动脉引起相关器官缺血。

随着血管腔内技术及支架的进步，内脏动脉瘤的腔内覆膜支架修复术也逐渐被采用，其优点在于解除内脏动脉瘤破裂风险的情况下，仍可继续保留内脏动脉的血供，降低因栓塞内脏动脉后导致的内脏缺血的风险。但是腔内覆膜支架修复对于内脏动脉瘤的位置及解剖关系有较高要求，需动脉瘤位于适当的解剖部位时方能实施。

二、脾动脉瘤

法国人 Beaussier 在 1770 年首次报道脾动脉瘤，脾动脉瘤发病率居内脏动脉瘤首位，约占所有内脏动脉瘤的 60%。通过尸检研究报告脾动脉瘤发生率约为 0.01%～0.1%，多发于 30～60 岁，女性病人显著多余男性，二者发生率之比为 4∶1，60 岁人群中发生率高达 10.4%，而在门脉高压患者中脾动脉瘤的发生率高达 18%。

（一）病因和病理

脾动脉瘤的发病机制尚不明确，通常认为与动脉粥样硬化和感染有关，后者常合并有胰腺炎或亚急性心内膜炎。脾动脉瘤的形成，可能还与以下因素有关：①多次妊娠：文献报道脾动脉瘤患者中 40% 是经产妇，可能与妊娠期间全身血容量增加、门脉系统血流淤滞以及雌激素作用于脾动脉壁产生不可逆的改变有关；②门脉高压：可能与脾动脉血流增加使动脉扩张，以及肝硬化患者体内雌激素水平升高有关；③全身性动脉纤维结构不良；④创伤等。

（二）临床表现

脾动脉瘤多无明显临床症状，仅约 20% 病人有左上腹或中上腹不适或钝痛等不典型症状，疼痛偶有向左肩胛部放射。通常瘤体直径较小，一般在 0.6～3.0cm，因此多数不能扪及搏动性肿块，在脾动脉瘤被发现时，80%～90% 患者无任何自觉症状。少数可于左上腹听到收缩期杂音。在脾动脉瘤破裂前，约 5% 的患者有较明显的先驱症状，如间歇性左季肋区或左上腹疼痛，肩背部放射痛。瘤体发生破裂后有两种表现形式：①直接破入腹腔，约占 75%；②另一种为"双重破裂征象"，即动脉瘤破裂后，血液先进入小网膜囊，1～2 天后血肿继续增大，继而网膜孔破裂、进入腹腔。妊娠期脾动脉瘤最易发生破裂，临床表现酷似产科急症，如胎盘早剥、子宫破裂及羊水栓塞等。瘤体破入消化道可引起消化道大出血。破入脾静脉，可引起动静脉瘘和继发性门脉高压。

（三）检查

文献报道脾动脉瘤患者查体时 44% 患者可以发现脾肿大；10% 患者可闻及收缩期杂音；瘤体巨大者，可于腹部扪及搏动性肿块。辅助检查包括：①彩色超声多普勒检查：可显示瘤体的大小、破裂情况。超声检查的无创性，常为孕妇的首选检查；②选择性腹腔动脉造影：可确切了解脾动脉瘤的部位、大小、范围及与邻近器官的关系，是诊断脾动脉瘤的金标准，并为手术方案的制定提供依据；③CTA 和 MRA 具有较好的诊断价值，目前应用越来越广泛；④腹部 X 线平片：68%～72% 的脾动脉瘤伴有钙化，在腹部平片上可以见到曲线性或环状不透亮区域的钙化灶。

（四）治疗

择期手术适用于有症状、逐渐增大的脾动脉瘤，或瘤体直径大于2cm的病例。外科手术的死亡率约为0.5%，而非妊娠患者的脾动脉瘤破裂手术死亡率可达25%，因此外科手术也适合于育龄期妇女。妊娠期妇女的动脉瘤外科手术宜在妊娠期12周以前进行，脾动脉瘤的破裂好发于妊娠最后12周。妊娠期妇女手术应尽量保留脾脏，以不影响脾切除后带来免疫功能改变。

常用的手术方式包括：瘤体靠近腹腔动脉侧，远离胰腺时，可切除瘤体并重建脾动脉；瘤体紧靠胰腺，则行瘤体近、远端动脉结扎；瘤体位于脾动脉远端，甚至累及脾门，则行瘤体、脾脏和胰尾一并切除。脾脏具有丰富的血供，因此脾动脉瘤栓塞术已成为外科手术的替代治疗方式。但是由此可能造成脾梗死、脾功能丧失，因此需要对这些患者进行密切的随访观察。如需保留脾动脉的血流，且解剖位置适宜，也可以选择腔内覆膜支架修复隔绝瘤腔。该方法微创，免于开腹，亦可保留脾脏血流，具有广阔的应用前景。

三、肝动脉瘤

肝动脉瘤是第二常见的内脏动脉瘤，占所有内脏动脉瘤的20%，其中肝外形占80%，肝右动脉占28%，肝左动脉占5%，累及双侧者占4%。肝动脉瘤的确切病因不明，传统认为动脉粥样硬化是肝动脉瘤最常见的病因，占32%，其次是肝动脉中膜退行性变（24%），外伤（22%），感染（10%）。此外与结节性动脉炎、坏死性血管炎及医源性损伤（胆管引流、肝动脉化疗栓塞、动脉造影等）有关。近年来，创伤和动脉粥样硬化逐渐成为肝动脉瘤的主要病因。

男性患者发病率高于女性，约为女性的2倍。除外外伤引起的肝动脉瘤，多数患者年龄超过60岁。肝动脉瘤常无明显症状，有时伴有右上腹隐痛，瘤体增大压迫胆道引起梗阻性黄疸，发生破裂后破入消化道引起消化道出血。肝动脉瘤破裂后进入腹腔和胆道的机会均等，约有1/3的肝动脉瘤患者可出现腹痛、黄疸、胆道出血的Quinke三联症。肝动脉瘤破裂累及门静脉引起门脉高压和食管静脉曲张的报道少见。瘤体较大时，体检可于右上腹扪及搏动性肿块，较少闻及杂音。

钙化严重的肝动脉瘤与前述的脾动脉瘤相似，腹部X线平片可见上腹部钙化圈。肝动脉瘤压迫十二指肠时，上消化道钡餐可显示十二指肠变形异常。胆道造影有时可显示肝动脉瘤的存在。腹部的B超可以发现瘤体，但对于详细解剖不能清楚了解。CTA和MRA对于肝动脉瘤有较好的诊断价值。DSA仍然是目前诊断肝动脉瘤最可靠的方法，对于治疗具有重要的意义。对于动脉瘤压迫胆道致梗阻性黄疸的病例，DSA结合经皮胆道造影更能全面了解病情。

Kehr于1903年世界上首次采用肝动脉结扎治疗一例肝动脉瘤，1951年，Paul等首次采用瘤体切除并血管重建术治疗肝动脉瘤获得成功。目前肝动脉瘤的治疗方法主要是在尽可能保留肝脏血供的情况下手术切除动脉瘤。位于肝总动脉的动脉瘤，因侧支循环丰富，胃十二指肠动脉足以供应肝脏血供，可做动脉结扎、切除或旷置瘤体，可不重建动脉血流。对于肝固有动脉及分支的动脉瘤，切除后应用大隐静脉或人工血管行血管重建。通常情况下，肝动脉仅供应肝脏25%的血供和50%的氧，另外75%的血供和50%的氧由门静脉供应，因此在术中可行肝动脉阻断，根据肝脏表面变色情况作为是否行肝脏血管重建的依据。肝内型动脉瘤需行动脉瘤所在肝叶或肝段切除，或肝动脉结扎术。近年来，动脉栓塞术已成为治疗肝动脉瘤的一种重要方法,尤其适用于累及远端的肝动脉瘤、肝内动脉瘤以及无法耐受开腹手术的患者。由于动脉栓塞可能导致肝脏坏死、脓肿、败血症等并发症,因此选择时应充分评估,慎重选择。

四、肠系膜上动脉瘤

肠系膜上动脉瘤发生率位居内脏动脉瘤第三位,约占内脏动脉瘤的 5.5% 。其好发于肠系膜上动脉起始端 5cm 以内,多呈囊状或梭形动脉瘤。男性好发,约占 63% 左右。肠系膜上动脉瘤发生的病因多为感染,其中大多继发于非溶血性链球菌所引起的亚急性细菌性心内膜炎;其他原因还包括动脉粥样硬化、先天性动脉发育不良和外伤等。

区别于其他的内脏动脉瘤,90% 的肠系膜上动脉瘤患者存在不同程度的临床症状,可分为两类:①由肠系膜上动脉供血不足引起,如瘤体增大后压迫肠系膜上动脉、瘤腔内的血栓脱落栓塞远端动脉及其分支,导致肠系膜上动脉供应肠管缺血,引起肠绞痛、腹泻、腹胀、或消化不良等表现;②由动脉瘤破裂引起腹腔内出血、失血性休克等症状。较大的动脉瘤在体检时能扪及可左右移动的搏动性肿块,偶闻及杂音。

与其他内脏动脉瘤相似,肠系膜上动脉瘤的诊断多因其他疾病行腹部影像学检查或破裂后检查发现。DSA 是诊断肠系膜上动脉瘤的最可靠手段,CTA 及 MRA 目前也得到越来越广泛的应用。由于肠系膜上动脉瘤容易发生破裂,破裂后患者死亡率在 30% 以上;而且并发动脉内夹层或动脉瘤内血栓形成甚至脱落栓塞远端动脉引起肠管缺血,乃至坏死,因此,一旦确诊,应尽早手术。

早在 1888 年,Matas 报道采用结扎近、远端动脉,切开瘤体,缝扎瘤腔内分支开口,不重建动脉的方式治疗肠系膜上动脉瘤。肠管耐受缺血时间试验可作为动脉瘤手术方式选择的依据,暂时阻断肠系膜上动脉血流,证明肠管血供不受影响方可采用结扎动脉方式。约 30% 的患者由于腹腔干动脉或结肠中动脉能提供足够的侧支血供,因而能耐受结扎肠系膜上动脉后的缺血。肠系膜上动脉瘤理想的治疗是动脉瘤切除和血管重建,但肠系膜上动脉由于其解剖及生理特点,其主干的动脉瘤治疗颇为棘手。重建的方式有:自体血管/人工血管间置移植和主动脉-肠系膜上动脉旁路移植两种。因肠系膜上动脉瘤多因感染所致,选择移植物应以自体血管为主,不宜采用人工血管。对于肠系膜上动脉分支动脉瘤,可行动脉瘤近远端动脉结扎或动脉瘤及该动脉供血肠管一并切除。随着腔内技术的发展,经导管肠系膜上动脉栓塞术可作为外科手术的替代方式,尤其适用于无法耐受手术、合并急性胰腺炎手术困难的肠系膜上动脉瘤患者。目前已有报道采用覆膜支架治疗近端肠系膜上动脉假性动脉瘤的病例,为未来采用腔内覆膜支架治疗肠系膜上动脉瘤提供了探索前景。

五、腹腔干动脉瘤

腹腔干动脉瘤比较少见,仅占内脏动脉瘤的 4% ,多发于男性,约占 66% 。腹腔干动脉瘤一旦破裂,病死率可高达 80%~100% 。腹腔干动脉瘤常伴有其他多支腹腔干分支动脉瘤或同时兼有其他部位动脉瘤。引起腹腔干动脉瘤常见的病因有动脉粥样硬化、感染、创伤、梅毒以及先天因素。

腹腔干动脉瘤无特异性临床症状,可表现为上腹疼痛不适,放射至背部;动脉瘤累及邻近脏器时可导致反复的胃肠道出血;约 30% 的腹腔干动脉瘤患者查体可扪及腹部搏动性肿块,伴有血管杂音。腹腔干动脉瘤因靠近腹主动脉,一旦破裂后出血量大,常可迅速导致患者休克,甚至死亡。破裂后手术死亡率达80%,未破裂者围手术期死亡率也高达40%左右。通常腹腔干动脉瘤破裂首先进入小网膜囊,此时患者可出现恶心、呕吐及剑突下、背部疼痛,当血肿继续增大通过 Winslow 孔进入腹膜腔后,患者可出现全腹痛,腹腔穿刺可抽出不凝血。

腹腔干动脉瘤的早期诊断同样困难,与其他内脏动脉瘤相同多因其他原因行影像学检查时偶然发现,B 超、CTA 及 MRA 等检查方式对诊断有较大帮助,DSA 仍是诊断腹腔干动脉瘤最可靠的方法。

腹腔干动脉瘤已经确诊应尽早手术,手术方式为:①腹腔干动脉瘤切除并血管重建,移植物可选择自体血管或人工血管;②腹腔干动脉瘤切除,近远端动脉结扎术,肝脾侧支循环丰富,约35%的患者采用此方法不会引起肝脏缺血坏死,但对于肝硬化的患者并不适宜。

六、肾动脉瘤

肾动脉瘤占内脏动脉瘤的22%,文献报道通过尸检发现其发病率约0.01%~0.09%。两项动脉造影的研究报道,肾动脉瘤的发生率分别为0.73%(7/985)~0.97%(83/825),其中双侧肾动脉瘤约占10%。除外肌纤维发育不良的病例,肾动脉瘤男女发病率基本相当。

(一)病因和病理

肾动脉瘤约60%发生在肾动脉主干或第一级分叉,15%发生在肾实质内。常见的病因主要为:动脉粥样硬化、动脉炎、损伤和肌纤维发育不良等;肾动脉狭窄后引起病例亦有报道。临床上通常将肾动脉瘤分为四类:①真性动脉瘤,包括囊状动脉瘤和梭形动脉瘤;②假性动脉瘤;③夹层动脉瘤;④肾内动脉瘤。

1. 真性动脉瘤 90%以上的真性肾动脉瘤位于肾实质外,好发于40~60岁年龄人群。真性肾动脉瘤的发病可能与动脉粥样硬化或先天性动脉发育缺陷有关。此类肾动脉瘤多在中膜退行性变的基础上发生,病理表现为动脉中层变性,弹力层断裂、变薄,胶原和基质的过度沉积和平滑肌细胞的减少。典型的真性肾动脉瘤发生在肾动脉的第一分支或第二分支,仅局限于肾动脉主干的较少见。

约75%的真性肾动脉瘤呈囊状,此类动脉瘤直径通常不超过5cm,多发生于肾动脉主干分叉处。但亦有直径9cm肾动脉瘤的报道。梭形动脉瘤的发生可能与动脉粥样硬化或肾动脉狭窄后血流动力学改变引起的扩张有关,其次可能与动脉壁肌纤维性病变有关。梭形动脉瘤通常直径不超过2cm,且多好发于肾动脉主干。动脉壁的肌纤维发育不良可能是导致肾动脉瘤的重要因素,可能导致肾动脉远端2/3的多段狭窄以及狭窄后扩张。肌纤维发育不良导致的肾动脉瘤直径通常只有几毫米,动脉造影呈“串珠样”改变。

2. 假性动脉瘤 肾动脉假性动脉瘤多因肾动脉钝性创伤、穿透性创伤以及医源性损伤引起,目前肾动脉假性动脉瘤的发病有增多的趋势。

3. 夹层动脉瘤 多因创伤引起肾动脉内膜分离所致,也可由主动脉夹层延伸引起。自发性的肾动脉夹层动脉瘤较少发生于邻近主动脉的部位,肾动脉原发夹层引起的假性动脉瘤发生率远高于其他外周动脉瘤。动脉粥样硬化引起动脉壁缺陷,可以导致自发性肾动脉夹层。由于腔内技术的普遍应用,导管损伤引起的肾动脉夹层也有报道。肾动脉夹层动脉瘤常因夹层向肾动脉分支延伸,导致手术中肾动脉重建相当困难。

4. 肾内动脉瘤 肾实质内肾动脉瘤较少,大约占肾动脉瘤的10%左右,常见于动脉炎患者。与先天性、胶原性血管病变有关,也可发生在创伤后,或合并动静脉瘘的患者中。

(二) 临床表现

肾动脉瘤多无明显临床症状，多因其他腹部疾病行影像学检查（如 MRA、CTA、B 超和 DSA 等）或手术时发现。肾动脉瘤少数患者有上腹部或腰背部疼痛，局部可闻及血管杂音（发生率小于 10%），也可表现为破裂、高血压和血尿。右侧肾动脉瘤与左侧肾动脉瘤的比例为 2∶1，而且约 50% 的肾动脉瘤存在钙化。

肾动脉瘤最严重的并发症是动脉瘤破裂，瘤体破裂时的临床表现与其他内脏动脉瘤破裂时类似，可表现为晕厥、腹部或季肋部疼痛、腹部膨隆、腹部扪及搏动性肿块。未破裂的肾动脉瘤有时也会出现腹部或季肋部的胀痛或不适，类似急性动脉瘤扩张引起的症状。肾动脉瘤可合并高血压，文献报道高血压病患者行动脉造影时，有 2.5% 患者检出有肾动脉瘤。肾动脉瘤合并高血压的病例，肾动脉瘤伴肾动脉狭窄和夹层动脉瘤最易导致高血压；囊状动脉瘤可压迫肾动脉分支或囊内血栓延伸使肾血流受阻；肾内动脉瘤也可影响肾内血流，从而导致出现肾血管性高血压。多数肾动脉夹层动脉瘤无明显症状，由夹层引起的肾动脉瘤可伴有重度季肋部疼痛、血尿或急性高血压。肾动脉瘤破裂进入肾盏时，患者可并发镜下或肉眼血尿。肾动脉瘤通常距离肾盏较远，较少导致集合系统梗阻。即便是肾内动脉瘤，因其体积较小，也不易造成肾脏收集管道梗阻。

(三) 诊断

肾动脉瘤很少能单纯依靠临床表现得以诊断，主要还是要结合影像学检查来确诊。肾动脉造影不但可明确肾动脉瘤的诊断，还可以显示瘤体的部位、大小和形状，有助于制定治疗方案。彩色多普勒具有无损伤、高敏感的特点，对肾动脉瘤的筛选诊断有着重要作用。目前 CTA 和 MRA 运用日益广泛，对于肾动脉瘤有较高诊断价值。

(四) 治疗

1. 治疗指征

(1) 破裂的危险：肾动脉瘤破裂需要紧急手术，对于无症状的肾动脉瘤自然转归还不清楚，目前无明确的研究表明，肾动脉瘤越大就越容易破裂。有研究报道钙化少的肾动脉瘤较钙化严重的动脉瘤更易破裂。因而有学者推荐直径大于 2～4cm 非钙化性肾动脉瘤需手术，钙化重且不太大者可暂时观察。妊娠也与肾动脉瘤破裂危险的增加有关，妊娠期肾动脉瘤破裂后，母亲的病死率为 55%，胎儿的死亡率为 85%。虽然妊娠妇女肾动脉瘤破裂的发生率并不高，但对于合并肾动脉瘤的妊娠妇女，无论瘤体大小，均建议积极手术治疗干预。男性和非妊娠期妇女肾动脉瘤破裂后的死亡率约为 10%。肾动脉假性动脉瘤破裂可能性大，应积极治疗。

(2) 高血压：肾动脉瘤患者中约 80% 合并高血压，但除外肾动脉狭窄和压迫因素后，并没有直接证据表明动脉瘤本身是高血压的直接原因。外科干预肾血管性高血压的指征是继发于动脉粥样硬化的肾动脉狭窄，经过药物治疗无效、舒张压超过 90～100mmHg、需采用三联降压药物。肾动脉狭窄合并动脉瘤时必须手术。

(3) 夹层：急性肾动脉夹层常累及肾动脉分支，可导致肾血流受阻以及肾组织缺血，从而危及肾脏生存，需紧急干预。但对于仅表现为高血压的慢性夹层，血压也可通过药物控制或无明显症状，且不合并动脉瘤的患者无需手术治疗。

(4) 其他临床症状：经 CT 或 MRI 确诊为未破裂肾动脉瘤，症状表现为腹部或季肋部疼痛，提示先兆破裂的病例，均应积极手术治疗。

2. 治疗方式 肾动脉瘤的手术原则是切除肾动脉瘤,尽可能保留肾脏血流和维持正常的肾脏功能。手术方式有多种,动脉瘤切除后,可行侧面修补、补片修补或肾动脉端-端吻合;也可采用大隐静脉、髂内动脉或人工血管做间置搭桥。对于肾动脉狭窄后动脉瘤,切除动脉瘤后行腹主动脉-肾动脉其他血管/人工血管旁路搭桥。累及肾动脉主干远端及其分支的动脉瘤,若无法行原位切除和重建时,可考虑行自体肾移植。另外,体外修复也是一种安全、有效的手术方式。对于肾内动脉瘤,可行部分肾切除。无法行上述方式治疗的病例,在对侧肾脏功能良好的情况下,可行肾切除术。

近年来随着血管腔内介入的不断发展,动脉栓塞术和腔内血管支架等技术被越来越多的运用到肾动脉瘤的治疗中,但其远期疗效仍有待进一步的观察。

(杨 轶 黄 斌 赵纪春)

第三节 周围动脉瘤

一、概 述

周围动脉瘤可发生在颈动脉、锁骨下动脉、腋动脉、肱动脉、桡动脉、髂动脉、股动脉和腘动脉等部位,但股动脉和腘动脉为好发部位,占 90% 以上。发生在肢体的一侧或两侧,可为单发性或多发性,有时可同时伴有胸或(和)腹主动脉瘤。病因以创伤性为最多,大多数为假性动脉瘤,常伴有继发感染。其他病因有动脉粥样硬化、感染、中层囊性变性、先天性及梅毒性等原因引起。

(一) 临床表现

发现逐渐增大的搏动性肿块是主要的临床症状。也有少数患者无明显症状,直至肿块并发感染出现剧烈疼痛时才被发现。如肿块压迫附近神经,肢体可出现麻木及放射痛。如远端动脉并发血栓性塞,肢体远端可出现缺血症状。搏动肿块在关节部位,可影响肢体伸屈活动。局部检查时,在肢体动脉的行经部位可扪及膨胀性搏动肿块,这是动脉瘤的典型体征。在搏动性肿块部位有时可闻及收缩期杂音,偶尔可扪及震颤。压迫动脉瘤近端动脉可使肿块缩小,搏动、震颤及杂音等均减轻或消失。肢体动脉瘤增大压迫附近淋巴管和伴行静脉时,可产生肢体远端淋巴水肿及浅静脉曲张。巨大髂、腘、腋或肱动脉瘤可引起肢体屈曲畸形。

(二) 诊断

根据周围动脉瘤的特征,诊断一般不难,但需要与紧贴动脉或位于动脉上方的肿瘤或脓肿相鉴别。特别要警惕不能将动脉瘤误诊为脓肿而做切开造成不良后果。如动脉瘤难以确诊时可做 B 型超声波检查或诊断性穿刺,必要时也可做 CTA 血管成像或动脉造影检查。

(三) 治疗

周围动脉瘤一旦确诊,应尽早手术治疗。周围动脉瘤的治疗方法应根据动脉瘤的部位、大小、局部解剖条件、侧支循环的建立以及有无并发感染等具体情况而定。一般可选用下列几种:①动脉瘤切除和动脉端端吻合术;②动脉瘤切除和自体静脉或人工血管移植术;③动脉瘤切线切除和动脉壁修补术;④动脉瘤切除和近、近端动脉结扎;⑤动脉瘤腔内修补术等。如动脉瘤并发感染时，动脉瘤近、远端动脉结扎，瘤腔做切开引流，并用自体静脉或人工血管经解剖外途径做旁路移植术。如移植血管需通过关节时，术后可用石膏托固定关节制动 2 周。

二、各种周围动脉瘤

（一）股动脉瘤

1. 病因　国内占周围动脉瘤的首位，在欧美国家居第二位，仅次于腘动脉瘤。常见的病因是创伤、动脉粥样硬化和感染。多数为男性，常伴有其他部位动脉瘤及高血压史。30% 以上股动脉瘤为两侧性。股动脉瘤易并发动脉瘤远端血栓栓塞，出现急性或慢性肢体缺血现象，但并发动脉瘤破裂者较少见。

2. 临床表现与诊断　临床主要的症状是在股三角区出现膨胀、搏动性肿块，有时可听到收缩期血管杂音。患侧足背动脉搏动常减弱或消失。X 线摄片有时可显示动脉瘤壁钙化阴影。B 型超声波检查或动脉造影检查则有利于明确诊断。

3. 治疗　一旦确诊，应尽早手术。切除动脉瘤，移植人造血管或自体大隐静脉以重建血流。对巨大股动脉瘤并与周围静脉和神经紧密粘连者，可采用阻断动脉瘤近、远端动脉，切开动脉瘤，移植人造血管，将残留瘤壁包裹缝合于人造血管外。这种手术操作较切除动脉瘤简易，术后效果同样良好。

（二）腘动脉瘤

1. 病因　在国内仅次于股动脉瘤，占第二位，在欧美国家占外周动脉瘤的首位，约 70%。国内常见的病因是创伤、动脉粥样硬化和感染，发病年龄多在 20～40 岁。国外的病因多数是动脉粥样硬化所致，好发于 50～60 岁的男性。25% 的患者为两侧性，50% 伴有高血压，且常伴以 AAA。

2. 临床表现与诊断　一般无自觉症状，在腘窝部感觉有一个搏动性肿块，同时可引起局部疼痛，膝关节伸屈活动受限制。检查时，在腘窝部位可扪及膨胀、搏动性肿块，如动脉瘤腔被附壁血块所栓塞，肿块搏动即消失，瘤远侧动脉继发血栓闭塞可出现肢体慢性缺血症状。腘动脉瘤有时可误诊为腘窝囊肿。B 超检查和动脉造影检查能进一步明确诊断。

3. 治疗　腘动脉瘤虽然罕见破裂，较常见的并发症为远端动脉急性血栓栓塞，往往可导致下肢急性缺血症状，甚至可发展到肢端坏疽。因此，腘动脉瘤即使较小，增大缓慢，临床上无明显症状。一旦确诊，也应尽早进行手术治疗。手术方法是切除动脉瘤，自体大隐静脉移植。如腘动脉瘤巨大并与周围静脉和神经紧密粘连而无法解剖时，可采用阻断瘤近、远侧动脉，切开动脉瘤，移植自体大隐静脉或可采用将动脉瘤旷置、大隐静脉旁路移植术。90% 以上的患者术后效果良好，仅极少数患者因血管移植失败需截肢。

（三）颈动脉瘤

1. 病因　颈动脉瘤是指颈总动脉、颅外段颈内动脉和颈外动脉及其分支的动脉瘤。常见的病因是动脉粥样硬化、创伤和感染；极少数是由于医源性，如颈动脉血栓内膜剥除术或颈动脉切开、自体静脉补片术后并发假性动脉瘤。

2. 临床表现及诊断　主要症状是在颈侧部发现搏动性肿块。动脉瘤增大可产生压迫症状，如声音嘶哑、进食呛咳、呼吸困难、Horner 综合征。动脉瘤腔内粥样硬化斑块碎屑或附壁血栓脱落，可导致颈内动脉或脑动脉栓塞引起脑组织供血不足，出现头晕、头痛、晕厥、失语,甚至偏瘫等。颈动脉瘤偶尔可破裂入咽喉部而引起大量咯血窒息致死。检查时,颈侧可扪及膨胀性搏动性肿块,有时可闻及收缩期血管杂音,口腔检查有时在咽部可见到搏动性肿块。伴脑组织供血不足者,可出现对侧肢体肌力减退和共济失调等。B超检查和颈动脉造影检查更能明确诊断。颈动脉瘤需与颈动脉体瘤、颈部神经鞘瘤和颈部血管瘤相鉴别。

3. 治疗 手术常需短暂阻断颈总或颈内动脉血流,或切除动脉瘤时需结扎颈总动脉。后者常会引起脑神经损害并发症,偏瘫发生率为25%~30%,高者可达70%。因此,术前用手指压迫颈总动脉锻炼试验(Matas试验)以了解脑部侧支循环建立的情况。如能压迫颈总动脉时间延长至15~20mm,而无脑组织缺血症状出现,则术中短暂阻断颈内动脉血流就较安全。手术方式有:①对颈外动脉瘤做动脉瘤切除,颈外动脉结扎术;②对颈总动脉瘤做动脉瘤切除,如动脉缺损短的,做动脉端端吻合;动脉缺损长的,采用人造血管移植术;③对颈内动脉瘤做动脉瘤切除,如动脉缺损长的,采用自体静脉移植术。主要并发症:脑组织缺血性损害。原因有:①颈内动脉血流阻断时间过长;②吻合口或移植血管血栓形成导致脑动脉继发血栓栓塞。因此,术前、术中采取有效预防措施非常重要。

(四) 锁骨下动脉瘤

1. 病因 较少见,主要由动脉粥样硬化、创伤或感染引起。

2. 临床表现与诊断 主要症状是在锁骨上区或下区出现搏动性肿块。巨大动脉瘤可压迫臂丛神经而出现上肢麻木、疼痛和运动功能障碍。检查时,在锁骨下可扪及膨胀、搏动性肿块,有时可闻及收缩期血管杂音,肱动脉搏动可减弱或消失。B超检查和动脉造影检查则更能明确诊断。锁骨下动脉瘤需同右侧锁骨下或无名动脉伸长迂曲相鉴别。

3. 治疗 对较小的锁骨下动脉瘤,可采用锁骨上或锁骨下切口,必要时需切断锁骨以利于显露,切除动脉瘤,自体大隐静脉或人造血管移植术;对巨大锁骨下动脉瘤,甚至采用肋骨正中劈开,第2或第3肋间横断的颈胸联合切口,切除动脉瘤,人造血管或自体大隐静脉移植术;锁骨下动脉瘤伴有周围紧密粘连的,则可将瘤近、远端动脉结扎,切开动脉瘤,在瘤腔内缝扎锁骨下动脉的分支开口,缝合瘤壁切口,或加做血管旁路移植术。

(五) 肱动脉瘤

1. 病因 多数由损伤所引起,动脉粥样硬化引起的罕见。

2. 临床表现及诊断 除局部扪及搏动性肿块外,很多患者发生正中神经压迫症状,引起上肢麻木、疼痛。破裂和栓塞少见。此瘤部位表浅,诊断容易而明确。

3. 治疗 手术切除是主要的手段。沿肱二头肌内侧与肱动脉平行方向做一切口。术中应将正中神经和肱静脉游离牵开,避免损伤。上肢侧支循环较丰富,但还是应尽量做动脉重建术。动脉裂口较小者,做侧面修补或加补片移植。动脉缺损较长,不能做端端吻合者,应取附近头静脉或贵要静脉做血管移植术。

(六) 毒品所致假性动脉瘤

1. 病因 毒品注射注入股动脉内,股动脉的反复穿刺引起股动脉壁破裂,加之局部感染使血管壁及周围软组织水肿、腐脆变薄,在动脉血流不断冲击后动脉内壁出现裂口,外膜被炎性瘢痕组织包绕,形成搏动性血肿是假性动脉瘤产生的主要原因。

2. 临床表现及诊断 患者有明确的毒品注射史,局部扪及搏动性肿块外,包块周围存在慢性感染,瘤体感染常波及周围组织,如瘤体破裂可在局部形成血肿。检查时,在腹股沟区有明显的针刺伤痕迹,可扪及膨胀、搏动性肿块,甚至因假性动脉瘤破裂大出血入院,患者往往呈休克状。

3. 治疗 注射毒品所致假性动脉瘤的患者多伴有局部及全身感染,同时其一般情况多较差,根据伤害控制外科原则的要求,除对破裂出血的患者需急诊手术控制大出血外,其他患者应先行控制感染、增进营养待全身情况好转后才行手术治疗。控制感染治疗前,常规留取感染组织标本进行细菌和真菌培养及药敏试验,以指导抗感染药物的选用。手术方式上我们采取先在动脉瘤近端血管做切口,避开感染性假性动脉瘤,游离其近端及远端动脉,分别以套带控制阻断动脉血流;控制阻断动脉瘤血运后,再在假性动脉瘤处做切口,切除假性动脉瘤,修补动脉破口或置换人造血管,尽量将血管移植物与溃疡创面和感染的动脉瘤腔隔离开。

(蒋岚杉)

第四篇 甲状腺、乳腺外科疾病

第一章 甲状腺疾病

第一节 甲状腺的外科解剖

甲状腺分左右两叶,覆盖并黏附在喉和气管起始部的两侧,因此在吞咽时,甲状腺亦随之而上下移动。甲状腺的两叶由甲状腺峡连着,其位置一般在第二和第三气管软骨环之前。

甲状腺有两层被膜包裹着。内层为甲状腺的固有膜,很薄,紧贴着腺体;外层,又称甲状腺外科被膜,较厚,与内层被膜借着疏松的纤维组织连着。两层被膜间隙甚狭,在此间隙内有动脉和静脉网,在左右两叶的背面,附着四个甲状旁腺。甲状腺的血液供应非常丰富,主要来自两侧的甲状腺上动脉和甲状腺下动脉。甲状腺上动脉是颈外动脉的第一支,沿喉侧下行,到达甲状腺两叶的上极时,分成前、后分支进入腺体的前、背面。甲状腺下动脉起自锁骨下动脉,呈弓形横过颈总动脉的后方,再分支进入甲状腺两叶的背面。有时尚有一不对称的甲状腺最下动脉,起自头臂干或主动脉弓,在气管前面上行至甲状腺峡或一叶的下极。甲状腺上、下动脉的分支不但在一侧相互吻合,且与对侧分支沟通。有外科意义的是,这些分支还与喉部、气管、咽部、食管的动脉分支都有吻合。因此,施行甲状腺大部切除术时,可以结扎两侧的甲状腺上、下动脉,而甲状腺体残留部分和甲状旁腺仍有足够的血供。甲状腺表面的丰富静脉网汇成上、中、下静脉干;上干伴行着甲状腺上动脉,导至颈内静脉;中干常单行,横过颈总动脉前方,亦导至颈内静脉;下干数目较多,在气管前导至头臂静脉。

在气管和食管间两侧沟内有喉返神经通过。喉返神经起自迷走神经,上行至甲状腺两叶的背面交错与甲状腺下动脉的分支之间,因此,在处理甲状腺下动脉时要特别注意,以免损及喉返神经。同样重要的是熟悉喉上神经的位置。喉上神经也起自迷走神经,分内、外两支:内支为感觉支,经甲状舌骨膜而进入喉内,分布在喉的黏膜上;外支为运动支,下行分布至环甲肌,与甲状腺上动脉贴近。因此,在结扎甲状腺上动脉或分离伸延向上的甲状腺上极时应予以注意,以免损及喉上神经,尤其是它的外支。

在甲状腺左右两叶的背面内侧,紧附有甲状旁腺,数目不定,一般有四个。腺体呈圆形或卵圆形,扁平,长5~6mm,宽3~4mm,厚约2mm,重30~45mg,黄褐色,质软。两个上甲状旁腺的位置比较固定,约位于甲状腺两叶背面的上1/3交界处,相当于环状软骨下缘的平面。两个下甲状旁腺的位置较不固定,通常位于两叶背面,在下极上方约一横指处。上、下甲状旁腺都有其固有的动脉,源自甲状腺上、下动脉。

第二节 单纯性甲状腺肿

单纯性甲状腺肿的病因可分为三类:①甲状腺素原料碘的缺乏;②甲状腺素需要量的

激增;③甲状腺素生物合成和分泌障碍。

单纯性甲状腺肿常见于离海较远的高原山区,因此又称地方性甲状腺肿。我国多山各省,尤其在云贵高原和陕西、山西、宁夏等地区的居民,患此病的甚多。碘的缺乏是引起单纯性甲状腺肿的主要因素,甲状腺代偿性肿大,这是甲状腺功能不足的现象。高原山区的井水和食物,所含碘量多不足,因此较多居民患有此病。如果在这些地区的食品中加入极少的碘,就能显著的降低此病的发生率。在青春期、妊娠期、哺乳期和绝经期,身体的代谢旺盛,甲状腺激素的需要量激增,引起长时期的促甲状腺激素的过多分泌,也能促使甲状腺肿大。由于在此种情况下,甲状腺激素需要量的增高仅是一时的,所以甲状腺的肿大程度不如因缺碘而引起的显著。

在非流行地区,部分单纯性甲状腺肿的发生是由于甲状腺素生物合成和分泌过程中某一环节的障碍,如致甲状腺肿物质中的过氯酸盐、硫氰酸盐、硝酸盐等可妨碍甲状腺摄取无机碘化合物,磺胺类药、硫脲类药以及含有硫脲的蔬菜(萝卜、白菜)能阻止甲状腺素的生物合成。由此而引起的血液中甲状腺激素的减少,也就增强了垂体前叶促甲状腺激素的分泌,促使甲状腺肿大。同样,隐性遗传的先天缺陷如过氧化酶或蛋白水解酶等的缺乏,也能造成甲状腺素生物合成或分泌的障碍,而引起甲状腺肿。

一、病　　理

最显著病变为滤泡的高度扩张,充满大量胶体,而滤泡壁细胞变为扁平,这是甲状腺功能不足的现象。虽然镜下可见局部的增生状态,表现为由珠状细胞所组成的,突入滤泡腔的乳头状体,但此种增生状态仅为代偿性的,不会引起甲状腺功能亢进现象。

形态方面可分为弥漫性和结节性两种。前者多见于青春期,扩张的滤泡平均地散在于腺的各部。而后者,多见于流行地区,扩张的滤泡集成一个或数个大小不等的结节,结节周围被有不甚完整的纤维包膜。

结节性甲状腺肿一段时间后,由于血液循环不良,在结节内常发生退行性病变,引起囊肿形成(往往并发囊内出血)、局部纤维化和钙化等。

二、临床表现

女性发病数较男性略高。一般都发生在青春期,在流行地区常出现于入学年龄。

甲状腺肿大小不等,形状不同。弥漫性肿大仍显示正常甲状腺形状,两侧常对称。结节性肿大一侧较显著,囊肿样变结节若并发囊内出血,结节可在短期内增大。腺体表面较平坦,质软;吞咽时,腺体随喉和气管上下移动。

单纯性甲状腺肿不呈功能上的改变,患者的基础代谢正常,但可压迫气管、食管、血管、神经等而出现相应症状。

三、诊断和鉴别诊断

依据吞咽时随喉和气管上下移动这个特征,可作出诊断,但有炎症或恶变存在,甲状腺肿与周围组织发生粘连,此特征则不出现。位于甲状腺峡部的结节或囊肿,可误诊为甲状腺舌管囊肿。胸骨后或胸骨内甲状腺肿有时不易与纵隔肿瘤鉴别,与主动脉弓动脉瘤鉴别不难,后者有辅助症状。

四、治 疗 原 则

对于25岁以前年轻人的弥漫性单纯性甲状腺肿，常是青春期甲状腺素需要量激增的结果，多能在青春期过后自行缩小，不需手术治疗。手术治疗不但妨碍了此时期甲状腺的功能，且复发率甚高，可高达40%。对此类甲状腺肿，可给予干甲状腺片，每日口服60～120mg，或左甲状腺素，每日口服100～150μg，连服3个月、6个月、12个月，以抑制垂体前叶促甲状腺素的分泌，从而停止对甲状腺的刺激，有良好疗效。

单纯性甲状腺肿压迫气管、食管、血管、神经等而引起临床症状时，应早期行手术治疗。有些病人虽还没有呼吸困难，但X线检查发现气管已变形或移位，或虽发音无明显改变，但喉镜检查已确定一侧声带麻痹，均应采用手术治疗。巨大的单纯性甲状腺肿，虽没有引起压迫症状，但影响生活和劳动，也应予以手术。结节性单纯性甲状腺肿继发有功能亢进的综合征或怀疑有恶变的可能，应早期实行手术治疗。

第三节 甲状腺功能亢进

临床上甲状腺功能亢进(简称甲亢)可分为原发性、继发性和高功能腺瘤三类。

一、病 因

原发性甲亢的病因迄今尚未完全阐明。目前认为，原发性甲亢是一种自身免疫性疾病。最常见，多发于沿海地区。腺体的肿大和功能亢进的综合征同时出现，腺肿多为弥漫性，两侧常为对称。患者多有眼球突出，也称“突眼性甲状腺肿”，有时伴有胫前黏液水肿。

至于继发甲亢和高功能腺瘤都较少见，而发病原因也未完全明确；血液中TSH受体抗体等浓度不高。它们是结节本身自主的分泌，不受促甲状腺激素的调节而是结节内的滤泡群无抑制的分泌T3/T4激素，因此反而抑制了垂体前叶分泌促甲状腺激素，以致结节周围的甲状腺组织功能被抑制而呈萎缩状态。

二、病 理

腺体内血管增多、扩张，淋巴细胞浸润。滤泡壁细胞多呈高柱状，且发生增生，形成突入滤泡腔内的乳头体。但滤泡腔内的胶体含量反而减少，这说明大部分已变为甲状腺激素而释放入血中。

三、临床表现及病理生理基础

女性患者较男性为多，男女之比约为1∶4。原发性甲亢患者，近70%为20～40岁；继发甲亢和高功能腺瘤的患者，年龄较高，多在40岁以上。主要症状可归纳为下列五方面，其中除眼睛症状外，都与甲状腺功能的亢进有关；而除基础代谢率增高外，其他方面的症状可能不全存在。

1. 甲状腺方面 体积略肿大，一般不引起压迫症状。由于腺体的血管扩张和血流加速，扪及时可有震颤，听诊时可有杂音，尤其在甲状腺上动脉进入上极处更为明显。

2. 自主神经系统方面 表现为交感神经功能的过度兴奋，尤其在原发性甲亢更为显著。患者多言，性情急躁，易激动，且常失眠。两手常有细而速的颤动。患者常有热感，容易出汗，皮肤常较温暖，这都说明血管舒缩功能的异常兴奋。

3. 眼睛方面 典型的是双侧眼球突出、眼裂增宽和瞳孔散大。个别患者突眼严重,上下眼睑闭合困难,甚至不能盖住角膜;病人视力减退,怕光、复视,眼部胀痛、流泪。但突眼严重程度与甲亢严重程度并无关系。

4. 循环系统方面 由于代谢的全面增高以及交感神经的极度兴奋,以致心动强而有力,心率加速;脉率每分钟常达100次以上,在睡眠时亦然。多数患者诉有心悸和胸部不适感。日久,左心逐渐扩张并肥大,且伴有收缩期杂音。在严重病例(多为继发性甲亢)出现心律失常,而以心房颤动最为常见。最后发生心力衰竭。

此外,由于心排血量增多因而收缩期血压升高;由于周围血管扩张,因而舒张期血压降低,于是脉压增大。

5. 基础代谢方面 基础代谢率显著增高,其程度与临床症状的严重程度平行。轻度甲亢的基础代谢率多在+20%~30%;中度的,在+30%~60%;严重病例常增至+60%以上。患者体型消瘦、体重减轻、易感疲乏,工作效率减低,但食欲多亢进。

除上述的主要症状外,有时出现停经、阳痿(内分泌紊乱)和腹泻(肠蠕动增加)等症状。个别患者伴有周期性肌麻痹(钾代谢障碍)。

需要提及,极个别患者伴有局限性胫前黏液水肿,常与严重突眼同时或先后发生。临床表现为双侧小腿前方下段和足背的皮肤呈暗红色、粗糙、变韧,形成大小不同的片状结节,含有粘多糖沉积。发病机制不明,一般认为和突眼相似,也是自身免疫性疾病。

四、诊 断

有典型症状的病例,易于诊断。但对于甲状腺不肿大、无突眼症状的早期或轻度的病例,则心跳、多汗等症状常被误诊为心血管系统神经综合征。在后者,脉率在睡眠时不加速,基础代谢率正常。

测定甲状腺功能状态有三种方法,即基础代谢率、甲状腺吸^{131}I率以及应用放射免疫法测定血清中T_3、T_4的含量。

目前国内不少单位尚应用基础代谢率测验器来测定基础代谢率。患者必须在完全安静和空腹的条件下进行测定。一般来说,如果基础代谢率在+20%以上,才有诊断价值。

基础代谢率也可根据脉压和脉率,在清晨空腹静卧时反复进行测定。常用的计算公式有二:

基础代谢率(%)=(脉压+脉率)-111

基础代谢率(%)=0.75×(脉率+(0.74×脉压))-72

约半数以上的患者有误差,误差率达10%;不适用于心律失常的患者。

近年来在诊断上也采用放射性碘摄取试验。给正常人以^{131}I,则在24小时内能被甲状腺摄取30%~40%。其他的60%~70%在48小时内同尿排出。功能亢进的甲状腺能摄取70%~80%的^{131}I;而功能减退的甲状腺,其摄取量多低于20%。一般都用示踪量,在服后2小时及24小时进行测定。如果在2小时甲状腺所摄取的^{131}I为人体总量的25%以上,或在24小时为人体总量的50%以上,且吸^{131}I高峰提前出现,都表示甲状腺功能亢进。但需说明,摄取的速度和积聚的程度并不能反映甲亢的严重程度。

对诊断有肯定价值的是测定血清中T_3和T_4的含量。甲亢发生的早期,T_3的上升较早而快,约四倍于正常值;而T_4则较缓,仅两倍半,故T_3的测定是诊断甲亢的敏感依据。在诊断有困难时,可进行促甲状腺激素释放激素(TRH)兴奋试验;如果为阴性,也就是在静脉注射 TRH 后,促甲状腺激素不增高,则更有诊断意义。

五、治　　疗

首先应使患者充分安静,避免情绪激动。并发有心力衰竭时需卧床休息。饮食方面应予高热能和富于维生素的食物。酒、烟、茶等刺激品均属禁忌。

近年,主要的治疗方法可归纳为下列三种,都限于减低亢进的甲状腺功能。应该根据年龄、病情轻重、属原发性或继发性、有无并发症和妊娠,以及各种疗法本身的特点,加以审慎的选择。

1. 抗甲状腺药物治疗　主要有丙硫氧嘧啶、甲巯咪唑或甲亢平等。初用剂量为丙硫氧嘧啶每日 200~400mg,甲巯咪唑或卡比马唑每日 20~40mg。3~4 周后,如果疗效显著,即基础代谢率下降,体重增加,剂量可以减少。同时给予干甲状腺片,每日 30~60mg,以避免甲状腺的肿大和充血。维持剂量为丙硫氧嘧啶每日 100~200mg,甲巯咪唑或卡比马唑每日 10~20mg,继续服用 6 个月、12 个月、18 个月。对原发性甲亢,有效的病例占 50%~60%;对继发性甲亢或高功能腺瘤,有效的病例约占 33%。抗甲状腺药物治疗的缺点是:①疗程太长,复发率高;②使甲状腺肿大、充血,引起腺体与周围组织的粘连,增加手术操作上的困难;③发生过敏和中毒反应,如药物热、皮炎、荨麻疹、关节痛以及可致命的粒细胞缺乏(发生率约 0.3%)。因此,在服用抗甲状腺药物时,每周需检查白细胞计数;如降至 3×10^9/L 以下,中性粒细胞百分比降至 0.45 时,要立即停药。

抗甲状腺药物不能根治甲亢,也不能代替手术。根据统计,单纯以甲状腺药物治疗的病例,约有 50% 不能恢复工作,而经手术治疗的,只有 5%。因此,如果应用抗甲状腺药物治疗 4~5 个月后疗效不能巩固,应即考虑手术治疗。一般认为,抗甲状腺药物的临床适应证宜限于:①病程较短、病情较轻的原发性甲亢;②20 岁以下青少年和儿童。抗甲状腺药物不致引起持久性的甲状腺功能减低,对生长发育的影响很少;③伴有其他严重疾患而不宜施行手术的病例;④手术后复发的病例;⑤手术前准备。抗甲状腺药物在临床上禁忌证为:①有压迫气管症状的患者,或是胸骨后甲状腺肿的病例;②高度突眼的病例;③妊娠和哺乳的妇女。抗甲状腺药物可通过胎盘或与乳汁一同排出,有损胎儿或婴儿甲状腺功能。

应用大量碘剂对亢进的甲状腺功能亦有抑制作用。患者服碘剂 2~3 周后,基础代谢率即下降,症状减轻,甲状腺体缩小、变硬、血管震颤减少。但由于碘剂只能抑制甲状腺激素的释放,而不能抑制其合成,用碘剂甲状腺激素的储量增多,因此,一旦停服碘剂后,甲状腺滤泡内的甲状腺球蛋白大量分解,以致甲亢症状又复出现,且常加重。因此碘剂不应用来治疗甲亢,仅可作手术前准备用。

2. 放射性碘治疗　都应用半衰期为 8 天的 ^{131}I。功能亢进的甲状腺能摄取 70%~80% 进入体内的 ^{131}I,并先集中地储积在腺体内功能最亢进的部分。^{131}I 在甲状腺内放出 β 射线,其有效射程为 2mm,因此不致损及甲状腺的邻近组织,仅能破坏功能亢进的甲状腺组织,从而减少甲状腺激素的合成和分泌;同时还可减少腺内淋巴细胞、减少免疫球蛋白的生成。^{131}I 治疗的优点是:用极少的量即可达到良好的疗效。根据国内资料,78% 的病例可获得完全缓解。

估计 ^{131}I 的治疗剂量应根据甲状腺体的大小或重量、基础代谢率的高低、病类属原发性或继发性、病人的年龄等因素。腺体小和年轻者,剂量可较小;基础代谢率高者,剂量要较大;对继发性甲亢或高功能腺瘤,剂量也应较大。通常剂量为每克甲状腺组织投 ^{131}I

3700kBq 空腹一次口服。60% ~70% 患者在一次用药后 4 ~6 周内都有明显缓解，而 30% ~40% 患者需要在 3 ~4 月后第二次用药。对正在服用普通碘剂的患者，治疗前 3 ~4 周应禁服碘剂，也不进含碘食物。

^{131}I 治疗原发性甲亢的疗效良好，对继发性甲亢则不甚显著。鉴于：①虽谨慎投用^{131}I 的剂量，仍不能完全避免引起甲状腺功能减退，约在 10% 的患者会发生持久性黏液性水肿；②不能完全排除^{131}I 的致癌作用，患者在应用^{131}I 20 ~25 年后有可能发生白血病或甲状腺癌。因此，^{131}I 治疗的主要临床适应证为：①伴有其他严重疾患而不宜施行手术的病例；②手术后复发的病例；③年龄在 40 岁以上的原发性甲亢。不可应用在：①妊娠和哺乳的妇女。^{131}I 能进入胎儿体内或与乳汁一同排出，有损胎儿或婴儿甲状腺功能；②轻度甲亢患者，^{131}I 治疗引起持久性黏液性水肿的可能性大；③青春期前后的年轻患者，以避免对性腺的损害。

3. 手术治疗　除了①青年患者；②病情较轻者；③伴有其他严重疾患的病例不宜于手术治疗外，手术治疗仍为目前有效的方法，尤其对于较严重的病例。对于继发性甲亢和高功能腺瘤，应用抗甲状腺药物或^{131}I 治疗的效果都不甚显著，同时还有恶变的可能存在，更宜以手术治疗为主。已并发左心扩大、心律失常，甚至发生心力衰竭者，更应手术，使患者能获愈。企图完全治愈上述心脏症状，然后再行手术的方法，是本末倒置，反而导致病情恶化。手术方法为甲状腺大部切除术。手术后除眼球突出症状外，其他症状都能消失或减轻，工作效率增加。根据统计，手术治愈率达 90% ~95%，而手术死亡率已降至 1% 以下。

至于妊娠妇女，鉴于甲状腺功能亢进对妊娠可造成不良影响，引起流产、早产、胎儿宫内死亡、妊娠中毒症等，而妊娠又可能加重甲状腺功能亢进。因此，在妊娠早期、中期，即前 4 ~6 个月，仍应考虑手术治疗；到晚期，甲状腺功能亢进与妊娠间的相互影响已不大，则可分娩后行手术。

第四节　甲状腺大部切除术要点

一、术　前

1. 术前检查　对于具有手术适应证的单纯性甲状腺肿或甲状腺功能亢进的患者，可作下列的五项主要的术前检查。

(1) 测定基础代谢率，在有增高的病例需定期复查。

(2) 喉镜检查，确定声带的功能。需要提及，一侧喉返神经受压，可以在呼吸或发音时没有明显的临床症状。

(3) 检查心脏有无扩大、杂音及心律失常等，并作心电图检查。

(4) 检查神经肌肉的应激性是否增高，作耳前叩击试验、上臂压迫试验。测定血钙和血磷的含量。

(5) 有胸骨后甲状腺肿时，应作颈部 X 线摄片，并让患者同时咽下显影剂，以确定食管和气管的受压程度，并可确定甲状腺肿在胸骨后的范围。如有严重压迫气管症状存在时，应在 X 线透视下检查气管壁有否软化：让患者闭口捏鼻，同时用力呼气以增加气管内压力和用力吸气以降低气管内压力。若气管壁有软化，则在呼气时软化的气管段即扩大，在吸气时软化的气管段即变窄。此检查能预告患者术后有无窒息的危险。

2. 术前准备　对单纯性甲状腺肿病例，不需特殊的术前准备，也不需给予碘剂。

对甲亢病例,术前必须有充分准备。精神紧张、不安和失眠者,可给予溴化物、氯氮等镇静剂。已发生心率衰竭者,应给予洋地黄制剂;伴有心房颤动者,可考虑普萘洛尔或奎尼丁治疗。主要的准备是口服碘剂——复方碘溶液(lugol 溶液)。由于碘剂逐渐抑制了甲状腺激素的释放,术后就不使循环系统受到突然的变化,避免了术后发生严重并发症即甲状腺危象。复方碘溶液的处方为:碘酊 5g,碘化钾 10g,加蒸馏水 100ml。每滴溶液含无机碘 6.5mg,已远较人体每日所需的碘量(0.1 ~0.2mg)为高。通常剂量是每日 3 次,每次 5 ~10 滴;对不能耐受碘剂的患者,最好由每日 3 次,每次 3 滴开始,逐日每次增加 1 滴,至每次 16 滴为止,然后维持此剂量。一般经 2 ~3 周后,基础代谢率即下降至+20% 以下,体重增加,脉率降至每分钟 100 次以下,脉压亦恢复正常,其他症状也多显著减轻;而甲状腺体缩小、变硬,血管震颤减小。基础代谢率接近正常,即应施行手术。如果错过这个时间,即使继续服用碘剂,在多数病例基础代谢率又复上升,症状亦复出现,甚至加重。因此,必须严格掌握这个适当的手术时间。

对于服用碘剂后症状不显著减轻者,可改服或在服用碘剂的同时加服抗甲状腺的药物。由于抗甲状腺的药物能引起甲状腺肿大、充血,故基础代谢率接近正常,即应停服,但仍需继续服用碘剂 1 周,始行手术。

对于常规服用碘剂或合并应用抗甲状腺药物不能耐受或不起显著作用的病例,可与碘剂合用普萘洛尔(β-受体阻滞剂)。剂量为每 6 小时给药 1 次,口服,每次 20 ~40mg,一般在 4 ~7 日后脉率即降至正常水平,激动、两手颤动、心悸等症状好转,可以施行手术。要注意的是:最末一次口服普萘洛尔要在术前 1 ~2 小时;术前不用阿托品,以免心动过速;术后需要继续口服普萘洛尔 4 ~7 日。

近年来,有人主张完全单用普萘洛尔做甲亢的术前准备,优点是:一方面可缩短术前准备时间,另一方面并不影响甲状腺功能。但多数学者认为,应用普萘洛尔的适应证仍应限于上述病例,也就是对碘剂不起显著作用的病例,且仍应与碘剂联合应用。完全单用普萘洛尔仅适用于高功能腺瘤病人的术前准备。

二、手术原则和步骤

一般都施行双侧甲状腺大部切除术。手术原则和主要步骤如下:

1. 麻醉 局部麻醉在绝大多数病例效果良好,且可随时了解声带功能,避免喉返神经的损伤。即使在较紧张的甲亢患者,如果在术前解除患者顾虑,并加强镇静剂的应用,也多可在局部麻醉下顺利地进行手术。但如果气管严重受压,或在较大的胸骨后甲状腺肿时,为了保证手术中呼吸道通畅,减轻心脏的负荷,则应考虑行气管内麻醉。

2. 手术要点 离胸骨上缘两横指处作切口。横切或分开舌骨下诸肌,进入甲状腺外层被膜和固有被膜间的间隙,即可处理甲状腺体。一般先处理甲状腺上动、静脉,要紧靠甲状腺上极,分别结扎、切断其前、后分支,避免损伤喉上神经的外支。接着分别结扎、切断甲状腺中静脉和甲状腺下静脉,然后再处理甲状腺下动脉。要避免损伤喉返神经,且使甲状腺下动脉的分支仍与喉部、气管、咽部、食管的动脉分支相互保持着吻合,不致影响切除后甲状腺体残留部分和甲状旁腺的血液供应。一般要切除 70% ~90% ,必须保留腺体的背面部分,每侧残留部分大约如拇指的末节,这样,既可避免复发,又不致发生黏液性水肿,并能避免损伤喉返神经和甲状腺旁腺。甲状腺峡亦需完全切除。切口两侧应置通畅引流 24 ~48 小时,以便引流出渗血;颈部的空间小,少量的积血即可压迫气管。

在甲亢患者,手术后应继续口服复方碘溶液,每日3次,每次5～10滴;或由每日3次,每次由10滴开始,逐日每次减少1滴,至情况平稳为止。同时给予干甲状腺片,每日30～60mg,以抑制垂体前叶的兴奋,避免发生眼球突出或其恶化。

施行甲状腺大部切除术时必须做到三点:①严格止血;②保护甲状旁腺;③避免损伤喉返、喉上神经。轻柔的操作和熟悉甲状腺的局部解剖,是达到良好手术效果的重要因素。

三、手术中意外与术后并发症

1. 术后出血　甲状腺上动脉或较粗静脉的结扎线结脱落,以及腺体切面的严重渗血(多由于未结扎甲状腺下动脉),均是造成术后出血的常见原因。一般在术后24～48小时内,患者颈部迅速肿大、紧张、呼吸困难,甚至发生窒息。因此,术后应常规放置气管切开包于床旁,必要时可采取紧急措施:拆除缝线,敞开切口,去除血肿,结扎出血的血管。

2. 神经损伤

(1)喉上神经损伤:并不常见,常被忽视。如果将甲状腺上动脉和其伴行的静脉离甲状腺上极较远地、不细加分离地、连着其周围组织一起结扎,就有可能将喉上神经的外支结扎在内,引起环甲肌的瘫痪,以致患者的声带松弛、声调降低。分离向上延伸很高的甲状腺上极时,有时可损伤喉返神经的内支;由于喉黏膜的感觉丧失,患者失去喉部的反射性咳嗽,进食时,特别在饮水时,就可引起误咽。

(2)喉返神经损伤:手术时最易损伤喉返神经的地区,即所谓的危险地区,是在甲状腺体背面,自喉返神经与甲状腺下动脉分支交叉处到环状软骨下缘、喉返神经进入喉内的一段。喉返神经分前支和后支,前支支配声带的内收肌,后支支配声带的外展肌。分支处的高低常不一定,在2/3病例分支处低,位于此危险区的下方;在1/3病例分支处高,位于此危险地区内或其上方。所以,如果分支处高,则损伤多累及喉返神经的全支,使声带处于中间地位(内收与外展之间)。如果分支处低,则前、后支可分别受损:前支的损伤引起内收肌的瘫痪,而使声带外展;后支的损伤引起外展肌的瘫痪,而使声带内收。由于这个事实,可以解释在喉返神经损伤时临床上可出现不同表现。一侧喉返神经的损伤:可在呼吸或发音时无明显的临床表现(后支损伤),但大都引起声音嘶哑(全支或前支损伤)。两侧喉返神经的损伤:可造成严重的呼吸困难,甚至窒息(两侧后支损伤),但大都使患者失音(两侧全支或前支损伤)。

喉返神经轻重不等的麻痹多由于术中直接的损伤,很少由于术后血肿的压迫或附近瘢痕组织的牵引。由于血肿的压迫或瘢痕组织的牵引所引起的喉返神经麻痹,都在术后数日才出现临床症状,预后一般良好。由于术中钳夹、牵拉所引起的喉返神经麻痹,也常能于术后3～6个月内恢复功能。但切断或扎住喉返神经,则引起永久性麻痹,其发生率约为1%。一侧喉返神经损伤所致声带外展,引起声音嘶哑,渐可由健侧的声带过度向患侧内收而有所代偿;两侧后支损伤所致的两侧声带内收,发生严重呼吸困难,多需行气管切开。

3. 手足搐搦　手术时甲状旁腺误切,或受挫伤,或其血液供应受累,都可以引起甲状旁腺功能不足,发生手足搐搦。

症状多在手术后1～2日出现。轻者仅有面部或手足的强直感,常伴有心前重压感;重者发生面肌及手足搐搦,一种带疼痛的持续性痉挛,每日可发作数次,每次10～20分钟,甚至数小时。严重病例还伴有喉和膈肌痉挛,可引起窒息而致死亡。晚期常继发双眼白内障。

在不出现搐搦的间歇期间，神经肌肉的应激增高。如果在患者耳前叩击面神经，颜面肌肉即发生短促的痉挛（Chvostek 征）；如果用力压迫患者的上臂神经，即引起手的抽搦（Trousseau 征）。重要的是测定血中钙和磷的含量：血钙多降至 2. 0mmol/L 以下，在严重病例可降至 1. 3 ~ 1. 5mmol/L；血磷则升至 1. 9mmol/L 或更高。同时，尿中钙和磷的排出量都减少。

手术后发生的手足搐搦多数是较轻而暂时的，这可能由于甲状旁腺的损伤较轻，易于恢复；也可能由于未被切除或未受损伤的甲状旁腺逐渐肥大，起了代偿作用。严重的、持久的手足搐搦病例较少见，据近年资料统计，发生率约为 0. 3%。

治疗方面，给予苯巴比妥、溴化物等镇静剂。口服乳酸钙或葡萄糖酸钙，同时给予维生素，以促进钙自肠道的吸收和钙在组织中的蓄积。搐搦发作时，立即静脉注射 10% 氯化钙溶液 10 ~ 20ml。

最有效的治疗是服用二氢速固醇（dihydro-tachysterol 或 AT10）。二氢速固醇是油剂，有提高血中钙含量的特殊作用；作用缓慢，但较持久，口服 2 ~ 3 日后始发生作用，一般可维持 6 ~ 7 日之久。仅适用于较严重的病例。开始剂量较高，每日 5 ~ 7ml，连服 3 ~ 4 日后，测定血中钙含量；一旦钙含量正常，即应减至每周 3 ~ 6ml。剂量过大，可至血钙过度升高至 3. 8 ~ 4. 5mmol/L，即可发生钙盐在肾脏及心肌中的沉积，而引起严重损害。因此，服用二氢速固醇时必须定期测定血钙含量；如果血钙已超过 2. 7mmol/L，临床上出现食欲减退、恶心、腹泻、失眠等症状，应即将二氢速固醇减少。月经期前一周中、妊娠和哺乳期间，剂量需适当的增加。

近年施行同种异体甲状旁腺移植，获得较好疗效。可将甲状旁腺切成薄片，种植于病人的前臂肌肉内；更好的是以带血管的胚胎甲状腺和甲状旁腺移植于病人的股三角区。中山医科大学已施行了 27 例，两年和三年的成功存活率分别为 80% 和 75%。

为了保护甲状旁腺，减少术后手足搐搦的发生，手术时必须做到：①切除甲状腺体时，应保留腺体背面部分的完整；②结扎甲状腺下动脉应在其主干，使其分支与喉部、气管、咽部、食管的动脉分支相互保持着吻合，以保证甲状旁腺的血液供应。

4. 甲状腺危象 大都在甲状腺功能亢进手术后 12 ~ 36 小时内发生。临床表现为高热、脉率快速而弱、大汗、不安、谵妄以至昏迷，常伴有呕吐、腹泻。如不积极治疗，患者往往迅速死亡。

发病机制，迄今尚未肯定。过去认为，甲状腺危象是手术过度挤压了甲状腺组织，促使大量甲状腺激素突然进入血液中的结果。但甲亢患者服甲状腺激素后一般不引起危象，危象患者血液中甲状腺激素不一定高，因此不能简单地认为甲状腺危象是单纯地由于甲状腺激素在血液中过多所致。近年来则认为：甲状腺危象与垂体-肾上腺皮质轴反应减弱有关。甲亢时肾上腺皮质激素的合成、分泌和分解代谢加速，久之使肾上腺皮质功能减退，而手术创伤的应激即诱发危象。

治疗方面，首先给予镇静剂。静脉输入大量葡萄糖溶液。氧气吸入，以减轻组织的缺氧。退热可行冰袋降温，必要时可用丙嗪类药物。口服丙硫氧嘧啶，首剂为 600mg；或口服复方碘溶液，首剂为 3 ~ 5ml，紧急时给 1 ~ 2g 碘化钠加入等渗盐水中作静脉滴注。近年来多用 β 受体阻滞剂或抗交感神经药，常用的有：普萘洛尔 5mg 加入 5% 葡萄糖液 100ml 作静脉滴注，或口服 40 ~ 80mg，每 6 小时一次。利血平 2mg 肌内注射，每 6 小时一次。同时给予大量肾上腺皮质激素。

做好术前充分准备,待基础代谢率接近正常、循环系统情况改善后施行手术,以及术后继续给予碘剂,都是预防甲状腺危象的重要措施。

5. 甲状腺功能减退 多因甲状腺组织切除过多引起,也可能由于残留腺体的血液供应不足所致。临床上出现轻重不等的黏液性水肿症状:皮肤和皮下组织水肿,面部尤甚,按之不留凹痕,且较干燥;毛发疏落。患者常感疲乏,性情淡漠,智力较迟钝,动作缓慢,性欲减退;此外,脉率慢、体温低,基础代谢率降低。

虽然术后持久性黏液性水肿甚少见,但需重视其预防措施:①行甲状腺大部切除术时,每侧的残留部分要大如拇指末节;②结扎甲状腺下动脉必须在其主干,使其分支与喉部、气管、咽部、食管的动脉分支保持着相互吻合,以保证残留腺体的血液供应。需要指出,对流行地区的单纯甲状腺肿,其腺组织的功能价值多较低,在施行手术切除时,更应重视这两个措施。治疗方面给予干甲状腺片。

6. 术后复发 复发率为4% ~5%,多见于年轻患者,或在妊娠和闭经期妇女。单纯性甲状腺肿的复发常出现在术后6~10年,甲亢复发多在术后2~5年。造成复发的常见原因是:未予切除的甲状腺峡部或锥体叶;切除的不够,腺体残留的太多;甲状腺下动脉未予结扎等。因此,切除两侧大部腺体,同时切除甲状腺峡部和椎体叶,并结扎两侧甲状腺下动脉都是预防复发的有效措施。特别对年轻患者术后口服干甲状腺片每日30~60mg,连服6~12个月,以抑制促甲状腺激素的分泌,对预防复发有一定的作用。

复发甲状腺肿的再次手术常带来难以估计的困难,易损伤喉返神经和甲状旁腺,因此,仅在引起严重的压迫症状时,才考虑手术。对复发的甲亢,一般以非手术疗法为主。

7. 术后恶性突眼 原发性甲亢手术后,轻度突眼可在一年内逐渐好转;但在少数病例,眼球突出不但不减退,反而会恶化。患者流泪、畏光,眼内灼痛;部分眼球肌由于水肿、肥厚发生运动障碍,可引起复视。由于眼睑肿胀,不能盖住角膜,以致角膜干燥受损,发生溃疡;又由于视神经受到牵拉,逐渐引起视神经萎缩,甚至造成失明。

治疗方面,首先保护眼睛。戴黑眼镜,用0.5%醋酸可的松溶液滴眼;每晚睡前用抗生素眼膏敷眼,并用胶布闭合眼睑,以避免角膜的过度暴露。其次是给予大量泼尼松,每日100~120mg,分3~4次口服;见效后逐渐减少剂量。干甲状腺片每日60~180mg,亦有良效。可辅以球后或垂体的深度X线放射。如果上述治疗均无效,则宜及时施行双侧眼眶减压术:经额部、硬膜外广泛切除眼眶顶部骨层,十字切开眼眶骨膜。

第五节 甲状腺炎症

一、急性化脓性甲状腺炎

临床上应区别急性甲状腺炎与急性甲状腺肿炎,前者少见,后者较常见。大都由于口腔或颈部化脓性感染而引起,病原菌为葡萄球菌、链球菌、和肺炎球菌等。感染局限于甲状腺肿的结节或囊肿内时,因不良的血液循环易形成脓肿。

临床上,数日内甲状腺或甲状腺肿肿胀,有压痛和波及至耳、枕部的疼痛。严重的可引起压迫症状:气促、声音嘶哑,甚至吞咽困难等。腺组织的坏死和脓肿形成可引起甲状腺功能的减退。患者体温常升高。

治疗方面,局部早期宜用冷敷,晚期宜用热敷。给予抗菌药物。有脓肿形成时应早期切开引流,以免脓肿破入气管、食管或纵隔内。

二、亚急性非化脓性甲状腺炎(De Quervain 甲状腺炎)

亚急性非化脓性甲状腺炎又称非特异性肉芽肿性甲状腺炎。临床上并不少见,常继发于上呼吸道感染或流行性腮腺炎。病因方面可能是病毒传染,破坏了部分甲状腺滤泡,释放出的胶体犹如异物一样,引起甲状腺组织内的异物反应。

临床上,部分患者的病情较急,体温升高,甲状腺肿胀并有压痛;疼痛常波及至耳、枕部,在吞咽时加剧。但多数患者的病情较轻,甲状腺仅较硬,压痛亦轻。血沉明显增速,但白细胞计数正常。病程一般为 3 个月左右,愈后甲状腺功能多不减退。

诊断方面,患者一般在 1 ~2 周前曾有上呼吸道感染史。特殊的是基础代谢率略增高,血清蛋白结合碘或血清 T_4、T_3 浓度升高,但放射性碘的摄取量显著降低,这种分离现象是由于释放了胶体,也释出了甲状腺激素,但病变的滤泡细胞还不能摄取碘以合成新的甲状腺激素。诊断有困难时,可用泼尼松进行治疗性实验。

治疗方面,泼尼松有明显疗效,疼痛很快缓解,肿胀消退。剂量是每日 4 次,每次 5 ~ 10mg,连用 2 周,以后逐渐减少剂量,全程 1 ~2 个月。但停药后易复发,可再用泼尼松,同时加用干甲状腺片,多有较好效果。X 线放射治疗的疗效较强松持久。抗菌药物无效。

三、慢性淋巴细胞性甲状腺炎(Hashimoto 甲状腺炎)

慢性淋巴细胞性甲状腺炎较常见,是一种自身免疫性疾病,在患者血液中可证实有效价很高的抗甲状腺球蛋白的自身抗体存在。

患者常为年龄较大的妇女。病程发展缓慢。甲状腺逐渐增大,常为弥漫性、对称,表面平滑,质较硬。组织学上的特征为腺组织被大量淋巴细胞和浆细胞所浸润,并形成淋巴滤泡。此种淋巴细胞性病变都不超出甲状腺固有膜范围,因而腺体与周围组织、器官不发生粘连,亦不累及喉返神经。临床上可出现轻度的呼吸困难或吞咽困难。50% 以上病例甲状腺功能减退。颈部淋巴结多不肿大。有时伴有非 Hodgkin 恶性淋巴瘤。

诊断方面:血沉增快;人血白蛋白升高,以及由此而导致的有关絮浊实验反应异常;基础代谢率降低以及放射性碘的摄取量减少,均有参考价值。诊断困难时,可用干甲状腺片进行治疗性实验,治疗后如果甲状腺缩小,诊断即可确定。必要时,可行针吸细胞学或切取活组织检查。

一般不宜手术切除。泼尼松治疗效果不持久。应用干甲状腺片,每日 90 ~120mg,长期服用,常有疗效。

四、慢性纤维性甲状腺炎(Riedel 甲状腺炎)

慢性纤维性甲状腺炎又称侵袭性硬化性甲状腺炎,甚少见。是否又是一种自身免疫性疾病,尚未肯定。

男女发病数相等。甲状腺逐渐肿大,常限于一侧,表面不平,质似铁样坚硬。组织学特征为致密的纤维组织增生。此种硬化纤维性病变常侵入甲状腺固有膜,甚至超出其范围,使腺体与周围组织、器官发生紧密粘连,因而亦常累及喉返神经。临床上可出现声带嘶哑、呼吸困难或吞咽困难等症状。甲状腺功能常减退。颈部淋巴结不肿大。

诊断方面不易与甲状腺癌作鉴别,需行针吸细胞学或切取组织检查。

可试用泼尼松治疗,但效果不持久。由于腺体与周围组织、器官发生紧密粘连,手术切除常不易。如果发生呼吸困难,可楔形切除甲状腺峡部以解除压迫。

第六节　甲状腺肿瘤

一、甲状腺腺瘤

甲状腺腺瘤分为滤泡状和乳头状囊性腺瘤两种,前者较常见。切面呈淡黄色或深红色,具有完整的包膜。

患者多为女性,年龄常在40岁以下。一般均为甲状腺内呈圆形或椭圆形的单发结节,位置常近甲状腺峡,结节质较软,表面光滑,随吞咽上下移动,生长缓慢。大部分患者无任何不适感。乳头状囊性腺瘤有时可因囊壁血管破裂而发生囊内出血,此时肿瘤体积可在短期内迅速增大,局部出现胀痛。核素扫描一般为温结节,囊性变时可表现为冷结节。

由于腺瘤有癌变的危险(癌变率可高达10%),且有引起甲状腺功能亢进的可能(发生率约为20%),应早期切除。要注意的是,在切除腺瘤时应将腺瘤及其被膜和周围1cm宽的正常甲状腺组织整块切除,必要时连同切除同侧大部腺体。切除后即行冻结切片检查,如检查结果有癌变,则应按甲状腺癌处理。

二、甲状腺癌

(一)病理分类

1. 乳头状腺癌　约占60%,恶性较低。一般为单发病灶,多无包膜,主要转移至颈淋巴结;有时原发癌很微小(直径<1cm),未被察觉,但颈部转移的淋巴结已很大。患者常是年轻人。

2. 滤泡状腺癌　约占20%,恶性中度,病灶多为单发,有包膜,但不完整,有癌细胞浸润侵袭,手术时约有15%已有血行转移,颈淋巴结转移较少。患者多为中年人。Hürthle 细胞癌是特殊类型的滤泡状腺癌,占滤泡状腺癌3%~8%,不吸收放射性碘,预后较差。

3. 未分化癌　占10%~15%,按其细胞形态可分为小细胞癌和巨细胞癌两型,恶性甚高,很早转移至颈淋巴结也经血行转移至骨和肺。患者常为老年人。

4. 髓样癌　占5%~10%,细胞排列呈巢状、带状或束状,无乳头或滤泡结构,间质内有淀粉样物沉着。它发生于滤泡旁细胞(C细胞),分泌大量降钙素。组织学上虽呈未分化状态,但其生物特性则与未分化癌不同。恶性程度中等。较早出现颈淋巴结转移,晚期可有血行转移。

(二)临床表现

甲状腺结节明显增大,质变硬,腺体在吞咽时的上下移动性减少。这三个症状如果在短时间内迅速出现,则多为未分化癌;如果是逐渐出现,而患者的年龄在40岁以下,则腺癌的可能性很大。颈淋巴结的转移在未分化癌很早,在腺癌则多较晚。晚期出现波及至耳、枕部和肩的疼痛,声音嘶哑,继之发生压迫症状如呼吸困难、吞咽困难和明显的Horner综合征。远处转移主要至扁骨(颅骨、椎骨、胸骨、盆骨等)和肺。在髓样癌,5%~10%有明显家族史,是常染色体显性遗传,多为双侧肿瘤。由于肿瘤本身可产生激素样活性物质(5-羟色胺和降钙素),因此在临床上可出现腹泻、心悸、脸面潮红和血钙降低等症状。血清降钙素多增高。此外,还可伴有其他内分泌腺的增生,如嗜铬细胞瘤、甲状旁腺增生等。

（三）诊断与鉴别诊断

约80%的甲状腺癌为分化较好的腺癌，早期予以手术治疗，5年生存率可高达75%以上，这说明了甲状腺癌早期诊断的重要性。

（1）病史方面要警惕下列情况：①地方性甲状腺肿非流行地区的儿童甲状腺结节；②成年男性甲状腺内的单发结节；③多年存在的甲状腺结节，短期内明显增大；④儿童期曾接受颈部放射治疗者，应予重视。

（2）甲状腺结节有时很小，不易触及，体检时要认真做好扪诊。一般来说，多个结节多为良性病变，而单个的孤立结节中有4%～5%为甲状腺癌。进一步明确单个结节的性质：①应首选B型超声探测来区别结节的囊肿性或实体性。实体性结节呈强烈不规则反射，则恶性的可能性更大。②实体性结节，应常规地行核素扫描检查；如果为冷结节，则有10%～20%可能为癌肿。

X线检查，包括CT、MRI，主要用于甲状腺癌的发现、定位和诊断。在甲状腺内发现沙粒样钙化灶，则提示有恶性的可能。

（3）近年多行针吸细胞学检查，方法简单易行。以20ml注射器，配以细针，直径为0.7～0.9mm。一般不需局部麻醉，直接刺入结节内，即将注射器塞向外拉，在注射器腔内造成负压，然后在结节内以2～3个不同方向进行穿刺吸取。需要注意的是，在拔出穿刺针前，一定要让注射器塞慢慢地向前退至原处，以消除注射器腔内的负压，这样，在拔出穿刺针时不会将结节周围组织的细胞群混着被吸入，而又避免了已吸入的细胞群自穿刺针腔内进入注射器腔内。检查这样吸取的细胞群才有诊断价值，诊断正确率可高达80%以上，但最终确诊应由病理切片检查来决定。

（4）采用放射免疫法测定血清中甲状腺球蛋白（Tg），在分化型腺癌其水平明显增高，特别在手术后的监护和随访中，如果Tg水平超过10μg/L，就应怀疑癌复发或有转移。

鉴别诊断方面要与下列三种甲状腺疾病鉴别：

亚急性甲状腺炎 由于在数日内发生甲状腺肿胀，可以引起误诊。要注意病史中多有上呼吸道感染。值得注意的是，血清中T_3、T_4浓度增加，但放射性碘的摄取量却显著降低，这种分离现象很有诊断价值。试用小剂量泼尼松后，颈部疼痛很快缓解，甲状腺肿胀接着消失，也是值得推荐的鉴别方法。

慢性淋巴细胞性甲状腺炎 由于甲状腺肿大，质又较硬，可误诊为甲状腺癌。此病多发生在女性，病程较长，甲状腺肿大呈弥漫性、对称，表面光滑。试用干甲状腺片后腺体常可明显缩小。

乳头状囊性腺瘤 由于囊内出血，短期内甲状腺体迅速增大，特别是平时忽略了有甲状腺结节，更易引起误诊。追问病史常有重体力劳动或剧烈咳嗽史。

（四）治疗

以手术为主，而手术的范围和疗效与肿瘤的病理类型有关：①乳头状腺癌，如果颈淋巴结没有转移，癌肿尚局限于一侧的腺体内，应将患侧腺体连同峡部全部切除；如果癌肿已侵及左右两叶，就需将两侧腺体、连同峡部全部切除。切除时要尽量不损伤喉返神经；至少要保留一侧的甲状旁腺。临床实践证明，对没有颈淋巴结转移的乳头状腺癌一般不需同时清除患侧颈淋巴结，五年治愈率可达80%以上。即使在日后随访中出现颈淋巴结转移，再行清除手术仍能达到较好疗效。但如已有颈淋巴结转移，则应在切除原发癌的同时清除患侧的颈淋巴结。②滤泡状腺癌，即使癌肿局限于一侧的腺体内，也应行两侧腺体、连同峡部的全部切除。但如果颈淋巴结已有转移，大都也已有远处血行转移，因此，即使彻底清除颈淋巴结，也多不能增高手术疗效。③未分化癌，发展甚快，发病后 2 ~ 3 个月即出现压迫症状或远处转移；强行手术切除不但无益，且可加速癌细胞的血行扩散。因此，临床上有怀疑时，可先行针吸或切取活组织检查以证实；治疗则以放射为主。④髓样癌，由于其生物特性不同于未分化癌，积极采用手术切除两侧腺体连同峡部，同时清除同侧或患侧颈淋巴结，仍有较好疗效。

需要指出的是，在实行甲状腺腺体全部切除时，最好施用所谓"甲状腺囊内切除"，也就是说要尽量保留腺体背面的囊壁，囊壁上残留的腺体组织可用锐缘的刮匙刮去，这样可避免喉返神经的损伤，也能保护甲状旁腺。文献统计，行囊内腺体全部切除时，双侧喉返神经麻痹的发生率仅为 0.2%（囊外切除约为 2%），手足搐搦的术后处理远比甲状腺腺癌复发的处理困难得多。

关于颈淋巴结的清除，近年都主张行改良的功能性颈淋巴结清除术，也就是保留胸锁乳突肌、颈内静脉和副神经，而清除颈前、颈后三角中的淋巴脂肪组织。但若病期较晚，颈淋巴结受侵的范围广泛，则仍宜行传统的颈淋巴结清除术。

在内分泌治疗方面，由于分化型乳头状腺癌和滤泡状腺癌均有 TSH 受体，TSH 可通过其受体影响分化型腺癌的生长和功能，因此病人在手术后均应终身服用甲状腺素片，以抑制 TSH 的分泌。国内一般用左甲状腺素，每日 100 ~ 120μg。要定期测定血浆 T_4 和 TSH，来调整用药剂量。

应用放射性碘治疗甲状腺癌，其疗效完全视癌细胞摄取放射性碘的多少而定；而癌细胞摄取放射性碘的多少，多与其分化程度成正比。未分化癌已失去甲状腺细胞的构造和性质，摄取放射性碘量极少，因此疗效不良；对髓样癌，放射性碘也无效；分化程度高的乳头状腺癌和滤泡状腺癌，摄取放射性碘量较高，疗效较好；特别适用于手术后 45 岁以上高危病人、多发性乳头状癌灶、包膜有明显侵犯的滤泡状腺癌以及已有远处转移者。

如果已有远处转移，对局部可以全部切除的腺癌，不但应将患叶的腺体全部切除、患侧的颈淋巴结加以清除，同时还应切除健叶的全部腺体。这样才可用放射性碘来治疗远处转移。腺癌的远处转移，只能在切除全部甲状腺后才能摄取放射性碘。但如果远处转移摄取放射性碘量极微，则在切除全部甲状腺后，由于垂体前叶的促甲状腺激素的分泌增多，反而促使远处转移的迅速发展。对这种试用放射性碘无效的病例，应早期给予足够的甲状腺素片，远处转移可因此缩小，至少不再继续迅速发展。

晚期腺癌多穿破甲状腺固有膜，广泛的侵入邻近组织和器官，一般已不能手术治疗。仅在引起严重呼吸困难时，可切除压迫气管的癌肿部分，以减轻患者的痛苦。如已发生窒息的威胁，应即行气管切开。

4% ~7% 结节性甲状腺肿有恶变的可能，而甲状腺腺瘤的癌变率高达 10%，因此，对结节性甲状腺肿和甲状腺腺瘤早期施行手术治疗是预防甲状腺癌发生的重要措施。

第七节　甲状腺结节和分化型甲状腺癌诊疗的新认识

一、甲状腺结节

发现患者有甲状腺结节后，应收集其完整病史并对甲状腺及邻近的颈部淋巴结做详细检查。超声检查可将其与周围的甲状腺组织区分开,骨髓移植接受头颈部或全身放射线照射史、一级亲属甲状腺癌家族史、肿块快速生长和声嘶等病史均预示结节为恶性;声带麻痹、结节同侧颈部淋巴结肿大并与周围组织相对固定等也提示结节可能为恶性。通常来讲,仅需对直径>1cm 的结节进行评估,因为这些结节可能恶变。当超声检查结果可疑,或患者有头颈部放射线照射史,或有甲状腺癌阳性家族史时,也应对直径<1cm 的结节进行评估。对结节直径>1cm 的患者应检查血清促甲状腺激素(TSH)水平。如 TSH 低下,则应行放射线核素甲状腺扫描,以确定结节为功能性结节、等功能结节("温结节")或无功能结节。功能性结节极少为恶性,因此无需对这类结节做细胞学评估。如血清 TSH 未被抑制,应行诊断性甲状腺超声检查,有助于明确是否确实存在与可触及病变相吻合的结节,结节的囊性部分是否>50%,结节是否位于甲状腺后侧等问题。后两种情况会降低细针抽吸活检(FNA)的精确度。即使 TSH 升高,也建议行 FNA,因为正常甲状腺组织与桥本甲状腺炎累及组织中结节的恶变率相似。血清甲状腺球蛋白水平在多数甲状腺疾病时均会升高,这项指标对甲状腺癌既不敏感,也不特异。血清降钙素是一项有意义的指标,常规检测血清降钙素可早期检出甲状腺旁细胞增生和甲状腺髓样癌,在未经刺激的情况下,血清降钙素>100 pg/ml,则提示可能存在甲状腺髓样癌。FNA 是评估甲状腺结节最精确且效价比较高的方法。传统上,FNA 活检结果可分为:无法确诊、恶性、不确定(或可疑新生物)和良性。无法确诊是指活检结果不符合现有特定诊断标准,此时需在超声引导下再行活组织检查。反复活组织检查始终无法根据细胞学检查结果确诊的囊性结节很可能在手术时被确诊为恶性。

甲状腺多发性结节的恶性危险性与孤立结节相同。应行超声检查确定多发性结节的形态,如仅对"优势"结节或最大结节做针吸活组织检查,则可能漏诊甲状腺癌。如超声显示固体结节有微钙化、低回声或结节间有丰富的血供,则提示该结节可能为恶性。对被诊断为良性甲状腺结节患者需进行随访,因为 FNA 的假阴性率可达 5%。良性结节的直径会越来越小,而恶性结节则会增大,增大的速度可能很慢。结节生长木身不是恶性病变的指征,但这是再行活组织检查的适应证。

二、分化型甲状腺癌的初期治疗

(1) 分化型甲状腺癌的根本治疗目的:①切除肿瘤原发灶、扩散至甲状腺包膜外的病变组织及受累颈部淋巴结;②降低与治疗和疾病相关的致残率;③对肿瘤进行精确分期;④便于在术后择期行^{131}I 放疗;⑤便于医师在术后长期精确监控疾病的复发情况;⑥有利于将肿瘤的复发和转移危险性控制在最低。

(2) 经标准病理学检查可知,有 20% ~50% 的分化型甲状腺癌(特别是乳头状癌)患者颈部淋巴结受累。术后超声检查 20% ~31% 的患者颈部可检出可疑淋巴结,手术方案也会随之而改变。对肿瘤进行精确分期对判断预后和指导治疗均至关重要,然而与其他肿瘤不同,存在转移灶并不意味着不能切除分化型甲状腺癌的原发灶。转移灶对^{131}I 放疗敏感,因此,即便存在转移灶,也应在初期治疗时切除甲状腺原发肿瘤灶及其可能被累及的组织。

甲状腺癌的手术选择包括甲状腺叶切除术、近全甲状腺切除术(切除大部分可见的甲状腺组织,仅保留少量附着在喉返神经进入环甲肌周围的组织)和甲状腺全切术(切除所有可见的甲状腺组织)。保留病变侧后部甲状腺组织(>1g)的次全切除术不适于治疗甲状腺癌。

如存在下列情况，建议行甲状腺近全或全切除术：①肿瘤直径>1cm；②肿瘤对侧存在甲状腺结节；③有局部或远端转移；④患者有头颈部放疗史；⑤患者一级亲属有分化型甲状腺癌病史。年龄较大(>45岁)的患者复发率较高，建议采用上述术式。因无法确诊而切除甲状腺叶或行非诊断性活检后被确诊为恶性病变时，应行甲状腺全切术。对甲状腺多发癌患者应行甲状腺全切术，以确保彻底切除病灶，并为^{131}I放疗做好准备。

甲状腺癌的术后分期可用于：①确定分化型甲状腺癌患者的预后；②指导术后辅助治疗，包括^{131}I放疗和TSH抑制治疗，以减少患者的复发率和病死率；③确定随访的时间和频率，对高危患者进行密集的随访。

三、分化型甲状腺癌的长期随访

目标即是对可能复发的患者进行密切监测，以便尽早发现复发病灶。随访的内容依患者病变持续存在或复发危险性的大小各不相同。应按复发危险程度评估患者预后并确定治疗方案。

低危患者：在初次手术治疗并清除残留病灶后没有局部或远处转移灶，所有肉眼可见的肿瘤均已被切除，肿瘤未侵入局部组织且没有高侵犯性的病理表现或侵袭血管。如果使用^{131}I，那么在初次手术后进行全身放射碘扫描(RxWBS)时，甲状腺床外无^{131}I摄取。

中危患者：在初次手术时，肉眼可见肿瘤侵入甲状腺旁软组织，或肿瘤有侵犯性的病理表现或侵入血管。

高危患者：在初次手术时，肉眼可见肿瘤侵入周边组织，肿瘤切除不完整、有远处转移，或在甲状腺残余病灶清除术后行^{131}I扫描时可见甲状腺床外有碘摄取。

在接受了甲状腺全切或近全切除术的患者中，同时具备下列所有条件者即为无病状态：存在肿瘤的临床证据，不存在肿瘤的影像学证据(在术后全身扫描时、新近的诊断性扫描和颈部超声检查时，甲状腺床以外均无碘摄取)，在缺乏干扰性抗体的情况下，用TSH抑制和刺激期间均无法检测到甲状腺球蛋白(Tg)。检测血清Tg水平是一种监测残留或转移病灶的重要方法，对甲状腺癌具有高度的敏感度和特异性，特别是在行甲状腺全切术并去除残余病变后。停用甲状腺激素或用重组型人促甲状腺激素(rhTSH)进行刺激后，该检测的敏感度最高。在用甲状腺激素抑制TSH分泌期间检测Tg无法检出少量的残留肿瘤。

当治疗后没有或仅有少量正常甲状腺组织残留时，诊断性RxWBS是最有用的随访方法。在放射性碘治疗后，RxWBS的敏感性有所降低，因此，临床没有残存肿瘤灶、甲状腺素抑制期间不能检出Tg且颈部超声检查阴性的低危患者无需行RxWBS。颈部超声检查是检测分化型甲状腺癌患者颈部转移的高敏感方法。有时甚至在TSH刺激下尚未检测到血清Tg时，颈部超声已可检出转移灶。

当前对甲状腺素抑制治疗的疗效存有争议。有研究表明，甲状腺激素抑制治疗可降低甲状腺癌患者长期随访期间大型临床不良事件的发生率，但用左旋甲状腺素(LT_4)抑制甲状腺的最佳程度尚不明了。与TSH水平较高(≥1 mU/L)时相比，持续抑制TSH(≤0.105 mU/L)可使患者的无复发生存时间延长。在多变量分析中，TSH的抑制程度是肿瘤复发的独立预测因素。而另一项大型研究表明，疾病分期、患者年龄和^{131}I治疗的情况均为疾病预后的独立预测因素，但不包括TSH抑制程度。如在随访期间发现肿瘤转移灶，^{131}I治疗通常无济于事。对侵入上呼吸道和上消化道的肿瘤，建议选用手术治疗加辅助治疗：^{131}I和(或)体外照射放疗(EBRT)。患者的转归决定于是否能完整地切除肿瘤灶并保留患者相关生理功能以及是否能从被浅表侵袭的气管或食管上剥离肿瘤。当肿瘤侵入气管的深层组织(如直接侵入管腔)时,需行气管切除术或咽部食管切除术。对无法治愈的患者应行创伤较小的治疗,对这样的患者使用气管支架或行气管切开术可改善其生活质量。对有窒息或咯血症状的患者,可在根治手术或姑息治疗前行激光治疗。

尽管^{131}I治疗对许多患者有显著疗效,但尚未确定其最佳治疗剂量。^{131}I治疗的方法有3种:①经验性固定剂量治疗;②通过血液和身体的放射线耐受量及特定量肿瘤的放射线耐受量上限确定治疗剂量;③对有远处转移或其他特殊情况(如肾衰竭),或确实需要rhTSH刺激的患者,则应采用剂量滴定法。在治疗甲状腺癌的过程中,放射性碘的使用越来越广泛,医师们必须更好地理解使用放射性碘的长期危险,如该疗法对唾液腺的影响、对患可治愈甲状腺癌的男性和女性的生殖系统的长期影响以及治疗后继发腮腺肿瘤、胃肠道肿瘤、膀胱肿瘤和结肠癌等疾病的危险。使用rhTSH不仅不能抑制转移灶,反而可能加速肿瘤转移灶的生长。在不损害碘摄取功能的情况下,锂会抑制甲状腺释放碘,因此,可促使^{131}I在正常甲状腺组织和肿瘤细胞中残留。有研究发现,锂会使肿瘤转移灶中聚集的^{131}I放射剂量平均增加2倍,肿瘤释放碘的速度较快。

如果在未经刺激的情况下检出了Tg,或在被刺激的情况下Tg>2ng/ml,则应行颈部及胸部成像检查,如颈部超声和胸部薄层(5~7mm)螺旋CT,查找肿瘤转移灶。尽管静脉注射碘剂有助于分辨肿瘤的转移灶,但如果计划在检查后数月内实施放射性碘治疗,则应避免用碘进行加强扫描。如果扫描结果呈阴性,则手术治疗可能使疾病治愈,但术后也应考虑行经验性放射性碘治疗(100~200mCi)。针对晚期碘抵抗的分化型甲状腺癌患者进行化疗的研究很少。适量的多柔比星(每3周使用60~75mg/m^2)对40%以上的患者有效(多数为部分有效或可稳定病情),但其作用的持续时间不确定。

第八节　甲状旁腺功能亢进

甲状旁腺分泌甲状旁腺激素(parathyroid hormone,PTH),一种可溶于水的多肽,其生理功能是调节体内钙的代谢,维持体内钙磷的平衡。PTH对血钙的调节是通过肾脏、骨骼和肠道三个器官。PTH作用如下:①能抑制肾小管对磷的回吸收,使尿钙减少、血钙增加。还促使1-羟化酶在肾脏内激活维生素D_3;②能促进破骨细胞的脱钙作用,使磷酸钙自骨质脱出,提高血钙和血磷浓度;③通过维生素D_3的作用增进小肠黏膜对钙的吸收。因此,给动物或人体注射PTH后,即引起血钙显著升高,血磷随之降低;同时,尿中钙和磷的排出量都增加。反之,在动物或人体切除甲状旁腺后,血钙即降低,血磷随之升高;同时,尿中钙和磷的含量都降低。

近年来发现甲状腺滤泡上皮以外,滤泡旁细胞(C细胞)可产生一种与PTH有拮抗作用的激素,称为降钙素(CT),一种单链多肽,参与钙的代谢。CT有抑制破骨细胞的作用,从而能抑制骨质的溶解,同时可作用于肾脏,增加尿中钙磷排出量,而使血钙降低。

目前所知,PTH和CT都不受垂体的控制,而与血钙浓度之间存在着反馈关系。当血钙过低,可刺激PTH和抑制CT的合成和释放,使血钙增高;相反,血钙过高则抑制PTH和刺激CT的合成与释放,使血钙向骨骼转移,血钙浓度降低,从而调节了钙、磷代谢的动态平衡,使血钙、血磷维持在正常范围内。

一、分　　类

甲状旁腺功能亢进可区分为原发性与继发性两类。

1. 继发性甲状旁腺功能亢进　多见于下列原因所致的低血钙时:①肾功能不全(慢性肾炎)使血磷潴留,血钙因而相应地降低;②维生素 D 缺乏(佝偻病、骨软化症等)使钙在肠道内吸收不良;③在妊娠或哺乳期母体失钙过多。长时期的低血钙和长期刺激 PTH 的分泌增加,即发生甲状旁腺代偿性的增生、肿大。临床上亦出现骨骼的脱钙病变,但血钙则低于正常。

2. 原发性甲状旁腺功能亢进　多由于单发的甲状旁腺腺瘤(86%)所引起,较少由于多发的腺瘤(6%)或所有四个甲状旁腺的增生(7%),很少由于腺癌(1%)。由于腺瘤的自主性地分泌过多的 PTH,不受血钙的反馈作用,血钙过高并不能抑制 PTH 的合成和释放,因此血钙持续升高。

原发性甲状旁腺功能亢进近年已较多见,在内分泌疾病方面仅次于糖尿病和甲状腺功能亢进。临床上可分为三种类型:①肾型:约 70%,主要表现为尿路结石,较少为肾实质的钙盐沉积;②肾骨型:约 20%,表现为尿路结石和骨骼的脱钙病变;③骨型:约 10%,主要表现为骨骼的脱钙病变。骨质疏松,骨外层和骨小梁萎缩、变薄,骨组织多为纤维组织所替代,并形成多个囊肿和巨细胞瘤样病变。

二、临床表现

多见于 25~65 岁,女多于男。肾型常被忽视。近年在系统检查尿路结石的患者中,5%~10% 发现有原发性甲状旁腺功能亢进。对反复发作的肾结石,应考虑到此病。

骨型多属晚期,病变的骨骼(颅骨、指骨、股骨、胫骨、盆骨和腰椎等)有疼痛,呈结节状增厚、凹凸不平、弯曲或畸形;有时发生病例骨折。X 线片可见骨稀疏、变薄、变形。骨内有多个透明的囊肿影。由于血钙增高,因而神经肌肉的应激性降低,可引起全身肌张力低下,胃肠蠕动减弱,出现疲乏、食欲缺乏、恶心、便秘,甚至因咽肌无力而引起吞咽困难。

部分病人(10%)可伴有胃、十二指肠溃疡,且可合并上消化道出血,这可能由于血钙过高刺激胃泌素分泌增多,或由于血钙过高促使迷走神经末梢释放乙酰胆碱,从而引起胃酸分泌过多。部分病人(7%)可并发急性胰腺炎,这可能与胰管内钙盐沉着有关,或由于血钙过高环境下,胰蛋白酶原易被激活。部分病人还伴有胆石症。

血钙常超过 3.0mmol/L,而血磷多降至 0.65~0.97mmol/L,血中碱性磷酸酶亦常增加。要注意的是由于部分血钙与血清蛋白相结合,因此血清蛋白浓度可影响血钙的浓度,故在测定血钙前应测定人血白蛋白是否正常。

尿中钙排出量显著增高,即使在低钙饮食 3 日后,仍超过 5mmol/24h。另外,尿中环-磷酸腺苷(cAMP)的排出量升高,其测定对诊断很有意义。

三、诊　　断

诊断主要依靠综合指标如血钙值、钙磷比值、肾小管磷回吸收实验等,如果多次检查血中钙含量增高、磷含量降低,尿中钙排出量增高等,在大多数病例可以明确诊断。结合典型的骨相改变:骨膜下骨质吸收(指骨、锁骨外 1/3、尺骨远端)、骨囊肿形成(长骨干中央髓部、掌骨、肋骨),颅骨斑点状脱钙,需要时施行髂嵴的活组织检查,显示破骨细胞活跃,可以肯定诊断。

近年来应用放射免疫法已可直接测定血清 PTH 浓度,正常人在氨基端 25ng/L 以下。正常情况下,血清 PTH 浓度与血钙含量呈反馈关系,因此,如果血钙正常或略有升高,而血清 PTH 增高,就可诊断甲状旁腺功能亢进。

至于腺瘤的定位,近年多以 B 型超声检查作为首选方法,其准确率可达 90%;但如腺瘤直径小于 5mm 者较难发现。CT、MRI 检查和甲状腺下动脉插管行选择性造影,都有助于腺瘤的定位。应用 mTc-sestamibi 闪烁扫描显像,由于甲状旁腺摄取率比甲状腺高,而排泄速度慢,对检出甲状旁腺瘤的敏感性很高,有益于其定位。

鉴别诊断方面,主要需与恶性肿瘤(肺癌、肾癌、胰腺癌等)引起的血钙过高相区别。应用肾上腺皮质激素对由于恶性肿瘤所致的血钙过高,都可使之降低;但对于甲状旁腺功能亢进所指的血钙过高,则无效。

四、治　　疗

采用手术切除甲状旁腺腺瘤。对早期病例疗效良好;对严重的晚期病例,即使有效的切除了腺瘤,也常不能再恢复因肾实质的钙盐沉积所引起的严重肾脏损害。手术操作要求仔细、耐心,解剖出甲状腺下动脉和喉返神经,这样才能将四个甲状旁腺显露出来。

3/4 的甲状旁腺腺瘤起源于下甲状旁腺,其中多数位于右侧;1/4 的腺瘤起源于上甲状旁腺,其中多数位于左侧。起源于下甲状旁腺的腺瘤,由于吞咽动作或胸腔内负压的吸引,可以移位至胸骨柄后的前上纵隔内(10%)。起源于上甲状旁腺的腺瘤可以移位至气管和食管间的间隙内,或食管后靠着颈椎;极个别的甚至可由此移位至后上纵隔内、在第一胸椎前。有 1% ~3% 的腺瘤位于甲状腺腺体内。这样看来,手术切除位于甲状腺背面的腺瘤,比较简单。异位的腺瘤常使手术探查和切除操作十分困难。移位至胸骨柄后前上纵隔内的腺瘤多可自颈部切口将残留的胸腺和腺瘤一并提到颈部予以切除。

由于多数腺瘤发生在右侧下甲状旁腺,一般先探查甲状腺右叶的背面。又由于腺瘤可以多发存在,因此,即使在右侧已发现腺瘤,也需探查左侧。由于多数甲状旁腺腺瘤源自于下甲状旁腺,因此,可循甲状腺下动脉分支进入甲状腺固有膜处 2 ~3cm 范围内寻找腺瘤。腺瘤一般如樱桃大小、圆形或卵形、质软、红褐色,有完整的包膜,平均 1. 30g,与略呈暗紫色的甲状腺组织可以区别。腺瘤一般容易自甲状腺背面分离出来,其血管蒂要仔细加以结扎、切断。由于腺瘤有时不易与甲状腺的小囊肿、小结节或肿大的淋巴结区别,因此,术中常规地进行冻结切片检查,是明确诊断、防止错误的重要措施。

困难的是,如何在术中区别腺瘤与甲状旁腺的增生。一般来说,增生多同时累及四个腺体,程度可有所不同,有时有一个腺体增生特别明显,常不易与腺瘤区别。但甲状旁腺的增生在大小和重量方面都不及腺瘤,且没有包膜。如果术中在各处(气管、食管间的间隙、前上纵隔内、甲状腺腺体内)虽经详细探查找不到腺瘤,但四个甲状旁腺都呈增生样肿大,则应取其中一个的一半行冻结切片检查,证实确是增生后,再估计四个增生甲状旁腺的总重量。正常的甲状旁腺每个为 30 ~45mg,四个的总重量为 120 ~180mg。因此,要切除增生甲状旁腺中的三个或三个半,而使剩下来的甲状旁腺腺体约重 200mg,以维持术后甲状旁腺的正常功能。

腺瘤切除后 1 ~3 日内,由于腺瘤引起的正常甲状旁腺的不活动性萎缩,正常甲状旁腺的功能尚不足,或由于脱钙的骨骼大量的再吸收血钙,以致血钙含量常降至正常值以下,而在临床上发生手足抽搐。这种情况多见于骨型或肾骨型，其轻重也多与骨骼的脱钙程度成正比。治疗用静脉注射10%氯化钙溶液、口服维生素D_3；如果4～6周后血钙仍然低下，可给予二氢速固醇。另外，由于甲状旁腺激素还具有多尿作用，因此在手术切除腺瘤后，可发生少尿、甚至无尿。一般在输入大量液体后多能好转。

需要提及的是呈急性发病的重症甲状旁腺功能亢进，又称甲状旁腺中毒或甲状旁腺危象。症状迅速加重，出现昏迷、呕吐、多尿、失水等高钙血症综合征，血钙超过4.0mmol/L，必须采取紧急措施：大量补充生理盐水；静脉点滴磷酸盐、呋塞米，以及降钙素以降低血钙。血液透析可迅速降低血钙。一旦血钙降低，病情好转，即进行手术切除腺瘤。

（李敬东　任亦星）

第二章　乳腺疾病

第一节　乳房的外科解剖

手术又称解剖平面的科学,故剥离面的选择非常重要,特别是肿瘤外科,为将癌瘤及所属淋巴结整块切除,慎重选择剥离层次是手术成功的关键。

本节以乳腺癌根治手术所必要的胸壁各层结构为中心,通过图解介绍与其相关的血管、淋巴管的走行和淋巴结的局部位置及神经的走行。

一、乳　　房

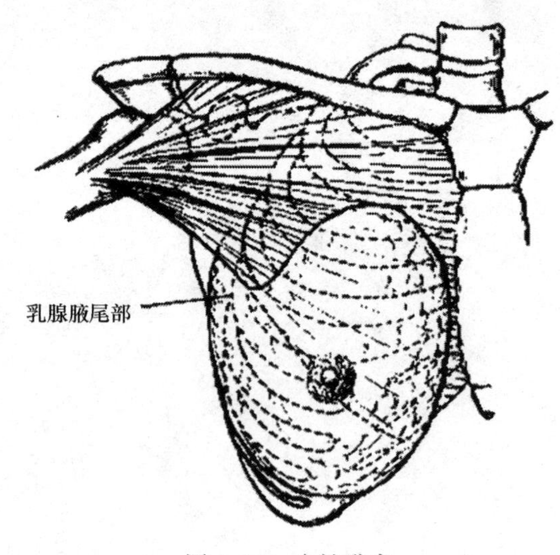

图 4-2-1　女性乳房

成人女性的乳房,位于前胸壁第 2 ~ 6 肋间,大部分位于胸大肌之前,小部分位于前锯肌表面,被称为腋尾部的突出部伸向腋窝(图 4-2-1)

乳腺位于皮下组织内,依靠结缔组织束固定其位置。在真皮层深面的浅筋膜浅层和深层之间有贯穿乳腺组织并相互连成网状的结缔组织束,被称为乳房悬韧带 Cooper 韧带,若乳腺癌侵及结缔组织束并使之短缩,就会产生乳头内陷、橘皮样改变,并可见到癌细胞沿乳房悬韧带向皮肤及胸大肌浸润。

二、胸壁皮肤及乳腺的淋巴管系统

皮肤及皮下组织的淋巴管系统分为3 种,它们之间有相互交通的淋巴管:①表皮下淋巴管网(乳头淋巴管网,位于真皮的乳头下层,管腔内无瓣膜);②真皮下淋巴管网(疏松淋巴管网,管腔内有瓣膜);③皮下淋巴管网。前二者为浅淋巴系统,后者为深淋巴系统。

乳腺于真皮下淋巴管网和皮下淋巴管网之间形成,在青春期增大,因此乳腺组织内的淋巴管与真皮下淋巴管网和皮下淋巴管网之间的交通淋巴管是相同的。

在乳头和乳晕部,表皮下淋巴管网和真皮下淋巴管网汇合成乳晕下淋巴管丛,乳头和乳晕部皮肤的淋巴注入此丛。因此乳房的淋巴回流主要是沿乳晕下淋巴管丛→乳管淋巴管→小叶周围淋巴管网→皮下淋巴管网的方向。

小的乳腺癌可通过皮下淋巴管网随淋巴流向腋窝,形成腋淋巴结转移。随着癌瘤的增大,这些流路会产生逆流和迂回等复杂的变化。除了乳房皮下组织的淋巴回流外,还可通过与乳房血管伴行的淋巴管发生转移,其中主要为腋淋巴结转移。

三、腋窝的构成

腋窝是由上肢带、上肢和胸廓上半围成的腔隙。(图 4-2-2)腋窝的前壁为胸大肌、锁骨下肌、胸小肌；后壁为肩胛下肌、大圆肌、背阔肌；内侧壁为肋骨、肋间肌、前锯肌；外侧壁为肱骨、喙肱肌、肱二头肌。腋窝底无肌肉。

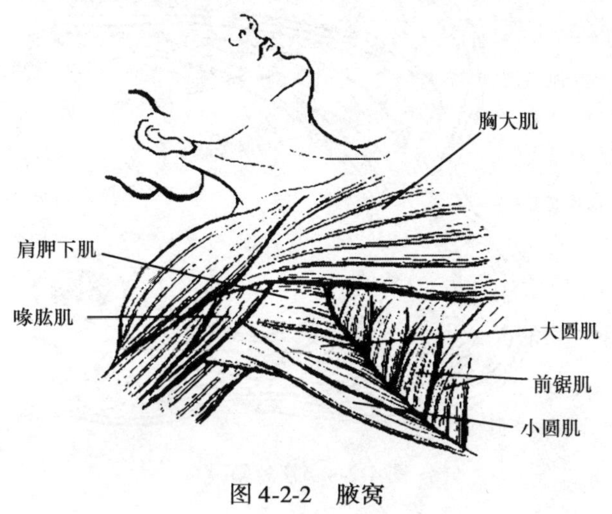

图 4-2-2 腋窝

1. 腋窝的肌肉

2. 腋窝筋膜 腋腔被与浅肌群相连的浅筋膜(胸筋膜浅层)和与深肌群相连的深筋膜(胸筋膜深层)分成多个腔隙(图 4-2-3)。

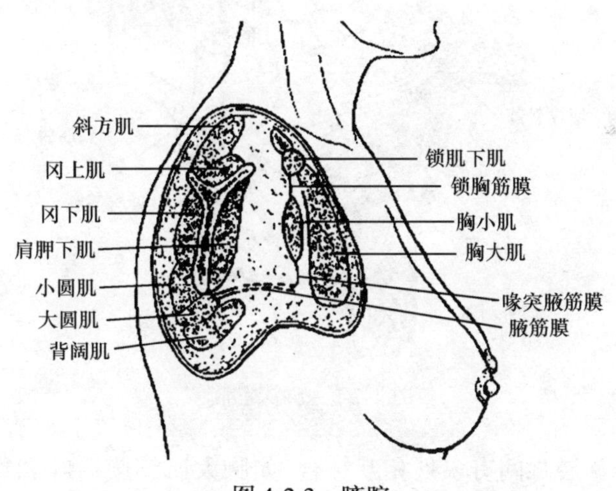

图 4-2-3 腋腔

由腹背两侧包绕胸大肌的腹侧筋膜强韧，背侧筋膜极为薄弱。胸大肌筋膜在胸大肌外侧缘向内后方返折覆盖腋窝底部，进而与覆盖冈上肌、冈下肌、小圆肌、大圆肌、背阔肌的背侧浅筋膜相连(图 4-2-4)。

深筋膜覆盖锁骨下肌和胸小肌的前面，在腋窝内侧壁覆盖肋间肌、前锯肌等，并与肩胛下肌筋膜相连。在构成腋窝内侧壁的胸廓上部，覆盖上方肋骨、肋间肌、前锯肌的筋膜较薄，向下筋膜逐渐增厚。锁骨下肌筋膜(包绕锁骨下肌的筋膜)、锁胸筋膜(锁骨下肌和胸小肌之间的筋膜)、胸小肌筋膜(包绕胸小肌的筋膜)、喙突腋筋膜(胸小肌、喙肱肌及腋窝底的筋膜)相互连接，称为狭义的胸深筋膜或胸筋膜深层(图 4-2-5)。锁胸筋膜上的筛状卵圆形部分称为锁骨下卵圆窝，此处有上胸肌神经及其伴行血管及桡侧皮静脉穿过。

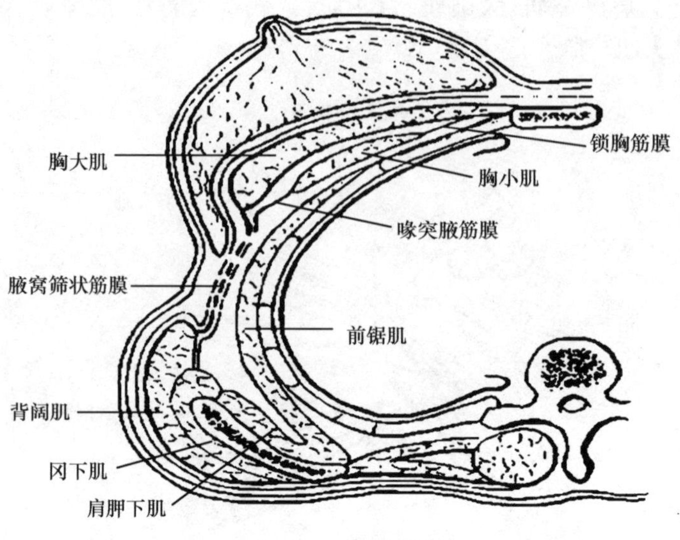

图 4-2-4 腋窝筋膜

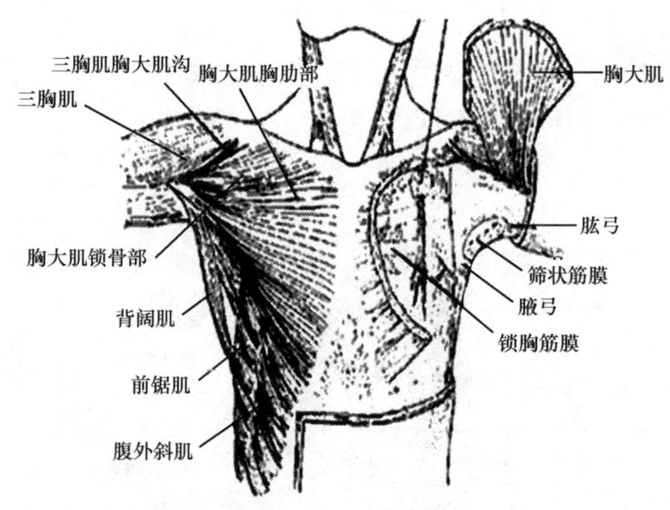

图 4-2-5 胸深筋膜

胸筋膜的浅层和深层之间有多处相互结合,如胸大肌筋膜后叶和喙突腋筋膜。大圆筋膜和肩胛下筋膜、背阔筋膜和腋深筋膜之间均可见到局部结合之处。

腋窝底缺乏肌肉成分,但是浅筋膜连接胸大肌、前锯肌、背阔肌、喙肱肌的肌缘,此筋膜与其里面的深筋膜结合形成腋筋膜。

腋筋膜上的有多数小孔呈筛状的部分称为筛状筋膜。腋筋膜在筛状筋膜的内侧部和外侧部呈弓状肥厚,各自的内侧缘称为腋弓和肱弓。乳房和胸壁皮下走行的淋巴管多数通过筛状筋膜进入腋腔(图 4-2-6)。

腋腔被脂肪组织和结缔组织填充。腋腔的结缔组织紧密固着于臂丛和腋动静脉的周围,形成腋血管鞘(图 4-2-7)。

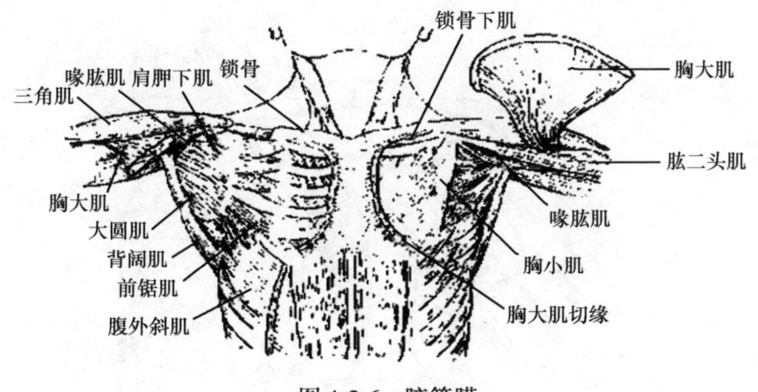

图 4-2-6　腋筋膜

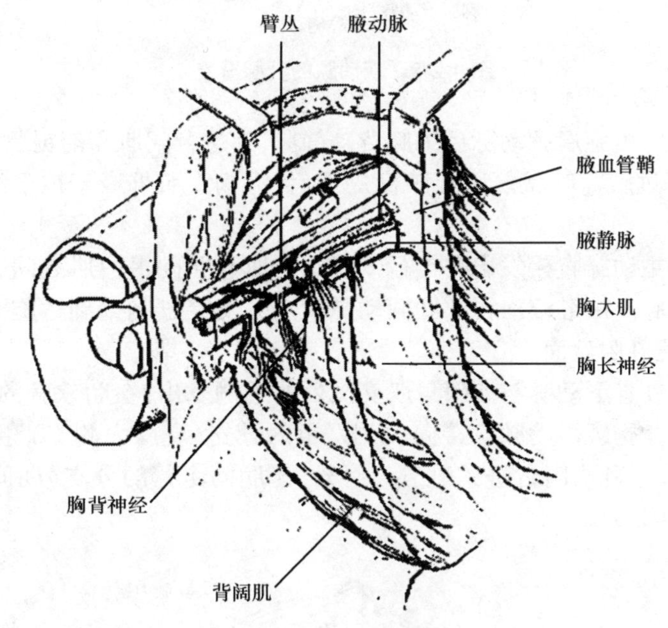

图 4-2-7　腋血管鞘

四、乳房的动脉血运

乳腺由腋动脉、肋间动脉、胸廓内动脉发出的分支营养(图 4-2-8)。腋动脉与锁骨下动脉相连续,其范围是从第 1 肋骨外缘到大圆肌下缘。腋动脉的前方有胸小肌覆盖,胸小肌所覆盖的部分为第 2 段,其近侧为第 1 段,远侧为第 3 段。

从腋动脉第 1 段发出胸最上动脉,从第 2 段发出胸肩峰动脉和胸外侧动脉,从第 3 段发出肩胛下动脉(此动脉又发出胸背动脉和旋肩胛动脉)和旋肱前、后动脉等分支。

腋动脉于接近腋窝筛状筋膜处移行为肱动脉,并发出胸腹壁动脉。

乳腺的主要动脉血供为胸外侧动脉。胸外侧动脉沿胸大肌外缘下行后,发出乳腺外侧支,在乳腺外侧皮下走行并进入乳腺。

胸肩峰动脉的胸肌支也营养乳腺,此胸肌支穿过锁胸筋膜经胸小肌前面进入胸大肌,并穿过胸大肌到达乳腺。

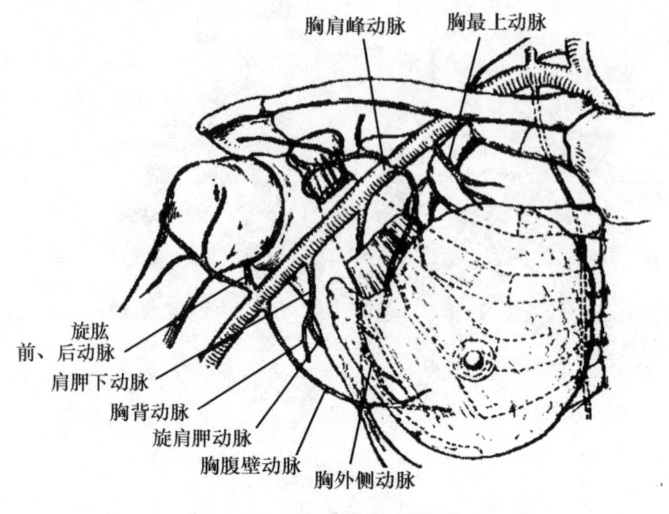

图 4-2-8　腋动脉的乳腺分支

肩胛下动静脉发出旋肩胛动脉后为胸背动静脉,到达背阔肌和前锯肌。

胸腹壁动脉穿过腋窝筛状筋膜至腋窝皮下后,沿胸大肌外缘于皮下组织内走行,分布于乳腺。

肋间动脉由胸主动脉直接发出并走行于肋间内肌和肋间最内肌之间,在侧胸壁发出外侧皮支但不到达乳腺。由继续前行的肋间动脉发出分支穿过胸壁到达胸大肌,多终于胸大肌筋膜下,极少到达乳腺后面。

胸廓内动脉由锁骨下动脉与前斜角肌交叉处的近侧发出,在肋软骨的背侧沿肋间内肌和胸横肌之间下行。胸廓内动脉直接向腹侧发出的分支(乳腺内侧支)穿过胸壁及胸大肌后走行于乳房皮下,于乳头附近进入乳腺。另外,于肋间走行的分支(肋间前支)穿过胸壁进入乳腺后面(图 4-2-9)。

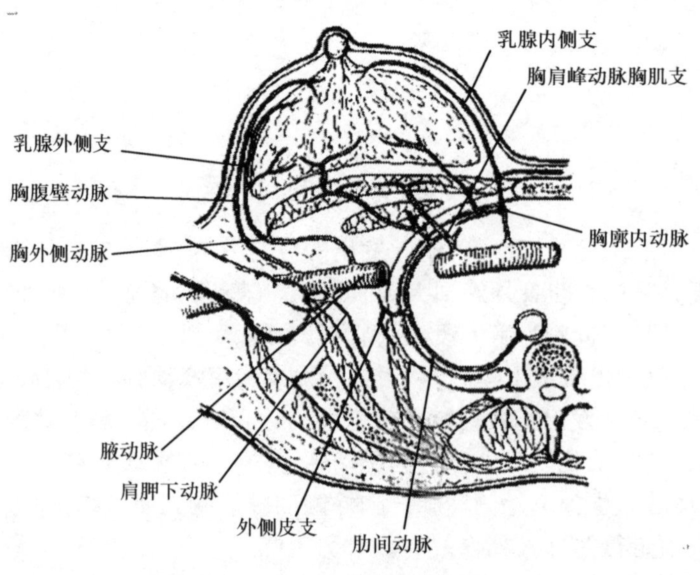

图 4-2-9　乳房的动脉血运

五、乳房的静脉回流

前胸壁及乳房的皮下静脉形成细静脉网，乳晕的静脉网更为密集。胸腹壁的皮下静脉，内侧从心窝部经脐部流向腹股沟部，外侧从腋窝经侧胸壁流向髂前上棘，两者之间的皮下静脉走行于乳头线上，其中与胸腹壁动脉伴行的静脉称为胸皮下静脉。桡侧皮静脉（头静脉）、尺侧皮静脉和肱静脉的 3 条静脉中，肱静脉和尺侧皮静脉在腋窝处汇合成腋静脉。桡侧皮静脉沿三角胸大肌沟上行，在胸小肌的上内侧穿过锁胸筋膜的锁骨下卵冈窝，进入腋静脉。

进入腋静脉的其他分支可参考腋动脉的分支。

乳腺的静脉血主要经胸壁穿支汇入胸廓内静脉，其中上 3 个肋间的穿支较为粗大。胸廓内静脉开始分为两条，至第 3 肋骨水平汇成 1 条，沿胸廓内动脉的内侧上行，汇入无名静脉。肋间静脉引流乳腺后面静脉血，向后方走行汇入奇静脉，此静脉回流为乳腺癌的重要血行转移途径。

六、乳腺及腋窝的神经支配

在乳腺癌手术中，可见到胸前神经（胸外侧神经、胸内侧神经、上胸肌神经，中间胸肌神经、下胸肌神经）、肋间臂神经、胸长神经、胸背神经等多个神经。

1. 胸前神经　胸前神经由臂丛发出，支配胸大肌及胸小肌，由第 5～8 颈神经（C_5、C_6、C_7、C_8）和第 1 胸神经（T_1）的神经根相交通并汇成胸前神经袢，然后发出胸外侧神经和胸内侧神经（图 4-2-10）。

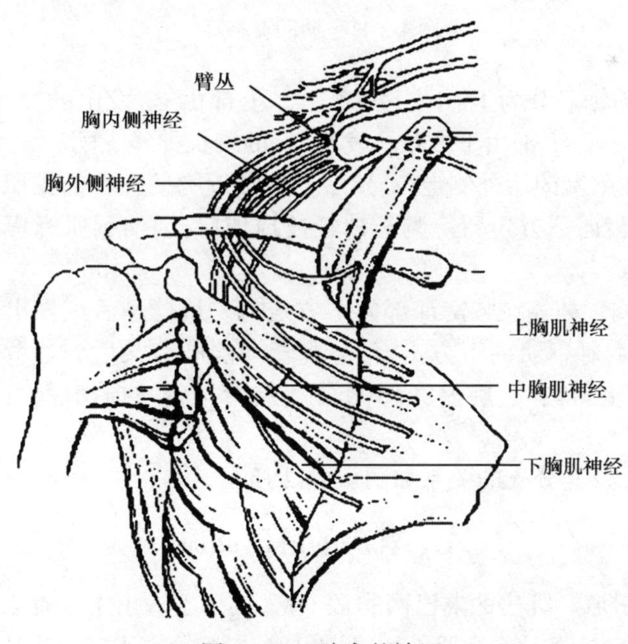

图 4-2-10　腋窝的神经

胸外侧神经在胸小肌的上内侧穿过锁胸筋膜后为上胸肌神经，分布于胸大肌锁骨部及胸肋部的上半部。

胸内侧神经在胸小肌的下外侧穿过喙突腋筋膜后为下胸肌神经，分布于胸大肌的中、下部。

中间胸肌神经,此神经比较细,其中有些胸肌支分布于胸小肌,另一些胸肌支穿过胸小肌分布于胸大肌胸肋部的下半部。

2. 肋间臂神经 第2、第3肋间神经的外侧皮支为肋间臂神经,此神经于胸小肌起始部外侧出现于侧胸壁皮下,向上臂走行。仅为感觉神经支(图4-2-11)。

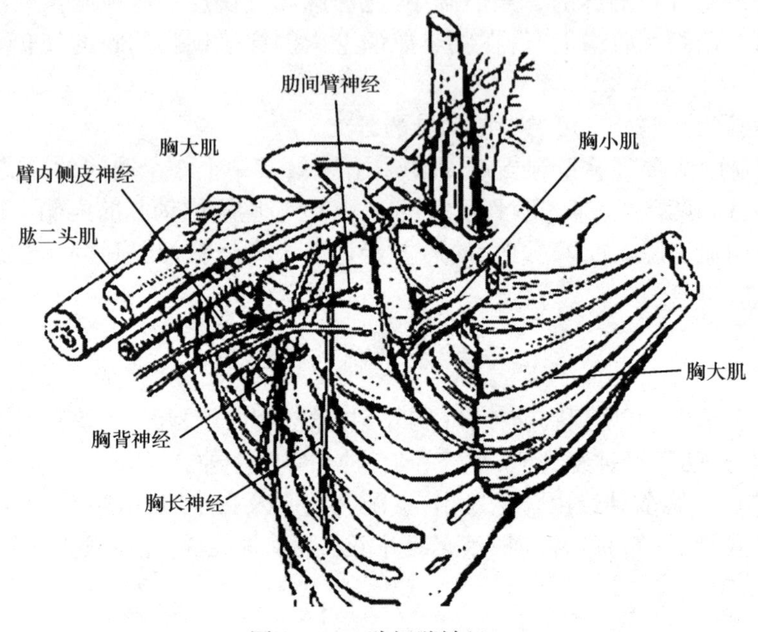

图4-2-11 肋间臂神经

3. 胸长神经 前锯肌分为上、中、下三部分。上部由 C_5 发出的神经肌支支配,中部由 C_6 发出的神经肌支支配,下部由下方颈从发出 C_7 的胸长神经支配。

胸长神经开始在腋窝的后外侧走行,然后逐渐接近胸壁并在前锯肌第3肌齿以下与前锯肌贴近,肌支沿肌齿向下方走行。胸长神经被损伤后,因前锯肌麻痹会引起肩胛骨运动障碍及上肢上举困难。

4. 胸背神经 胸背神经在腋窝深部向下方走行。从臂丛后束发出的胸背神经与肩胛下动脉、臂丛一起沿肩胛下肌向下方走行,与胸背动静脉交叉后到达背阔肌。背阔肌为全身最大的扁阔肌,有上臂内收、旋内、后举作用。胸背神经被损伤后,可导致上臂向后方旋转困难。

臂丛和腋动静脉及其分支的关系如图4-2-12所示。

七、乳房的淋巴回流

1. 乳房的淋巴引流 乳房的淋巴网非常丰富,其淋巴输出主要有4个途径:

(1) 乳房大部分淋巴液:胸大肌外侧缘淋巴管→腋窝淋巴结→锁骨下淋巴结→骨上淋巴结。部分乳房上部淋巴液:胸大、小肌间淋巴结→锁骨下淋巴结→骨上淋巴结。

(2) 部分乳房内侧淋巴液:肋间淋巴管→胸骨旁淋巴结。

(3) 两乳房之间皮下有交通淋巴管:一侧淋巴液→对侧乳房。

(4) 乳房深部淋巴网:腹直肌鞘/肝镰状韧带→肝。

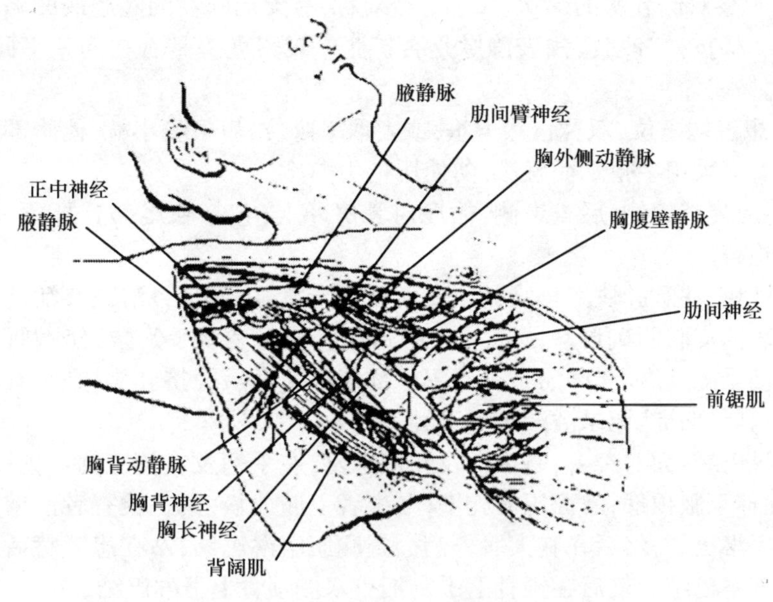

图 4-2-12　臂丛和腋动静脉及其分支

2. 乳房区域淋巴结的分类　乳房区域淋巴结主要包括腋窝淋巴结,锁骨上、下淋巴结及胸骨旁淋巴结。临床上常以胸小肌为界,将腋窝淋巴结分为三组:

Ⅰ组即腋下组(胸小肌外侧):在胸小肌外侧,包括乳腺外侧组、中央组、肩胛下组、腋静脉淋巴结及大、小胸肌间淋巴结。

Ⅱ组即腋中组(胸小肌后):胸小肌深面淋巴结。

Ⅲ组即腋上组(锁骨下):胸小肌内侧锁骨下静脉淋巴结。

3. 前哨淋巴结　乳腺癌前哨淋巴结活检技术是乳腺外科领域在 20 世纪 90 年代的一个里程碑式的进展,其目的是通过前哨淋巴结活检(SLNB)来预测腋窝淋巴结是否转移,使腋窝淋巴结清扫术的适用范围更准确,减少不必要的过度治疗。

乳腺癌 SLNB 适用于临床查体腋窝淋巴结是阴性的患者,当原发肿瘤<2cm 时,SLNB 预测腋窝淋巴结有无癌转移的准确率接近 100%。下列患者不宜行 SLNB:乳腺癌多原发病灶;患侧乳腺或腋窝已接受放疗;患侧腋窝已行活检;妊娠哺乳期乳腺癌;示踪剂过敏。

目前临床常用两种方法确定前哨淋巴结,其一是使用蓝染料做示踪剂,其二是使用放射性元素标记物作为示踪剂,找到乳腺癌淋巴引流的第一站,即为前哨淋巴结。

(赵小波　侯令密　辛天勇)

第二节　乳房查体

乳房查体应该在光线明亮的诊室,充分暴露双侧乳房,双侧对比,同时注意保护患者隐私。

一、查　体

分为视诊和触诊两个方面。

1. 视诊 观察双侧乳房的形状、大小是否对称，有无局限性的隆起或凹陷，乳房皮肤有无发红、水肿及“橘皮样”改变，浅表静脉是否扩张。观察乳头是否在同一平面，有无内陷、糜烂及溢液等。

2. 触诊 患者端坐位，双臂自然下垂，或者取平卧位，肩下垫小枕，使胸部隆起，以便充分暴露。检查者应采用手指掌面触诊，勿使用指尖扪诊。

（1）乳房：应先查健侧，后查患侧，循序对乳房外上（包括腋尾部）、外下、内下、内上及中央区作全面检查。

发现乳房肿块，注意肿块大小、硬度、表面是否光滑、边界是否清楚及活动度是否良好。轻轻捻起肿瘤表面皮肤明确肿块是否与皮肤粘连。让患者双手叉腰，使胸肌保持紧张，查看肿块是否活动受限，以检查肿瘤是否侵犯深部组织。最后轻挤乳头，是否有溢液，若有溢液，应依次按压乳晕四周，记录溢液来源于哪一乳管。

（2）区域淋巴结：面对患者，右手扪及左侧腋窝，左手扪及右侧腋窝。先让患者上肢外展，以手指掌面伸至腋顶部，掌面压向胸壁，嘱患者上肢放松，搁在检查者前壁上，然后自上而下扪查中央组淋巴结，然后在胸大肌外侧扪查胸肌组淋巴结，站在患者背后，扪查背阔肌前内侧的肩胛下淋巴结。最后在锁骨上下窝扪查双侧锁骨上下淋巴结。

二、特殊检查

1. X 线检查 乳腺钼靶 X 线摄片表现为密度增高的肿块影，边界不规则，或呈毛刺征。部分患者可见钙化点，乳腺癌典型表现为颗粒细小、密集的簇状钙化灶或细沙粒样钙化灶，有学者提出每平方厘米超过 15 个钙化点时，乳腺癌的可能性很大。

2. 彩色多普勒超声检查 超声检查优点在于精确鉴别肿块为囊性还是实性，同时观察肿块形态是否规则，边界是否清楚，血供情况是否丰富，这些能提高对肿瘤性质的判断性，也可行肿块体表定位及超声定位下穿刺活检。近年来有学者行超声下乳腺肿块造影，观察造影剂进出肿瘤的速度和时间，对肿瘤性质判断有一定价值。

3. 核磁共振检查 MRI 能精确查见许多超声及钼靶 X 线未能查见的细小肿瘤，但因检查费用昂贵，未纳入乳腺常规检查，对于要求行保乳手术的患者及乳头溢液的部分患者建议行此检查。

4. 活组织病理检查 对于一切性质可疑的乳腺肿瘤，都应建议行病理活检，对于较小的肿瘤可以在 X 线钼靶、电脑计算立体定位空芯针穿刺活检，或在超声引导下麦默通微创活检，此法定位准确，取材多，阳性率高，但费用较昂贵。

对于乳头溢液且扪及肿块患者，可做乳腺导管内镜检查、乳头溢液图片细胞学检查。乳头糜烂可疑湿疹样癌时，可作糜烂部刮片或印片细胞学检查。

（赵小波　侯令密）

第三节　乳房发育异常性疾病

多乳头、多乳房畸形：胚胎期自腋窝至腹股沟连线上，由外胚层的上皮组织发生 6 ~ 8 对乳头状局部增厚，即乳房始基。出生时除胸前一对外均退化。未退化或退化不全即出现多乳头或多乳房，临床也称副乳。副乳的乳腺组织也有发生各种乳腺疾病的可能，检查时应注意。对于副乳的处理，临床上可以行手术切除，体积较大的副乳切除需要在全身麻醉下进行，术前应注意标记所需要切除的范围。

（赵小波 侯令密）

第四节 乳腺增生症

乳腺增生症属于一种既非炎症，又非肿瘤的增生性疾病，是正常乳腺小叶结构在数量上和形态上的异常，其特点是生理性增生与复旧不全造成的乳腺组织结构紊乱。该病可分为生理性的单纯乳腺上皮增生病（乳痛症）和病理性囊性增生症两大类（或不同的临床阶段）。本病是妇女多发病，常见于中年妇女，是乳腺实质的良性增生，其病理形态复杂，增生可发生于腺管周围并伴有大小不等的囊肿形成，或腺管内表现为不同程度的乳头状增生，伴乳管囊性扩张，也有发生于小叶实质者，主要为乳管及腺泡上皮增生。由于本病的临床表现有时与乳腺癌有所混淆，因此正确认识本病十分重要。

一、病　因

本病系体内女性激素代谢障碍，卵巢内分泌失衡，尤其是雌、孕激素比例失调，使乳腺实质增生过度和复旧不全。部分乳腺实质成分中女性激素受体的质和量异常，使乳房各部分的增生程度参差不齐。另外，与患者精神因素与生活习惯也有一定关系。乳腺增生症的患者以性格忧郁或易偏激者为多。城市妇女发病率高于农村，这除与城市妇女较注重自身变化外，可能与城市的饮食质量有关。

二、病理与临床表现

正常时，乳腺组织随卵巢周期性活动而有周期性变化。经前期，表现为乳腺上皮增生，小管或腺泡形成、增多和管腔扩张，有些上皮呈空泡状，小叶间质水肿、疏松。月经期，表现为管泡上皮细胞萎缩脱落，小管变小乃至消失，间质致密化并伴有淋巴细胞浸润。月经结束后，乳腺组织又进入新的周期性变化。如果雌激素分泌过多或孕激素水平低下而使其相对过多时，则刺激乳腺实质过度增生，表现为导管不规则出芽，上皮增生，引起小导管扩张和囊肿形成，同时间质结缔组织增生，胶原化和炎性细胞浸润等。上述病理变化常同时存在，但由于在不同个体、不同病期，这些变化的构成比例不同而有不同的病理阶段。

1. 单纯乳腺增生症 为病变早期阶段，此期以乳房周期性疼痛为显著的临床表现，病理改变轻微，为一种正常的生理改变，故被称为乳痛症。临床表现为月经来潮前一周左右出现逐渐加重的乳房疼痛，可发生于单侧，以双侧同时受累多见，但两侧疼痛程度多不一样，多以乳房外上象限及乳尾区疼痛明显，常伴有乳房肿胀而较前坚挺。月经来潮后症状逐渐消失。该阶段的好发年龄为30岁左右，此阶段多属自限性，通常于2～3年内自行消退，也有部分病例可在数十年后发展成为腺病。

2. 囊性乳腺增生症 此期为病理性的乳腺增生期，通常所说的乳腺增生症多指这类病变。乳房疼痛不如乳痛症那样强烈，疼痛的规律性也不那样明显。大多数患者乳房疼痛出现在月经来潮前，但有的患者持续疼痛，仅有几天的缓解期。还有约10%的患者没有疼痛，无任何感觉。部分患者乳房疼痛与情绪有关。疼痛性质不定，可为胀痛、刺痛、钝痛等。乳房的典型体征是局限性（多为外上象限）或弥漫性腺体增厚。局限性者形成“片膜状”肿物，表面结节感，边界较清；弥漫性多发生在小而扁平的乳房，整个乳房质韧，结节状。伴乳头溢液的几率在 5% ~15% 。该病发生年龄较大,比乳痛症平均年龄大 10 岁左右。

3. 腺病 该期为乳痛症和囊性增生的中间阶段。特点是小叶小管、末梢导管与结缔组织均有不同程度的增生。以年轻妇女多见,平均发病年龄介于乳痛症和囊性增生症,约 35 岁。临床上可在一侧乳腺出现局限性肿块,大多位于外上象限,亦可双侧乳腺受累。肿块与周围组织分界较清,硬度如橡皮样。该期临床特征很不鲜明,部分似乳痛症,多数与囊性增生症相似。确诊主要依据病理诊断。

三、诊　断

根据以上临床表现,本病的诊断并不困难。本病有无恶变可能尚有争论,但重要的是乳腺癌与本病有同时存在的可能,为了及早发现可能存在的乳腺癌,应嘱病人每隔 2 ~3 个月到医院复查。局限性乳腺增生病肿块明显时,要与乳腺癌相区别。后者肿块更明确,质地偏硬,与周围乳腺有较明显区别,有时有腋窝淋巴结肿大。

四、治　疗

本病的治疗主要是对症治疗,可用中药或中成药调理,包括疏肝理气,调和冲任及调正卵巢功能。常用如口服中药逍遥散 3 ~9g,每日 3 次。对局限性乳腺囊性增生病,应在月经后 1 周至 10 天内复查,若肿块变软、缩小或消退,则可予以观察并继续中药治疗。若肿块无明显消退者,或在观察过程中,对局部病灶有恶性病变可疑时,应予切除并作快速病理检查。如果有不典型上皮增生,则可结合其他因素决定手术范围,如有对侧乳腺癌或有乳腺癌家族史等高危因素者,以及年龄大、肿块周围乳腺组织增生也较明显者,可作单纯乳房切除术。

（高砚春）

第五节　乳腺炎性疾病

一、急性乳腺炎

急性乳腺炎(acute mastitis)是乳腺的急性化脓性感染,尤以初产妇更为多见,往往发生在产后 3 ~4 周。

1. 病因 急性乳腺炎的发病,有以下两方面原因:

(1) 乳汁淤积:乳汁是理想的培养基,乳汁淤积将有利于入侵细菌的生长繁殖。

(2) 细菌入侵:乳头破损或皲裂,使细菌沿淋巴管入侵是感染的主要途径。细菌也可直接侵入乳管,上行至腺小叶而致感染。多数发生于初产妇,缺乏哺乳的经验。也可发生于断奶时,6 个月以后的婴儿已长牙,易致乳头损伤。

2. 临床表现 病人感觉乳房疼痛,局部红肿、发热。随着炎症发展,病人可有寒战、高热、脉搏加快,常有患侧淋巴结肿大、压痛,白细胞计数明显增高。局部表现可有个体差异,应用抗菌药治疗的病人,局部症状可被掩盖。一般起初呈蜂窝织炎样表现,数天后可形成脓肿,脓肿可以是单房或多房。脓肿可向外溃破,深部脓肿还可穿破至乳房与胸肌间的疏松组织中。病人多是产后哺乳的妇女,感染严重者,可并发脓毒症。

3. 治疗原则 治疗原则是消除感染、排空乳汁。早期呈蜂窝织炎表现时不宜手术,但脓肿形成后仍仅以抗菌药治疗,则可致更多的乳腺组织受破坏。应在压痛最明显的炎症区进行穿刺,抽到脓液表示脓肿已形成,脓液应作细菌培养及药物敏感试验。

呈蜂窝织炎表现而未形成脓肿之前,应用抗菌药可获得良好的结果。因主要病原菌为金黄色葡萄球菌,可不必等待细菌培养的结果,应用青霉素治疗,或用耐青霉素酶的苯唑西林钠(新青霉素Ⅱ),每次1g,每日4次肌注或静滴。若病人对青霉素过敏,则应用红霉素。如治疗后病情无明显改善,则应重复穿刺以证明有无脓肿形成,以后可根据细菌培养结果指导选用抗菌药。抗菌药物可被分泌至乳汁,因此如四环素、氨基糖甙类、磺胺药和甲硝唑等药物应避免使用,因其能影响婴儿,而以应用青霉素、头孢菌素和红霉素为安全。中药治疗可用蒲公英、野菊花等清热解毒药物。

脓肿形成后,主要治疗措施是及时作脓肿切开引流。手术时要有良好的麻醉,为避免损伤乳管而形成乳瘘,应做放射状切开,乳晕下脓肿应沿乳晕边缘作弧形切口,深部脓肿或乳房后脓肿可沿乳房下缘作弧形切口,经乳房后间隙引流之。切开后以手指轻轻分离脓肿的多房间隔,以利引流。脓腔较大时,可在脓腔的最低部位另加切口作对口引流。一般不停止哺乳,因停止哺乳不仅影响婴儿的喂养,且提供了乳汁淤积的机会。但患侧乳房应停止哺乳,并以吸乳器吸尽乳汁,促使乳汁通畅排出,局部热敷以利早期炎症的消散。若感染严重或脓肿引流后并发乳瘘,应停止哺乳。可口服溴隐亭1.25mg,每日2次,服用7~14天,或已烯雌酚1~2mg,每日3次,共2~3日,或肌内注射苯甲酸雌二醇,每次2mg,每日1次,至乳汁停止分泌为止。

预防关键在于避免乳汁淤积,防止乳头损伤,并保持其清洁。应加强孕期卫生宣教,指导产妇经常用温水、肥皂洗净两侧乳头。如有乳头内陷,可经常挤捏、提拉矫正。要养成定时哺乳、婴儿不含乳头睡觉等良好习惯。每次哺乳应将乳汁吸空,如有淤积,可按摩或用吸乳器排尽乳汁。哺乳后应清洗乳头。乳头有破损或皲裂要及时治疗。注意婴儿口腔卫生。

二、非哺乳期乳腺炎

非泌乳期乳腺炎可分为中央型近乳晕区的乳腺感染和周边型乳腺感染。中央型乳腺炎最常见于年轻女性,平均好发年龄在32岁左右,大部分患者有吸烟史。基础病变通常为导管周围炎症,有时可有肿块、近乳晕周围区的脓肿或乳腺导管瘘管,可表现有轻微的乳头回缩、乳头溢液,溢液可呈脓性。无脓肿的炎症在发病初期应该加强抗生素的应用,若一个疗程应用抗生素后仍无好转,应考虑有无脓肿形成、有无潜在的肿瘤存在。对于有波动感的乳腺炎要注意引流。对35岁以上的患者,炎症治愈后一般考虑进行钼靶摄片检查,因部分患者的乳腺炎可能由粉刺型的导管原位癌引起。大约一半中央型乳腺炎的患者会复发,对反复发作的患者应切除感染的整个导管区。周围型非泌乳期脓肿较中央型脓肿少见,通常患者有潜在的基础疾病,如糖尿病、风湿或外伤等。感染源通常为金黄色葡萄球菌,也可为厌氧菌。周围型非泌乳期脓肿的发生率在绝经前女性为绝经后女性的3倍以上。不适、发热等全身症状少见,处理同泌乳期脓肿,应注意引流。

三、婴儿乳腺炎

约60%的新生儿在出生后1~2周乳房会因母体催乳素等的影响而持续增大,在退缩前直径可达数厘米。这一过程中容易发生乳腺炎症,感染细菌种类通常为金黄色葡萄球菌,有时可为大肠埃希菌。早期可以应用抗生素控制感染,若有波动感,则应进行切开引流，引流部位应靠近乳腺的边缘以减少腺体的损伤。

四、乳腺导管瘘

乳腺导管瘘是导管和皮肤之间的瘘管，通常瘘口在乳晕周围区，主要和乳腺大导管有关。导管瘘常发生在非泌乳期乳腺炎切开引流后，也可发生在中央型的乳腺炎性肿块自发消退后及导管周围炎症活检后。患者常有反复发作的脓肿形成，脓液可由瘘口及乳头流出。瘘口可有一处，也可有多处。治疗方法为外科切除，包括开放瘘管，让肉芽生长，但多数主张切除瘘管及相关的感染导管，创面可应用抗生素后缝合，后者美容效果较好。

（高砚春）

第六节 乳房肿瘤

女性乳房肿瘤的发病率甚高，良性肿瘤中以纤维腺瘤（fibroadenoma）最多，约占良性肿瘤的3/4，其次为乳管内乳头状瘤（intraductal papilloma），约占良性肿瘤的1/50。恶性肿瘤的绝大多数（98%）是乳腺癌（breast cancer），肉瘤甚为少见（20%）。男性患乳房肿瘤者极少，男性乳腺癌发病率约为女性的1%。

一、乳房纤维腺瘤

本病产生的原因是小叶内纤维细胞对雌激素的敏感性异常增高，可能与纤维细胞所含雌激素受体的量或质的异常有关。最近的研究认为其可能为乳腺小叶在发育过程中变异的结果。雌激素是本病发生的刺激因子，所以纤维腺瘤发生于卵巢功能期。

1. 临床表现 本病是女性常见的乳房肿瘤，高发年龄是20～25岁，其次为15～20岁和25～30岁。好发于乳房外上象限，约75%为单发，少数属多发。除肿块外，病人常无明显自觉症状。肿块增大缓慢，质似硬橡皮球的弹性感，表面光滑，易于推动。月经周期对肿块的大小并无影响。

2. 治疗 手术切除是治疗纤维腺瘤唯一有效的方法。由于妊娠可使纤维腺瘤增大，所以在妊娠前或妊娠后发现的纤维腺瘤一般都应手术切除。应将肿瘤连同其包膜整块切除，以周围包裹少量正常乳腺组织为宜，肿块必须常规做病理检查。

二、乳管内乳头状瘤

乳管内乳头状瘤多见于经产妇，40～50岁为多。75%病例发生在大乳管近乳头的壶腹部，瘤体很小，带蒂而有绒毛，且有很多壁薄的血管，故易出血。发生于中小乳管的乳头状瘤常位于乳房周围区域。

1. 临床表现 一般无自觉症状，常因乳头溢液污染内衣而引起注意，溢液可为血性、暗棕色或黄色液体。肿瘤小，常不能触及，偶有较大的肿块。乳管内乳头状瘤的乳头溢液主要表现为一侧乳腺病变所在导管的单管溢液，但有时患者可以表现为双侧乳头溢液或单侧乳腺多管溢液。多管溢液的原因可以是不同腺叶导管内存在的乳头状瘤，也可以是单发性乳头状瘤同时伴有其他腺叶的导管扩张、炎症，甚至导管内癌。乳管内乳头状瘤患者常可在乳晕区附近找到一个“触发点”，用手指按压该处，可见乳头相应部位的导管开口有液体流出，仔细检查，有时可在“触发点”周围扪及直径不超过1cm的肿块，多呈圆形、质软、可推动,肿块可为乳头状瘤,也可能是乳头状瘤远端扩张的导管所形成的囊肿。

2. 诊断和鉴别诊断 乳管内乳头状瘤的诊断和鉴别诊断过程,在临床实践中是乳头溢液的诊断和鉴别诊断。一般认为挤压乳头后出现的溢液、双侧溢液以及多导管开口的溢液常为生理性溢液或由全身性疾病以及某些药物所致。乳腺疾病引起的乳头溢液常为自发性溢液、单侧单管溢液,有时也可有2~3个导管开口出现溢液,可伴有乳晕区周围的肿块,溢液性质有血性、浆液性、浆液血性或水样。在20世纪90年代以前,乳头溢液的诊断和鉴别诊断主要依据病史、体检、乳腺导管造影和乳头溢液涂片,相当一部分乳头溢液患者的诊断最后尚有赖于手术活检。1989年纤维乳管内镜的问世,使医师能在电视屏幕上直接观察乳头溢液患者乳腺导管上皮及导管腔内的情况,导管内镜的临床应用极大地提高了乳头溢液患者病因诊断的准确性。乳管内乳头状瘤在乳管内镜下表现为乳腺导管内的乳头状病变,30%的乳管内乳头状瘤位于总乳管,61%的乳管内乳头状瘤位于乳管的Ⅰ级和Ⅱ级分支,乳管内乳头状瘤距乳头开口的平均距离为2.7cm。乳管内镜可在手术前对乳管内乳头状瘤做出明确的诊断,并能为外科医生作出明确的肿瘤定位。

3. 治疗 以手术为主,对单发的乳管内乳头状瘤应切除病变的乳管系统。术前应嘱患者不要挤压乳房,以免积液排净,而致术中难以定位。如果患者已行乳管内镜检查,则嘱患者不要擦去肿瘤定位的标记。术中用指压确定溢液的乳管口,插入钝头细针,也可注射亚甲蓝,沿针头或亚甲蓝显色部位做放射状切口,切除该乳管及周围的乳腺组织。手术标本应送冷冻切片检查,当肿瘤很小时,冰冻切片有困难,常需做石蜡切片才能肯定诊断,如有恶变应施行乳腺癌根治术。对年龄较大、乳管上皮增生活跃或间变者,可行单纯乳房切除术。乳管内乳头状瘤一般属良性,恶变率为低,尤其对起源于小乳管的乳头状瘤应警惕其恶变的可能。

三、乳房肉瘤

乳房肉瘤(breast sarcoma)是较少见的恶性肿瘤,包括中胚叶结缔组织来源的间质肉瘤、纤维肉瘤、血管肉瘤和淋巴肉瘤等。另外还有一种不同于一般肉瘤的肿瘤,是以良性上皮成分和富于细胞的间质成分组成,因其个体标本上常出现裂隙而称作分叶状肿瘤(phyllodes tumor),按其间质成分、细胞分化的程度可分为良性及恶性。良性者称为分叶状纤维腺瘤(phylloides fibroadenoma),恶性者称作叶状囊肉瘤(cystosarcoma phyllodes),其上皮成分可表现为良胜增生,而间质成分则有明显核分裂及异形性。临床上常见于50岁以上的妇女,表现为乳房肿块,体积可较大,但有明显境界,皮肤表面可见扩张静脉。除肿块侵犯胸肌时较固定外通常与皮肤无粘连而可以推动。腋淋巴结转移很少见,而以肺、纵隔和骨转移为主。治疗以单纯乳房切除即可,但如有胸肌筋膜侵犯时,也应一并切除。放疗或化疗的效果尚难评价。

(高砚春)

第七节 乳 腺 癌

乳腺癌是女性最常见的恶性肿瘤之一。具有发病明显、预后相对好的特点。目前乳腺癌已由女性恶性肿瘤中的第2位跃居到首位。世界各地乳腺癌发病率相差很大,美国和北欧为高发地区,东欧、南欧及南美其次,亚洲的发病率最低。我国虽属于乳腺癌低发国家,但已成为发病率增加速度最快的国家之一，中国抗癌协会公布数字统计显示，我国近年来乳腺癌发病率正以每年3%的速度递增，也是城市中病死率增加最快的癌症，发病年龄也呈年轻化的趋势。部分大城市（京、广、沪）报告乳腺癌占女性恶性肿瘤之首位。

一、危险因素、病理类型与分期

1. 病因 乳腺癌的病因尚不清楚。乳腺是多种内分泌激素的靶器官，如雌激素、孕激素及泌乳素等，其中雌酮及雌二醇跟乳腺癌的发病有直接关系。20岁前本病少见，20岁以后发病率迅速上升，45～50岁发病率较高，绝经后发病率继续上升，可能与年老者雌酮含量提高相关。危险因素如下：

(1) 乳腺癌家族史：有家族史患者的危险性比无家族史者高1.7倍，尤其是生母或者同胞姐妹患有乳腺癌者。

(2) 内分泌因素：月经初潮早于12岁，绝经迟于50岁，40岁以上未孕或初次足月产迟于35岁。

(3) 有乳腺疾病既往史：乳腺良性疾病与乳腺癌的关系尚有争论，研究表明，良性乳腺疾病既往史将增加患乳腺癌的危险，不典型导管或小叶增生都会使乳腺癌发病风险升高4～5倍，如果同时伴有一级亲属患有乳腺癌，则风险可升高至10倍。

(4) 哺乳史：生育不哺乳或哺乳时间短会增加患乳腺癌的危险。

(5) 饮食因素：长期的高脂饮食容易营养过剩，导致肥胖，进而增加乳腺癌的危险。

(6) 电离辐射：电离辐射和乳腺癌之间已存在明确的关联，暴露剂量增加后可观察到乳腺癌发病危险升高。与其他女性相比，有良性乳腺疾病史或乳腺癌家族史的女性暴露于较低电离辐射都会使乳腺癌发病危险升高。

(7) 药物因素：某些化疗药物在治疗肿瘤的同时，本身也有致癌作用，如烷化剂可诱导多种实体癌的发生，另外，多种药物（如利血平、酚噻嗪、甲基多巴和三环类药物）都有增加催乳素分泌的作用，因而可能增加乳腺癌的危险性。

(8) 职业因素：许多研究表明，从事美容业、药物制造等职业或生活规律紊乱的妇女患乳腺癌的危险性升高。

(9) 非胰岛素依赖型糖尿病：胰岛素是人类乳腺癌细胞的生长因子之一，非胰岛素依赖型糖尿病的高胰岛素血症可直接促进乳腺癌的发生。

(10) 北美、北欧地区乳腺癌发病率约为亚、非、拉美地区的4倍，而低发地区居民移居至高发地区后，第二、第三代移民的乳腺癌发病率逐渐升高，提示环境因素及生活方式与乳腺癌的发病有一定关系。

2. 病理类型

(1) 非浸润性癌包括：导管内癌（癌细胞未突破导管壁基底膜）、小叶原位癌（癌细胞未突破末梢乳管或腺泡基底膜）及乳头湿疹样乳腺癌（伴发浸润性癌者，不在此列）。此型属早期，预后较好。

(2) 早期浸润性癌包括：早期浸润性导管癌（癌细胞突破管壁基底膜，开始向间质浸润）、早期浸润性小叶癌（癌细胞突破末梢乳管或腺泡基底膜，开始向间质浸润，但仍局限于小叶内）。此型仍属早期，预后较好。

(3) 浸润性特殊癌包括：乳头状癌、髓样癌（伴大量淋巴细胞浸润）、小管癌（高分化腺癌）、腺样囊性癌、黏液腺癌、大汗腺样癌、鳞状细胞癌等。此型分化一般较高，预后尚好。

（4）浸润性非特殊癌包括：浸润性小叶癌、浸润性导管癌、硬癌、髓样癌（无大量淋巴细胞浸润）、单纯癌、腺癌等。此型一般分化低，预后较上述类型差，且是乳腺癌中最常见的类型，占80%，但判断预后尚需结合疾病分期等因素。

（5）其他罕见癌。

3. 临床分期

（1）TNM分期

1）T0：原发灶未查出；Tis：原位癌（非浸润性癌及未查到肿块的乳头湿疹样癌）；T1：癌瘤长径≤2.0cm；T2：癌瘤长径>2.0cm，≤5.0cm；T3：癌瘤长径>5.0cm；T4：癌瘤大小不计，但侵及皮肤或胸壁（肋骨、肋间肌、前锯肌、不包括胸大小肌），炎性乳腺癌亦属之。

2）N0：同侧腋窝无肿大淋巴结；N1：同侧腋窝有肿大淋巴结，尚可推动。

N2：同侧腋窝肿大淋巴结彼此融合，或与周围组织粘连；N3：有同侧胸骨旁淋巴结转移，有同侧锁骨上淋巴结转移。

3）M0：无远处转移；M1：有远处转移。

（2）临床分期

0期：Tis N0；

Ⅰ期：T1 N0 M0；

Ⅱ期：T0～1N1M0，T2 N0～1M0，T3 N0 M0；

Ⅲ期：T0～2 N2 M0，T3 N1～2 M0，T4任何N M0，任何T N3 M0；

Ⅳ期：包括M1的任何TN。

二、转移途径

1. 局部扩展癌细胞沿导管或筋膜间隙蔓延，侵及Cooper韧带和皮肤。

2. 淋巴转移主要途径

1）癌细胞经胸大肌外侧缘淋巴管侵入同侧腋窝淋巴结，然后侵入锁骨下淋巴结以至锁骨上淋巴结，进而可经胸导管（左）或右淋巴管侵入静脉血流而向远处转移。

2）癌细胞向内侧淋巴管，沿着乳内血管的肋间穿支引流到胸骨旁淋巴结，继而达到锁骨上淋巴结，并可通过同样途径侵入血流。

3. 血运转移　以往认为血运转移多发生在晚期，这一概念已被否定。研究发现有些早期乳腺癌已有血运转移，乳腺癌是一全身性疾病已得到共识。癌细胞可经淋巴途径进入静脉，也可直接侵入血循环而致远处转移。最常见的远处转移依次为肺、骨、肝、脑。

三、临床表现

1. 一般乳腺癌　早期表现是患侧乳房出现无痛、单发的小肿块，常是病人无意中发现而就医的主要症状。肿块质硬，表面不光滑，与周围组织分界不很清楚，在乳房内不易被推动。随着肿瘤增大，可引起乳房局部隆起。若累及Cooper韧带，可使其缩短而致肿瘤表面皮肤凹陷，即所谓“酒窝征”。邻近乳头或乳晕的癌肿因侵入乳管使之缩短，可把乳头牵向癌肿一侧，进而可使乳头扁平、回缩、凹陷。癌块继续增大，如皮下淋巴管被癌细胞侵及堵塞，引起淋巴回流障碍，出现真皮水肿，皮肤呈“橘皮样”改变。

乳腺癌发展至晚期，可侵入胸筋膜、胸肌，以至癌块固定于胸壁而不易推动。如癌细胞侵及大片皮肤，可出现多数小结节，甚至彼此融合。有时皮肤可溃破而形成溃疡，这种溃疡常有恶臭，容易出血。

乳腺癌淋巴转移最初多见于腋窝。肿大淋巴结质硬、无痛、可被推动，以后数目增多，并融合成团，甚至与皮肤或深部组织黏着。乳腺癌转移至肺、骨、肝时，可出现相应的症状。例如肺转移可出现胸痛、气急，骨转移可出现局部疼痛，肝转移可出现肝大、黄疸等。脑转移可出现头痛、视力神智障碍等症状。

2. 特殊类型的乳腺癌 炎性乳腺癌（inflammatory breast carcinoma）和乳头湿疹样乳腺癌（Paget's carcinoma of the breast）。

炎性乳腺癌并不多见，特点是发展迅速、预后差。局部皮肤可呈炎症样表现，开始时比较局限，不久即扩展到乳房大部分皮肤，皮肤发红、水肿、增厚、粗糙、表面温度升高。

乳头湿疹样乳腺癌少见，恶性程度低，发展慢。乳头有瘙痒、烧灼感，以后出现乳头和乳晕的皮肤变粗糙、糜烂如湿疹样，进而形成溃疡，有时覆盖黄褐色鳞屑样痂皮。部分病例于乳晕区可扪及肿块。较晚发生腋淋巴结转移。

四、诊　断

详细询问病史及临床检查后，大多数乳房肿块可得出诊断。但乳腺组织在不同年龄及月经周期中可出现多种变化，因而应注意体格检查方法及检查时距月经期的时间。乳腺有明确的肿块时诊断一般不困难，但不能忽视一些早期乳腺癌的体征，如局部乳腺腺体增厚、乳头溢液、乳头糜烂、局部皮肤内陷等，以及对有高危因素的妇女，可应用一些辅助检查。诊断时应与下列疾病鉴别：

纤维腺瘤常见于青年妇女，肿瘤大多为圆形或椭圆形，边界清楚，活动度大，发展缓慢，一般易于诊断。但 40 岁以后的妇女不要轻易诊断为纤维腺瘤，必须排除恶性肿瘤的可能。

乳腺囊性增生病多见于中年妇女，特点是乳房胀痛，肿块可呈周期性，与月经周期有关。肿块或局部乳腺增厚与周围乳腺组织分界不明显。可观察一至数个月经周期，若月经来潮后肿块缩小、变软，则可继续观察，如无明显消退，可考虑作手术切除及活检。

浆细胞性乳腺炎是乳腺组织的无菌性炎症，炎性细胞中以浆细胞为主。临床上反复发作，处理棘手。60% 呈急性炎症表现，肿块大时皮肤可呈橘皮样改变。40% 病人开始即为慢性炎症，表现为乳晕旁肿块，边界不清，可有皮肤粘连和乳头凹陷。急性期应予抗感染治疗，炎症消退后若肿块仍存在，则需手术切除，做包括周围部分正常乳腺组织的肿块切除术。有学者认为中药阳和汤加疏肝调气丸对此疾病有较好效果。

乳腺结核是由结核杆菌所致乳腺组织的慢性炎症。好发于中、青年女性。病程较长，发展较缓慢。局部表现为乳房内肿块，肿块质硬偏韧，部分区域可有囊性感。肿块境界有时不清楚，活动度可受限。可有疼痛，但无周期性。治疗包括全身抗结核治疗及局部治疗，可做包括周围正常乳腺组织在内的乳腺区段切除。

五、治　疗

手术治疗是乳腺癌的主要治疗方法之一，还有辅助化学药物、内分泌、放射治疗以及生物治疗。乳腺癌的外科治疗历史悠久，手术方式虽有各种变化，但治疗效果并无突破性改善。近 10 余年 5 年生存率开始有所改善，首先归功于早期发现、早期诊断，其次是术后综合辅助治疗的不断完善。医务人员应重视卫生宣教及普查。根据乳腺癌是全身性疾病的概念，应重视对乳腺癌生物学行为的研究，并不断完善综合辅助治疗，以进一步改善生存率。

对病灶仍局限于局部及区域淋巴结的病人，手术治疗是首选。手术适应证为国际临床分期的Ⅰ、Ⅱ及部分Ⅲ期的病人。已有远处转移、全身情况差、主要脏器有严重疾病、年老体弱不能耐受手术者属手术禁忌。

（一）手术治疗

自1894年Halsted提出乳腺癌根治术以来，一直是治疗乳腺癌的标准术式。该术式的根据是乳腺癌转移途径按照解剖学模式，即由原发灶转移至区域淋巴结，以后再发生血运转移。20世纪50年代进而有扩大根治术问世。但随着手术范围的扩大，发现术后生存率并无明显改善。这一事实促使不少学者采取缩小手术范围以治疗乳腺癌。近20余年来Fisher对乳腺癌的生物学行为做了大量研究，提出乳腺癌自发病开始即是一个全身性疾病，因而力主缩小手术范围，而加强术后综合辅助治疗。

1. 手术方式 目前应用的五种手术方式均属治疗性手术，而不是姑息性手术。

（1）乳腺癌根治术（radical mastectomy）手术应包括整个乳房、胸大肌、胸小肌、腋窝及锁骨下淋巴结的整块切除。

（2）乳腺癌扩大根治术（extensive radical mastectomy）即在上述清除腋下、腋中、腋上三组淋巴结的基础上，同时切除胸廓内动、静脉及其周围的淋巴结（即胸骨旁淋巴结）。

（3）乳腺癌改良根治术（modified radical mastectomy）有两种术式，一是保留胸大肌，切除胸小肌；一是保留胸大、小肌。前者淋巴结清除范围与根治术相仿，后者不能清除腋上组淋巴结。根据大量病例观察，认为Ⅰ、Ⅱ期乳腺癌应用根治术及改良根治术的生存率无明显差异，且该术式保留了胸肌，术后外观效果较好，目前已成为常用的手术方式。

（4）乳腺切除术（total mastectomy）手术范围必须切除整个乳腺，包括腋尾部及胸大肌筋膜。该术式适宜于原位癌、微小癌及年迈体弱不宜做根治术者。

（5）保留乳房的乳腺癌切除（lumpectomy and axillary dissection）手术包括完整切除肿块及腋淋巴结清扫。适合于临床Ⅰ期、部分Ⅱ期的乳腺癌患者，且乳房有适当体积，术后能保持外观效果。多中心或多灶性病灶，肿瘤切除后切缘阳性，再次切除后切缘仍阳性者禁忌施行该手术。原发灶切除范围应包括肿瘤、肿瘤周围至少1 cm的组织及胸大肌筋膜。确保标本的边缘无肿瘤细胞浸润。术后必须辅以放疗、化疗等。最近几年国际上新兴的“肿瘤-整形”（oncoplastic）技术已经将可以进行保乳的乳腺癌适应证大大加宽，临床工作中可进一步借鉴。

（6）前哨淋巴结活检（sentinel lymph node biopsy）。前哨淋巴结指接受乳腺癌引流的第一枚淋巴结，可采用示踪剂显示后切除活检。根据前哨淋巴结的病理结果预测腋淋巴结是否有肿瘤转移，对腋淋巴结阴性的乳腺癌病人可不做腋淋巴结清扫。该项工作是20世纪90年代乳腺外科的一个重要进展。前哨淋巴结活检适用于临床腋淋巴结阴性的乳腺癌病人，对临床I期的病例其准确性更高。

2. 手术方式的选择 目前尚有分歧，但没有一个手术方式能适合各种情况的乳腺癌。手术方式的选择还应根据病理分型、疾病分期及辅助治疗的条件而定。对可切除的乳腺癌病人，手术应达到局部及区域淋巴结能最大程度的清除，以提高生存率，然后再考虑外观及功能。对Ⅰ、Ⅱ期乳腺癌可采用乳腺癌改良根治术及保留乳房的乳腺癌切除术。

（二）化学药物治疗（chemotherapy）

根据大量病例观察，业已证明浸润性乳腺癌术后应用化学药物辅助治疗，可以改善生存率。乳腺癌是实体瘤中应用化疗最有效的肿瘤之一，化疗在整个治疗中占有重要地位。由于手术尽量去除了肿瘤负荷，残存的肿瘤细胞易被化学抗癌药物杀灭。一般认为辅助化疗应于术后早期应用，联合化疗的效果优于单药化疗，辅助化疗应达到一定剂量，治疗期不宜过长，以 6 个周期左右为宜，能达到杀灭亚临床型转移灶的目的。

浸润性乳腺癌伴腋淋巴结转移者是应用辅助化疗的指征。对腋淋巴结阴性者是否应用辅助化疗尚有不同意见。有人认为除原位癌及微小癌（<1cm）外均用辅助化疗。一般认为腋淋巴结阴性而有高危复发因素者，诸如原发肿瘤直径大于 2 cm，组织学分类差，雌、孕激素受体阴性，癌基因 HER2 有过度表达者，适宜应用术后辅助化疗。

常用的有 CMF 方案（环磷酰胺、甲氨蝶呤、氟尿嘧啶）。根据病情可在术后尽早（1 周内）开始用药。剂量为环磷酰胺（C）400mg/m^2，甲氨蝶呤（M）20mg/m^2，氟尿嘧啶（F）400mg/m^2，均为静脉注射，在第 1 及第 8 天各用 1 次，为 1 疗程，每 4 周重复，6 个疗程结束。因单药应用阿霉素的效果优于其他抗癌药，所以对肿瘤分化差、分期晚的病例可应用 CAF 方案（环磷酰胺、阿霉素、氟尿嘧啶）。环磷酰胺（C）400mg/m^2，静脉注射在第 1、8 天；阿霉素（A）40mg/m^2，静脉注射在第 1 天；氟尿嘧啶（F）400mg/m^2，静脉注射在第 1、8 天，每 28 天重复给药，共 8 个疗程。化疗前病人应无明显骨髓抑制，白细胞>4×10^9/L，血红蛋白>80g/L，血小板>50×10^9/L。化疗期间应定期检查肝、肾功能，每次化疗前要查白细胞计数，如白细胞<3×10^9/L，应延长用药间隔时间。应用阿霉素者要注意心脏毒性。

术前化疗目前多用于Ⅲ期病例，可探测肿瘤对药物的敏感性，并使肿瘤缩小，减轻与周围组织的粘连。药物可采用 CMF、CAF 方案，一般用 1～3 个疗程。

表柔比星素的心脏毒性和骨髓抑制作用较阿霉素低，因而其应用更较广泛。其他效果较好的有长春瑞滨、紫杉醇、多西紫杉醇等。

（三）内分泌治疗（endocrinotherapy）

早在 1896 年就有报道应用卵巢切除治疗晚期及复发性乳腺癌。20 世纪 70 年代发现了雌激素受体（ER），癌肿细胞中 ER 含量高者，称激素依赖性肿瘤，这些病例对内分泌治疗有效。而 ER 含量低者，称激素非依赖性肿瘤，这些病例对内分泌治疗效果差。因此，对手术切除标本做病理检查外，还应测定雌激素受体和孕激素受体（PR），可帮助选择辅助治疗方案，激素受体阳性的病例优先应用内分泌治疗。受体阴性者优先应用化疗。对判断预后也有一定作用。

近年来内分泌治疗的一个重要进展就是三苯氧胺（tamoxifen）的应用。三苯氧胺系非甾体激素的抗雌激素药物，其结构式与雌激素相似，可在靶器官内与雌二醇争夺 ER，三苯氧胺、ER 复合物能影响 DNA 基因转录，从而抑制肿瘤细胞生长。临床应用表明，该药可降低乳腺癌术后复发及转移，对 ER、PR 阳性的绝经后妇女效果尤为明显。同时可减少对侧乳腺癌的发生率。三苯氧胺的用量为每天 20 mg，至少服用 3 年，一般服用 5 年。服药超过 5 年，或剂量大于每天 20 mg，并未证明更有效。该药安全有效，副作用有潮热、恶心、呕吐、静脉血栓形成、眼部副作用、阴道干燥或分泌物多。长期应用后少数病例可能发生子宫内膜癌，但后者发病率低，预后良好。故乳腺癌术后辅助应用三苯氧胺是利多弊少。

新近发展的芳香化酶抑制剂如来曲唑等，有资料证明其效果在绝经后女性中优于三苯氧胺，这类药物能抑制肾上腺分泌的雄激素转变为雌激素过程中的芳香化环节，从而降低雌二醇，达到治疗乳腺癌的目的。

（四）放射治疗（radiotherapy）

乳腺癌局部治疗的手段之一。在保留乳房的乳腺癌手术后，放射治疗是一重要组成部分,应用于肿块局部广泛切除后给予较高剂量放射治疗。单纯乳房切除术后可根据病人年龄、疾病分期分类等情况,决定是否应用放疗。根治术后是否应用放疗,多数认为对Ⅰ期病例无益,对Ⅱ期以后病例可能降低局部复发率。

(五) 生物治疗

近年临床上已渐推广使用的曲妥珠单抗注射液,系通过转基因技术制备,对HER2过度表达的乳腺癌病人有一定效果,资料显示用于辅助治疗可降低乳腺癌复发率,特别是对其他化疗药无效的乳腺癌病人也能有部分的疗效。

六、预　　防

病因尚不清楚,目前尚难以提出确切的病因学预防(一级预防)。但重视乳腺癌的早期发现(二级预防),经普查检出病例,将提高乳腺癌的生存率。不过乳腺癌普查是一项复杂的工作,要有周密的设计、实施计划及随访,才能收到效果。目前一般认为40岁以上妇女每年乳房钼靶摄片1～2次是最有效的检出方法。有学者指出分子乳腺成像图(MBI)对于致密型乳腺的检查更具有优势,目前已被FDA批准应用于临床。

(赵小波　幸天勇)

第八节　乳腺外科常见手术方式及术后并发症

乳腺癌的手术方式有多种,由于对乳腺癌生物学特性研究的深化,人们对手术治疗乳腺癌的作用有了比较准确和全面的认识,缩小手术已经成为当前的主流趋势。欧美有报告,1988年以来Halsted根治术占全部乳腺癌手术的2%。国外总的趋势是,在不影响总切除原发癌的前提下,尽可能施行破坏性小的手术。同时人们也公认,无论选用何种手术方式,都必须严格遵守以根治癌瘤为主,保留功能及外形为辅的肿瘤治疗原则。

一、乳腺手术方式

(一) 乳腺前哨淋巴结活检术

1. 乳腺癌前哨淋巴结活检术的意义　乳腺癌前哨淋巴结活检是乳腺外科领域在20世纪90年代的一个里程碑式的进展,其目的是通过前哨淋巴结活检来预测腋淋巴结是否转移,使腋窝淋巴结清扫术的适用范围更准确,减少不必要的过度治疗。对于乳腺癌来说,腋窝淋巴结是否存在转移是最重要的预后因素,有利于指导综合治疗。通常腋淋巴结清扫术是作为根治术一部分,其价值主要是为了分期,并不是治疗干预的措施。虽然可以控制局部病变,但就手术本身对乳腺癌长期生存率的影响极小。当然,影响前哨淋巴结活检在临床上的广泛应用主要障碍是关于淋巴结跳跃式转移的因素。淋巴结跳跃式转移除了目前在流行病学、临床及病理学上进行研究之外,还应在微观的水平上予以进一步的深入研究。有关发生跳跃式转移患者的预后问题,目前还未见报道。目前前哨淋巴结活检的方法预测腋淋巴结有否转移的准确性已达95%～98%,这一治疗方式已经在临床中快速推广。

2. 乳腺癌前哨淋巴结活检的适应证　乳腺癌前哨淋巴结活检适合查体腋淋巴结阴性的早期乳腺癌患者,当原发瘤<2cm时,预测腋淋巴结有无癌转移的准确性可接近100%。下列患者不宜行此手术:乳腺多原发病灶;患侧乳腺或腋窝已接受过放疗;患侧腋窝已行活

检;妊娠哺乳期乳腺癌;示踪剂过敏。

3. 确定的方法 确定前哨淋巴结的方法有两种:其一是使用蓝染料作为示踪剂,其二是使用放射性元素标记物作为示踪剂。这两种方法具有互补性,如果合起来用,其准确率几乎可达到100%。第一种方法是在肿瘤周围注射放射性同位素胶体药物来标定前哨淋巴结,通过伽玛探测系统来定位前哨淋巴结;第二种方法是用注射蓝色染料来标记前哨淋巴结,手术医生通过肉眼观测前哨淋巴结具有紧固的病理性结节状态,同时又有蓝染特征来定位前哨淋巴结。

4. 活检步骤

(1) 准备好放射性同位素药物。药物的全名叫^{99}Tc 硫化锑胶体,这种药物由两部分组成:^{99}Tc 是半衰期为6小时的同位素标定物,硫化锑胶体是标定物的载体,两者合成具有放射性的胶体颗粒。实验表明目前临床所使用的这种胶体化合物的分子量最适合淋巴引流及筛滤过程。临床应用证明这一种药物具有很多优点,在操作时只需要注射极少量的药物,同时在人体内滞留的时间不长,比较容易标定放射活度,药物的制作需要受过专业培训的具有丰富经验的药理师来完成。药理师制作出来的母液平均分配到4个注射器里,母液的放射性活度需要在核医学科测量好,同时检测放射性同位素胶体药物的pH。

(2) 环肿瘤周围四等分点注射放射性药物。首先可以用触诊的方法来确定肿瘤的位置,然后注射放射性药物。因为药物的放射性非常弱,因此,从制作到注射的整个过程遵循一般性药物的操作原则,操作者不需要特殊的防护。同样,对病人也没有任何损害。需要特别强调的是注射放射性药物的过程是一个特别重要的步骤。前哨淋巴结探测的准确率主要取决于这个步骤。

(3) 进行闪烁照相并拍片。这一步的目的是通过连续闪烁照相来跟踪^{99}Tc 胶体颗粒在淋巴引流的生理学过程,有助于医生选择最佳的手术时机,其次通过片子可以找到前哨淋巴结在体表的投影位置并做好标记,这对于指导医生手术是很有好处的。简单地说,这个过程就是一个静态的闪烁照相拍片,然后做好前哨淋巴结在体表的标记。

(4) 进行前哨淋巴结活检。在手术前先注射2ml的蓝色染料在瘤体内或乳晕区,轻揉2~3分钟后,使染料充分吸收再开始进行手术。取腋窝皮纹切口3~4cm,在胸小肌同胸壁交汇处下方切开腋窝深筋膜,即可见疏松脂肪组织,在深处寻找延蓝染淋巴管可以发现已经蓝染的前哨淋巴结。用探头探测它,有很大的计数率,表明蓝染的前哨淋巴结具有很高的放射性浓聚,摘除它和周围可扪及的数枚淋巴结后,再在离体情况下进行探测,与原位探测计数率几乎相差无几。可以肯定这个放射性浓聚的热点百分之百是前哨淋巴结,摘除后再对解剖区域整体进行探测一遍。

(5) 对摘下来的前哨淋巴结进行病理切片分析。首先进行快速冰冻切片,这个结果是很快要报告给手术医生的,当然这种方法存在假阴性率,最好要做两种病理学检查,一个是苏木精-伊红染色,再一个是免疫组化,可以发现微小转移灶,提高诊断的准确率,这是很有必要而且是对病人极度负责的措施。

笔者在临床工作中采取单用蓝染剂也取得良好的效果。我们建议对于肿瘤原发灶在15~20mm以下的早期乳腺癌患者,前哨淋巴结活检术应该是一个标准的手术方案之一,对每一个早期乳腺癌患者应当实施。从临床统计结果来看,用放射性同位素标定前哨淋巴结活检术准确率可以达到90%以上,误差率小于8%,如果两种方法配合使用,则准确率可以达到100%,误差率小于2%。如果再进行免疫组化病理学检查,则误诊率几乎可以降为零。

5. 淋巴结微转移癌和假阴性问题 如果前哨淋巴结能够准确预测腋窝淋巴结的状态，那么前哨淋巴结活检就可以被广泛地应用。特别是对临床检查淋巴结阴性、肿瘤小于2～3cm的患者可以安全地避免广泛腋清。根据腋窝淋巴结转移有序发生的理论，如果前哨淋巴结无转移肿瘤，则腋窝内所有别的淋巴结发生转移的可能性就应该很小，那么前哨淋巴结活检就应该是十分准确和安全的，但目前在前哨淋巴结切除被原发乳腺癌患者广泛接受之前，还需解决几个问题。

前哨淋巴结活检作为判断局部淋巴结状态的诊断方法，在为临床接受而成为一种有效的方法之前，必须明确其敏感性、特异性、阳性及阴性预测值、总准确性以及假阴性率和假阳性率等问题。其中假阴性率是最重要的一个因素，因为假阴性率可以导致治疗的错误决定。但有时很难决定怎样的假阴性率才是可以接受的，对于早期乳癌患者，如果发现了阳性淋巴结，对于其术后治疗将发生显著的变化，这样就要求假阴性率不能太高。

淋巴结微转移的临床意义目前尚无定论，但更为详尽的病理学检查可提高阳性淋巴结的检出率，进一步提高预测能力。

（二）乳腺肿物活检术

1. 乳腺肿物活检的目的 临床上如在查体、影像学诊断、细胞学检查中，有任何一项结果怀疑为恶性肿物时，即应行乳腺肿物活检术。

对于乳腺癌高危人群（如肥胖、糖尿病、有单侧乳癌、子宫内膜癌、卵巢癌病史、乳腺癌家族史）罹患乳腺肿物，应积极实施活检术予以明确性质；而对于青春期女性乳腺肿物或对有癌症神经官能症者，是否行活检术应结合社会、患者心理因素慎重考虑。

2. 乳腺肿物活检术的主要方法 目前乳腺肿物活检术主要有以下几种方法：

（1）摘除活检：即完整取出肿物行病理学检查。

（2）切取活检：切取部分肿物行病理学检查。

（3）粗针穿刺组织学活检（needle core biopsy）。

究竟选择何种术式，依肿物大小、部位、可能的性质及术者经验而定。既往研究认为乳腺肿物的大小与其浸润程度之间具有相关关系；体积较小的癌灶对周围正常腺体侵袭较小，反之较大的癌灶则较易扩散。目前多推荐粗针穿刺组织学活检，损伤小，组织活检量充足，对临床确诊乳腺癌有很高的准确率。对于粗针穿刺无法确诊的病例，可以进行手术活检，直径小于2～3cm的肿物行摘除活检或切除活检，而对于较大肿物则切取部分组织送检，以达到明确诊断的目的，不应为了完整取出标本，过分牵拉翻动瘤体造成医源性扩散。

3. 体位 患者多取仰卧位。术中可在患侧肩下放置薄枕或折叠敷料，使肿物尽量接近体表，便于操作。

4. 麻醉 高度怀疑为恶性时，可直接行全身麻醉；否则应采取利多卡因（或普鲁卡因）实施局部浸润麻醉。在局麻前，应在肿物上方皮肤表面明确标明肿物位置。局麻多以肿物为中心行皮肤内及皮下注射。

在摘除体积较小的肿物或当肿物位置较深时，也可采取逐层麻醉的方法：即先用小剂量的局麻药物实施麻醉，切开皮肤及皮下脂肪，暴露乳腺实质；经触诊，明确肿物位置后，用血管钳或缝支持线牵拉固定，边切除边进行深部浸润麻醉。

5. 手术切口的选择 考虑为良性病变时，根据肿物的位置及大小可采取沿乳晕的弧形切口或放射状切口（图4-2-13）。而怀疑为恶性肿物时，应充分考虑根治术式来选择切口，在保证根治术能够切取足够皮肤的前提下，尽量减少皮肤缺损，避免术后植皮（图4-2-14）。

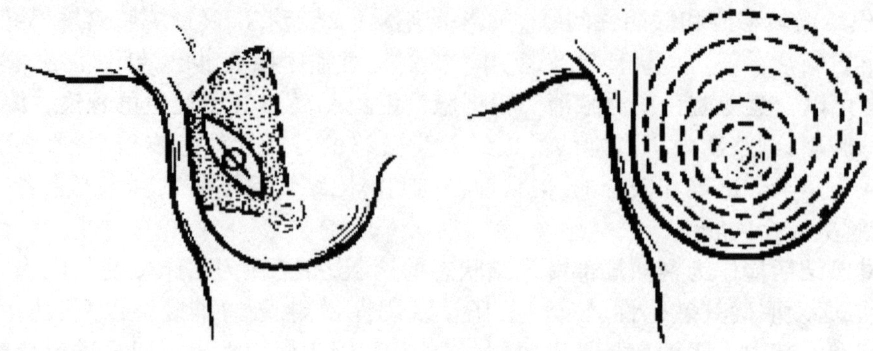

图 4-2-13 沿乳晕的弧形切口或放射状切口

6. 主要手术步骤 摘除活检术:用刀切开肿瘤表面皮肤,以电刀切开瘤体表面的脂肪,钝锐结合分离,直至瘤体表面(图 4-2-15),暴露充分后,在距离瘤缘 1.0cm 的正常腺体周围钳夹四把血管钳,在展开术野的同时也起到设定预切线的作用(图 4-2-16)。以血管钳或 Alis 钳把持切除侧腺体,在肿瘤边缘处和周围固定钳之间以弧形切开腺体实质,逐步摘除肿瘤(图 4-2-17)。如果瘤体较大,可不必完全切除瘤体,只需要固定瘤体后,切取部分组织即可送检(图 4-2-18)。

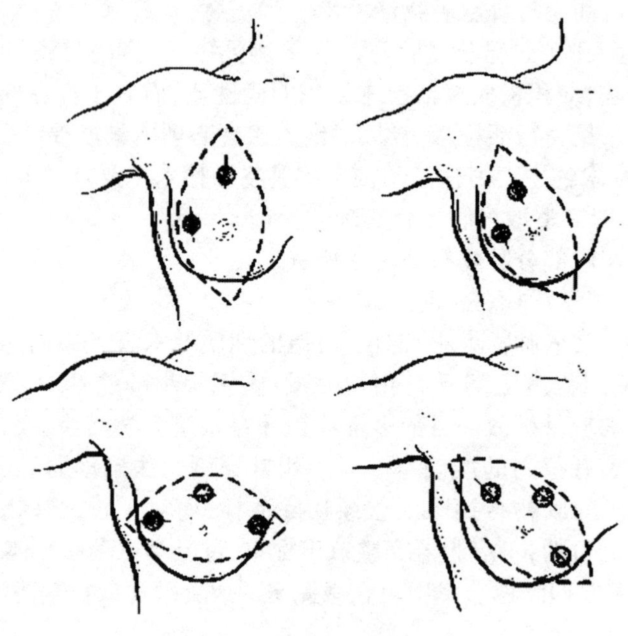

图 4-2-14 怀疑恶性肿物时切口

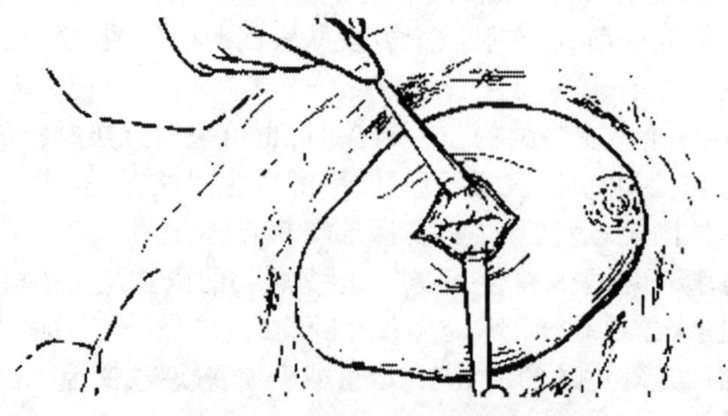

图 4-2-15 钝锐结合分离

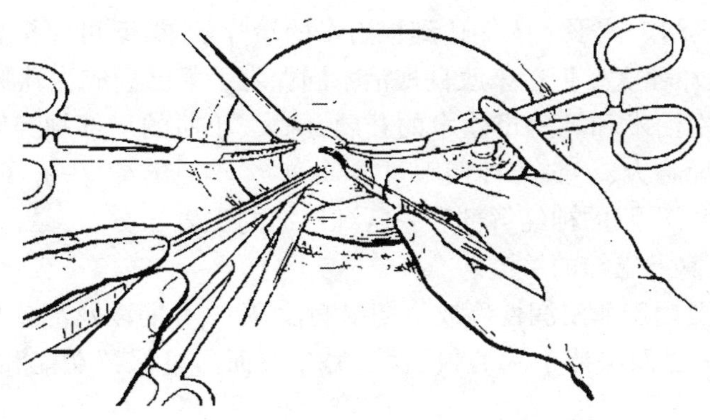

图 4-2-16 正常腺体周围钳夹血管钳

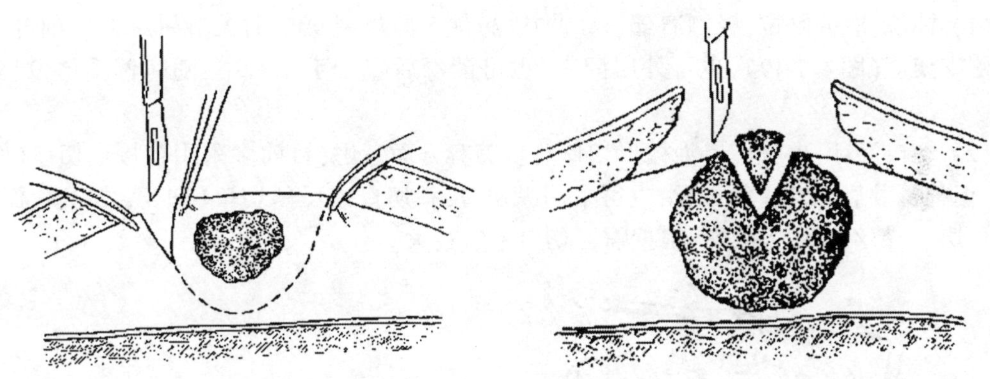

图 4-2-17 逐步摘除肿瘤

图 4-2-18 切取部分组织

切除活检后充分止血，如果冰冻病理检查结果为良性，则仅缝合皮下脂肪层即可，空腔较大时可放置引流条，24～48 小时拔出，术后加压包扎。如果为恶性，可纱布填塞止血，连续扣锁缝合皮肤，为进一步手术准备。

7. 活检术对乳腺癌预后的影响 在有些医院，对于良性可能性大的乳腺肿瘤一般采取门诊手术获得活检标本，通过常规病理检查建立诊断；如为恶性病变，则再入院进行手术治疗，此方法有些学者称之为二期活检。与之相对应，对于那些临床上认为恶性可能性较大的肿物，则通过快速冰冻病理检查判断，恶性诊断一经建立即行乳腺癌手术治疗，亦称一期活检。

从理论上讲，任何活检术都会损伤乳房的血管和淋巴管，存在癌细胞扩散的可能。国外学者统计，乳腺癌行活检术后癌细胞残留的阳性率一般为 33.1%；以术后 5 年复发率为指标，行粗针穿刺活检病例最好，摘除活检的病例预后其次，切取活检的病例最差，该结果与肿物大小无关。

采取一、二期活检术对乳腺癌患者的预后有无影响？现有的相关研究认为，行摘除活检病例中，在 2 周内切除乳房者 3 年复发率最低。对切取活检的病例，如结合肿瘤大小、淋巴结转移情况综合考虑，活检术与乳腺癌手术的时间间隔和 3 年复发率之间关系似乎不甚密切。

尽管有关乳腺肿物活检术与乳腺癌预后之间的关系目前尚无定论，但多数学者认为：①在严格把握适应证的前提下，摘除活检术 5 年复发率低于切取活检术。②对于行二期活检病例，活检术与乳腺癌手术的时间间隔不宜超过 1 个月。

（三）乳腺癌改良根治术

1. 概述 该手术是切除患侧包括胸大肌筋膜的全部乳房，保留胸大肌或胸大、小肌，同时廓清同侧腋窝淋巴结。该手术既能达到根治术的治疗效果，又可保持患侧上肢的良好功能、减轻术后胸部毁坏程度。近年来改良根治术同保乳手术已经成为乳腺癌的主要术式。

随着各种改良根治术和乳房重建术的开展，胸大、小肌的局部神经解剖越来越受到重视。若术中切断支配胸大、小肌的神经则可导致胸大、小肌萎缩，失去了保留胸大、小肌的意义。因此熟悉胸大、小肌的神经解剖和腋区淋巴结的位置与分组，是保留胸大、小肌的神经支配，彻底廓清腋窝淋巴结的关键。

2. 适应证 主要用于非浸润性癌或早期浸润性癌Ⅰ、Ⅱ期以及部分Ⅲ期而无手术禁忌证的患者。该术式一方面保持手术的根治性，另一方面尽量保留功能和形态，是目前应用最多的术式。

3. 手术步骤

（1）体位：取仰卧位，患侧肩部垫一薄枕，患侧上肢外展90°，肘关节屈曲90°，前臂固定于头侧支架上（图4-2-19），也可外展固定，也可消毒后置于手术台中，随时调整体位，方便手术。

（2）切口设计：皮肤切口为梭形切口。从美容方面考虑，目前多采用横梭形切口（图2-20）。但根据肿瘤和乳头的位置，也可采用纵切口、斜切口或反斜切口（图4-2-21）。无论采用何种切口，都不应切入腋窝，根据需要切口不宜过大。

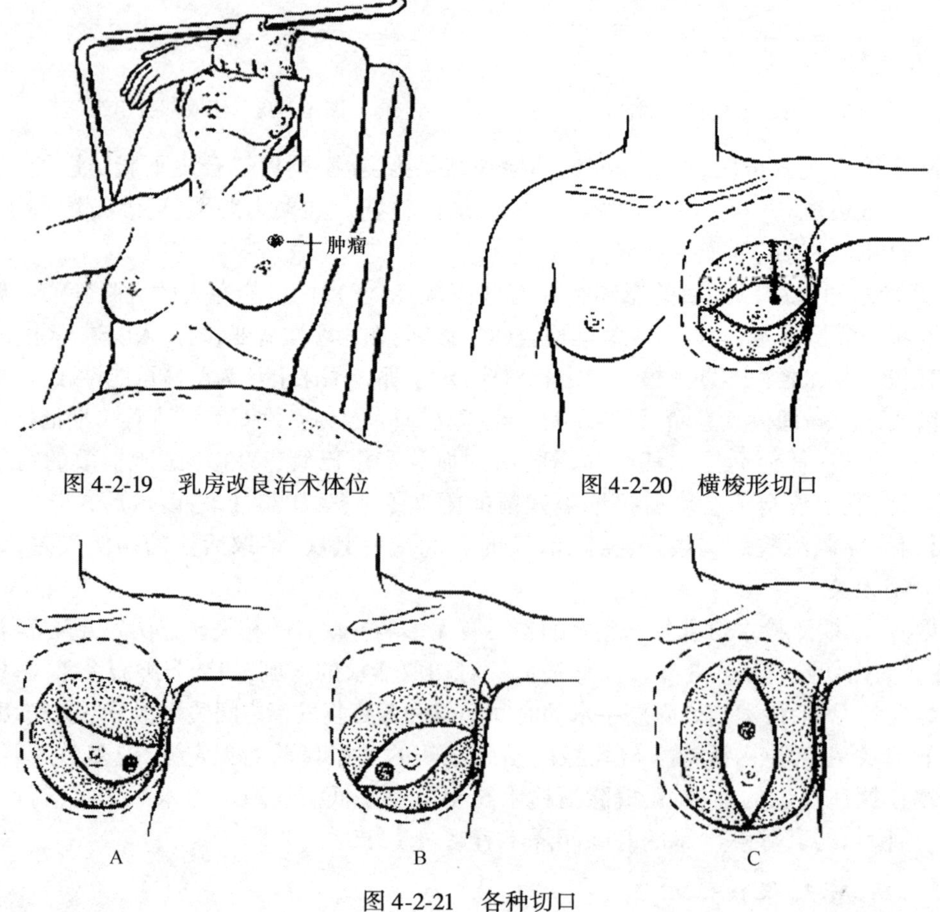

图4-2-19 乳房改良治术体位

图4-2-20 横梭形切口

图4-2-21 各种切口

皮下剥离范围，上方至锁骨下，下方超过乳房下皱襞，内侧到胸骨缘，外侧达背阔肌前缘。

（3）切开皮肤，游离皮瓣：皮肤切开前，先于薄层皮瓣剥离范围内皮下注入稀释20万倍的肾上腺素生理盐水浸润，这样易于分清层次，减少剥离出血。用刀切开皮肤，勿切入皮下脂肪层。

若为纵切口，术者于健侧先行外侧皮下剥离，而后与助手换位，进行内侧剥离。

切开皮肤后，用数把单锐爪钩或组织钳提起皮肤切缘，开始以刀尖与皮肤呈直角剥离皮下脂肪，随着皮下剥离的深入，改用刀腹进行切离。薄层皮瓣剥离结束后，改用电刀向深处剥离，此时可少保留脂肪，随后保留脂肪逐渐增厚，接近终点时保留全层脂肪，到达肌层。接近肌层时，应注意减弱电刀强度，以免损伤肌肉，特别是胸骨旁的胸大肌起始部。外侧达背阔肌前缘（图4-2-22）。也有术者直接用电刀剥离皮瓣，此时需要注意电刀强弱，避免皮瓣坏死。

（4）向外侧翻转乳房：首先以电刀切开胸大肌锁骨部前面的脂肪组织，显露胸大肌，接着沿胸骨由上向下轻轻切离，结扎切断胸廓内动静脉于各肋软骨上缘发出的2～3条穿支。从内上方开始将乳房连同胸大肌筋膜一并切离，并将其向外侧翻转，直至胸大肌外缘。此过程中注意癌肿正下方的胸大肌有无癌浸润（图4-2-23）。

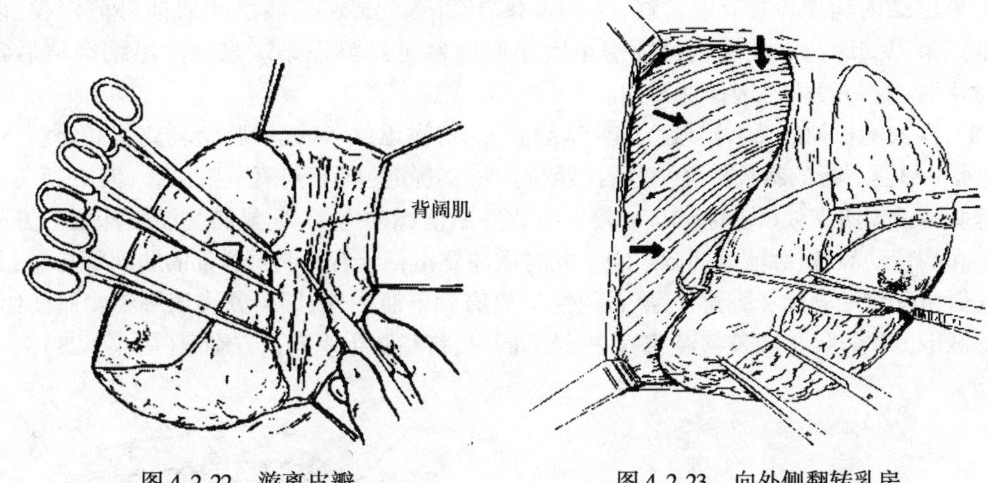

图4-2-22　游离皮瓣　　　　图4-2-23　向外侧翻转乳房

（5）保留胸大肌外侧血管及下胸肌神经：将乳房切离至胸大肌外缘后，继续沿胸大肌里面切离，于胸大肌上水平显露胸大肌外侧支配血管和下胸肌神经。可用神经刺激器确认神经支配区域（图4-2-24），尽可能保留这些血管和神经。即沿血管切开胸筋膜（亦称胸固有筋膜）深层，并用神经拉钩将血管牵开，剥离其周围脂肪组织，直至腋静脉。

（6）廓清胸肌间淋巴结：由下方绕过胸大肌外缘向其里面剥离，此时需注意进入胸大肌里面的血管，当胸大肌剥离至1/2左右，用肌肉拉钩将其向内侧拉开，剥离胸小肌。用刀柄钝性剥离胸小肌前面，显露并保留经胸小肌进入胸大肌里面的中间胸肌神经，注意保留胸肩峰动静脉的胸肌支的同时，继续向内侧剥离，直至胸小肌内缘。将肿大淋巴结单独取出送病理检查（图4-2-25）。此处淋巴结的廓清通常采用患侧上肢内收位，若胸小肌较宽，其内缘难以显露时，可将患侧上肢内旋，肘关节屈曲，前臂上举于额前方，以便显露术野。除了进展期乳腺癌一般不进行此部位的廓清。

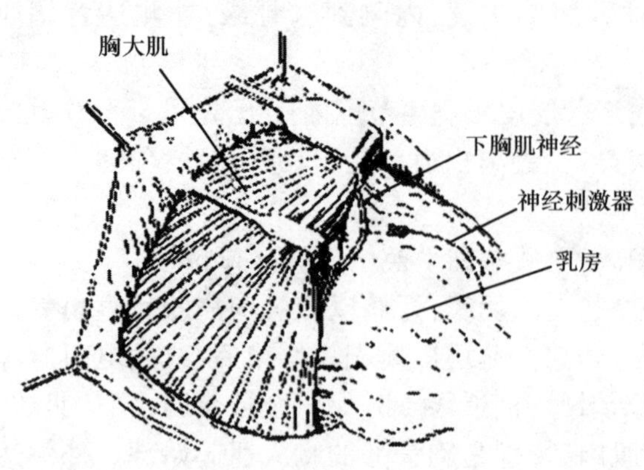

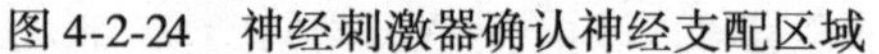

图 4-2-24　神经刺激器确认神经支配区域

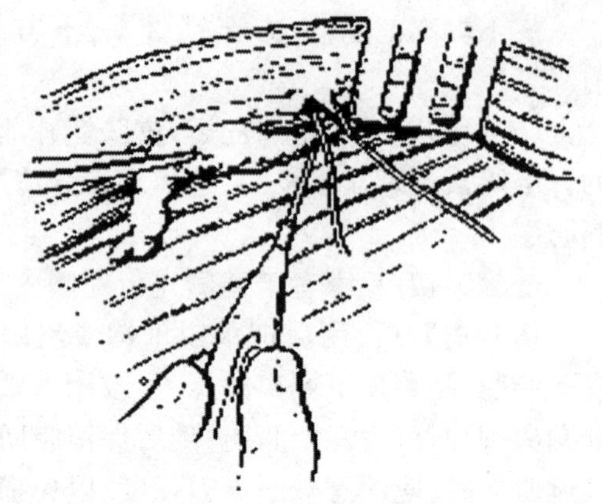

图 4-2-25　廓清胸肌间淋巴结

（7）廓清胸小肌深面淋巴结：于胸小肌外侧切开胸筋膜深层，剥离脂肪组织，显露腋静脉后，延血管鞘廓清淋巴结。此处腋静脉前面有中间胸肌神经通过，注意勿将其损伤。于腋静脉下缘结扎切断向下方走行的动静脉分支，包括胸外侧动静脉。将胸外侧动静脉加丝线结扎，作为Ⅰ和Ⅱ分界的标志，以便术后病理标本的整理。于胸小肌下方的胸壁向内上方廓清，直至与腋静脉交叉的胸小肌内缘（图 4-2-26）。胸小肌内缘处为廓清范围的上界，若此处淋巴结的病理检查有癌转移，应扩大廓清范围。必要时，将胸小肌向外侧牵拉，以便进行Ⅱ站淋巴结廓清。此法也可廓清至胸小肌内侧Ⅲ站淋巴结。Ⅲ站淋巴结廓清后常导致上臂水肿，故一般可行选择性清扫。

（8）保留胸长神经、胸背神经、胸背动静脉，廓清淋巴结：继续沿胸壁剥离脂肪组织，于第 2 肋骨水平显露下行的胸长神经，并用神经拉钩将其提起，向上剥离至腋血管，向下剥离至胸背动静脉的前锯肌支处（图 4-2-27）。接着沿背阔肌前缘向上剥离，显露胸筋膜深层下方的胸背神经和胸背动静脉，廓清其周围组织。此时需注意走行于背阔肌腱膜部的肋间臂神经，勿将其损伤保留胸背动静脉和胸背神经后，钝性剥离肩胛下肌内侧，即可露出肩胛下窝脂肪组织，于腋静脉下方注意保护胸长神经、胸背神经的同时，将脂肪组织向下方剥离（图 4-2-28）。

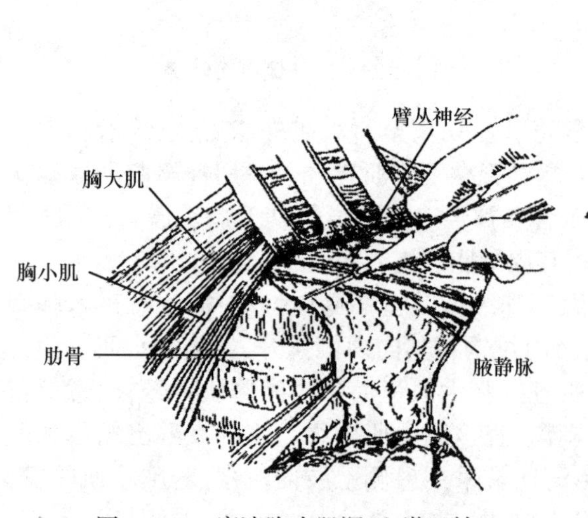

图 4-2-26　廓清胸小肌深面、淋巴结

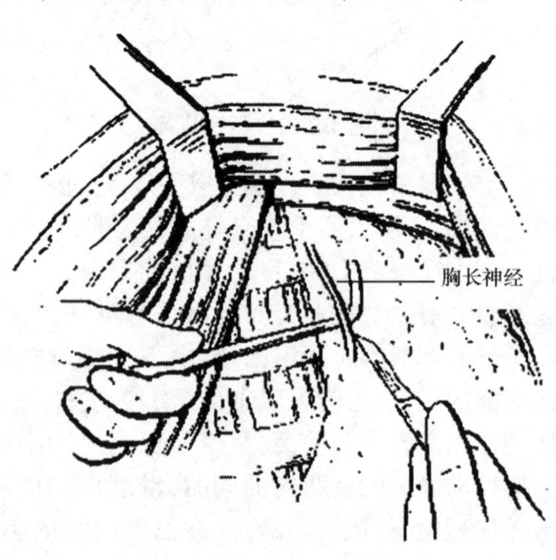

图 4-2-27　保留胸长神经

(9) 保留肋间臂神经,切除乳房:发自第2肋间神经的外侧皮支再分为前、后支,途中与臂内侧皮神经交通,分布于上臂内侧,因其特殊走行被称为肋间臂神经。第3肋间神经的外侧皮支也常分布于腋窝及上臂内侧,故有文献将其也称为肋间臂神经。第2肋间神经外侧皮支与臂内侧皮神经交通后走行于腋窝正下方,其主干通过背阔肌腱膜前方;第3肋间神经外侧皮支在前者的下方横行通过背阔肌前缘。由于这些神经于脂肪组织内走行,于其后方有胸长神经和胸背神经通过,所以要保留这些神经虽比较费时,若能够予以保留,可缩小术后上臂内侧知觉钝麻的范围。一般采取保留第2肋间神经分支,切断第3肋间神经分支的原则。剥离的顺序应从发出肋间神经外侧皮支的内侧肋间处开始,由于此处神经较易辨认(图4-2-29),即在显露胸长神经时,沿胸壁钝性剥离脂肪组织,便可确认发自第2、第3肋间的肋间臂神经,其周围有动静脉伴行。尽可能沿神经向远侧剥离,仔细切离背阔肌腱膜前方的脂肪组织后,即可显露肋间臂神经远侧端,切断其他肋间神经外侧皮支。至此乳房仅于前锯肌处与胸壁相连,外侧从胸长神经处开始沿前锯肌筋膜由后向前切离(图4-2-30),于前锯肌前缘同乳房外翻时的切离面会合,将乳房与腋窝淋巴结整块切除(图4-2-31)。

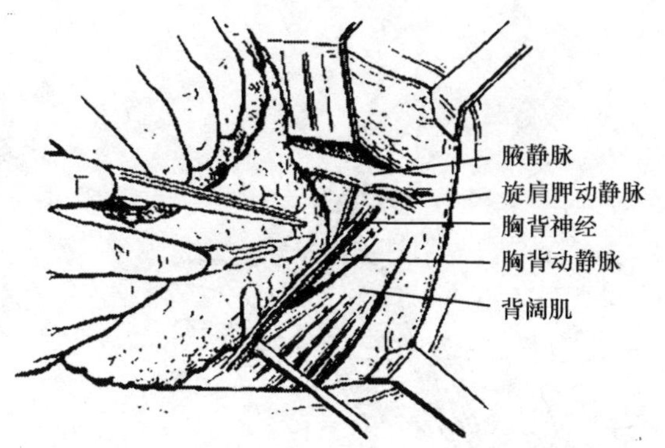

图4-2-28 保留胸背神经、胸背动静脉,廓清胸小肌外缘的淋巴结

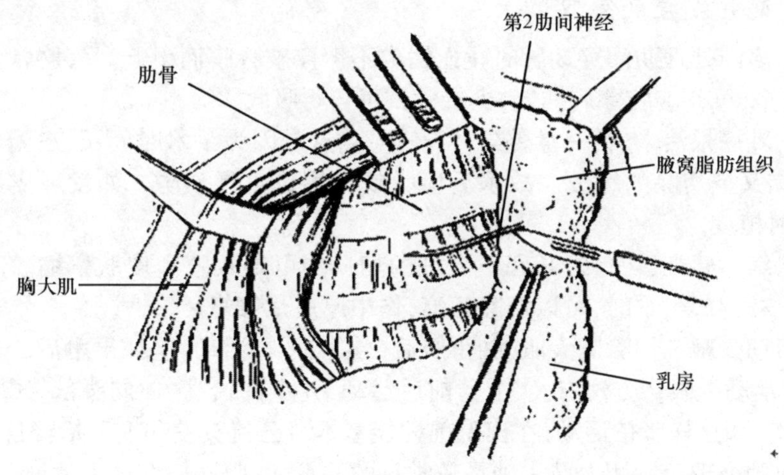

图4-2-29 保留肋间神经

(10) 引流与皮肤缝合:彻底止血,尤其应注意胸大肌后面的止血。外侧将一枚引流管置于腋窝,内侧将一枚引流管置于胸大肌上,分别经皮下另切口引出,接负压吸引装置。小范围植皮可行创内植皮,此时纵切口从内下方,横切口从外下方采取皮片植皮。较大范围植皮需从下腹部采取全层皮片植皮。皮肤缝合以丝线结节缝合,然后加压包扎。

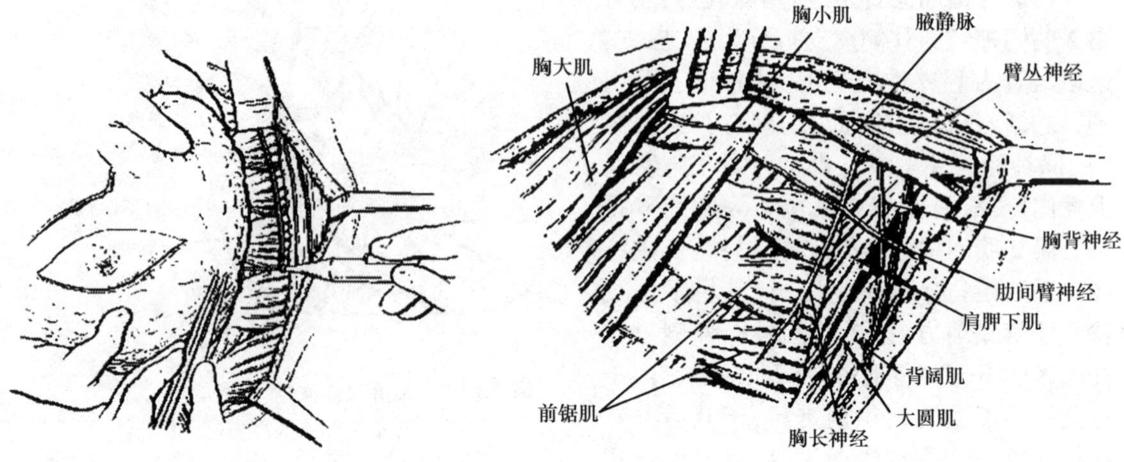

图 4-2-30 外侧沿前锯肌筋膜由后向前切离

图 4-2-31 乳房与腋窝淋巴结整块切除

二、术后管理与并发症

(一) 术后管理

术后 3 ~4 天更换敷料,如无特殊情况即可开始肩关节功能练习。注意观察切口状况,腋窝及腹直肌处易发生血肿,发现后可用注射器穿刺抽出,必要时置管引流。内侧引流管于术后 3 ~4 日拔除,腋窝引流管每天引流量少于 20ml 并持续 2 日以上时,可以拔除。发现创缘坏死时,局限后行坏死组织切除。

(二) 常见并发症的处理

1. 气胸 多因处理肋间穿动脉时止血钳尖不慎穿破胸膜而引起。气胸常为单侧,确诊后如肺萎缩较多,可作胸腔穿刺抽气,少量气胸可自行吸收。

2. 感染 乳癌根治术后,一旦感染,常较严重,这是因为手术时间长,皮瓣较薄,血运较差,腋窝淋巴结又被切除的缘故。故术后应常规加用抗生素预防。如发现皮瓣坏死,宜早期切除,必要时植皮。

3. 腋窝挛缩 感染、切口裂开和不合理的切口均可导致腋窝皮肤挛缩。挛缩轻时,可作“Z”形放置皮瓣修复;重时,可以切除瘢痕,作中厚皮片修复。

4. 上臂活动受限 切除胸大肌、胸小肌后会影响上臂活动,但如果术后 5 日开始锻炼,可以防止上臂活动受限。方法有:①上臂前后活动,并少许抬高,伸向头部。②逐渐加大向上的伸殿弧度。如这样坚持活动,在出院前即能基本自己梳头发和上下抬臂自如活动。

5. 上肢水肿处理 病侧上肢水肿是较常见的并发症,肥胖妇女更为常见。

(1) 种类:暂时性水肿,常因手术破坏大片软组织所致。可用弹力绷带包扎或加强锻炼活动。持久性(继发性)水肿,发生率占 10% ,可持续数月或数年;如术中发现腋窝淋巴结有转移或术后加用放射治疗,则更易发生。究其原因,第一种是血栓性静脉炎,可在术后 3 日起用预防性抗凝疗法治疗;第一种是静脉反流受阻,压力增高,抬高患肢可减轻症状;第二种是淋巴反流受阻与手术解剖、感染、腋窝积液、放射治疗反应有关,较难处理。

(2) 预防:术中注意仔细解剖腋窝,保护皮肤,防止切口感染,避免腋窝积液;放射治疗时防止发生皮肤炎;禁止患侧上肢输血、输液,术后适当锻炼、活动。其中重要的是防止切口感染。

(3) 治疗:轻型病人,可行向心性按摩,每日 1~2 小时。严重病人,可大量切除上肢的皮下脂肪组织,再用弹力绷带加压包扎,但这种方法破坏性较大。肥胖病人可用低盐食,并服适量利尿剂。各种理疗效果均欠理想。

(赵小波 侯令密)

第九节 NCCN 乳腺癌指南(2012 版)解读

美国国家癌症网(NCCN)每年更新乳腺癌综合治疗指南。结合我国国情,中国版的 2012 年乳腺癌综合治疗指南即将发布。

1. 影像检查手段的变更 指南中更新了 PET-CT 在乳腺癌中的应用原则。对于早期乳腺癌的分期,由于 PET-CT 在检测小肿瘤(<1cm)和/或低分级肿瘤中存在较高的假阴性率,同时在检测腋窝淋巴结转移状态的低敏感性以及可能的较高的假阳性率,因此不推荐使用 PET-CT 进行肿瘤分期。对于早期乳腺癌,建议准确的肿瘤分期还是应该采用肿瘤部位活检。

指南中增加了有关 MRI 在乳癌评估中的作用。对于考虑实行保留乳房手术的乳癌患者,建议应用 MRI 检查。应用 MRI 检查时强调必须用专门的乳腺检查线圈,并且要有多学科人员的团队参加,该影像检查团队应能够进行 MRI 引导下的活检手术。

当然,MRI 用于乳癌分期有局限性,主要因为有较高的假阳性率。因此对于乳腺钼靶检查或 B 超检查不能取得理想效果时,可以考虑应用 MRI 检查。此外,指南中还指出,MRI 可以用于其他分期研究,如对骨骼、腹部脏器分期的评估。

2. 指南关于腋窝淋巴结清扫方面的推荐有重大的变化,且早期乳腺癌系统分期也有重要的变更 不推荐某些患者腋窝淋巴结清扫,新版指南推荐对于早期乳腺癌患者,即使有淋巴结活检阳性,也可忽略腋窝清扫。理由很简单,旨在避免腋窝清扫带来的困扰终生的问题:相当一部分患者可因广泛淋巴结手术罹患上肢淋巴水肿,从而严重影响生活质量。如果是早期(T1~T2)乳腺癌,患者仅需行前哨淋巴结活检。

建议减少早期病变检测,对于Ⅰ~ⅡB 期乳腺癌,新版指南推荐,只有在有阳性症状和体征时,需进一步检查。主要变化在于,在缺乏症状和体征时,不再推荐早期乳腺癌常规系统分期,需要改变对早期乳腺癌进行一系列检测的观点。

只有有临床需要时,需对早期患者进行以下检测:局部骨骼疼痛或碱性磷酸酶升高,给予骨扫描;如果碱性磷酸酶升高、肝功能异常、腹部症状及腹部或骨盆查体异常,给予盆腔 CT 或 MRI 诊断;如果出现肺部症状,需行胸部 CT 诊断。

3. 化疗设立优先选择方案 早有 Meta 研究结果显示,对于年龄小于 70 岁的乳癌患者,术后应用 TAM 联合多药化疗能够明显降低复发和死亡风险。因此乳癌患者手术的全身治疗是需要的。对于全身治疗的选择,应该权衡每个患者复发风险、治疗可能带来的毒性风险和获益。今年美国 NCCN 指南与往年不同,对于术后辅助化疗方案不再是往年的逐个罗列方案,而是体现了优先原则。当然,所有方案仍是来源于Ⅲ期临床研究结果。

指南将术后辅助化疗方案分为两大类:优先选择方案和其他选择方案。优先选择方案包括 TAC 方案(多西紫杉醇+阿霉素+环磷酰胺),AC(阿霉素+环磷酰胺)序贯紫杉醇的剂量密度方案(2 周方案),AC 序贯每周紫杉醇方案,TC 方案(多西紫杉醇+环磷酰胺)和 AC 方案。美国 NCCN 指南委员会也对此分类进行了说明,指出优先原则是综合考虑了疗效、毒性和治疗方案时间安排确定的。这是一次尝试,这种分类的合理性、可操作性还有待评估。

对于术后化疗方案究竟遵循什么原则来选择,专家认为基于患者的复发风险来选择治疗方案可能更为合理。根据患者的复发风险不同进行乳癌患者的分类治疗。根据患者激素受体状态和 HER2 状态将患者分类,不同分类的乳癌考虑优先的术后辅助化疗方案,这样能更好地实现个体化原则。

4. HER2 阳性患者的靶向治疗 乳腺癌术后辅助生物治疗的代表药物是曲妥珠单抗,是以 HER2(人类表皮生长因子受体 2)为靶点的治疗。研究证实了曲妥珠单抗治疗能使 HER2 阳性乳癌患者复发风险下降 39% ~52% ,对 HER2 阳性患者的治疗具有里程碑意义。美国指南除继续保留曲妥珠单抗在前几年指南中的应用方案外,还与辅助化疗一样,给出了优先选择方案,即是 AC 序贯紫杉醇联合曲妥珠单抗方案和 TCH 方案(多西紫杉醇+卡铂+曲妥珠单抗)。TCH 方案特别之处在于它是一个不含蒽环类药物的方案,对于有心脏毒性高危风险的患者是个较佳选择。

总体而言,曲妥珠单抗的治疗时间是 1 年,但是在可选择方案中,美国 NCCN 指南仍然推荐了多西紫杉醇+曲妥珠单抗序贯 FEC 的 9 周曲妥珠单抗方案。有研究结果显示化疗联合曲妥珠单抗治疗较单用化疗改善了无远处转移患者生存率,但未改善总生存率;多西紫杉醇联合曲妥珠单抗与未用曲妥珠单抗相比改善了无远处转移生存率。但这一研究的样本量较小,其研究结果纳入 NCCN 指南是否合适值得考虑。

指南中对于腋结阴性的小肿瘤(0.6 ~1.0cm),如果 HER2 阳性,推荐使用曲妥珠单抗。研究发现,对于很早期的乳癌患者,HER2 阳性仍然是个不良的预后因素。而曲妥珠单抗能够改善 HER2 阳性患者的不良预后。当然,推荐的证据等级标注为 3 级,是因为目前没有随机临床研究<1cm 肿瘤应用曲妥珠单抗的作用。因此,此推荐在中国指南为谨慎推荐,同时强调考虑患者可能的心脏风险等因素,权衡利弊。

5. 辅助内分泌治疗原则明确 包括有 37 000 名患者的 55 个临床试验结果的荟萃分析得出的结论是:激素依赖型乳腺癌患者,术后 5 年 TAM 治疗可以减少 47% 的复发率和 26% 的死亡率,且疗效不依赖于年龄、月经状态、淋巴结是否有转移及既往是否曾接受化疗。这奠定了 TAM 作为激素依赖性乳腺癌患者术后辅助治疗的标准药物地位。

绝经前和围绝经期患者内分泌治疗,TAM 仍然是基本药物。卵巢抑制联合 TAM 与卵巢抑制联合 AI 疗效究竟如何,目前还无明确答案。

绝经后激素受体阳性患者,术后辅助内分泌治疗可以选择:

(1) 术后 5 年 AIs(阿那曲唑或来曲唑或依西美坦)。

(2) 已经用三苯氧胺 2 ~3 年的患者,可以换用依西美坦、阿那曲唑或来曲唑用满 5 年内分泌治疗。

(3) 已用三苯氧胺 5 年的患者,后续可强化使用阿那曲唑或来曲唑或依西美坦 5 年。

(4) 各种原因不能承受芳香化酶抑制剂治疗的患者,仍可以用三苯氧胺 5 年。

总之,乳腺癌治疗应该提倡遵循指南,规范治疗。针对不同阶段的乳癌,采取不同的治疗策略。

(赵小波)

第五篇　疝外科疾病

第一章　概　　述

腹外疝(abdominal external hernia)是由腹腔内脏器或组织连同腹膜壁层,经腹壁薄弱点或孔隙,向体表突出所致,其中以腹股沟疝发生率最高,占90%以上,股疝次之,占5%左右。较常见的腹外疝还有切口疝、脐疝和腹白线疝等。腹内疝是有脏器或组织进入腹腔内的间隙囊内,腹外疝远较腹内疝多见,在现代医学领域疝是一类疾病——疝病。

一、病　　因

疝的发生与该处腹壁强度降低和腹内压力增高两大因素有关。

1. 腹壁强度降低　属于解剖结构原因,是疝发生的基础,有先天性和后天性两种情况。先天性包括:①某些组织穿过腹壁的部位,如精索或子宫圆韧带穿过腹股沟管、脐血管穿过脐环等处;②腹白线因发育不全也可成为腹壁的薄弱点。后天性包括:手术切口愈合不良、外伤、感染、腹壁神经损伤、老年、久病、肥胖所致肌萎缩等。生物学研究发现,腹股沟疝病人体内腱膜中胶原代谢紊乱,可能也是其发病因素之一。

2. 腹内压力增高　是一种诱发因素。原因很多,如慢性便秘、慢性咳嗽、排尿困难(如包茎、良性前列腺增生)、腹水、妊娠、婴儿经常啼哭等都是引起腹内压力增高的常见原因。

二、病理解剖

腹外疝由疝环、疝囊、疝内容物和疝外被盖组成。①疝环:它是疝囊从腹腔突出的口,多呈环形,故称疝环,亦即腹壁薄弱或缺损处。②疝囊由疝囊颈和疝囊体组成,它是壁层腹膜的憩室样突出部。③疝内容物是坠入疝囊的腹腔内脏器或组织,以小肠最多见,其次为大网膜。④疝外被盖:指疝囊以外的腹壁各层组织,如皮下脂肪和皮肤(图5-1-1)。

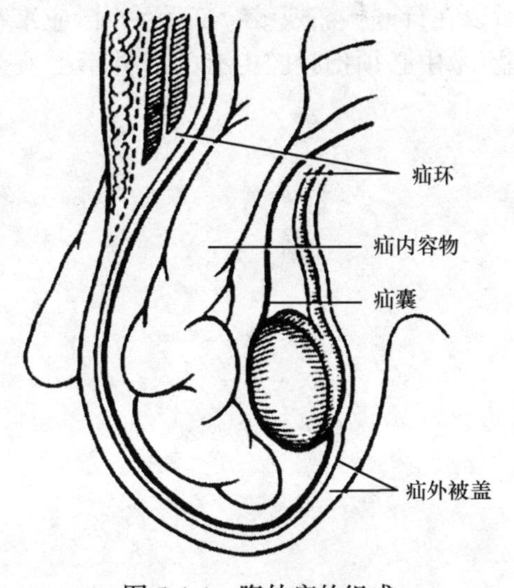

图5-1-1　腹外疝的组成

四、临床类型

根据疝的病理及有无血运障碍,腹外疝有以下分型:

(一)无血运障碍

1. 易复性疝(reducible hernia)　疝内容物易回纳入腹腔内的疝。

2. 难复性疝(irreducible hernia)　难复性疝是疝内容物不能回纳或不能完全回纳入腹

腔内的疝,但它并不引起腹痛、呕吐等严重症状。有些病程长、腹壁缺损大的巨大疝,因内容物较多,腹壁已完全丧失抵挡内容物突出的作用,或部分病程较长者因疝内容物进出,在疝囊壁反复摩擦而产生炎性反应,致疝内容物与疝囊粘连,也常难以回纳;此外少数病程较长的疝,因内容物不断进入疝囊时产生的下坠力量将囊颈上方的腹膜逐渐推向疝囊,尤其是髂窝区,后腹膜与后腹壁结合极为松弛,更易被推移,以至盲肠(包括阑尾)、乙状结肠或膀胱随之下移而成为疝囊壁的一部分。这种疝称为滑动疝,也属于难复性疝。

3. 嵌顿性疝(incarcerated hernia) 疝囊颈较小而腹内压突然增高时,疝内容物可强行扩张囊颈而进入疝囊,随后因囊颈的弹性收缩,将内容物卡住,使其不能回纳入腹腔称嵌顿性疝。嵌顿性疝的主要病理特征是肠管受压梗阻,但其供应的动静脉血运尚未受阻。嵌顿性疝可造成嵌顿的近端与远端肠袢内腔同时完全性梗阻,所以属于闭袢性肠梗阻,因而也叫嵌闭性疝。

(二) 有血运障碍

绞窄性疝(strangulated hernia)肠管:嵌顿如不及时解除,肠壁及其系膜受压情况则不断加重可使动脉血流减少,最后导致血运完全阻断即为绞窄性疝。

肠管嵌顿或绞窄时,可导致急性机械性肠梗阻。但有时嵌顿的内容物仅为部分肠壁,系膜侧肠壁及其系膜并未进入疝囊,肠腔并未完全梗阻,这种疝称为肠管壁疝或 Richter 疝。如嵌顿的小肠是小肠憩室(通常是 Meckel 憩室),则称为 Littre 疝。嵌顿的内容物通常为一段肠管,有时为几段肠管嵌顿形成几个肠袢,形如 W 形,各嵌顿肠袢之间的部分肠管可隐藏在腹腔内,这种情况称为逆行性嵌顿疝或 Maydl 疝。

临床上,绞窄是嵌顿的进一步发展,是不能截然分开的两个连续性阶段。疝嵌顿或绞窄后有三大主要表现:①疝块突然出现,伴有明显疼痛,与往常不同,不能回纳入腹腔;②疝块较实、变硬、有明显压痛,嘱患者咳嗽时疝块无冲击感;③出现急性机械性肠梗阻症状。所以在行嵌顿疝或绞窄疝手术时,应准确判断肠管活力,特别要警惕有无逆行性嵌顿疝可能,术中必须把腹腔内有关肠袢牵出检查,以防遗漏坏死肠管。

第二章 腹股沟疝

腹股沟疝俗称“疝气”，分为斜疝和直疝两种。疝囊经腹壁下动脉外侧的腹股沟管深环突出，向内、向下、向前斜行经过腹股沟管，再穿出腹股沟管浅环，并可以进入阴囊，称为腹股沟斜疝(indirect inguinal hernia)。疝囊经过腹壁下动脉内侧的直疝三角由后向前突出，不经过内环，也不进入阴囊，称为腹股沟直疝(direct inguinal hernia)。斜疝最多见，约占腹股沟疝的85% ~95%。腹股沟疝中男性占大多数，男女发病率之比约为15∶1。

一、发病机制

1. 腹股沟斜疝 先天性解剖异常。胚胎早期，睾丸位于腹膜后第2~3腰椎旁，以后逐渐下降，同时在未来的腹股沟管深环处带动腹膜、腹横筋膜以及各腹壁肌经腹股沟管逐渐下移，并推动皮肤而形成阴囊。随之下移的腹膜形成一鞘状突，睾丸则紧贴在其后壁。鞘状突下段在婴儿出生后不久成为睾丸固有鞘膜，其余部分即自行萎缩闭锁而遗留一纤维索带。如鞘突未闭或闭锁不完全，就成为先天性斜疝的疝囊。右侧睾丸下降比左侧略晚，鞘突闭锁也较迟，故右侧腹股沟疝较多。后天性斜疝较先天性者为多，起发病机制则完全不同，它是因为腹股沟区存在着解剖上的缺陷所致。

2. 腹股沟直疝 绝大多数属后天性，主要病因是腹壁发育不健全、腹股沟三角区肌肉和筋膜薄弱。

二、分型

(1) 中华医学会外科学分会疝和腹壁外科学组(2003年)根据疝环缺损大小、疝环周围腹横筋膜的坚实程度和腹股沟管后壁的完整性，把腹股沟疝分为四型。

Ⅰ型：疝环缺损直径≤1.5cm(约一指尖)，疝环周围腹横筋膜有张力，腹股沟管后壁完整。

Ⅱ型：疝环缺损直径1.5~3.0cm(约两指尖)，疝环周围腹横筋膜存在，但薄且张力降低，腹股沟管后壁已不完整。

Ⅲ型：疝环缺损直径≥3.0cm(大于两指)，疝环周围腹横筋膜薄而无张力或已萎缩，腹股沟管后壁明显缺损。

Ⅳ型：复发疝。

(2) Gilbert分级(1988)：1型，腹股沟斜疝，内环口小于一指，腹横筋膜和腹股沟管后壁完整；2型，腹股沟斜疝，内环口介于一指和二指之间，腹横筋膜和腹股沟管后壁欠完整；3型，腹股沟斜疝，内环口大于二指，腹横筋膜和腹股沟管后壁不完整；或疝囊进入阴囊；4型，腹股沟直疝，内环口大于二指，腹横筋膜和腹股沟管后壁不完整；5型，腹股沟直疝，内环口小于二指，腹横筋膜和腹股沟管后壁不完整；6型，马鞍疝(同时合并直疝和斜疝)；7型，股疝。

三、解　　剖

（一）腹股沟区解剖层次

1. 范围　上界：髂前上棘到腹直肌外缘；下界：腹股沟韧带；内界：腹直肌外侧缘。

2. 腹股沟区的腹壁层次，由浅及深有以下各层

（1）皮肤、皮下组织和浅筋膜。

（2）腹外斜肌：在髂前上棘与脐之间连线以下移行为腱膜，即腹外斜肌键膜。

（3）腹内斜肌和腹横肌：腹内斜肌在此区起自腹股沟韧带的外侧 1/2。

（4）腹横筋膜：位于腹横肌深面。其下面部分的外侧 1/2 附着于腹股沟韧带，内侧 1/2 附着于耻骨梳韧带。腹横筋膜与包裹腹横肌和腹内斜肌的筋膜在弓状下缘融合，形成弓状腱膜结构，称为腹横肌腱膜弓；腹横筋膜至腹股沟韧带向后的游离缘处加厚形成髂耻束，疝修补术中特别重视腹横肌腱膜弓和髂耻束。

（5）腹膜外脂肪和腹膜壁层：腹膜外脂肪层又称腹膜外筋膜，位于腹横筋膜与壁腹膜之间，在腹壁下部特别是腹股沟区脂肪组织较多。在现代疝修补术中，特别强调腹膜前间隙（又称 Bogros 间隙）这一结构。腹膜前间隙是指壁腹膜和腹横筋膜间的间隙。由于这个间隙内没有血管及神经等实质性结构，只有少量疏松的脂肪组织散在其中。由于壁腹膜容易剥离，在腹股沟疝无张力疝修补术中常在此间隙分离，一般不需进入腹膜腔，经腹膜外入路即可施行，因此 Bogros 间隙是行腹股沟疝无张力修补术补片放置的理想之处。

由此可见，在腹股沟内侧 1/2 部分，腹壁强度较为薄弱，因为该部位在腹内斜肌和腹横肌的弓状下缘与腹股沟韧带之间有一空隙，这就是腹外疝好发于腹股沟区的重要原因。

（二）腹股沟管解剖

腹股沟管（也即腹股沟盒）位于腹前壁、腹股沟韧带内上方，大体相当于腹内斜肌、腹横肌弓状下缘与腹股沟韧带之间的空隙。成年人腹股沟管的长度为 4 ~ 5cm。腹股沟管的内口即深环，又称内环；外口即浅环，又称外环或皮下环。它们的大小一般可容纳一指尖。腹股沟管以深环为起点，由外上向内下、由深向浅斜行走行，其前壁有皮肤、皮下组织和腹外斜肌腱膜，但外侧 1/3 部分尚有腹内斜肌覆盖，后壁为腹横筋膜和腹膜，其内侧 1/3 尚有腹股沟镰；上壁为腹内斜肌、腹横肌的弓状下缘；下壁为腹股沟韧带和腔隙韧带。女性腹股沟管内有子宫圆韧带通过，男性则有精索通过（图 5-2-1）。

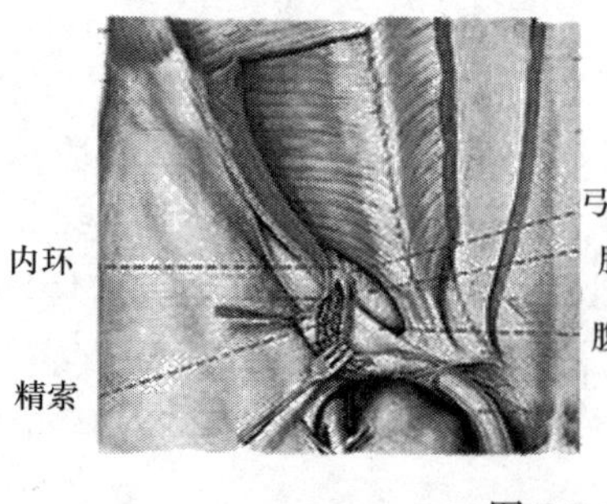

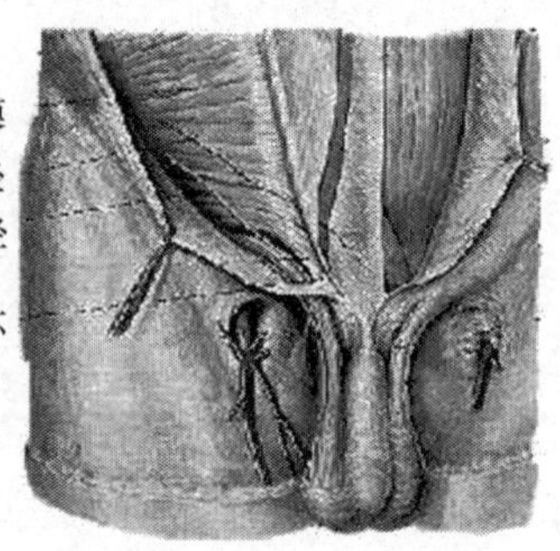

图 5-2-1　男性右侧股沟管解剖

（三）直疝三角（Hesselbach 三角，海氏三角）

外侧边是腹壁下动脉，内侧边为腹直肌外侧缘，底边为腹股沟韧带。此处腹壁缺乏完整的腹肌覆盖，且腹横筋膜又比周围部分薄，故易发生疝，腹股沟直疝即在此由后向前直接突出，故称直疝三角。

（四）腹股沟区解剖学的再认识

1. 耻骨肌孔 腹股沟管后壁存在一个薄弱的区域，仅由腹横筋膜来加强。法国 Fruchard 医生将此区域称为耻骨肌孔，它是一个位于下腹前壁与骨盆相连水平的卵圆形裂孔。耻骨肌孔内侧为腹直肌，外侧为髂腰肌，上界为腹内斜肌及腹横肌的弓状下缘，下界为耻骨上支及 Cooper 韧带，股沟韧带和髂耻束横跨并分隔这个区域，精索、股血管和股神经穿行其中，后壁为腹横筋膜。所有的腹股沟疝都是由于耻骨肌孔薄弱引起。腹股沟区各型疝可以通过修复全部或部分耻骨肌孔来治疗。

2. 联合肌腱 解剖学和临床均发现，真正的由腹内斜肌腱膜止点纤维和腹横肌组成的联合肌腱并不多见，仅有 5% 存在联合肌腱。实际上疝修补手术中使用的联合肌腱最常见情况是仅由腹横肌腱膜纤维组成，即腹股沟镰。

3. 髂耻束 是一结缔组织纤维束，它是腹横肌的一部分。髂耻束位于腹股沟韧带的深面，并与腹股沟韧带相融合，参与腹股沟管后壁的组成。其内侧附着于耻骨上支，外侧止于髂耻弓并覆盖髂腰肌，其间有股神经、股血管和股管穿过。髂耻束是一个坚强的带，其强度足以承受疝修补时的缝线拉力，在腹腔镜疝修补术中的重要意义在于它构成“疼痛三角”的上界，在此三角内有髂腹股沟神经通过，如果在髂耻束下用钉固定网片时，就有损伤神经的危险。

四、临床表现

1. 可复性疝 可因疝囊大小或有无并发症而异。表现为腹股沟区出现一可复性肿块，开始肿块较小，仅在患者站立、劳动、行走或患儿啼哭时出现，平卧或用手推压时肿块可自行回纳入腹而消失不见。一般无特殊不适，仅偶尔伴局部胀痛和牵涉痛。随着疾病的发展，肿块可逐渐增大，自腹股沟下降至阴囊内或大阴唇，行走不便和影响劳动。肿块呈带蒂柄的梨形，上端狭小，下端宽大。平卧时肿块可自行消失或用手将肿块向外上方轻轻挤推则肿块向腹腔内回纳消失，常因疝内容物为小肠而听到咕噜声。疝块回纳后，检查者可用食指尖经阴囊皮肤沿精索向上伸入扩大的外环，嘱患者咳嗽，则指尖有冲击感。有的隐匿性腹股沟斜疝，可以通过此试验，确定其存在。检查者用手指紧压腹股沟管内环，然后嘱患者用力咳嗽，斜疝肿块并不出现，若一旦开手指，则可见肿块从腹股沟中点自外上方向内下突出。这种压迫内环试验可用来鉴别斜疝和直疝，后者在疝块回纳后，用手指紧压住内环嘱患者咳嗽时，疝块仍可出现。难复性斜疝在临床表现方面除胀痛稍重外，其主要特点是疝块不能完全回纳。

2. 滑动性疝 往往表现为较大而不能完全回纳的难复性疝。滑出腹腔的脏器常与疝囊前壁发生粘连。临床上除了肿块不能完全回纳外，尚有消化不良和便秘等症状。滑动性疝多见于右侧，左右两侧发病率之比约为 1∶6。在临床工作中应对这一特殊类型的疝有所认识，否则在手术修补时，滑出的盲肠或乙状结肠、膀胱等器官可能被误认为疝囊的一部分而被切开。

3. 嵌顿性疝 常发生在强力劳动或排便等腹内压骤增时，通常都是斜疝。临床上常表现为疝块突然增大,并伴有明显疼痛。平卧或用手推送肿块不能使之回纳。肿块紧张发硬,且有明显触痛。嵌顿的内容物若为大网膜,局部疼痛常轻微;如为肠袢,不但局部疼痛明显,还可伴有阵发性腹部绞痛、恶心、呕吐、腹胀等机械性肠梗阻的病征。疝一旦嵌顿,自行回纳的机会较小;多数患者的症状逐步加重,如不及时处理,终将成为绞窄性疝。肠管壁疝嵌顿时,由于局部肿块不明显,又不一定有肠梗阻表现,容易被忽略。

4. 绞窄性疝 临床症状多较严重,但在肠袢坏死穿孔时,疼痛可因疝块压力骤降而暂时有所缓解。因此,疼痛减轻而肿块仍存在者,不可认为是病情好转。绞窄时间较长者,由于疝内容物发生感染,侵及周围组织,引起疝外被盖组织的急性炎症。严重者可发生脓毒症,甚至出现感染性休克征象。

5. 腹股沟直疝 主要表现为腹股沟区可复性肿块,呈半球形,位于耻骨结节外上方,无疼痛及其他不适。当站立时,疝块即刻出现,平卧时消失。肿块不进入阴囊,由于直疝颈部宽大,极少嵌顿。疝内容物常为小肠或大网膜,膀胱有时可进入疝囊,成为滑动性直疝,还纳后可在腹股沟三角区直接扪及腹壁缺损。用手指在腹壁外紧压内环,让患者起立咳嗽,仍有疝块出现,可与斜疝鉴别。双侧直疝者疝块常于中线两侧互相接近。

腹股沟斜疝和直疝的鉴别见表 5-2-1。

表 5-2-1 腹股沟斜疝和直疝的鉴别

	斜疝	直疝
发病年龄	多见于儿童及青壮年	多见于老年人
突出途径	经腹股沟管突出,可进阴囊	由直疝三角突出,不进阴囊
疝块外形	椭圆或梨形,上部呈蒂柄状	半球形,基底较宽
回纳疝块后压住深环	疝块不再突出	疝块仍可突出
精索与疝囊的关系	精索在疝囊后方	精索在疝囊的前外方
疝囊颈与腹壁下动脉的关系	疝囊颈在腹壁下动脉外侧	疝囊颈在腹壁下动脉内侧
嵌顿机会	较多	极少

五、诊断及鉴别诊断

(一) 诊断

重要的临床表现是腹股沟区有一突出的肿块。有的病人开始时肿块刚进入腹股沟管,肿块较小,疝环处仅有轻度坠胀感,此时诊断较为困难;可嘱病人改变体位,观察肿块大小变化或做 B 超鉴别。一旦肿块明显,并穿过浅环进入阴囊,诊断就较容易。

(二) 鉴别诊断

1. 睾丸鞘膜积液 鞘膜积液主要表现为肿块完全局限在阴囊内,不能回纳入腹腔。可清楚地摸到肿块的上界。透光试验多为阳性,而疝块则不能透光。但要注意,婴幼儿的疝块,因肠管组织菲薄,常能透光。而腹股沟斜疝,则可在肿块后方扪及实质感的睾丸;鞘膜积液时,睾丸在积液中间,不能扪及实质感的睾丸。

2. 精索鞘膜积液 肿块较小,在腹股沟管内,不随体位改变肿块大小发生变化。牵拉同侧睾丸可见肿块移动。

3. 交通性鞘膜积液 肿块的外形与睾丸鞘膜积液相似,透光试验也为阳性。肿块在早晨起床时不存在，但起床后或站立活动时肿块缓慢地出现并增大。平卧或睡觉后肿块逐渐缩小，挤压肿块，其体积也有逐渐缩小。

4. 睾丸下降不全　腹股沟管内下降不全的睾丸可被误诊为斜疝或精索鞘膜积液。睾丸肿块较小，挤压时可出现特有的胀痛感。有时肿块可推送入腹腔，特别易误诊为斜疝。如患侧阴囊内无睾丸，则诊断更明确。

5. 急性肠梗阻　肠管被嵌顿的疝可伴发急性肠梗阻，但不应仅满足于肠梗阻的诊断而忽略疝的存在，尤其是病人比较肥胖或疝块较小时，疝块不易被发现。

6. 冷脓肿　腰椎结核脓肿可沿腰大肌扩展到患侧腹股沟而在该区形成一液性肿块，无明显炎症表现。肿块有波动感，位于腹股沟韧带下方，股动脉外侧。B 超可鉴别。

六、治　　疗

除部分婴幼儿外，腹股沟疝一般不能自愈，治愈的方法是手术，除少数特殊情况外，腹股沟疝一般均应尽早手术治疗。

(一) 非手术治疗

适用于一岁以下婴幼儿及年老体弱或伴有其他严重疾病而有手术禁忌者。婴幼儿腹肌可随躯体生长逐渐强壮，疝有自行消失的可能。而后者则可用疝带治疗，将医用疝带的软垫压着疝门区，以堵住疝块突出的门户。

(二) 手术治疗

目前普遍认为手术可能是唯一能治愈成年腹股沟疝的有效方法。如有慢性咳嗽、排尿困难、严重便秘、腹水等腹内压力增高的情况，或合并糖尿病，手术前应先予处理，以去除疝修补术后复发的诱因。手术方法有传统的疝修补术、无张力疝修补术、腹腔镜疝修补术三种。

1. 传统的疝修补术　基本原则是疝囊高位结扎及腹股沟管管壁的修补加强。

(1) 疝囊高位结扎：分离疝囊、显露疝囊颈，并在此予以高位结扎，然后切去多余疝囊；大疝囊不需完全游离，予横断处理后近端游离至疝囊颈部予以高位结扎即可。婴幼儿的腹肌在发育中可逐渐强壮而使腹壁加强，单纯疝囊高位结扎即可，不需施行修补术。绞窄性疝因有肠坏死，局部感染严重，往往也采取单纯疝囊高位结扎，不宜施行修补术，或仅用可吸收线简单缝合腹横筋膜数针，较大的腹壁缺损宜在以后另做择期手术处理。

(2) 加强或修补腹股沟管管壁是修补术中的重要步骤。成年腹股沟疝行单纯疝囊高位结扎不足以预防腹股沟疝的复发，只有在疝囊高位结扎后，修补薄弱的腹股沟管前壁或后壁，疝才有可能得到治愈。基本方法如下：

1) 腹股沟盒前壁的修补方法：常用 Ferguson 法。它在精索前方将腹内斜肌和腹横肌弓状下缘缝至腹股沟韧带上，以消灭弓状下缘与腹股沟韧带之间的空隙。适用于腹横筋膜无显著缺损、腹股沟盒后壁尚健全的儿童和青年人的小疝囊。

2) 腹股沟盒后壁的修补方法：常用的有四种方法：① Bassini 法，临床最常应用，它游离并提起精索，在其后方把腹内斜肌和腹横肌弓状下缘缝至腹股沟韧带上，将精索置于腹内斜肌与腹外斜肌腱膜之间。②Halsted 法，与上法很相似，只是把精索移于皮下，把腹外斜肌腱膜也在精索后方缝合。③McVay 法，它是在精索后方把腹内斜肌和腹横肌弓状下缘缝至耻骨梳韧带上。适用于后壁薄弱严重病例，它还可预防术后股疝发生，也适用于股疝的修补。④Shouldice 法,它将腹横筋膜自耻骨结节向内环处切开,然后将切开的两叶腹横筋膜予以重叠缝合,然后按 Bassini 法将腹内斜肌和腹横肌弓状下缘缝于腹股沟韧带深面。这样既加强了内环,又修补了腹股沟盒薄弱的后壁,术后复发率较低。

2. 无张力疝修补术(tension-free hernioplasty) 目前无张力疝修补术已被广大外科医师认同,并被广泛应用。它克服了传统疝修补术存在的缝合张力大、术后手术部位牵扯感,以及术后复发率高等缺点。它是在无张力情况下,利用人工高分子修补材料进行缝合修补,具有术后疼痛轻、恢复快、复发率低等优点。无张力疝修补术分为两大类。

(1) 针对腹股沟盒后壁的无张力修补,包括:①平片无张力疝修补术(Lichtenstein 手术),于精索后方置入一适当大小的补片,沿腹股沟管后壁边缘展平并固定。②疝环充填式无张力疝修补术(Rutkow 手术),用一个锥形网塞置入已还纳疝囊的疝环中,四周予以固定,再于精索后方置入补片并固定,以加强腹股沟盒后壁。③网塞修补术(Millikan 手术):它是在 Rutkow 手术基础上的改进,其实质是将网塞外瓣置于腹膜前间隙,缝合固定内瓣,使网塞修补成为腹膜前修补。

(2) 针对耻骨肌孔的腹膜前间隙修补,包括:①巨大补片加强内脏囊手术(giant prosthetic reinforcement of the visceral sac,GPRVS),又称 Stoppa 手术,它是在腹膜前间隙(Bogros 间隙)平整的置入一块较大的补片,以覆盖整个耻骨肌孔及潜在的缺损与薄弱处,它有两种途径:经腹股沟区切口前入路途径和经下腹正中切口或下腹横切口的后入路途径。②双层补片修补术,超普疝装置(UHS),改良 Kugel(简称 MK)等。它是在 Stoppa 手术的基础上,在腹横筋膜前方精索后方再以补片覆盖。它针对腹横筋膜前间隙及后间隙的修补,称为“双保险手术”。

3. 经腹腔镜疝修补术(laparoscolc inguinal herniorrhaph,LIHR)

(1) 方法分类:①经腹腹膜前修补术(transabdominal preperitoneal approach,TAPA),经腹腔内切开腹膜,将补片置入腹膜前间隙,完全覆盖患侧耻骨肌孔,再缝合腹膜。②全腹膜外修补术(totally extrperitoneal,TEP),经脐下腹膜前间隙建立气腹,置入补片完全覆盖耻骨肌孔。③经腹腔内补片置入术(intraperitoneal onlay mesh technique,IPOM),经腹腔内置入防粘连补片,覆盖耻骨肌孔并固定。它不提倡用于初发疝的治疗,但对于多次复发的病人可能是最佳的选择。④单纯疝环缝合法,经腹腔内疝囊高位结扎,未对腹股沟盒后壁进行修补。

(2) 优缺点:前三种方法的基本原理是从后方用网片加强耻骨肌孔这一薄弱区域,最后一种方法是用钉或缝线使内环缩小,只用于小儿或疝囊较小的斜疝病人。经腹腔镜疝修补术具有切口美观、术后疼痛轻、恢复快、复发率低、无局部牵扯感等优点,同时能检查对侧腹股沟区,并有可能发现亚临床的对侧疝并同时施以修补。对复发疝,行腹膜前间隙修补尤其方便。但因其对手术技术和设备要求高、需全身麻醉、手术费用高等原因,对已经掌握腹股沟疝修补术并具备相当经验的外科医生可以采用该项技术。

腹股沟疝无张力修补材料种类及修补术式繁多,各具其优缺点和适用范围。目前还没有适用于各类腹股沟疝的金标准术式。具体到某个患者的术式选择,需根据患者的要求、医院的硬件设施以及手术医师的技术综合考虑,个体化应用。

(三) 人工高分子修补材料

人工高分子修补材料主要有可吸收材料、不可吸收材料以及复合型疝修补材料三大类。不可吸收的修补材料有早期的聚酯涤纶补片和目前广为采用的聚丙烯补片(PPM),以及在腹腔内不易形成粘连的膨化聚四氟乙烯补片(e-PTFE)。不可吸收修补材料,如聚丙烯补片,目前向更轻、更薄的方向发展。可吸收修补材料因手术后修补材料被逐渐吸收,易导致疝复发,目前应用较少。仅在某些特殊情况下,如创面有感染而又必须临时恢复腹壁连续性时使用,但往往易形成腹壁疝,还需用不可吸收材料行二期修补手术。复合型疝修补材料充分利用不同材料的特点复合而成,主要有由不可吸收的聚丙烯材料与可防粘连的e-PTFE材料复合而成,如Bard公司的Composix补片;以及由不可吸收的聚丙烯补片与可吸收修补材料复合而成,如Johnson&johnson公司的proceed网片。目前还没有最理想的人工修补材料,其发展方向已向着微创、操作简便、使患者感觉舒适、并发症少、质量轻、可吸收方向发展。

人工高分子修补材料属异物,有潜在的排异反应和感染的可能。修补材料品种繁多,价格高低不等,临床上应注意适应证并酌情选择适当修补材料。

(四)嵌顿性和绞窄性疝的处理原则

嵌顿性疝原则上需要紧急手术处理,但有的病例可先试行手法复位:①嵌顿时间成人不超过3~4小时,婴幼儿不超过12小时,局部症状不明显,也无腹部压痛或腹肌紧张等腹膜刺激征者。②年老体弱或伴有其他较严重疾病而估计肠袢尚未绞窄坏死者。手法复位前宜注射吗啡或哌替啶,以止痛和镇静,并使腹肌松弛。复位方法是让病人取头低足高仰卧位,用一手托起阴囊,持续缓慢地将疝块推向腹腔,同时用另一手轻轻按摩疝门以协助疝内容物回纳。切忌复位手法粗暴以免挤破嵌顿肠管。对于手法复位成功的病人应密切观察腹部情况,注意有无腹膜炎、肠梗阻、粪便带血以及发热等表现。如有这些表现,应尽早手术探查。手法复位带有一定危险性,所以要严格掌握手法复位的指征。

嵌顿性疝应积极做好必要的术前准备,为防止疝内容物坏死必须紧急手术治疗,绞窄性疝的内容物已坏死,更需手术。手术的关键是嵌顿解除后正确判断疝内容物活力。在松解嵌顿的疝环时,必须在清楚的目视下以分离钳引导,耐心的自外向内剪开,切忌盲目进行,以免误伤肠管或腹壁下血管。然后根据病情确定处理方法,如松解疝嵌顿后肠管颜色转红,则肠管尚具有活力,可将其送回腹腔,按一般易复性疝处理。若肠管呈紫黑色,刺激后无蠕动和相应肠系膜内无动脉搏动者,即为肠坏死。则应行该段肠管切除术。不能肯定是否坏死时,可在其系膜内注射0.25%~0.5%普鲁卡因50~60ml或0.5%~1%利多卡因20~30ml,再用温热等渗盐水纱布湿敷该段肠管,观察10~20分钟后。如果肠壁转为红色,则肠管尚具有活力,可回纳腹腔。如果肠管确已坏死,则应行该段肠管切除术。若病人情况差,不允许做肠吻合时,在切除坏死肠管后,则行远端肠管封闭,近端肠管造瘘术。术中处理中应注意:①如嵌顿的肠袢较多,应警惕Maydl疝的可能。必须将腹腔内的中间肠袢拖出检查,以防遗漏坏死的肠袢。②若嵌顿时间较长,坏死的肠管较多时,在松解嵌顿后,要警惕肠毒素进入全身血液循环,引起严重中毒,甚至休克。③切勿把活力可疑的肠管送回腹腔内。④有的嵌顿性或绞窄性疝在临手术时因麻醉的作用疝内容物自行回纳入腹腔内,术中应逐一将肠管拖出检查,直到找到有卡压痕迹的肠管或坏死肠管,必要时另做腹部切口探查。⑤绞窄疝伴肠穿孔者原则上只行疝囊高位结扎,一般不宜作疝修补术。

(五)复发性腹股沟疝的处理原则

腹股沟疝修补术后发生的疝称复发性腹股沟疝(简称复发疝)。

1. 分类 包括如下三种情况。

（1）真性复发疝：由于手术时技术上的问题或病人自身的原因，在原疝手术的部位再次发生疝。在疝的类型上，也与初次手术的疝相同。

（2）遗留疝：也称伴发疝，在疝手术时，仅处理了较大的疝，而在同一区域还存在另外的疝。由于伴发疝较小，术前未发现，手术中也未进行彻底的探查，成为遗留的疝。如右侧腹股沟斜疝伴发右侧腹股沟直疝等。

（3）新发疝：疝修补手术中彻底探查并排除了伴发疝，疝修补手术也是成功的。若干时间后在另一解剖部位又发生了疝，称为新发疝。

疝的类型与初次手术的疝相同或不相同，从病因、发病时间及解剖学等方面来看，上述三种情况并不完全相同，处理也应有所区别。但在临床实际工作中，再次手术前有时很难确定复发疝的类型。再次手术中，由于前次手术的分离、瘢痕形成，局部解剖层次发生不同程度的改变，要区分复发疝的类型有时也不容易，实际上也并非必要。

2. 疝再次修补手术的基本要求

（1）由具有丰富经验的、能够做不同类型疝手术的医师施行。

（2）所采用的手术步骤及修补方式只能根据每个病例术中所见采用个体化治疗，若初次手术使用传统方法，如 Bassini 或 McVay 法，再手术时应采用无张力疝修补术；若初次手术是采用前入无张力路修补途径，再手术时应避开原手术瘢痕区宜采用后入路修补，经下腹正中切口或横切口，甚至经腹腔镜于腹膜前间隙置入一较大的补片，以覆盖整个耻骨肌孔；若以前经历了若干次疝修补手术，再手术则以巨大补片加强内脏囊的 Stoppa 手术为宜。甚至可用腹腔内置入一防粘连补片，以覆盖患侧耻骨肌孔而行疝修补。

第三章 股 疝

疝囊经股环、股管向卵圆窝突出的疝，称为股疝(femoral hernia)。股疝的发病率约占腹外疝的3% ~5%，多见于中年以上妇女。

一、病 因

在腹内压增高的情况下，尤其在妊娠时，股管上口的腹膜被下坠的腹内脏器推向下方，经股环进入股管突向卵圆窝而形成股疝。女性骨盆较宽阔，联合肌腱及陷窝韧带较薄弱，以致股管上口宽大松弛，加上妊娠等腹内压增高的诱因，使下坠的腹内脏经股环进入股管，突向卵圆窝，故女性多见。股疝容易嵌顿，在腹外疝最多，可高达60%。股疝一旦嵌顿，可迅速发展为绞窄性疝，应尽早手术处理。

二、股管解剖

位于股鞘的内侧份，为一个狭长的漏斗形筋膜囊。长约1 ~1.5cm，内含脂肪、疏松结缔组织和淋巴结。股管上口为股环，直径约1. 5cm，有股环隔膜覆盖；前界为腹股沟韧带，后界为耻骨梳韧带，内侧界为腔隙韧带，外侧界为股静脉。股管下口与卵圆窝相连。下肢大隐静脉经卵圆窝进入股静脉。

三、诊断及鉴别诊断

(一) 诊断

在腹股沟韧带下方卵圆窝处有一半球形的质软包块。平卧时可消失，但有时疝内容物不能完全消失，诊断一般不难。由于女性骨盆较宽，腹股沟韧带深面的间隙亦较宽，因此女性易诱发股疝，且半数的股疝可并发嵌顿和绞窄。因此，在对急腹痛或绞窄性肠梗阻病人的诊断中要注意检查，不应遗漏腹股沟及股部。要特别注意，若腹股沟疝行无张力疝修补术后，在原手术区域附近又发生疝，要警惕新发股疝可能。

(二) 股疝应与下列疾病进行鉴别

1. 腹股沟斜疝 腹股沟斜疝位于腹股沟韧带上方，而股疝则位于腹股沟韧带下方，鉴别一般不难。有的股疝除疝块的一部分位于腹股沟韧带下方以外，一部分有可能在皮下伸展至腹股沟韧带上方。用手指探查腹股沟管外环(浅环)是否扩大，有助于两者的鉴别。有时须术中探查才能明确。

2. 脂肪瘤 在腹股沟韧带下方卵圆窝处有一质软包块，活动度大。股疝包块基底固定而不能被推动，且基底与股管相连。在疝内容物回纳后，局部肿块有缩小，但不一定完全消失。因股疝疝囊外常有一增厚的脂肪组织层，这种脂肪组织有被误诊为脂肪瘤的可能。

3. 肿大的淋巴结 嵌顿性股疝常误诊为腹股沟区肿大淋巴结，行手术治疗。

4. 大隐静脉曲张结节样膨大 在卵圆窝处，大隐静脉曲张结节样膨大性肿块在站立或咳嗽时肿块明显增大，平卧时消失，可误为可复性股疝。但静脉曲张结节样膨大性肿块质地柔软，同时伴有下肢其他部分静脉曲张。

5. 髂腰部结核性脓肿 脊柱结核所致冷脓肿可沿腰大肌流注至纵行腹股沟区，而形成一肿块。腹股沟区肿块咳嗽可有冲击感，平卧时肿块也可部分缩小，易被误诊为股疝。但它多位于腹股沟的外侧部并有波动感，超声波检查为液性包块。检查脊柱常可发现腰椎有病征。

四、治　　疗

股疝应早期手术治疗。因股疝易嵌顿，一旦嵌顿又可迅速发展为绞窄性。最常用的手术是 McVay 修补法，它既加强腹股沟管后壁同时还堵住了股环。也可采用把腹股沟韧带内侧下缘、腔隙韧带和耻骨肌筋膜缝合在一起，以关闭股环，但要警惕股静脉受压。目前临床上常采用无张力疝修补术，将补片下缘缝合于耻骨梳韧带上，补片上缘缝于腹内斜肌和腹横肌弓状下缘。近年来，腹膜前间隙修补则更符合解剖生理，有利于防止复发。经腹腔镜行腹膜前间隙修补术也可采用，但往往需在股部另开口处理疝囊。

第四章　其他腹外疝

一、腹壁切口疝

切口疝(incisional hernia)一般见于腹部,是腹部手术的常见并发症。切口疝是腹腔内脏器或组织经腹部手术切口或切口旁突出于体表的疝。临床比较常见,占腹外疝的第三位。腹部手术后如切口一期愈合,其发病率通常在1%以下;但若切口发生感染,则切口疝发病率可达10%;切口裂开者甚至高达30%。

(一) 发病因素

1. 切口感染　腹壁切口感染可使一些腹壁组织坏死导致腹壁部分组织薄弱或缺损。在腹内压作用下腹内脏器或组织经腹壁薄弱组织或缺损突出体表而形成疝。

2. 腹壁切口因素　切口疝以腹壁纵向切口最常见,这是因为纵向切口开腹时,切断了支配腹肌的肋间神经,导致切口内侧腹肌萎缩而诱发切口疝。

3. 引流因素　腹部手术后引流物选择或留置不当,以及引流物未及时拔除都可影响引流孔的愈合,使腹壁留下一薄弱区域。

4. 手术操作及麻醉　在缝合腹部切口时,手术操作粗糙,未予依次分层缝合,错将不同组织缝合甚至在缝合腹直肌鞘或腹白线时因显露不清漏针。当麻醉过浅时腹肌紧张度高,缝合切口时强行拉拢,易致创缘撕裂。这些都可直接导致腹壁薄弱或缺损。

5. 影响切口愈合因素　高龄、肥胖、营养不良、腹壁相对薄弱、腹水、腹内压增高、长期应用肾上腺素皮质激素、糖尿病等。

(二) 临床表现及诊断

腹壁切口疝的主要症状是腹壁切口瘢痕区出现腹壁膨隆或肿块,在站立或用力时更为明显,平卧休息时缩小或消失。肿块较软。疝内容物若为肠管时,挤压肿块常可感到肠管内有气体窜动。较大的切口疝常伴有食欲减退、恶心、便秘、腹部隐痛、肠鸣音增多等表现。切口疝疝囊多数不完整,疝内容物常与腹膜外腹壁组织发生粘连,因而多表现为难复性疝,有时还伴不完全性肠梗阻。嘱病人平卧,疝块复位后用手指伸入腹壁缺损部位,一般可扪及疝环边缘,可明确腹壁缺损的大小。

切口疝的疝环通常比较宽大,发生嵌顿机会较少。但也有切口疝的疝环较小,特别是近年来腹腔镜手术的广泛开展,腹壁戳孔疝也时有所见,这部分切口疝则容易发生嵌顿。

(三) 治疗

腹壁切口疝应采取手术治疗。但对以下情况宜采用非手术治疗:老年体弱者、有使腹内压增高的慢性疾病者、癌症晚期以及合并有内外科危重急症者。

二、脐　　疝

脐疝(umbilical hernia)由脐部突出的腹外疝叫脐疝。临床分为小儿脐疝和成人脐疝两种类型,以小儿脐疝常见。两者的发病因素也有不同,小儿脐疝多属先天性,为出生时脐环未闭或闭锁不全所致,在小儿啼哭和便秘等腹内压增加的情况下,大网膜、小肠、结肠等内脏器官即有可能经闭锁不全的脐环突出。成人脐疝则较少见。由于脐仅由一些瘢痕组织组成，当脐环处瘢痕组织变弱，在妊娠、慢性咳嗽、腹水等腹内压增加的诱因下，易发生脐疝。

脐疝的临床表现为当站立或腹内压增高时，脐部膨胀出一质软包块，呈半球形，啼哭或咳嗽时有膨胀性冲击感。平卧时，包块消失。脐疝脐环一般不大，直径 1 ~2cm 左右。可伴有消化不良、腹部隐痛，有时可有恶心、呕吐表现。小儿脐疝多属易复性，极少发生嵌顿和绞窄。成人脐疝因疝环一般较小，周围瘢痕组织较坚韧，则较易发生嵌顿和绞窄。

小儿脐疝的治疗：胎儿出生后未闭锁的脐环最迟 1 ~2 年内多会完全闭合。因此，在 2 岁之前可采取非手术治疗，除非发生嵌顿或破溃等。为防止疝块逐渐增大，可回纳疝块后，用胶布粘贴或外包纱布的硬币或硬物抵住脐环等方法，防止疝块突出，利于脐环闭合。满 2 岁后，如脐环直径仍大于 1. 5 cm，则脐环自行闭合可能性小，可考虑手术治疗。原则上，5 岁以上的小儿脐疝均应采取手术治疗。

成人脐疝无自愈可能，均应采取手术治疗。脐疝手术修补比较简单，游离并切除多余疝囊后，结扎疝囊颈，适当游离疝环周围组织，分层缝合疝门各层组织。手术时应注意保留脐眼。

三、白 线 疝

白线疝（hernia of linea alba）是指发生于腹壁正中线（即腹白线）处的腹外疝，绝大多数在剑突与脐之间，故也称为腹上疝。腹白线由两侧腹直肌鞘于腹正中线相互交织而成。由于上腹两侧腹直肌间距较宽，而在下腹两侧腹直肌靠得较紧密，故上腹白线区缺乏坚强腹直肌保护。当存在腹内压增高的诱因时，则易发生白线疝。上腹白线深面是镰状韧带，早期白线疝的疝块实际上是镰状韧带内的腹膜外脂肪。

白线疝主要表现为上腹正中线某部位有一肿块，站立或腹内压增高时明显，平卧时可消失。早期白线疝可无症状，以后随着腹膜向外突出，并形成一疝囊，腹内脏器如大网膜等可通过疝囊颈进入疝囊，可出现上腹隐痛、恶心、呕吐及消化不良等表现。白线疝很少嵌顿。

白线疝的诊断不难，但临床上容易误诊为慢性胃肠炎、肠痉挛等消化道疾病。因肿块较小，体检时容易被经验不足的医生所遗漏。特别是平卧时检查，疝块已还纳入腹腔，较小的白线缺损又不易被发现。

白线疝的治疗：临床症状明显者应施行手术治疗，但对小而无症状的白线疝可不必治疗。手术治疗方法：手术中切除突出的脂肪组织，若有疝囊，需缝扎疝囊颈，切除多余疝囊壁，然后缝合白线缺损。如疝环较大，直接缝合有困难者，可采用补片无张力修补。

（李　勋　王崇树　林　帅）

第六篇 小儿普通外科疾病

第一章 甲状腺舌骨囊肿与瘘

甲状腺舌骨囊肿与瘘为先天性发育异常，系由于未完全退化的甲状腺舌管及管内未消失的上皮引起，先形成囊肿破溃后形成瘘。

第一节 病 因

胚胎早期第一、二对咽陷凹间正中的上皮向下生长突起形成甲状腺始芽，始芽循中线沿喉前下降，经过舌骨左右两端之间，形成一条细长的导管，舌骨从两侧向中间生长发育，常将导管包围在内，导管穿过舌骨中央，少数情况下导管可经过舌骨前方或后方紧密附着于舌骨。胚胎第四周时，甲状腺舌导管逐渐萎缩，最后形成纤维索状物，在发育异常时甲状腺舌管保持开放，上下两端不同程度闭合，生后形成甲状腺舌骨囊肿，一旦感染破溃形成瘘。

第二节 病 理

瘘管为一纤维结缔组织形成的管道，内衬复层鳞状上皮或柱状上皮，其中甲状舌腺管残留部分的内皮细胞多为细毛状上皮细胞，常伴有淋巴细胞浸润。

第三节 临床表现

甲状腺舌骨囊肿或瘘绝大多数位于颈部中线(图 6-1-1)，囊肿(或瘘口)位置可高可低，从舌骨颈到甲状腺下极的任何部位均可发生，它取决于残留导管的距离。甲状腺舌骨囊肿为一圆形囊状肿物，边缘清楚，囊内分泌物充盈，可随吞咽上下活动，部分病例伸舌时肿块上下移动。囊肿无炎症时无压痛，有炎症时可扪及有一索条状与舌骨相连，感染时囊肿红肿热痛，破溃后流出脓液，囊肿与皮肤间形成窦道，形成甲状腺舌骨瘘。从瘘口经常流出透明或混浊的黏液，有时瘘口可暂时愈合，但易反复破溃。

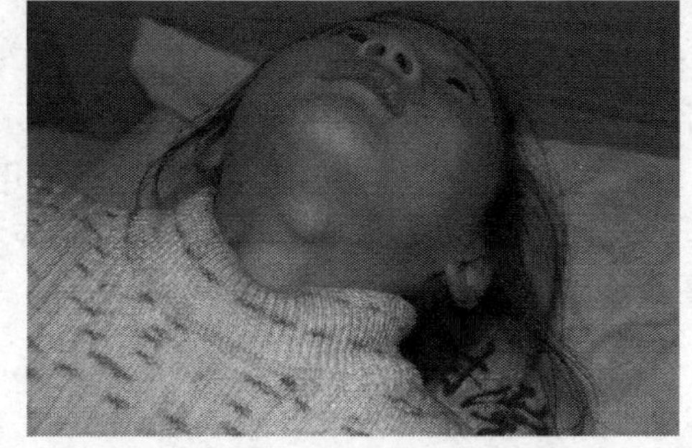

图 6-1-1 甲状腺舌骨囊肿

第四节 诊断及鉴别诊断

根据位于颈部正中线上的囊肿或瘘管的特点诊断并不困难，本病需与以下疾病相鉴别：

1. 皮样囊肿或皮脂腺囊肿 二者位置较浅,皮脂腺囊肿是皮肤附属器的囊肿,与皮肤相连,囊肿呈圆形,位于皮内,并向皮肤表面突出,囊壁与皮肤紧密粘连,中央可有一小色素点;皮样囊肿小与皮肤相连,表浅活动柔软,不随吞咽上下移动,且无纤维索条状通向舌骨,有时需组织学方能鉴别。颌下淋巴结肿炎:一般位置较高,在下颌骨下缘的后方,发炎时有急性炎症表现,质地较囊肿略硬。

2. 鳃源性囊肿与瘘管 多偏离中线,位于胸锁乳突肌前缘,不随吞咽活动,上端沿胸锁乳突肌斜行至颈内外动脉分叉处,开口于咽隐窝。

3. 鳃源性颈正中裂 较为少见,系从舌骨至甲状软骨下方颈中线的皮肤纵行裂开,长3~5cm,表面常有粉红色内膜附着,有分泌物。

第五节 治疗方案及原则

甲状腺舌骨囊肿应争取早期手术切除。一般手术在2岁前实施。合并感染后变成甲状腺舌骨瘘,瘘管周围组织粘连,瘘管全长伴有纤维索条,在术中易于辨认。手术取以囊肿或瘘口为中心的横切口,连同瘘口一并切除,在术中应循窦道分离至舌骨,因瘘管多通过舌骨中央,应切除该段舌骨,继续向上分离应达到或接近舌盲孔,全部切除囊肿或窦道是治愈甲状腺舌骨囊肿或瘘管的关键。切断的舌骨可以缝合骨膜2针或将靠近舌骨的肌肉缝合,放置橡皮片引流。若甲状腺舌骨囊肿感染后,需待局部感染控制后3个月再次行手术切除。为防止患儿合并异位甲状腺,最好在术前做B超或放射性核素扫描,如正常位置无甲状腺组织时,术中应仔细探查舌骨前有无球状包块。盲目地切除孤立的异位甲状腺,术后可发生黏液水肿。如果出现手术后切口愈合不良或再次出现窦道,表示瘘管复发,应考虑再次手术切除。

第六节 预 后

甲状舌骨囊肿或瘘实施根治性手术切除预后良好,最常见的并发症为如下:

1. 复发 囊肿或瘘管切除复发率为3% ~4% ,1999年有作者报告110例,甲状腺舌骨囊肿术后复发与术式不同有关,行甲状腺舌骨囊肿切除而未切除舌骨的有33.3%复发;切除甲状腺舌骨囊肿及舌骨、仅在舌骨上方0.5cm处切断结扎瘘管者有51%复发;将瘘管、舌骨及舌骨上窦道与其周围的肌肉组织一并切除高位结扎者无1例复发。

2. 误切异位甲状腺 术前疑有异位甲状腺时应常规作甲状腺放射性核素扫描,以了解甲状腺的位置,如无条件时术中应仔细探查正常甲状腺部位的甲状腺组织或术前作B超,术中发现异常组织时应作活检冷冻切片;如证实已将异位甲状腺切除时,应立即将其切成薄片自体移植于颈部或大腿内侧肌肉内,以减轻术后甲状腺功能低下的程度,但仍需终生口服甲状腺素片。

(王 城 何文飞)

第二章　鳃源性囊肿与瘘

鳃源性囊肿及瘘与甲状腺舌骨囊肿或瘘不同的是位于颈部的两侧位,男女发病率无差异。

第一节　病　　因

胚胎第三周时,在颈部的两侧多出现4～5对鳃弓,平行的鳃弓有沟,称为鳃裂,其中第一鳃裂衍变成为锤骨、砧骨及面部;第二鳃弓形成镫骨、舌骨下角、颈内动脉及颈侧部;第三鳃弓则形成舌骨大角、颈外动脉和舌咽神经等;第四、第五鳃弓不甚发达。胚胎发育第七、第八周时,第一鳃裂逐渐闭合,残留部形成外耳道、中耳等结构;第二鳃裂正常发育时完全消失,但在完全闭合时形成自胸锁乳突肌前缘下方1/3处向内上行走,经舌咽神经上方和颈内外动脉之间至扁桃体窝之间的瘘管,故鳃裂囊肿和瘘为第二鳃裂未完全退化之遗留组织形成。

第二节　病　　理

组织学检查,鳃裂囊肿和瘘管表层为复层鳞状上皮细胞,其中可见毛囊、皮脂腺和汗腺,部分为柱状上皮细胞,瘘管壁为纤维结缔组织。继发感染时,壁内有急、慢性炎性变化。

第三节　临床表现

1. 鳃源性囊肿　学龄期较多见,直径可至1～3cm,质较软,不活动,可见一小孔,可挤出透明黏液,向下压迫肿物其上方可扪及一索状物直达下颌内侧。化脓感染后局部红肿,破溃流出脓液。

2. 鳃源性瘘　鳃源性瘘较多见,常发生于婴幼儿时期,可见颈部胸锁乳突肌前方颈内外动脉交叉以下有圆形囊性肿物,单侧占90%,瘘口多在胸锁乳突肌前缘下1/3处,瘘口较小,粟粒大小,初检时可见一小凹陷,挤压出黏液,感染后为脓液,可以扪及瘘管组织为一索状物通达颈内外动脉交叉处。第三鳃裂残留的窦道多位于胸骨柄附近(图6-2-1)。

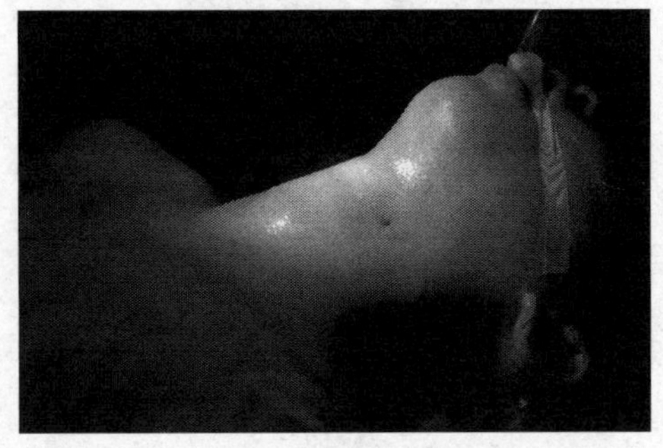

图6-2-1　鳃源性瘘

第四节　诊断及鉴别诊断

典型的鳃源性囊肿和瘘根据在颈部两侧出现的囊肿或瘘口诊断容易,但需与下列疾病相鉴别:

1. 颈部囊状淋巴管瘤　颈部囊状淋巴管瘤有时与鳃裂囊肿相混淆,但前者好发于胸锁乳突肌后缘，范围较大，多房性，边界也不清楚。

2. 颈部淋巴结结核窦道 颈部淋巴结结核窦道有许多较大的淋巴结彼此融合，流出的脓液中含干酪样坏死物质。

3. 甲状舌骨囊肿及瘘 甲状舌骨囊肿及瘘（见上一节）多在中线附近与鳃源性囊肿和瘘管位置不同。

第五节 治疗方案及原则

一般主张在1～2岁后手术治疗。手术在全麻下进行（图6-2-2），瘘口较低时多采用梯状多个横切口完成手术。先在瘘口附近行横梭形切口，以后向上分离囊管达颈内外动脉分叉处时另作一切口，经此切口解剖二腹肌及颈内外动脉直达咽侧壁。整个解剖过程中应十分小心，紧贴窦道，防止损伤舌下神经，当解剖到深部时助手将手指伸向患儿咽侧壁，以利于瘘管根部解剖及结扎。当切断瘘管顶端时应以5%碘酊棉棒烧灼破坏黏膜（或用电刀），以防复发。鳃源性囊肿手术与瘘基本相同。

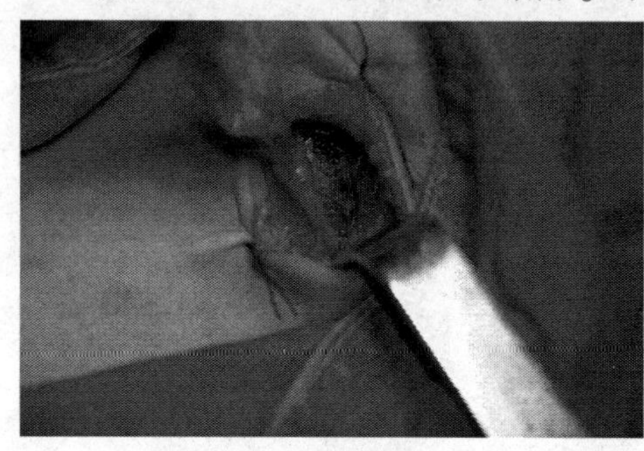

图6-2-2 鳃源性囊肿平治疗

第六节 预 后

本病预后良好，囊肿及瘘管切除可达根治目的。但有时可复发，防止复发的关键是切除瘘管达到咽侧壁。手术宜细致操作，且不得远离瘘管，以防损伤颈内静脉及舌下神经。

（王 城 何文飞）

第三章　脐　　疝

脐疝是肠管或大网膜等结构从脐孔脱出形成的腹壁疝，是一种先天性脐发育缺性疾病，随年龄的增长，程度减轻，大多数病例可在2岁以内自愈，少数不能自愈需手术治疗。

第一节　病　　因

本病发生原因与脐部解剖特点有关。在胚胎期，脐环下半部通过两根脐动脉和脐尿管，脐环上部通过脐静脉，出生后这些管道均闭塞而变成纤维索带。脐带脱落后脐部形成瘢痕与上述结构形成索带相连。由于上述结构的存在使腹部肌肉和筋膜在脐孔处留有缺损，在腹部压力增加的情况下如患儿哭少、咳嗽、便秘等肠管可通过薄弱区膨出而形成脐疝。

第二节　病　　理

脐疝时脐孔扩大，腹膜向外膨出于脐部皮下，直径1～2cm，少数可达3～5cm，疝内容物多为小肠、大网膜。

第三节　临床表现

主要表现为脐部肿物脱出，呈半球状，患儿哭闹时扩大，且脐部皮肤及瘢痕处紧张呈微青色，患儿安静或平卧睡眠时肿物回缩或消失，脐孔部留有松弛的皱褶，用手指探入可以触及扩大而坚硬的脐环，还纳疝内容物时可以听到气过水声。

除上述脐部肿物外，一般无任何症状，偶有疝内容物与疝囊粘连引起局部疼痛，脱出较久可发生腹胀、呕吐，但很少嵌顿。

第四节　诊断及鉴别诊断

脐部有可复性肿物，哭闹时胀满，安静时消失，检查脐孔扩大，即可诊断。鉴别诊断应注意脐疝的同时有否引起本病的诱因，如顽固便秘、腹部及盆腔肿瘤、腹水等，应作相应的检查鉴别，避免漏诊。

第五节　治疗方案及原则

1. 非手术治疗　年龄2岁以内，脐疝直径在2cm内，不需任何治疗，大多2岁时自愈，不主张局部以硬币、纽扣或木片等硬物压迫，以防局部破溃感染。

2. 手术治疗　一般在2岁以后，脐疝直径大于2cm或有增大趋势，甚至有疝内容物与疝囊粘连者或有嵌顿史时应及时手术。基础或全麻下取脐孔下方半圆形切口，切开脐下方皮肤，游离疝囊，将疝囊切除，缝合腹膜，然后以粗丝线缝合腹部白线将两侧腹直肌拉拢，逐层缝合皮下及皮肤，常规绷带加压保护。近年也有腹腔镜下脐疝修补术报道。

第六节 预 后

手术治疗效果较好，很少复发。但非手术治疗时应加强脐部护理，防止压迫损伤脐部菲薄的组织而导致严重的后果。

（王 城 何文飞）

第四章　腹股沟疝

腹股沟疝是最常见的腹壁疝,80%在出生后3个月内出现,分为腹股沟斜疝和直疝,以腹股沟斜疝为多见,直疝较罕见。

第一节　腹股沟斜疝

1. 病因　在胚胎发育过程中,睾丸受雄激素及引带的牵引作用由腹膜后间隙下降至阴囊的同时,腹膜在内环处向外突出形成腹膜鞘状突并穿过腹股沟管下降至阴囊内。在女性,相当于男性胎儿睾丸下降的时期,也有一腹膜鞘状突穿过腹股沟管降入大阴唇内,称为Nuck管,在正常情况下出生时约90%的腹膜鞘状突尚未闭合,至生后第二年约半数仍然呈开放状态。鞘状突的开放和腹腔压力的增高,如便秘、咳嗽、腹水、腹部肿瘤和长期哭闹等腹腔内脏器进入鞘状突便形成腹股沟疝。男孩右侧睾丸较左侧下降晚。右侧鞘状突闭合相对较晚是右侧腹股沟疝发病率高的原因。鞘状突部分未闭合时使鞘状突形成一狭窄的管腔,腹腔内脏器难以进入,但腹腔中的液体可以进入其中,从而形成多种类型的鞘膜积液。因此,儿童的腹股沟疝本质上是一种先天性发育缺陷性疾病。

2. 病理　根据鞘状突闭塞的不同形态小儿腹股沟斜疝可以分为以下两种类型,一种是腹膜鞘状突完全未闭,疝囊的主要部分为睾丸固有鞘膜囊和精索鞘膜,睾丸在疝囊内,称为睾丸疝,此种类型多见于睾丸下降不全的病例;另一种类型是鞘状突位于精索部分未闭合,疝囊止于精索固有鞘膜之间,疝囊内看不到睾丸,称精索疝,是临床上最常见的一种疝,约占95%以上。疝内容物随年龄不同有所不同,婴幼儿时疝内容物多为小肠、盲肠,有时阑尾也可进入疝囊;年长儿大网膜可进入疝囊内。女性疝内容物除上述以外,有时还有卵巢、输卵管。极少数患儿疝囊较大,盲肠、膀胱或卵巢构成疝囊的一部分,称为滑动性疝。疝内的脏器有时容易发生嵌顿,但因小儿腹壁发育较差,疝囊颈组织薄弱,腹横筋膜多有弹性,腹股沟管比较短,因此较少发生坏死,且多数可通过手法复位获得成功。

3. 临床表现　典型症状是一侧腹股沟出现一个圆形有弹性的可复性肿块(图6-4-1),大多数出现在婴儿期,小儿哭闹、大便、站立、腹部用力时肿物出现或增大,腹压减低时包块变软或还纳。还纳过程中常可听到气过水声,因此俗称"疝气"。将肿块还纳后可扪及该侧皮下环扩大、精索增粗,患儿咳嗽或腹部用力时用手指触摸皮下环内有冲击感,手指离开皮下环时肿物又复出现。还纳肿物后用手指压迫内环口,肿物则不再出现。一般疝内容物下降时并无症状,年长儿可能有下坠感,男性60%腹股沟斜疝在右侧,左侧占30%,双侧腹股沟疝在国内报告约20%,国外有人报告超过30%。检查腹股沟疝患儿同时,应注意有无隐睾、鞘膜积液的存在。

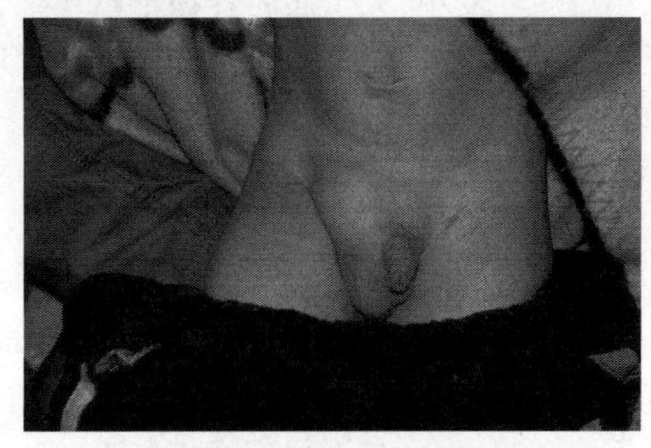

图6-4-1　腹股沟斜疝

4. 诊断及鉴别诊断　典型的病例阴囊或腹股沟部可复性肿物诊断并不困难,但有时需与下列疾病相鉴别：

（1）鞘膜积液：阴囊或腹股沟部有一囊性肿物，边界清楚，透光试验阳性，甚难还纳，有时疝与鞘膜积液合并存在。

（2）睾丸下降不全：睾丸下降不全即隐睾，腹膜鞘状突未闭可在腹股沟管内扪及睾丸，质软，为实质性，与腹腔内肠管不难鉴别，有时两者可以合并存在。

（3）睾丸肿瘤：阴囊内肿块为实性、质硬，不能还纳腹腔，B超可鉴别。

5. 治疗方案及原则 小儿腹股沟斜疝最好的治疗方法是手术疗法。手术的时机最好在6个月后进行，如发生疝内容物的嵌顿，手术应当提早进行以防反复嵌顿导致严重后果。手术前应治疗慢性咳嗽、排尿困难、便秘等慢性疾病，以防术后复发。

（1）非手术疗法：6个月以内的小儿因有严重的疾患不宜手术时可暂时采取疝带疗法，期望其自行愈合，方法是先将疝内容物还纳后使用疝带或采用纱布压迫法压迫内环口，以防疝内容物脱出，使用时应放好位置并随时观察疝内容物有无脱出，否则不但起不到治疗效果反而会引起疝内容物嵌顿。因此现在对小儿腹股沟斜疝还是主张手术治疗。

（2）手术疗法：适于6个月以上的腹股沟斜疝及有嵌顿史的腹股沟斜疝。一般采用腹横纹切口，经腹股沟疝囊高位结扎，或经腹疝囊高位结扎术。尽管双侧患病的约占20%，但国内不主张常规探查对侧，除非手术前已诊断为双侧腹股沟疝。国外有的主张常规探查双侧或单侧手术时以腹腔镜经疝囊检查对侧。近年来国内外使用小儿腹腔镜做小儿疝囊高位结扎术，创伤小、安全可靠、恢复快且不易影响精索、睾丸的发育，可同时治疗双侧疝或治疗一侧探查对侧而不增加痛苦，腹腔镜治疗小儿腹股沟斜疝已渐渐成为治疗的首选方法之一。

第二节　嵌顿性腹股沟斜疝

嵌顿性腹股沟斜疝是指脏器进入疝囊后由于疝环狭窄不能自行还纳，继而发生嵌入脏器的血液循环障碍的紧急状态。如不及时处理往往造成绞窄性肠梗阻，甚至肠坏死而引起休克、多器官衰竭、死亡等。

1. 病因、病理 由于腹腔压力增高，迫使更多的脏器经过疝环而进入疝囊内，腹腔压力减小后疝环变小，大量疝内容物难以还纳，此时疝囊内压力不断增加，静脉血流障碍使疝内容物更加水肿，最后发生血液循环障碍形成绞窄性肠梗阻。婴幼儿嵌顿疝由于精索血管长期受压，可发生睾丸萎缩或坏死。

2. 临床表现 腹股沟斜疝发生嵌顿时可引起剧烈的疼痛，患儿哭闹，继之发生呕吐、腹胀腹股沟或阴囊肿块变硬。明显触痛，不能还纳。继之可出现血便，伴有中毒症状时则多有肠绞窄，如不予复位则可能引起休克甚至死亡。

3. 诊断及鉴别诊断 既往有腹股沟疝史，突然出现腹股沟或阴囊不能还纳的肿块且伴有剧烈疼痛症状时诊断多可确立。但鉴于腹股沟斜疝嵌顿多发生于2岁以内，病史常常模糊不清，有时也可与下列疾病相混淆。

（1）鞘膜积液：当患儿不明原因而哭闹时，家长可能偶尔发现阴囊内有肿物或原有鞘膜积液合并感染，或反复触摸后局部发生炎症则甚难与嵌顿疝相鉴别，本病透光试验阳性，不伴呕吐等肠梗阻症状。

（2）睾丸扭转：睾丸及其附件扭转后阴囊肿物增大伴剧烈疼痛及触痛可能与嵌顿疝相混淆，但此时睾丸肿大，为实质肿物，阴囊根部及皮下环处有肿物，B超有助于鉴别。

（3）急性腹股沟淋巴结炎：早期即发生红肿热痛，局部触之有压痛的淋巴结，但与腹股沟管关系不密切。

（4）肠梗阻：忽略嵌顿疝是引起肠梗阻的原因，但有时患儿诊断为肠梗阻却忽略了嵌顿疝引起，其原因主要多为患儿肥胖，嵌顿的疝内容物较小，检查时易被忽略。另外有时医生检查患儿时未将腹股沟及阴囊部位暴露因而造成误诊，故任何小儿急性腹痛时均应常规暴露小儿腹股沟部。

4. 治疗方案及原则

（1）手法复位：凡嵌顿时间不超过12小时，患儿全身情况良好时应先予手法复位。具体操作方法是：先注射足量镇静药，待患儿入睡后术者一手轻按外环处，一手轻轻持续挤压疝内容物，常感觉少量气体通过，然后疝内容物还纳，2～3天后局部水肿消退后可行手术治疗。

（2）手术治疗：下列情况应考虑手术治疗：嵌顿时间超过12小时、嵌顿疝发生后有血便、手法复位不成功、手法复位成功疑有肠穿孔（腹胀、腹膜刺激症状、腹透膈下游离气体等）应立即手术探查。

嵌顿疝的手术方法基本与腹股沟疝手术相同，但在术中剪开皮下环时切勿损伤嵌顿后高度水肿的肠管，将肠管还纳腹腔前检查有无坏死、穿孔，如有坏死应作坏死肠段切除及肠吻合术，大网膜或睾丸坏死时亦应予以切除。高位结扎疝囊后应首先修补腹横筋膜裂孔，然后逐层仔细缝合腹外斜肌腱膜、皮下及皮肤，局部污染严重时应放置橡皮片引流，24～48小时后拔除。术中操作应仔细，避免肠管损伤、输精管损伤、膀胱损伤、血管及神经损伤，术后可能发生阴囊血肿、疝复发、睾丸异位等合并症。

5. 预后　据国内文献报道婴幼儿腹股沟斜疝嵌顿手法复位成功率97.1%，手术治愈率97.5%以上，术后出现睾丸萎缩的发生率2.3%～15%，疝复发率1.1%～2.2%。

（王　城　何文飞）

第五章　肠　梗　阻

肠梗阻指肠内容物的正常运行受阻，通过肠道时发生障碍，为小儿外科常见的急腹症。由于它变化快，需要早期作出诊断、处理。诊治的延误可使病情发展加重，甚至出现肠坏死、腹膜炎甚至中毒性休克、死亡等。

第一节　病　　因

一、机械性肠梗阻

机械性肠梗阻为肠管内或肠管外器质性病变引起的肠管堵塞，梗阻原因包括先天性畸形及后天性因素，梗阻类型分为肠腔内梗阻及肠腔外梗阻。

1. 肠腔内梗阻　多由先天性肠闭锁及肠狭窄、先天性肛门闭锁等先天性疾病引起，也可由肠套叠、蛔虫性肠梗阻、肠管内异物及粪石、肠壁肿瘤等后天性疾病造成。

2. 肠腔外梗阻　引起肠腔外梗阻的先天性疾病包括先天性肠旋转不良、嵌顿性腹股沟斜疝、腹内疝、先天性纤维索条、梅克尔憩室索条、胎粪性腹膜炎后遗粘连等；后天性疾病包括手术后粘连、腹膜炎后粘连、结核性粘连、胃肠道外肿瘤压迫、肠扭转等。

二、动力性肠梗阻

动力性肠梗阻为胃肠道蠕动功能不良致使肠内容传输作用低下或丧失，多因中毒、休克、缺氧及肠壁神经病变造成，常见于重症肺炎、肠道感染、腹膜炎及败血症的过程中。梗阻类型分为麻痹性肠梗阻及痉挛性肠梗阻，前者发生在腹腔手术后、腹部创伤或急性腹膜炎患儿，后者可见于先天性巨结肠患儿。

第二节　病　　理

肠梗阻发生后，肠腔内因积聚大量气体和液体而致使肠膨胀，引起肠腔内压增高，肠壁变薄，肠壁血循环受到严重障碍。梗阻持久时，肠壁张力持续升高，导致肠坏死、肠穿孔，同时伴发全身水电解质紊乱，休克，多器官功能衰竭，细菌，毒素移位等。

第三节　临 床 表 现

各种类型肠梗阻虽有不同的病因，但共同的特点是肠管的通畅性受阻，肠内容物不能正常地通过，因此，临床表现大多相似，只是程度不同。

一、症　　状

1. 腹痛　机械性肠梗阻呈阵发性剧烈绞痛，腹痛部位反复多在脐周，发作时年长儿自觉有肠蠕动感，且有肠鸣，有时见到隆起的肠形。婴儿表现为哭闹，手足舞动，表情痛苦。绞窄性肠梗阻由于有肠管缺血和肠系膜钳闭，腹痛往往是持续性伴有阵发胜加重，疼痛较剧烈。绞窄性肠梗阻也常伴有休克及腹膜炎症状。麻痹性肠梗阻的腹胀明显，腹痛不明显,阵发性绞痛少见。

2. 腹胀 腹胀发生于腹痛之后,高位小肠梗阻常表现上腹部饱满;低位梗阻的腹胀较高位梗阻明显,表现为全腹膨胀;闭袢式肠梗阻出现局限性腹胀;麻痹性肠梗阻呈全腹膨胀。

3. 呕吐 高位梗阻的呕吐出现较早且频繁,呕吐物为食物或胃液,其后为十二指肠液和胆汁;低位梗阻呕吐出现迟,初为胃内容物,静止期较长,后期的呕吐物为积蓄在肠内并经发酵、腐败呈粪样带臭味的肠内容物;绞窄性肠梗阻呕吐物呈血性或咖啡样;麻痹性肠梗阻呕吐次数少,呈溢出性。低位小肠梗阻的呕吐出现较晚。

4. 排便排气停止 排便排气停止是完全性肠梗阻的表现,梗阻早期,梗阻部位以下肠内积存的气体或粪便仍可以排出。绞窄性肠梗阻可排出血性黏液样便。

二、体 征

1. 全身情况 单纯梗阻的早期,病人除阵发性上腹痛发作时出现痛苦表情外,生命体征等无明显变化,待发作时间较长、呕吐频繁、腹胀明显后,可出现脱水现象,病人虚弱甚至休克。当有绞窄性梗阻时可较早地出现休克。

2. 腹部检查 可观察到腹部有不同程度的膨胀,在腹壁较薄的病人,尚可见到肠形及肠蠕动波。单纯性肠梗阻的腹部虽胀气,但腹壁软,按之如充气的球囊,有时在梗阻的部位可有轻度压痛,特别是腹壁切口部粘连引起的梗阻,压痛点较为明显。当梗阻上部肠管内积存的气体与液体较多时,稍加振动可听到振水声,腹部叩诊多呈鼓音。肠鸣音亢进,且可有气过水声及高声调的金属声。绞窄性肠梗阻或单纯性肠梗阻的晚期,肠壁已有坏死、穿孔,腹腔内已有感染、炎症时,则体征表现为腹膜炎的体征、腹部膨胀、腹部压痛、肌紧张及反跳痛,有时可叩出移动性浊音,肠鸣音微弱或消失。

3. 直肠指检 直肠空虚无粪便,且有裹手感,提示完全性肠梗阻;指套上染有血迹,提示肠管有血运障碍。

第四节 诊 断

一、病史及临床表现

典型的肠梗阻有阵发性腹部绞痛、腹胀、呕吐、排便排气停止等自觉症状,腹部检查呈现腹胀、肠形、压痛、肠鸣音亢进等征象。在粘连性肠梗阻,多数病人都有腹部手术史,或者曾有过腹痛史。

二、X 线 检 查

1. X 线平片检查

(1) 典型的完全性肠梗阻 X 线表现:肠袢胀气,腹立位片出现多个阶梯状气液面平卧位时不显示这一现象。如腹腔内已有较多渗液,直立位时尚能显示下腹、盆腔部的密度增高。空肠黏膜的环状皱襞在肠腔充气时呈“鱼骨刺”样,而结肠、直肠内无气。

(2) 不完全性肠梗阻 X 线征象:为不连续的轻、中度肠曲充气,结肠、直肠内有气体形成。

(3) 绞窄性肠梗阻 X 线征象:固定位置的单独孤立的肠袢且不随时间改变,或有假肿瘤征、咖啡豆状阴影。

(4) 麻痹性肠梗阻 X 线征象是:小肠和结肠全部充气扩张。

2. 消化道造影检查

(1) 钡灌肠检查:用于鉴别肠梗阻的程度,结肠扩张为麻痹性肠梗阻或不全性肠梗阻,结肠干瘪细小可确定为完全性肠梗阻,但此法目前临床应用较少。钡灌肠还可用于疑有结肠梗阻的病人,它可显示结肠梗阻的部位与性质。

(2) 钡餐造影检查:口服钡剂或水溶性造影剂,观察造影剂下行过程,可明确梗阻部位、性质、程度。若钡剂下行受阻或显示肠腔狭窄则明确肠梗阻的诊断。但因造影剂可加重梗阻故宜慎用,梗阻明显时禁用。

三、化 验 检 查

肠梗阻早期化验指标变化不明显。晚期由于失水和血液浓缩,白细胞计数、血红蛋白、红细胞比积都可增高,血电解质与酸碱平衡发生紊乱。高位梗阻,可出现低钾、低氯、代谢性碱中毒。低位梗阻,则可有电解质普遍降低与代谢性酸中毒。绞窄性梗阻或腹膜炎时,血象、血液生化测定指标改变明显。

四、腹 腔 穿 刺

可了解有无腹膜炎及肠壁血供障碍,腹腔液混浊脓性表明有腹膜炎,血性腹腔液说明已有绞窄性肠梗阻。当肠管有明显胀气或肠管与腹膜粘连时,不宜进行腹腔穿刺。

第五节　治疗方案及原则

急性肠梗阻的治疗包括非手术治疗和手术治疗,治疗方法的选择根据梗阻的原因、性质、部位以及全身情况和病情严重程度而定。不论采用何种治疗均首先纠正梗阻带来的水、电解质与酸碱紊乱,改善病人的全身情况。

一、非手术治疗

1. 胃肠减压　是治疗肠梗阻的主要措施之一,胃肠减压的目的是减轻胃肠道积留的气体、液体,减轻肠腔膨胀,有利于肠壁血液循环的恢复,减少肠壁水肿,使某些原有部分梗阻的肠袢因肠壁肿胀而致的完全性梗阻得以缓解,也可使某些扭曲不重的肠袢得以复位。胃肠减压还可减轻腹内压,改善因膈肌抬高导致的呼吸与循环障碍。

2. 纠正水、电解质与酸碱失衡　血液生化检查结果尚未获得时,首先给予平衡盐液(乳酸钠林格液)。待有测定结果后,再添加电解质纠正酸、碱失衡,在无心、肺、肾功能障碍的情况下,最初输入液体的速度可稍快一些,但需作尿量监测,必要时作中心静脉压(CVP)监测,以防液体过多或不足。在单纯性肠梗阻的晚期或是绞窄性肠梗阻时,常有少量血浆和血液渗出至肠腔或腹腔,需要补充血浆和全血。

3. 抗感染　肠梗阻后,肠壁循环有障碍,肠黏膜屏障功能受损而导致肠道细菌易位。肠腔内细菌亦可迅速繁殖。同时,膈肌升高引起肺部气体交换与分泌物的排出受限,易发生肺部感染。因此,肠梗阻病人应给予抗菌药物以预防或治疗腹部或肺部感染,常用的有杀灭肠道细菌与肺部细菌的广谱头孢菌素或氨基糖甙类抗生素,以及抗厌氧菌的甲硝唑等。

4. 其他治疗 腹胀后影响肺的功能,病人宜吸氧。回盲部肠套叠可试用钡剂灌肠或充气灌肠复位。

采用非手术方法治疗肠梗阻时,应严密观察病情的变化,绞窄性肠梗阻或已出现腹膜炎症状的肠梗阻,经过短暂的非手术治疗,实际上是术前准备,纠正病人的生理失衡状况后立即进行手术治疗。单纯性肠梗阻经过非手术治疗24~48小时后,梗阻的症状未能缓解或在观察治疗过程中症状加重或出现腹膜炎症状时,应及时改为手术治疗。但是在手术后不能排除发生炎症性肠梗阻伴绞窄的情况,应继续治疗等待炎症的消退。

二、手术治疗

手术治疗手术的目的是解除梗阻去除病因,手术的方式可根据病人的情况与梗阻的部位、病因加以选择。

1. 单纯解除梗阻的手术 这类手术包括为粘连性肠梗阻的粘连分解,去除肠扭曲,切断粘连束带;为肠内堵塞切开肠腔,去除粪石、蛔虫团等;为肠扭转、肠套叠的肠袢复位等。

2. 肠切除吻合术 肠梗阻是由于肠肿瘤所致,切除肿瘤是解除梗阻的首选方法。在其他非肿瘤性病变,因肠梗阻时间较长,或绞窄引起肠坏死,或是离肠粘连时造成较大范围的肠损伤,则需考虑将有病变的肠段切除再吻合。在绞窄性肠梗阻,如腹股沟疝、肠扭转,绞窄解除后,血运有所恢复,但肠袢的生机如何判断,具体方法如下:①肠管的颜色转为正常,肠壁保持弹性并且蠕动活跃,肠系膜边缘动脉搏动可见,说明肠管有生机。②应用超声多普勒沿肠管对肠系膜缘探查是否有动脉波动。③从周围静脉注入荧光素,然后以紫外线照射疑有循环障碍的肠管部,如有荧光出现,表示肠管有生机。④肠管已明显坏死,切除缘必须有活跃的动脉出血。如肠管的生机不易判断且是较长的一段,可在纠正血容量不足与供氧的同时,在肠系膜血管根部注射1%普鲁卡因以缓解血管痉挛,将肠管标志后放回腹腔,观察15~30分钟后,如无生机可重复1次,当确认无生机后可考虑切除。经处理后肠管的血运恢复,也显示有生机,则可保留。必要时在24小时后应再次剖腹观察,如发现有局灶性坏死应再行切除。因此,第一次手术关腹时,可采用全层简单缝合的方法。

3. 肠短路吻合 当梗阻的部位切除有困难,如肿瘤向周围组织广泛侵犯,或是粘连广泛难以剥离,但肠管无坏死现象,为解除梗阻,可分离梗阻部远近端肠管作短路吻合,旷置梗阻部,但应注意旷置的肠管尤其是梗阻部的近端肠管不宜过长,以免引起盲袢综合征。

4. 肠造口术或肠外置术 肠梗阻部位的病变复杂或病人的情况差,不允许行复杂的手术,可在膨胀的肠管上,亦即在梗阻部的近端肠管作肠造口术以减压,解除因肠管高度膨胀而带来的生理紊乱。小肠可采用插管造口的方法:可先在膨胀的肠管上切一小口,放入吸引管进行减压,但应注意避免肠内容物污染腹腔及腹壁切口。有时当有梗阻病变的肠袢已游离或是肠袢已有坏死,但病人的情况差不能耐受切除吻合术,可将该段肠袢外置,关腹。待病人情况复苏后再在腹腔外切除坏死或病变的肠袢,远、近两切除端固定在腹壁上,近端插管减压、引流,以后再行二期手术,重建肠管的连续性。

第六节 预 后

预后与早期诊断、早期治疗密切相关。一般单纯性肠梗阻患儿在矫正脱水、酸中毒后，手术治疗效果良好，但绞窄性肠梗阻则取决于手术治疗的时机，若抢救不及时，可危及生命，切除坏死肠管过多，导致短肠综合征，影响患儿的生长发育，预后较差。

（王 城 周柯均）

第六章 肠 套 叠

肠套叠是肠管的部分连同相应的肠系膜套入邻近肠腔内的一种特殊类型的肠梗阻,本病是婴儿时期的一种特有疾病,是最常见的婴幼儿急腹症之一。根据病因不同,分为原发性肠套叠与继发性肠套叠;根据年龄的不同,分为婴儿肠套叠与儿童肠套叠。

第一节 发 病 率

肠套叠的发病率约为1.5‰~4‰,近年来有下降趋势。男孩发病多于女孩,约为(1.5~3):1。虽然肠套叠可发生于任何年龄,但是主要见于1岁以内婴儿,尤其生后4~11个月婴儿最多见,2岁以后随年龄增加发病逐渐减少,5岁以后罕见。约60%的肠套叠发生在1岁以内,2岁以下者占85%左右。新生儿肠套叠及胎儿肠套叠(宫内肠套叠)仅占0.3%左右。

发病季节与胃肠道病毒感染流行相一致,以春末夏初最为集中。

第二节 病 因

肠套叠分为原发性与继发性两类。肠套叠的病因尚未完全明确,其发病机制公认为肠套叠起点的存在和肠蠕动的紊乱。

一、原发性肠套叠

原发性肠套叠系指非肠管器质性病变引起的肠套叠。约95%的小儿肠套叠属于原发性。

1. 套叠起点 关于原发性肠套叠起点的产生,尚无统一学说,可能与下列因素有关。

(1) 回盲部解剖因素学说:婴幼儿肠套叠主要发生在回盲部,婴幼儿期回盲部较游动,回盲瓣呈唇样凸入肠腔,加上该区淋巴组织丰富,受炎症或食物刺激后易引起回盲瓣充血、水肿、肥厚,肠蠕动易将肿大的回盲瓣向前推移,牵拉肠管形成套叠。

(2) 病毒感染学说:小儿受到腺病毒和轮状病毒感染后,可引起末段回肠的集合淋巴结增生,局部肠壁增厚,甚至形成肿物向肠腔凸起,构成套叠起点,加之肠道受病毒感染,蠕动增强,导致发病。春末夏初是腺病毒感染的高发季节,因此肠套叠在此时期发病较多。目前,已分离出腺病毒非流行性Ⅰ、Ⅱ和Ⅴ血清型。

2. 肠蠕动紊乱

(1) 饮食改变因素:婴幼儿期为肠蠕动节律处于较大变化时期,当增添辅食或食物的性质、温度发生变化时,婴幼儿肠道不能立即适应食物改变的刺激,易引起肠功能紊乱而诱发肠套叠。婴儿生后4~10个月,正是添加辅食时期,故此年龄段是发病高峰期。

(2) 肠痉挛因素:由于食物、肠炎、腹泻、细菌等因素刺激肠道产生痉挛,使肠蠕动功能节律紊乱或逆蠕动而引起肠套叠。若小儿属于痉挛体质,则更易发生肠套叠。

(3) 免疫反应不平衡因素:原发性肠套叠多发生于1岁以内小儿,恰为机体免疫功能不完善时期,肠壁局部免疫功能易破坏,加之蠕动紊乱而诱发肠套叠。

二、继发性肠套叠

继发性肠套叠指肠管器质性病变引起的肠套叠。约5%左右的病例属继发型,多数是儿童。器质性病变以梅克尔憩室为最多,其次有息肉、血管瘤、腺肌瘤、腹型紫癜形成的肠壁血肿、异位胰腺、淋巴瘤、肠囊肿、阑尾内翻等。肠壁上的病变成为套叠起点被肠蠕动推动,牵引肠壁而发生肠套叠。

第三节 病 理

一、肠套叠的病理解剖结构

肠套叠由鞘部、套入部组成。外层肠管为鞘部,进入肠管为套入部,套入部最远点为头部,肠管从外面卷入处为颈部。一个肠套叠由三层肠壁组成称为单套,由五层肠壁组成则为复套,即单套再套入相邻的远端肠管内。肠套叠一般是近端肠管套入远端肠管内,与肠蠕动方向一致,称之为顺行性肠套叠。若远端套入近端,称为逆性肠套叠,较为罕见。

二、肠套叠的类型

一般按套入部的最近端和鞘部最远端的肠管名称分类,将肠套叠分为六型。

1. 回结型 回肠从距回盲瓣几厘米到数十厘米处起,套入回肠最末一段,穿过回盲瓣进入结肠,盲肠与阑尾不套入鞘内,此型最多,约70% ~80%。

2. 回盲型 回盲瓣为肠套叠的头部,带领回肠末端进入升结肠,盲肠、阑尾随之套入结肠内,此型约占10%。

3. 回回结型 即复套,回肠先套入远端回肠内,再整个套入结肠内,占10%左右。

4. 小肠型 即小肠套入小肠,比较少见,占5% ~10%,包括空空型、回回型、空回型。

5. 结肠型 结肠套入结肠,极少见。

6. 多发型 在肠管不同区域内有分开的一个、三个或更多的肠套叠。

三、肠套叠的病理改变

肠套叠的基本病理变化是肠腔梗阻、肌肉痉挛和血液循环障碍。肠套叠发生后,套入部随着肠蠕动不断向前推进,该段肠管相应所附的肠系膜也被牵入鞘内,颈部束紧不能自动退出,鞘部肠管持续痉挛紧缩,致使套入部的肠系膜血管被鞘部嵌压而发生血液循环障碍。初期静脉回流受阻,组织淤血水肿,套入部肠壁静脉怒张破裂出血,与肠黏液混合成果酱样胶冻状物排出。肠壁水肿继续加重,动脉受压,套入部供血停止而发生坏死,套入部的坏死呈现淤血性坏死,为静脉性坏死;而鞘部肠壁则因高度扩张与长期痉挛可发生缺血性坏死,呈局灶性灰白色点状坏死,为动脉性坏死。鞘部灶性动脉性坏死容易被忽略,灌肠复位时极易穿孔,手术复位时也不易被发现,比套入部静脉性坏死更具危险性。

第四节 临床表现

小儿肠套叠的临床症状随年龄而有所不同。可分为婴儿肠套叠和儿童肠套叠两类。

一、婴儿肠套叠

1. 腹痛(哭闹) 腹痛为肠套叠出现最早且最主要的症状,哭闹则为婴儿腹痛特有的表现,以突发、剧烈、节律性的哭闹为特征。原本很健康的婴儿突然哭闹不安,面色苍白,紧握双拳,屈膝缩腹,手足乱动,抓食拒奶,发作持续3~5分钟而后自行缓解。间隔10~20分钟,重新发作。这种阵发性哭闹是由于肠蠕动将套入肠段向前推进,肠系膜被牵拉,肠套鞘部产生强烈收缩而引起的剧烈腹痛,当蠕动波过后,患儿即转为安静。随着缓解期逐渐缩短,患儿渐渐地精神萎靡,嗜睡,随后进入休克状态,而哭闹、腹痛反不明显。据统计出现腹痛者约占90%以上。

2. 呕吐 肠套叠早期症状之一,约有80%患儿出现。腹痛发作后不久就发生呕吐,初为乳汁、乳块或食物残渣,之后有胆汁,晚期则吐粪便样液体。早期呕吐为肠系膜被强烈牵拉,导致神经反射性呕吐。晚期则由肠梗阻引起。

3. 便血 便血为肠套叠特征性表现,便血多发生于疾病开始的8~12小时,典型的血便是果酱样黏液血便,偶可有鲜血便或脓血便,几小时后又可以重复排出几次。纵使家长忽视了婴儿的哭闹和呕吐,但在发生血便时一定会来医院求治。一部分患儿来院就诊时尚未便血,肛门指检时可发现指套上染有果酱色黏液。便血是由于肠套叠时,肠系膜被牵入嵌闭于套入部的肠壁间,发生血液循环障碍而引起黏膜渗血,与肠黏液、粪便混合而形成暗红色胶冻样液体(图6-6-1)。

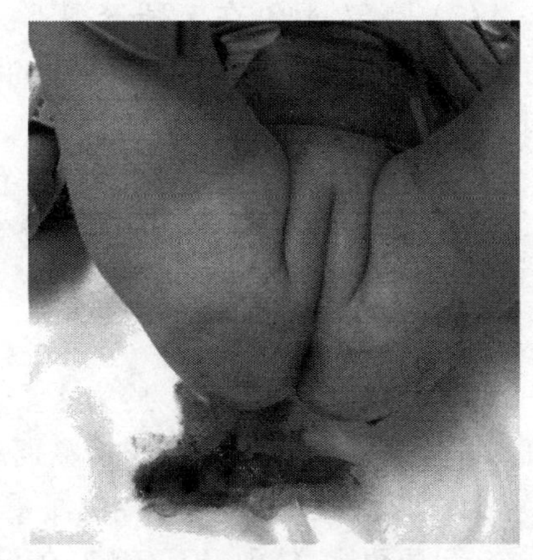

图6-6-1 婴儿肠套叠的临床表现——便血

4. 腹部肿物 腹部触及肿物是有意义的诊断。肿物多位于右上腹或中上腹,实性、光滑、稍可移动,并有压痛。随病情进展,肿物变长,沿结肠框分布,呈腊肠状。多数患儿由于回肠末端及盲肠套入结肠内,右下腹比较松软而有空虚感。严重者套入部达直肠,肛门直诊可触及子宫颈样物,偶见肿物从肛门脱出。一旦肠管有坏死倾向,腹胀加重,腹肌紧张,肿物常触诊不清。

5. 全身情况 病程早期,患儿一般情况良好,体温正常,仅表现为面色苍白、精神欠佳。晚期精神萎靡、表情呆钝、嗜睡、脱水、发热,甚至有休克、腹膜炎征象。

二、儿童肠套叠

多为继发性,病程较缓慢,呈亚急性不全性肠梗阻。可有反复发作的病史,发生肠套叠后也可自行复位。主要表现为腹痛,偶有呕吐,少有血便,腹壁薄者可触及腹部肿物。

第五节 诊断及鉴别诊断

一、诊 断

肠套叠临床诊断的准确率只有约50%,因此需要放射及影像学检查来共同作出正确诊断。

1. 临床诊断 典型肠套叠的四联征为阵发性哭闹、呕吐、果酱样大便和腹部肿块。当患儿出现几个小时以上的无原因剧烈哭闹，时哭时停，伴有呕吐，随即排出血便，诊断并不困难。不典型肠套叠包括无痛性频繁呕吐型、无痛性便血型、精神萎靡尚未便血的休克型，这些类型的肠套叠是以单一症状为主征，缺乏典型的临床表现，很容易漏诊、误诊。依据患儿的年龄、性别、发病季节应考虑肠套叠的可能。此时应在镇静状态下仔细检查腹部是否触及肿块，施行肛门指检观察指套上有无血染，以协助诊断。

2. X 线检查

(1) 腹部平片：肠套叠时，腹平片可无异常征象，也可呈现肠淤张，结肠内均匀致密的肿物阴影，腹立位片见小肠扩张，有张力性气液面，显示肠梗阻征象。腹平片诊断肠套叠虽无特异性征象，但可提示肠梗阻的诊断。

(2) 钡灌肠检查：在 X 线透视下，由肛门缓缓注入 25% 硫酸钡生理盐水溶液，水平压力为 5.9～8.8kPa(60～90cmH_2O)透视下可见到钡剂在结肠的套入部受阻，呈杯状或钳状阴影。

(3) 空气灌肠：在 X 线透视下，经肛门注气，压力为 8.0kPa(60mmHg)，套叠顶端致密的软组织肿块呈半圆形，向充气的结肠内突出，气柱前端形成杯门影、钳状阴影或球形阴影。

3. B 超检查 B 超对肠套叠具有较高的确诊率。超声扫描显示肠套叠的横断面呈“同心圆”征或“靶环”征，纵断面呈“套筒”征或“假肾”征。

二、鉴别诊断

鉴别诊断应以发病年龄为主要思考线索，以主要症状为鉴别要点，与具有腹痛、便血、腹部肿块的婴幼儿其他疾病相鉴别。

1. 细菌性痢疾 肠套叠血便不典型且伴有腹泻者可误诊为细菌性痢疾。菌痢多见于夏季，起病急骤，体温升高较快，在早期即可达 39℃，大便次数频繁，含有大量黏液及脓血，粪便检查见到脓细胞及红细胞，细菌培养阳性即可确诊。

2. 过敏性紫癜 腹型紫癜患儿有阵发性腹痛和呕吐，有腹泻和便血，粪便为暗红色，由于肠管有水肿、出血而增厚，有时在右下腹部能触及肿块，易与肠套叠混淆。过敏性紫癜的特点为双下肢有出血性皮疹，膝关节和踝关节肿痛，部分病例还有血尿，这些临床表现有助于与肠套叠鉴别。需注意的是此病由于肠功能紊乱和肠壁血肿，可诱发肠套叠。故当腹部症状加重、腹部体征明显时，需做腹部 B 超检查或低压气灌肠协助诊断。

3. 梅克尔憩室 梅克尔憩室并消化道出血时，应与肠套叠鉴别。梅克尔憩室出血起病急骤，无前驱症状，出血量大，为暗红色或鲜红色血便，少有腹痛、呕吐等症状，腹部触诊无腹块、无压痛。腹部^{99}Tc 扫描可明确诊断。需注意的是梅克尔憩室内翻可继发肠套叠，患儿可出现肠套叠的相应症状及体征。

4. 蛔虫肠梗阻 此病多来自于农村地区的儿童，近年来发病率明显下降。蛔虫团块堵塞肠腔，可出现腹痛、呕吐，晚期肠坏死则表现为全身中毒症状、便血，与肠套叠极其相似。但蛔虫肠梗阻很少发生在婴儿，早期没有便血，腹内肿块多位于脐下，肿块粗而长，X 线平片可见蛔虫影。

5. 肠梗阻肠坏死 婴幼儿其他原因引起的肠梗阻，晚期出现肠血运障碍导致肠坏死，可出现腹痛、呕吐、便血、休克等症状，可与肠套叠混淆。此类患儿缺乏典型的阵发件哭闹史。血便出现晚且伴随休克及全身中毒症状，腹部检查出现腹膜刺激征，腹穿为血性液体，腹部B超检查未发现肠套叠影像,可作为鉴别点。

6. 直肠脱垂　少数晚期肠套叠,其套入部可以通过全部结肠而由肛门脱出,不要误认为是直肠脱垂。直肠脱垂时,可以清楚地看到肠黏膜一直延续到肛门周围的皮肤,而肠套叠时,在肛门口与脱出的肠管之间有一条沟。可以通过此处将手指伸入直肠内,而且直肠脱垂并无急腹症症状。

第六节　治疗方案及原则

肠套叠治疗分非手术治疗和手术治疗。小儿肠套叠多为原发,以非手术治疗为主。

一、非手术治疗

半个世纪以来,非术治疗儿童肠套叠已成为公认的首选方法,其中气灌肠复位肠套叠是40年来我国最成功且应用最广泛的治疗方法。目前在我国,不论是在城市中心儿科还是在县医院儿科气灌肠复位率多达90%左右。

(一) 适应证

(1) 病程不超过48小时,便血不超过24小时。

(2) 全身状况好,无明显脱水、酸中毒及休克表现,无高热及呼吸困难者。

(3) 腹不胀,无压痛及肌紧张等腹膜刺激征象。

(二) 禁忌证

(1) 病程超过48小时,便血超过24小时。

(2) 全身情况不良,有高热、脱水、精神萎靡及休克等中毒症状者。

(3) 腹胀明显,腹部有明显压痛、肌紧张,疑有腹膜炎或疑有肠坏死者。

(4) 立位平片显示完全性肠梗阻者。

(三) 治疗方法

1. 气体灌肠复位法　气体采用空气或氧气均可,观察方法有透视及非透视下进行两种,将气囊肛管置入直肠内,采用自动控制压力仪,且肛门注气后即见套叠影逆行推进,直至完全消失,大量气体进入回肠,提示复位成功。

(1) 气灌肠前准备:①解痉镇静:肌注阿托品、苯巴比妥钠,必要时在麻醉状态下进行。②脱水明显者,应予以输液纠正,改善全身情况。③麻醉下灌肠复位,保证禁食6小时,禁水4小时,必要时插胃管吸出胃内容物。④X线透视室内应备有吸引器、氧气、注射器等抢救设施。

(2) 气灌肠压力:①诊断性气体灌肠压力为50～60mmHg(6.6～8kPa)。②复位治疗压力为90～100mmHg(12～13.3kPa),不超过120mmHg(16kPa)。

(3) 气灌肠复位征象:①X线透视下见肿块逐渐变小消失,气体突然进入回肠,继之中腹部小肠迅速充气。②拔出气囊肛管,大量气体和暗红色黏液血使排出。③患儿安然入睡,不再哭闹,腹胀减轻,肿块消失。④碳剂试验:口服1g活性炭,约6小时后由肛门排出黑色炭末。

(4) 气体灌肠终止指征:①注气后见肿物巨大,套入部呈分叶状,提示复套存在,复位可能性较小。②注气过程中见鞘部扩张而套入部退缩不明显或见套入部退而复进,表示套叠颈部过紧,复位困难。③注气后肿物渐次后退,通过回盲瓣后,肿物消失,但小肠迟迟不进气，提示仍存在小肠套叠，复位困难。④复位过程中，肿物消失，但荧光屏上突然有闪光改变，旋即见膈下游离气体，表明发生肠穿孔，即刻停止注气。

2. 钡剂灌肠复位法 在欧美国家较为流行。钡剂浓度为20% ~25%，钡柱高度不超过患儿水平体位90cm，维持液体静压在5分钟之内，套叠影逆行推进，变小，渐至消失，钡剂进入回肠，提示复位成功。

3. B超监视下水压灌肠复位法 采用生理盐水或水溶性造影剂为介质灌肠。复位压力为50 ~90mmHg(6.65 ~12kPa)，注水量在300 ~700ml。在B超荧光屏上可见“同心圆”或“靶环”状块影响回盲部收缩，逐渐变小，最后通过回盲瓣突然消失，液体急速进入回肠。满意的复位是见套入部消失，液体逆流进入小肠。

二、手术疗法

（一）手术指征

①有灌肠禁忌证者；②灌肠复位失败，或有腹膜刺激征疑有肠坏死者；③肠套叠复发达3次以上，疑有器质性病变者；④疑为小肠套叠者。

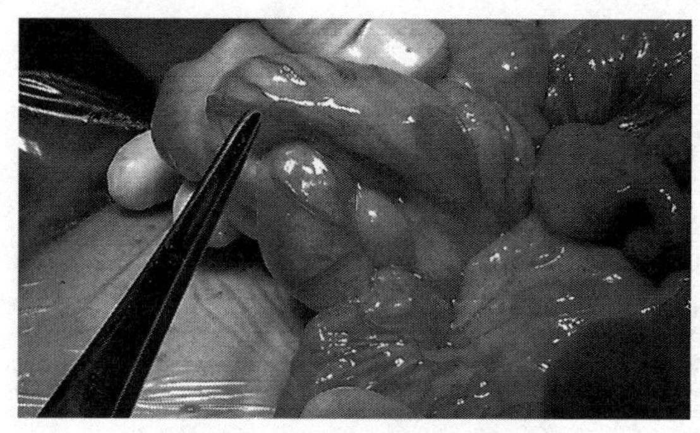

图6-6-2 肠套叠手法复位术

（二）手术方式

1. 手法复位术(图6-6-2) 取右下腹或右上腹横切口，在套叠远端肠段用挤压手法使其整复，切忌强行牵拉套叠近端肠段。复位成功后务必详细检查是否存在病理性肠套叠起点，必要时一并处理。对原发复发性肠套叠手术的患儿，手法复位后如未发现病理起点，存在游动盲肠者可行盲肠右下腹膜外埋藏固定法，以减少复发。如阑尾有损伤，呈现水肿和淤血时，可将其切除。

2. 肠切除肠吻合术 术中见鞘部已有白色斑块状动脉性坏死或套入部静脉性坏死，争取做肠切除一期吻合术。必要时亦可延迟24 ~48小时再吻合。

3. 肠外置或肠造口术 当患儿存在休克，病情危重时，或肠套叠手法复位后局部血液供给情况判断有困难时，可将肠袢两断端或可疑肠袢外置于腹壁外，切口全层贯穿缝合，表面覆盖油纱保护，24 ~48小时后，待休克纠止，病情平稳，再行二期肠吻合术。观察可疑肠袢循环恢复情况决定还纳入腹，抑或肠切除肠吻合。如肠切除后患儿全身或局部循环不满意，无法行肠吻合时，可行肠造口术。

第七节 预 后

小儿原发性肠套叠如能早期就诊、早期诊断、早期治疗，预后良好。绝大多数病例可采用灌肠复位，复位成功率达90%以上。小儿原发性肠套叠复位后极少复发。随着我国人民生活水平提高，医疗条件改善，科普宣传的普及，家长及儿科工作者更加关注小儿肠套叠，晚期肠套叠患儿少见，已罕见死亡，目前肠套叠的病死率仅为1%。

（王 城 赵 丹）

第七章　先天性肥厚性幽门狭窄

先天性肥厚性幽门狭窄是一种新生儿期极为常见的上消化道畸形。男孩明显多于女孩,为4～5倍。第一胎多见。症状有频繁呕吐、慢性脱水及营养不良。

一、病　　因

本症病因尚未明确。近年研究注意到幽门肌层一氧化氮合成酶缺乏和肽能神经发育异常与发病有关。

二、病　　理

本病病理表现为幽门肌层肥厚,并压迫幽门管致狭窄,引起上消化道不完全性梗阻。

三、临床表现

1. 呕吐　多于生后2～3周开始。最初为溢奶,逐渐加重转为喷射性呕吐,呕吐物自口鼻喷出。吐物为黏液、乳汁或乳凝块,不含胆汁。患儿食欲良好。

2. 慢性脱水和营养不良　随着呕吐加剧和频繁,入量不足,引起慢性脱水,眼眶凹陷、皮肤松弛、皮下脂肪减少、体重下降、消瘦、营养不良、尿量减少、大便干而少。因呕吐致大量胃液丢失,可引起低氯性碱中毒和低钾。不少病例合并胃食管反流。

四、诊断及鉴别诊断

1. 症状　出生后2～3周新生儿吐奶,逐渐呈喷射状,不含胆汁。体重不增。食欲良好。

2. 查体　喂奶后腹部检查可见胃型和由左向右的胃蠕动波。空腹时在右上腹肋缘下腹直肌外缘深部可触及橄榄核形、光滑、硬韧、稍可活动的包块。

3. 影像学检查

(1) B超检查:方法简单易行,应为首选。诊断标准:幽门肌厚度≥4mm、幽门直径>12mm、幽门管长度>15mm。

(2) X线检查:必要时进行。常用稀钡或泛影葡胺。征象为:①胃扩张;②胃蠕动增强;③幽门管细长如线状或鸟嘴状;④胃排空延迟。检查后应用胃管吸出钡剂,并用生理盐水洗胃,防止呕吐和误吸。

4. 生化检查　常有低血氯、低血钾及碱中毒倾向。

5. 鉴别诊断　先天性幽门闭锁或幽门前瓣膜生后早期呕吐。腹部触诊无包块。影像学检查易鉴别。

五、治疗方案及原则

1. 外科治疗

(1) 术前纠正水和电解质失衡:本病常合并低渗性脱水。每日除补充生理需要量以外,再根据脱水的程度用等量10%葡萄糖液和生理盐水缓慢静点补充。切忌突击速补,引发心力衰竭。适当补充钾盐,严重营养不良者可行肠外营养。

(2) 幽门环肌切开术:为治疗本病的首选方法,效果良好。传统的开腹手术在国外、近年在国内有逐渐被腹腔镜术式取代的趋势。术中均应注意充分分离幽门肌层,待黏膜层膨处,并避免损伤十二指肠黏膜。

(3) 术后营养支持:术后6小时或次日早晨开始喂糖水,无呕吐即可喂奶,逐渐加量。2~3日加至足量。

2. 内科治疗 国内极少采用,亦仅限于症状轻微者。喂奶前15分钟口服阿托品等解痉剂。

(王 城 周柯均 杨金凤)

第八章　梅克尔(Meckel)憩室

梅克尔憩室(Meckel diverticulum)为胚胎期卵黄管退化不全所遗留的一种较常见的小肠发育畸形。Hildanus 于 1958 年首次描述了 Meckel 憩室,Lavater 和荷兰解剖学家 Ruysch 也分别于 1672 年和 1701 年描述了此病。在同一时代,Littre 报道在疝气囊内发现憩室。1809 年,解剖学家及医生 Meckel(小 Meckel)确定脐肠系膜管是憩室的来源,并提出是该病的潜在病因。1861 年,Zenker 发现憩室内有异位的胰腺黏膜。1904 年,Salzer 发现憩室内有胃黏膜。19 世纪末 20 世纪初,有学者对 Meckel 憩室的炎症及梗阻并发症进行了首次描述。

第一节　胚胎学和解剖学

在胎儿发育的早期,胚盘与卵黄囊相连。随着胚胎生长,胚盘向内合拢,卵黄囊变窄变长。体腔内的卵黄囊形成肠道。胎儿的中肠通过脐肠系膜管与卵黄囊相连(也称为卵黄管或卵黄蒂)。卵黄管常在妊娠 5 ~7 周时发生退化,此时有功能的胎盘取代卵黄囊成为发育中胎儿的主要营养来源。近端卵黄管未能闭塞则导致 Meckel 憩室的发生。卵黄管的异常退化也可引起另一种畸形——卵黄管囊肿,有纤维索带连接肠道及腹壁、脐窦,如卵黄管完全存留(卵黄管未闭)则形成脐回肠瘘。这些畸形如图 6-8-1 所示。左右卵黄动脉在卵黄蒂内起源于主动脉,左卵黄动脉退化,右卵黄动脉则保留成为肠系膜上动脉,末端给 Meckel 憩室供血。卵黄动脉远端残留部分可成为憩室系膜带,延伸至憩室的顶端,偶尔与腹壁连接。

Meckel 憩室是最常见的卵黄管畸形。它位于小肠的系膜对侧缘,为真性肠道憩室(含有肠壁所有正常层次)。25% 的患儿憩室与腹壁相连。Meckel 憩室的位置多变,虽然大多数位于距回盲瓣 120cm 以内,但还有 1/3 位于更近端的肠道。对于年长的儿童,至少需检查 150cm 的小肠以充分排除 Meckel 憩室。发现异位黏膜的频率取决于临床表现。约 15% 切除的憩室偶尔有异常黏膜。然而,约 67% 有症状的患儿有异位组织,主要是胃组织和胰腺组织。据报道,出现的概率分别为 60% ~85% 及 5% ~16% 。其他类型的黏膜(结肠、子宫内膜、胰岛)非常罕见。

“2 规则”常用来记忆 Meckel 憩室。Meckel 憩室位于小肠末端 2 英尺内,长度为 2 英寸,人群中发生率为 2% ,男性为女性的 2 倍,常在 2 岁时出现症状,含有两种异位黏膜—胃黏膜和胰腺黏膜。

第二节　发　病　率

Meckel 憩室是最常见的先天性消化道畸形之一,大量尸检和外科手术中的检出率大约为 1% ~2% ,也有学者报道为 5% 左右,尚未明确引起 Meckel 憩室的潜在基因缺陷。在无症状患儿中。男女比例几乎相等。然而,在有症状的患儿中,男性发病更多(4 ∶ 1 ~3 ∶ 1)。许多有 Meckel 憩室的个体未出现症状,但超过 3/4 的有症状患者在 20 岁以内发病,且常在 2 岁以内。

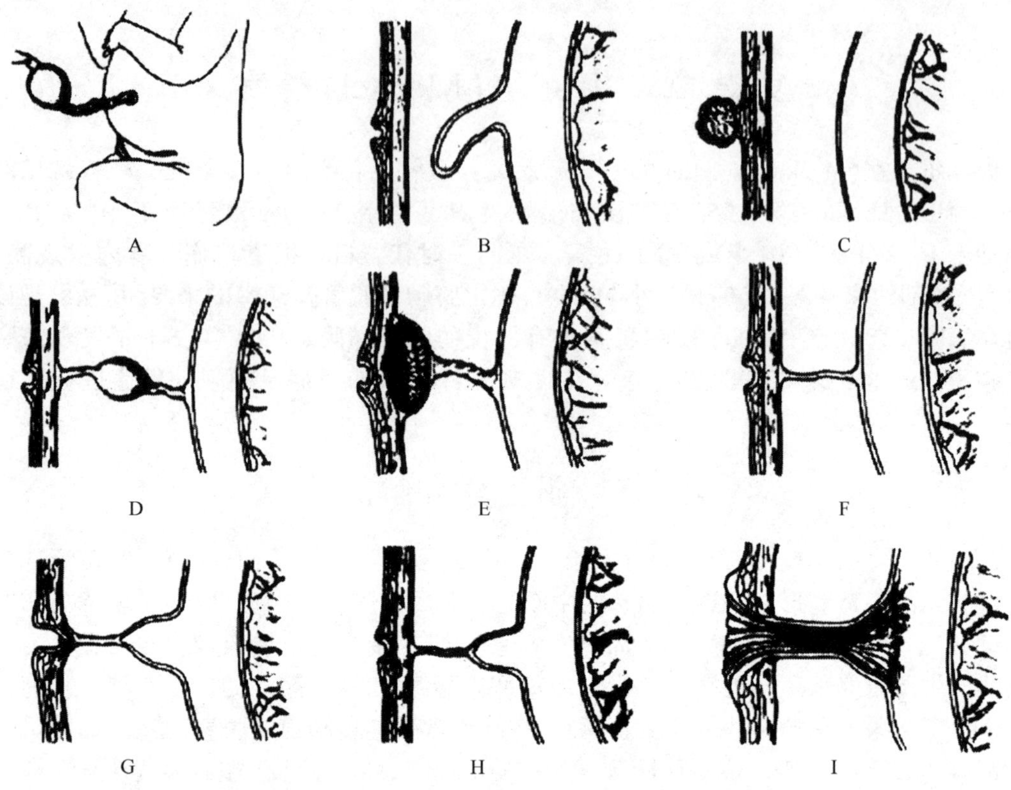

图 6-8-1 Meckel 憩室及脐部畸形

A. 脐带上含有黏膜的囊肿,囊肿远离脐部。这没有临床意义,因为出生时囊肿连同脐带将一起被切除;B. Meckel 憩室。大约 3/4 的 Meckel 憩室不与腹壁相连;C. 脐息肉为脐凹内淡红色肠黏膜的突出部分。虽然通常为单独畸形、但息肉也可透过腹壁与深部结构相连。黏膜息肉可被误认为是更常见的脐部肉芽肿;D. 有黏膜内衬及肌肉扭盖的卵黄管囊肿,在卵黄管近端及远端闭合后持续存在;E. 前腹膜内有肌壁及黏膜的囊肿,位于脐下,有时经脐向皮肤延伸;F. 憩室完全退化后,卵黄〔脐肠系膜)血管成为与腹壁相连的纤维索带;G. 持续存在的脐窦为外露的卵黄管残迹,可能成为有脓液排出的感染的来源。图示脐窦通过闭合的卵黄管体内部分或开放连续的卵黄管与 Meckel 憩室连接。少数情况下,窦道直接与卵黄管相连,不插入 Meckel 憩室;H. 卵黄管远端退化后 Meckcl 憩室通过纤维索带与腹壁相连。可围绕索带发生肠扭转;I. 卵黄管持续开放与胎肠相通引起脐回肠(脐肠)痰。注意肠皱皱襞从回肠肠腔延伸至皮肤。在有些病例中,这层薪膜含有胃黏膜。治疗方式为沿脐的开口切开,将瘘管剥离至回肠。然后切断并关闭回肠

第三节 伴发疾病和并发症

虽然大多数病例是单发的,但据报道 Meckel 憩室伴发的很多其他先天性畸形的发病率在增加,包括食管闭锁、十二指肠闭锁、肛门闭锁、脐膨出、肠旋转不良、先天性巨结肠、21-三体综合征(Down 综合征)、先天性肠病和各种先天性神经系统及心血管畸形。尸检发现伴随畸形的发生率远高于临床数据。在一项大型尸检报道中,Meckel 憩室伴发食管闭锁或肛门闭锁的发生率超过 10%,约 5% 有神经系统或心血管畸形的患儿有 Meckel 憩室。有 Meckel 憩室的患儿一般不需检查有无其他畸形,因为少于 5% 的患儿有伴发畸形。但是,Meckel 憩室很少伴有脐尿管和脐肠系膜畸形。

在憩室中约 25% 并发症,发生并发症的病人 60% 左右为 2 岁以下婴儿,1/3 病人为 1

岁以内婴儿,死于并发症的病人几乎均为婴儿。男婴比女婴多2~4倍。Meckel 憩室所致急腹症并非罕见,临床医生应予以重视,提高警惕,及早及时做出正确诊断,有利于治疗。Meckel 憩室位于回肠,具有正常回肠的组织结构,憩室内一般为回肠黏膜,还有异位组织。异位组织以胃黏膜最多,其次为胰腺组织,十二指肠和结肠黏膜最少,有的是与胃黏膜同时存在,有的是单独存在。

由于憩室的形态、大小和内部结构的不同,临床上可导致不同的外科并发症,当发生并发症时才出现症状。常见有肠梗阻、憩室溃疡出血、憩室炎或穿孔、憩室病等并发症,产生相应的症状。与一般肠梗阻或阑尾炎很相似,或基本一致,术前要做出正确诊断仍很困难。消化道出血时,要与结肠息肉、肠重复畸形、出血坏死性小肠结肠炎相鉴别。

Meckel 憩室并发症只有手术治疗,才能彻底根治。但憩室并发症在手术前很难做出正确诊断,只有在做阑尾炎或肠梗阻手术,或探查手术时,如未发现原拟诊断的病变,就应想到有 Meckel 憩室引起的并发症,应探查距回盲部120cm 以内之回肠;如肠套叠手术复位时,也应注意回肠末段肠壁上是否有小凹陷,是否为 Meckel 憩室内翻所致,仔细检查处理,否则易造成术后肠套叠早期复发。还有在处理索带、内疝、肠扭曲肠梗阻时,注意有否 Meckel 憩室所引起的肠梗阻。

对于可扪及憩室增厚(说明有异位的黏膜)的非复杂性、有无法解释的腹痛史,以及憩室与腹壁附着的偶然发现的病例,需行选择性切除术。对于免疫缺陷、植入人工材料及腹裂(由于浆膜皮增厚或有人工补片)的患儿,一般禁忌选择性切除偶然发现的憩室。

Meckel 憩室选择性切除后最常见的并发症是粘连性肠梗阻,发生率可高达5% ~10%。对无症状患儿行 Meckel 憩室选择性切除术的死亡率应接近0。据报道,Meckel 憩室并发症的死亡率为0~10%。近来报道 Meckel 憩室选择性切除术并发症的发生率和死亡率极低,这反映出外科护理及外科技术(特别是使用吻合钉的腹腔镜下切除)的进步,从而倾向于切除偶然发现的憩室。然而,还缺乏长期观察的数据。

第四节 临床表现

Meckel 憩室最常见的症状和体征是出血、梗阻和炎症。Meckel 憩室被称为“伟大的模仿者”,因为其相对少见、表现各异。大多数有症状的患儿年龄小于10岁。临床表现的类型也与年龄有关。

一、出血

出血是 Meckel 憩室最常见的症状。常可在憩室的回肠和异位胃黏膜交界处发现溃疡,但溃疡也可位于异位黏膜内或邻近憩室对侧的肠系膜侧的正常回肠上。这些溃疡通常较小,只有通过组织病理学检查才能发现。

Meckel 憩室将近占所有儿童低位消化道出血病例的50%,常发生于婴儿和幼儿。有症状的成人患者更易出现炎症或梗阻症状。一般为多次发作的无痛性出血,有时可大量出血。粪便可为鲜红、砖红或红褐色。柏油样便不常见。常可发现血红蛋白水平明显降低。隐匿性出血伴贫血的情况罕见。

儿童低位消化道出血的鉴别诊断包括炎性肠病、肠息肉、肠重复畸形、血管瘤或动静脉畸形。消化性溃疡及静脉曲张破裂出血可能与 Meckel 憩室的出血方式相似,但可通过血性鼻胃管吸引物或上消化道内镜检查来鉴别。即使仔细寻找也很少能在出血的 Meckel 憩室异位胃黏膜中发现幽门螺旋杆菌。这种细菌在其他部位溃疡的发病机制中起主要作用，但在 Meckel 憩室异位胃黏膜引起的炎症或出血中不是重要因素。胆盐毒性对幽门螺旋杆菌的影响可能与之缺失有关。

自 20 世纪 70 年代起^{99m}Tc 扫描就已用于检测异位肠黏膜。运送^{99m}Tc 同位素的高锡酸盐离子被胃黏膜细胞储存并分泌至肠腔。少量同样的细胞分散至整个肠道，但与胃黏膜相比，肠黏膜的排泄率较低。五肽胃泌素、组胺阻滞剂及胰高血糖素可增加扫描的准确性。五肽胃泌素促进胃对高锡酸盐的摄取，当高锡酸盐被摄取后，组胺阻滞剂可抑制其分泌。胰高血糖素可抑制蠕动，减少胃将高铬酸盐排入小肠，并增加其在憩室中停留的时间。禁食、鼻胃管吸引及留置导尿可增加扫描的效率。如果第一次同位素扫描结果为阴性，但诊断结果仍然可疑，有时可重复检查。有异位胃黏膜的肠重复畸形引起的出血^{99m} Tc 扫描结果为阳性。其他情况在鉴别诊断时行 Meckel 憩室同位素扫描为阴性结果，例如幼年性息肉或错构瘤性息肉、炎性肠病、溃疡、肠道血管畸形。虽然血管造影为侵袭性检查，但有时可发现 Meckel 憩室，甚至在没有出血的情况下。如果同位素扫描及内镜检查结果为阴性，但仍强烈怀疑 Meckel 憩室的诊断，腹腔镜（或剖腹手术）是合理的选择。危及生命的严重出血少见，如果一旦出现，不需明确术前诊断即可手术探查。

择期手术常可推迟到患儿情况稳定之后，因为 Meckel 憩室的出血一般为阵发性，常可自行停止，需要输血及补液。治疗可采取腹腔镜或开放性手术。

Meckel 憩室切除可采用单纯性憩室切除和横向关闭基底部或切除一小段含憩室的回肠后行再吻合术。溃疡可能位于憩室对侧的肠系膜边缘，故切除一段含憩室的回肠是最安全的手术方式。应明确并结扎回肠表面的滋养动脉（憩室的），通常顺带切除阑尾。总的说来，憩室切除术治疗出血的效果很好。

二、梗　　阻

Meckel 憩室可通过以下几种机制的其中之一引起肠梗阻：肠套叠（最常见）、肠扭转、内疝、炎症性过程（见后）、经开放的卵黄管脱出（罕见）。当 Meckel 憩室翻转并成为病理性诱发点时可发生肠套叠。大于 5 岁的肠套叠患儿更有可能伴有潜在病理性因素，其中 Meckel 憩室的可能性较大。

儿童肠套叠的临床表现包括呕吐、间歇性腹痛、血便、下腹部有可触及的肿块，最终发展为脱水及嗜睡。超声或空气灌肠常可证实肠套叠的诊断，但很少能确定潜在的病因。如果空气灌肠或对比灌肠后肠套叠完全复位，可行选择性憩室切除术。但通常不能完全复位，常在手术中或检查切下的标本时意外发现憩室。Meckel 憩室引起肠梗阻的外科治疗包括切除梗阻肠段并做端端吻合。

与 Meckel 憩室有关的肠扭转的发生可由几种机制造成。肠管上有血管或卵黄管的持续残留物，或憩室与腹壁相连可引起肠管扭转、纽结或形成疝。长的憩室甚至可自己打结，引起梗阻。从憩室顶部至肠系膜的憩室系膜索带可使肠袢在下方形成疝，引起梗阻、缺血和坏疽。这些索带是胎儿卵黄循环的胚胎残留物，可给憩室供血。巨大的 Meckel 憩室或卵黄管囊肿可引起新生儿肠扭转。

三、炎　　症

Meckel 憩室的炎症表现一般出现较晚，常被误认为阑尾炎。怀疑为阑尾炎但术中发现阑尾正常时,要探查有无 Meckel 憩室(图 6-8-2)。虽然严重的炎症可能掩盖切下的标本中的异位黏膜、但异位黏膜一般总是存在的(通常为胃黏膜,偶尔为胰腺黏膜)。Meckel 憩室可能会与消化性溃疡病、胃肠炎、胆绞痛、炎性肠病及其他疾病混淆。肠穿孔可导致局部或弥散性污染。可单纯切除憩室或切除憩室及受累肠段来治疗炎症性并发症。常可行一期吻合。少数情况下,由于患儿病情严重需行肠外置或暂时性肠造瘘。

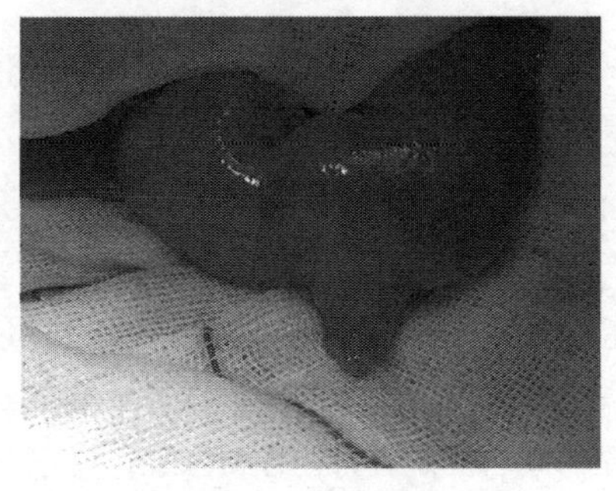

图 6-8-2　Meckel 憩室

四、其他临床表现

约有 5% 有症状的 Meckel 憩室患儿存在脐部畸形。外露的、有黏膜的脐带囊肿是出生时罕见的病变。这些为典型的单独畸形,与肠道无关。

脐部持续的息肉组织或肉芽组织残留是新生儿的常见问题。大多数脐息肉不伴有腹腔内畸形,局部治疗(结扎或用硝酸银涂于脐部肉芽肿)就足够了。如果结扎后息肉未消退,或 1 ~2 次治疗后脐部肉芽肿仍然存在,或患儿有脐部流液的病史,或脐部可见瘘道,则需进一步治疗。“息肉”或瘘道内可有肠黏膜。有时可通过小心地插入小口径的导管来确认脐部瘘道,或通过腔窦 X 线摄片也可证实。

有异物或结石位于 Meckel 憩室内的报道,憩室内也可有寄生虫感染如血吸虫病、蛔虫病。很少有 Meckel 憩室患儿患有原发性消化道癌(类癌、肉瘤、淋巴瘤、腺癌、平滑肌瘤)的报道。这些肿瘤一般见于成人,其中类癌最常见,男性患者是女性患者的 2.5 倍,大于 5mm 的肿瘤发生转移的风险明显增加,也可发生类癌综合征。

第五节　诊　　断

到目前为止,能有效协助诊断 Meckel 憩室的方法不多。无症状的憩室在术前很难预诊,有并发症病例的临床症状的特异性也不明显,在对下腹部急性炎症、低位小肠梗阻、肠套叠以及下消化道出血进行鉴别诊断时应考虑到发生本病的可能性。一般可用以下方法检查。

1. 放射性核素检查　由于 Meckel 憩室内多有异位的胃黏膜组织,所以应用 ^{99m}Tc 进行腹部放射性核素检查,是目前诊断 Meckel 憩室的一种有效方法。诊断阳性率约为 87% 。如病变范围较小或憩室内有炎症、水肿等,可影响放射性核素的摄取而出现假阴性。而假阳性的结果可见于肠梗阻、肠血管瘤、腹主动脉瘤,以及肾盂、输尿管积水等疾病。本法是无创性检查,阳性率高,对患儿安全无痛苦,操作方便,但要注意对假阳性和假阴性的分析判断。

2. 选择性肠系膜上动脉造影　在造影过程中根据发光体外渗来判断出血的部位,用于诊断 Meckel 憩室的出血。

3. 消化道钡餐检查或钡灌肠检查　可作为除外其他消化道出血性疾病,而对直接诊断本病没有多大帮助,但偶可发现 Meckel 憩室的存在。此外,也有应用纤维小肠内镜作出 Meckel 憩室诊断的报道。

第六节 治 疗

一、手术指征

各种憩室并发症必须手术治疗，而且绝大多数是在急诊情况下手术，多属探查性质。在实际工作中鉴别诊断对治疗的重要性不大，因为这些情况大多都需要手术。重要的是在手术时发现不符合临床诊断（例如诊断为急性阑尾炎而术中阑尾正常）时，务必仔细检查回肠末端，以确定有无 Meckel 憩室病变，否则致病原因未被发现而继续发展，会造成严重后果。

对腹部手术中偶然发现的无症状的 Meckel 憩室，是否需切除有过不同意见，现在大多数人都主张切除。因为肉眼无法正确判断憩室内是否存在异位黏膜组织，而且多数憩室并发症发生在婴幼儿，诊断较困难，所以只要患儿全身及局部情况允许即应切除憩室。处理最困难的是对 2 岁以下并发大出血的患儿。如果发现有大量暗红色血便排出时，应立即入院治疗，经鼻胃管抽吸除外上消化道大出血，同时给予血浆和全血补充，以维持生命所需的循环血量和提高血细胞比容。如果第一次出血量很大，为维持生命所需的循环血量而输血已达患儿全身血量的 50% 时，就需要急诊剖腹手术。大多数患儿应在出血停止后作进一步检查，待血红蛋白水平恢复正常时再行选择性手术。如果包括核素检查在内都提示阳性，应密切观察并告诉家长。一旦出现再次急性大出血时，应立即手术。

二、术前准备

Meckel 憩室并发症常常是造成外科急腹症的病因之一，而且往往延误诊断，故患儿多有严重脱水、电解质紊乱、感染、全身状况差等情况，因此必须做好充分的术前准备，以期用最简单的方法，安全地完成手术治疗。

1. 憩室大出血 首先纠正失血性休克，待血红蛋白提高到 90～100g/L，血压能维持在 10～11kPa/6～7kPa 以上，即可进行手术。

2. 肠梗阻 大多数患儿有严重脱水、电解质紊乱和酸中毒，应给予补液、纠正酸中毒、提高血容量，还要作抗感染及相应的对症处理。如果伴有肠坏死、穿孔性腹膜炎，患儿出现中毒性休克时，应积极进行抗休克治疗，可以边抗休克边手术，尽早切除坏死肠管，解除中毒症状。

3. 憩室炎及穿孔性腹膜炎 因严重感染，患儿病情较重，术前应静脉给予大剂量广谱抗生素、充分补液、适量输血（10～20ml/kg），纠正酸中毒，如有高热给予物理降温。术前准备时间不宜过长，争取在 4 小时左右完成，尽快进行手术。

三、麻醉选择

新生儿、婴幼儿采用气管插管麻醉；年长儿可采用静脉复合麻醉或硬膜外麻醉。

四、手术步骤

1. 手术切口 取右上腹横切口或右侧经腹直肌切口，以脐平面为中心向上下延长切口，按层切开皮肤、皮下、肌肉及腹膜。

2. 探查 开腹后判断是肠穿孔腹膜炎，还是肠梗阻。首先找到盲肠，自盲肠开始向近端回肠检查 100cm 左右，找到憩室后根据其类型（图 6-8-3）及病理改变决定手术方法，对憩室所致肠梗阻(图 6-8-4)应先解除肠梗阻,如粘连束带松解、肠套叠、肠扭转以及内疝复位等。

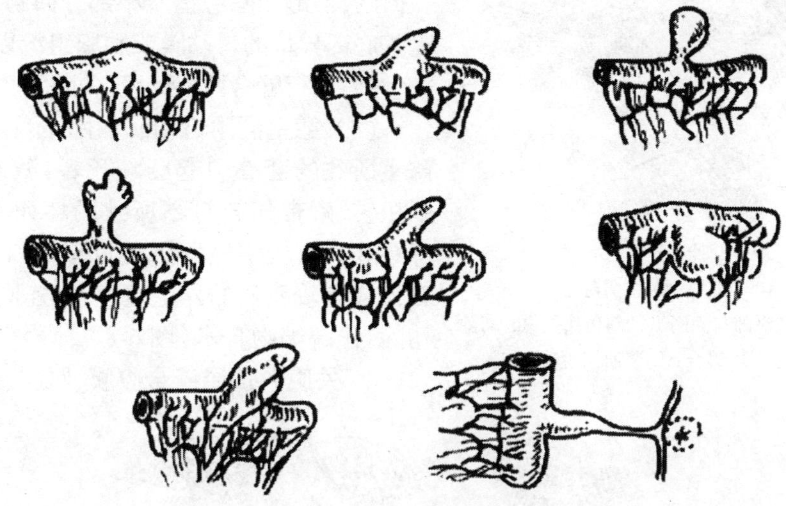

图 6-8-3　Meckel 憩室类型

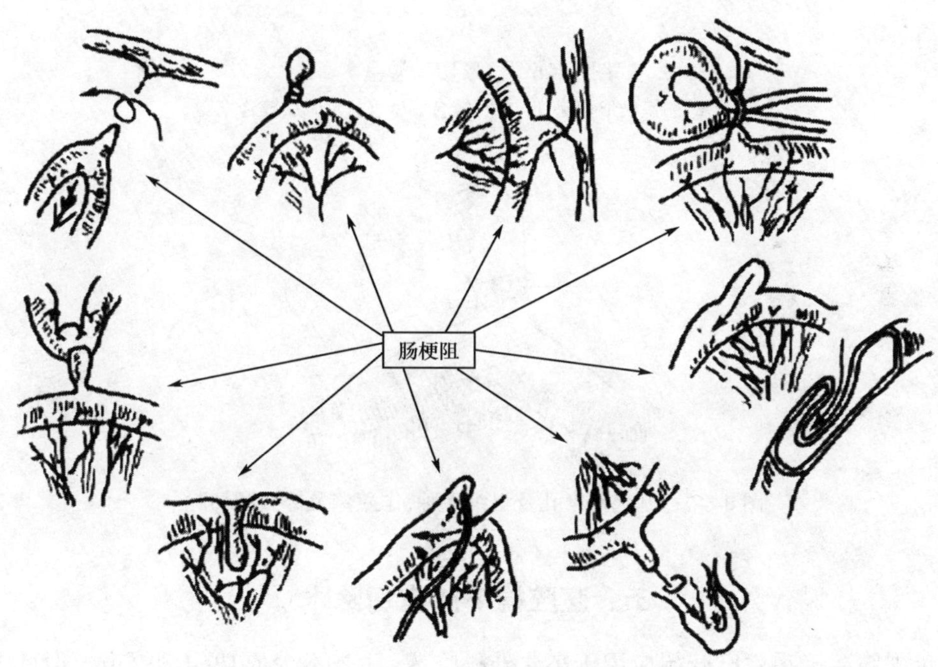

图 6-8-4　Meckel 憩室并发各种肠梗阻的原因

3. 切除憩室　手术中根据 Meckel 憩室的形状、大小、病理变化以及附着部回肠的病变情况,可作憩室切除或部分回肠切除术。常用术式有如下几种:

(1) 单纯结扎、切除及荷包缝合法:憩室类似阑尾大小、基底部不超过 1cm 者用此方法。

(2) 斜形切除术:病变只限于憩室,憩室基底部较宽而无炎症者,切除后为避免发生肠狭窄,将基底部用两把直止血钳在憩室底部与回肠纵轴成 45°角斜形钳夹后,切除憩室,消毒后不打开肠腔,切断作“U”字交锁全层及浆肌层缝合(图 6-8-5)。

(3) 纵切横缝或楔形切除憩室术:本术式适合于憩室及该部位回肠壁有炎症、壁厚而硬,

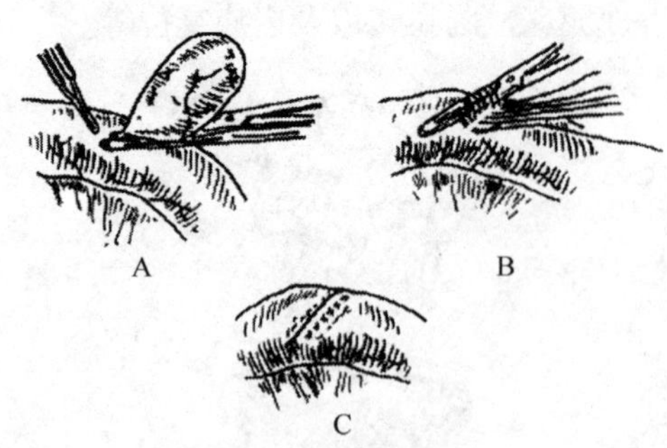

图 6-8-5 憩室斜形切除法

A. 止血钳在憩室底部与回肠纵轴斜形钳夹；B. 切除憩室、作全层缝合；C. 浆肌层缝合

憩室基底部很宽者。在憩室远近端用两把肠钳夹住回肠，楔形切除憩室及小部分回肠壁，此法可切除基底部异位的胃黏膜或胰腺组织以及憩室溃疡等，然后横行缝合两层肠壁，关闭肠腔(图 6-8-6)。

(4) 憩室同附近回肠切除术：该术式适合于憩室所致的套叠引起肠坏死者；憩室所致内病、肠扭转、索带扭转打结所致肠坏死者；憩室基底部穿孔伴有较明显炎症浸润者；憩室基底部异常宽大或有较明显的异生组织者，连同憩室行回肠切除，作端端吻合术(图 6-8-7)。

4. 关腹 按层缝合腹膜、肌层、皮下及皮肤。

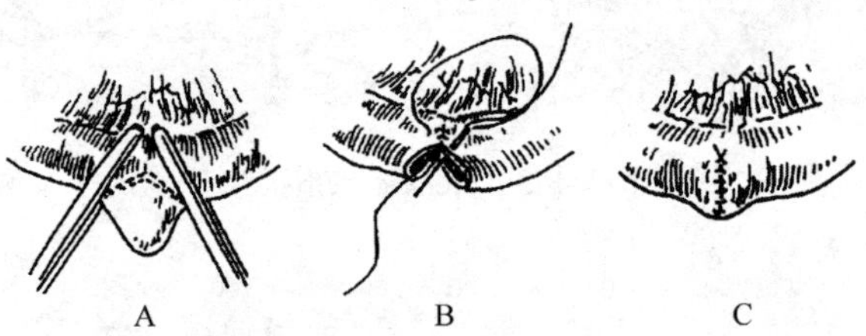

图 6-8-6 楔形切除憩室术

A. 憩室楔形切除；B. 模行缝合肠壁；C. 浆肌层缝合

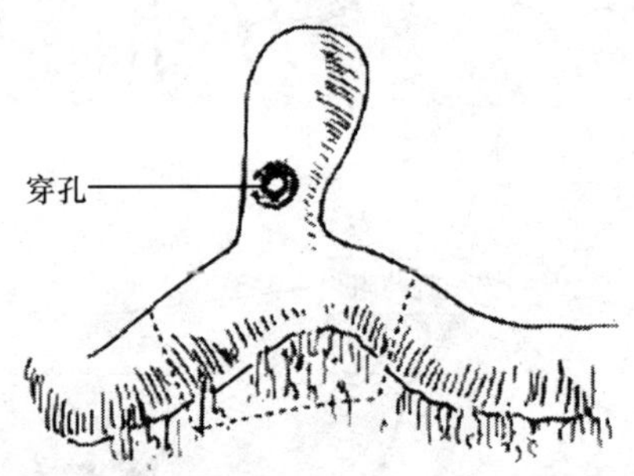

图 6-8-7 基地部穿孔及组织水肿，作憩室及部分肠切除

五、腹腔镜下憩室切除术

近年来腹腔镜手术已开始应用于小儿外科临床，并有不少成功病例报道。但此方法对麻醉要求高，选择病例要求严格，并要求手术者和助手之间有熟练的技术配合，否则会造成肠管损伤和出血等严重并发症。因此腹腔镜下憩室切除术不可滥用，要严格选择适应证。

六、术后处理

(1) 进食：憩室合并肠梗阻、肠扭转、肠套叠，憩室炎合并穿孔腹膜炎，憩室溃疡合并消化道出血者，术后应继续禁食，水、胃肠减压，静脉补液，待肠道功能恢复，大约 3 ~4 天才能试进水及流食，1 ~2 天后进半流质饮食，无不良反应则可进正常饮食。

(2) 合理应用抗生素，预防及控制感染。

(3) 仍然有贫血、低蛋白者,适当输全血、血浆、白蛋白。

第七节　预　　后

憩室并发症手术后死亡率为5%左右。降低死亡率的关键是能否掌握憩室并发症的特征,不失时机地进行手术治疗。并发绞窄性肠梗阻、憩室穿孔,并且较晚才确诊的婴幼儿死亡率较高,因此在处理婴幼儿急腹症时,应时刻想到憩室并发症的可能性。

第八节　讨　　论

(1) 关于因其他疾病在开腹手术中偶然发现Meckel憩室是否处理问题,仍有不同意见。由于憩室并发症的发生率与年龄、憩室的长度、形态、异位胃黏膜或胰腺组织有关。也有人报道在行剖腹探查其他疾病时发现憩室,而未给予切除,2个月后出现了憩室并发症。所以我们认为,对偶然发现的憩室原则上应切除,特别是对憩室在2cm以上、基底部较狭窄易发生梗阻者,以及有粘连或瘢痕的憩室应切除,以免日后发生并发症而需要再次手术,但对危重患儿或侵袭大而复杂的手术,如憩室无明显炎症改变,则不宜将其同时切除,但应有明确记载,一般应在6~8周以后行憩室切除术,切忌不要将憩室翻入回肠,有可能导致发生肠套叠。

(2) 憩室内的异位组织可位于憩室的任何部位,胃黏膜分布最广泛,可占据大部分憩室黏膜,有时呈岛状分布。胰腺组织多位于憩室顶部,呈黄白色颗粒状硬结节,因此手术时,应彻底切除憩室,防止再次发生憩室溃疡、出血和炎症等并发症。

(3) 憩室也可伴发其他畸形,手术中应仔细探查消化道,发现时应作相应处理。

(王　城　梁　云　刘　瑜)

第九章　急性阑尾炎

阑尾炎是外科最常见的急腹症及最容易误诊的疾病。对它的治疗仍有许多争议,激起小儿外科医生无穷的兴趣并有许多相关的文献报道。阑尾炎的发病率存在很大的地域差异。在美国,1997 年对 25.4 万个住院日及 6.8 亿美元的住院费用的调查显示,每年有 70 000 个儿童诊断为阑尾炎,每年 1000 个儿童中约有 1 个儿童发病。阑尾炎在第三世界国家的发病率较低,在过去的几十年中,阑尾炎的发病率已稳步降低。

首次报道与阑尾炎相似的疾病的医学文献大约出现在 500 年前,疾病的病理改变描述为盲肠周围炎。盲肠曾一度被认为是该疾病的原发病灶,直到 1827 年 Melier 声称阑尾的炎症才是该病的发生原因。1886 年 Fitz 最终证明盲肠周围炎起源于阑尾的炎症,并提出了"阑尾炎"这一术语。

Amyand 首次成功施行了阑尾切除术,1735 年他通过阴囊切口成功切除了穿孔的阑尾并引流阴囊脓肿。1887 年 Morton 在美国第一次演示了阑尾切除术。1889 年 McBurney 在他的手术切除治疗阑尾炎的文章中描述到:"疼痛最显著的位置准确位于髂前上棘与脐连线上,距髂前上棘 1 ~2. 5 英寸。"从此,这一位置就称为麦氏点。虽然现代外科治疗与抗生素应用使得这一曾经的不治之症罕有死亡病例,阑尾炎仍然是儿童及青少年的常见疾病。

小儿急性阑尾炎是小儿腹部外科中最多见的疾病,约占小儿外科急腹症总数的 1/4,居小儿急腹症之首位。

小儿急性阑尾炎可发生于各年龄组,最常见的是 6 ~10 岁的学龄儿童,年龄越小发病率越低,5 岁以下明显减少,小于 1 岁者仅占 1% ,新生儿罕见。北京儿童医院统计 1993 年 ~1997 年 2177 例各型阑尾炎,其中 6 ~10 岁患儿 1125 例,占 51.7% 。男性发病率略高于女性,男性占 60% ,女性占 40% 。

第一节　胚胎与解剖

在胚胎发育中,阑尾作为盲肠前尖部的一个延续器官出现于胚胎第 8 周。在儿童后期,阑尾最终旋转到盲肠中后位,回盲瓣下方 2cm 的位置。这一旋转过程存在许多变异,导致阑尾最终位置的多样性。95% 的病例阑尾位于腹膜内,但确切位置存在很多变异。30% 的病例中阑尾尖位于盆腔,60% 位于盲肠后,5% 位于腹膜外结肠后或盲肠后。在旋转不良或内脏转位的病例中,异位阑尾导致炎症的体征出现在异常位置。

阑尾的长度为 0. 3 ~33cm,平均 8cm 阑尾的直径为 5 ~10mm。阑尾动脉来自回结肠动脉,从末段回肠后穿过。阑尾起源于三根结肠带的交汇处,这是定位异位阑尾时一个很有用的标志。阑尾的上皮层、环肌和纵肌层均为盲肠的延续,在出生时,阑尾黏膜下有很少的淋巴结,12 岁时数量增加 200 倍,30 岁时急剧下降,60 岁消失,只留下痕迹。

盲肠发育的突然停止导致阑尾的发育不良或发育不全。每 10 万人中有 4 例存在阑尾重复畸形。阑尾重复畸形可以是部分(双阑尾)或全部,它们可以有共同的或分离的盲肠开口,而阑尾开口也可以存在重复畸形。

阑尾的功能尚不明确。灵长类有阑尾,但多数哺乳动物没有。奇怪的是兔子有阑尾,而且兔子的阑尾是 B 细胞发育的很重要的免疫器官。

第二节　病　　因

1. 阑尾腔梗阻学说　阑尾腔的机械性梗阻是诱发阑尾炎的基本原因。小儿阑尾呈细管状结构，阑尾腔相对较细小，容易发生梗阻。而婴幼儿阑尾呈漏斗状，基底部较大，发生梗阻机会少。因此小儿阑尾解剖发育过程是不同年龄发病率差异的基础。

引起阑尾腔梗阻最常见的原因是肠石阻塞。肠石形成是由于粪便进入阑尾腔，水分吸收，阑尾蠕动或痉挛的压迫，逐渐浓缩成小球形干燥粪块，当肠石嵌顿在阑尾腔的狭窄部分或阑尾壁一时性痉挛时，梗阻即可发生。

淋巴组织增生是引起梗阻的又一原因。阑尾黏膜下有丰富的淋巴组织，当全身感染时，淋巴组织普遍发生增殖性肿胀，阑尾腔发生梗阻。阑尾壁内的淋巴滤泡在青少年时期生长旺盛，故阑尾炎以青少年患者最多。

阑尾梗阻的其他原因是阑尾本身狭窄，先天性曲折、扭转及先天性或病理性粘连所引起的压迫和扭曲。异物及寄生虫也可引起阑尾梗阻。

2. 细菌感染学说　细菌侵入阑尾壁的方式有下列几种：

(1) 肠道直接侵入：正常阑尾腔内含有肠道固有的各种细菌如大肠埃希菌、链球菌和厌氧菌等，在阑尾黏膜溃破或损伤时，细菌可侵入阑尾壁引起急性炎症。

(2) 血行感染：细菌可经血液循环到达阑尾壁内，遂发生急性炎症。小儿急性阑尾炎在春夏季比较多见，而在此时期小儿上呼吸道感染、扁桃体炎及咽峡炎也较多见。

(3) 邻近感染急性阑尾炎：可因阑尾周围脏器的急性化脓性感染而继发。例如原发性腹膜炎，其脓液常浸渍阑尾，细菌自浆膜外侵入阑尾壁，炎症亦自浆膜层开始而后累及阑尾壁全层。

儿童阑尾炎致病菌主要为大肠埃希菌和厌氧菌(脆弱类杆菌多见)混合感染。其他如变形杆菌、绿脓杆菌、链球菌也可成为感染源。

3. 神经支配学说　阑尾的生理和病理变化与神经系统的活动有密切关系。当神经紧张，胃肠道功能活动发生障碍时，使受神经支配的阑尾肌层和血管反射性痉挛，促使阑尾的损害或加重已存在的阑尾腔的梗阻，引起急性阑尾炎。

以上 3 方面原因可以相互影响，相互作用。神经反射性肌肉血管痉挛可以造成阑尾腔梗阻和血循环障碍，有利于细菌感染；管腔梗阻和局部感染也可刺激阑尾神经感受器，引起神经反射性痉挛，如此形成恶性循环。

第三节　病　　理

一、病 理 分 型

1. 单纯性阑尾炎　此型多见于学龄期儿童，病变主要在浆膜层。大体所见阑尾轻度水肿、充血，周围稍有浆液性渗出。组织切片见黏膜水肿、充血，黏膜下层有中性多核粒细胞及嗜酸粒细胞浸润，并有淋巴滤泡增生。

2. 化脓性阑尾炎　此类型的阑尾炎发病率最高，可发生于任何年龄，婴幼儿多为此类。病变侵犯阑尾各层，早期即有腹膜感染及渗出，特别是婴幼儿，阑尾本身的化脓改变可以不重，而腹膜炎则已广泛蔓延。大体所见，阑尾明显肿胀，周围有多量脓性渗液，阑尾腔内亦可积脓，而发生张力性穿孔，形成弥漫性腹膜炎。组织切片见阑尾各层组织均有多核粒细胞浸润，黏膜溃疡坏死，呈蜂窝样炎性改变。

3. 坏疽性阑尾炎 病变主要为阑尾系膜血管栓塞和阑尾壁全层坏死。其特点为阑尾壁迅速广泛坏死，阑尾本身渗出不多，而周围组织粘连形成较早，局限而形成脓肿者较多。大体所见，阑尾肿硬，暗红色的阑尾上散在黑紫色和黄绿色的坏死区。阑尾腔内积脓血，可发生坏死性穿孔，形成局限性腹膜炎。组织切片见阑尾壁血管栓塞，阑尾全层广泛坏死。

4. 梗阻性阑尾炎 此型在病理组织学上并无特点，主要指阑尾腔内蛔虫、蛲虫、肠石引起的痉挛性病变与阑尾扭曲，解剖上的局部狭窄引起的机械性压迫。大体所见，阑尾基本正常或轻度充血，周围少量清渗液，腔内有肠石、蛔虫、蛲虫，可发生机械性压迫穿孔。组织切片见正常阑尾，早期仅有嗜酸粒细胞浸润及淋巴滤泡增生，晚期亦可发生化脓性及坏死性改变。

上述阑尾的病理分型之间的界限很模糊，有时候我们简单地分为单纯性阑尾炎和复杂性阑尾炎。因为在单纯性和复杂性阑尾炎之间存在着较清晰的区别，坏疽性阑尾炎的病理特征是肠坏死，而在功能上则表现为肠穿孔，我们用复杂性阑尾炎来描述坏疽性和穿孔性阑尾炎。

慢性或复发性阑尾炎是否存在，几十年来一直存在争议。最近的文献认为它确实存在，并应在复发性下腹部疼痛的鉴别诊断中予以重视。阑尾的炎症并不都发展为穿孔，因为自发性炎症消散确实存在。认识这点有助于减少阑尾切除术。

二、病理分期

各型急性阑尾炎发展过程按不同阶段分为5期。

1. 早期阑尾炎 感染局限于阑尾腔内部。

2. 局部腹膜炎期 感染已扩散到周围腹膜。

3. 弥漫性腹膜炎期 感染侵及全腹膜。

4. 浸润期 阑尾周围感染被腹腔内粘连所局限。

5. 脓肿期 脓肿形成。

第四节 临床表现

由于解剖、病理生理及免疫系统的特点，小儿阑尾炎的临床表现有别于成人，不同年龄组儿童有其各自的特点和规律，应予以区别对待。

一、儿童阑尾炎的临床表现

学龄前儿童开始症状类似成人，表现为突发中上腹、脐周的疼痛，6～10小时后转至右下腹，多伴有恶心、呕吐、低热、精神及食欲差、活动减少。查体中发现患儿行走缓慢，身体前屈，惧怕震动，有右下腹固定性压痛及肌紧张。

右下腹固定压痛对于儿童阑尾炎的诊断具有决定性价值。而成人常用的一些检查方法如结肠充气试验（Rovsing征）、腰大肌试验、闭孔内肌征，在儿童往往不能获得正确的判断，意义不大。

二、婴幼儿阑尾炎的临床表现

3岁以下小儿无主诉能力，临床表现与年长儿有很大差异，误诊率接近40%。在诊断时应注意下述几点：

（一）体征

婴幼儿病史诉述不清，当小儿有烦躁不安、哭闹，原因不明的发热、呕吐、拒食、精神委靡，一旦发现腹部有可疑体征时，均应想到阑尾炎的可能。婴幼儿的腹痛表现为“颠簸痛”，即在轻拍或颠簸时疼痛更明显。这种异常的表现常为腹痛的线索。

（二）症状

婴幼儿阑尾炎的恶心、呕吐、腹泻等胃肠道症状显著，且出现较早，甚至可发生于腹痛之前，成为最初的症状，易误诊为胃肠炎。与年长儿不同的是，婴幼儿在疾病早期全身反应即可很重，出现高热、精神差、反应淡漠、嗜睡、拒食等症状。

（三）查体

婴幼儿腹部检查往往不能合作，腹部触诊时要注意观察患儿有无哭闹拒按、抵抗检查的动作，可推断有无压痛。小儿腹壁肌层薄弱，腹肌紧张不足以反映腹膜受刺激情况，即使阑尾穿孔肌紧张仍可不明显，尤其是婴儿。因此婴幼儿腹部触诊应掌握下述方法：

1. 三层触诊　浅层检查主要了解腹壁下有无肠型及皮肤过敏，中层检查主要明确有无压痛及肌紧张，深层检查主要了解有无肿物及深压痛。深层检查的标志是触及脊柱或腹主动脉及髂动脉搏动。

2. 对比法　分三步进行。首先双手交替触压左、右下腹，根据哭闹程度发现压痛，同时凭手感及压下深度体会肌紧张程度，然后以同样方法对比患侧上下。第二步放开患儿左手，允其自由活动，医生双手同时压住左、右下腹，任凭患儿以手抵抗，抵抗之一侧为压痛部位。第三步以一手重按压痛部位，另一手触压其他部位，如患儿仅抵抗压痛处按压之手，则可进一步确定压痛部位，并能了解压痛范围大小及其他部位有无压痛。

3. 三次检查　婴幼儿腹部检查至少经过三次，第一次在就诊时，第二次在常规化验返回之后，第三次在给药回家前或收入院前。每次有一定间隔，若三次有一次查体为阴性，则不能称为固定性，需要继续观察，必要时可用镇静剂，使患儿入睡后再检查。门诊可给予10% 水合氯醛 0.5ml/kg，每次最多不超过 10ml。

第五节　诊　　断

一、体格检查

与大多数疾病进展类似，患儿查体前就已经基本明确。阑尾炎的患儿通常卧床不愿意活动，乱动尖叫的孩子很少是阑尾炎患者。比较特殊的是盲肠后位阑尾炎常因输尿管刺激表现为类似肾绞痛的疼痛。年长儿常跛行或卷曲着身体，而小婴儿常将右腿向腹部屈曲。如果有在来院就诊途中因颠簸而加剧疼痛的情况，将有助于阑尾炎的诊断。

询问病史后，常常让患儿用单个手指指出腹部最疼痛的部位。屈膝放松腹肌，从不疼痛的区域开始轻柔触诊腹部。远离疼痛部位的触诊如引起右下腹压痛（牵涉痛引起的 Rovsing 征），则提示腹膜激惹征。用小婴儿自己的手或听诊器触诊腹部，患儿将会更为配合。听诊器在阑尾炎诊断中作用很多，其中最不重要的是可用于听诊。尽管一些患儿会出现肠鸣音减弱或消失，但不具有普遍性，腹部听诊意义不大。然而胸部听诊对下呼吸道炎症的诊断有帮助，因为右下肺叶炎症可以产生和阑尾炎相类似的症状。$T_{10} \sim L_1$ 神经根传导的感觉神经异常所引起的皮肤感觉过敏征，是一种早期即出现但与阑尾炎不相符合的体征，听诊器的轻触诊可诱使患儿产生这种不舒适的感觉。

在触诊或叩诊时要注意局部压痛情况，这是阑尾炎的诊断要点。局部压痛可以十分轻微，甚至可被更泛化的腹痛所掩盖，尤其在发病初期。压痛通常固定于麦氏点，盲肠后位的阑尾炎在髂后上棘和第十二后肋之间有固定压痛，盆腔位阑尾产生直肠内触痛。肠旋转不良的患儿的压痛点取决于发炎阑尾渗出物的流向区域。

随着病程进展，阑尾穿孔，发生腹膜炎。疼痛的类型同样与阑尾的位置有关。穿孔后随着内脏胀痛的缓解，症状可以暂时减轻。开始，腹膜炎可以表现为局部腹肌紧张。随着单纯的不自主的自我防护，腹肌紧张可以泛化。其他的体征包括腰大肌征（右髋后伸或上抬伸直的下肢对抗阻力时可以引出）或闭孔内肌征（被动向内侧旋转右大腿时可以引出）均可引出时，提示为盲肠后位阑尾炎。其他一些腹膜炎体征的检查如反跳痛因可引起不舒适感很少被使用。

常规的直肠触诊在阑尾炎诊断中的使用仍存在争议。该检查所产生的疼痛不是阑尾炎所特异的。如果已有的体征可以诊断阑尾炎，则不需要进行直肠检查。然而，它对可疑病例的诊断，如盆腔位阑尾炎、怀疑有脓肿形成或需要排除输卵管、子宫病变时还是有帮助的。

如果阑尾炎进一步发展，可引起弥漫性腹膜炎和休克或炎症局限，脓肿形成。可能是因为缺少网膜脂肪，婴幼儿更容易发生弥漫性腹膜炎，年长儿或青少年则更容易形成脓肿。一些病例可以在脓肿部位触及沼泽状的柔软的团块。

二、实验室检查

许多与阑尾炎相关的实验室检查已有很多讨论。白细胞计数和中性粒细胞计数得到广泛研究，白细胞升高的灵敏度为52% ~96% ，5% 的阑尾炎患儿白细胞计数可以正常。中性粒细胞与淋巴细胞的比值超过 3. 5 时特异性和灵敏性更大。C 反应蛋白和红细胞沉降率阳性值对诊断有帮助，但阴性结果不能排除阑尾炎，因此限制了这些检查的临床应用。Dueholm 发现白细胞计数、中性粒细胞百分比和 C 反应蛋白水平正常对排除阑尾炎的准确率是 100% 。然而，这些数值的异常并不是诊断阑尾炎所必需的。

大多数儿童阑尾炎的可疑病例，结合病史、体格检查和实验室检查可以为诊断提供充分的证据。然而据报道，误诊导致的阴性阑尾切除的发生率为 10% ~30% 。基于 8 个临床因素的阑尾炎评分（右下腹固定压痛、白细胞增多、转移性腹痛、核左移、发热、恶心或呕吐、厌食和腹膜刺激征）有助于提高诊断的准确性。对急性腹痛儿童的前瞻性研究，评分系统的敏感度为 76% ~100% ，特异性为 79% ~87% 。对可疑病例有必要连续观察并进一步行影像学检查。

三、放射学检查

（一）X 线检查

1. X 线腹部平片 阑尾炎多无特异性 X 线表现，但此项检查的间接征象有一定参考意义。①右侧腹膜脂肪线消失。②右髂窝局部肠麻痹。③阑尾穿孔所致少量气腹征象，站立位腹部平片见膈下呈弧线状或新月状气影。④阑尾肠石，这是阑尾炎时 X 线平片唯一的特异性征象，但出现率不足 15% 。

2. 钡灌肠检查　此检查适用于临床表现不典型的慢性阑尾炎。急性期行钡灌肠检查，有引起阑尾穿孔之可能。阑尾炎钡灌肠的主要征象是阑尾部分或完全不显影，盲肠底部或回肠末端有局限性压迹。钡灌肠检查的另一意义是可明确盲肠的部位。

（二）B 超检查

1986 年 Puylact 首次报告用加压超声探头法对急性阑尾炎诊断评价后，国内外许多学者将其应用于小儿阑尾炎的诊断。急性阑尾炎超声诊断标准为：炎变的阑尾呈低回声管状结构，压之形态不改变。阑尾直径大于 6mm，横切面时呈同心圆的"靶"样图像。有时腔内可见强回声肠石影。穿孔后的阑尾可不显影，盲肠周围出现局限性积液，阑尾如被显示，多呈不对称性阑尾管壁增厚。

阑尾炎患儿的超声诊断中已增加了彩色多普勒超声（CDUS）项目，需要说明的是增加 CDUS 的检查对阑尾炎诊断的灵敏度与单独使用黑白灰度 S 超没有差别，但可增加诊断的信心和容易解释一些现象。正常人 CDUS 显示右下腹一个低强度的信号，而阑尾炎时可看到一个肿大的阑尾伴血管增多的壁。穿孔时看到一个低回声肿块伴随中心和周围血管增加。

（三）CT 检查

可直接显示阑尾及周围软组织炎症。CT 诊断急性阑尾炎基于下列两种异常征象。

（1）炎变阑尾为一管状结构，外径 4～20mm，管腔内充满液体，管壁轻度增厚。阑尾周围呈炎症性改变，盲肠周围模糊的条状混浊影为蜂窝织炎征象，晚期病例可见液体聚集而成的脓肿。

（2）盲肠周围的炎症改变当无明确的阑尾异常或阑尾钙化时，可表现为局部蜂窝织炎或盲肠周围、盲肠后位的脓肿。

CT 检查诊断阑尾炎比较有效，尤其是肥胖患儿，但因价格昂贵并非必须。

第六节　鉴 别 诊 断

一、与早期阑尾炎相混淆的疾病

1. 肠痉挛　为小儿腹痛最常见的原因，发病率高于阑尾炎。典型症状为突然发生阵发性腹痛，但仅持续数分钟，一般不超过 2 小时，常反复发作，痛后一切恢复正常。无发热，偶有呕吐。腹部检查无阳性体征或有不固定的轻压痛。此病可自行缓解，无需治疗。

2. 急性肠系膜淋巴结炎　此病的发生与上呼吸道感染有关。在临床上常和急性阑尾炎混淆，误诊率达 10%。因肠系膜淋巴结在末端回肠部分最多，因此，肠系膜淋巴结炎时右下腹可有腹痛与固定性压痛。下述特点有助于鉴别：

（1）压痛点近脐部，在镇静下触摸患儿右下腹时偶尔可摸到有压痛的肿大淋巴结。

（2）压痛明显但腹肌紧张很轻微。

（3）体温往往开始很高，而体征不显著。

（4）有咽部或上呼吸道感染症状。多数患儿经抗生素治疗后，病情会明显好转。

3. 肺炎或胸膜炎　膈肌周围神经分布与腹壁神经分布同来自第 7～12 对胸神经，当右下叶肺炎或右侧胸膜炎时，刺激膈肌，右腹可有反应性疼痛和肌紧张。但如果用手按住右肋缘处保护胸部，另一手逐渐持续压迫右下腹，则腹肌紧张会逐渐消失。此外，肺炎患儿可有呼吸快、鼻翼扇动。胸部听诊可有摩擦音、湿啰音及呼吸音减低。胸部 X 线检查有助于诊断。

4. 急性胃肠炎 有些肠炎患儿在腹泻出现前会有腹痛、呕吐及发热,可能被误诊为阑尾炎。这些患儿的腹痛多为阵发性绞痛,腹部压痛部位不固定,腹肌紧张不明显。待观察数小时后,出现腹泻,压痛消失,多可确诊。值得强调的是盲肠后位阑尾炎及晚期阑尾炎易误诊为胃肠炎。其区别在于:胃肠炎的腹痛同时伴有呕吐,腹泻频繁且量多,直肠指检无直肠触痛,而阑尾炎的腹痛发生在呕吐后,呈刺激性腹泻,量少,以黏液为主,直肠指检有直肠触痛。

5. 便秘 便秘引起肠痉挛可造成腹痛,而便秘又常引起尿潴留,造成检查时右下腹压痛的假象,以至怀疑为阑尾炎。这种情况在外科急诊并不少见,以幼儿园的小儿为多,往往排便、排尿后症状消失,而除外阑尾炎。因此,急腹症在腹部检查时,应注意先让患儿排便排尿。

6. 肠蛔虫病 小儿患蛔虫病时,因蛔虫蠕动及毒素刺激,引起肠痉挛,发生腹痛,检查时腹部压痛不固定,无肌紧张。

7. 过敏性紫癜 由于腹膜及肠浆膜下出血,故可有腹痛和压痛,但四肢、皮下出血斑,关节肿胀疼痛有助于鉴别。

二、与腹膜炎期阑尾炎相混淆的疾病

1. Meckel 憩室炎 憩室位于末端回肠 100cm 以内,感染时其压痛和肌紧张比较靠近中线,临床表现与阑尾炎极相似,术前多不能鉴别。两者均需早期手术,手术时如阑尾正常则应探查回肠。

2. 原发性腹膜炎 患儿高热、腹胀、呕吐,白细胞高达$(20 \sim 30) \times 10^9/L$,全腹压痛、肌紧张,与阑尾炎穿孔引起的腹膜炎难以鉴别。腹穿脓液稀而无臭味,镜检为球菌者诊断为原发性腹膜炎,仍应及时行剖腹探查为宜。

3. 卵巢囊肿扭转 大女孩患右侧卵巢囊肿扭转可引起右下腹阵发性绞痛。肿物因血液循环障碍出血坏死可有腹肌紧张压痛。直肠指检及双合诊触及盆腔内圆形肿物。B 超检查可以确诊。

三、与浸润期、脓肿期阑尾炎相混淆的疾病

1. 卵巢肿瘤坏死 女童卵巢肿瘤扭转未及时诊疗引起坏死,继而腹痛减轻,下腹部或偏右出现肿物,压痛,有发热等症状。直肠双合诊、B 超可协助诊断。如怀疑张力性脓肿时可经直肠或腹壁穿刺,如获血性液则可诊断为卵巢肿瘤坏死,可立即行剖腹探查术。

2. 右髂窝脓肿 右髂窝脓肿有时酷似阑尾脓肿。应注意本病的最大特点是患肢不能伸直。阑尾脓肿有胃肠道症状,而髂窝脓肿则没有。穿刺抽脓细菌涂片或培养,髂窝脓肿多为金黄色葡萄球菌或其他球菌,阑尾脓肿为大肠埃希菌或厌氧菌。

3. 右侧腹部肿瘤 如神经母细胞瘤或偏下位的肾胚胎瘤等,伴有腹痛、发热者,则可误诊为阑尾脓肿。需注意肿瘤少有胃肠道症状,双合诊检查肿物形态不符合脓肿的侵润,B 超检查可确诊。

第七节　治　　疗

治疗原则:小儿阑尾炎穿孔率高,延误治疗后可产生局限性或弥漫性腹膜炎,特别是婴幼儿阑尾壁薄,大网膜短,穿孔时间短,可发生于腹痛后6小时。小儿阑尾炎继发腹膜炎迅速产生严重的全身中毒症状,甚至威胁生命。若保守治疗,日后阑尾炎反复发作及肠粘连、盆腔炎的概率大,给儿童的生长发育、生活学习造成不利影响。因此,主张在发病72小时以内,不论阑尾炎属何种类型,均应行阑尾切除术。对发病72小时以上的阑尾炎,周围浸润较重,感染已开始局限,此时组织充血、水肿、阑尾残端缝合困难,有造成医源性穿孔污染腹腔及扩散感染的危险,应保守治疗。

(王　城　梁　云)

第十章 结肠、直肠息肉

结肠、直肠息肉性疾病包括孤立于肠道的病变(幼年型、淋巴型和腺瘤型)、一些少见的综合征及身体其他部位疾病(Peutz-Jeghers 综合征、Gardner 综合征和 Turcot 综合征)。大多数结肠、直肠息肉是良性的,由黏膜下淋巴组织增生或黏膜错构瘤引起,但腺瘤样息肉是黏膜发生紊乱改变的表现,有潜在的恶变倾向。

儿童息肉很常见,学龄前和学龄期儿童息肉的发生率为 1% 。由于其发病率高,结肠、直肠息肉是 2 ~ 5 岁的幼儿及学龄前儿童直肠出血最常见的原因。幼年型息肉最常见(80%),其次是淋巴样息肉(15%),腺瘤型息肉在所有息肉患儿中比例小于 3% 。发病率总体来说,各家报告不一,从 0. 08% 到 3. 74% 不等,占 10 岁以下儿童息肉的 90% 以上。男稍多于女。2 ~ 8 岁小儿多见,发病高峰为 4 ~ 5 岁小儿,12 ~ 15 岁呈下降趋势。70% 病变在直肠,15% 发生在乙状结肠,其余散发在结肠近端与盲肠间。75% 的患儿为单发性息肉,25% 为多发性或散发性息肉。

第一节 病 因 病 理

结肠、直肠息肉发病原因尚未确定,可能与常染色体遗传、炎症、过敏等因素有关。Roth 等追踪息肉的病理发展过程如下,首先表现为黏膜的炎症和溃疡形成,结肠腺管被炎症和溃疡堵塞,被堵塞的腺体增生、分支和扩张,使黏膜表面积扩大,炎症和溃疡进一步发展,肉芽组织形成。此过程反复进行,直到病变增大到一定程度,受粪便通过和结肠蠕动时的牵拉形成蒂。肉芽组织纤维化,扩张腺体形成溃疡,囊肿黏液与息肉基底相混合形成黏液囊。肉眼为圆或卵圆形有蒂息肉,直径 1cm 左右,呈粉红色颗粒状,表面常有溃疡形成。切面上有多个小囊,囊内充满胶冻状浓液。组织学上可见息肉表面由单层扁平结肠上皮构成,常见溃疡。肉芽组织炎性渗出取代大部分黏膜上皮。下方为大小不一的上皮性腺管,上皮细胞形态正常,部分腺上皮类似增生性息肉中的上皮变性。部分腺管扩张充满脓液为本病的特征。固有膜纤维组织增生,伴水肿和炎性细胞浸润,嗜酸粒细胞多见,偶有微脓肿形成。极少见有丝分裂,无非典型性增生。

第二节 病理学分类

从病理学的角度,息肉的种类繁多,归纳起来,主要有下面几种:

1. 腺瘤性息肉 这是最为常见的息肉之一,也是临床上最受重视的息肉,在结肠和直肠最为多发。研究表明,结直肠腺瘤不及时治疗,可能发展为直肠癌。腺瘤性息肉病理学上又可以分为管状、绒毛状及管状绒毛状腺瘤,其中绒毛样腺瘤的癌变率最高。腺瘤性息肉大小不一,大部分的巨大息肉都是腺瘤性的,也有部分腺瘤性息肉比较小。需要说明的是,有些结肠腺瘤并不表现为隆起的息肉,而是平坦甚至凹陷性生长。

2. 炎性息肉 又叫假息肉,这类息肉是由于黏膜在炎性刺激下增生形成的,临床上常见于慢性结肠炎的病人,比如溃疡性结肠炎,肠结核,肠道慢性感染等。炎性息肉常为多发,多数在 1cm 以下。有时慢性炎症刺激可以使息肉成桥状,两端附着,中间游离。炎性息肉一般不会发生癌变。

3. 增生性息肉　在大肠还常常发现增生性息肉。尤其是在直肠和乙状结肠更多见。这种息肉一般很小,直径很少超过1cm,表现为黏膜表面的一个小滴状凸起,表面光滑,基底较宽。增生性息肉不会发生癌变。

4. 错构瘤性息肉　这类息肉非常少见,比如幼年性息肉及黑斑息肉综合征(Peutz-Jeghers 综合征)。有些错构瘤性息肉可以癌变,但是癌变率一般非常低。

5. 其他　以息肉为表现的肠道疾病还有很多,比如一些除腺瘤以外的肠道肿瘤可以表现为肠道的息肉,如有些淋巴瘤、肠道类癌等。

在有些非常罕见的病例中,患者的息肉数目非常多,成百甚至上千,遗传因素在其发病中起到重要的作用,临床医学称这种情况为息肉病。最典型的是家族性结肠腺瘤样息肉病,这是一种常染色体显性遗传疾病,家族中常常多个成员患病,表现为结肠多发大量腺瘤,癌变率非常高,患者常常中年就罹患直肠癌。

第三节　临床表现

根据病理类型和致病因素不同,不同直肠息肉的临床表现差异很大,但除了炎性息肉以外的大部分的直肠息肉没有任何自觉症状,特别是临床最为常见的癌变风险最大的结肠腺瘤,一般没有症状,往往是在结肠镜或者肠道 X 线检查中偶然发现的。

最常见症状为便血,由息肉感染和溃疡引起。结肠近端息肉发生的便血呈暗红色,与粪便相混淆。血便可呈间歇性,大量便血少见,多由于息肉脱落,使基底较大血管破裂引起。出血量大时,需紧急输血。

部分患儿可出现腹痛,是由于肠蠕动时息肉产生收缩引起。息肉引起肠套叠也常有报告。此外,息肉本身也可引起急性脱肛或息肉嵌顿于肛门口。由于息肉蒂部常无赫膜肌层,故约 10% ~20% 的患儿息肉可自行脱落经肛门排出。

直肠指检多能发现本病,如与结肠镜检相结合,75% 以上的患儿可确诊。由于息肉多位于直肠后壁,以截石位检查为佳。直肠指检发现息肉应当摘除并送病理检查,如病理检查明确为青少年性息肉,无须进行其他检查。如果患儿反复便血或息肉病理检查证实为腺瘤样息肉,需行结肠镜检或钡灌肠。反复便血时间较长的患儿,可有贫血表现。

第四节　诊断与鉴别诊断

由于结、直肠息肉一般没有临床症状,即使有,症状也没有特异性。因此,结、直肠息肉的确诊主要依赖特殊的器械检查。临床常用的有各种消化道内镜,X 线消化道造影,CT 扫描等。

1. 电子结肠镜　这是对结直肠息肉最主要的检查方法,事实上大部分结直肠息肉是在结肠镜检查过程中偶然发现的。结肠镜从肛门置入,可以检查全部结肠以及终末端的小肠(末端回肠)。在结肠镜下,可以清晰的观察直肠的黏膜面,对隆起的息肉非常敏感,小到几个毫米的息肉都能够发现。随着消化内镜技术的不断进步,医生不仅可以发现结直肠息肉,而且能够对息肉的类型进行初步判断。对于结直肠息肉,最重要的是鉴别具有癌变倾向的腺瘤性息肉和不会癌变的非腺瘤性息肉。日本医生工藤提出了结直肠息肉分型方法,已经广泛应用到临床。根据这种分型,在染色内镜、放大内镜等先进技术的帮助下,医生已经可以通过内镜比较准确的判断息肉的类型,从而给以相应的治疗。在结肠镜下,可以通过活检而确诊息肉的病理性质。结肠镜检查不仅可以诊断息肉,而且是治疗息肉的重要手段。

2. X 线消化道造影 是指用硫酸钡作为造影剂,在 X 线照射下显示消化道有无病变的一种检查方法,主要有消化道钡餐检查和钡灌肠两种方法。消化道钡餐检查时患者口服硫酸钡,主要用来检查食管、胃和小肠,钡灌肠时医生把硫酸钡从肛门灌入,主要用来检查结肠。X 线检查仅仅能够发现一部分比较大的息肉,但是相对消化内镜检查,优点是安全,并发症少,而且病人因检查带来的不适比较轻微。

3. 其他 随着临床诊断技术的不断进步,现在还出现了 CT 仿真结肠镜,正电子发射断层扫描(PET)等技术,也可以发现比较大的直肠息肉,并对息肉的性质作出不同程度的判断。

鉴别诊断包括肛裂、肛门痔引起的便血,在直肠指检时应予注意。急性肠套叠引起的便血呈果酱样暗红色,临床上有患儿阵发性哭闹不安及腹部包块。Meckel 憩室或肠重复畸形引起的出血通常量较大。必要时可行放射性核素扫描发现腹部异常放射性凝聚。

第五节 治 疗

结、直肠息肉均应摘除,但应根据息肉部位、形态及数目,采用不同的方法。

一、手法摘除术

1. 手术指征 直肠有蒂,单发息肉。

2. 术前准备、麻醉选择 无须术前准备及麻醉。

3. 体位 病儿取截石位或膝肘位。

4. 手术步骤 术者戴涂凡士林的橡皮手套,用指尖轻轻按压肛门,使肛门括约肌松弛。然后缓慢地插入直肠,沿肠壁探索。摸到息肉后,以手指末节将其勾住(图 6-10-1),并对着骶骨轻轻挤压,捏断蒂部。并顺势将摘下的息肉从肛门带出。

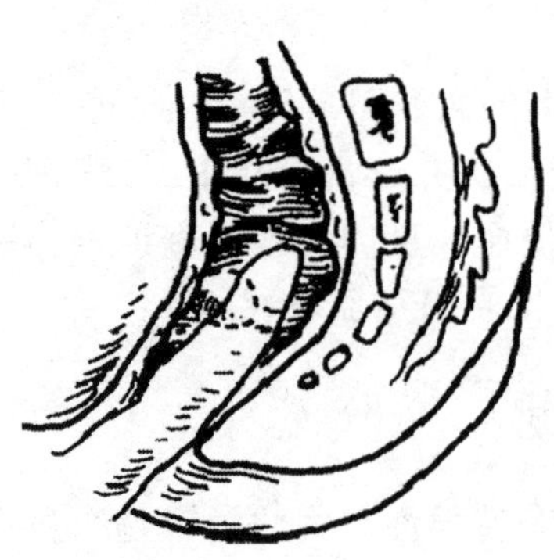

图 6-10-1 手法摘除息肉

5. 术后处理

(1) 息肉摘除后需观察 1 小时,再作直肠指诊,肯定无出血后方可嘱患儿活动。息肉摘除后多能自行止血,术后第一次排便时可带出少量血。个别病例术后出血较多,可达 100 ~ 200ml,用凡士林纱布填塞于直肠内,可达到压迫止血的目的。

(2) 术后 24 ~ 48 小时内进半流食及无渣饮食。

二、经肛门息肉切除术

1. 手术指征 直肠息肉均应争取经肛门手术。

2. 术前准备及麻醉 手术晨灌肠、可用全麻。

3. 体位　取截石位。

4. 手术步骤　用肛门镜拉开肛门，用卵圆钳将息肉夹住，拉出肛门外或肛门附近。用4号丝线在息肉蒂的基底部做缝合结扎（图6-10-2），或单纯结扎，在线结的远端将蒂切断。如息肉体积大、基底广，则需将息肉连同基底黏膜一并切除，但不应伤及肠壁肌层组织。用0号线结节缝合黏膜缺损部。如息肉不能拉出者，可用电灼术。根据息肉的位置高、低，可选用改肠镜或乙状结肠镜。看清息肉的位置，用长柄圈套器套住息肉蒂部（图6-10-3），通电灼烙，既能切除息肉，又能止血。

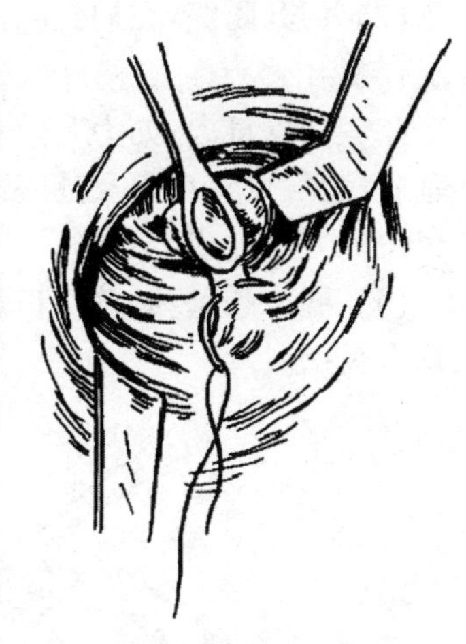

图6-10-2　缝合结扎息肉蒂部

5. 术后处理　一般无需特殊处理。留置肛管者，在24小时后取出，一周内进少渣饮食。便秘者可服用液体石蜡油。电灼术后，应卧床休息2～3小时，以防电灼处出血。

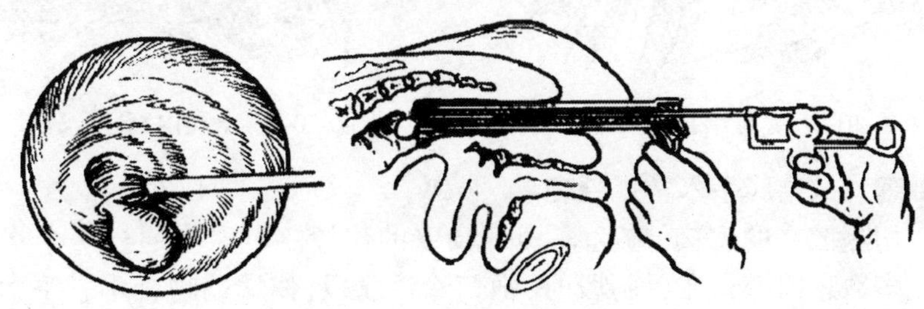

图6-10-3　套住息肉蒂部

6. 讨论

（1）息肉颈部细小，易被拉断。遇有颈部细小的息肉，可更换十二指肠钳夹持其稍粗的根部做牵拉，则不易拉断。如被拉断，需注意观察，如断端无明显出血，可不做处理；如明显出血，应立即钳夹后，重新结扎，如断端位置较高，结扎有困难，可用大块油纱布充填，压迫止血。

（2）使用电灼时，必须准确无误，应防止灼伤肠壁，引起黏膜坏死、出血、甚至穿孔。

（3）直肠的多发息肉，应尽量经肛门做切除或电灼，如经肛门切除或电灼困难，可考虑作直肠切除手术。

三、经腹息肉切除术

1. 手术指征　适用于息肉位置高，经肛门不能切除者。

2. 术前准备

（1）手术前3天开始服庆大霉素和甲硝唑。

（2）术前3天开始进半流质饮食，术前日改全流食。

（3）手术当日晨清洁灌肠。

3. 麻醉　椎管内麻醉或硬膜外麻醉，或用全麻。

4. 体位　取仰卧位，头部稍放低。

5. 手术步骤

（1）切口：左下腹旁正中切口，逐层切开腹壁，进入腹腔。

(2) 切开肠壁：在扪到息肉处的肠壁上缝两条支持线，将肠壁提起，沿结肠带中央切开3cm，结扎出血点。

(3) 切除息肉：如为有蒂息肉，可在蒂的基底行贯穿缝合结扎，切除息肉(图6-10-4)，如基底较宽，可将息肉及基底黏膜一并切除，用0号铬制肠线结节缝合黏膜缺损处。多发息肉也按此方法处理。

(4) 缝合肠壁：肠壁切口做横行全层内翻缝合(图6-10-5)，外加浆肌层结节缝合。按层缝合腹壁。

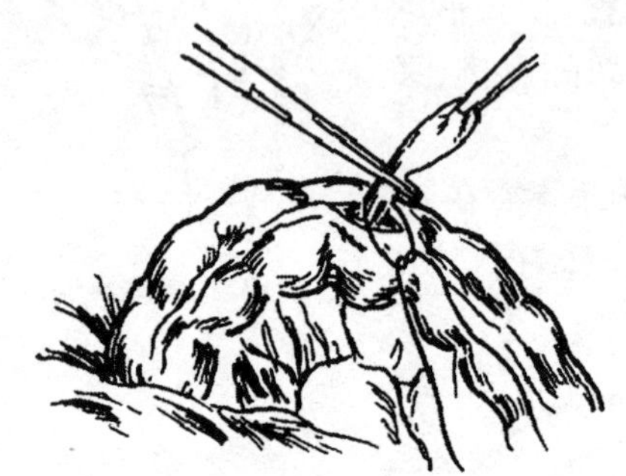

图6-10-4 缝合结扎息肉蒂部

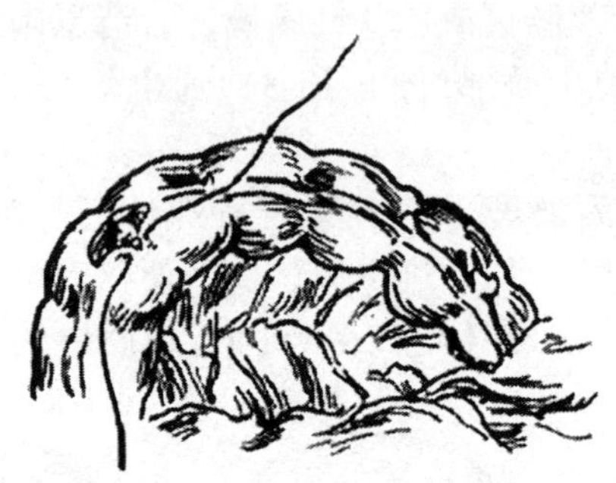

图6-10-5 全层内翻缝合肠壁

6. 术后处理 按结肠手术常规处理。

7. 讨论 切除散在的息肉，应选择切开肠壁的位置。争取能通过一个切口同时摘除2～3个息肉。多数息肉密集在一肠段时，则切除该肠段，作端端吻合术。手术切除息肉可能造成腹腔感染和缝合口瘘，手术前后应按结肠手术常规处理。此外，还应注意，从确诊到术前，特别在术前洗肠过程中，息肉可自行脱落，以避免不必要的手术。

四、内镜治疗

内镜治疗是切除结、直肠息肉最常用方法。一般来说，只有有癌变倾向的息肉或者导致临床症状的息肉才需要考虑内镜下治疗。内镜治疗最适用于有蒂息肉，可以采取的切除方法很多，应根据息肉的部位、大小、形态，有蒂或无蒂等，选用不同的手术方式。近年来，随着内镜治疗技术的提高，结肠镜内镜切除的手段越来越多，适应证越来越广。

一般来说，对于较大的有蒂和亚蒂息肉，直径2cm的可直接用接高频电的圈套器套入息肉根部，一次性进行切除。大于2cm的宽基底息肉可分次摘除或用尼龙圈套扎。扁平无蒂息肉可以采用内镜下黏膜切除术(EMR)方法切除，在基底部黏膜下层分点注射肾上腺素盐水，待病变隆起后，即圈套切除，既可预防出血和穿孔，又达到了治疗的目的。近年来，越来越多医生采用内镜黏膜下剥离(ESD)技术，甚至可以完整切除5～10cm的扁平息肉。对于小于0.5cm的息肉，直接用活检钳切除，有时候也用氩气激光电凝的办法治疗，安全快速。内镜切下的息肉一般要收回，并送病理检查。内镜下息肉切除术一般是安全的，但是也会有一些并发症的风险，最常见的并发症有：①肠穿孔，内镜下直肠息肉切除过程中可能把整个肠壁切穿，导致肠内容物进入腹腔，病人出现气腹、腹痛、感染等。比较小的穿孔有可能通过内镜用金属夹封闭，大的穿孔需要急症手术治疗。②息肉切除术后出血也是常见并发症，绝大部分的出血可以通过内镜进行止血而避免挽救性手术。

第六节　预　　后

结、直肠息肉的病情演变及转归,应根据其病理类别而定,常见几种病变的转归与预后简述如下:腺瘤,由于可能为多发性或与恶变并存,而且目前有越来越多的证据证明随着时间的推移,在一定条件下,良性息肉样恶变都会发生恶变。

1. 多发腺瘤　直径大于2.5cm,或手指、器械触之较硬,或充血明显,或表面有溃疡,即应考虑有恶变的可能性,而其恶变的可能性应与腺瘤性质和大小的不同而有所不同。

2. 炎症性息肉、增生性息肉　除炎性息肉可能会发生恶变,尚难定论或存在可能性之外,增生性息肉临床上无症状,多是肠镜检查时偶尔发现,由于其病体小,多在0.5cm左右,常不引起身体的不适。

3. 乳头状腺瘤　发生恶变变的可能性颇大,被认为是恶变前期病变,其恶变率一般认为在30%左右。因其临床表现为排出黏液,甚至可排出大量黏液或发生大量黏液性腹泻,每日可达3000ml以上,而导致严重脱水、电解质紊乱、循环衰竭、酸中毒等代谢紊乱。如果不及时给予治疗并对腺瘤进行处理,可以造成生命危险。

4. 家族性息肉病　是一种少见的遗传性息肉病。结、直肠内布满息肉状的腺瘤,恶变只是迟早而已,而且恶变常可不限于一处,为多中心,实际上部分病人就医时已经是大肠恶变。

（王　城　梁　云）

第十一章　获得性直肠前庭瘘

女婴所患的直肠前庭瘘是小儿常见的肛门直肠疾患，肛瘘外口开口于阴道下方舟状窝或阴道前庭。1960 年 Bryndorf 和 Madsen 首次报道此病，亚洲较西方国家为多见。

1. 病因　在病因学上仍存在先天性和后天性两种论点的争论。国外有学者认为有正常肛门的女婴患有直肠前庭瘘是消化道末端重复畸形的一种类型，其重要理由是：有阳性家族史，有些病例共存有肛门狭窄或骶椎畸形，部分管壁内层为鳞状上皮。但部分病历有明显的局部感染病史与先天形成有些矛盾。国内大部分学者认为正常肛门女婴发生直肠前庭瘘与男婴发生肛瘘的机制相似，是由于肛门隐窝过深或肛腺囊性扩张以及新生儿、小婴儿早期肛门直肠黏膜局部免疫功能发育不成熟，直肠黏膜屏障不完善继而感染所致，为获得性而非先天性消化道末端重复畸形。其主要依据是：发病年龄较晚，多数不能确定是新生儿发病；瘘管病理检查没有完整的黏膜层、黏膜下层及较连续的平滑肌；罕有合并肛门狭窄和家族史。

2. 临床表现　瘘孔较大的婴儿早期通过瘘孔能维持正常排便，甚至较大儿童也能正常排便，仅在稀便时有失禁现象。如瘘口很窄，其临床表现与开口于外阴部的各种低位畸形相似，然而通过瘘口插入探针，则探针向头侧走行而非向背侧。婴儿期因经常有粪便流出，如护理不周，在阴道前庭部经常有粪便，可引起阴道炎或上行性感染。

对于新生女婴，会阴部检查可见瘘管存在。若未见瘘管，但又伴有其他肛门直肠畸形，等待 20 ~ 24 小时再检查，观察是否有胎粪排除。

3. 治疗　因直肠前庭瘘的病理学特点，在治疗上应不同于普通肛瘘。文献报告有 30 余种手术、复发率 20% ~42% 。早先在治疗此病用的是“H”型手术方式或经肛门瘘管修补术。“H”型手术分两期手术进行。一期切开瘘管或挂线术，半年后再行二期手术（肛门会阴成形术）。经肛门瘘管修补术，创伤小，恢复快，但是手术时患儿需俯卧位（截石位时，手术操作困难），可能会增加了麻醉风险。经会阴后天直肠前庭瘘修补术，麻醉风险小，手术创伤小，操作简便，术后恢复快，无须扩肛，且术后会阴部外观美观，但复发率较高。总之，6 个月以上的患儿多适宜手术，术者选择自己最为熟练的手术方式是最佳选择。

（王　城　王　亮）

第十二章　肛周脓肿与肛瘘

肛门周围软组织发生急性化脓性感染并形成脓肿者称肛周脓肿,脓肿自行破溃或切开引流后常不愈合形成肛瘘,常见于新生儿及小婴儿。

第一节　病因与病理

小儿肛周感染多数由于肛窦或肛腺感染引起。肛周脓毒血症常见于小婴儿。绝大多数患者为男性。婴幼儿肛瘘有先天性因素存在。男性婴儿由于雄性激素导致上皮隐窝深,所以易于发生肛周脓肿,主要发生于6个月以前。早期切开可以导致复发和瘘管形成。新生儿肛周感染有其特殊性,可因肛门部皮炎、疖肿或粗糙尿布擦肛门口引起肛周皮肤与肛门黏膜擦伤激发感染所致,感染后易形成脓肿,脓肿破溃后形成肛瘘。肛瘘可以不伴有肛周脓肿而独立存在。典型瘘管位于皮下,直形。瘘管起源于感染的隐窝,经过外括约肌皮下部直达肛周皮肤。瘘管常均匀分布于肛门周围。多发病变的发生率为15% ~20% 。

第二节　临 床 表 现

新生儿或1 ~2 月婴儿,多为肛门两侧部位的皮下脓肿。初期,局部有红肿、硬结及压痛,约1 周后脓肿变软,局部有波动。有时脓肿自行破溃,有脓液自小孔流出,形成肛瘘。女孩的脓肿多自阴道、前庭、大阴唇穿出,形成获得性直肠外阴瘘,患儿全身感染症状较轻,只于排便时哭闹。部分患儿炎症未能控制,向肛门直肠周围组织扩散,而引起高热、拒食、呕吐、直肠指诊剧痛。

第三节　诊　　断

肛周脓肿诊断并不困难,但临床上多数就诊较晚,应注意早期发现,及时治疗。肛瘘的诊断根据肛周脓肿等感染病史及瘘道,可初步确立诊断。直肠指诊、肛门镜、探针、亚甲蓝染色等检查可确定瘘管的走向及内口位置。

第四节　治　　疗

一般治疗包括全身应用抗生素控制感染,软化大便,保持肛门部清洁干燥,排便后清洗肛门,局部热敷,高锰酸钾液坐浴或理疗。

肛周脓肿的传统治疗是切开和引流。传统治疗可有很高的复发率。但是,大多数脓肿可以通过治疗而治愈。肛瘘形成后,多不能自愈,应行手术治疗。常采用的方法有挂线疗法、瘘管切开术、瘘管切除Ⅰ期缝合术等。

大龄儿童或青少年时期肛瘘是隐窝腺瘤或伴有炎症性肠炎,主要是Crohn 病。但除了典型年龄的患儿,一般不考虑Crohn 病。青少年期肛瘘的治疗方法与成年人的治疗相同。瘘管一旦明确,需要切除或者切开已经闭合的肉芽组织。

第五节 预 后

无波动感的肛周脓肿采用保守治疗,1/3 的患儿可缓解,无需进一步治疗,但多数会液化,需要外科治疗。几乎 50% 的肛周脓肿发展为肛瘘。肛瘘伤口通常会在 4 ~ 6 周愈合。瘘管复发率是 15% ~ 20% 。近来报告提示无症状的肛瘘可以在 12 ~ 24 个月内自行愈合。对于复发性肛瘘,应针对可能存在的疾病进行进一步的检查。

(王 城 王 亮 张 灿)

第十三章　幼儿直肠脱垂

直肠脱垂是指肛管、直肠外翻而脱垂于肛门外，是小儿相对常见的疾病，在儿童期为自限性疾病，男女发病率相等，发病高峰是1～3岁，随着年龄增长多可自愈，5岁以后罕见。

第一节　病　　因

儿童直肠有如下特点：①直肠呈垂直方向。②侧向及前后部到直肠曲线不明显。③较平坦的尾椎骨平面和骶骨平面。④直肠和其他骨盆器官的位置相对较低。⑤缺乏肛提肌的支撑。

这些特点易导致小儿发生直肠脱垂。大多数直肠脱垂患者不存在易患因素。自发性直肠脱垂儿童通常其他方面都健康。便秘作为直肠脱垂的病因存在争议：仅有3%的严重慢性便秘患儿有直肠脱垂。

其他器质性病变可以造成直肠脱垂，如囊性纤维病变伴有直肠脱垂。大于1/5的囊性纤维病变伴有直肠脱垂。神经性病变如脊髓脊膜膨出可以造成完全性直肠脱垂，但是很少见。另外，肛提肌麻痹引起腹内压增高可导致脱垂。膀胱外翻时广泛的耻骨联合和耻骨直肠肌分离，易于导致盆腔内脏器脱垂，包括直肠脱垂。

医源性的直肠全层脱垂发生于高位肛门直肠畸形经肛门手术后，常见的是黏膜脱垂。直肠脱垂或者黏膜异位在经后矢状径路手术后患者中常见。直肠息肉也可以导致直肠脱垂。严重的营养不良也是导致直肠脱垂的原因之一。

第二节　临床表现

不完全性的直肠脱垂最常见，表现仅是自肛门突出2～3cm的直肠黏膜，并有典型的放射状皱纹。完全的全层直肠脱垂相对少见。在急性期，完全性脱垂的病例中折叠的黏膜呈圆锥形。

初期，小儿排便时有黏膜自肛门脱出，便后自动缩回。反复发作后，每次便后均须用手托回，并常有小量黏液从肛门流出。随后，特别是体弱小儿，在任何腹内压增加的情况下如哭闹、咳嗽、用力时肠即脱出。如直肠全层脱出后很久未能复位，即可发生充血、水肿、溃疡、出血以致复位困难。有时也可嵌闭，肠管呈紫黑色，局部肠管血运障碍，即使再复位也容易发生直肠狭窄。

第三节　诊　　断

直肠脱垂的诊断通常依据病史。最常见的症状是排便后直肠黏膜呈现花瓣状。有时候患儿主诉肛门脱出。通常，肛门脱垂可以自发性复位，但是有时候需要手法复位。轻度的直肠脱垂可以由于用力或者腹泻，直肠偶尔脱出。如果每次排便都出现直肠脱垂，父母和患儿对此会出现焦虑和担心。

直肠脱垂在门诊咨询并不少见，直肠指检可以排除直肠息肉。即使有直肠出血史，也很少需要进行结肠镜检查以排除高位的结肠息肉或者其他位点的出血。通常不需要其他检查方法。

第四节 治 疗

对于急性脱垂,站立时多可自然复位。如果脱垂未能自行复位,应设法尽早复位。第一次发生脱垂时,父母通常会马上送患儿到医院。将脱垂的肠管头端缓慢地推入肛门内。如果肠壁有水肿,复位时挤压手法要轻柔。同时要将肛门脱垂的复位方法教给父母。

大部分复发性脱垂可以自愈,很多情况下肛门脱垂会自行缓解。如果没有自行缓解,患儿父母获得正确的指导后,也可以对脱垂进行手法复位。保守治疗如臀部包扎、排便时用坐便器改变体位或侧卧位排便对于减少脱垂都没有帮助。软化大便可以治疗脱垂。局部经肛门治疗如脱垂处注射、多处电灼黏膜、切除多余的黏膜或者肛门周围皮下缝合(Thiersch 线)都被证实无效。但是很多小儿外科医生认为以上方法是有效的,尤其是肛门周围皮下缝合,他们发现对于很多患儿来说都是有效的。

手术治疗用于极少数的难治性脱垂患者,如经治疗后随访 12 ~ 18 个月仍不能痊愈的患儿。大于 4 岁的患者比小于 4 岁的患者更需要外科治疗。有一些外科手术治疗方法可以治疗难治性脱垂。后矢状径路肌肉修补和直肠悬吊至骶骨、直肠后折叠术和 Ekehorn 直肠耻骨固定术都可以治疗难治性脱垂。经腹腔镜进行直肠和前耻骨的悬吊也可用于治疗直肠脱垂,且具有术后疼痛最小、住院时间短的优点。

经肛门拖出术出现医源性脱垂且有症状的患儿需要进行二次手术治疗。典型的症状包括黏膜出血和黏液瘘。对于黏膜脱出的患者,治疗包括切除异位黏膜和肛门局部皮瓣整形完全脱垂需要肛提肌和外括约肌的重建及直肠悬吊术。

术后需鼓励建立规律的排便习惯,大便软化剂需服用 3 ~ 6 个月,在此期间建议避免长时间坐便。

第五节 并 发 症

手术均有引起盆腔感染和脓肿的可能。通常这些并发症均予以保守治疗,包括抗感染,偶尔需要切开引流。罕见情况下,严重的瘢痕和狭窄形成可导致直肠和浆肌层瘘或瘘管形成。

第六节 预 后

大部分患有单纯性直肠黏膜脱垂的患儿经保守的非手术治疗效果良好。组织硬化剂注射治疗的复发率为 10% ~ 20% 。复发的患者在 4 ~ 6 周后可再次注射。许多不同的治疗方法适用于那些持续或者严重的对注射治疗无效的患者。经腹直肠固定术和经肛门手术成功率较高,约 80% ~ 100% 。

(王 城 王 亮 张 灿)

第十四章　赫什朋病

赫什朋病(Hirschsprung, disease, HD)或无神经节细胞症(aganglionsis)是一种先天性肠病。巨大的结肠属继发性改变,故又曾被称为先天性巨结肠。1886 年 Harald Hirschsprung 第一次报告了先天性巨结肠的临床情况,他将该病称为先天性结肠扩张症。1900 年 Fenwick 最先提出先天性巨结肠是由于远端结肠痉挛性收缩所致,1901 年 Tittel 证实了先天性巨结肠远端的结肠缺乏神经节细胞,从而做出远端结肠异常才是疾病发生根源的正确评价。该病的病变肠段多位于直肠或直肠乙状结肠交界处远端(常见型),肠壁神经节细胞缺如,呈持续痉挛状态,无蠕动功能。近端正常结肠因肠内容物不能排出,发生继发性扩大、肥厚造成功能性肠梗阻。无神经节细胞肠段亦可波及结肠其他任何部位甚至小肠。本病的发病率大概为 1/20 000 ~ 1/50 000,是消化道发育畸形当中比较常见的一种,男性多见。该病有家族性发生倾向,提示其发病与遗传有关。

第一节　病　因

1967 年 Okamoto 与 Ueda 实验研究证明从胚胎第 6 周开始,来源于神经嵴的神经母细胞循从头端到尾端的方向移行到消化道壁内,从而形成几件神经丛的神经节细胞。黏膜下层的神经节细胞是由肌间的神经母细胞移行而来,整个移行过程到胚胎第 12 周时结束。因此无神经节细胞症是由于在胚胎第 12 周以前神经嵴细胞向消化道壁内迁移发生停顿所致,停顿越早,病变段越长。直肠和乙状结肠最后生长神经母细胞,故亦是最常见的病变部位。导致其停顿的原因可能与妊娠早期母体受到病毒感染或其他环境因素(如:代谢紊乱、中毒等)影响有关。近年来随着对病因研究的深入,在胚胎发生阶段早期微环境改变及遗传学方面取得了一定成果。

第二节　病　理

大体:肠管的神经节细胞缺如,使肠管失去正常的蠕动功能,处于持续痉挛状态,造成功能性肠梗阻为基本病理状态。临床上根据病变肠管的长度和累及范围分为:常见型、短段型(及超短段型)、长段型、全结肠型和全肠型。

第三节　临床表现

1. 小排胎粪或胎粪排出延迟　患儿生后 24 小时内未排出胎粪者占 94% ~98%,约有 72% 需经塞肛、洗肠等处理方能排便。仅有少数生后胎粪排出正常,1 周或 1 个月后出现症状。

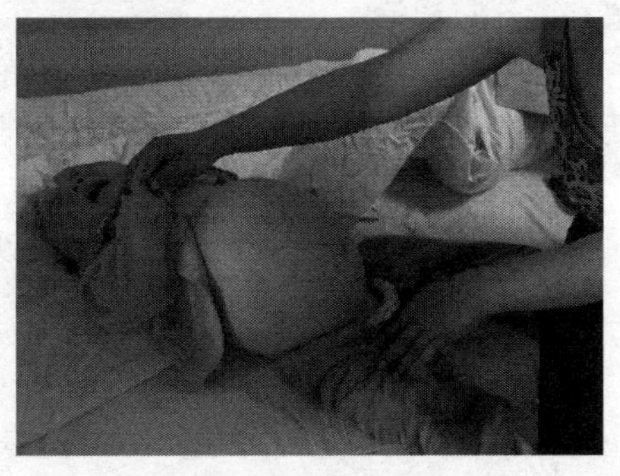

图 6-14-1　腹胀

2. 腹胀　约占 87%。新生儿期腹胀可突然出现,也可逐步出现,腹部逐渐膨隆,呈蛙形,腹壁静脉怒张,有时可见肠形及肠蠕动波。大龄儿偶可触及粪石。

3. 呕吐　呕吐随梗阻程度加重而逐渐明显,甚至吐出胆汁或粪便样物。婴儿期常合并低位肠梗阻症状。

4. 肠梗阻 肠梗阻多为低位、不完全性，新生儿期梗阻程度不一定与无神经节细胞肠段的长短成正比。随着便秘加重和排便等保守治疗的失败，可发展成为完全性肠梗阻，而需立即行肠造瘘术。

5. 肛门指检 可以排除盲肠肛门畸形。手指常感肠管紧缩，拔除手指后，有大量粪便和气体呈“爆破样”排出，腹胀立即好转。

6. 继发症状 因反复出现低位性肠梗阻，患儿食欲缺乏、营养不良、贫血、抵抗力差，常继发感染，如肠炎、肺炎、败血症甚至肠穿孔等。

第四节 诊断及鉴别诊断

1. 症状 出生后不排胎粪、胎粪排出或排尽时间延迟、腹胀、呕吐，部分经洗肠等保守治疗后腹胀消退。婴幼儿期便秘反复发作或进行性加重。

2. X 线检查

(1) 腹立位平片：可见淤张、扩大的结肠及液平面。全结肠型者仅表现小肠淤胀。

(2) 钡剂灌肠：痉挛肠段肠管细小、僵直、无正常蠕动。扩张段肠管明显增宽。并发结肠炎时肠黏膜呈锯齿状。如果显示出以上典型的痉挛段、移行段和扩张段，即可明确诊断。由于病变肠管的位置和长度不同，通常分为常见型(达乙状结肠附近者)、短段型(及超短段型)、长段型和全结肠型。在新生儿和小婴儿期诊断及分型可能不明显。

3. 肛管直肠测压检查 本症时直肠肛管松弛反射(RAIR)消失。

4. 酶组织化学检查 本症时可见乙酰胆碱酯酶阳性的副交感神经纤维。

5. 直肠黏膜活检 用特制吸取器，在齿状线上 1.5～2cm 处吸取黏膜及黏膜下组织做病理检查。

6. 肠壁全层活检 黏膜下及肌间神经丛神经节细胞缺如、减少及发育不成熟，可以诊断本症并与赫氏病同源病鉴别。

第五节 治疗方案及原则

(1) 新生儿或小婴儿常见型及部分短段型一般情况较好者，应争取早期手术治疗，可根据情况经腹、肛门或在腹腔镜辅助下行巨结肠根治手术。

(2) 长段型应根据具体情况开腹行Ⅰ期根治手术或肠造瘘后Ⅱ期根治手术。全结肠型宜行开腹根治术。

(3) 超短段、部分短段型，可暂行保守治疗，或经肛门内括约肌条状切除并扩肛半年。疑诊肠神经元发育不良者也应先行保守治疗观察。

(4) 新生儿或小婴儿一般情况差，肠梗阻症状严重，合并小肠结肠炎或其他严重先天性畸形者，宜先行肠造瘘，待一般情况改善后行根治术。

第六节 预 后

本症预后逐年改善，病死率已明显下降。但手术后便秘、腹泻、污粪及吻合口狭窄、溃疡、闸门等合并症仍有较高的发生率。各种手术方式的治疗效果相近，与术者对手术的理解和掌握程度有关。

(王 城 廖君左)

第十五章　先天性直肠肛门畸形

先天性直肠肛门畸形占小儿消化道畸形第一位，发病率为1：(1500～5000)，男性多于女性。本病类型复杂，常合并其他先天性畸形，直肠盲端终止于耻骨直肠肌以上为高位，位于耻骨直肠肌环内为中间位，直肠盲端穿过耻骨直肠肌环为低位。

第一节　病因、病理

本症病因尚未完全清楚，很多研究结果提示与遗传和环境因素有关。

病理分型尚未统一，1970年墨尔本国际小儿外科会议一致通过了肛门畸形的国际分类法，被广泛采用。1984年，Stephens简化、归纳为以下3种类型，即：高位畸形直肠盲端位于耻骨直肠肌以上，中间位畸形直肠盲端位于耻骨直肠肌水平，低位畸形直肠盲端位于耻骨直肠肌以下。2005年5月在德国Krinkenbeck举行的肛门直肠畸形诊断分型国际会议上，提出了新的分型标准，即Krinkenbeck分类法(表6-15-1)，该分类取消了原有的高、中、低位分型，根据瘘管不同进行分类，并增加少见畸形，其目的是使其进一步实用化，为临床术式选择提供指导。

表6-15-1　肛门直肠畸形国际诊断分型标准(Krinkenbeck，2005)

主要临床分型	罕见畸形
会阴(皮肤)瘘	球形结肠
直肠尿道瘘	直肠闭锁/狭窄
前列腺部瘘	直肠阴道瘘
尿道球部瘘	"H"瘘
直肠膀胱瘘	其他畸形
直肠前庭(舟状窝)瘘	
一穴肛(共同管长度 < 3cm，> 3cm)	
肛门闭锁(无瘘)	
肛门狭窄	

第二节　临床表现

1. 无瘘管型　均表现低位肠梗阻症状。患儿生后不排胎粪、腹胀和呕吐。体检无肛门。高位者常合并骨盆神经和肌肉发育不良，臀沟浅平。哭闹时无冲击感或膨出。中间位和低位畸形者臀沟较深，肛门处常见不同程度的色素沉着，哭闹时可有冲击感。低位者刺激后可见括约肌收缩。肛膜未破者皮下可见胎粪影(图6-15-1)。

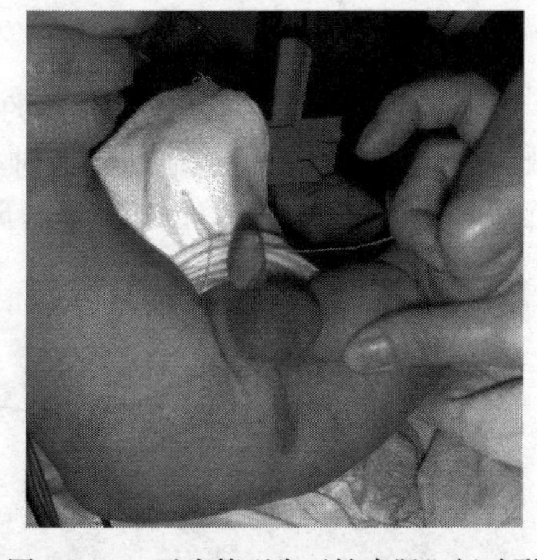

图6-15-1　无瘘管型先天性直肠肛门畸形

2. 瘘管型　有瘘管者排便口位置异常，男性由尿道口或肛门前皮肤瘘口排便，女性由前庭或阴道排便。男性瘘管多数细小,常伴低位肠梗阻症状。女性瘘管较粗大可暂时维持排便,干便时排便困难,日久继发巨结肠。体检无肛门或肛门开口位置前移,肛门狭窄的肛门位置正常。瘘管外口开放者可用探针探查瘘管方向和长度。因瘘管与泌尿生殖系相通,故易伴发上行性泌尿系感染和阴道炎。

第三节 诊断及鉴别诊断

1. 症状 出生后检查无正常肛门,不排胎粪,胎粪排出量或排出位置(尿道门、阴道或前庭处的瘘口)异常。

2. X 线检查

(1) 骨盆倒立侧位片:出生 12 ~24 小时后倒立侧位摄片,确定 PC 线(耻骨、骶尾关节连线)和 I 线(坐骨最低点的平行线),测量直肠盲端空气阴影与 PC 线的距离。位于 PC 线以上者为高位畸形,位于 PC 线与 I 线之间为中间畸形,在 I 线以下者为低位畸形。

(2) 瘘管造影:可显示瘘管的方向、长度及与直肠的关系。

3. B 超检查 可确定直肠盲端与会阴皮肤距离,还可协助诊断并存的泌尿生殖系统和心脏畸形。

4. CT 及 MRI 检查 可检查盆底肌肉和肛门外括约肌的发育状况,尤其是耻骨直肠肌厚度以及其与直肠盲端的关系,以便决定手术进路及排便控制肌群功能的修复。还可同时诊断脊柱、泌尿生殖系统的伴发畸形。

第四节 治疗方案及原则

1. 无瘘管或瘘管细小 无瘘管或瘘管细小者应施行急诊手术。高位者先行结肠造瘘,3 ~6 个月后行后矢状入路直肠肛门成形术或骶会阴肛门成形术。腹会阴肛门成形术已少用。低位者行会阴或骶会阴直肠肛门成形术。

2. 较粗大能暂时维持排便 较粗大能暂时维持排便者,可在出生 3 ~6 个月时行骶会阴直肠肛门成形术或会阴部肛门成形术(必要时生后先行瘘管扩张)。

3. 肛门狭窄 行肛门扩张术或肛门成形术。

4. 肛门前移但排便功能正常者 可不手术。

第五节 预 后

术后排便控制能力为衡量预后的重要指标。低位畸形手术后排便控制能力一般较好。畸形的位置越高,排便控制肌肉与神经发育越差,术后排便控制能力越有可能发生问题。近年由于手术方式的改进,中高位畸形患儿的治疗效果也有了明显进步。

(王 城 廖君左)

第十六章　先天性胆总管扩张症

先天性胆管扩张症(congenital biliary dilatation,CBD)又称先天性胆总管囊肿(congenital choledochal cyst)。国内文献报道在婴幼儿及童年时期发现者约占80%,其余见于成人,男与女的比例大约为1∶4。亚洲人群发病率高于欧美。本病一经确诊应进行手术治疗。否则病期长久可造成肝脏损害;有的还可以发生恶变,造成致死性后果。

第一节　病　　因

本病的病因尚未确定,有关学说很多,如先天性胆道发育不良学说,胆总管下端狭窄、梗阻学说,先天性胰胆管连接异常学说,病毒感染学说等。每一例病例可能由一种,也可能是几种病因同时存在而发病。但目前倾向于先天性胰胆合流异常为本病的主要病因。

第二节　病　　理

胆总管扩张症常见为囊形和梭形,大小不等,大者可容2000~3000ml。囊肿远端胆管逐渐变窄,囊肿大者其囊壁肥厚,结缔组织增生,常有炎细胞浸润,上皮细胞破坏,管壁内膜不光滑,可见小溃疡及纤维钙化灶,有时有小脓肿形成。囊肿内潴留绿色感染性胆汁,多数囊内液胰淀粉酶升高。

本病的胆管扩张病变可发生在肝内外的任何部位,根据其部位、形态等分为5型:①胆总管囊性扩张型(Ⅰ型),可为球状或梭状,少数为圆柱状;②胆总管憩室型(Ⅱ型);③胆总管出口囊性脱垂型(Ⅲ);④混合型也叫多发性扩展型(Ⅳ型),胆总管囊性扩张伴肝内胆管球状或圆柱状扩张;⑤单纯肝内的胆管扩张型(Ⅴ型),也称为Caroli病。除胆管扩张外,患儿的肝脏可有程度不等的硬化,胰腺可有急性或慢性炎症。由于胆管受到长期慢性炎症刺激,在少数病例成年后可诱发胆囊癌或胆管癌。

第三节　临 床 表 现

腹痛、肿块和黄疸为本病的基本症状,呈间歇性发作。但并非所有病人在病史中或就诊时均具有这3个症状,临床上3个症状同时存在者仅占20%~30%。

1. 腹痛　多发生在右上腹,疼痛性质和程度不一。有时为绞痛,患儿常取屈膝俯卧位,有时仅为轻度的胀痛。急性发作时常伴恶心和呕吐,可伴有发热。部分患儿无疼痛感觉。

2. 肿块　有时腹部肿块会成为患儿就诊时的首要症状,肿块位于右上腹的肋缘下,肿块球形,光滑,有囊性感。如囊肿较小或为梭形,则不易扪及。肿块在腹痛急性发作时增大,症状缓解后可略为缩小。

3. 黄疸　症状轻者临床上可无黄疸,部分患儿在腹痛发作后可出现不同程度的黄疸。间歇性黄疸是本病的特征之一。

4. 腹膜炎　因扩张胆管穿孔引起弥漫性胆汁性腹膜炎,表现为剧烈腹痛、呕吐、腹壁强直、腹腔积液和全身情况恶化。

第四节　诊断及鉴别诊断

一、诊　　断

1. 临床表现　从幼年开始出现的腹痛、肿块和黄疸等症状。

2. 生化检查　血、尿淀粉酶升高,可提示伴发胰腺炎。总胆红素、结合胆红素、碱性磷酸酶和转氨酶值均升高,在症状缓解后恢复正常。

3. 影像学检查

(1) B 型超声显像:可显示胆管扩张的大小和范围,诊断的准确率可达 95% ,是首选和常规的诊断方法。

(2) 磁共振胰胆管显像(MRCP):显示胆管扩张的大小和范围,并可显示部分病例的胰胆管连接异常。

(3) 内镜逆行胰胆管造影(ERCP):可显示扩张胆管及胰胆管连接异常。

(4) 其他:钡餐检查可显示胃、十二指肠受压向左、前移位,肠框扩大,提供间接证据。CT 检查可显示胆总管和肝内胆管扩张(图 6-16-1),但如 B 超已确诊,则可省却。经皮肝穿刺胆管造影(PTC)对诊断肝内胆管扩张有一定价值。术中穿刺胆管造影简便易行,可满意显示胆管扩张的大小和范围以及胰胆管连接异常。

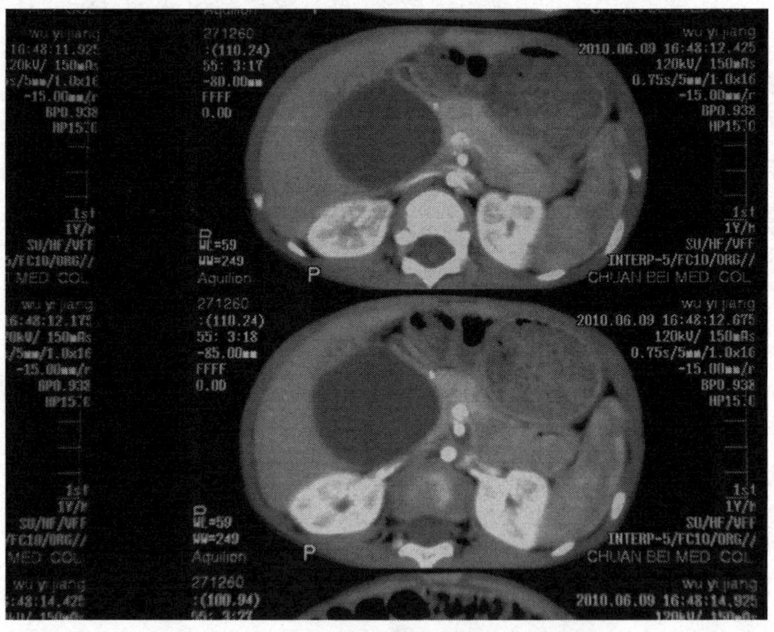

图 6-16-1　先天性胆总管扩张症的 CT 检查

二、鉴 别 诊 断

1. 胆道闭锁　对出生后 2 ~ 3 个月内出现黄疸、大便发白和肝脏肿大的婴儿,首先应考虑到胆道闭锁或新生儿肝炎。两者与胆总管囊肿的表现可以非常相似,仔细探摸肝下有无肿块,结合 B 超和 X 线检查,有助于鉴别。

2. 肝包虫囊肿　肝包虫囊肿位于肝脏内部,局部可有轻度疼痛与不适,合并感染时亦可出现黄疸。所不同者,肝包虫囊肿多见于畜牧区,病程缓慢,囊肿呈进行性增大。作包虫囊液皮内试验和血清补体结合试验可确定诊断。

3. 慢性肝炎 对年龄较大才开始出现黄疸、腹痛等症状的胆总管囊肿,往往误诊为慢性肝炎,B超和生化检查有助于鉴别。

4. 腹部肿瘤 右侧肾母细胞瘤和神经母细胞瘤都是恶性肿瘤,病程发展快,且无黄疸或腹痛。肝癌到晚期始有黄疸,血清甲胎蛋白升高。B超、CT和静脉肾盂造影对鉴别腹膜后肿瘤有价值。

第五节 治疗方案及原则

一、症状发作期的治疗

宜禁食数日,以减少胆汁和胰液的分泌,应用解痉剂缓解疼痛,静脉应用抗生素,注意保持水、电解质和酸碱平衡。有黄疸者应补充维生素K,纠正凝血功能障碍。待症状缓解后,择期手术治疗。如各种症状持续不退,经充分准备后应不失时机地进行手术治疗。

二、手术治疗

当本病诊断确立后,原则上应及时手术,以减少并发症的发生。手术包括:

1. 囊肿切除、胆道重建术 囊肿切除、胆总管近端(或肝管)空肠Roux-Y式吻合是普遍采用的术式。亦有在囊肿切除后,离断一段空肠,间置于肝管和十二指肠之间。此两种手术具有根治意义,可达到去除病灶和使胰胆液分流的目的。

2. 囊肿引流术 仅用于个别重症病例,如严重的梗阻性黄疸伴肝硬化、严重胆道感或胰腺炎、囊肿穿孔伴胆汁性腹膜炎、囊肿壁水肿粘连严重致使剥离困难、出血剧烈者,可视患儿具体情况采用囊肿造口术或囊肿肠道吻合术,待病情改善后再做二期根治性手术。

第六节 预 后

本病首选术式为囊肿切除、胆道重建术,多数患儿术后恢复良好,有少数患儿术后肝管肠吻合后可发生胆管炎、胆结石等,还须再手术。行内引流术患儿应定期密切观察,如反复发生胆管炎、胆结石应再次手术治疗。特别警惕残留囊肿有癌变的可能,有人估计胆总管囊肿癌变率较正常人大20倍,故囊肿内引流后应尽早做根治性手术治疗。

(王 城 廖君左)

第七篇 器官移植

第一章 肝 移 植

第一节 概 述

一、肝移植的历史与现状

自1963年,现代肝移植之父美国医生Starzl施行世界上第1例人体原位肝移植以来,历经40余年的蓬勃发展,肝移植已在全世界步入成熟时期。迄今全世界已累积实施肝移植手术超过10万余例,每年以8000~10 000例次的速度前进。目前肝移植术后一年存活率>90%,5年存活率在70%~85%,也就是说大部分患者均能长期健康的存活,最长的一名患者移植术后已存活36年,并育有1子。

与国外相比,我国的肝移植起步较晚。1977年我国开展了人体肝移植的尝试,从此揭开了我国临床肝移植的序幕。随着经验的积累,尤其是近10余年的飞速发展,我国的肝移植已跻身于国际先进行列。截至2011年10月,全国累计施行肝移植手术约20 900例,术后疗效已接近国际先进水平。全国有80家医院开展肝移植,其中规模较大的有20余家。

按照供肝种植部位不同,可分为原位肝移植术和异位肝移植术。原位肝移植按照供肝的静脉与受体下腔静脉的吻合方式不同,可分为经典肝移植和背驮式肝移植。为解决供肝短缺和儿童肝移植的问题,又相继出现了活体部分肝移植、减体积肝移植、劈裂式(劈离式)肝移植、多米诺骨牌式肝移植等。此外,还有辅助性肝移植、肝脏与心脏、肾脏等其他器官联合移植等。目前全球开展最多的是同种异体原位肝移植术,即通常意义上的肝移植。简言之,就是切除患者病肝后,按照人体正常的解剖结构将供体肝脏植入受体(患者)原来肝脏所处的部位。

二、肝移植的适应证和禁忌证

原则上,当各种急性或慢性肝病用其他内外科方法无法治愈,预计在短期内(6~12个月)无法避免死亡者均是肝移植的适应证。起初肝移植仅是一个挽救生命的过程,而现在,随着外科技术的不断发展、新型免疫抑制剂的应用和临床经验的不断积累,肝移植围手术期并发症和死亡率显著下降,术后存活率和存活时间不断提高。因此,肝脏病变所产生的症状导致患者的生存质量严重下降时,也成为肝移植的主要适应证之一。

近年来原位肝移植所治疗的疾病病种不断扩大,迄今为止,据不完全统计肝移植已被成功用于60多种肝脏疾病的治疗,依据疾病的性质,可概括分为:终末期肝硬化疾病、肝脏恶性疾病、先天性代谢疾病和急性或亚急性肝功能衰竭。随着肝移植经验的增加,移植的禁忌证也在不断地减少。

对于肝癌的肝移植的标准,国际上多采用米兰标准。米兰标准其实就是衡量和定义早期肝癌的。具体来说就是,单个肿瘤直径不超过5cm或较多发的肿瘤少于3个并且最大直径不超过3cm,没有大血管侵犯现象,也没有淋巴结或肝外转移的现象。专家们把比较符合这项标准的早期肝癌进行肝移植治疗疗效肯定,这类患者的5年生存率大约在75%左右,病人的术后复发率一般大约小于10%。这类治疗仅仅只需要考虑肿瘤的体积大小以及肿瘤的数量,这样比较方便临床操作。而米兰标准还有一个缺点就是过于严格,有一部分可能治愈的肝癌病人会被排除在外,另外它对肿瘤生物学特征方面的考虑存在不足,比如说血管侵犯、淋巴转移、肿瘤的分级还有肿瘤标志物。而在我国,每年有近30万人死于肝癌,占全世界肝癌死亡人数的40%以上。根据我国的情况,浙医一院出台了“杭州标准”。其认为,肝癌肝脏移植受者只要符合累计肿瘤直径≤8cm,或累计肿瘤直径>8cm,但术前血清甲胎蛋白≤400ng/ml,且肿瘤组织学分级为高或中分化,就可以接受肝脏移植。其观念已经逐步地被一些世界主要的医学中心所接收。

一般来说,有以下情况的患者不宜做肝移植:肝外存在难以根治的恶性肿瘤;存在难于控制的感染;有难以戒除的酗酒或吸毒者;患有严重心、肺、脑、肾等重要脏器器质性病变;有难以控制的心理变态或精神疾病。此外,有以下情况的患者目前一般来说做肝移植还要慎重考虑:年龄65岁以上者;门静脉或肠系膜上静脉血栓者;来自于胆道系统的败血症;以往有精神病史或药物滥用史。

第二节 肝脏器官移植

一、肝移植供者、受者的选择

(一) 供体的选择

供移植用的肝脏可来自活体或脑死亡尸体。活体主要是指有血缘关系的亲属,仅用作为部分肝移植的供体;尸体供肝要求肝热缺血时间不超过30分钟,最好是有心跳的“脑死亡”尸体。无论活体或尸体供肝,最好能通过一系列检查和化验证实供体主要器官如心、脑、肝、肾功能正常。肝脏供体的选择应按如下标准:①年龄范围:新生儿至50岁;②血型与受体相同;③供肝大小与受体病肝接近或稍小;④临终前血流动力学稳定,动脉血氧分压≥80mmHg;⑤肝功能正常、HBsAg阴性;⑥凝血功能正常;⑦无肝脏外伤;⑧非恶性肿瘤;⑨无感染病灶;⑩无明显高血压和动脉硬化。

(二) 受体选择的一般标准

一切肝病经内外科治疗均不能治愈、且预计在短期内无法避免死亡者均适合做肝移植,但患者必须能够耐受手术的巨大创伤。总体来说,受体必须满足以下条件:①患有不可逆的、进行性、致死性肝脏疾患;②除肝移植外目前无有效的治疗方法;③能够耐受肝移植手术;④患者本人及家属对肝移植有充分的理解和同意。

二、供肝的切取和保存

供肝获取过程中,诸多环节如热缺血、冷缺血等都影响供肝的质量,而供肝质量的好坏直接关系到移植后胆道、血管及供肝无功能等并发症的发生率与术后死亡率。因此供肝分离、灌注、切取方法的选择显得尤为重要。手术方法可分为标准法和快速灌注切取法。前者适合于血液循环状态稳定的脑死亡供者,但该法手术时间长,一般需3小时左右,需在手术室进行并要具备良好的监护等条件。快速灌注切取法适合于血液循环状态不稳定或无心跳供体。手术进腹初步探查后，直接行腹主动脉和门静脉双重插管，快速灌注0～4℃的UW液，并设法使肝快速降温，减少热缺血时间，尽最大可能降低热缺血损伤。整块获取肝脏后，台下行门静脉追加UW液灌洗，这样既可以避免术中对变异肝动脉的损伤，缩短热、冷缺血时间及取肝时间，同时又可以获取高质量的供肝。

国外器官移植均为脑死亡供体，热缺血时间为零，故多采用标准法。国内的器官移植供体多为无心跳尸体，热缺血时间多超过5分钟，且手术中无菌条件差，多采用快速灌注切取法。

高效器官保存液的应用是肝移植得到迅速发展的重要条件。目前临床上最常用的UW液属细胞内液型。UW液的发明是近10年来肝脏保存技术的巨大进步，它不但使肝脏保存时间明显延长（可达30小时），还可使肝移植手术成为半择期手术，同时使供肝的质量明显提高。但术后原发性供肝无功能仍有6%左右的发生率。国外进口的UW液是针对器官移植供体获取特点制备的，其中所添加的抗生素及清除氧自由基的药物相对较少。针对我国供体肝脏热缺血时间长及无菌条件差的特点，国内在进口UW液1000ml袋中加入头孢曲松15g，胰岛素40U，地塞米松10mg，肝素2支，取得了良好的效果，但加入上述药物后，UW液的渗透压会发生改变，由此 带来的影响尚需进一步研究证实。低温是器官保存的一个重要环节，一旦血液供应停止，应尽快将器官的温度降至0～4℃，器官保存温度也应在这个范围内。冷灌注时，应将器官内的血液成分彻底冲洗干净，并使保存液分布于整个器官。如果保存液不能灌注至整个器官或器官毛细血管内的血液成分不能灌洗干净，可能导致再灌注后器官血液循环不良和功能恢复障碍。低温对器官的保护作用在于其可以降低细胞的生物代谢，抑制分解代谢。器官热缺血时间的长短对供体器官质量起着至关重要的作用，理论上冷缺血时间越短越好，冷保存超过12小时是移植后移植物原发无功能的相对危险因素。

三、肝移植手术

（一）采用尸肝肝移植的手术方法

1. 尸体供肝切取方法 即快速联合肝肾切取术，适用于无心跳供体，肝脏通常和肾脏一并获取。

（1）供体取仰卧位，消毒铺巾，取上腹部大十字切口，上至剑突，下至耻骨联合，左右至腋后线。

（2）在肝表面迅速撒上冰屑降温。

（3）在腹主动脉分叉处剪开腹主动脉前壁，插入带气囊导管用4℃肾保存液或UW液高度灌注。

（4）在胆总管进入十二指肠前横断，剪开门静脉前壁，插管用4℃UW液1m高度灌注。

（5）剪开膈肌，在右心房下方剪断肝上的下腔静脉建立流出道。

（6）沿胰头游离十二指肠，横断肠系膜，将结肠及小肠游离置于体外。

（7）游离双侧输尿管及肾周围组织。

（8）剪断肝左、右三角韧带，沿胃小弯剪断肝胃韧带。

（9）在脾门切断胰尾，在腹主动脉插管处横断腹主动脉及下腔静脉，紧贴脊柱自下向上游离至胸腔，在胸腔内横断胸主动脉，将双肾、输尿管、肝脏、胰腺一并取出。

（10）剪开胆囊底，UW液冲洗胆道。

(11) 分离肝和肾,注意保护肾动脉和肠系膜上动脉及其分支的完整和连续。

(12) 将器官放装有4℃UW液的容器中保存,原则上应在15小时内恢复血供。

2. 脑死亡供肝切取术 适用于血流动力学稳定的脑死亡供体。

(1) 切口同上,开腹后首先检查供肝质量。

(2) 检查有无异常肝动脉,分别结扎切断脾动脉、胃左动脉、胃右动脉和胃十二指肠动脉。

(3) 于胰腺上缘切断胆总管,冲洗胆道。

(4) 解剖肠系膜上或肠系膜下静脉及其属支并插管。

(5) 游离肝周围韧带,显露肝上和肝下下腔静脉。

(6) 剪开腹主动脉前壁并插管,经肠系膜静脉和腹主动脉同时灌注,剪开下腔静脉引流。

(7) 肝脏降温后游离,腹腔动脉干从腹主动脉起始处切取,门静脉靠近脾静脉和肠系膜上静脉汇合处切断,肝脏带着部分膈肌和右肾上腺切除。

(8) 剪开胆囊底,UW液冲洗胆道。

(9) 将器官放入装有4℃UW液的容器中保存。

3. 供肝的修整与检查

(1)将供肝转移至盛有0～4℃的UW液的容器中。

(2)检查供肝的灌注是否均匀、质地是否柔软、除外占位,检查肝动脉、腔静脉等是否无损。

(3)修剪胆总管,在左右肝管汇合下方1～2cm处横断。

(4)修剪门静脉主干,结扎切断门静脉主干上的小分支,在脾静脉和肠系膜上静脉汇合处上方横断门静脉。

(5) 自腹腔干及肠系膜上动脉根部开始修剪动脉,完全游离肠系膜上动脉、脾动脉和胃左动脉,然后沿肝总动脉向肝门处游离,结扎切断胃十二指肠动脉及胃右动脉。

(6) 胆总管、门静脉、肝动脉修剪完毕后,剪除周围其余组织,包括肝十二指肠韧带内脂肪、淋巴结等。

(7) 修剪肝下下腔静脉,缝扎右肾上腺静脉后切断,去除右肾上腺及周围组织。

(8) 修剪肝上下腔静脉,分别缝扎左右膈静脉并切断。

(9) 剪断肝裸区附着的膈肌及肝镰状韧带、冠状韧带、左右三角韧带。

(10) 再次冲洗胆道。

(11) 结扎肝圆韧带、左右三角韧带及其他可能出血处。

(12) 经门静脉插管灌洗UW液,仔细检查门静脉及下腔静脉有无渗漏。

4. 采用尸肝的受体手术

(1)经典原位肝移植是应用最早和最广泛的手术方式之一,部分病人需要术中行体外静脉转流。

A. 病肝切除术

a. 麻醉成功后,病人取仰卧位,消毒铺巾,行上腹部“人”字形切口,右至腋中线,左至腋前线,上至剑突。

b. 探查腹腔内脏器病变情况,决定能否行肝移植手术。

c. 解剖第一肝门,游离胆总管,在左右肝管汇合处切断胆管。

d. 游离肝左及肝右动脉，靠近肝脏分别将其切断结扎。

e. 游离门静脉主干，显露左右分支。

f. 游离肝下下腔静脉。

g. 切断肝冠状韧带、左右三角韧带，镰状韧带，暴露第二肝门。

h. 分离肝后下腔静脉深面，使肝脏完全游离。

i. 解剖一侧腋静脉及大隐静脉，行静脉插管。

j. 于门静脉左右分支处切断，远肝端插管。

k. 开始腔静脉转流，同时钳夹肝下下腔静脉，近肝端切断。

l. 开始门静脉转流。

m. 由下向上掀起肝脏，充分显露肝上、下腔静脉，靠近膈肌处钳夹，紧靠肝脏切断，取出病肝。

n. 充分止血，修剪血管及胆管断端以备吻合。

B. 新肝植入术

a. 肝放入原位，周围以冰屑并用纱布保护。

b. 3-0 滑线连续端端吻合肝上、下腔静脉。

c. 4-0 滑线连续端端吻合肝下下腔静脉，同时经门脉灌注 4℃ 白蛋白乳林液。

d. 停门静脉转流，5-0 滑线连续端端吻合门静脉。

e. 外周静脉给予大剂量激素后依次开放门静脉、肝上及肝下下腔静脉，检查各吻合口有无出血，同时停腔静脉转流。

f. 7-0 滑线端端吻合肝动脉，开放检查动脉搏动。

g. 切除胆囊，行胆总管端端吻合术或胆肠吻合术，留置 T 管。

h. 在右侧肝上、肝下及左侧肝上间隙分别留置引流管。

i. 取新肝活检，逐层关腹，病肝送病理检查。

（2）背驮式肝移植手术：背驮式肝移植是在切除病肝时保留肝后下腔静脉，将供肝肝上、下腔静脉与受体下腔静脉吻合的一种手术方式。

A. 病肝切除术

a. 消毒、切口同经典原位肝移植手术。

b. 游离病肝，切断肝周各韧带。

c. 暴露第一肝门，游离切断胆总管。

d. 解剖肝动脉，在靠近肝门处离断。

e. 游离门静脉，可先不切断，先处理第二、三肝门，也可切断门静脉，行门静脉转流或不转流。

f. 将病肝翻向左侧，自右往左结扎肝短静脉。

g. 解剖第二肝门，暴露肝右静脉并切断缝扎。

h. 暴露肝中和肝左静脉，用无创钳阻断其共同开口。

i. 切除病肝。

j. 修剪受体肝静脉及其共干。

B. 新肝植入术：与经典肝移植术式不同的是肝静脉的重建方式。

a. 最常用的方法是将供肝肝上、下腔静脉与受体肝中和肝左静脉共同开口行端端吻合。

b. 其他吻合方式有:供肝下腔静脉与受体下腔静脉行侧侧吻合、端侧吻合等。

c. 吻合下腔静脉时经门静脉灌注4℃白蛋白乳林液。

d. 缝扎供肝肝下下腔静脉。

e. 门静脉、肝动脉、胆道的重建与经典肝移植术相同。

f. 留置T管及腹腔引流管,逐层关腹。

(二) 活体肝移植手术

主要用于解决因为供肝不足导致病人在等待肝移植时死亡的问题,最先用于小儿肝移植,近来也用于成人肝移植。术前应对供体进行全面检查以评价是否适合行肝切除术。

1. 左侧供肝切取手术

(1) 游离肝左叶,在肝门解剖肝左动脉至肝总动脉,解剖门静脉左支至门静脉主干。

(2) 游离左肝静脉或左肝静脉与肝中静脉共干。

(3) 画出预定切开肝脏的界线,用超声刀切开肝实质,在贴近肝切面处分离并切断左肝管。

(4) 门静脉左支内插管灌注。

(5) 依次切断门静脉左支、肝左动脉和左肝静脉或合并肝中静脉。

(6) 再次灌注门静脉,冲洗胆道。

2. 右侧供肝切取手术

(1) 游离肝右叶,在肝门解剖肝右动脉至肝总动脉,解剖门静脉右支至门静脉主干。

(2) 游离右肝静脉。

(3) 超声刀切开肝实质,在贴近肝切面处分离并切断右肝管。

(4) 门静脉右支内插管灌注。

(5) 依次切断门静脉右支、肝右动脉和右肝静脉。

(6) 再次灌注门静脉,冲洗胆道。

3. 病肝切除及供肝植入手术

(1) 病肝切除与背驮式肝移植相似,注意保留足够长的门静脉左右分支和肝静脉的三个分支。

(2) 供体肝静脉与受体肝静脉端端吻合,同时经门静脉灌注白蛋白液。

(3) 供体门静脉与受体门静脉端端吻合。

(4) 开放血管灌注移植肝脏。

(5) 9-0或10-0滑线行肝动脉端端吻合。

(6) 胆管空肠Roux-en-Y吻合。

(7) 留置引流管,逐层关腹。

四、围手术期处理

(一) 术前准备

肝移植受者术前的准备工作主要包括以下三方面:

(1) 选择合适的供受者配对,包括以下方面:①ABO血型配型:这是减少同种异体移植肝排斥反应的首要环节;②人类白细胞抗原(human leucocyte antigen,HLA)分型测定:HLA系统分为Ⅰ类抗原和Ⅱ类抗原,前者包括HLA-A、B和C抗原,而后者包括HLA-D、DR、DP和DQ抗原。一般选择HLA-A、B和HLA-DR中各两个位点,共6个位点测定,检测其符合的程度，尽量选择多个位点符合，错配少的供受者之间实施肝移植手术；③淋巴细胞毒试验：该试验用于检测受者血清与供者淋巴细胞间的配合，是肝移植前必须检测的项目；④混合淋巴细胞培养(mixed lymphocyte culture，MLC)：该测定可用做肝移植前组织配型。

(2) 肝移植前需进行一系列的常规评估，具体包括：①详细询问病史；②全面体格检查；③常规检查：包括三大常规，生化，血糖，血胰岛素，血 C 肽，血淀粉酶，葡萄糖耐量试验，肺功能，心电图和心功能，血气分析，凝血机制全套，输血免疫全套，血、尿和粪细菌及真菌培养，胸部 X 线片，B 超，眼底检查，周围神经传导等；④心理咨询。

(3) 对某些患者需实施特殊的检查，如消化道内镜检查、冠脉造影、髂血管造影等。

(二) 术中监测

包括以下几个方面：

①生命体征的监测；②血电解质、血 pH、动脉血气分析和血常规的动态检测；③血糖的监测。与此同时，术中还应给予预防性抗生素，防止血栓形成，维持有效循环量。

(三) 术后处理

包括以下几个方面：①术后的血生化指标、器官功能监测；②营养支持：予以完全胃肠外营养(TPN)；③使用抗生素：遵循早期、联合和广谱的原则；④抗凝治疗：术后宜使用抗凝药物，不宜使用止血药；⑤保持引流通畅；⑥使用免疫抑制剂：常用的免疫抑制剂有霉酚酸酯(MMF)、环孢素 A. Fk506 和抗 T 细胞球蛋白(ATG)；⑦排斥反应的预防、诊断与治疗。

五、肝移植手术并发症

(一) 肝移植术后出血与血管并发症

肝动脉并发症最多见也最为凶险：

(1) 近期腹腔内大出血，系指发生于移植术毕 72 小时以后的大出血。常见原因有：①肝断面组织发生缺血坏死，特别是减体积性或劈离式所带第Ⅳ肝段的断面；②血管结扎线脱落；③腹腔内感染，脓肿形成，腐蚀主要血管，多见的是肝动脉破裂而突发大出血。

(2) 血管栓塞主要是肝动脉阻塞(栓塞)，特别是小儿肝移植和伴有血管变异、畸形或血管病变者；门静脉栓塞较为少见；肝上下腔静脉腔因手术失误做错误缝闭则属偶见。

(二) 肝移植术后的胆道并发症

胆道并发症是肝移植术后常见的并发症之一，发生率达 30%，包括胆漏、胆管狭窄(吻合口、非吻合口)、胆管树胆泥形成和胆道感染，是造成肝移植失败及影响存活率的重要原因。

1. 胆漏 绝大多数胆漏见于胆总管端端吻合口，主要是吻合有张力或缝合技术不完善所致，常引起 T 形管一臂滑脱，其旁有大量胆汁漏出。患者出现右上腹剧烈疼痛、有压痛。此时需急诊处理，予以补针或改行胆管空肠 Roux-Y 吻合术。胆漏也可以发生于拔除 T 形管时(术后 2～3 周)，系由于置放的 T 形管属塑料制品，局部不形成粘连，T 形管拔出后，胆汁可漏至腹腔，引起急性胆汁性腹膜炎。胆漏的另一重要原因是胆管内供不足引起胆管坏死所致，如供肝的修整或患者病肝第一肝门处的分离过多，切断或损伤胆总管的供血动脉均可引起胆漏。

2. 胆管狭窄 可以发生在吻合口或非吻合口，前者系手术技术失误，缝合过密所致，后者则由于胆管供血不足、灌注损伤或供肝保存时间过久引起胆管壁损伤；ABO 血型不相符的肝移植所致的血管性排斥也可引起。胆管狭窄往往继发胆管炎症和胆泥形成。胆管狭窄多发生于移植后1～4个月。患者可出现梗阻性黄疸和寒战、发热，GGT上升。

3. 胆泥形成 肝移植术后胆管内的胆泥形成可遍及整个肝内胆管，尸检可见植入肝内大小胆管组织均为脆弱易碎、不易成形的墨绿色胆泥所充盈、淤塞，以致整个胆管树为胆栓所铸成。有两种可能的解释：一是长期不完全性胆管梗阻；二是因急性排斥或保存期内的热、冷缺血损害，易伴发感染，使胆管黏膜坏死脱落所致。

（三）肝移植术后的排异反应并发症

肝移植后的急性排斥反应常见于术后3个月内，但可以早在术后6～10天发生。早期表现为发热，突然精神不适、委靡，肝区和上腹有胀痛，肝区触诊有压痛、肝质硬；超声波示肝体积迅速增大。继而迅速出现黄疸，胆汁量锐减、色淡、稀薄；血胆红素、血碱性磷酸酶和γ-谷氨酸转肽酶升高，还可看到白细胞介素-2受体、2-微球蛋白也升高。但这些指标和症状都不具有特异性，确诊须作细针穿刺活检（FNAB）。

（四）肝移植术后的感染并发症

感染是肝移植术后最常见的并发症和死亡原因。

（1）绝大部分肝移植受体至少发生1次细菌感染，2/3者有1次以上的严重感染。

（2）细菌感染主要是近期感染，发生在2周内，其中肺部感染率最高、其次是腹腔和胆道感染。术后早期血行感染与深静脉导管留置时间较长有关，常伴有突发的寒战高热。有症状的尿路感染相对较少。腹腔感染的相关因素包括术前存在腹水、低蛋白血症、手术时间长、术后腹腔积液引流不通畅。还包括胆道问题，如胆瘘引起腹膜炎，胆管狭窄造成胆管炎。肠道菌群异位和留置T管都可以增加感染的危险。感染的细菌以肠球菌较多，其次是耐药的阴性杆菌。肺部感染与气管插管、呼吸机使用以及胸腔积液、肺水增加、肺不张、痰液黏稠等因素有关，致病菌主要是阴性杆菌（ESBLs）、MRSA较多，特别要强调的是术前隐匿性的肺部感染可以导致术后进展性致死性感染，所以一定要重视。肺部感染还与病人的误吸有关，同时也与病人排痰不畅有关，因此提倡使用纤维支气管镜帮助吸痰。气管切开指征不仅是使用呼吸机时间长，便于吸痰也是气管切开的适应证。菌血症的发生率在1/4～1/5，主要表现为高热、寒战和白细胞增高。原因以前以腹腔感染为主，现在由于导管造成的菌血症所占比例越来越高。常见细菌大部分是G^+菌，G^-菌占1/3～1/2。

（3）菌群发生变迁：G^+有增多趋势。G^-菌中大肠埃希菌、铜绿假单胞菌减少，不动杆菌、阴沟杆菌增多。G^+菌中溶血葡萄球菌、金黄色葡萄球菌、肠球菌明显增多。出现一些少见细菌如鲍曼不动杆菌、嗜麦芽杆菌。

（4）肺部及腹腔表现为混合感染，肺部除常见金黄色葡萄球菌、溶血葡萄球菌外，还有鲍曼不动杆菌、嗜麦芽杆菌等少见G^-菌感染；腹腔除有大肠埃希菌、阴沟杆菌外，还有肠球菌、溶血葡萄球菌等G^+菌的感染。

（5）ESBL和MRSA药敏实验在球杆菌中的差异性：G^+菌MRSA阳性率高；G^-菌中肺炎克雷伯菌、大肠埃希菌多为阴性，说明G^-菌中耐药性相对较弱。G^-菌最敏感抗生素是亚胺培南，G^+菌最敏感的是万古霉素。肝移植术后细菌感染的G^+菌中主要是MRSA、MRSE，也就是耐甲氧西林金黄色葡萄球菌或表皮葡萄球菌及肠球菌，耐药溶血葡萄球菌、金黄色葡萄球菌是最多的，其次是肠球菌。在G^-菌中主要是ESBLs，即产超广谱β-内酰胺酶的G^-菌，代表细菌是大肠埃希菌、肺炎克雷白杆菌；第二种是产Bush Ⅰ型β-内酰胺酶（AmpC酶）

的 G^- 菌，代表细菌是阴沟肠杆菌、枸橼酸杆菌；同时在重症病人，包括肝移植术后病人，感染发生比例较高的一类就是非发酵菌属（G^- 杆菌），这些杆菌都是多重耐药的，最有代表性的有铜绿假单胞菌、鲍曼不动杆菌、嗜麦芽假嗜单胞杆菌。在 G^+ 菌中，MRSA 主要是由院内感染造成。除了万古霉素对 MRSA 有效，还有替考拉林，这两种药都是糖肽类抗生素。VRE 是耐万古霉素的肠球菌，普通的肠球菌应用万古霉素和替考拉林都有效，而耐万古霉素的肠球菌只能用替考拉林，其他的药物选择还有替甲环素和立奈唑啶。

（五）肝移植术后的供肝失活并发症

供肝失活比较少见，供肝失活表现为移植术后渗血不止，患者昏迷、神志不清、急性肝功能衰竭症状。

（李敬东　任亦星）

第二章 胰腺移植

第一节 概 述

1. 胰腺移植历史与现状 胰腺移植(transplantation of pancreas)的研究起源于 19 世纪末期。1889 年通过切除狗的胰腺,建立了动物糖尿病模型,1992 年又开创性地实施狗胰腺移植手术。直至 1922 年胰岛素的发现使胰腺移植的研究放缓。

1966 年 Kelly 首次对一位 1 型糖尿病继发肾功能不全的患者行胰肾联合移植,由于术后免疫排斥反应导致的高死亡率,致使其后十年间开展的临床胰腺移植成功率极低,直到 1978 年免疫移植剂环孢素 A 的发明应用,才使得胰腺移植的成功率大幅度提高。

20 世纪 90 年代以来胰腺移植发展较快,一来因对手术方式形成了较统一的观点:二来因新的免疫抑制剂不断问世,从他克莫司(FK506,tacrolimus)、霉酚酸吗琳乙酯(mycophenolate mofetil,MMF)到抗 IL-2 的人源化单克隆抗体赛尼哌(daclizumab)的发明应用,大大提高了移植成功率。

2. 胰腺移植的适应证和禁忌证 胰腺移植的适应对象主要是胰岛素分泌不足的晚期 1 型糖尿病,即胰岛素依赖型糖尿病(insulin-dependent diabetes mellitus,IDDM)。目前胰腺移植的适应证为:①1 型糖尿病患者具有下列情况之一:存在明确的糖尿病并发症如肾功能损害、外周血管病变、视网膜病变、神经系统病变等、糖尿病高度不稳定;胰岛素难以控制血糖或反复出现低血糖伴意识障碍、严重酮症酸中毒等;难于脱敏的胰岛素过敏或出现抗皮下注射胰岛素状态。②存在明确的糖尿病并发症或药物难于控制血糖的 2 型糖尿病患者。③各种原因(如慢性胰腺炎、胰腺肿瘤、胰腺损伤等)行全胰切除术后。

若患者合并有恶性肿瘤、严重感染、精神病活动期、严重的酒精依赖或药物依赖、严重的心肝肺等重要器官功能不全、严重肥胖等情况,则属于胰腺移植手术的禁忌证。

第二节 胰腺器官移植

临床上胰腺移植大致可分为以下几类:①单纯胰腺移植(单纯全胰腺移植和单纯部分胰腺移植)。②胰肾联合移植(一期胰肾联合移植和二期胰肾联合移植)。③胚胎胰腺移植。④同种或异种胰岛移植。

临床上常见的胰腺器官移植主要包括单纯胰腺移植(pancreas transplantation alone,PTA)和胰肾联合移植(combined kidney- pancreas-transplant)两种方式,而后者又可分为一期胰肾移植(simultaneous pancreas-kidney,SPK)和二期胰肾移植(pancreas after kidney,PAK)两个类型,其中一期胰肾移植是将胰腺和肾脏同时移植,二期胰肾移植则是先移植肾脏,经过一段时间再移植胰腺。

1. 胰腺移植供者、受者的选择 供者主要是不超过 50 岁的脑死亡成年人尸体。除器官移植供者的一般禁忌证外,如有下述情况也不宜作胰供者:有糖尿病史、供胰损伤或有肿瘤、畸形及胰腺炎等病变。受者年龄最好在 18 ~40 岁。

2. 供胰的切取和保存 高质量的供胰是移植手术成功与否的关键,其来源有:①新鲜尸体:为绝大多数供胰来源;②亲属活体节段供胰:一般切取活体的胰体尾用于移植,而保留胰头维持供者正常的生理功能。

新鲜尸体供者要求以脑死亡供者和非脑死亡供者热缺血在6min内为宜,切取后立即用0～4℃的保存液经腹主动脉插管灌洗。切取范围包括整块胰腺、脾和十二指肠,以及节段胰腺,供胰的血管离断部位在腹主动脉、门静脉、肝动脉。而亲属活体节段供胰的切取包括胰腺的体部和尾部,供胰的血管是脾动脉和脾静脉,用0～4℃的保存液经脾动脉插管灌洗。

在灌洗和切取的过程中,要注意避免灌洗压力过高,避免挤压胰腺组织,造成胰腺组织的损伤。

供胰的保存还应遵循低温原则,其降温方法通常采用UW液单纯冷保存法;此外,还可使用携氧的过氟化物(PFC)冷保存液和UW(university of wisconsin)液的双层保存方法,可在保存过程中给胰腺提供氧气,提高胰腺保存的效果。

供胰的保存液中以UW保存液维持胰腺活力时间最长,可长达72小时。

3. 胰腺移植的供体手术 胰腺移植的供体手术有新鲜尸体供胰手术和亲属活体节段供胰手术两种,前者主要包括以下步骤:

(1) 选择切口:以腹部大“十”字切口最为常用。

(2) 原位灌洗:用0～4℃的保存液经腹主动脉插管灌洗。

(3) 脏器切取:整块切取带血管蒂的全胰腺、脾和十二指肠。

(4) 胰腺保存:取出的供胰应立即置入0～4℃的保存液中。

(5) 供胰运送:供胰放入充满保存液的无菌塑料袋中后,低温保存下迅速运送到受者手术室,实施移植手术。

亲属活体节段供胰手术的步骤与新鲜尸体供胰手术基本相仿,但先实施供胰的切取,此时要考虑保留胰腺的血液供应,供胰的血管为脾动静脉,待供胰切取后再用0～4℃的保存液经脾动脉插管灌洗。

4. 胰腺移植的受体手术 胰腺移植受体手术的主要目的是使受者重新获得胰腺内分泌功能,但是胰腺外分泌功能的恢复可以给胰岛细胞提供良好的生存环境,建立必要的免疫屏障,故而胰管的处理是手术的重要方面。

(1) 保留胰腺外分泌功能的常用术式

1) 全胰十二指肠肠道内引流术:该法适用于全胰腺移植和节段胰腺移植。即将胰管与胃吻合,或行胰腺断端空肠Roux-Y吻合,或十二指肠空肠侧侧吻合,或十二指肠空肠Roux-Y吻合等,均是胰管胃肠吻合的方式,该吻合方法符合生理解剖,存活率较高,但该术式存在肠瘘、肠穿孔、肠梗阻和腹腔感染等并发症可能。

2) 全胰十二指肠膀胱内引流术:主要适用于全胰腺移植和部分节段胰腺移植。该术式将十二指肠节段或节段胰腺断端与受者膀胱吻合。术式相对简单、安全、并发症少、存活率也较高,是目前采用较多的一种吻合方式。但该方法也可能导致膀胱出血、排尿困难、尿路感染和代谢性酸中毒等并发症。

(2) 保留胰腺内分泌功能的术式:血管重建是胰腺移植的另一个重要方面,这是胰腺内分泌功能建立的重要基础,是胰腺移植的最终目的。

新鲜尸体供胰的节段胰腺移植多采用脾动静脉相连的腹腔动脉和门静脉片与受者的髂动静脉行端-侧吻合。而取自亲属活体节段供胰的节段胰腺移植多采用脾动静脉与受者的髂内动静脉行端-端吻合,或与肠系膜下动静脉行端-侧吻合。对全胰腺移植的动脉血管重建通常采用含有腹腔动脉或肠系膜上动脉的腹主动脉补片与髋总动脉或髂外动脉行端侧吻合。静脉血管重建采用门静脉与肠系膜上静脉、髂静脉或下腔静脉行端-侧吻合。

5. 围手术期处理

(1) 术前准备:胰腺移植受者的术前准备工作主要包括以下三方面。

1) 选择合适的供受者配对,包括以下方面:①ABO 血型配型:这是减少同种异体移植胰腺排斥反应的首要环节。②人类白细胞抗原(human leucocyte antigen,HLA)分型测定:HLA 系统分为Ⅰ类抗原和Ⅱ类抗原,前者包括 HLA-A、B 和 C 抗原,而后者包括 HLA-D、DR、DP 和 DQ 抗原。一般选择 HLA-A、B 和 HLA-DR 中各两个位点,共6个位点测定,检测其符合的程度,尽量选择多个位点符合,错配少的供受者之间实施胰腺移植手术。③淋巴细胞毒试验:该试验用于检测受者血清与供者淋巴细胞间的配合,是胰腺移植前必须检测的项目。④混合淋巴细胞培养(mixed lymphocyte culture,MLC):该测定可用作胰腺移植前组织配型。

2) 胰腺移植前需进行一系列的常规评估,具体包括:①详细询问病史。②全面体格检查。③常规检查:包括三大常规,生化,血糖,血胰岛素,血 C 肽,血淀粉酶,葡萄糖耐量试验,肺功能,心电图和心功能,血气分析,凝血机制全套,输血免疫全套,血、尿和粪细菌及真菌培养,胸部 X 线片,B 超,眼底检查,周围神经传导等。④心理咨询。

3) 对某些患者需实施特殊的检查,如消化道内镜检查、冠脉造影、髂血管造影等。

(2) 术中监测:包括以下几个方面。①生命体征的监测。②血电解质、血 pH、动脉血气分析和血常规的动态检测。③血糖的监测。与此同时,术中还应给予预防性抗生素,防止血栓形成,维持有效循环量。

(3) 术后处理:包括以下几个方面:①术后的血生化指标、器官功能监测。②营养支持:予以完全胃肠外营养(TPN)。③使用抗生素:遵循早期、联合和广谱的原则。④抗凝治疗:术后宜使用抗凝药物,不宜使用止血药。⑤抑制胰腺:可选用生长抑素类似物(如奥曲肽等)。⑥保持引流通畅。⑦使用免疫抑制剂:常用的免疫抑制剂有 MMF、Zenapax 和抗 T 细胞制剂(ATGAM);⑧排斥反应的预防、诊断与治疗。

6. 胰腺移植手术并发症　胰腺移植术后出现并发症可能性较高,但随技术进步其发生率逐渐下降,常见的并发症有:

(1) 出血:为胰腺移植术后早期并发症。出血多发生于切口、创面、吻合口和消化道应激性溃疡灶等。在治疗出血患者时应注意:①一般不建议使用止血药物。②应及时调整抗凝药物剂量。③通常可暂实施保守治疗。④治疗无效者应急诊手术探查。

(2) 排斥反应:排斥反应是导致胰腺移植失败的重要因素,分为可逆性排斥反应和不可逆性排斥反应,防治原则是要正确地选择合适的供受者配对,并合理的使用免疫诱导药物和免疫抑制剂。

(3) 胰漏和吻合口瘘:胰漏是指胰腺移植术后胰液漏出积聚于移植胰周围。大量的胰液漏出可以形成胰瘘、胰性腹水、假性囊肿等并发症,严重者还能继发感染,合并腹膜炎和败血症,导致胰腺移植失败。吻合口瘘发生后治疗上应采取积极的保守治疗,主要采用抑制胰液分泌等措施。

(4) 血栓:血管栓塞为最常见、最难处理的并发症。其形成机制与术后血流动力学的变化以及血液流变学的改变有关。主要包括栓塞性并发症(静脉性栓塞、动脉性栓塞)以及其他类型少见的并发症如动脉破裂、动静脉瘘等。根据栓塞血管的不同可分为静脉性栓塞和动脉性栓塞两类。静脉血栓常可伴局部的疼痛和压痛,还伴血糖逐渐升高和血清淀粉酶增加。动脉血栓可出现血糖突然增高。故胰腺移植后常需使用抗凝药物,如肝素、阿司匹林等,不宜使用止血药。

(5) 感染:感染的常见类型包括移植胰腺局部感染、腹腔感染、尿道感染和切口感染等,对胰腺移植后感染治疗的关键是:预防为主,早期诊断,早期治疗。

(6) 胰腺炎:分为早期移植胰腺炎和晚期移植胰腺炎,前者主要与术中胰腺切取、灌洗、保存等环节中的缺血和再灌注损伤有关;后者主要与肠液或尿液的流、病毒感染和药物损伤等相关。其临床表现及治疗原则与急性胰腺炎相似。

(7) 血尿:为膀胱引流术式后常见的并发症,以保守治疗为主。

(李建水　李敬东)

第八篇　腹部其他外科疾病

第一章　腹部损伤

第一节　概　　论

腹部损伤是指因各种致伤因素作用于腹部，导致腹壁，腹腔内脏器和组织的损伤。在战时和平时都很常见，严重的腹部损伤常常合并心脏、大血管、颅脑、肺、泌尿系统及骨骼系统损伤，诊治较为复杂，死亡率较高。

一、分　　类

腹部损伤分为闭合伤与开放伤。

闭合伤：有撞击伤、打击伤、坠落伤、挤压伤、冲击伤等。

开放伤：根据腹膜是否破损分为穿透伤、非穿透伤；贯通伤和盲管伤。另有医源性损伤，如内窥镜检查等有创检查所致腹损伤。

二、病　　因

开放性损伤常由锐器伤所致，闭合性损伤包括坠落伤、挤压伤等。腹部损伤的严重程度与致伤因素的强度、速度、着力部位、作用方向、内脏的功能状态、解剖特点、原有病理状态等因素有关。如肝、脾受伤易破裂，胃窦、十二指肠第三部、胰腺受伤易断裂，固定或充盈的空腔脏器比非固定或空虚的空腔脏器更易受伤。

三、临床表现

以腹痛、休克、腹膜刺激征为主要表现。

空腔脏器破裂，主要表现为弥漫性腹膜炎，即腹痛、腹膜刺激征等，可出现腹胀、肠鸣音减弱或消失；上消化道损伤，可立即出现腹膜炎表现；下消化道损伤，腹膜炎出现较晚，渐进性，污染严重。

实质脏器或大血管损伤，主要表现为腹腔内出血，即失血性休克。腹痛呈持续性，腹膜刺激征也不如空腔脏器损伤严重。移动性浊音阳性。

腹部以外的严重损伤如颅脑伤、胸部伤、脊柱伤等常比腹部伤更明显，易掩盖腹部伤，延误诊断。

四、诊　　断

1. 受伤史　腹部损伤的严重程度、是否涉及内脏、涉及什么内脏取决于暴力强度、速度、硬度、着力部位和作用方向，还受解剖特点（肝、脾、肠道固定部分）、内脏原有病理情况和功能状态（如充盈的胃、膀胱）等内在因素影响。具体包括：①受伤时间；②暴力的性质、大小、方向、速度和作用部位；③伤后急救处理经过。

2. 症状与体征 开放性损伤的诊断相对容易，但要慎重考虑是否为穿透伤。穿透伤应注意：①穿透伤的入口或出口可能不在腹部而在临近区域；②有切线伤可能；③伤道方向与出入口不在一直线上；④伤口小穿透伤可能更大，伤情更重更复杂。

闭合伤诊断的关键是要确定有无内脏伤。诊断步骤是：

(1) 有无内脏损伤。要详细了解受伤情况，严密观察生命体征的变化，全面而有重点的体格检查和必要的实验室检查。有以下情况者应考虑有腹内脏器损伤：①早期出现休克征象者（尤其是出血性休克）；②有持续性甚至进行性腹部剧痛伴恶心、呕吐等消化道症状者；③有明显腹膜刺激征者；④有气腹表现者；⑤腹部出现移动性浊音者；⑥有便血、呕血或尿血者；⑦直肠指检发现前壁有压痛或波动感，或指套染血者。腹部损伤病人如发生顽固性休克，尽管同时有其他部位的多发性损伤，但其原因一般都是腹腔内损伤所致。

(2) 什么脏器损伤。可根据伤后症状体征来帮助判断。如有无腹膜炎体征，有无腹腔积液和移动性浊音，有无消化道、泌尿系统症状，有无下位肋骨骨折、骨盆骨折等。

(3) 有无多发性损伤。多发性损伤包括：①腹内某一脏器有多处破裂；②腹内有一个以上脏器受到损伤；③除腹部损伤外，尚有腹部以外的合并损伤；④腹部以外损伤累及腹内脏器。

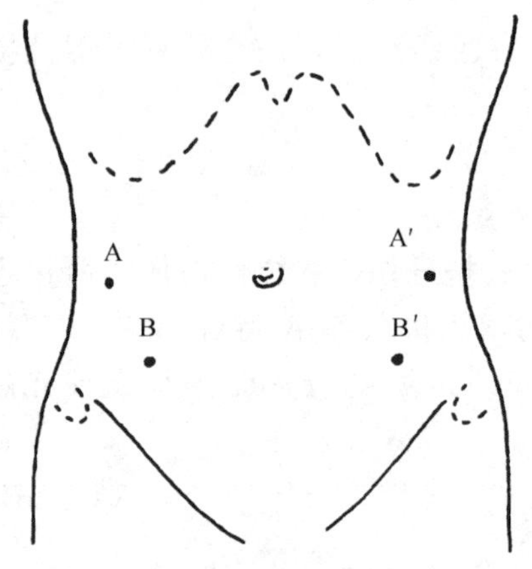

图 8-1-1　腹腔穿刺进针点示意图

(4) 诊断困难时可采用

1) 辅助检查如腹腔穿刺（图 8-1-1）、灌洗、影像检查（X 线检查、B 超、CT 检查等）。

2) 严密观察。

3) 剖腹探查术。剖腹探查术包括传统开腹手术和腹腔镜探查手术。剖腹探查手术的指征：①腹痛和腹膜刺激征有进行性加重或范围扩大；②肠鸣音逐渐减弱、消失或出现明显腹胀者；③全身情况有恶化趋势，出现口渴、烦躁、脉率增快或体温及白细胞计数上升者；④红细胞计数进行性下降者；⑤血压由稳定转为不稳定甚至下降者；⑥胃肠出血者；⑦积极救治休克而情况不见不好转或继续恶化者。

3. 腹部损伤病人救治注意事项 ①腹部伤病人应边抢救、边问病史、边检查。②首先发现并处理威胁生命的损伤，如气道梗阻、张力性气胸等；再进行头面部、颈部、胸部、腹部、四肢及脊柱的全面检查。③判断有无内脏伤比判断何种脏器伤更重要。④诊断不明者需严密观察。⑤注意探查顺序：先肝脾，后胃肠，再肾、输尿管、膀胱，必要时切开胃结肠韧带，探查胰和胃后壁。⑥处理原则：先止血后修补，先重后轻。

五、治　　疗

(1) 现场急救与后送：①A（airway）解除气道梗阻；②B（breathing）迅速控制明显的出血；③ C（circulation）尽快恢复循环血容量；④包扎；⑤补液及抗生素的应用，腹部开放性损伤及大肠穿孔并严重感染者应应用 TAT；⑥后送。

(2) 急诊室分类与早期治疗。

(3) 确定性手术治疗：①手术前准备：给氧；建立静脉通道，补充血容量；交叉配血，如有休克,迅速输血;放置胃管;放置尿管;静滴抗生素;开放伤或大肠伤,注射破伤风抗毒素1500U。②手术探查步骤:有腹腔内大出血者,首先探查,加以控制。无腹腔内大出血者,按以下顺序探查:首先是肝及肝外胆道、脾、胃前壁、十二指肠第一段、空肠、回肠、结肠和直肠及其系膜;其次是盆腔脏器;再次是打开胃结肠韧带,检查胃后壁和胰腺;最后必要时切开后腹膜,探查十二指肠各段、肾脏及大血管。③冲洗与引流:大量生理盐水冲洗腹腔,放置引流条。④术后处理:禁食,胃肠减压维持水电酸碱平衡,维持心、肺、肝、肾功能,维持营养状况,防治感染,纠正贫血,处理并发症。

第二节 常见内脏损伤的特征和处理

一、脾破裂

按病理解剖脾破裂分为中央型破裂(破在脾实质深部)、浆膜下破裂(破在脾实质周边部分)和真性破裂(破损累及浆膜)三种。脾是腹部内脏最易受损的器官,在腹部闭合性损伤中脾破裂占20% ~40%,在腹部开放性损伤中脾破裂占10%左右。脾破裂85%是真性破裂。破裂部位多见于脾上极及膈面,裂口对应部位可能有下位肋骨骨折存在。破裂累及脾门撕裂脾蒂者出血量大,须及时抢救。治疗原则:手术治疗为主,部分可保守治疗。

1. 脾损伤程度分四级 Ⅰ级:包膜撕裂,或被膜及实质轻度损伤,手术见脾裂伤长度≤5.0cm,深度≤1.0cm;Ⅱ级:脾实质破裂较浅未及脾门;脾裂伤长度>5.0cm,深度>1.0cm,脾段血管受累;Ⅲ级:脾实质破裂延及脾门或脾部分断裂,脾叶血管受累;Ⅳ级:脾血管主干离断或粉碎性破裂。

脾切除后凶险性感染(ovdrwhelming postsplenectomy infection,OPSI)是指婴幼儿脾切除术手,对感染的抵抗力减弱,发生以肺炎球菌为主要病原菌的感染。手术原则:“抢救生命第一,保留脾第二”。

2. 处理

(1) 腹部受伤病史结合影像学检查(B超、CT)结果可初步明确诊断。

(2) 生命体征稳定的脾局限、表浅伤,可在严密观察下行非手术治疗,小儿的成功率高于成人。

(3) 破裂明显,出血量多的病人应立即手术。手术方法:根据术者经验、损伤的轻重及病人的年龄而定,原则是“保命第一,保脾第二”,年龄小于4岁的婴幼儿,切脾后可作大网膜脾片移植术,根据临床观察脾片可逐渐长大融合。根据脾损伤情况,可选择采用生物胶粘合、电凝、修补、破口捆扎、脾动脉结扎及部分脾切除等。①全脾切除术适应证:脾破裂Ⅳ级;多发伤或腹内其他脏器伤;病理性脾脏破裂。②脾脏部分切除术适应证:脾破裂Ⅲ级。③脾脏修补术适应证:脾破裂Ⅰ、Ⅱ级。④自体脾移植术适应证:全脾切除后,特别是小于4岁的婴幼儿患者。

二、肝脏损伤

肝破裂(liver rupture)在各种腹部损伤中约点15% ~20%,右肝破裂较左肝多。肝破裂后,可出现呕血或黑便,中央型肝破裂易发展为继发性肝脓肿。

1. 肝损伤分级 美国创伤外科学会(AAST)1994年将肝损伤分为Ⅰ~Ⅵ级。

Ⅰ级:深度<1cm的浅表裂伤或<10%肝表面积的包膜下小血肿。

Ⅱ级:占肝表面 10% ~50% 的包膜下血肿或<10cm 的肝实质内血肿,或伴活动性出血的深度 1~3cm,而长度<10cm 的裂伤。

Ⅲ级:是包膜下大血肿(>50% 肝面积)或肝包膜下血肿破裂伴活动性出血,或肝实质内血肿>10cm 长或仍在扩展,肝裂伤深度>3cm。

Ⅳ级:肝实质内血肿破裂伴活动性出血,肝实质破裂达 25% ~75% 的肝叶;或单一肝叶内有 1~3 个 Couinaud 肝段受累。

Ⅴ级:肝实质破裂>75% 的肝叶,近肝静脉损伤(即肝后腔静脉或主肝静脉损伤);单一肝叶内超过 3 个 Couinaud 肝段受累。

Ⅵ级:肝撕脱伤。

2. 国内黄志强院士提出简单实用的Ⅲ级分类法 Ⅰ级:裂伤深度不超过 3cm。Ⅱ级:伤及肝动脉、门静脉、肝胆管的 2~3 级分支。Ⅲ级(中央区伤):伤及肝动脉、门静脉、肝总管或其一级分支合并伤。

3. 处理 肝破裂手术治疗的基本要求是彻底清创、确切止血、消除胆漏和建立通畅的引流。血流动力学指标稳定或补充血容量后保持稳定的患者,可在严密观察下行非手术治疗。生命体征不稳定者说明有活动性出血,应尽早剖腹手术。

手术方法:

(1) 尽量控制出血,查明伤情。开腹后迅速阻断第一肝门,游离伤侧肝周韧带,充分显露肝损伤创面,以判明伤情,决定术式。如阻断入肝血流后,肝裂口仍有大量出血,应用纱布填塞,说明肝静脉和腔静脉损伤,应行血管修补。

(2) 可供选择的方法包括:肝单纯缝合术、肝动脉结扎术、肝切除术、纱布块填塞法等。

(3) 肝损伤累及肝静脉主干或肝后段下腔静脉破裂出血多,可能存在空气栓塞,死亡率高达 80% 。可用胸腹联合切口改善显露,用带蒂大网膜填塞,用粗针线将肝裂伤缝合靠拢;或全肝血流阻断下修补静脉裂口。外伤性肝破裂术后,应在创面或肝周放置引流管引出渗出的血液和胆汁。

三、胰 腺 损 伤

胰腺损伤(pancreatic injury)约占腹部损伤的 1% ~2% ,胰腺损伤常系上腹部强力挤压暴力直接作用于脊柱所致,损伤常在胰的颈、体部。由于胰腺位置深而隐蔽,早期不易发现,甚至在手术探查时也有漏诊可能。

1. 临床表现及诊断 胰液可积聚于网膜囊内而表现为上腹明显压痛和肌紧张,膈肌受刺激后可出现肩部疼痛。胰液经网膜孔进入腹腔后,可出现弥漫性腹膜炎。单纯胰腺钝性伤临床表现不明显。部分病例可形成胰腺假性囊肿。实验室检查血淀粉酶和腹腔穿刺液淀粉酶升高,B 超、CT 检查发现胰周积液,上腹部有受伤病史,均可帮助诊断。

2. 处理 高度怀疑或诊断为胰腺损伤者应立即手术治疗。手术的目的是止血、清创、控制胰腺外分泌及处理合并伤。被膜完整的胰腺挫伤,仅作局部引流便可。胰体部分破裂而主胰管未断者,可作褥式缝合修补;胰颈、体、尾横断伤,宜作胰腺及主胰管近端缝合、远端切除术。胰腺有足够的功能储备,不会发生内、外分泌功能不足。胰腺头部严重挫裂或断裂,为了保全胰腺功能,可结扎头端主胰管、缝闭头端腺体断端处,并行远端与空肠 Roux-Y 吻合术。各类胰腺手术后,均应放置引流物,因为胰腺手术后并发胰瘘的可能性很大,有些胰瘘要在 1 周以后才逐渐表现出来。只要引流通畅,胰瘘多在 4~6 周自愈。治疗上可用生长抑素、全胃肠外营养等。

四、胃和十二指肠损伤

1. 胃损伤 胃膨胀时偶可发生，上腹及下胸部的穿透伤则常导致胃损伤（gastric injury），且多伴有脾、网膜囊、胰、横膈和肝的损伤。手术探查必须包括切开胃结肠韧带探查胃后壁。仔细检查大小网膜附着处以防止遗漏小的穿孔，穿孔可直接缝合，或部分切除后吻合。

2. 十二指肠损伤 发病率低，约占整个腹部损伤的3.7% ~5%，损伤发生在腹腔内部分，因症状明显不易耽误手术时机，损伤发生在腹膜后，则诊断较困难。以下情况可为诊断提供线索：右上腹或腰部持续性疼痛且进行性加重，可向右肩及右睾丸放散。右上腹及右腰部有明显的固定压痛；腹部体征相对轻微而全身情况不断恶化；有时可有血性呕吐物；血清淀粉酶升高；X线腹部平片可见腰大肌轮廓模糊，有时可见腹膜后呈花斑状改变（积气）并逐渐扩展；胃管内注入水溶性碘剂可见外溢；CT显示腹膜后及右肾前间隙有气泡；直肠指检有时可在骶前扪及捻发音，提示气体已达到盆腔腹膜后间隙。

3. 外科治疗 全身抗休克和及时恰当的手术处理是两大关键。手术探查时如发现十二指肠附近腹膜后有血肿，组织被黄染或有捻发音，应高度怀疑十二指肠腹膜后破裂的可能。应切开十二指肠外侧后腹膜或横结砀系膜根部后腹膜探查。

手术方法：①单纯修补术；②带蒂肠片修补术；③损伤肠段切除吻合术；④损伤修复加幽门旷置术；⑤浆膜切开血肿清除术。

治疗十二指破裂的任何手术方式都应附加减压手术，如置胃管、胃造口、空肠造口等行病灶近、远侧十二指肠减压，以及胆总管造瘘等，以保证十二指肠创伤愈合，减少术后并发症。

五、小肠破裂

小肠破裂（small intestine rupture）后可在早期产生明显的腹膜炎，诊断一般不困难。手术要对整个小肠和系膜进行详细的探查，以免遗漏小的穿孔。手术方式以简单修补为主。裂口大而多，血供差，污染重，系膜血肿大，可行肠切除、肠吻合术。

六、结肠破裂

结肠损伤的发病率低，但因结肠内容物液体成分少而细菌含量多，故腹膜炎出现得较晚，但较严重。一部分结肠位于腹膜后，受伤后容易漏诊，常常导致严重的腹膜后感染。

手术方式：大部分病人先采用肠造口术或肠外置术，待3 ~4个月后，再行关闭瘘口，少数裂口小、污染轻、全身情况良好的病人，可考虑一期修补或一期切除吻合术（限于右半结肠）。

七、直肠损伤

腹膜返折上的直肠损伤与结肠破裂基本相同。腹膜返折下的直肠损伤，将引起严重的直肠周围感染，腹膜炎轻。临床表现有：血液从肛门排出，开放伤口有粪便溢出，尿液中有粪渣等。直肠损伤后，直肠指检可发现直肠内有出血，甚至可摸到破口。

处理：直肠上段破裂须行修补或切除吻合后，乙状结肠双筒造口术。3个月后闭合造口。直肠下段破裂应充分引流直肠周围间隙，并行乙状结肠双筒造口术。

八、腹膜后血肿

外伤性腹膜后血肿（retroperitoneal hematoma）多系高处坠落、挤压、车祸等致腹膜后脏器（胰、肾、十二指肠）损伤、骨盆或下段脊柱骨折或腹膜后血管损伤引起的。出血后，血液可在腹膜后间隙广泛扩散形成巨大血肿，还可渗入肠系膜间。

临床表现包括：内出血征象、腰背痛、肠麻痹及里急后重感，B 超和 CT 可帮助诊断，腹腔穿刺有一定诊断价值。

治疗：除积极防治休克和感染外，多数需行剖腹探查，术中先估计血肿大小及范围，在全面探查腹内脏器，并对损伤作处理后，再对血肿大小和范围进行观察。如血肿有扩展，则应切开后腹膜止血，如无扩展，可不予切开。探查时应尽力找到并控制出血点，无法控制时，可用纱条填塞，静脉出血常可因此停止。填塞的纱条应在术后 4 ~ 7 天逐渐取出。感染是腹膜后血肿最重要的并发症。

第三节　损伤控制在腹部损伤中的应用

“损伤控制性手术”（damage control surgery，DCS）是指对于腹部严重损伤的病人，采取简便可行、损伤较小的应急手术，处理致命性创伤，控制伤情的进一步发展，利于病人恢复，择期再进行计划手术以处理非致命性创伤。目的：控制出血，减轻污染，避免加重损害，利于病人的复苏和后期治疗。

DCS 适应证的选择应考虑以下三个方面：腹部损伤的类型、创伤的部位以及患者的病理生理变化等。腹部损伤时进行 DCS 主要为分三个阶段：首先，简单复苏后快速止血和控制腹腔感染；其次，对病人进行重症监护和复苏，纠正生理功能的紊乱；最后，实施确定性术手，包括探查和修复、细致止血、修复血管、恢复胃肠道的连续性和闭合腹腔等。对于能安全度过重症监护复苏期且内环境稳定的患者应争取尽早实施确定性手术，一般争取在 72 小时内进行。

（刘崇清）

第二章　急性化脓性腹膜炎

解剖与生理概要　腹膜分为相互连续的壁腹膜和脏腹膜两部分。壁腹膜贴附于腹壁、横膈脏面和盆壁内面，主要受体神经（肋间神经和腰神经的分支）的支配，对各种刺激敏感，痛觉定位准确。脏腹膜覆盖于内脏表面，受自主神经（来自交感神经和迷走神经末梢）的支配，对牵拉、胃肠腔内压力增加或炎症、压迫等刺激较为敏感，痛觉定位差。网膜、肠系膜及韧带是脏腹膜包绕内脏器官所形成。腹膜腔在男性是封闭的；女性的腹膜腔则经输卵管、子宫、阴道与体外相通。腹膜腔分大小腹腔两部分，即腹腔和网膜囊，经网膜孔相通。大网膜自横结肠下垂遮盖其下的脏器，有修复病变和损伤的作用。腹膜的显微结构包括：表面的扁平间皮细胞，深面为基底膜、浆膜下层。其中含有结缔组织、巨噬细胞、胶原和弹力纤维，其面积与体表皮肤面积几乎相等，腹膜是双向的半透明膜，在急性炎症时，腹膜分泌大量渗出液，以稀释毒素和减少刺激，渗出液中的巨噬细胞能吞噬细菌、异物和破碎组织。渗出液中的纤维蛋白在病变周围发生粘连，修复受损组织，也易引起肠梗阻。腹膜的吸收力很强，在严重腹膜炎时，可因腹膜吸收大量的毒性物质，而引起感染性休克。

第一节　急性弥漫性腹膜炎

腹膜炎由细菌感染、化学性或物理性损伤等引起。按病因可分为细菌性和非细菌性两类；按临床经过可将其分为急性、亚急性和慢性三类；按发病机制可分为原发性和继发性两类；按累及的范围可分为弥漫性和局限性两类。

一、病　　因

1. 继发性腹膜炎（secondary peritonitis）　继发性化脓性腹膜炎是最常见的腹膜炎。腹腔内空腔脏器穿孔、外伤引起的腹壁或内脏破裂，是急性继发性化脓性腹膜炎最常见的原因。如胃十二指肠溃疡急性穿孔；急性胆囊炎、胆囊壁坏死穿孔；外伤造成的肠管、膀胱破裂等。腹腔内脏器炎症扩散也是急性继发性腹膜炎的常见原因，如急性阑尾炎、急性胰腺炎、女性生殖器官感染等。其他如腹部手术中的腹腔污染，吻合口渗漏，腹壁的严重感染也可引起腹膜炎。引起继发性腹膜炎的细菌主要以大肠埃希菌为多见，其次为厌氧拟杆菌、链球菌等。一般都是混合性感染，故毒性较强。

2. 原发性腹膜炎（primary peritonitis）　腹腔内无原发性病灶。细菌经以下途径进入腹腔：①血行播散。②上行感染。③直接扩散。④透壁性感染。致病菌多为溶血性链球菌、大肠埃希菌。多发于机体抵抗力低下的慢性病人，如肝硬化并发腹水等疾病。常见的溶血性链球菌脓液稀薄，无臭味。

二、病理生理

胃肠内容物和细菌进入腹腔后，机体立即发生炎症反应，腹膜充血、水肿，大量的浆液性渗出，出现大量的巨噬细胞、中性粒细胞。以大肠埃希菌为主的脓液呈黄绿色，有粪便的特殊臭味。腹膜炎的结局取决于两个方面，一方面是病人全身和腹膜局部的防御能力，另一方面是污染细菌的性质、数量和时间。细菌及其产物（内毒素）刺激损伤处的腹膜、肠壁产生炎症反应。激活巨噬细胞释放许多炎症介质,激活病人的细胞防御机制,血中的肿瘤坏死因子a(TNFa)、白介素-1(IL-1)、IL-6和弹性蛋白酶升高,它既可杀灭细菌,病程后期也可损坏人体器官功能,通过终末介质NO将阻断三羧酸循环而导致细胞缺氧窒息,造成多器官功能不全或衰竭。还可造成水电介质紊乱、低蛋白血症、贫血、心肺功能不全等。

年轻体壮,抗病力强者,病变局限于腹腔内的一个部位成为局限性腹膜炎。渗出物逐渐被吸收,炎症消散而痊愈。如局限部位化脓,积聚于膈下、髂窝、肠袢间、盆腔,则可形成局限性脓肿。腹膜炎治愈后,腹腔内多有不同程度的粘连,少数易导致粘连性肠梗阻。

三、临床表现

1. 腹痛 是最主要的临床表现。疼痛的程度与发病的原因、炎症的轻重、年龄、身体素质等有关。疼痛一般都很剧烈、难以忍受,呈持续性。

2. 恶心、呕吐 腹膜受到刺激,可引起反射性恶心、呕吐,麻痹性肠梗阻时可吐出黄绿色的胆汁。

3. 体温、脉搏 其变化与炎症的轻重和病人的年龄有关。体温逐渐升高,脉搏逐渐加快,年老体弱的病人体温可不升高,脉搏多加快。

4. 感染中毒症状 病人可出现高热、脉速、呼吸浅快、大汗、口干。严重时出现面色苍白、四肢发凉、呼吸急促、脉搏细弱、血压下降、神志恍惚等症状。

5. 腹部体征 腹胀,腹式呼吸减弱或消失。腹部压痛(tenderness)、腹肌紧张(rigidity)和反跳痛(rebound tenderness)是腹膜炎的标志性体征,尤以原发病灶所在部位最为明显。

6. 直肠指检 直肠前窝饱满及触痛,这表示盆腔已有感染或盆腔脓肿形成。

四、辅助检查

白细胞计数及中性粒细胞比例增高。腹部立位平片:小肠普遍胀气并有多个小液平面是肠麻痹征象。胃肠穿孔时多可见右侧膈下游离气体。超声检查发现腹腔内有液体,B超引导下腹腔穿刺抽液可帮助诊断。B超定位下,一般在两侧下腹部髂前上棘内下方进行诊断性腹腔穿刺,抽出液可为透明、浑浊、脓性、血性等几种情况。结核性腹膜炎为草绿色透明腹水;急性重症胰腺炎时抽出液为血性,胰淀粉酶含量升高;绞窄性肠梗阻时抽出液为血性,有臭味;如抽出不凝血,应想到有腹腔内出血;血液凝固,需排除是否刺入血管。CT检查对腹腔内实质性器官病变(如急性胰腺炎)的诊断帮助较大。

五、诊　　断

根据病史及典型体征、白细胞计数及分类、腹部X线检查、超声或CT检查结果等综合分析,腹膜炎的诊断一般是比较容易的。儿童腹膜炎应排除肺部炎症刺激肋间神经所致腹部体征。

六、治　　疗

1. 非手术治疗 对病情较轻,或病程较长超过24小时,且腹部体征已减轻或有减轻趋势者,或伴有严重心肺等脏器疾病不能耐受手术者,可行非手术治疗。非手术治疗也是手术前准备工作的一部分。包括:

(1) 体位,一般取半卧位。

(2) 禁食、胃肠减压。

(3) 纠正水、电解质紊乱,注意监测脉搏、血压、尿量、中心静脉压、心电图、血细胞比容、肌酐以及血气分析等,以调整输液的成分和速度,维持尿量每小时30～50ml。

(4) 抗生素:过去较常用氨苄西林、氨基糖苷类和甲硝唑三联用药方案,因毒性大,现已少用。现在认为单一广谱抗生素治疗大肠埃希菌的效果更好。严格地说,根据细菌培养出的菌种及药敏结果选用抗生素是合理的。抗生素不能替代手术治疗。

(5) 补充热量和营养支持:急性腹膜炎的代谢率约为正常人的140%,每日需要的热量达12 550～16 740kJ(3000～4000kcal),可适当输入葡萄糖、白蛋白、氨基酸、脂肪乳等。长期不能进食的病人应尽早给予肠外营养。

(6) 镇静、止痛、吸氧。

2. 手术治疗　绝大多数的继发性腹膜炎需要及时手术治疗。

(1) 手术适应证:①经上述非手术治疗6～8小时后(一般不超过12小时),腹膜炎症状及体征不缓解反而加重者。②腹腔内原发病严重,如胃肠道穿孔或胆囊坏疽、绞窄性肠梗阻、腹腔内脏器损伤破裂、胃肠道手术后短期内吻合口漏所致的腹膜炎。③腹腔内炎症较重,有大量积液,出现严重的肠麻痹或中毒症状,尤其是有休克表现者。④腹膜炎病因不明确,且无局限趋势者。

(2) 原发病的处理:手术切口应根据原发病变脏器所在的部位而定。如不能确定原发病变位于哪个脏器,则以右旁正中切口为好,开腹后可向上下延长。如曾作过腹部手术,可经原切口或在其附近作切口。开腹时要防肠管损伤,探查时要细致轻柔,手术方式依病情而定。

(3) 彻底清洁腹腔:可用甲硝唑及生理盐水冲洗腹腔至清洁。

(4) 充分引流:要把腹腔内的残留液和继续产生的渗液通过引流物排出体外,以减轻腹腔感染和防止术后发生腹腔脓肿。常用的引流物有烟卷、乳胶管、双腔引流管等,严重的感染要放2根以上的引流管,术后可做腹腔冲洗。

(5) 术后处理:继续禁食、胃肠减压、补液、应用抗生素和营养支持治疗,保证引流管通畅。引流量小于每日10ml,不发热者可拔出腹腔引流管。严密观察生命体征变化,并及时有效处理。

第二节　腹腔脓肿

急性化脓性腹膜炎可并发水、电解质平衡紊乱、休克、感染中毒、肠麻痹、腹腔内脓肿等并发症。腹腔脓肿可分为:膈下脓肿、盆腔脓肿和肠间脓肿。

一、膈下脓肿

1. 解剖概要　横结肠及其系膜将大腹腔分成结肠上区和结肠下区。脓液积聚在一侧或两侧的膈肌下与横结肠及其系膜的间隙内者,通称为膈下脓肿(subphrenic abscess)。膈下脓肿可发生在一个或两个以上的间隙(图8-2-1)。

2. 病理　病人平卧时膈下部位最低,急性腹膜炎时腹腔内的脓液积聚此处。小的膈下脓肿经非手术治疗可被吸引。较大的脓肿,因长期感染使身体消耗以至衰竭,死亡率较高。膈下感染可引起反应性胸腔积液,或经淋巴途径蔓延到胸腔引起胸膜炎,也可直接穿入胸腔引起脓胸。可并发消化道出血、肠瘘或胃瘘和脓毒症。

3. **临床表现** 膈下脓肿一旦形成,可出现明显的全身及局部症状。

(1) 全身症状:持续高热或中等度发热,脉率增快,衰弱、消瘦。

(2) 局部症状:脓肿部位可有持续性的钝痛,深呼吸时加重。疼痛常位于近中线的肋缘下或剑突下。可并发胸水或盘状肺不张,引起呃逆等。近年来,由于强有力抗生素的应用,局部症状和体征多不典型。

4. **辅助检查** 除常规检查外,X 线片、超声或 CT 检查对膈下脓肿的诊断及鉴别诊断帮助较大。特别是在超声引导下的穿刺,既可抽脓、冲洗脓腔、帮助诊断,又可注入有效的抗生素进行治疗。

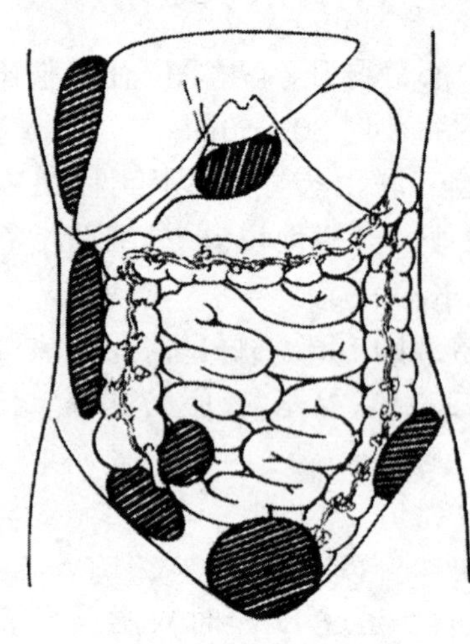

图 8-2-1 腹腔脓肿示意图

5. **治疗** 手术治疗已少用,近年来,采用经皮穿刺置管引流术,取得了较好的效果。同时要加强支持治疗。

(1) 经皮穿刺置管引流术。适应证:与体壁较近的、其间无内脏的局限性单房脓肿。优点是创伤小,不污染腹腔,引流效果好,局麻下可完成,如猪尾管置管引流(pigtail catheter)。

(2) 切开引流术。少用,术前应常规行超声和 CT 检查确定脓肿部位,引流途径有两种:①经前腹壁肋缘下切口,适用于肝右叶上、肝右叶下,位置靠前及膈左下靠前的脓肿。②经后腰部切口,适用于肝右叶下、膈左下靠后的脓肿。

二、盆腔脓肿

盆腔处于腹腔的最低位,腹腔内的炎性渗出物或脓液易积聚于此而形成脓肿。盆腔腹膜面积小,吸收毒素能力较低。盆腔脓肿(pelvic abscess)时全身中毒症状亦较轻。

1. **临床表现和诊断** 急性腹膜炎治疗过程中(如阑尾穿孔或结直肠手术后),出现体温升高,典型的直肠或膀胱刺激症状。直肠指检可发现肛管括约肌松弛,并在直肠前壁可触及向直肠腔内膨起的肿物,有触痛、波动感。下腹部超声或 CT 检查及经直肠或阴道超声检查均有助于明确诊断。

2. **治疗** 盆腔脓肿较小或尚未形成时,可以采用非手术治疗。应用抗生素,辅以热水坐浴、温热盐水灌肠及物理透热等疗法。有些病人经过上述治疗,脓液可自行完全吸收。脓肿较大者须手术治疗。

3. **肠间脓肿**(interloop abscess) 是指脓液被包围在肠管、肠系膜与网膜之间的脓肿。脓肿可能是单发的,也可能是多个大小不等的脓肿。X 线片、B 超、CT 可帮助诊断,主要以非手术治疗为主,包括应用抗生素、物理透热及全身支持治疗等。中药大蒜泥 100g、大黄 50g(碾碎)、芒硝 50g 混合后,用油纱和纱布 6 ~ 8 层包裹成块,用绷带固定于脓肿处外敷,见效快,效果好。

第三节 腹腔间隔室综合征

在正常情况下,腹腔内压力(intra-abdominal pressure,IAP)为零或接受于零。当腹腔内压力异常升高 > 20mmHg 时,称为腹腔内高压(intra-abdominal hypertension,IAH)。直到

1984 年 Kron 首先应用腹腔间隔室综合征(abdominal compartment syndrome,ACS)这一概念。

一、相关的病理生理

腹腔内容体积的增加与腹壁联合作用会显著增加腹腔内压力,导致腹腔内高压,引发一系列病理生理变化。①膈肌抬高使得腹内压力向胸腔传递,降低了胸壁和肺的顺应性,肺泡内氧压力减低,胸腔内压力升高,导致肺血管阻力增加,肺通气量下降,引起低氧血症和呼吸功能不全。②肠系膜血管血流减少,门静脉灌注减少,引起内脏缺血和酸中毒,肠道细菌移位。③ACS 引起肾功能不全的病因有两方面:一方面,心排出量减少造成入肾血流量减少;另一方面,腹腔内压力升高,使肾静脉受压,导致肾实质内静脉压升高,肾小球滤过率降低。IAP > 15mmHg 时可造成少尿,> 30mmHg 时可造成无尿。④腹腔内压力升高,引起腔静脉受压,回心血量减少,末梢血管床受压,造成循环系统阻力增大,导致心搏出量减少,血压下降。

二、诊　　断

1. 腹内压增高的原因　包括:重度腹部创伤、重症胰腺炎、严重的腹腔内感染、腹腔内巨大血肿、腹主动脉瘤破裂或腹壁张力性缝合等。大量液体输入与微血管渗透性的改变协同造成明显的内脏水肿。

2. ACS 的临床表现　①急性腹胀或腹壁紧张;②液体复苏后心率加快和(或)血压下降;③吸气压峰值逐步增加、出现低氧血症,必须增加 FiO_2 值;④CVP 和肺毛细血管楔压升高;⑤出现少尿或无尿,但复苏之后利尿剂无效。

3. 腹腔内压力的测定　用 Foley 尿管经尿道测膀胱压或者直接穿刺膀胱置管测压。仰卧位取耻骨联合处为零,水柱高度代表腹内压值。腹部手术后 IAP 变化在 3 ~ 15mmHg,此压力低于 10 mmHg 属正常范围,ACS 时膀胱测压大于 20mmHg。

三、处　　理

在危重病人抢救中应常规留置尿管监测膀胱压。了解 IAP 是否增高,如 IAP 超过 25 ~ 30mmHg,则应开腹减压。常用减压措施有:穿刺引流、手术减压、腹腔镜减压、血液超滤及促进肠蠕动等。腹腔减压能够有效逆转器官功能障碍,手术中充分而有效的引流术,加上原发病的合理处理,可预防 ACS 的发生。

(刘崇清)

第九篇　普外科常见疾病围手术期护理要点

第一章　肝胆胰脾外科常见疾病围手术期护理要点

一、原发性肝癌病人

(1) 肝癌手术后者,忌过早活动,半卧位,同时避免剧烈咳嗽(导致肝断面出血)

(2) 肝癌患者应以高热量,适量的优质蛋白,富含维生素类的食物为主,避免油腻的食品。伴有腹水、水肿者,严格控制出入水量,限制食盐摄入量。肝癌患者合并上消化道出血者,饮食易消化少粗纤维软食,饮食易消化,以免诱发出血。一旦发生出血,应禁食,休息,积极给予止血。

(3) 了解病人情绪和心理的变化,尊重病人并表达同情和理解,帮助其正视现实,增强应对能力。

(4) 对肝脏代谢、有损害的药物要慎用,禁用。

(5) 肝功能失代偿者,可适量应用缓泻剂,保持大便通畅,以免因肠腔内氨吸收所致的血氨升高,发生肝性脑病。

二、门脉高压症病人

(1) 适当锻炼,避免体力消耗,如练气功、散步等,一旦出现头晕、心慌和出汗等不适,立即卧床休息。

(2) 对于门脉高压伴食管静脉曲张严重而需分流手术者,术后48h内应取平卧位,一般卧床时间一周。

(3) 饮食以高碳水化合物,高脂肪、高维生素、低脂肪为主,食管静脉曲张者,避免进食干硬、刺激性强或含有鱼刺、骨渣的粗糙食物,温度适宜。对分流术后的患者,应限制蛋白质、特别是要限制肉类食物,避免肝性脑病的发生,手术患者待肠蠕动恢复后,可进流质。

(4) 鼓励患者。稳定情绪,必要时遵医嘱给予镇静剂。

(5) 严重贫血或凝血机制障碍者,可输新鲜血、肌注维生素 K。

(程　蕾)

三、布-加综合征

(1) 术后绝对卧床24h,压迫沙袋于术后8h去除,手术肢体24h制动,48h后不下床,轻微活动,不能过早下床,防止出血。出院后避免剧烈运动,防止内支架滑脱移位。

(2) 注意观察穿刺部位有无出血，右足背动脉搏动及血栓形成征象。

(3) 出院指导：帮助患者及家属掌握一般的护理知识，提醒其术后定期复查肝肾功能、凝血机制情况，如出现消化道出血、腹水，下肢水肿等情况，应及时到医院就诊。饮食上少吃辛辣、坚硬食物，保证合理的高质量膳食及卫生习惯。

四、胆囊结石

(1) 低脂饮食。

(2) 术后注意观察生命体征、腹部体征及引流情况。若出现发热、腹胀、腹痛等腹膜炎表现，或腹腔引流管引流液呈黄绿色胆汁样，常提示发生胆漏。一旦发现，及时报告医师处理。

(3) 出院指导：少量多餐、低脂饮食；告知病人胆囊切除后容易出现消化不良、脂肪性腹泻等原因，解除其焦虑情绪。如果出现黄疸、陶土样大便等情况及时就诊。

五、胆管结石

(1) 术前进低脂饮食。术后禁食，胃管拔除后根据病人胃肠功能恢复情况，由无脂流质逐渐过渡至低脂饮食。

(2) 指导病人保护皮肤完整，修剪指甲，不可用手抓挠皮肤，防止破损。保持皮肤清洁，用温水擦浴，穿棉质衣裤。瘙痒剧烈者，遵医嘱使用外用药物和(或)其他药物治疗。

(3) 病情观察

1) 术前出现寒战、高热、腹痛、黄疸等应及时报告医师处理

2) 术后观察生命体征、有无发热、腹胀和腹痛等腹膜炎表现，腹腔引流液是否呈黄绿色胆汁样，腹腔引流管是否引流大量血性液体，T 管是否引流出血性胆汁或鲜血，粪便是否呈柏油样，如有，及时报告医护人员处理。如果术前有黄疸，观察和记录大便颜色。

(4) T 管的护理

1) 妥善固定：术后除用缝线将 T 形管固定于腹壁外，还应用胶布将其固定于腹壁皮肤。妥善固定. 谨防翻身、活动、搬动时牵拉而托出。对躁动不安的患者应有专人守护，防止将 T 形管拔出。

2) 保持有效引流：平卧时引流管的高度不能高于腋中线，站立或活动时应低于腹部切口。以防胆汁逆流引起感染。若引流袋的位置太低，可使胆汁流出过量，影响脂肪的消化和吸收。T 形管不可受压、扭曲、折叠，经常予以挤捏，保持引流通畅。

3) 观察并记录引流液的颜色、量和性质：正常成人每日的胆汁分泌量为 800 ~ 1200mL。呈黄或黄绿色，清亮无沉渣。术后 24h 内引流量为 300 ~ 500ml，恢复饮食后，可增至每日 600 ~ 700ml。以后逐渐减少至每日 200ml 左右。术后 1 ~ 2 天胆汁呈浑浊的淡黄色，以后逐渐加深、清亮，呈黄色。若胆汁突然减少甚至无胆汁流出，则说明 T 型引流管可能有受压、扭曲、折叠、阻塞或脱出。应立即检查，并通知医生及时处理。若引流量逐渐增多，且患者大便颜色变浅，提示胆道下端有梗阻的可能。

4) 预防感染：严格无菌操作。长期带 T 管者，应定时冲洗，每周更换引流袋，做好引流管周围的皮肤护理，防止胆汁浸润皮肤引起发炎、红肿。行 T 管造影后，应立即接好引流管进行引流，以减少造影后反应和继发感染。

5) 拔管：一般在术后 2 周，患者无腹痛无发热，黄疸消退，血象、血清黄疸指数正常，胆

汁引流量减少至200ml及以下、清亮,胆管造影或胆道镜证实胆管无狭窄、结石、异物、胆道通畅,夹管试验无不适时,可考虑拔管。拔管前引除后残留窦道用凡士林纱布填塞,1～2天可自行闭合。

(5) 出院指导

1) 注意饮食卫生,定期驱除肠道蛔虫。

2) 定期复查非手术治疗病人定期复查,出现腹痛、黄疸、发热、厌油等症状时,及时就诊。

3) 带T管出院病人的指导穿宽松柔软的衣服,以防管道受压;淋浴时,可用塑料薄膜覆盖引流管处,以防感染;避免提举重物或过度活动,以免牵拉T管导致管道脱出。出现引流异常或管道脱出时,及时就诊。

六、腹腔镜胆囊切除术及胆总管探查术

(1) 观察有无腹腔内出血和胆漏的发生;

(2) 背部疼痛和皮下气肿:由于气腹 CO_2 气体刺激膈神经反射性引起肩背部疼痛,术后可自行消失。如果术中充气压力过大,CO^2 气体向皮下软组织扩散可引起皮下气肿,一般少量气体可自行吸收,术后应吸氧,并观察呼吸频率,有无咳嗽、胸痛等。术后延长吸氧时间能显著降低LC术后肩部疼痛的发生率。

七、内镜下十二指肠乳头切开取石术

(1) 术前应询问患者有无碘过敏史,做好碘过敏试验。

(2) 病人术后禁食24～48h,术后3h和次日晨查淀粉酶,如淀粉酶正常,无腹痛、腹胀、恶心、呕吐,24 h后可进低脂流质饮食,逐渐到低脂素食。

(3) 术后4～6h鼓励患者下床活动,不必长时间卧床,重症患者可适当延长卧床时间。

八、胆 道 肿 瘤

1. 胃肠道准备 术前1天中午嘱患者口服泻药,2小时内饮温开水1500～2000ml。如果在晚7点前大便尚未排干净,应于20:00进行清洁灌肠。22;00开始禁食、水。

2. T型引流管的护理 同胆管结石。

3. 并发症的观察和预防

(1) 黄疸:术前有肝硬化、慢性肝炎或肝功能损害者,术后可出现黄疸,一般于术后3～5天减退:若术前有较重的肝功能损害、胆管狭窄或术中损伤胆管,术后黄疸时间较长,应密切注意观察血清胆红素浓度,发现问题及时报告医师,并遵医嘱给予肌内注射维生素K+将患者指甲剪短,防止因黄疸所致皮肤瘙痒时抓破皮肤。以温水擦洗皮肤。保持清洁。

(2) 出血:术后早期出血多由于止血不彻底或结扎血管线脱落所致。观察患者出血量,若每小时出血大于100ml,持续3h以上,或患者有血压下降、脉细速、面色苍白等休克征象,应立即与医师联系.并立即配合医师进行抢救。

(3) 胆漏:由于胆管损伤、胆总管下端梗阻、T形管脱出所致。注意观察腹腔引流情况,若患者切口处有黄绿色胆汁样引流物,每小时50ml以上者,应疑有胆漏,立即与医师联系协助处理。长期大量胆漏者,遵医嘱及时补充水和电解质,以维持平衡。能进食者,鼓励进低

脂、高蛋白、高维生素饮食，少量多餐。

（4）指导患者注意休息和劳逸结合，忌油腻饮食及饱餐。

九、先天性胆道闭锁

（1）术前注意观察患儿有无腹胀、腹泻等消化不良症状，有无牙龈、皮下淤血等凝血障碍的表现，有无呕血、便血等消化道出血的表现；

（2）保持皮肤清洁完整，及时为患儿剪短指甲，避免抓伤皮肤，给予涂抹皮肤止痒药。

（3）其余同肝移植围手术期护理常规。

十、Caroli 病

（1）嘱患者坚持服用消炎利胆药物。

（2）进食低脂饮食，避免刺激性食物。

（3）向切除胆囊患者说明术后 3 ~6 个月内可能会出现大便次数增多，待胆囊功能被逐渐代偿后，上述症状会逐渐减轻、消失。

（4）嘱患者如出现腹痛、寒战高热、黄疸时及时就诊。

（游　川）

十一、脾　切　除

（1）肝硬化脾切除患者术前行胃肠减压。

（2）术前后预防性使用抗生素，防止全身和膈下感染。

（3）术后观察腹部体征、引流情况、有无出血、感染、消化道瘘、肝性脑病等并发症的发生。

（4）出院指导：定期随访血常规，特别关注血小板计数，加强营养、锻炼。

（崔丽君）

十二、胰　腺　炎

1. 术前　观察患者腹痛、腹胀程度。轻型者可进少量清淡流质，忌食脂肪、刺激性食物，重症者需严格禁饮食。腹胀明显者，应行胃肠减压。需行手术治疗患者，做好术前准备，备皮、口服泻药或清洁灌肠。

2. 术后

（1）病情观察：观察术后引流液情况，有无活动性出血，应警惕发生继发性大出血的可能，密切监测血压和脉搏的变化。

（2）饮食护理：患者需要禁食时间较长，可给予肠内营养同时给予静脉营养，应先进流质无不适后再缓慢增加进食量，避免甜食和油腻饮食，切勿暴饮暴食及饮酒。

（3）并发症的预防：多发生在术后 5 ~7 天，应遵医嘱用胰酶抑制药。

3. 出院指导　避免胰腺炎再次发作，积极治疗胆道疾病、酒精性胰腺炎和高脂血症。加强营养促进恢复：胰腺外分泌功能受损在胰酶制剂的辅助下适当的加强营养。

十三、胰腺癌和壶腹周围癌

1. 术前 低脂饮食,观察进食后消化情况。按医嘱输入白蛋白、氨基酸、新鲜血、血小板等。检测肝功能、电解质、凝血功能等。皮肤护理:每日用温水擦浴1~2次,出现瘙痒时,擦浴后涂上止痒药物,可用手拍打,切忌用手抓,不用肥皂等清洁剂清洁。

2. 术后

(1) 按肝胆外科一般护理常规及全麻手术后护理常规护理。

(2) 病情观察:严密观察生命体征,尤其是血压脉搏的变化。

(3) 饮食护理:术后一般禁食2~3天,静脉补充营养。待胃肠排气畅通后才能拔除胃管,可以少量饮水,再逐渐过渡到正常饮食。

(4) 并发症观察:①出血:观察患者有无切口出血、胆道出血、应激性溃疡出血等,有出血倾向遵医嘱补充维生素K和维生素C,防止出血。②胰瘘:多发生术后5~7天,严密观察胰管引流情况,加强营养支持治疗,防治感染。胆瘘:多发生术后2~9天,注意观察有无右上腹痛、发热、腹腔引流液呈黄绿色、T管引流量突然减少、局限性腹膜炎表现,术后应保持T管引流通畅,记录胆汁量。③预防感染:各种治疗与护理应严格遵循无菌操作规程,加强基础护理,及时检测体温、血常规。

出院指导

饮食上要选择易消化、富营养、少刺激性、低脂肪饮食,多吃新鲜水果和蔬菜;注意劳逸结合,适当体育锻炼;定期复查腹部B超或CT检查,了解局部有无复发和转移病灶。定期检测血、尿糖。

十四、胰岛素瘤

(1) 术前预防和处理低血糖发作,避免夜间低血糖发作。

(2) 术后按肝胆外科一般护理常规及全麻手术后护理常规护理。检测清晨空腹血糖。

(3) 出院指导:食用低糖、高蛋白、高维生素、易消化、无刺激性饮食,忌暴饮暴食;定期检测血、尿糖,按时用药。

(王春艳)

第二章　血管外科常见疾病围手术期护理要点

一、周围血管损伤

1. 急救护理　积极抗休克、抗感染治疗,持续心电监护,吸氧,使用血管活性药物。

2. 休息与活动　患肢制动保暖,静脉血管术后患肢抬高至心脏水平 20～30cm,动脉血管术后患肢平置或略低于心脏水平。

3. 病情观察　术后观察肢体血运及患者意识变化。

4. 药物护理　遵医嘱抗凝治疗,防止血栓形成。

5. 并发症的观察及护理

(1) 多器官功能不全与衰竭:术后动态监测患者各项体征,改善器官功能,遵医嘱正确给药;

(2) 颈动脉损伤术后脑缺血性损害:密切观察患者意识及瞳孔变化;

(3) 四肢血管损伤术后筋膜间隔综合征:立即行筋膜切开减压术,密切观察肢体肿胀及患肢血供情况,观察尿量变化;

(4) 四肢血管损伤术后肌病肾病代谢综合征:快速重建血供,纠正水电解质紊乱等,必要时行血液净化治疗。

6. 出院指导　功能锻炼循序渐进,定期复查。

二、单纯性下肢静脉曲张

(1) 术前用记号笔作好曲张静脉标志,观察有无血栓性浅静脉炎、湿疹和溃疡形成及曲张静脉破裂出血等。

(2) 术后观察伤口情况及患肢远端皮肤的温度、颜色及足背动脉搏动等。

(3) 双下肢浅静脉禁止输液;促进下肢静脉回流,指导患者穿弹力袜或用弹力绷带;

(4) 卧床休息抬高患肢,高于心脏水平 20～30cm,术后 12～24h 后鼓励患者下床活动,卧床期间鼓励患者进行足背背屈活动。

(5) 术后注意观察有无淤斑和血肿、静脉曲张残留及复发、皮肤感觉障碍或麻木、伤口感染和淋巴瘘、下肢深静脉血栓形成(DVT)等并发症的发生。

(6) 出院指导

1) 继续穿弹力袜至少 1～2 个月,如伴有下肢深静脉瓣膜功能不全,则需终身穿弹力袜;睡觉时患肢抬高 20°～30°,避免久坐、坐时避免双膝交叉过久。

2) 戒烟,坚持适量运动,进行预防下肢静脉血流淤滞的运动。

3) 出院带药,半年内门诊每月随访。

三、下肢深静脉血栓形成

对于此种疾病更多倾向于非手术治疗,包括抗凝、溶栓、祛聚疗法及一般处理,以减轻下肢的肿胀。

（一）股静脉切开 Fogarty 导管取栓术

（1）急性发病后 10～14 天绝对卧床休息，术前后患肢抬高于心脏平面 20～30cm，禁止热敷、按摩，行足背伸屈运动。

（2）术前后多进食粗纤维低脂饮食。

（3）术前每日定时定量测量肢体周径并密切观察患者是否有肺动脉栓塞的发生。

（4）术后注意观察患肢远端皮肤温度、色泽，远端血供及伤口情况。

（5）术后注意观察有无出血及血栓再形成等并发症的发生。

（二）腔静脉滤器置入术

（1）术前注意观察有无呼吸困难、咯血、胸痛等肺栓塞症状。

（2）术后观察伤口敷料有无渗血和穿刺部位有无血肿，观察足背动脉搏动情况。经股静脉穿刺的病人，绷带法加压包扎，观察绷带包扎部位以下的皮肤颜色、温度及有无淤斑，以免压力过大造成皮肤缺血性坏死，经锁骨下静脉、颈静脉穿刺的病人注意有无胸痛、胸闷及呼吸的改变，防止血胸、气胸的形成。

（3）术后绝对卧床休息，平卧 24 小时，穿刺点砂带压迫 4～6h，穿刺侧肢体制动 12h，卧床 10～14 天，因为尽管有滤网做保障，但仍有小血栓脱落后穿过滤网，导致肺的微栓塞发生。

（4）术后常规抗凝、溶栓治疗，以防止术后血栓再次形成，用药期间注意监测凝血酶原，观察皮肤黏膜有无出血及皮下淤斑等情况。

（5）术后进易消化、刺激小、富含维生素的食物，保持大便通畅，术后当天指导患者饮水 1000～1500ml 以上，以加速造影剂的排泄。

（6）术后并发症的观察及护理

1）下腔静脉穿孔：术后严密观察血压、心率、面色及末梢循环情况，注意有无腹痛、背痛等，尽早发现并通知医生进行抢救。

2）腔静脉滤器置入再发 DVT 和肺动脉栓塞：术后严密监测生命体征的变化，询问患者有无呼吸困难、胸痛、咯血、晕厥等症状，若患者出现上述症状应立即给予平卧、避免做深呼吸、咳嗽、剧烈翻动，同时给予高浓度吸氧，同时紧急报告医生积极抢救。

（7）出院指导

1）指导病人绝对禁烟，适当锻炼，避免久站久坐，预防静脉血栓。

2）低脂、多纤维饮食，保持大便通畅。

3）坚持遵医嘱用药，定期复查血常规、出凝血时间、观察有无出血征象。

4）了解滤器的位置，6 个月复查 1 次，以后每年复查 1 次。

（三）腔内血管介入治疗溶栓术

（1）溶栓治疗期间密切观察患肢栓塞部位以下的皮肤颜色、温度、足背动脉搏动情况、趾甲颜色、足趾血氧饱和度等并做好记录，局部保暖，禁放热水袋，以免局部耗氧量增加。

（2）股动脉穿刺点给予绷带加压包扎 12h，砂带压迫 6～8h，术后平放患肢，不可抬高，以免加重肢端缺血，穿刺侧肢体取伸直位，以利于穿刺点收缩闭合。

（3）术后观察有无出血等并发症的发生，每三天复查一次凝血酶原时间、凝血酶时间、纤维蛋白原、活化部分凝血活酶时间。

（4）出院指导：指导病人戒烟，适当锻炼。饮食清淡，不可多食对华法林作用有影响的

食物,多饮水。继续服用华法林治疗期间,需每三天进行1次门诊随访以监测凝血功能

四、血栓闭塞性脉管炎

(1) 戒烟。

(2) 改善患肢血液循环,注意肢体保暖,休息时取头高脚低位,还应保持足部清洁干燥;

(3) 使用运动疗法促进患肢侧支循环建立,疼痛剧烈时酌情使用镇痛剂;

(4) 术前指导病人进行 Buerger 运动,鼓励病人步行锻炼,术后平置患肢,血管重建术后卧床制动1周,动脉血管重建术后卧床制动2周,卧床制动患者鼓励其床上作足背伸屈活动;

(5) 术后并发症的观察及护理

1) 动脉重建术及动脉血栓内膜剥除术后,若出现肢体肿胀、皮肤颜色发紫、皮温降低,考虑重建部位的血管发生痉挛或继发性血栓形成,及时报告医生协助处理;

2) 静脉动脉化手术后常见的并发症有静脉回流障碍,注意观察患肢远端皮肤的温度、色泽及大隐静脉搏动情况,指导病人抬高患肢高于心脏水平20~30cm。

3) 截肢术后并发症主要有残端窦道或溃疡、滑囊炎、皮炎等,一旦发生,根据具体情况对症处理。

五、动脉硬化性闭塞症

(1) 患肢护理同血栓闭塞性脉管炎。

(2) 疼痛护理:早期轻症患者可使用血管扩张剂、中医中药治疗,对疼痛剧烈患者酌情使用镇痛药;

(3) 术后注意观察患肢肿胀情况和远端皮肤温度、色泽、感觉和脉搏强度等。

(4) 术后患肢活动以疼痛的出现作为活动量的指标,术后患肢自然平放,动脉血管重建术后卧床制动2周;

(5) 行人工血管旁路术后应用抗凝药物,做好抗凝护理;

(6) 术后注意有无出血、远端栓塞、移植血管闭塞、人工血管过长扭曲、吻合口假性动脉瘤、感染等并发症的发生。

(崔丽君)

六、动脉栓塞

1. 非手术治疗患者

(1) 患肢低于心脏平面位置,一般下垂15°左右,局部不可热敷以免加重缺血缺氧,也不可冷敷,避免血管收缩,减少血供。

(2) 治疗过程中,监测凝血功能。

2. 动脉栓塞围手术期护理要点

(1) 术前术后注意患肢保暖,监测患者的心功能变化及患肢的血运情况。

(2) 术后患肢平置或低于心脏15°左右,避免对患肢末梢的压迫,注意保暖。

(3) 术后行抗凝或溶栓治疗,并按时监测患者凝血功能。

(4) 注意观察有无出血或血肿、血管损伤、再灌注损伤、肌病肾病代谢综合征等并发症发生。

(5) 出院指导 同血栓闭塞性脉管炎

3. 腔内血管介入治疗溶栓术动脉溶栓的护理要点

(1) 禁烟。

(2) 补充水分 术后6~8h饮水1000~2000ml,促进造影剂尽快排出。

(3) 术后密切观察伤口部位是否有出血、渗血、血肿及术后皮肤颜色,足背动脉搏动情况等。

(4) 术后平卧12h,局部绷带加压包扎,砂带压迫6~8h,术后平放患肢,不可抬高,以免加重肢端缺血,穿刺侧肢体取伸直位,以利于穿刺点收缩闭合。

(5) 观察有无出血等并发症的发生。

4. 截肢术位手术期护理要点

(1) 术前对坏疽肢体应加强换药,清除分泌物,用无菌敷料包扎。术后应用弹力绷带包扎残肢,包扎绷带时应注意有残肢远端斜行向近端缠绕,越往残肢末端应越缠紧,不能影响近端关节活动,注意残肢血液循环;

(2) 术后注意观察残端伤口情况,有无肿胀、发红、水泡、皮肤坏死及并发感染的征象;

(3) 观察有无残端痛和幻肢痛,及时予以处理。

(4) 术后早期鼓励患者练习呼吸运动、健肢的运动、残肢进侧部分肌肉运动,拆线后立即进行残肢肌肉的主动运动、抗阻运动、残肢关节活动,可给予理疗等辅助措施、教会患者使用拐杖的知识。

(5) 观察有无出血、感染、关节挛缩等术后并发症的发生。关节挛缩术后可用支具、石膏托、皮肤牵引等方法将残肢维持与伸展位或固定于功能位置,一旦出现挛缩,应进行皮肤牵引,同时强化肌肉运动,增加关节的伸屈和平衡运动,当无法纠正时则需手术治疗。

七、多发性大动脉炎

(1) 术前测量脉搏时选择适当部位,术后观察患者意识瞳孔情况、有无神经损伤、伤口情况及肾功能情况;

(2) 术前术后观察下肢血供及足背动脉搏动情况;

(3) 者可能有头昏、眩晕、黑矇、视力减退甚至失明现象,以及行走无力等,应指导家属陪同,加强床档等,防止意外发生;

(4) 术后指导患者患肢平放,避免关节过度屈曲;

(5) 术后观察有无脑缺血损伤、脑过量灌注及脑水肿、移植血管阻塞、出血、血栓形成、感染等并发症的发生。

(6) 出院指导 同血栓闭塞性脉管炎

八、雷诺综合征

(1) 术前注意患肢保暖,发作时可将手浸泡于32~40℃的温水中。交感神经切除术后,手或足干燥、粗糙,可涂擦甘油等,保护皮肤;

(2) 术前进行适应性锻炼,戒烟,应用扩血管药物并注意观察疗效及副作用等;

(3) 术后监测生命体征,行胸交感神经节切除术后观察有无呼吸困难,行交感神经末梢切除术后观察患肢的末梢血运；

(4) 出院指导:保持良好的情绪,严格禁烟,注意保暖,出院后3个月定期复查。

九、动 静 脉 瘘

(1) 动脉栓塞术后穿刺部位应砂袋压迫6～8h,卧床24h,注意观察穿刺部位有无出血或血肿及穿刺侧肢体远端血供情况；

(2) 观察引流管的引流液性质、颜色及量并准确记录,并妥善固定；

(3) 卧床期间,患肢抬高20～30cm,加强患肢肌肉运动,减轻肢体肿胀。

(4) 术后注意观察有无出血、感染、患肢供血不足等并发症的发生。

(5) 出院指导:戒烟,定期复查。

十、周围动脉瘤(动脉重建术)

(1) 术前了解患者发现肿块的时间、部位、大小及生长速度,局部有无疼痛,有无吞咽困难、声音嘶哑,伸舌时舌尖有无向患侧移位并观察患者有无脑栓塞症状,术后严密观察患者生命体征变化及肢体活动情况；

(2) 颈动脉瘤术前行Matas训练,术后采取头部制动,术后24h床头可抬高15°。术后48小时内绝对卧床,活动范围限于四肢,协助病人轴线翻身;行血管移植术患者,术后应保持正确体位并严格限制肢体活动,术后一周可嘱患者进行轻微肌肉活动;自体移植术后3天协助病人床上坐起,1周后协助病人离床活动。

(3) 术后切口置负压引流管,做好引流管的护理；

(4) 术后注意观察有无神经损伤、脑细胞损伤、脑动脉血栓形成或栓塞、四肢血栓形成、吻合口破裂和假性动脉瘤等并发症的发生。

(5) 出院指导:注意休息,适当活动,戒烟禁酒;进食低脂、高热量、丰富维生素、易消化类食物,定期复查,教会病人自我检查方法。

(6) 腔内血管介入治疗的围手术期护理要点同动脉栓塞

十一、腹主动脉瘤

(1) 术前留置胃管,行普通灌肠,术后注意观察胃管及引流管的颜色、性质及量；

(2) 术后10天内绝对卧床,10天后可床上活动,14天后可离床活动,术后1个月避免剧烈活动；

(3) 术后要严密观察患者生命体征、肾功能、肢体血运及切口出血等情况；

(4) 遵医嘱使用抗凝或血管药物,并做好相应的护理；

(5) 术后禁食,待肛门排气后进少量流食,然后逐渐过渡到半流食、普食；

(6) 术后注意观察有无截瘫、腹膜炎体征、弥漫性渗血、吻合口假性动脉瘤、感染、多器官功能衰竭(MOF)等并发症的发生。

(7) 出院指导 同周围动脉瘤。

十二、内脏动脉瘤

(1) 术前严密观察生命体征变化,预防动脉瘤破裂,术后严密观察各项生命体征,观察患者有无腹痛、腹胀等不适,如有异常立即报告医生；

（2）行血管移植术后应取平卧位或半卧位；

（3）若血管移植，需6周左右抗凝治疗，观察患者是否有出血征象；

（4）注意观察有无血栓形成、出血、感染、吻合口破裂和假性动脉瘤等并发症的发生。

（5）出院指导：保持心情舒畅，劳逸结合。养成良好的生活及饮食规律，低脂、低胆固醇饮食。出院后1～2个月到医院复查。

（冯晓芬）

第三章　胃肠外科常见疾病围手术期护理要点

一、胃泌素瘤

(1) 进食易消化且对消化道少刺激的食物,遵医嘱给予助消化及止泻药物。

(2) 保持引流管通畅,每日记录和观察引流液的颜色、性质和量,警惕发生继发性大出血。

(3) 出院指导:饮食上要选择易消化、富营养、少刺激、低脂肪的饮食。术后注意劳逸结合,避免过度劳累。遵医嘱按时用药,定期复查。每年测量胃酸的分泌和肠促胰泌素及血胃泌素的浓度。

(谢　平)

二、胃　　癌

(1) 饮食:①术前:3 天可进食高蛋白、高热量、高维生素、少渣饮食,禁止生、冷、硬以及油炸食物,注意少量多餐。术前 1 天流质,术前 12h 禁食、4h 禁饮。营养不良、低蛋白血症及贫血者,术前需从静脉补充蛋白及输血,以增强机体手术耐受力。②术后:术后 24 ~ 48h 内禁食,待第 3 ~ 4 天肠道功能恢复、肛门开始排气,拔除胃管后后可进少量多餐的清淡流质饮食,循序渐进,少量多餐,到第 10 ~ 14 天可过渡至软食。忌食用冷、油炸、刺激性及易胀气的食物。一般坚持半年以上的半流质饮食才能逐渐恢复到正常饮食。

(2) 术后并发症的观察,包括术后出血、梗阻、吻合口瘘、倾倒综合征等。

1) 出血:易发生在术后 24h 内,应严密观察病人有无胃管内短时间引流出鲜血或腹胀感及大量的呕血、便血。术后出血一般多可通过药物止血、输血等措施得到控制,严重者需再次手术。

2) 梗阻:应注意观察病人有无上腹疼痛以及进食后有无饱胀及呕吐,并根据呕吐物中是否含有胆汁,判断吻合口梗阻的类型,遵医嘱给予禁食及持续胃肠减压、相应的支持疗法等处理。

3) 吻合口瘘:通常出现在术后 3 ~ 7 天内,是最严重的并发症之一。表现为右上腹突然剧烈疼痛及腹膜刺激征,应注意腹痛及体温的变化情况。若术后 1 周仍感腹痛,持续发热,并可见自切口流出较多液体和胃内容物,此时,应持续负压吸引漏出的胃肠液,保持瘘口周围皮肤清洁干燥,涂氧化锌软膏加以保护,防止肠液腐蚀皮肤。

4) 倾倒综合征:表现为进餐后 30min,上腹饱胀、恶心、呕吐、心悸、乏力、出汗、头晕、腹泻等,平卧数分钟后症状可缓解。应以调节饮食为主,指导病人避免进甜食、过热流质,每次进餐后平卧 10 ~ 20min,症状多在 6 ~ 12 个月自行减轻或消失。

(3) 出院指导:指导病人定期复查,胃癌手术后一年内,每 3 个月复查一次,第二年每半年复查一次,以后每年复查一次。告知其遵医嘱坚持化疗,并指导病人继续用药的方法。指导患者生活规律,养成良好的饮食习惯,注意劳逸结合。

(侯华芳)

三、结、直肠癌

(1) 术前指导病人加强营养,以增强手术的耐受性及应激能力。指导病人术前 12h 禁食,4h 禁饮。术后需禁食,胃肠减压,静脉补充适量的水、电解质和维生素。一般术后 3 ~ 4 天肠蠕动功能恢复即可改为半流质,逐渐过渡至进高热量、高蛋白、易消化少渣饮食,避免进食过热、刺激性的食物。切忌术后暴饮暴食或进食过多的粗纤维食物,以免引起肠梗阻,同时保证每日补充足够的饮水量。造口病人,直肠癌术后人工肛门开放后,开始进全流质,1 周后改为半流质,2 周后可改为普食,以减轻肠道负担,利于伤口愈合,促进体力恢复。饮食要规律,食物以豆制品类、蛋、鱼为宜,另加菜汤、果汁,使大便干燥,便于处理。注意卫生、忌生、冷、干硬食物,防止腹泻。避免进食蒜、葱、虾等刺激性食物,以防止食物消化吸收后产生臭气。

(2) 术后教会病人及家属每日定时顺肠蠕动方向按摩腹部,促进肠蠕动的恢复。根据病人的耐受力逐渐增加活动量,预防肠梗阻、肠粘连。

(3) 直肠癌手术后,会阴部伤口敷料应用丁字带固定,以免脱落;肛门再造术后早期采用侧卧位,可避免粪便污染伤口。同时加强腹壁肌肉锻炼,以尽早控制造口的闭合功能。

(4) 注意观察术后有无切口感染、吻合口瘘、麻痹性肠梗阻、尿路感染、造口等并发症的发生。

1) 切口感染:应结直肠手术创面大,暴露时间长,术后仍有发生感染的机会。应观察体温变化及切口周围有无红、肿、热、痛等症状,一旦发生,遵医嘱给予抗生素对症治疗,彻底清创,保持切口敷料的清洁、干燥,对于女性病人,可在术后 4 ~ 7 天以 1 : 5000 的高锰酸钾温水坐浴,预防切口感染。

2) 吻合口瘘:常发生在手术后 5 ~ 10 天。严密观察病人有无腹痛的体征和症状,引流液有显著增多且颜色由淡红色转为浑浊并伴发有发热、腹部疼痛、腹膜刺激征、白细胞增高,就要考虑吻合口瘘的可能,应禁食,胃肠减压,静脉补充水、电解质,加强营养,术后 7 ~ 10 天不可灌肠,以免影响吻合口的愈合。

3) 麻痹性肠梗阻:常在术后 72 小时内,出现腹胀、肠鸣音减弱或消失,停止排气并伴有恶心、呕吐。应采取胃肠减压,低半卧位及营养支持疗法,协助病人翻身,辅以针灸、穴位封闭疗法,纠正电解质紊乱等,以促进肠蠕动的恢复。

4) 尿路感染:导尿期间保持导尿管通畅,观察尿液的性质,加强尿道护理,保持会阴部清洁。尿管拔除后密切观察病人排尿情况,若排尿有困难,可按摩、诱导排尿等。

5) 造口并发症:重视造口护理,结肠造口开放前,用凡士林砂条外敷结肠造口,外层敷料渗透后应及时更换,防止感染。造口开放后,应及时清理造口排泄物及渗液,保护周围皮肤。结肠造瘘换药时动作宜轻,并观察有无水肿、出血、坏死情况等。观察病人的腹部体征,若出现腹痛、腹胀、恶心、呕吐、停止排气等症状,可能出现造口狭窄,应定时用食指、中指扩张造口。观察病人的排便情况,若进食 3 ~ 4 天仍未排便,应适当调整饮食结构,按摩腹部,鼓励病人早期下床活动。

(5) 出院指导

1) 定期到医院进行放化疗。并定期复查,术后 1 个月、3 个月、6 个月、1 年各复查一次。术后 2 ~ 5 年每半年复查一次。

2) 劳逸结合,保持生活规律,养成定时排便的习惯。衣着穿戴要宽松舒适,不要紧压造口袋,外出时要随手携带备用造口用品和换洗衣服,以便及时更换。造口一旦愈合就能沐浴。沐浴时最好选择要更换造口袋时进行,洗澡水可以直接冲洗造口,如果佩戴造口袋沐浴,可用防水胶布将造口袋与皮肤连接处密封,以防洗澡水影响造口袋的粘贴效果,工作要避免久坐与下蹲,避免重体力劳动,以防造口旁疝和造口脱垂,造口病人术后半年可参加活动,应避免增加腹压的活动以防造瘘口脱垂或疝气。病人在身体恢复后可以恢复性生活,每次都要提前做好造口袋的检查工作,避免渗漏或使用迷你型造口袋等。加强用意念收缩放松造瘘口的功能锻炼。

3）均衡饮食,使粪便成型柔软。忌生冷、避免辛辣刺激性食物,禁忌烟酒。

（寇红艳）

四、胃　溃　疡

（1）胃出血病人术前应静脉补充水分、严重者输血,停止出血后 24h 可进流质,穿孔和幽门梗阻的病人应禁食。

（2）术后禁食,待肛门排气后可给予少量清流质,逐渐增加至流质,然后逐渐过渡到软饭或普食。增加含锌的食物,对修复溃疡有重要作用。注意控制糖的摄入,防止过多的糖引起胃内酸度过高。

（3）应避免病人过度紧张、焦虑,确保良好的睡眠质量、生活有规律。对胃出血的病人见到呕血及黑便往往会产生紧张不安的恐惧心理。护理人员在熟练操作进行各项操作的同时,关心病人,减轻病人的恐惧。

（4）遵医嘱给予清除幽门螺杆菌、抑制胃酸分泌、保护胃粘膜等药物治疗。

（5）术前注意观察病人腹部体征,出血量、便血等情况。

（6）术后注意观察有无. 出血、梗阻、吻合口瘘、倾倒综合征等并发症的发生。

（7）出院指导:加强对病人的用药指导,病人出院一定要按照疗程服药。活动方面循序渐进,3 个月可逐渐适应正常工作。生活要有规律,避免长时间的午睡,限制躺在床上的时间,节制烟酒。避免情绪紧张及过度疲劳。养成良好饮食习惯,预防溃疡的产生和复发。术后一个月应少食多餐,每天 5 ~ 6 餐,定时、定量进食营养丰富、易消化的食物,食物温度要适宜。

（段　迎）

第四章　乳腺、甲状腺外科常见疾病围手术期护理要点

一、急性乳腺炎的围手术期护理要点

(1) 采取用乳罩托起肿大的乳房,以减轻疼痛,有利于血液循环,控制炎症发展。

(2) 哺乳期者暂停哺乳。局部热敷。可用吸乳器抽吸,或用手、梳子背沿乳管方向加压按摩,使乳管通畅。乳汁分泌较多者可服用回奶药。

(3) 发热一般采用物理降温,必要时用药物降温。

(4) 保持伤口引流通畅,告知患者敷料浸湿立即更换。

(5) 加强换药,注意保持乳房及乳头清洁,尽量穿棉质宽松衣服,佩戴大小、松紧适宜胸罩,晚上睡觉解除胸罩。

二、乳腺癌的围手术期护理要点

(1) 帮助患者正视疾病,配合治疗。术前对其进行腹式呼吸训练。常规按手术的范围准备皮肤,对需行乳房再造的患者,需做好供皮区皮肤的准备。

(2) 告知患者术后患肢不能输液、测血压、采血,不能提超过 2kg 重物品。保持愉快的心情。

(3) 如术后 2 ~ 3h 内每小时血浆引流管有 100 ~ 200ml 血性液流出,说明有活动性出血,需加压包扎或手术止血。引流量 24 小时不超过 5ml,可考虑拔管。

(4) 术后 3 日内患肢用软枕抬高 20° ~ 30°并制动,尤其避免外展上臂。术后 24h 内可做伸指、握拳动作,1 ~ 3 天做屈肘运动,4 ~ 7 天可用患侧手洗脸、刷牙、进食,进行患侧手触摸对侧肩及同侧耳朵的锻炼,1 ~ 2 周可做肩部活动,2 周后做手指爬墙运动,直至患侧手指能高举过头自行梳理头发。

(5) 行化疗的患者应置 PICC 管,保护血管,保证安全。

(6) 出院后继续行功能锻炼。术后 5 年内避免妊娠,以免促使乳腺癌复发。

(7) 胡里奥结束后复查血常规,如白细胞低者应给予升白细胞处理,告诉患者不要去公共场所。

(8) 请妥善保留首次出院证明书(术后病理及免疫组化情况),化疗结束按要求行放疗和/或内分泌治疗。

(9) 坚持复查,术后第 1 年每季度 1 次,第 2 年半年 1 次,5 年后每年一次。

三、乳腺纤维瘤的围手术期护理要点

(1) 微创手术不需禁食禁饮。

(2) 术后弹力绷带包扎可能造成病人呼吸不畅,只要不感到呼吸困难可以不管他。

(3) 术后避免剧烈的运动,如提较重的物品、手臂上抬、扩胸动作等,防止伤口裂开或感染。

(4) 1 个月后复查 B 超,是否有瘤体残留。

四、甲状腺癌的围手术期护理要点

(1) 术前指导患者进行头低颈过伸位及术后头部转动练习,学会有效咳痰,以适应术后的需要。

(2) 手术当日禁食,术后第 1 天少量温热或凉的流质或半流质饮食,逐渐过渡到软食,少量多餐,控制含磷较高的食物,如牛奶、蛋黄、鱼等。

(3) 术后床旁常规置气管切开包,平卧 6h 后取半卧位,保持呼吸道通畅。

(4) 观察患者有无声音嘶哑、呛咳、呼吸困难、手足抽搐等症状。

(5) 甲状腺全部切除者或行核素治疗的患者,治疗后一定要坚持服用甲状腺片,长期服用维生素 A、维生素 B_6、维生素 C、维生素 E。避免应用雌激素,因它对甲状腺癌的发生起着促进作用。

(6) 切口愈合后即进行肩关节和颈部功能锻炼,并随时保持患侧上肢高于健侧的体位,以防肩下垂。

(7) 教会病人颈部自行体检的方法,出院后须定期随访。

五、甲状腺功能亢进症的围手术期护理要点

(1) 术前避免各种不良刺激,忌饮咖啡浓茶等刺激性饮料,以免影响基础代谢率值的测定。

(2) 告知患者服碘剂是术前用于降低基础代谢率的重要环节。术前 2 周开始服用碘剂,每日 3 次,第一日每次 3 滴或 5 滴开始,逐日增加 1 滴,至每次 16 滴后维持。碘剂不能与淀粉类食物同食,也不能直接滴入口腔内。

(3) 突眼患者卧床时将头部垫高,减轻眼部肿胀,眼睑闭合不全时可戴眼罩,睡眠时涂抗生素眼膏。

(4) 术后 12 ~36h 内密切注意生命体征的变化,以防发生甲亢危象。

(5) 术后遵医嘱继续服用碘剂,每日三次,每次十六滴开始逐日每次减少一滴至病情稳定。

(6) 其他同甲状腺癌。

(何　江)

第五章　腹部其他疾病围手术期护理要点

一、腹部损伤

(1) 避免剧烈活动,绝对卧床休息,包膜下血肿患者腹部体征消失,血象正常,3～6周后才可下床轻微活动,经B超复查血肿被吸收后,患者方可恢复正常活动,6个月内应避免剧烈活动。

(2) 损伤不明或需急诊手术的患者应禁食、胃肠减压,积极做好术前准备。

(3) 结肠破裂患者禁忌灌肠。

二、腹腔脓肿

(1) 病人取半卧体位,利于改善呼吸、循环和使炎症局限;

(2) 观察腹腔引流情况,加强引流管护理

三、急性弥漫性腹膜炎

(1) 在无休克的情况下,病人取半卧体位,利于改善呼吸、循环和使炎症局限;

(2) 术后鼓励病人多翻身活动,预防肠粘连;

(3) 观察病人腹部症状、体征及切口愈合情况;

(4) 观察腹腔引流情况,保持引流通畅,预防腹腔内残余感染。

四、腹股沟疝、股疝、切口疝、脐疝、白线疝

(1) 禁烟,镇咳,保持大便通畅,避免增加腹内压引起复发;

(2) 密切观察腹部情况,警惕嵌顿疝发生的可能;

(3) 术后在腹股沟手术区压迫盐袋(重0.5kg)8～24h,减轻渗血,也可用丁字带托起阴囊或阴囊下方垫以小枕,促进静脉淋巴回流,预防阴囊水肿。

五、先天性肥厚性幽门狭窄

(1) 抬高床头,右侧卧位,有助于胃的排空,减少呕吐的发生,避免误吸;

(2) 少量多次喂养,每次喂奶后抱起患儿拍背至患儿打嗝。呕吐频繁、剧烈的患儿必要时应禁食、禁饮,行胃肠减压,予TPN支持;

(3) 观察患儿呕吐情况及有无脱水征象;术后观察患儿腹部体征情况及消化道功能恢复情况,观察胃管有无脱出、阻塞及引流情况。

六、小肠移植

(1) 术前2周限制活动区域，避免碰伤皮肤粘膜，避免发生感染；

(2) 术后早期给予全肠外营养,1周后开始经口进食低脂要素(肠内营养素)饮食,术后1个月完全脱离肠外营养,改为正常低脂饮食,少食多餐;

(3) 严密观察血管吻合口血栓、排斥反应、感染等并发症的发生;

（4）服药严格定时定量，定期复查。

七、胰腺移植

（1）术前3天开始给予免疫抑制剂；

（2）按糖尿病患者饮食治疗；

（3）术后2～3周内，根据病情需要常规应用扩张血管药及抗凝药，术后3周内合理使用抗生素，同时预防真菌感染；

（4）监测血糖、尿糖变化，观察排斥反应和抗凝治疗的反应。

八、肝移植

（1）供受体不吸烟不饮酒，术前2～3天开始口服肠道抗生素；

（2）术后肠道功能恢复后指导病人少食多餐，以水果、蔬菜、谷类、瘦肉、鱼、家禽、奶制品等食物为主。每天喝2L水，帮助废物排泄。禁止烟酒，3个月内避免饮用乳酸类饮料，6个月内避免吃生鱼、生肉、生牛排等食物；

（3）按时按量口服免疫抑制剂。

（何　凤）

请扫描彩图

附录　典型肝胆胰疾病病案诊治分析及相关手术图片

病例 1　肝脏Ⅷ段切除

患者，男性，60 岁，诊断：肝脏Ⅷ段肝癌，非霍奇金淋巴瘤Ⅳ期 A 组，乙型肝炎。

入院情况：因确诊淋巴瘤 6 年，经化疗后痊愈，现发现肝脏包块 6 天入院。腹部查体无明显异常。CT 和 MRI：肝右叶团块占位。

治疗经过：完善术前相关检查行肝脏Ⅷ段切除。术中可见肝脏Ⅷ段大小约 5.0cm×4.0cm 的肿块，形态欠规则，边界清楚，质地中等。手术历时 4 小时，失血 500ml。术后病理证实为肝细胞性肝癌，术后恢复顺利，无并发症，出院。

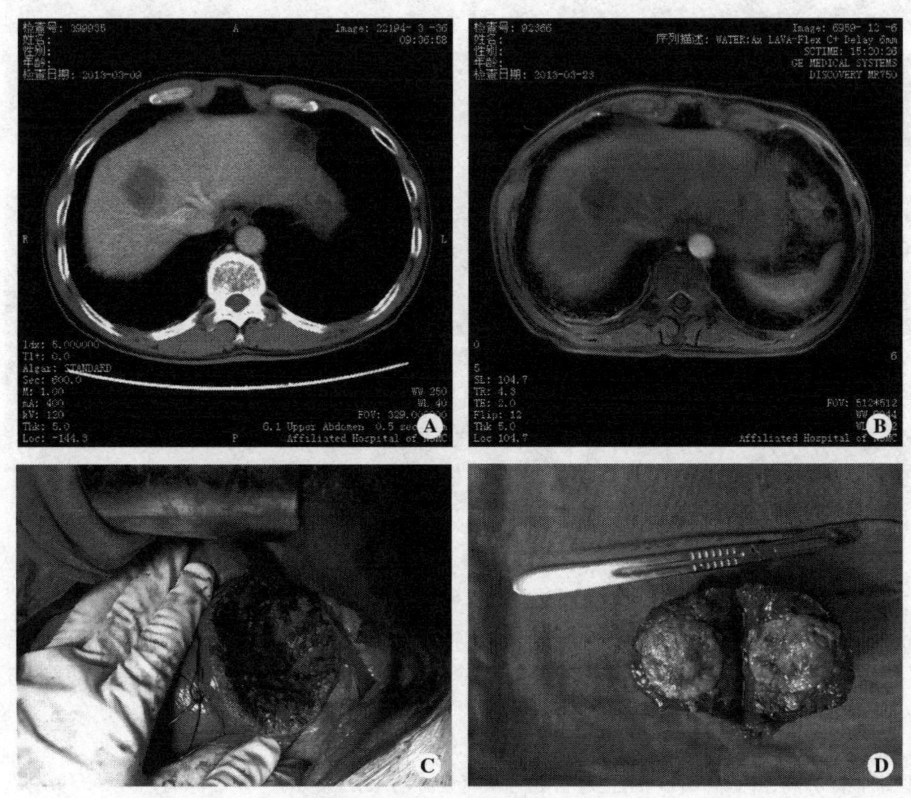

彩图 1(查看彩图请扫描二维码)

病例 2　左半肝切除+胆囊切除+胆总管探查

患者，女性，55 岁，诊断：肝左叶肝内胆管多发结石伴扩张，胆总管胰头段结石；左肝萎缩纤维化；左半肝切除术后胆漏。

入院情况：患者因反复右上腹疼痛伴畏寒、发热 1 个月入院。入院后行上腹部 MRI，提示：胆总管下段、左肝内胆管多发结石伴胆管梗阻，肝内外胆管、主胰管扩张，肝左叶萎缩。完善术前检查后在全麻下行左半肝切除+胆囊切除+胆总管探查术中胆道镜取石+T 管引流。术中见胆囊水肿，胆汁呈脓性，胆总管明显扩张，直径约 2.5cm，其内有结石 2 枚，约 1.5cm×1.5cm 大小。左肝萎缩，纤维化明显，肝内可扪及大量结石。术中出血 400ml，手术时间 3 小时，未输血。病理示：肝内胆管扩张，其内可见结石，镜下可见门管区胆管增生，大量淋巴细胞浸润、纤维组织增生。术后患者恢复顺利出院。

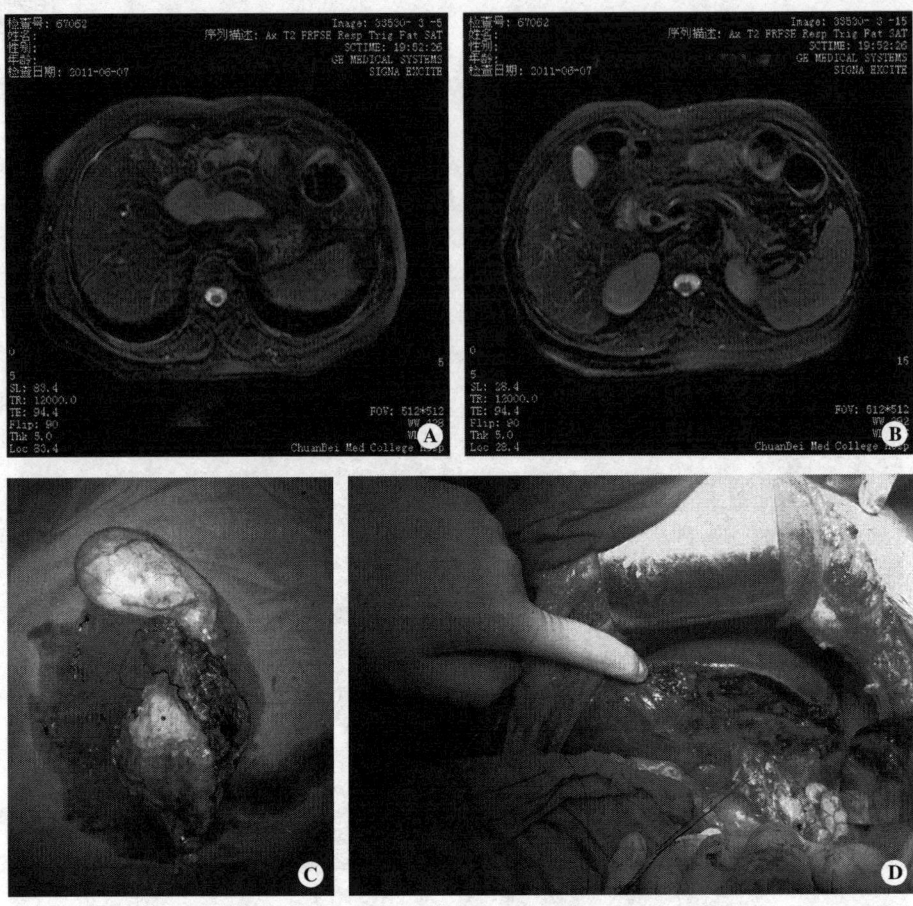

彩图 2(查看彩图请扫描二维码)

病例 3 左肝胆管细胞性肝癌根治术

患者,女性,57 岁,诊断:左肝内叶胆管细胞性肝癌侵犯左肝管及尾状叶;腹腔粘连。

入院情况:患者因“上腹疼痛半个月”入院。查体无特殊。MRI 示:肝门胆管癌。完善术前准备后在全麻下行左肝胆管细胞性肝癌根治术:左半肝切除、全尾叶切除、胆囊切除、肝十二指肠韧带骨骼化、腹腔粘连松解术。术中左肝内叶扪及大小约 5cm×5cm×4cm 的质硬包块,边界清、固定,侵犯左肝管、肝尾叶及肝左、肝中动脉;肝左叶与膈肌、大网膜粘连,肝十二指肠韧带有多枚肿大淋巴结。术中失血 600ml,手术时间 5 小时,未输血。病理示:左半肝胆管细胞性肝癌,肝脏离断端、胆囊及右肝管所有切缘均未见癌残存。术后患者恢复,顺利出院。

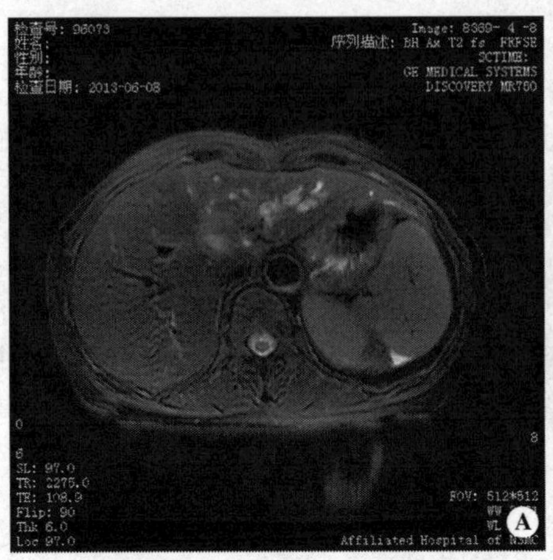

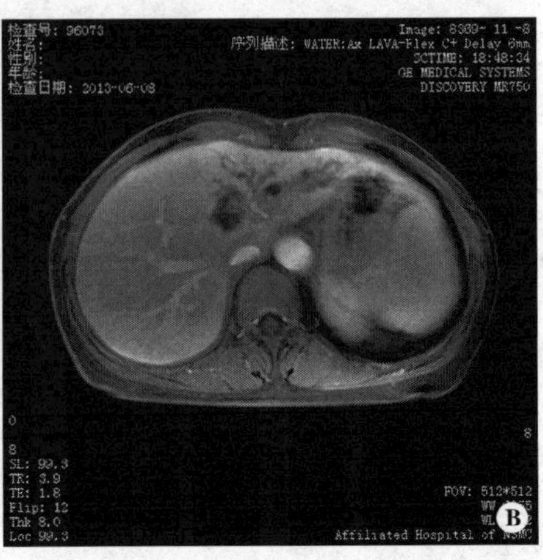

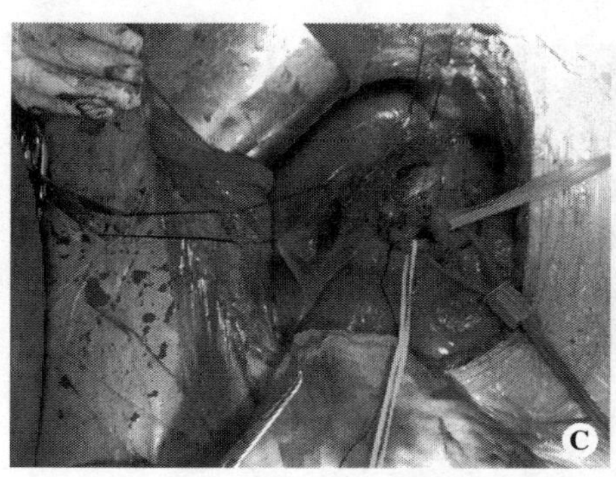
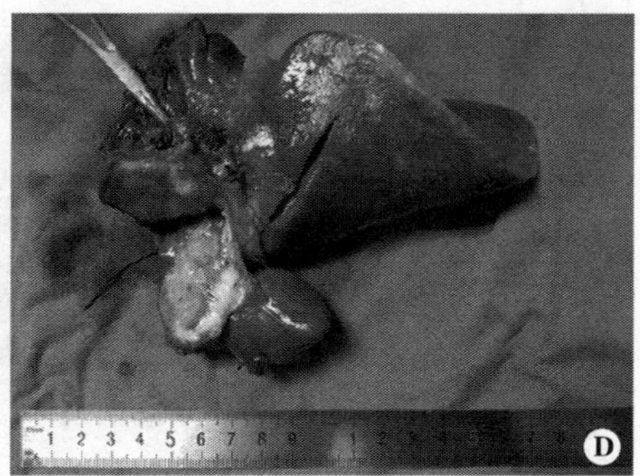

彩图 3(查看彩图请扫描二维码)

病例 4 右半肝切除及部分尾状叶切除

患者,女性,36 岁,诊断:右肝内胆管扩张伴多发结石。

入院情况简介:患者因“反复右上腹疼痛不适 1 个多月”入院。查体无特殊。彩超:“肝内胆管结石”。治疗情况:右半肝切除及部分尾状叶切除,胆总管探查,术中胆道镜检查,胆道会师,胆囊切除术,T 管引流,腹腔引流术。术中胆道镜检查取石,行胆管会师,置 T 管于胆总管。术中出血 600ml,输注红细胞悬液 200ml。病理诊断:慢性胆囊炎,胆囊外膜面淋巴结反应性增生,右肝内胆管多发结石。术后恢复,顺利出院。

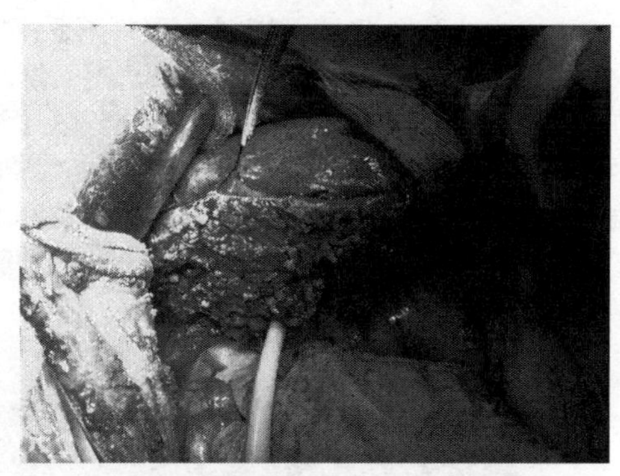

彩图 4(查看彩图请扫描二维码)

病例 5 左半肝、肝尾状及下腔静脉部分管壁切除术、胆囊切除术

患者,女性,50 岁,诊断:左半肝混合性肝癌、肝十二指肠韧带淋巴转移、慢性胆囊炎。

入院情况简介:患者因“纳差,消瘦伴腹部不适 1 个多月”入院。查体:无特殊。CT 示:左肝占位。治疗情况:完善相关检查后在全麻下行“左肝、肝尾状及下腔静脉部分管壁切除术、胆囊切除术”,术中见胃、肠道、胰、脾、膀胱等脏器无转移性病灶,肝左内叶有大小约 6cm×6cm×5cm 单个实性包块,侵及肝尾状叶和 IVC 前壁,肿瘤边界不清,肝十二指肠韧带内可扪及肿大淋巴结,大小约 2cm×1cm,位于肝动脉、门静脉、胆总管之间。术中失血量约 1000ml,输入 B 型红细胞悬液 660ml,血浆 300ml,手术时间 7 小时 25 分钟,术后患者顺利康复出院。

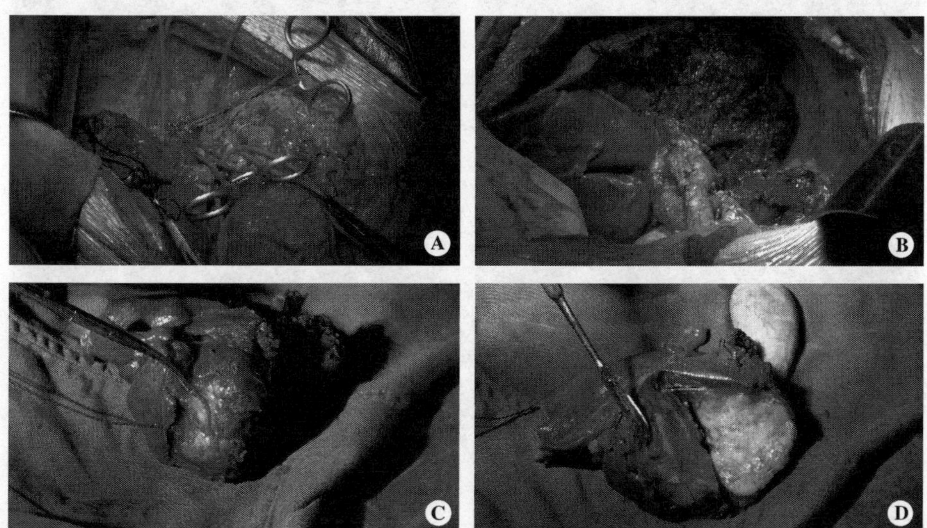

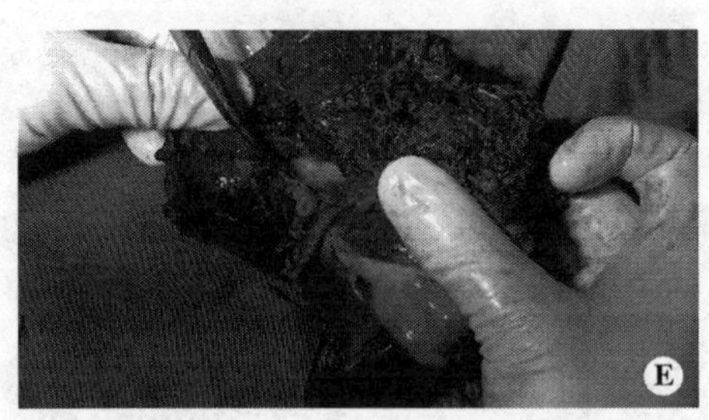

彩图 5(查看彩图请扫描二维码)

病例 6 右肝肿瘤切除术、胆囊切除术

患者,男性,29 岁,诊断:右肝占位性病变、结石性胆囊炎、肝炎后肝硬化

入院情况简介:患者因“右上腹隐痛不适,腹胀 1 个多月”入院。查体:墨菲征可以阳性。CT 提示:肝右叶下段病灶,不排除肝癌可能。MRI 提示:肝脏质地改变,结合多年乙肝病史提示早期肝硬化可能,肝右前叶下段占位性病变,考虑局灶性结节增生可能性大,不排除肝癌、胆囊附壁结石、胆囊炎。

治疗情况:完善相关检查后在全麻下行“右肝肿瘤切除术、胆囊切除术”,术中见肿瘤位于肝脏第Ⅴ段,大小约 4cm×4cm。包膜完整,肝脏质地、色泽尚可,胆囊水肿,壁稍厚,大小约 8cm×3cm,胆总管直径 0. 6mm。术中失血量约 300ml,未输血,手术时间 2 小时 45 分钟。术后病理证实为 FNH,术后患者顺利康复出院。

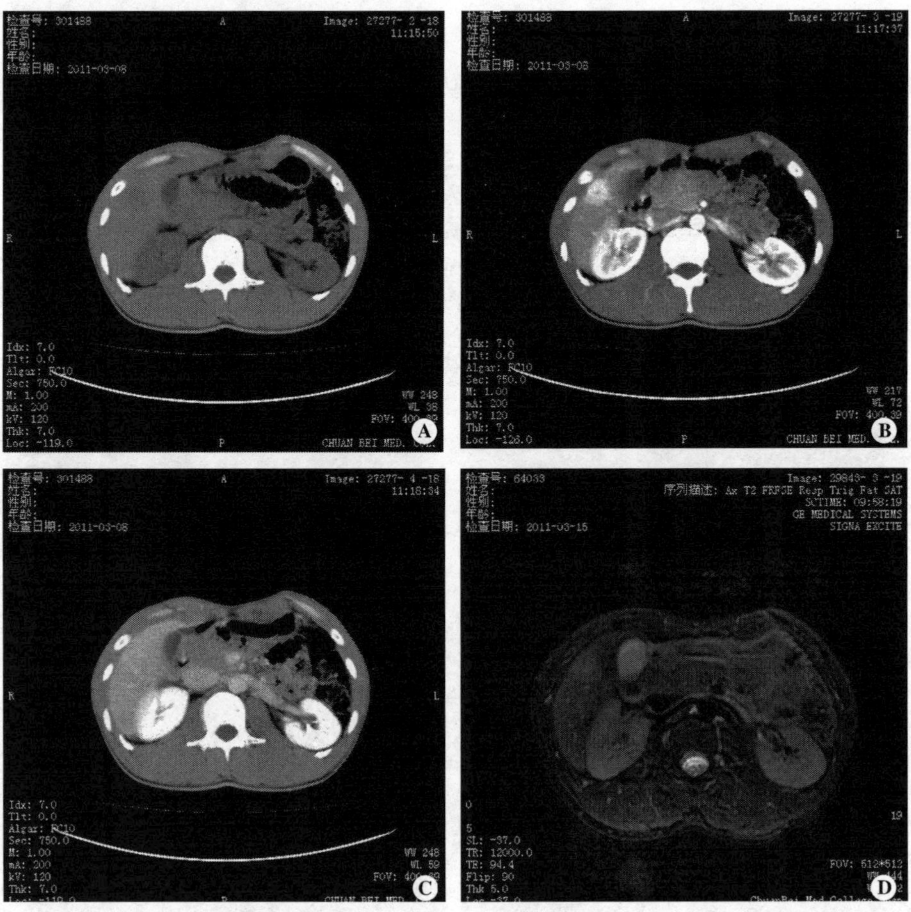

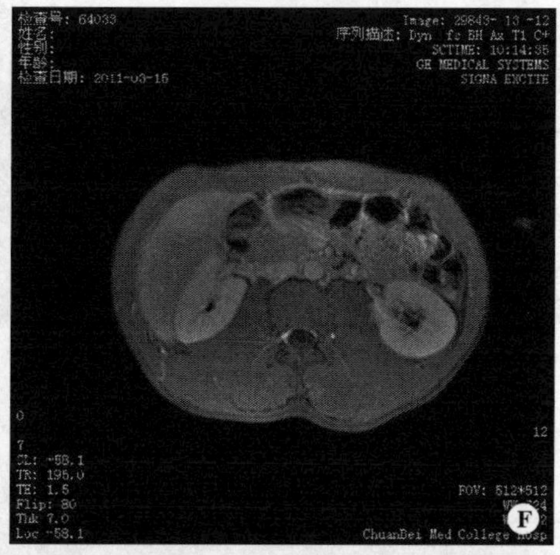

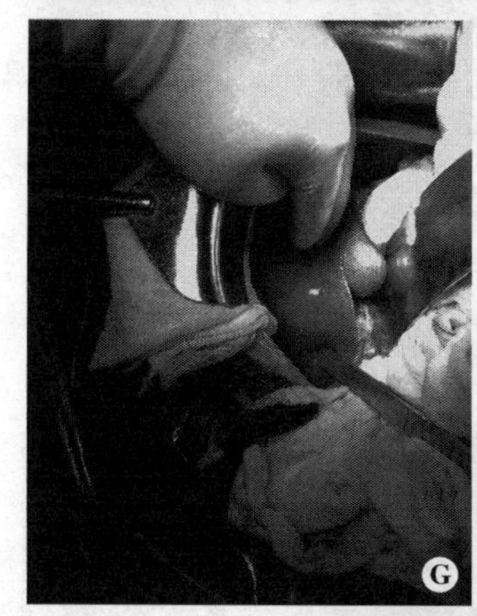

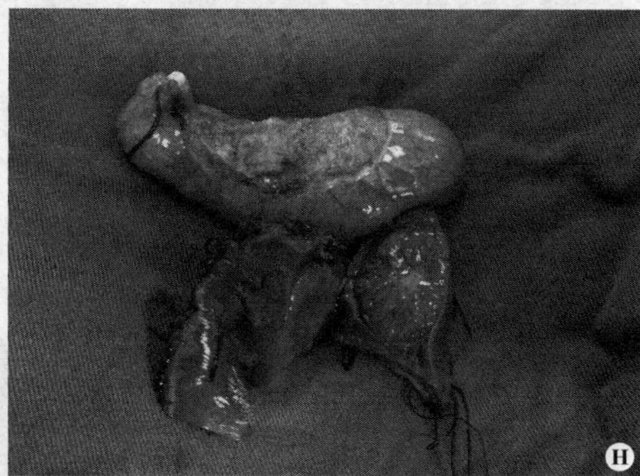

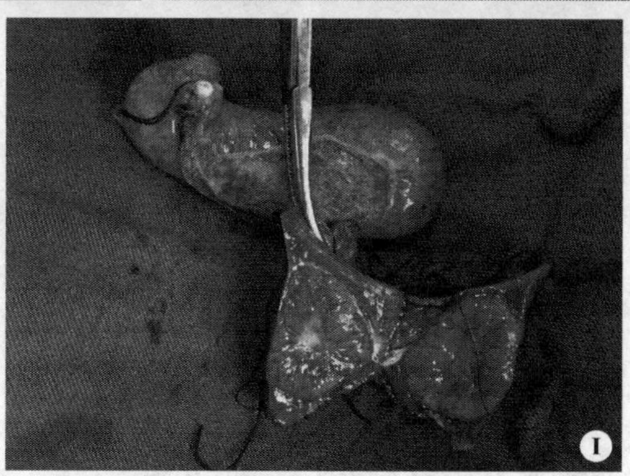

彩图 6(查看彩图请扫描二维码)

病例 7　左半肝切除术,胆道探查取石术及腹腔粘连松解术

患者,女性,70 岁,诊断:左肝内胆管扩张伴多发结石,胆总管扩张伴结石,胆囊切除术后,老年退行性心脏病,主动脉瓣及二尖瓣钙化,心功能Ⅱ级,短暂性脑缺血发作。

入院情况简介:患者因“左上腹及剑突下阵发性疼痛 1 年多,再发加重 20 多天”入院。查体无特殊。MRI 示肝内胆管明显扩张伴肝内胆管多发结石,胆总管扩张,胆囊缺如,脾周少量积液,双肾囊肿。

治疗情况:完善相关检查后在全麻下行“左半肝切除术,胆道探查取石术及腹腔粘连松解术”,术中见腹腔少量淡黄色液体约 80ml,大网膜与肝、胃、十二指肠及腹壁广泛严重粘连,胃窦部与十二指肠粘连,肝脏质软,颜色基本正常,体积增大,左半肝触及结石。术中失血量约 500ml,未输血,手术时间 5 小时 35 分钟,术后患者顺利康复出院。

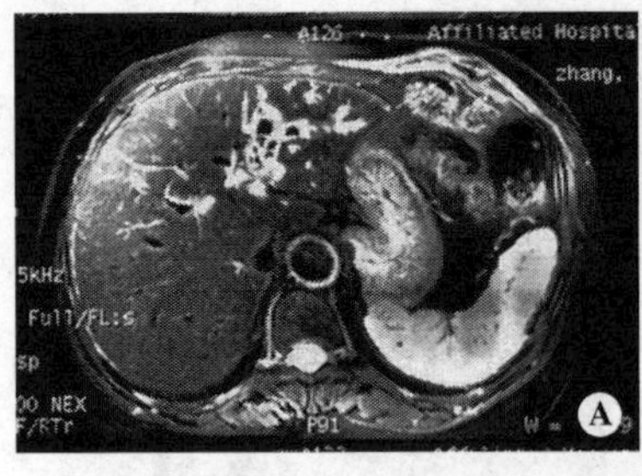

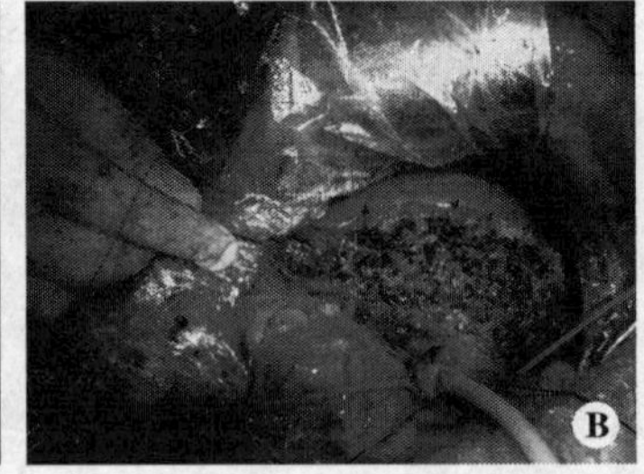

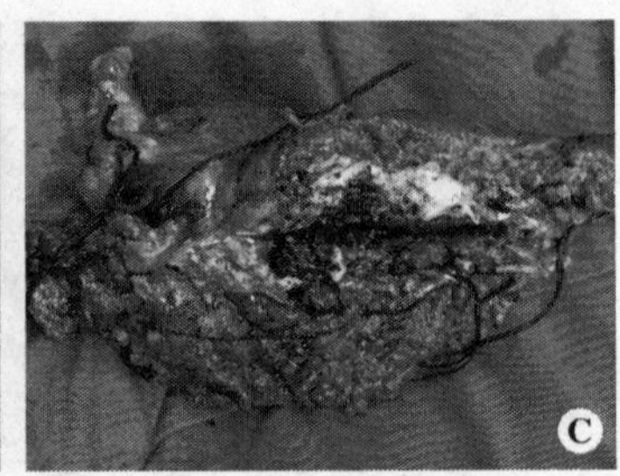

彩图 7(查看彩图请扫描二维码)

病例 8 左半肝切除、胆囊切除、胆总管探查、术中胆道镜检查、T 管引流术

患者,男性,55 岁,诊断:肝内胆管扩张伴多发结石,胆总管扩张伴结石,胆汁性肝硬化。

入院情况简介:患者因“右侧上腹部疼痛半个月”入院。查体:墨菲征可疑阳性。B 超提示:胆总管扩张伴胆总管结石;肝内多发性胆管结石;胆囊增大伴胆汁淤积。MRI 提示:肝内胆管多发结石,胆管扩张,胆管炎伴胆源性肝硬化;胆总管上段结石,胆总管下段炎性狭窄可能性大,伴胆总管上段扩张;肝周少量积液。

治疗情况:完善相关检查后在全麻下行“左半肝切除、胆囊切除、胆总管探查、术中胆道镜检、T 管引流术”,术中见肝脏呈重度肝硬化改变,大小形态失常,左半肝纤维化萎缩,内有弥漫分布大小不等结石,右肝后叶纤维化萎缩,弥漫分布大小不等结石,其内胆管囊状扩张,右前叶、尾状叶代偿增大,使肝脏完全旋转移位,肝内胆汁呈脓性改变,门脉压力极高,腹腔内大量腹水形成,胆囊明显炎性水肿,大小约 13cm×5cm,胆总管直径约 3cm,内有大小不等结石。术中失血量约 600ml,未输血,手术时间 5 小时 30 分钟,术后患者顺利康复出院。

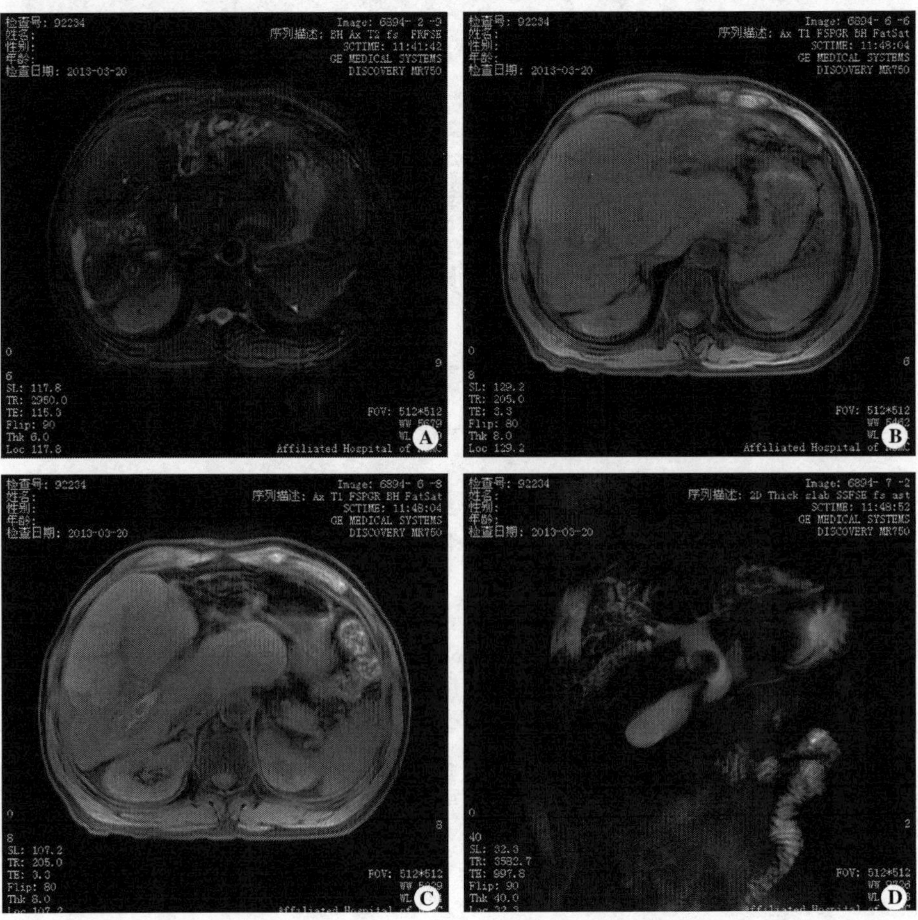

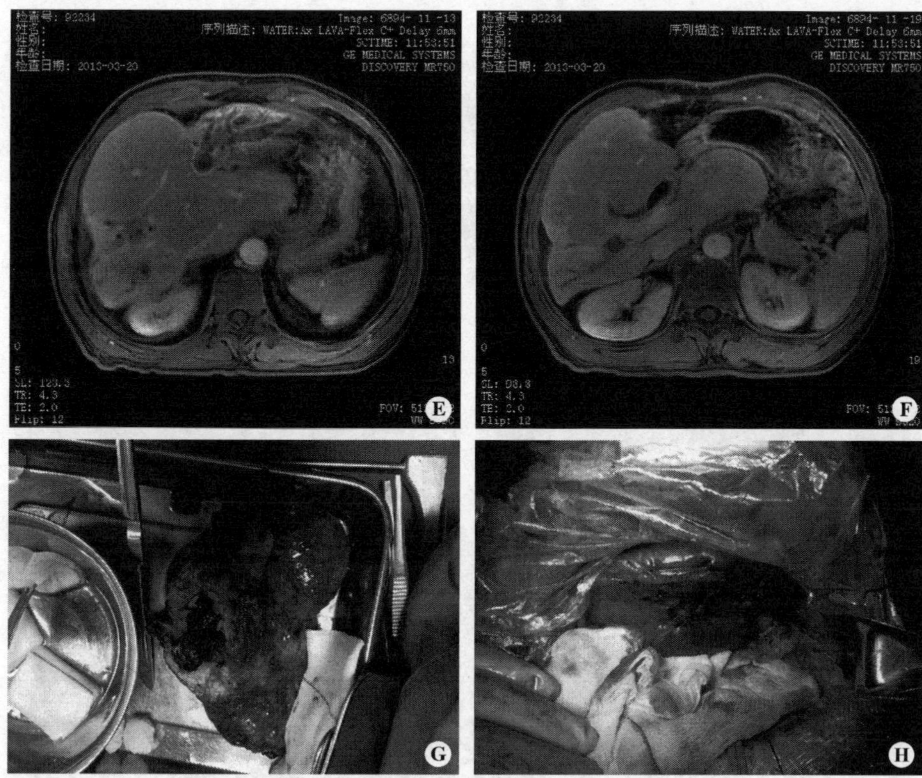

彩图 8(查看彩图请扫描二维码)

病例 9　左半肝切除,胆总管探查,术中胆道镜取石,胆囊切除,T 管引流

患者,男性,54 岁,诊断:左肝内胆管扩张伴多发结石,胆总管扩张伴多发结石,慢性结石性胆囊炎。

入院情况:患者因“反复上腹部疼痛不适 10 年,加重 7 天”入院。上腹部压痛,无反跳痛及肌紧张,余查体未见明显异常。MRI:左肝内胆管、胆总管上中段多发结石伴胆管扩张,肝内胆管炎,胆囊结石。余检查未见特殊异常。

治疗经过:完善相关检查后行左半肝切除,胆总管探查,术中胆道镜取石,胆囊切除,T 管引流。术中见左肝纤维化萎缩,其内胆管囊状扩张,内含大量结石,胆总管扩张,内含多枚结石,胆囊内结石,炎性水肿。手术历时 4 小时 40 分,失血量 600ml,未输血。术后恢复顺利出院。

病例 10　右半肝切除,胆囊切除,膈肌部分切除加修补

患者,男性,60 岁,诊断:右肝巨块型占位,原发性肝癌伴膈肌受侵,肝硬化,脾大,乙肝复诊。

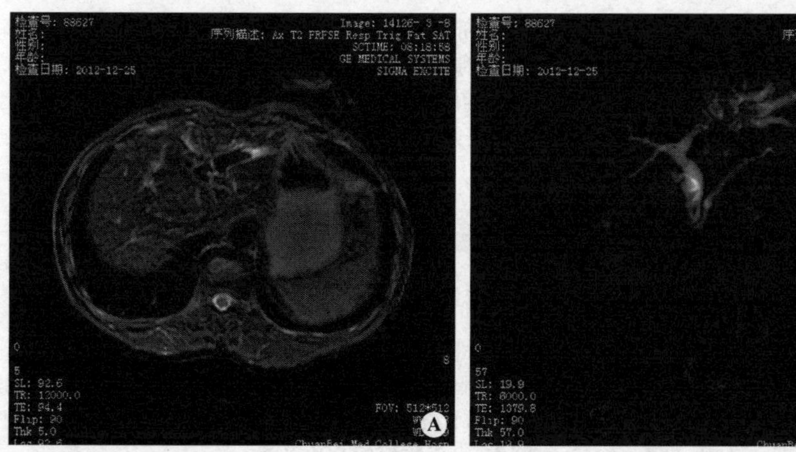

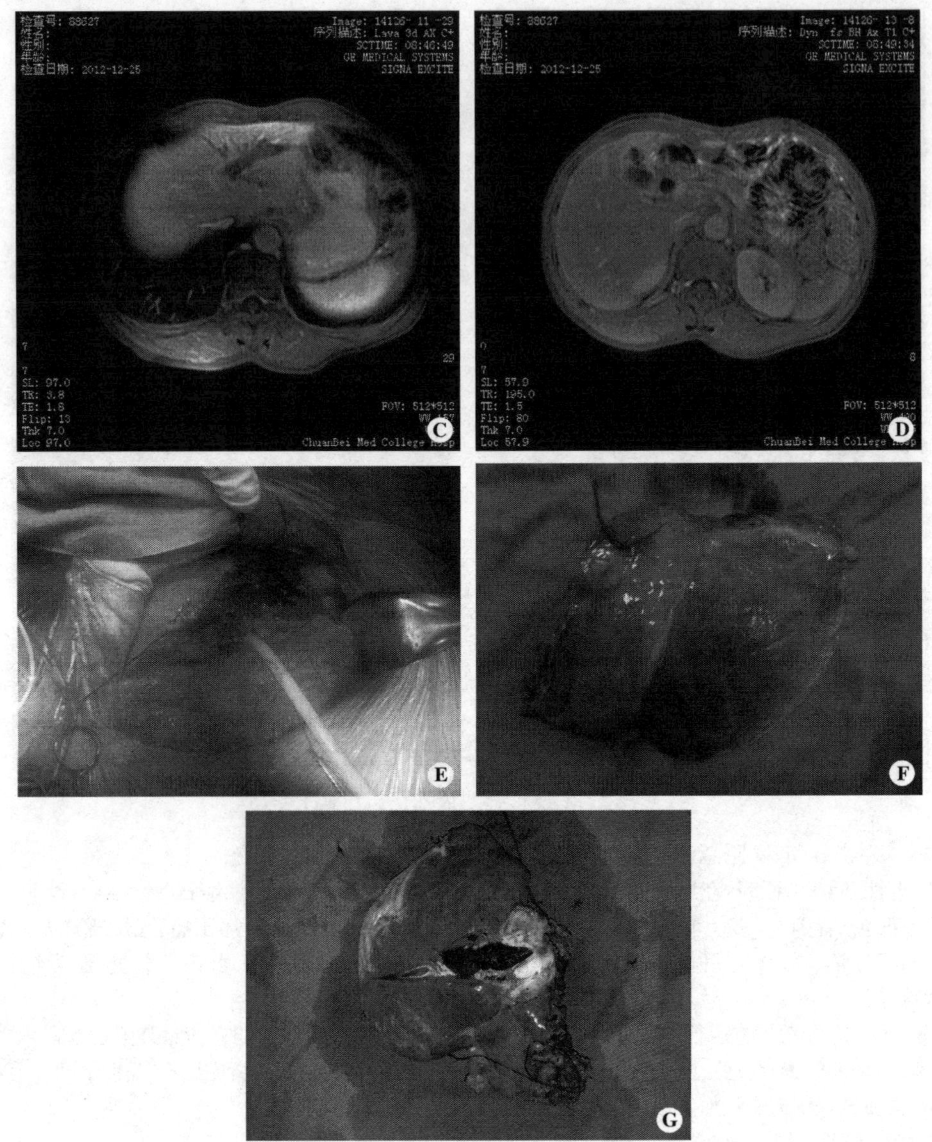

彩图 9(查看彩图请扫描二维码)

入院情况:患者因“无疾患乙型肝炎 10 年,上腹部胀痛不适 2 个月”入院。查体:上腹部压痛,无反跳痛及肌紧张,余未见异常。CT:肝右叶巨大肝癌伴转移。

治疗经过:完善相关检查后行右半肝切除,胆囊切除,膈肌部分切除加修补。术中见腹腔重度粘连,肝脏呈肝硬化变,脾脏增大,右肝巨块型占位,形态欠规则,边界不清,大小约 18cm×14cm,质韧,占据整个右肝,向上侵犯右侧膈肌,向下侵犯肾周筋膜,向后侵犯下腔静脉。手术历时 7 小时,失血 800ml,输红悬液 600ml,术后经对症支持治疗顺利出院。

病例 11　肝脏Ⅳ肿瘤切除,胆囊切除,横结肠切除吻合

患者,男性,53 岁,诊断:肝脏Ⅳ肝癌侵犯横结肠。

入院情况:患者因偶然发现上腹部肿块 7 天入院。查体见上腹部,大小约 10cm×7cm,质硬。余查体未见异常。CT:肝左叶内侧巨大占位性病变,考虑原发性肝癌(外生型)。

治疗经过:完善相关检查后行肝脏Ⅳ肿瘤切除,胆囊切除,横结肠切除吻合。术中见肝脏Ⅳ段大小约 8cm×6cm×6cm 肿瘤,质硬,边界清,呈外生性生长,其下极与十二指肠、胃小弯及胆囊致密粘连。侵犯右侧横结肠肠壁。手术历时 4 小时,失血 150ml,未输血,术后恢复顺利出院。

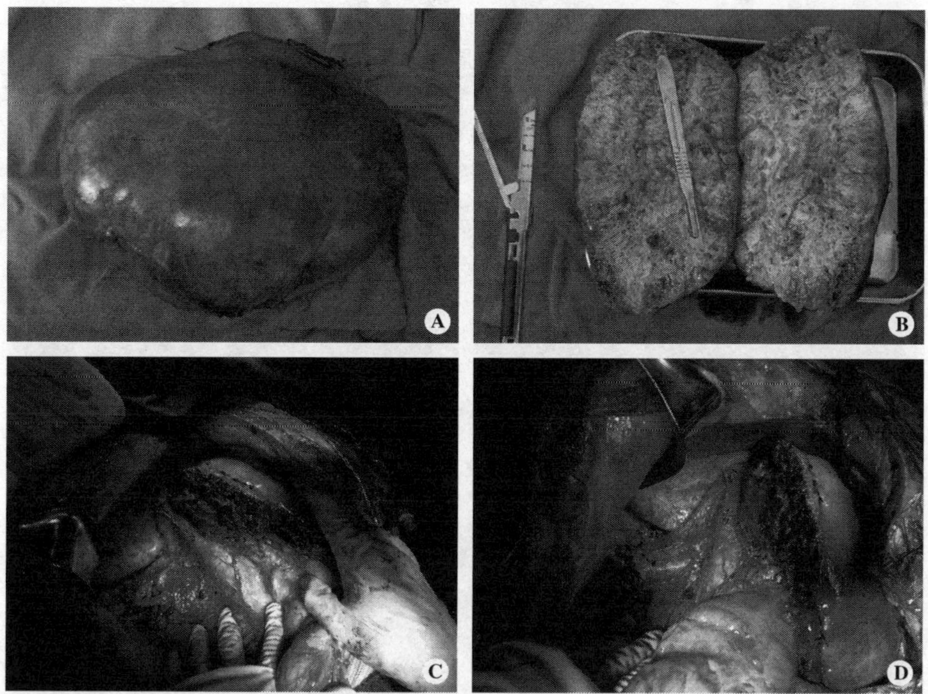

彩图 10(查看彩图请扫描二维码)

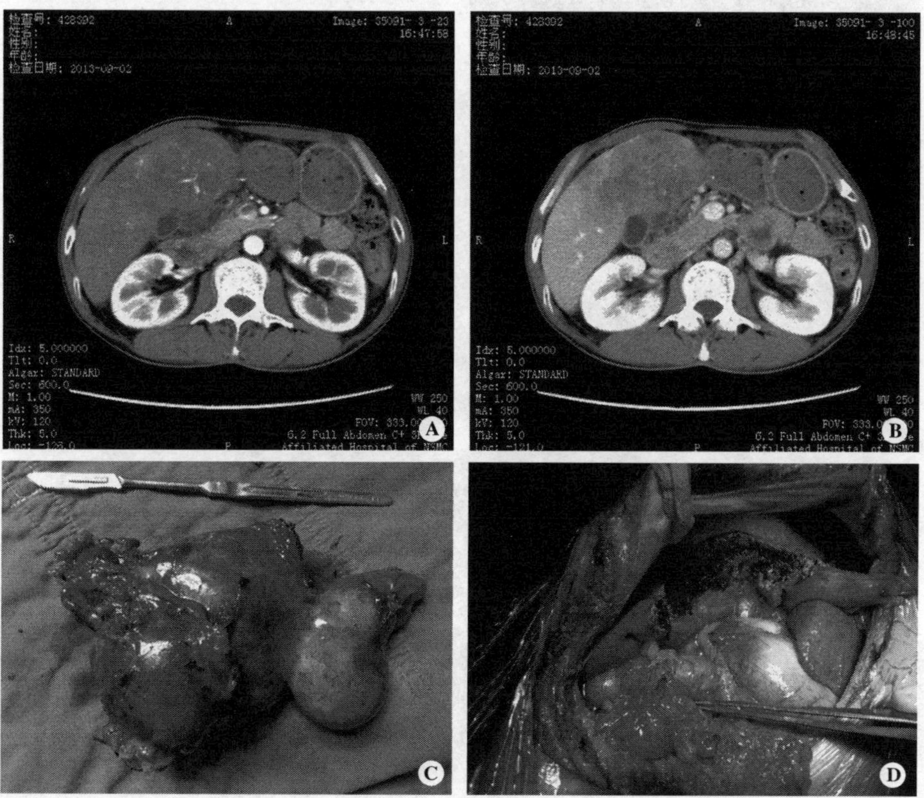

彩图 11(查看彩图请扫描二维码)

病例 12　右半肝切除、右门静脉癌栓取出,胆囊切除

患者,男性,44 岁,诊断:原发性肝癌(右)伴门静脉癌栓形成,结石性胆囊炎。

入院情况:患者因乙型肝炎 20 年,上腹部胀痛 1 个多月入院。查体:上腹部压痛,无肌紧张,Murphy 征阴性。CT:肝右叶占位性病变,增强扫描有快进快出现象,考虑原发性肝癌,门静脉右支癌栓形成。

治疗经过:完善相关检查行右半肝切除、右门静脉癌栓取出,胆囊切除。术中见肝肿瘤呈巨块型,无完整包膜,大小约 13cm×12cm,位于右半肝,门静脉右支可扪及癌栓,腹腔内未见转移。手术历时 6 小时,失血 1000ml,输红细胞悬液 700ml,术后对症支持治疗顺利出院。

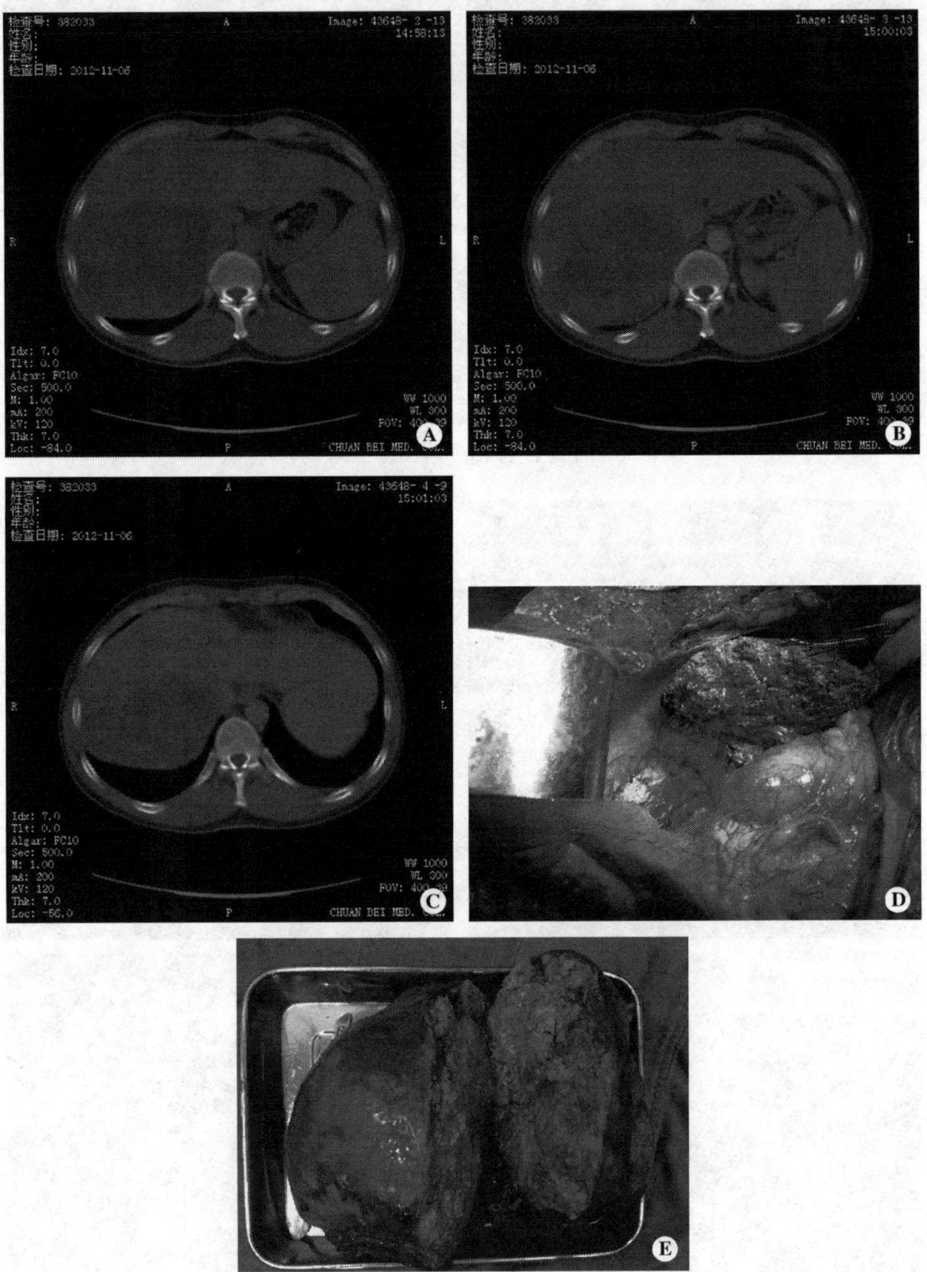

彩图 12(查看彩图请扫描二维码)

病例 13　左半肝切除+门静脉取栓术+胆囊切除术

患者,男性,46 岁,诊断:左肝原发性肝癌伴门静脉主干及左支癌栓形成,乙肝后肝硬化。

入院情况简介:患者因反复右上腹不适 1 月余月入院,查体无特殊。CT 检查后证实为左肝癌伴癌栓形成,在全麻下行左半肝切除+门静脉取栓术+胆囊切除术。术中见左肝一大小约 8cm×6cm×4cm 的肿块,累及肝脏Ⅱ、Ⅲ、Ⅳ段,边界清,门静脉主干及左支增粗,内含癌栓;肝十二指肠韧带旁见数枚肿大淋巴结,最大者直径 3cm;术中失血约 1200ml,输注红细胞悬液 300ml。手术时间 6 小时 10 分钟;病检提示:肝左叶腺癌,肝脏切缘未见癌残留;肝十二指肠韧带淋巴和门静脉后方淋巴结均显示反应性增生。术后患者恢复顺利出院。

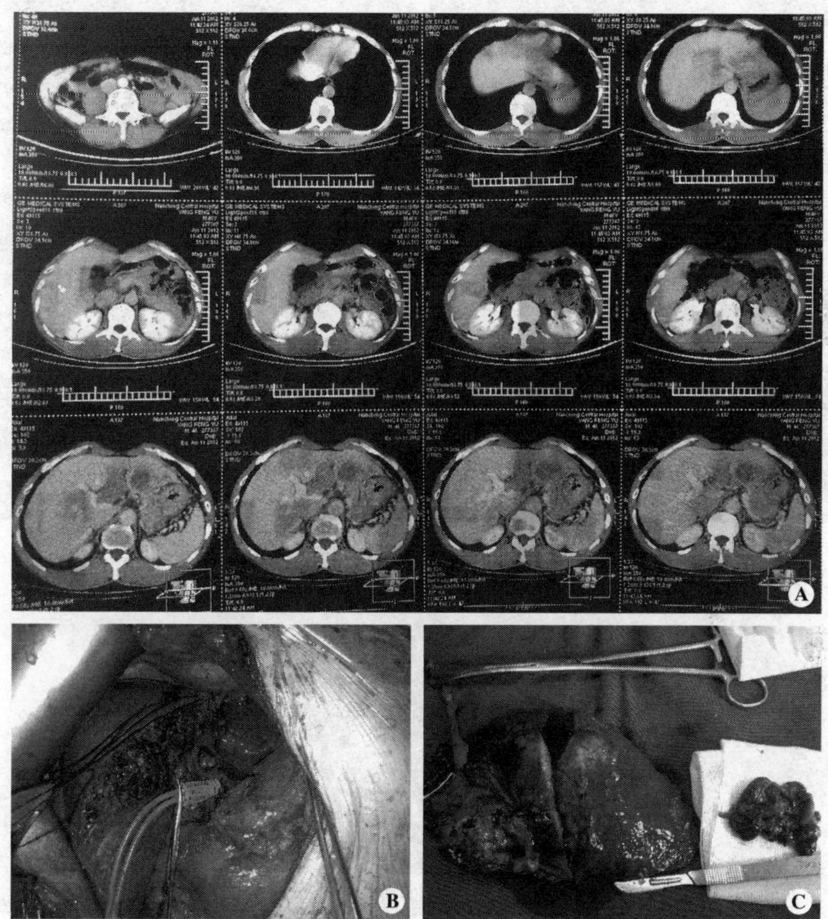

彩图 13(查看彩图请扫描二维码)

病例 14　肝门胆管癌根治术

患者,男性,60 岁,诊断:肝门胆管癌Ⅲa 型;梗阻性黄疸;胆囊积液。

入院情况:患者因“巩膜黄染 1 个月,肋下疼痛 1 周”入院。查体:右上腹深压痛。上腹部 MRI 示:肝总管与左右肝管汇合处管腔内异常信号伴以上层面胆管扩张,考虑肿瘤病变,以胆管细胞癌可能大。完善术前检查后在全麻下行肝门胆管癌根治术,肝十二指肠韧带骨骼化、右半肝切除、全尾叶切除术。术中出血 1300ml,输注 600ml 红细胞悬液,400ml 血浆。术后病理示:右肝门胆管中-高分化腺癌,浸润管壁全层,送检胆管切缘及肝切缘无癌残留,送检右肝叶组织及尾状叶组织无癌累及,但汇管区周有淋巴细胞浸润和小胆管增生。术后恢复顺利出院。

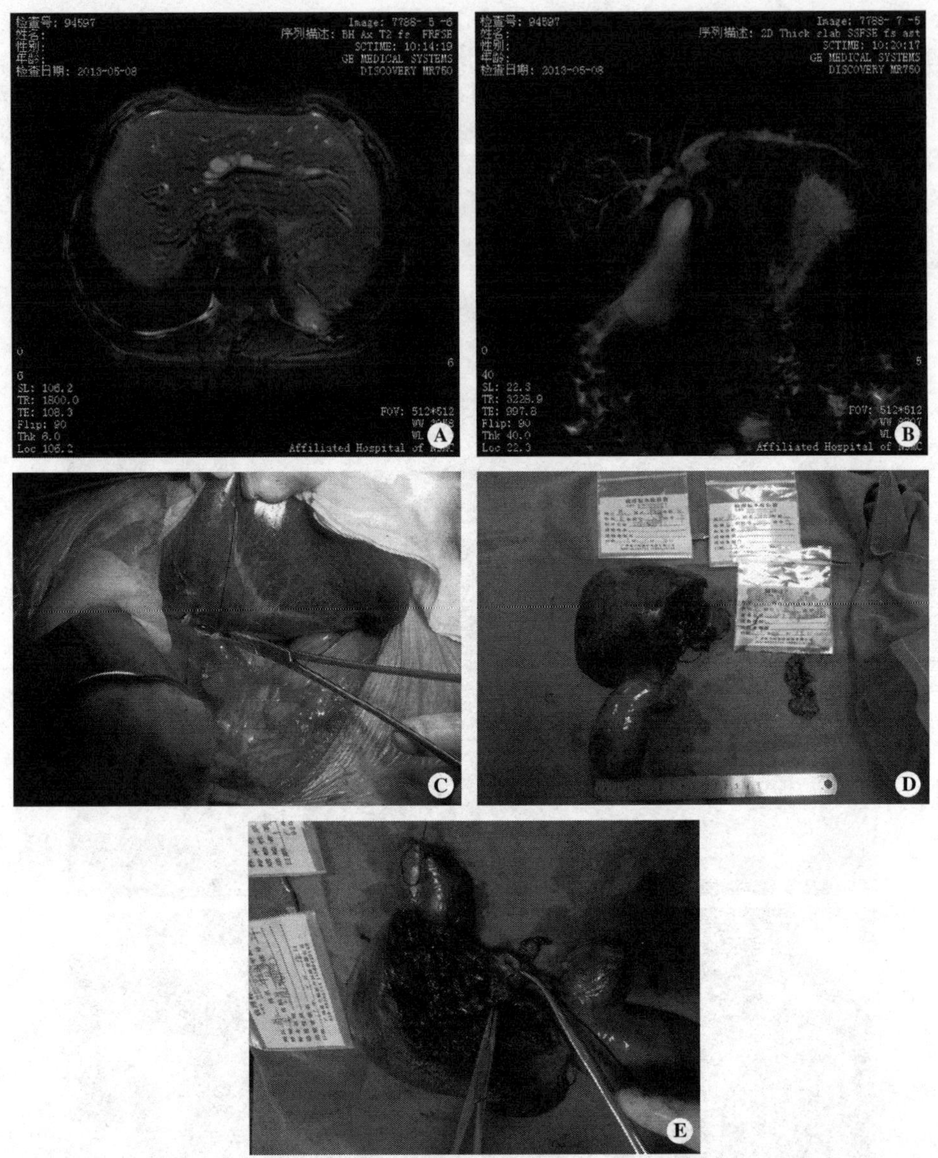

彩图 14(查看彩图请扫描二维码)

病例 15 腹腔分粘、左半肝切除、胆囊切除、胆道探查、胆道会师、T 管引流、腹腔引流术

患者,男性,47 岁,诊断:肝内胆管结石、胆总管结石。

入院情况简介:患者因“反复右上腹疼痛 3 年多,再发 20 多天”入院。查体:心肺腹未见明显异常。MRI 示肝内胆管、胆总管多发结石伴胆道梗阻并左外叶胆管炎、胆囊结石、胆囊炎;右肾结石。

治疗情况:完善相关检查后在全麻下行“腹腔分粘、左半肝切除、胆囊切除、胆道探查、胆道会师、T 管引流、腹腔引流术”,术中见腹内粘连广泛、重。胆囊约 7cm×4cm×3cm,与周围有广泛粘连,壁厚约 0. 3cm,囊内两枚结石,约 1. 2cm×1. 0cm 和 1. 0cm×0. 8cm。胆总管明显扩张,直径约 1. 8cm。术中失血量约 400ml,未输血,手术时间 5 小时 05 分钟,术后患者顺利康复出院。

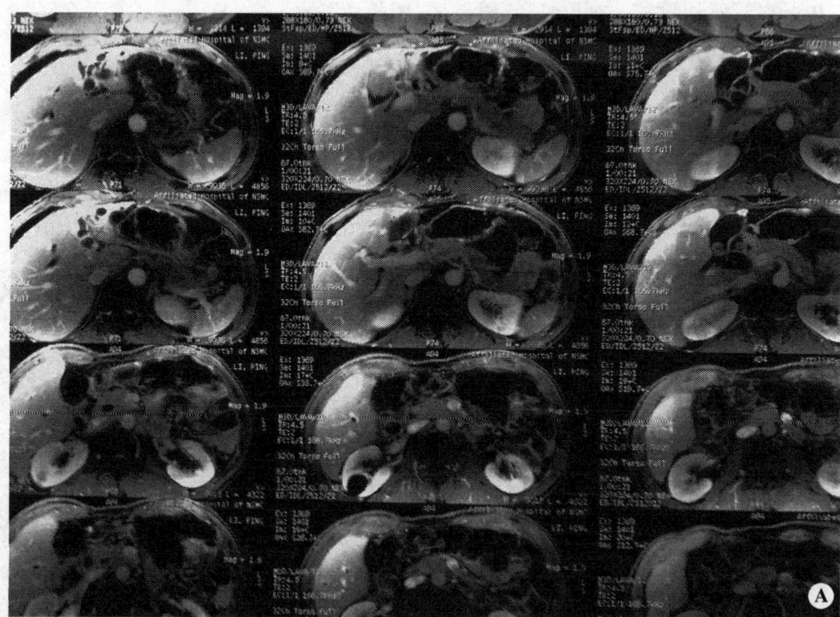

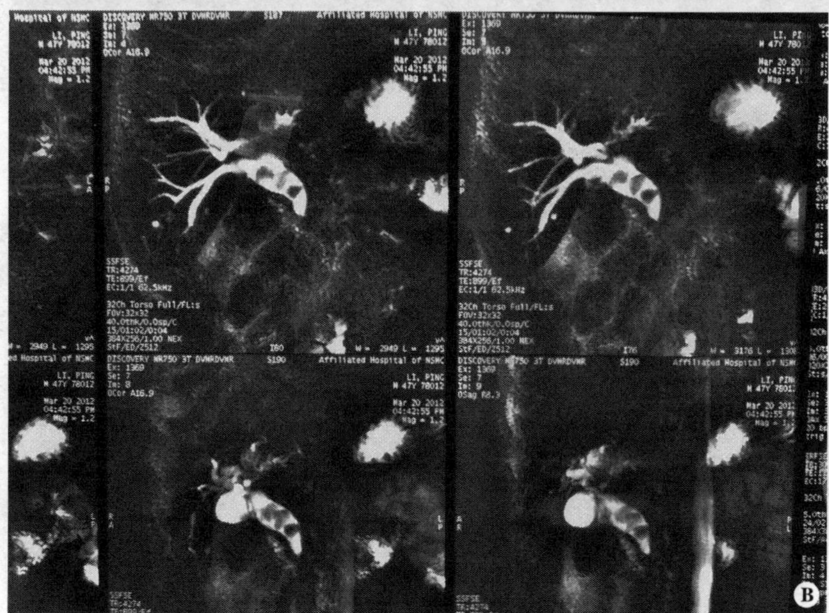

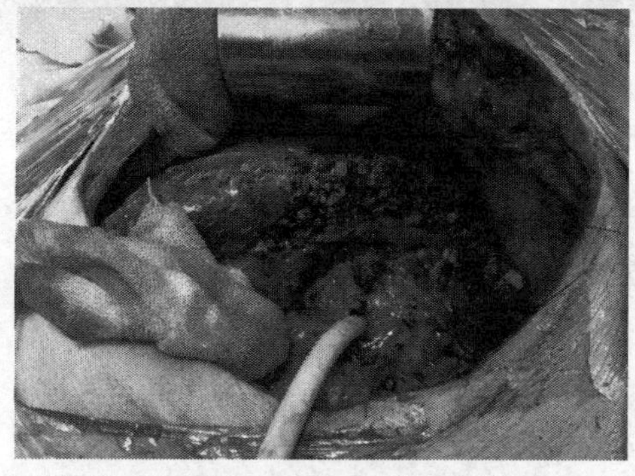

彩图 15(查看彩图请扫描二维码)

病例 16 中肝血管瘤切除术,左肝血管瘤缝扎术,胆囊切除术

患者,男性,55 岁,诊断:肝脏多发血管瘤,双肾囊肿。

入院情况简介:患者因“发现肝占位 1 个月”入院。查体无特殊。CT 示:肝脏血管瘤,双肾囊肿,肾错构瘤。血常规及肝肾功正常。

治疗情况:完善相关检查后在全麻下行“中肝血管瘤切除术,左肝血管瘤缝扎术,胆囊切除术”,术中见右肝第 V 段可见大小约 12cm×10cm×10cm 血管瘤,累及胆囊,左肝外叶可见大小约 3cm×3cm×3cm 血管瘤。术中失血量约 1200ml,输血浆 400ml,手术时间 7 小时 30 分钟,术后患者恢复顺利出院。

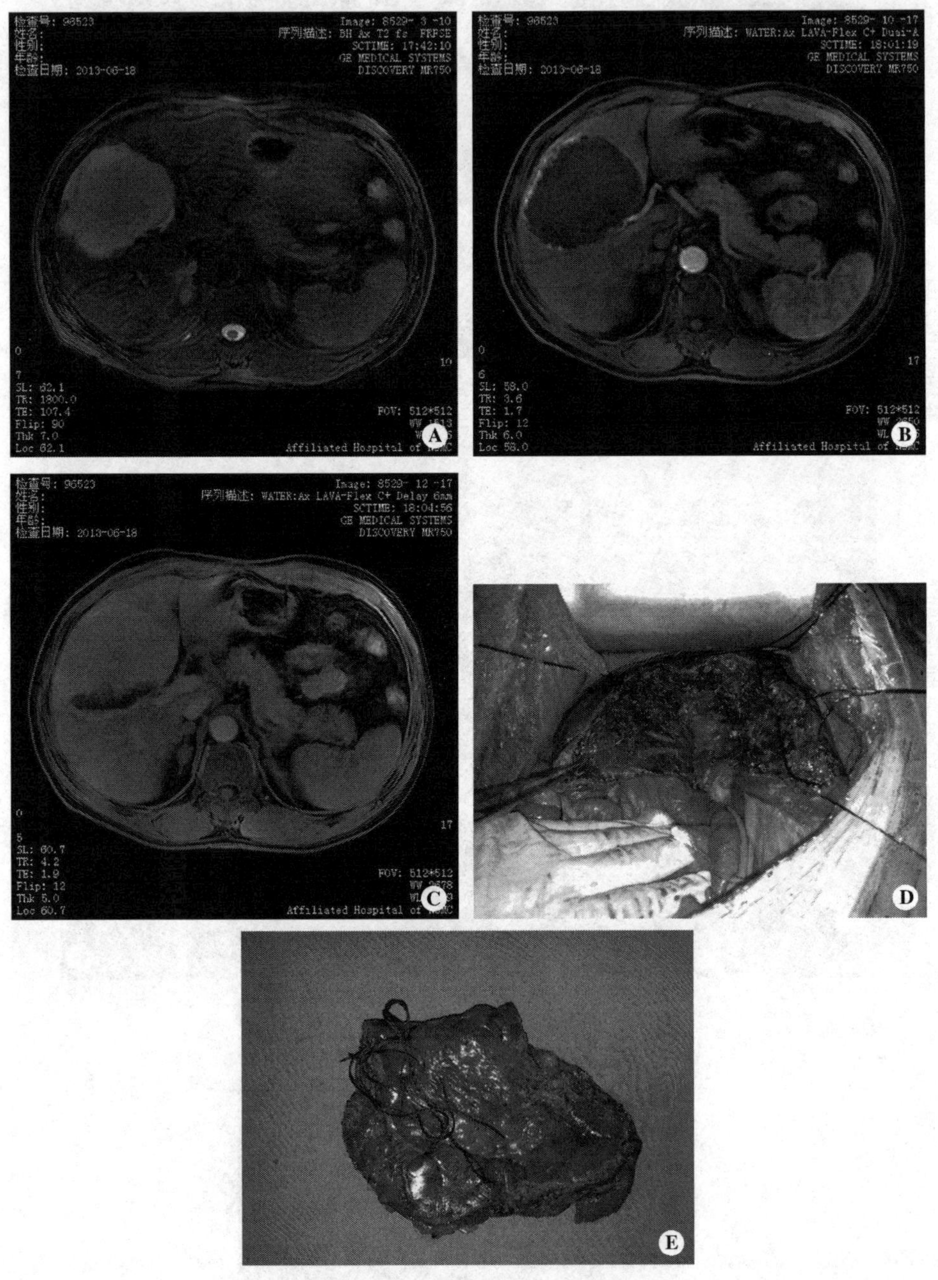

彩图 16(查看彩图请扫描二维码)

病例 17 胰十二指肠术,肝部分切除术

患者,女性,58 岁,诊断:胆总管下段腺癌伴胰十二指肠侵润,梗阻性黄疸,淤胆性肝硬化,镜面人。

入院情况简介：患者因“乏力、纳差、尿黄1个多月，加重伴眼黄、皮肤瘙痒2周”入院。入院查体：全身皮肤巩膜中-重度黄染，右位心，余未见异常。MRI提示：胆总管下端梗阻，不能除外胆总管下端或胰头部肿瘤性病变；腹腔脏器反位。诊疗经过：完善相关检查，积极术前准备后在全麻下行胰十二指肠术，肝部分切除术。术中见：全内脏反位，肝脏淤胆增大，质韧，呈暗红色，胆囊水肿，约8cm×5cm×3cm大小，壁厚约1cm，胆囊底部有3cm×1.5cm大小白色质硬结节生长，侵犯肝脏，胆总管扩张明显，直径约1.8cm，胆道内胆汁呈淡黄色，胆总管下端胰腺段内有一2cm×1.5cm质硬结节，胰头稍硬，轻度增大，腹腔干周围及肠系膜上静脉与左肾静脉平面之间有多个肿大质硬淋巴结，最大约1.0cm。术中失血量约200ml，未输血，手术时间7小时55分钟，术后患者顺利康复出院。

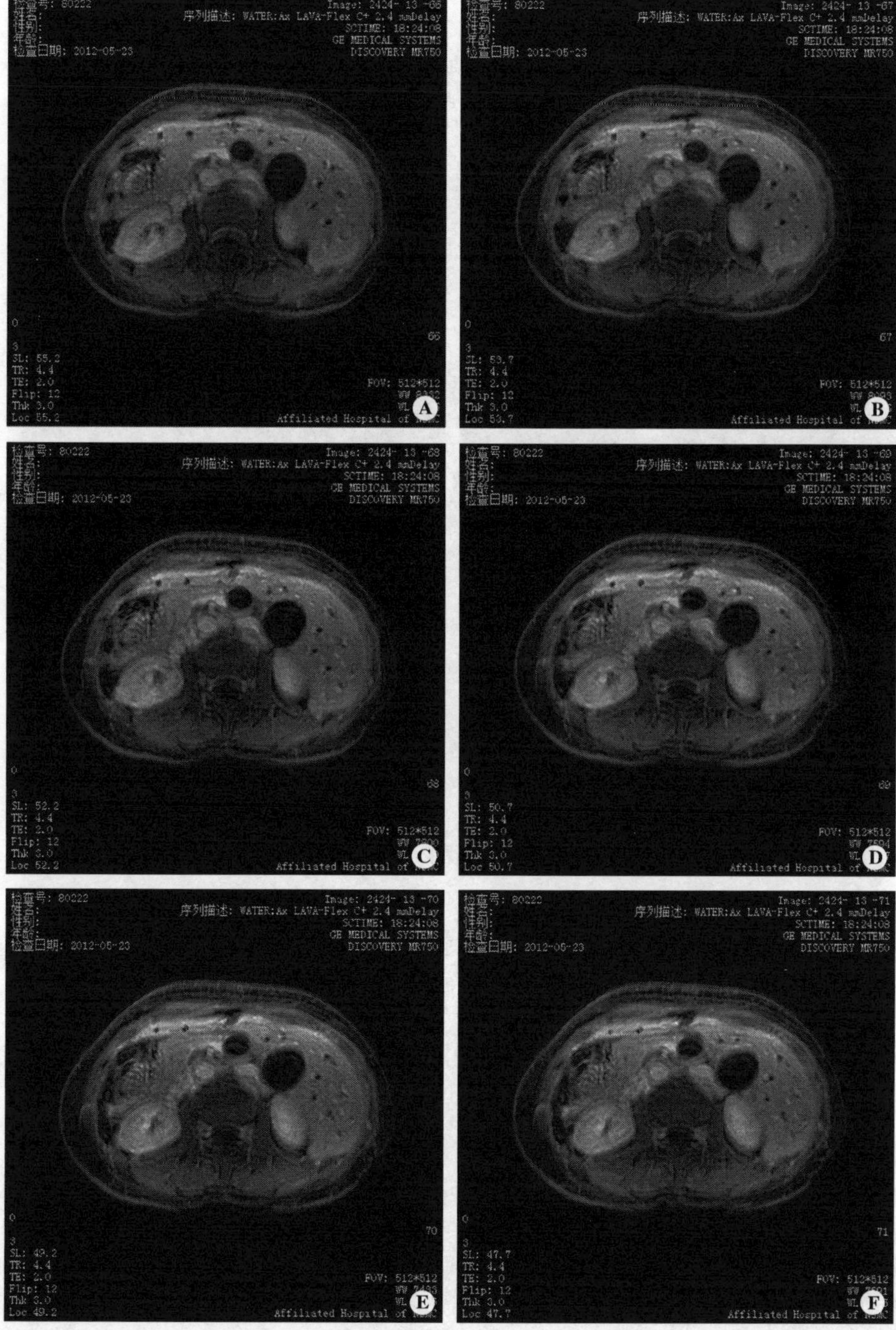

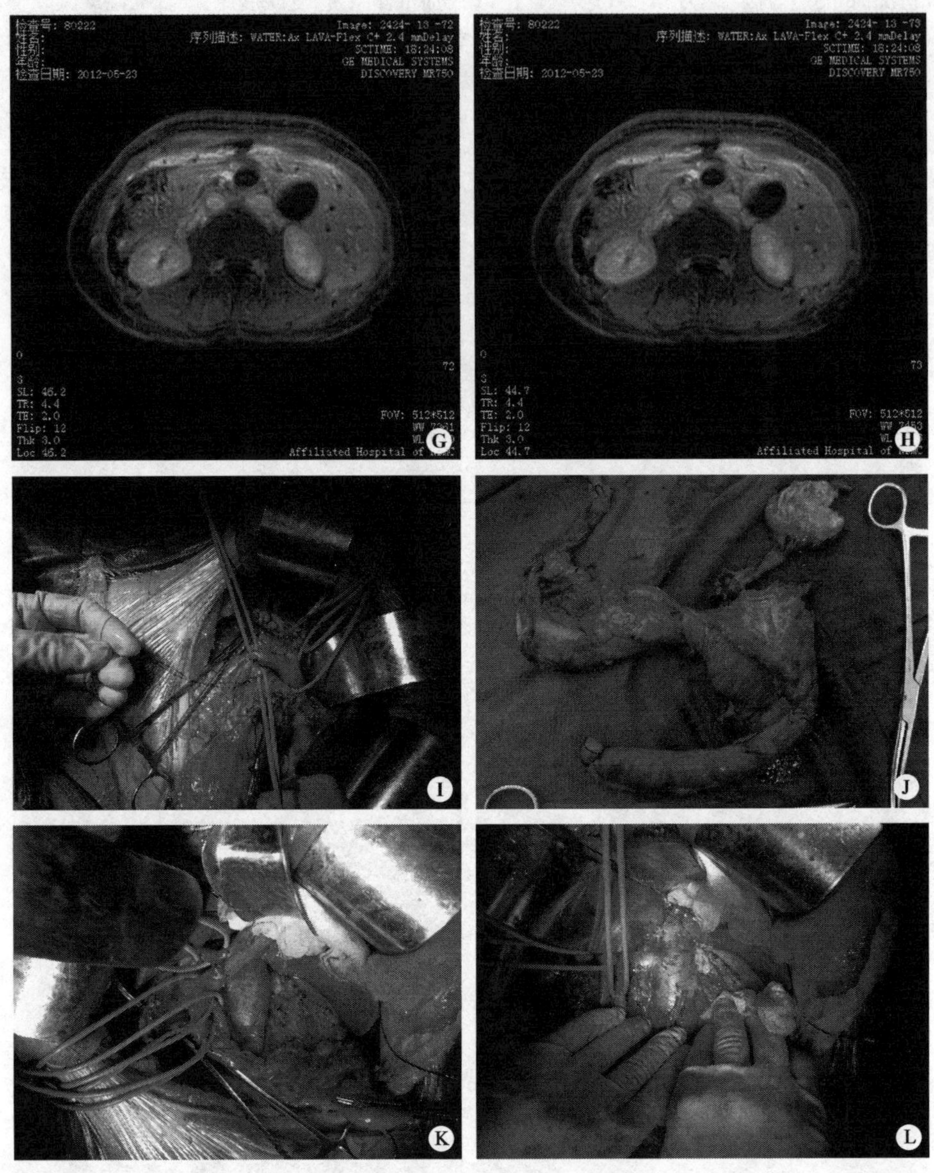

彩图 17(查看彩图请扫描二维码)

病例 18 胰十二指肠切除术,空肠憩室切除术

患者,女性,49 岁,诊断:胆总管下段高分化腺癌,空肠憩室,肝内外胆管扩张,脂肪肝,慢性胆囊炎。

入院病情介绍:患者因为“反复右上腹疼痛不适伴巩膜、小便黄染 20 多天”入院。入院 MRI 检查:胆总管下段癌? 查体:皮肤巩膜重度黄染,余无特殊。

治疗经过:充分准备后于全麻下行胰十二指肠切除术,空肠憩室切除术。术中见:盆腔、肠系膜、大网膜、肝脏、胃、腹壁等无转移性结节,肿块位于胆总管下段,直径约 1. 2cm,质硬,与周围组织无明显浸润,空肠憩室,术中出血约 600ml,术中输血浆 200ml,手术时间 3. 5 小时,术后患者恢复顺利出院。

病例 19

患者,男性,49 岁,诊断:右肝巨大型肝癌,乙肝肝硬化。

入院情况:患者因发现上腹部包块伴上腹部疼痛不适、纳差 1 个月入院。查体:右上腹局部膨隆,扪及肝脏包块,质硬,表面不光滑,上腹部压痛。CT 示:右肝巨大占位,考虑原发性肝癌。

治疗情况:完善术前相关检查,纠正肝功能,于全麻下行右半肝切除,横结肠切除,胆囊切除。术中见

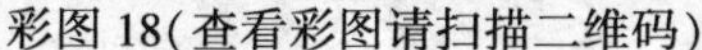

彩图 18(查看彩图请扫描二维码)

肝右叶巨大包块,包块大小约 30cm×17cm,侵犯整个肝右叶,向下侵犯横结肠。术中失血量约 1000ml,输入红细胞悬液 600ml,手术时间 7 小时,术后住院 20 天恢复顺利出院。

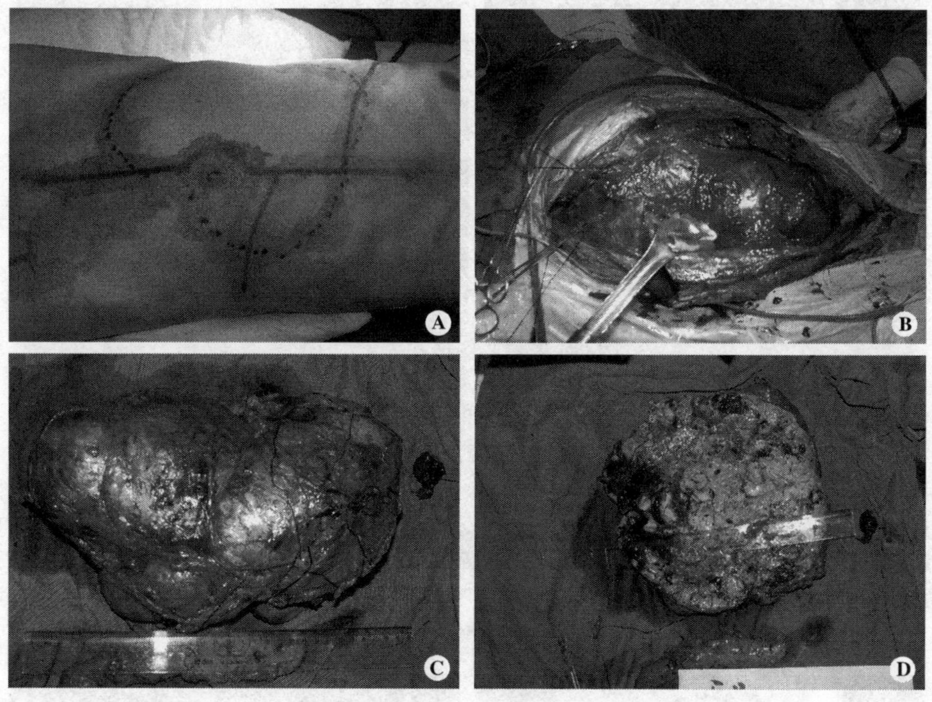

彩图 19(查看彩图请扫描二维码)

病例 20　腹腔镜下右半肝切除、胆囊切除、腹腔粘连松解术

患者,男性,45 岁,诊断:右肝原发性肝癌,肝炎后肝硬化。

入院情况:患者因 B 超发现右肝占位 2 年,右上腹隐痛不适 11 天入院,患者 2 年前在外院体检 B 超发现右肝占位,大小约 2cm,行 CT 检查提示右肝占位,未治疗。11 天前患者突发右上腹隐痛不适,并向背心放射,无腹胀等不适。既往否认肝炎结核病史,患者饮酒 20 年,每日 50g。查体:生命体征平稳,心肺无阳性体征,腹平坦,无压痛,无反跳痛,无腹肌紧张,肝脾肋下未扪及异常,双下肢无水肿。辅助检查:CT 提示右肝后叶下段肿块,考虑肝癌伴肿瘤出血。双肺下叶后基底段、右肺中叶内侧段炎症及纤维化灶。肝穿活检:肝脏右后叶穿刺组织倾向于肝细胞肝癌。血常规,肝肾功,电解质,凝血功能正常。输血免疫全套:乙肝表面抗原(+),乙肝核心抗体(+),乙肝 E 抗体(+)。肿瘤标志物:AFP 2.16ug/L,癌胚抗原 2.84 ug/L,糖类抗原 5.82U/ml。

治疗情况:入院后完善相关检查,完善术前准备,于全麻下行腹腔镜下肝癌切除术、胆囊切除术,手术顺利,术后给予抗炎,止血,保肝,补液等相关治疗。术后 12 天恢复,顺利出院。

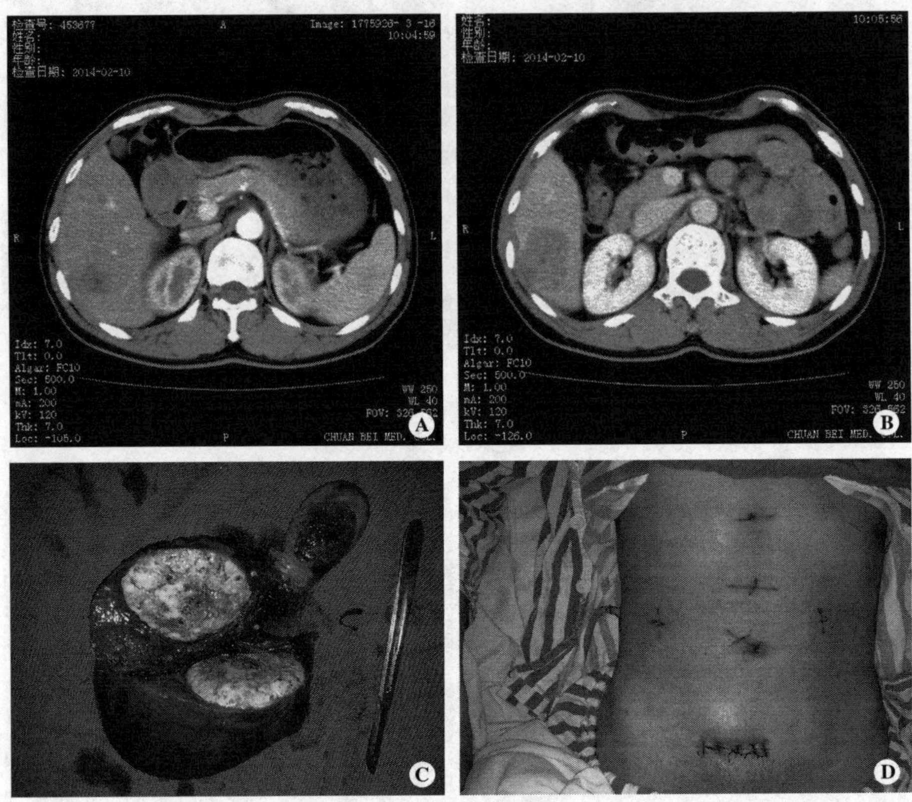

彩图 20(查看彩图请扫描二维码)

病例 21 肝癌伴肝硬化,行门奇断流加左半肝切除术

患者,男性,55 岁,诊断:原发性肝癌,乙肝后肝硬化。

入院情况:患者因上腹部疼痛不适伴纳差 1 周入院。入院查体上腹部压痛,无反跳痛及肌紧张。CT 示左肝占位性病变,考虑肝癌、肝硬化。

治疗经过:完善术前相关检查,于全麻下行门奇断流加左半肝切除。术中见肝脏肝硬化变,质地硬,表面不光滑,肝左内叶大小约 6cm×5cm 实性包块,边界不清。术中失血量约 400ml,未输血,手术时间 5 小时 45 分钟,术后 15 天患者康复出院。

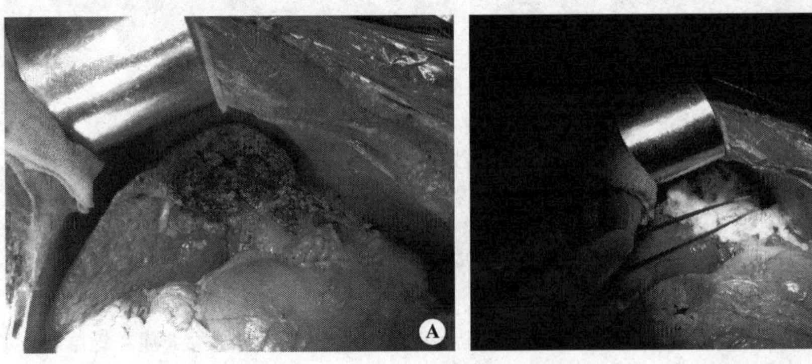

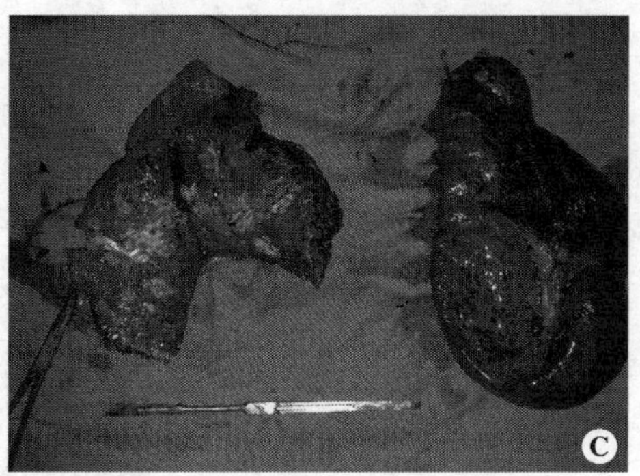

彩图 21(查看彩图请扫描二维码)

病例 22　肝癌侵及胃,行左半肝加胃部分切除术

患者,男性,60 岁,诊断:左半肝原发性肝癌,伴胃壁侵犯。

入院情况:患者因反复上腹部疼痛伴消瘦 1 个月入院。出院查体未见特殊异常。CT 示肝左叶占位性病变,大小约 5cm×4cm,考虑肝癌。

治疗经过:完善相关检查,明确诊断,于全麻下行左半肝切除,胃部分切除。术中见肝脏色泽可,左肝内见大小约 5cm×4cm 包块,边界清楚,向下侵犯胃壁。手术历时 4 小时,失血约 400ml,未输血,术后 12 天恢复出院。

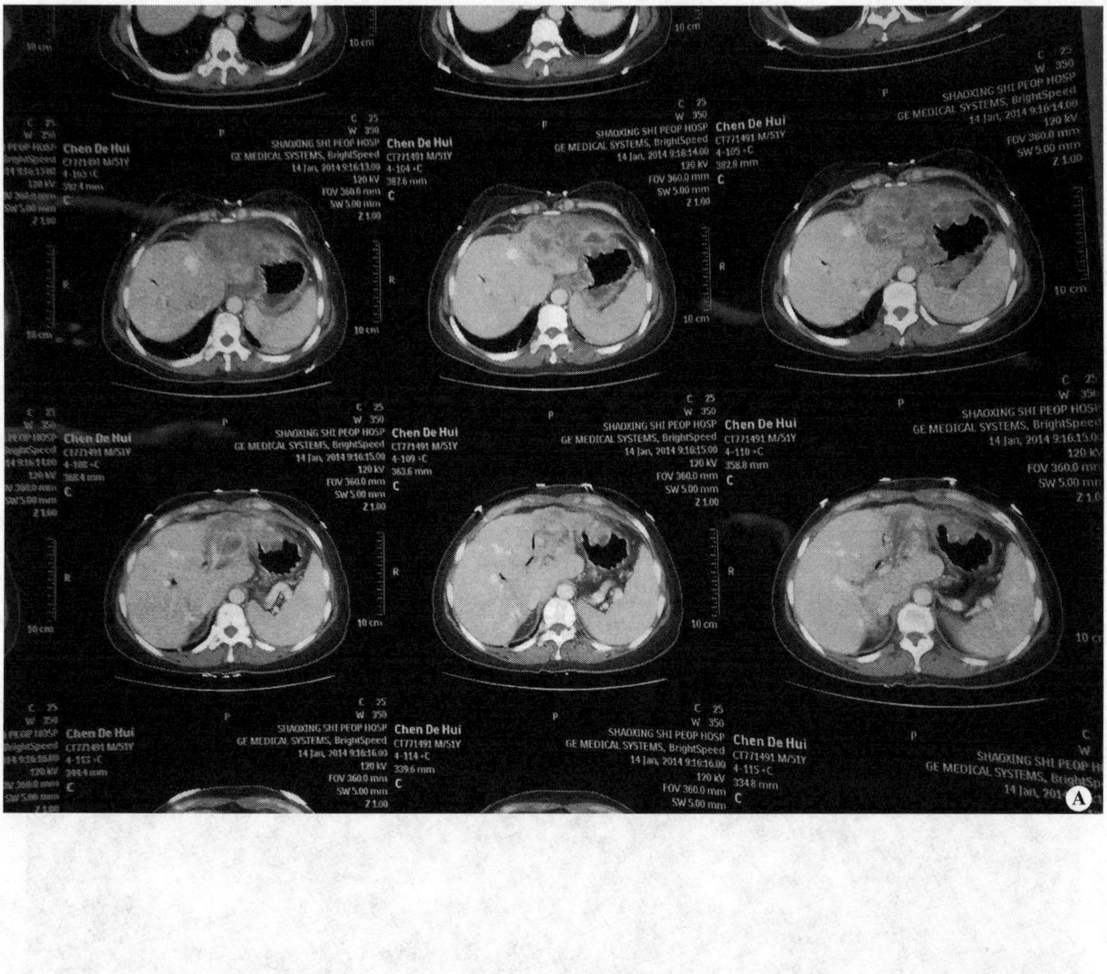

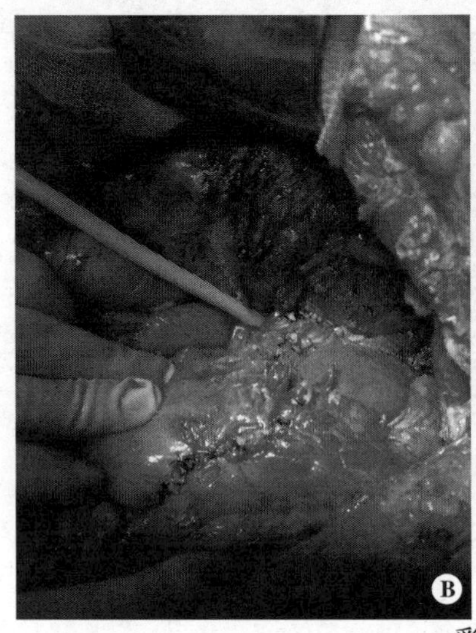

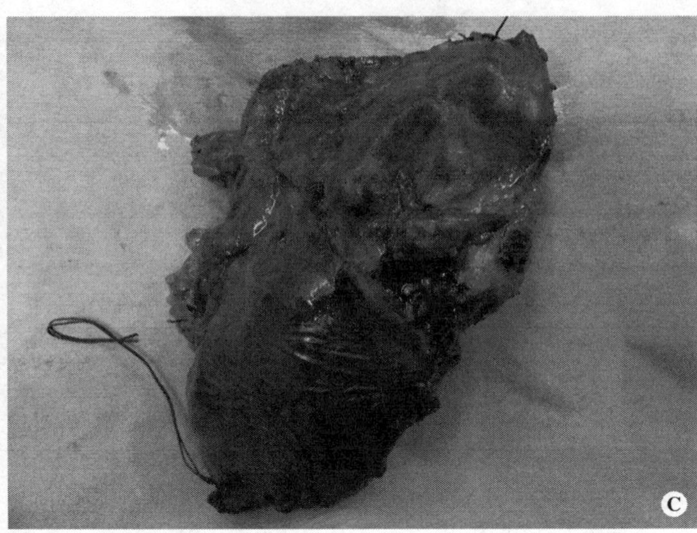

彩图 22(查看彩图请扫描二维码)

病例 23 肝癌行肝中叶切除术

患者,男性,40 岁,诊断:原发性肝细胞性肝癌

患者因上腹部隐痛不适 3 个月,伴纳差、消瘦 10 天入院。入院查体患者上腹部深度压痛,无反跳痛肌紧张,余未见特殊异常。

CT 示肝Ⅵ、Ⅴ、Ⅷ段占位性病变,考虑原发性肝癌。完善相关检查后全麻下行肝中叶切除。术中见肿瘤侵犯肝Ⅳ、Ⅴ、Ⅷ段,大小约 5cm×4cm,肝脏质地软,色泽正常,未见腹腔及其他脏器转移。手术历时 5 小时,术中出血 1000ml,输入红细胞悬液 500ml,术后 14 天恢复出院。

病例 24 肝中叶切除治疗巨大肝癌

患者,男性,52 岁,诊断:原发性肝细胞性肝癌,结石性胆囊炎。

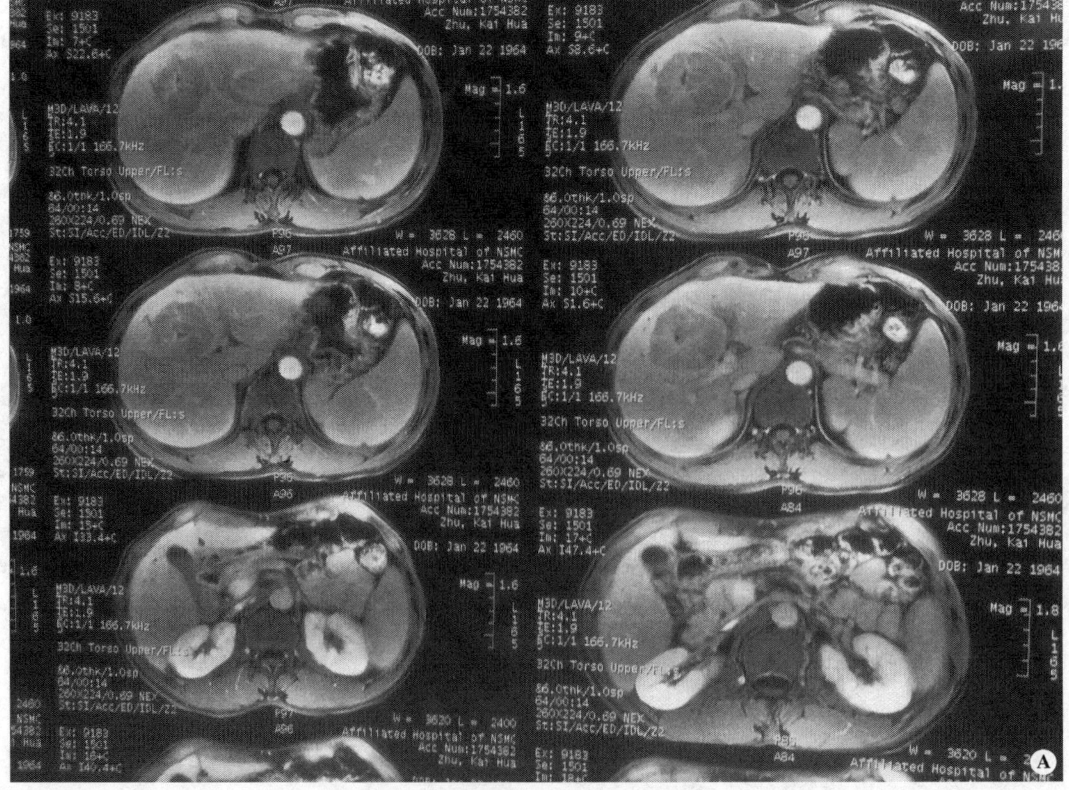

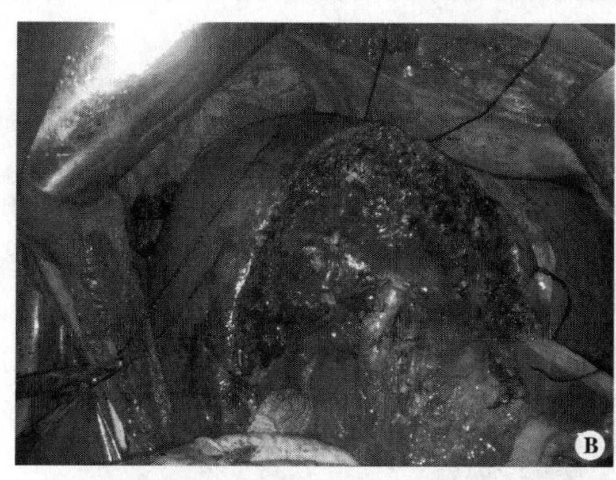

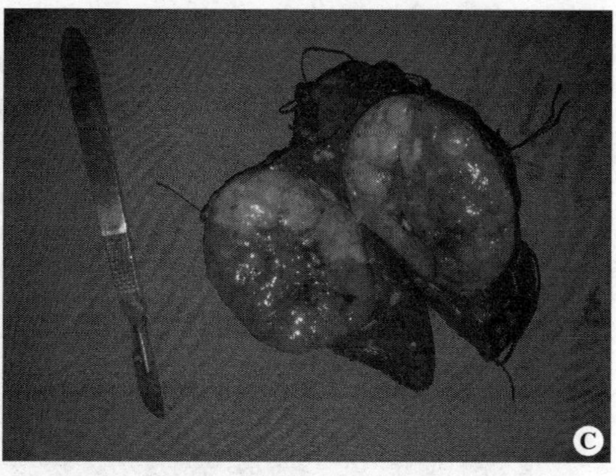

彩图 23(查看彩图请扫描二维码)

入院情况:患者因消瘦、纳差 1 个多月入院。查体未见明显异常。CT 示肝中叶占位,考虑肝癌,胆囊结石。

治疗经过:完善相关检查,行肝中叶切除,胆囊切除。术中见肿瘤侵犯肝Ⅳ、Ⅴ、Ⅷ段,大小约 8cm×7cm,边界清楚。手术历时 4 小时 50 分,术中出血 500ml,未输血。术后 10 天恢复出院。

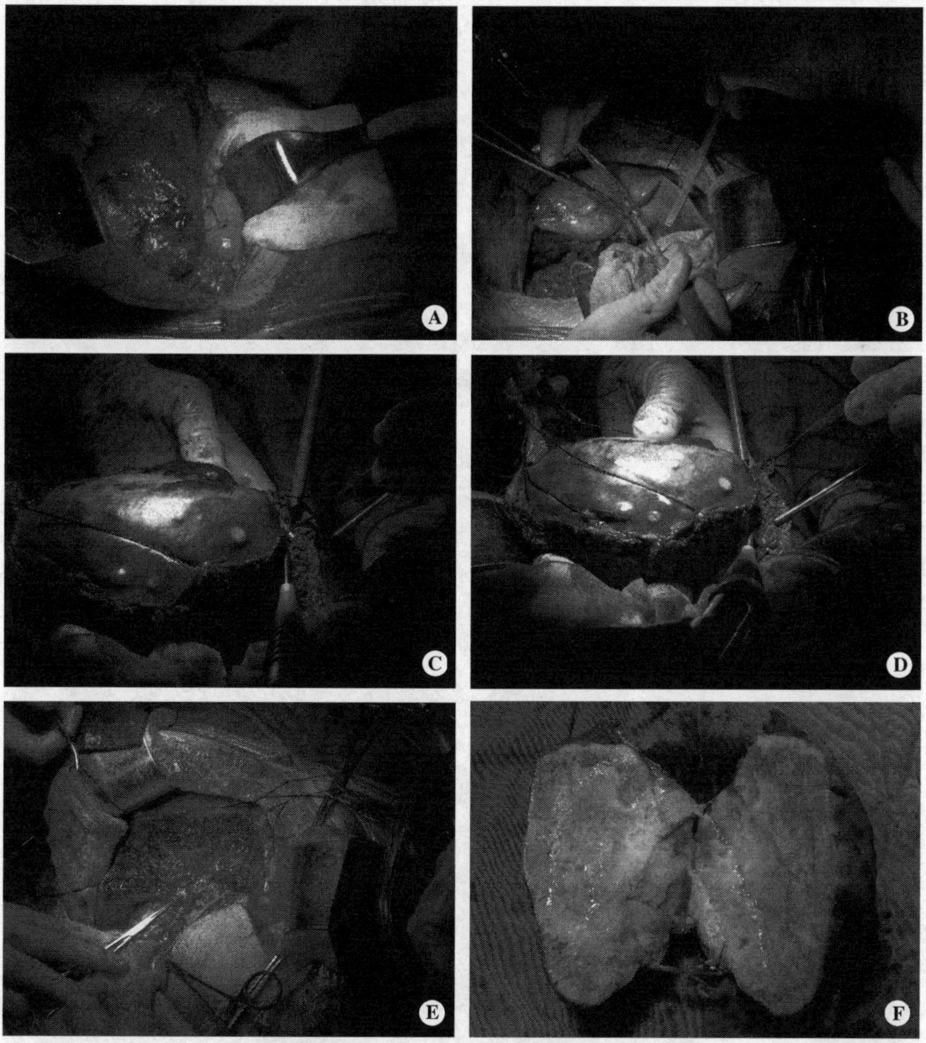

彩图 24(查看彩图请扫描二维码)

病例 25 右肝后叶切除

患者,男性,44 岁,诊断:肝内胆管结石,胆管炎,胆囊结石,胆囊炎。

入院情况:患者因反复上腹部隐痛不适 3 年,加重 3 天入院。入院查体上腹部压痛,肌紧张,murphy 征阳性。MRI 示右肝后叶胆管结石伴胆管炎,胆囊结石。

治疗经过:完善相关检查,于全麻下行右肝后叶切除,胆囊切除,胆道会师,胆道探查,T 管引流。术中见腹腔轻度粘连。胆囊肿大,内含多个结石,肝右后叶硬化,内含大量结石。术中出血 1000ml,输血 600ml,历时 6 小时,术后 12 天恢复出院。

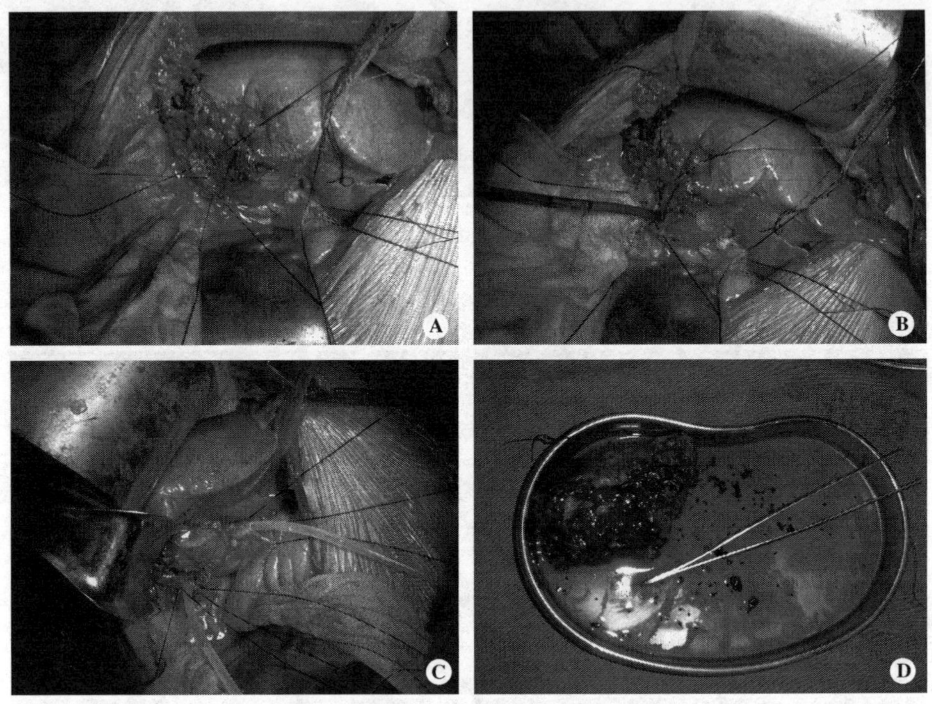

彩图 25(查看彩图请扫描二维码)

病例 26 肝内胆管结石行标准左半肝切除

患者,女性,57 岁,诊断:肝内胆管结石伴胆管扩张。

入院情况:患者因反复右上腹疼痛不适 3 个月入院。入院查体未见明显异常。MRI 示肝左叶内胆管明显扩张伴肝内胆管多发结石。

治疗经过:完善相关检查,于全麻下行左半肝切除。术中见大网膜与肝、胃、十二指肠及腹壁轻度粘连,肝脏质软,颜色基本正常,体积增大,左半肝触及有石渣,质硬。手术历时 4 小时,出血 400ml,未输血,术后 10 天恢复,出院。

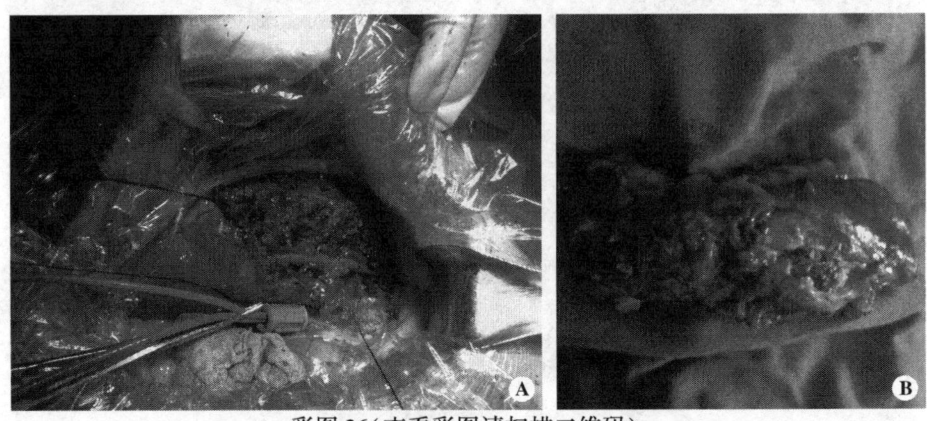

彩图 26(查看彩图请扫描二维码)

病例 27 肝内外胆管结石行左肝切除加会师

患者,男性,40 岁,诊断:左肝内胆管扩张伴多发结石,胆总管扩张伴结石。

入院情况:上腹隐痛不适,腹胀 2 个多月入院。查体上腹部压痛不适。MRI 示肝左叶内胆管明显扩张伴肝内胆管多发结石,胆总管扩张伴结石。

治疗经过:完善检查,行左半肝切除,胆总管取石探查,胆道会师,T 管引流。术中见左半肝硬化萎缩,触及有石渣,胆总管扩张。手术历时 5 小时,出血 660ml,未输血。术后 15 天恢复出院。

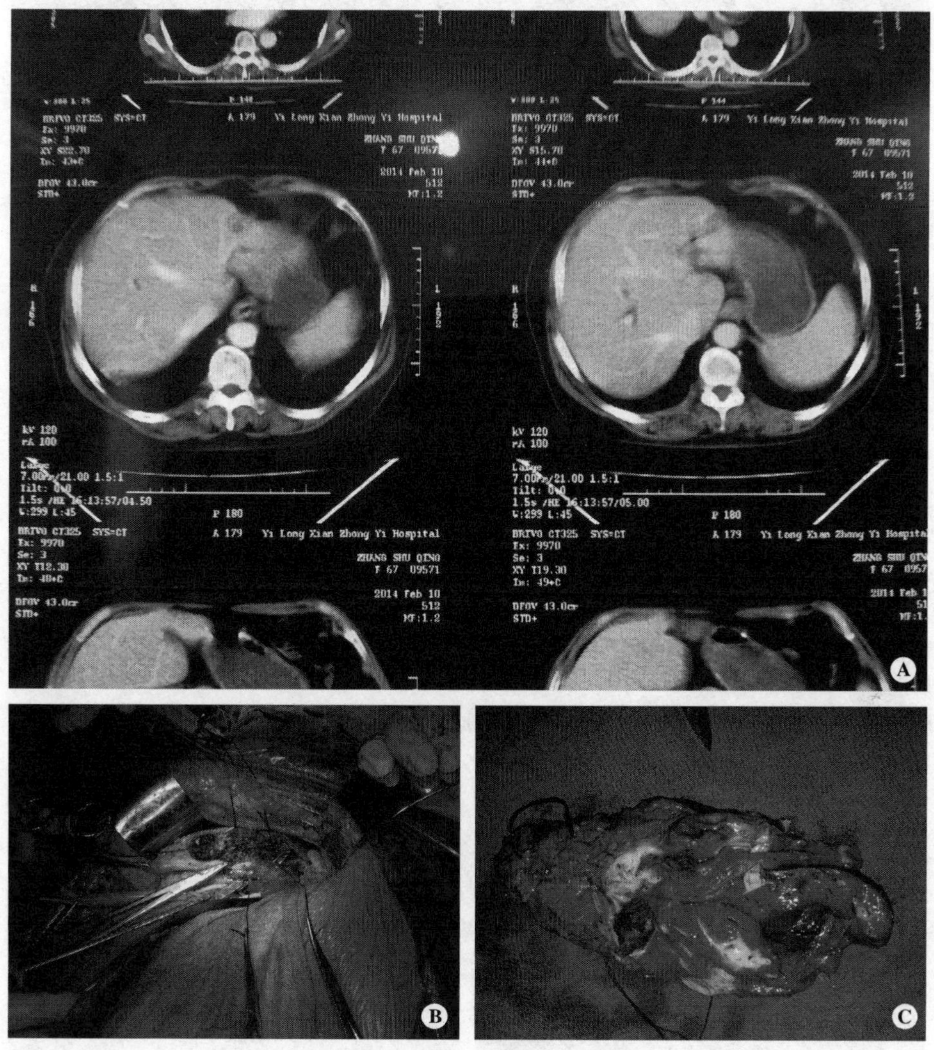

彩图 27(查看彩图请扫描二维码)

病例 28 右肝第八段切除,肝腺瘤

患者,女性,40 岁,诊断:肝腺瘤。

入院情况:患者因反复右上腹隐痛不适 1 个月入院。查体未见特殊异常。CT 示肝Ⅷ段稍低密度影,包膜较完整,大小约 5cm×5cm。

治疗经过:完善检查,全麻下行肝Ⅷ段切除。术中见肝右叶内包块大小约 5cm×4. 5cm,包膜完整,肝脏质地、色泽正常。手术历时 3 小时 30 分钟,出血 500ml,未输血,术后 9 天恢复出院。

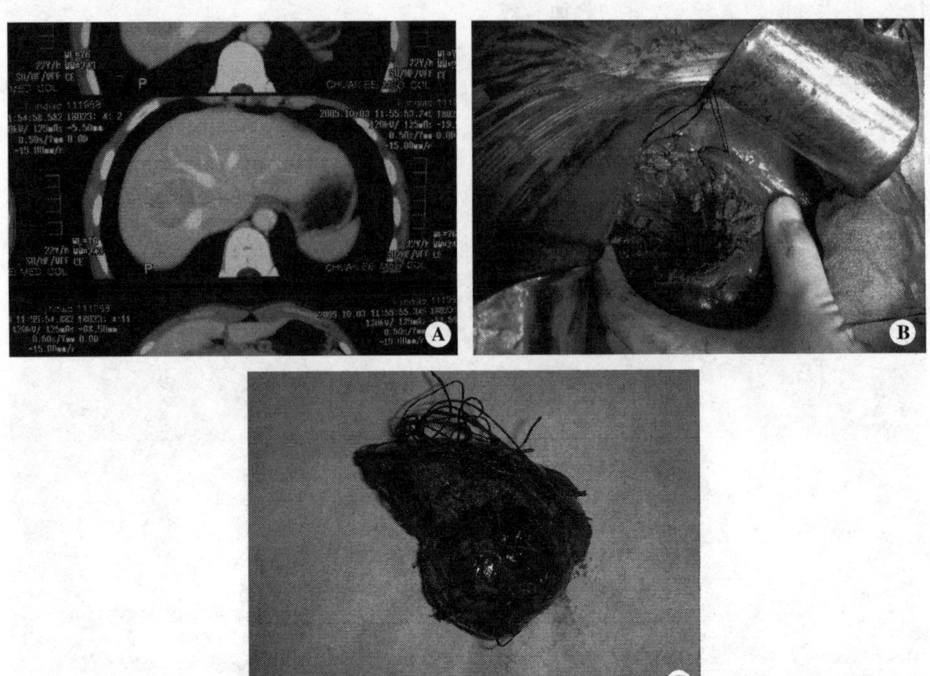

彩图 28(查看彩图请扫描二维码)

病例 29 右肝良性肿瘤

患者,男性,65 岁,诊断:右肝巨大肝腺瘤。

入院情况:患者因纳差、消瘦 1 个月入院。入院查体扪及上腹部包块,无压痛。CT 示肝右叶内巨大占位,考虑肝癌。

治疗经过:完善相关检查,于全麻下行肝右叶切除。术中见肝右叶内巨大肿块,大小约 8cm×9cm,边界清楚,质中等,肝脏质地、色泽正常。手术历时 5 小时,出血 600ml,未输血,术后 10 天恢复出院。

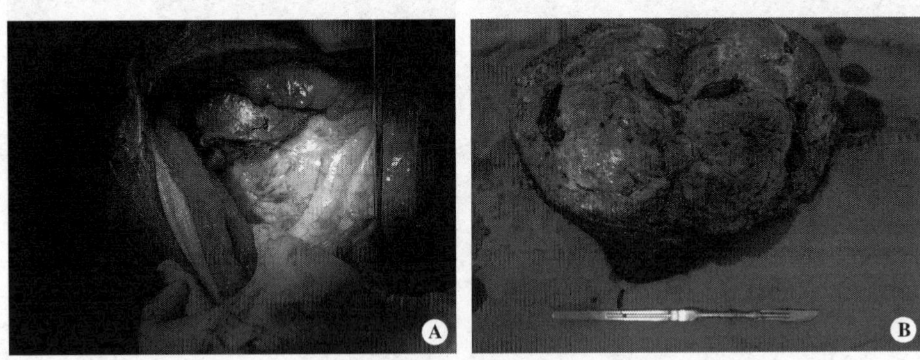

彩图 29(查看彩图请扫描二维码)

病例 30 肝尾叶巨大血管瘤行肝尾叶切除+肝左外叶切除

患者,男性,50 岁,诊断:肝尾叶巨大血管瘤。

入院情况简介:患者因“中上腹胀痛不适 3 个多月”入院。查体:无特殊。CT 示肝尾叶巨大占位,考虑血管瘤。治疗情况:完善相关检查后在全麻下行“肝尾叶切除+肝左外叶切除”,术中见肝尾叶一大小约 10cm×8cm×5cm 实性包块,累及肝尾状叶及左外叶,边界尚清。术中失血量约 100ml,未输血,手术时间 6 小时 25 分钟,术后患者顺利康复出院。

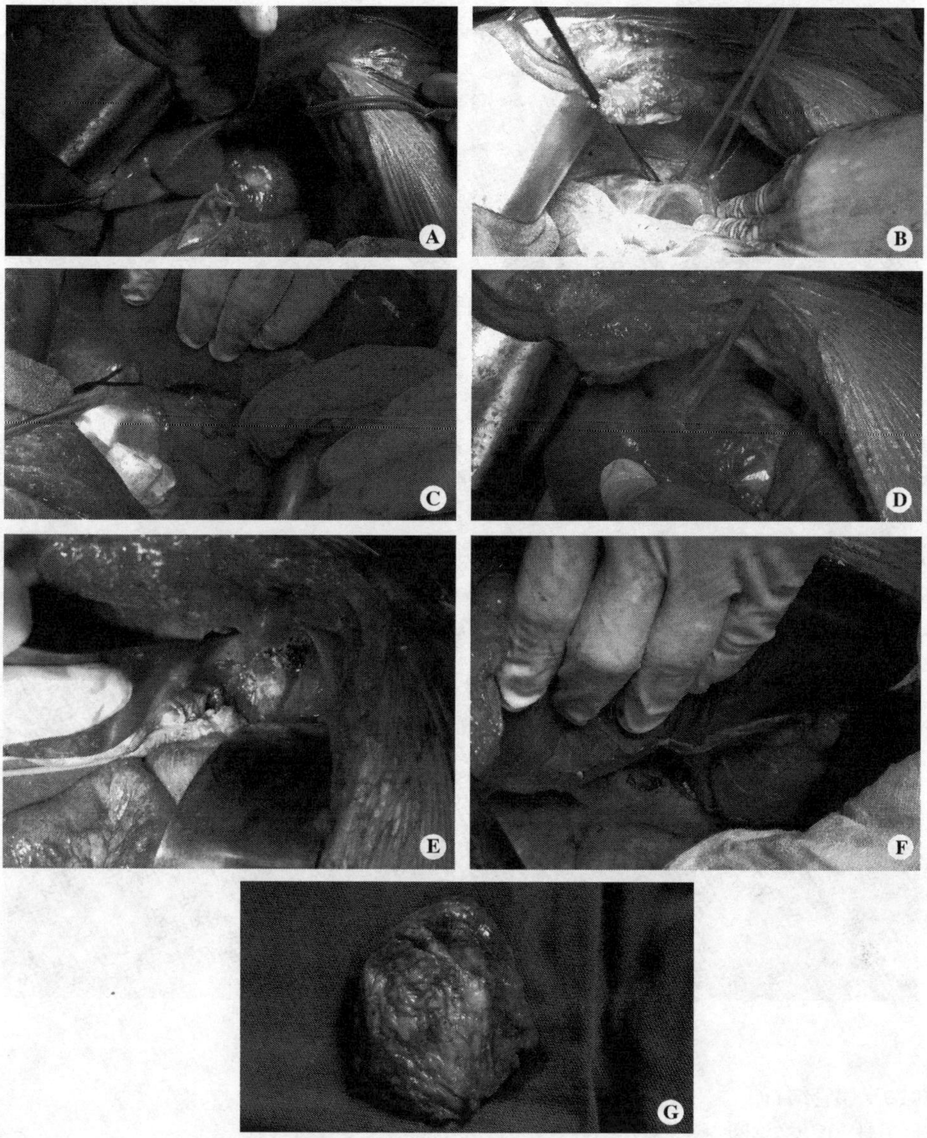

彩图 30(查看彩图请扫描二维码)

病例 31　右肝巨大血管瘤行扩大右半肝+尾叶切除

患者,男性,53 岁,诊断:右肝巨大血管瘤。

入院情况简介:患者因“右上腹隐痛不适,腹胀 1 个多月”入院。查体:右上腹可扪及可疑包块,质稍硬、移动度差。CT 提示肝右叶巨大占位,考虑血管瘤可能。治疗情况:完善相关检查后在全麻下行“扩大右半肝加尾叶切除,胆囊切除”,术中见肿瘤位于肝脏第Ⅶ、Ⅷ段,大小约 15cm×13cm×8cm,包膜完整,界限清楚,肝脏质地,色泽尚可。中失血量约 500ml,未输血,手术时间 7 小时 45 分钟,术后患者顺利康复出院。

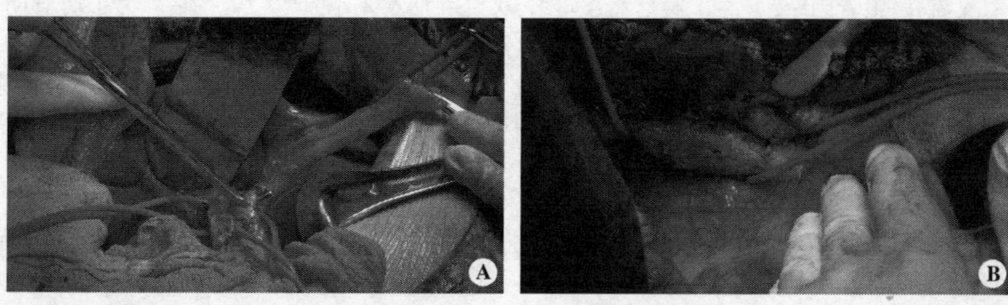

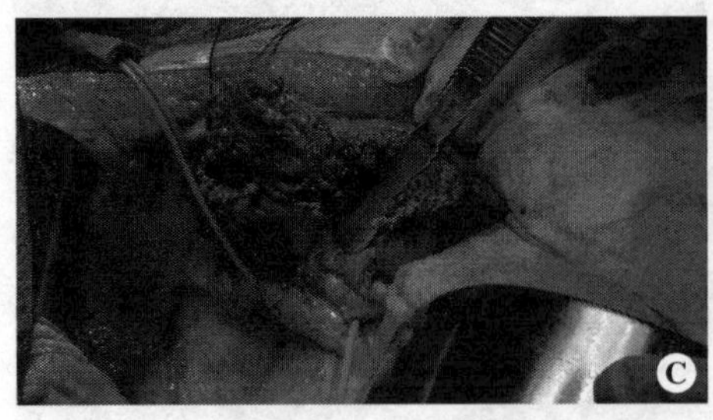
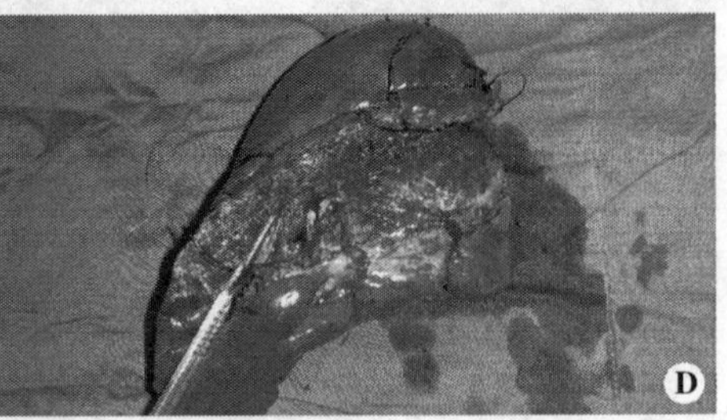

彩图 31(查看彩图请扫描二维码)

病例 32 扩大左半肝治疗肝巨大血管瘤

患者,男性,48 岁,诊断:左肝巨大血管瘤。

入院情况简介:患者因“上腹胀痛不适 2 年多”入院。查体:上腹部偏左稍饱满,无压痛反跳痛。CT 提示左肝内叶巨大占位,大小 8cm×10cm×10cm,部分紧贴肝中静脉,边界清楚,形态不规则,考虑肝脏海绵状血管瘤可能。

治疗情况:完善相关检查及术前准备后在全麻下行“扩大左半肝切除术”,术中见肿块位于左肝内叶及左外叶上段,部分位于右前叶,紧靠肝中静脉,大小约 8cm×10cm×12cm。术中失血约 400ml,未输血,手术时间 3 小时 30 分钟。术后病检提示肝血管瘤。术后患者双下肢肿胀,11 天后患者顺利康复出院。

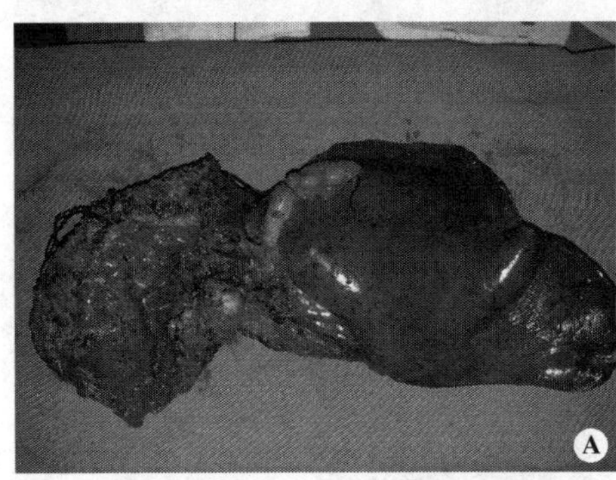
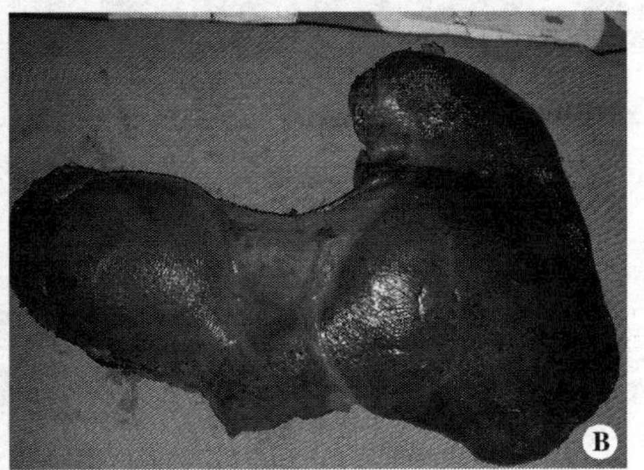

彩图 32(查看彩图请扫描二维码)

病例 33 胰管结石

患者,男性,65 岁,诊断:胰管多发结石。

入院情况简介:患者因“左上腹及剑突下阵发性疼痛 1 年多,再发加重 3 小时”入院。查体:面部呈痛苦状,屈曲抱膝位,左上腹压痛及反跳痛明显,腹肌紧张。MRI 示胰管内多发结石伴胰头肿大,考虑胰管结石并急性胰腺炎可能。

治疗情况:完善相关检查后在全麻下行“胰管切开取石+胰管空肠 Roux-en-y 吻合术”,术中见胰头增大,切开胰管内可见大量结石。术中失血量约 100ml,未输血,手术时间 5 小时,术后患者顺利康复出院。

病例 34 胰管切开取石+胰管空肠 Roux-en-y 吻合术

患者,男性,46 岁,诊断:胰管结石。

入院情况简介:患者因“反复左上腹疼痛 3 年多,再发并加重 4 小时”入院。查体:左上腹有明显压痛、反跳痛,腹肌紧张。心肺腹未见明显异常。MRI 示胰管内多发结石并急性胰腺炎。治疗情况:完善相关检查后在全麻下行“胰管切开取石+胰管空肠 Roux-en-y 吻合术”,术中见胰头肿胀,胆总管增粗,切除胰管后可见大量结石。术中失血量约 400ml,未输血,手术时间 5 小时 5 分钟,术后患者顺利康复出院。

病例 35 胰十二指肠切除术

患者,男性,55 岁,诊断:梗阻性黄疸,胰头癌。

入院情况简介:患者因“身黄、眼黄 1 个月”入院。查体:全身中-重度黄染,余无特殊。MRI 示胰头占位,考虑胰头癌可能。治疗情况:完善相关检查后在全麻下行“扩大胰十二指肠切除术”,术中见胰头处肿瘤占位,约 3cm×3cm×2cm,质硬,活动度差,胆总管增粗。术中失血量约 500ml,未输血,手术时间 7 小时分钟,术后患者顺利康复出院。

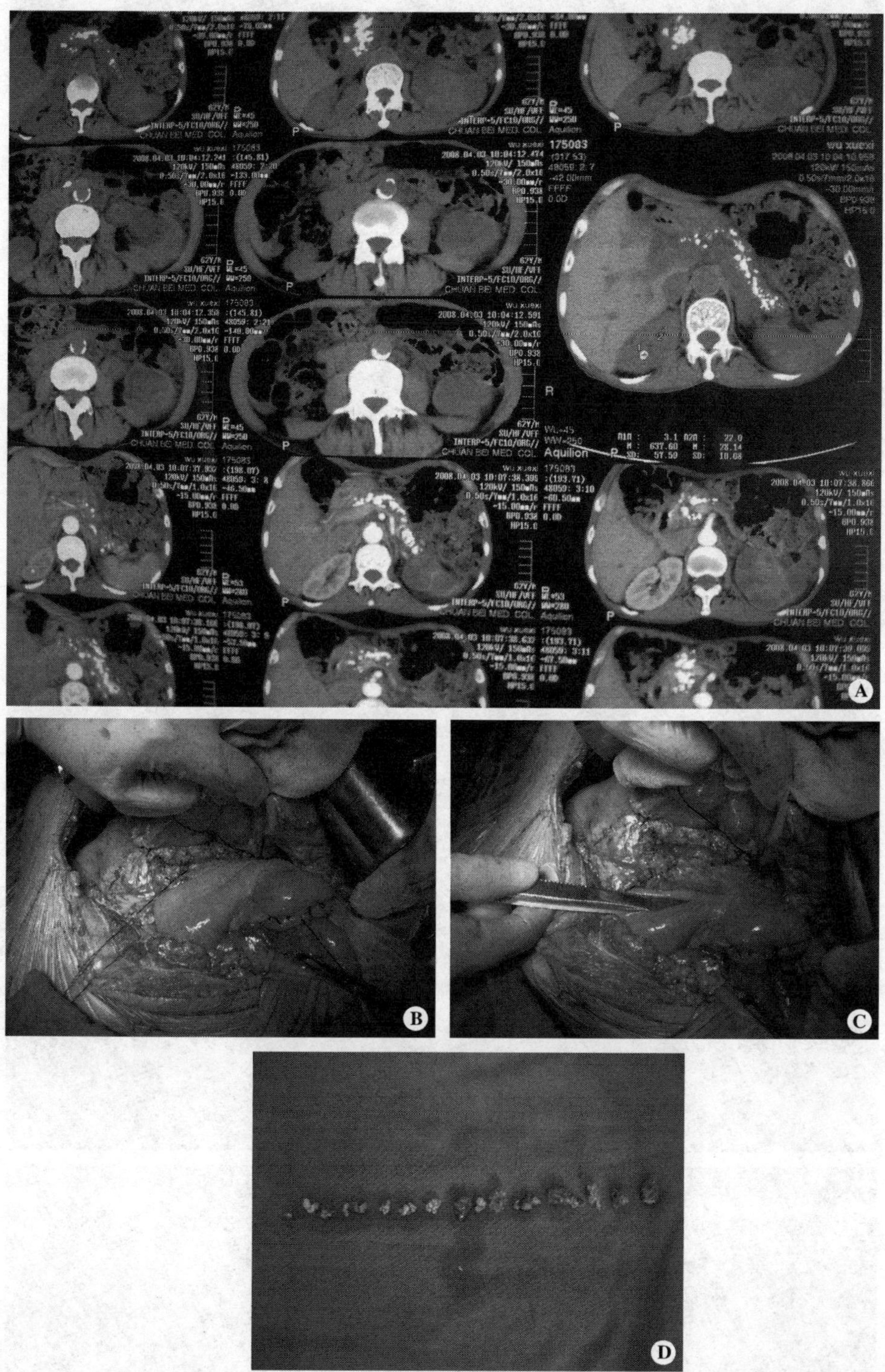

彩图 33(查看彩图请扫描二维码)

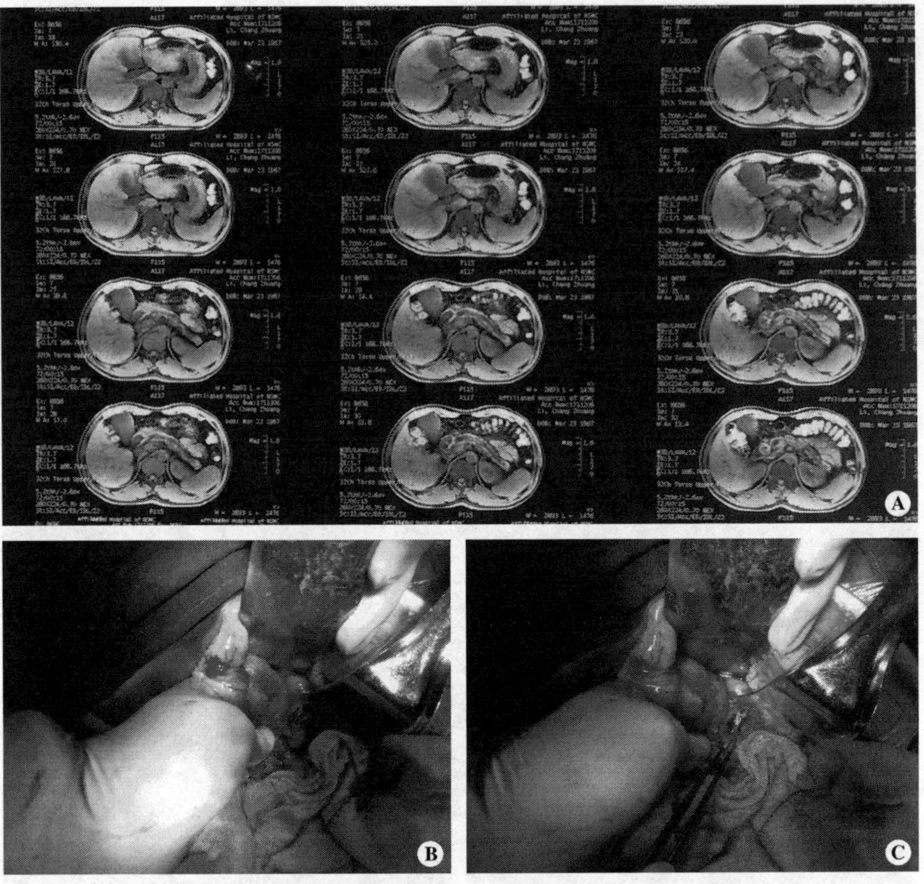

彩图 34(查看彩图请扫描二维码)

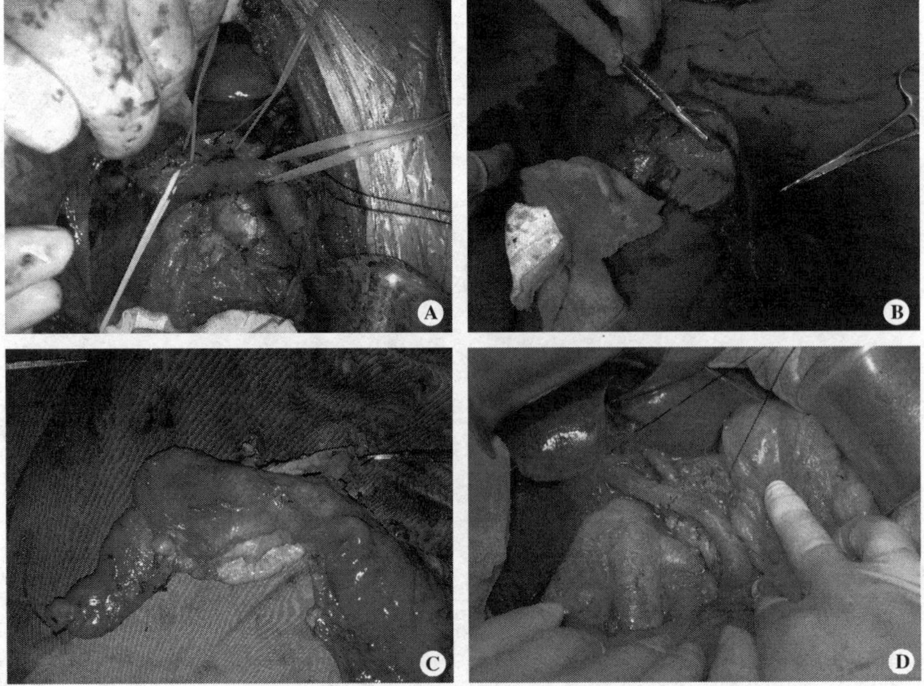

彩图 35(查看彩图请扫描二维码)

病例 36　胰十二指肠血管切除十置换

患者,男性,62 岁,诊断:胰头癌伴肠系膜上动脉侵犯。

入院情况简介:患者“因皮肤巩膜黄染伴全身瘙痒 2 个多月,加重 1 周”入院。查体:皮肤巩膜中度黄染,消瘦,腹部无压痛反跳痛。肿瘤标记物提示 CA-199 显著升高。MRI 检查提示胰头实性占位病变,胆总管扩张明显。考虑:胰头癌伴肠系膜血管侵犯可能。

治疗情况:入院后予以护肝、减黄处理,完善术前准备后在全麻下行“胰十二指肠切除联合肠系膜上动静脉重建术”,术中见胰头实性肿块,质地硬,大小约 4cm×6cm。术中出血 350ml,未输血,手术时间 5 小时 40 分钟。术后病检证实为胰腺腺癌。术后恢复顺利,术后 16 天康复出院。

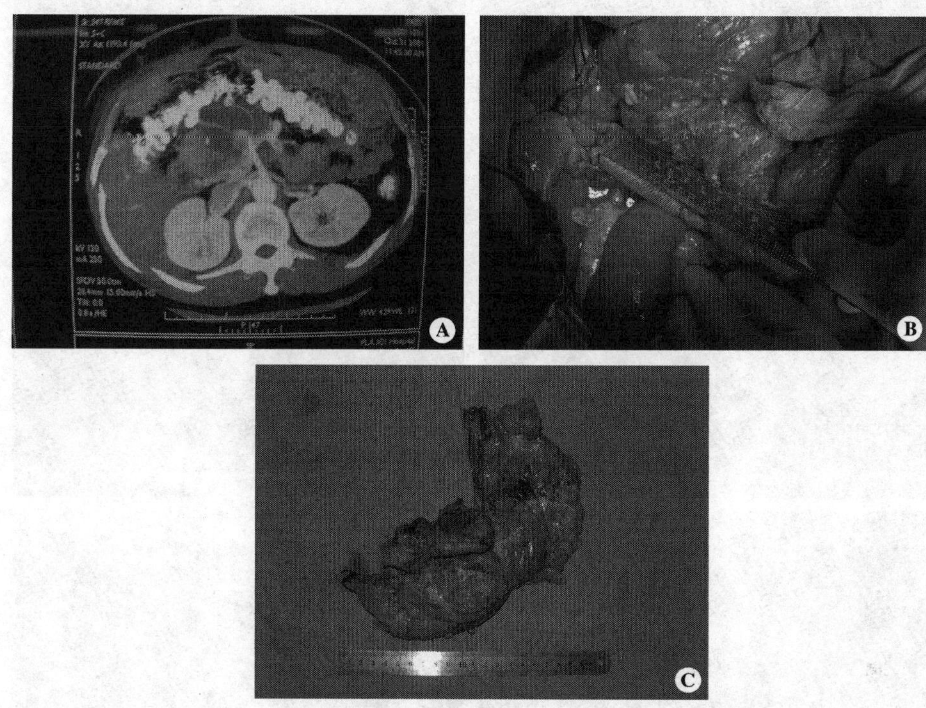

彩图 36(查看彩图请扫描二维码)

病例 37　胆囊癌根治+肝方叶切除+右半结肠切除术

患者,女性,65 岁,诊断:胆囊癌伴肝转移和右结肠转移。

入院情况简介:患者因“右上腹隐痛不适 4 多年,复发加重 3 天”入院。查体:Murphy 征可疑阳性。MRI 提示肝方叶及胆囊底部占位,结肠肝曲可疑占位,胆囊癌伴转移可能。治疗情况:完善相关检查后在全麻下行“胆囊癌根治+肝方叶切除+右半结肠切除术”,术中见肿块位于肝方叶、胆囊、结肠肝曲,肝方叶大小约 8cm×5cm×6cm,胆囊壁厚约 3cm,质硬。结肠肝曲有肿瘤侵及,大小约 6cm×4cm×5cm,远端结肠扩张,余未见特殊。术中失血量约 1000ml,输血浆 400ml,手术时间 7 小时 30 分钟,术后病理报告提示:胆囊角化鳞癌侵润全层累及肝脏、结肠浆膜、肌层及黏膜下层,结肠两切缘无肿瘤。患者顺利康复出院。

病例 38　晚期胆囊癌扩大根治

患者,女性,50 岁,诊断:晚期胆囊癌侵及肝方叶,左右肝管、门静脉右支、胃窦、结肠肝曲。

入院情况简介:患者因“右上腹隐痛不适 1 多年,复发加重 7 天”入院。查体:Murphy 征阳性。MRI 提示胆囊底部占位侵及肝方叶,左右肝管、门静脉右支、胃窦、结肠肝曲可疑占位,考虑胆囊癌可能。

治疗情况:完善相关检查后在全麻下行“胆囊癌根治,肝方叶切除、左右肝管整形、肝-肠 Roux-en-y 吻合、远端胃大部切除、结肠切除、胃空肠吻合术”,术中见肿块位于肝方叶、胆囊、结肠肝曲,侵及肝方叶,左右肝管、门静脉右支、胃窦、结肠肝曲,大小约 5cm×4cm×4cm,胆囊壁厚约 3cm,质硬。术中失血量约 500ml,未输血,手术时间 8 小时 30 分钟。术后患者顺利康复出院。

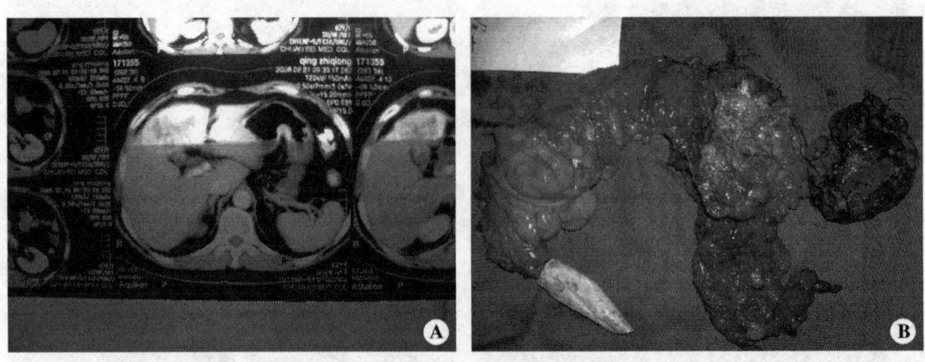

彩图 37(查看彩图请扫描二维码)

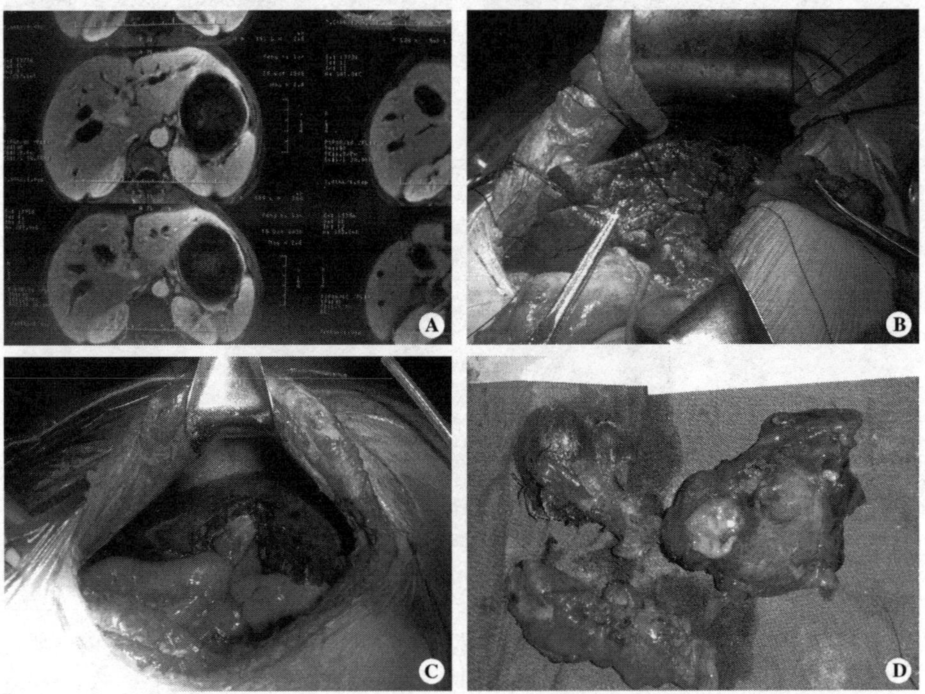

彩图 38(查看彩图请扫描二维码)

病例 39 肝尾叶血管瘤切除

患者,女性,61 岁,诊断:肝尾叶血管瘤。

入院情况简介:患者因"体检发现肝尾叶占位 1 天"入院。查体:无阳性体征,实验室检查无异常。CT 提示肝尾叶一大小约 4. 1cm ×4. 7cm 占位性包块,增强扫描为"早出晚归"征象,考虑多为肝血管瘤。

治疗情况:完善相关检查后在全麻下行"肝尾叶切除术",术中见肿块位于肝尾叶,大小约 4cm×3cm,质软,边界清楚。术中失血量约 50ml,未输血,手术时间 2 小时 30 分钟。术后 7 天患者顺利康复出院。

病例 40 胰十二指肠切除术,血管切除

患者,男性,69 岁,诊断:晚期胰腺癌伴肠系膜上血管侵犯。

入院情况简介:患者因"皮肤巩膜黄染 1 个月,上腹部隐痛不适 5 天"入院。查体:皮肤巩膜重度黄染。MRI 提示胰头区实性占位肿块,大小约 6cm×4cm 侵犯部分肠系膜上静脉血管,肝内外胆管扩张。考虑胰头癌可能。

治疗情况：入院后予以 PTCD 减黄，护肝处理，待胆红素水平下降后在全麻下行“胰十二指肠切除、肠系膜上血管重建术”，术中见肿块位于胰颈部，大小约 6cm×4cm×4cm，质硬，部分包绕肠系膜静脉，腹腔未见淋巴结转移。术中失血量约 650ml，输入血浆 400ml，手术时间 7 小时 30 分钟。术后患者顺利康复出院。

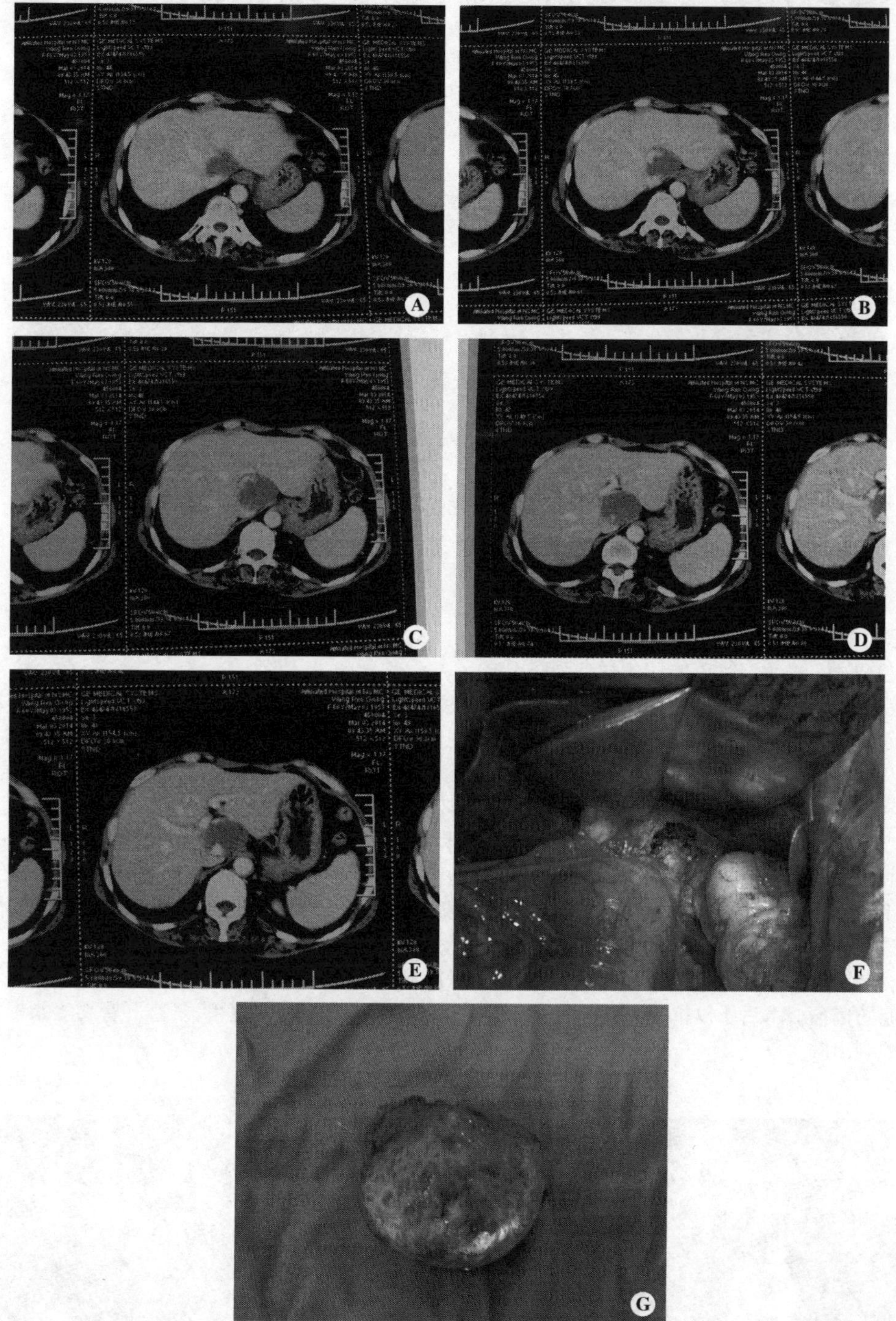

彩图 39(查看彩图请扫描二维码)

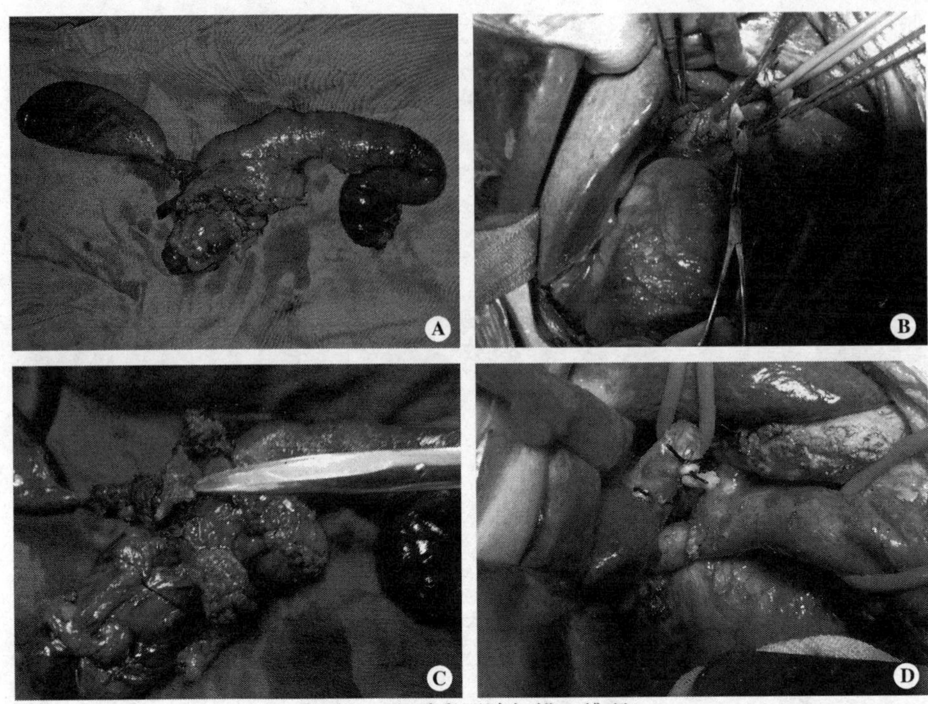

彩图 40(查看彩图请扫描二维码)

病例 41　脂肪肉瘤切除术

患者,男性,68 岁,诊断:脂肪瘤样型脂肪肉瘤。

入院情况:因“发现腹部巨大肿块 2 个多月,腹胀、乏力、双下肢肿胀 1 个多月”入院,查体:腹部膨隆,可扪及巨大腹盆腔包块占据腹盆腔约 2/3 范围,不伴压痛,肿块表面光滑,较固定,边界不清。CT 提示腹盆腔内及左侧腹膜后间隙内巨大混杂密度肿块影,最大层面大小约为 24cm×15.2cm,考虑脂肪肉瘤可能性大,并侵及腹腔干、左肾动静脉,部分腰椎椎体、左侧髂骨关节面下、骶骨翼及右侧髂骨翼上述改变。

治疗情况:患者经积极术前准备后,行剖腹探查术,术中见患者腹膜后巨大肿瘤,大小约 35cm×30cm×15cm,肿瘤自腹膜后向前生长,瘤体之间有分隔,质地柔软,呈现鱼肉样改变。肿瘤向上推挤肝脏,向左上腹推挤小肠,左肾及肾门被瘤体包裹,十二指肠水平段被瘤体侵及,大网膜及横结肠、降结肠与瘤体之间有致密粘连。行肿瘤完整切除,同时行左肾联合切除术。探查腹盆腔未见明显浸润,一期缝合切口。术后剖开肿瘤,见肿瘤断面呈黄白色、脂肪样改变;术后测量肿瘤直径 35cm,重量为 9.5kg。术后病检提示:脂肪瘤样型脂肪肉瘤。术后予以抗炎、制酸、对症、营养支持治疗,患者术后恢复可,复查肝肾功等指标正常,术后 8 天顺利出院。

(李敬东)

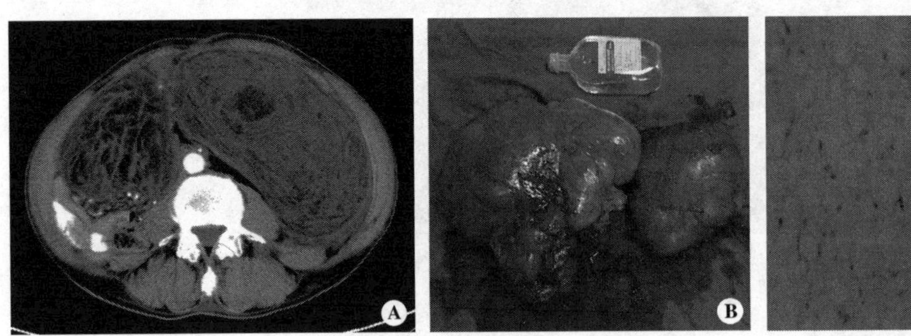

彩图 41(查看彩图请扫描二维码)

A. CT 显示腹膜后肿瘤;B. 切除后肿瘤标本;C. 病理组织学图片